临床专科护理技术丛书

实用肿瘤护理

（第 3 版）

上海市护理学会　组编

主　编　胡　雁　陆箴琦
主　审　吴蓓雯　郭小毛

U0188403

上海科学技术出版社

内 容 提 要

本书是"临床专科护理技术丛书"之一,由上海多家医院长期从事肿瘤护理的护理专家共同编写。全书共分两篇:第一篇阐述肿瘤护理总论,主要包括肿瘤护理特点,肿瘤的流行病学特点、病理诊断、预防控制,以及化疗、放疗、生物免疫治疗患者的护理,肿瘤患者的安宁疗护及常见症状的护理;第二篇为肿瘤护理各论,主要阐述常见肿瘤的流行病学特点、病理分期、临床表现、治疗要点和护理措施。

此次修订,在第 2 版基础上,根据最新的肿瘤治疗和护理进展,更新了各类肿瘤的流行病学资料、最新的临床分期;补充了诊断方法的进展、新的化疗方案、静脉通路管理策略;根据目前肿瘤治疗和护理技术的发展,新增肿瘤分子靶向治疗和免疫治疗患者的护理、肿瘤患者的营养管理与病情告知等,以及症状管理领域的最新临床实践指南和推荐方案。

本书可为肿瘤护理专业相关人员提供参考,也可作为护理专业研究生的教材。

图书在版编目（ＣＩＰ）数据

实用肿瘤护理 / 胡雁,陆箴琦主编. -- 3版. -- 上海 : 上海科学技术出版社, 2020.6（2024.9重印）
（临床专科护理技术丛书）
ISBN 978-7-5478-4929-3

Ⅰ. ①实… Ⅱ. ①胡… ②陆… Ⅲ. ①肿瘤－护理
Ⅳ. ①R473.73

中国版本图书馆CIP数据核字(2020)第100633号

实用肿瘤护理(第三版)

主编　胡雁　陆箴琦

上海世纪出版(集团)有限公司
上海科学技术出版社　出版、发行
(上海市闵行区号景路159弄A座9F-10F）
邮政编码201101 www.sstp.cn
上海展强印刷有限公司印刷
开本 787×1092　1/16　印张 37
字数 750 千字
2007 年 9 月第 1 版
2020 年 6 月第 3 版　2024 年 9 月第 10 次印刷
ISBN 978 - 7 - 5478 - 4929 - 3/R · 2094
定价:98.00 元

编委会

前　言

　　恶性肿瘤是危及人类生命的常见病,随着肿瘤学科的迅速发展和肿瘤诊断治疗技术的不断进步,作为其分支之一的肿瘤护理已成为一门专业性较强的护理学科。肿瘤专业护士应全面掌握肿瘤护理的专业知识和技能,并能够综合评估肿瘤患者在生理、心理、社会、精神、文化等领域的需求,并予以满足,以提高肿瘤患者的生活质量为最终目标。《实用肿瘤护理》作为"临床专科护理技术丛书"之一,吸纳国内外临床肿瘤预防、治疗和护理领域的最新理论、临床实践指南、研究成果和实践经验,以整体护理观为理念,以多学科合作综合治疗、护理和康复为基础,体现了肿瘤护理的整体性、连续性;同时注重实用性,立足为临床肿瘤护理实践服务。

　　本书内容突出临床实用的要求,共分两篇:第一篇阐述肿瘤护理总论,主要内容包括肿瘤护理的特点、肿瘤的预防和控制,化疗、放疗、生物免疫治疗、微创治疗、中医治疗患者的护理,以及肿瘤患者的心理社会支持和生活质量、晚期肿瘤患者的安宁疗护、肿瘤患者常见症状的护理。该篇吸纳了国内外该领域近年的新进展,注重内容的更新和精选,突出肿瘤护理中整体护理的观念,其中"肿瘤的预防和控制""肿瘤患者常见症状的护理""肿瘤患者的心理社会支持和生活质量""晚期肿瘤患者的安宁疗护""肿瘤患者的病情告知"等部分是该篇的特色。第二篇为肿瘤护理各论,按肿瘤发生的解剖部位分章,主要阐述一些常见肿瘤的流行病学特征及病因、病理分期、临床表现、治疗要点、护理措施。

　　本书为第3版,在修订中根据最新的肿瘤治疗和护理进展,更新了各类肿瘤的流行病学资料、最新的临床分期;补充了诊断方法的进展、新的化疗方案、静脉通路管理策略;突出了症状管理、心理社会支持、整体康复在肿瘤护理中的意义和作用;根据目前肿瘤治疗和护理技术的发展,增加了肿瘤分子靶向治疗、肿瘤免疫治疗患者的护理,以及肿瘤患者的营养管理、肿瘤患者的病情告知等内容;补充了症状管理领域的最新临床实践指南和推荐方案,兼具科学性、专业性、实用性以及知识的时效性。

　　本书可成为临床肿瘤专科护理人员的参考书或护理学专业学生的肿瘤护理专用教材。

　　在本书的编写过程中,各位编者通力合作,克服了重重困难,在此向各位编者及所有支持和帮助本书编写的人士表示诚挚的感谢!本书内容如有不妥之处,恳请读者批评、指正。本书所列药物的给药剂量仅供参考。

胡雁　陆箴琦

2020 年 1 月

目　录

第一篇　总　论

第一章　肿瘤护理概论 ………………………………………………………… 3
　第一节　肿瘤护理的概念、特点及肿瘤科护士的角色 …………………… 3
　第二节　肿瘤的流行病学特征 …………………………………………… 7
　第三节　肿瘤的病因、病理诊断及分期 ………………………………… 13
　第四节　肿瘤护理的发展趋势和挑战 …………………………………… 21

第二章　肿瘤的预防和控制 …………………………………………………… 26
　第一节　肿瘤的防治概述 ………………………………………………… 26
　第二节　肿瘤的一级预防 ………………………………………………… 32
　第三节　肿瘤的二级预防 ………………………………………………… 36
　第四节　肿瘤的三级预防 ………………………………………………… 42

第三章　肿瘤化学治疗患者的护理 …………………………………………… 44
　第一节　肿瘤化学治疗概述 ……………………………………………… 44
　第二节　化疗药物的分类 ………………………………………………… 46
　第三节　化疗药物的给药方法 …………………………………………… 53
　第四节　化疗药物的不良反应 …………………………………………… 55
　第五节　化疗患者的护理 ………………………………………………… 59
　第六节　化疗防护 ………………………………………………………… 64

第 四 章　肿瘤放射治疗患者的护理 ·· 67
　　第一节　概述 ··· 67
　　第二节　临床放射治疗的方法及选择 ··· 71
　　第三节　放射治疗的不良反应及防治原则 ····································· 75
　　第四节　放射治疗患者的护理 ·· 79
　　第五节　肿瘤放射性核素治疗的护理 ·· 84
　　第六节　放射防护 ··· 91

第 五 章　肿瘤分子靶向治疗患者的护理 ······························ 93
　　第一节　肿瘤分子靶向治疗概述 ··· 93
　　第二节　分子靶向治疗原则、常用药物的临床应用 ······················ 98
　　第三节　分子靶向治疗常见不良反应的观察与护理 ···················· 102

第 六 章　肿瘤免疫治疗患者的护理 ·· 112

第 七 章　肿瘤微创治疗患者的护理 ·· 121
　　第一节　肿瘤介入化疗栓塞患者的护理 ······································ 121
　　第二节　高强度聚焦超声治疗患者的护理 ··································· 127
　　第三节　肿瘤射频/微波消融治疗患者的护理 ····························· 129
　　第四节　肿瘤冷冻消融治疗患者的护理 ······································ 131

第 八 章　肿瘤中医治疗患者的护理 ·· 134
　　第一节　肿瘤中医治疗概述 ·· 134
　　第二节　中医护理的基本特点 ··· 135
　　第三节　肿瘤患者的中医护理 ··· 135

第 九 章　肿瘤患者的症状管理 ··· 144
　　第一节　癌因性疲乏及护理 ·· 144
　　第二节　癌性疼痛及护理 ·· 150
　　第三节　口腔黏膜炎及护理 ·· 167
　　第四节　恶心、呕吐及护理 ·· 175
　　第五节　化疗相关性腹泻及护理 ··· 180
　　第六节　便秘及护理 ··· 184

第七节　化疗致周围神经病变及护理·································· 189

第八节　皮肤毒性反应及护理······································ 195

第九节　手足综合征及护理·· 200

第十节　淋巴水肿及护理·· 203

第十一节　化疗所致脱发及护理···································· 209

第十二节　睡眠障碍及护理·· 212

第十三节　化疗相关认知障碍及护理································ 215

第 十 章　肿瘤化疗患者的静脉通路管理······························ 220

第一节　静脉通路的种类与选择···································· 220

第二节　化疗药物外渗的预防和处理································ 221

第三节　经外周静脉置入中心静脉导管的应用和护理·············· 224

第四节　静脉输液港的应用和护理·································· 231

第十一章　恶性肿瘤患者的营养管理································ 235

第一节　恶性肿瘤患者营养状况概述································ 235

第二节　营养不良的诊断方法······································ 238

第三节　恶性肿瘤患者的营养治疗原则······························ 241

第四节　肿瘤患者的营养护理······································ 244

第十二章　肿瘤患者的心理社会支持及生活质量······················ 247

第一节　肿瘤患者的病情告知······································ 247

第二节　肿瘤患者的心理特征······································ 251

第三节　肿瘤患者的心理评估和心理支持···························· 255

第四节　肿瘤患者的自我效能······································ 264

第五节　肿瘤患者的社会支持······································ 267

第六节　肿瘤患者的生活质量······································ 274

第十三章　晚期肿瘤患者的安宁疗护································ 282

第一节　安宁疗护的概念及其发展·································· 282

第二节　晚期肿瘤患者的症状管理·································· 284

第三节　晚期肿瘤患者的心理、社会、精神支持···················· 284

第四节　晚期肿瘤患者濒死期的护理································ 288

第五节　死亡教育与哀伤辅导 …………………………………………………………… 292

第六节　安宁疗护中的伦理问题 …………………………………………………………… 294

第二篇　各　　论

第十四章 | 头颈部肿瘤患者的护理 ………………………………………………………… 299

第一节　鼻咽癌患者的护理 ……………………………………………………………… 299

第二节　喉癌患者的护理 ………………………………………………………………… 306

第三节　甲状腺癌患者的护理 …………………………………………………………… 317

第十五章 | 胸部肿瘤患者的护理 …………………………………………………………… 326

第一节　肺癌患者的护理 ………………………………………………………………… 326

第二节　食管癌患者的护理 ……………………………………………………………… 341

第十六章 | 乳腺癌患者的护理 ……………………………………………………………… 354

第十七章 | 腹部肿瘤患者的护理 …………………………………………………………… 374

第一节　胃癌患者的护理 ………………………………………………………………… 374

第二节　肝癌患者的护理 ………………………………………………………………… 388

第三节　大肠癌患者的护理 ……………………………………………………………… 397

第四节　胰腺癌患者的护理 ……………………………………………………………… 411

第十八章 | 泌尿和男性生殖系统肿瘤患者的护理 ………………………………………… 421

第一节　肾癌患者的护理 ………………………………………………………………… 421

第二节　膀胱癌患者的护理 ……………………………………………………………… 427

第三节　前列腺癌患者的护理 …………………………………………………………… 435

第十九章 | 女性生殖系统肿瘤患者的护理 ………………………………………………… 443

第一节　子宫颈癌患者的护理 …………………………………………………………… 443

第二节　子宫内膜癌患者的护理 ………………………………………………………… 454

第三节　卵巢癌患者的护理 ……………………………………………………………… 459

第四节　外阴癌患者的护理 ……………………………………………………………… 465

第 二 十 章 **血液、淋巴系统肿瘤患者的护理** ···················· 471
　第一节　白血病患者的护理 ···················· 471
　第二节　恶性淋巴瘤患者的护理 ·········· 481
　第三节　多发性骨髓瘤患者的护理 ······ 496
　第四节　造血干细胞移植患者的护理 ······ 503
　第五节　脐血移植患者的护理 ············ 506

第二十一章 **骨肿瘤、软组织肿瘤患者的护理** ············ 511
　第一节　骨肿瘤患者的护理 ·················· 511
　第二节　软组织肿瘤患者的护理 ·········· 522

第二十二章 **中枢神经系统肿瘤患者的护理** ············ 526
　第一节　颅内肿瘤患者的护理 ············ 526
　第二节　椎管内肿瘤患者的护理 ·········· 536

第二十三章 **儿童肿瘤及护理** ································ 542
　第一节　儿童常见肿瘤及临床特点 ······ 542
　第二节　肿瘤患儿的护理 ···················· 551

附　　　录 **相关参考文献** ································ 560

1

第一篇 总 论

第一章
肿瘤护理概论

第一节 肿瘤护理的概念、特点及肿瘤科护士的角色

恶性肿瘤是严重威胁人类生存和社会发展的重大疾病,是 21 世纪全球最严重的公共卫生问题之一。随着护理学科的发展和肿瘤护理实践的进步,肿瘤专科护理理论和技术正逐渐成熟、深入,并成为专科护理实践领域的重要内容。本节主要介绍肿瘤护理的概念、特点及肿瘤科护士的角色。

一、肿瘤护理的概念

肿瘤护理是一门关于肿瘤的预防、护理、康复的专科护理。其主要内容包括:① 积极宣传防癌知识,促进人们建立健康的生活方式,识别癌症的早期危险信号,开展防癌普查;② 为肿瘤患者提供系统的护理和有效的症状管理,预防和减轻化疗、放疗等治疗所致的毒副反应;③ 为患者提供治疗后的整体康复,包括身体功能的康复和心理的适应;④ 在患者治疗和康复过程中提供连续关怀和照护,重视心理、社会、文化、精神因素对癌症患者的影响,调动可利用的社会资源,激发心理潜能,提高肿瘤患者的生活质量;⑤ 为肿瘤患者家属提供有力的支持。

随着人们寿命的延长以及诊断水平的提高,更多的人将被发现患癌,同时也由于治疗水平的提高,更多的癌症患者被治愈或带瘤生存,癌症成为一种慢性疾病。因此,健康促进作为现代卫生保健领域的一种力量,强调建立健康的行为活动和生活方式,发挥自身潜力于疾病治疗和恢复中,而不宜宣传疾病角色和对医务人员及家属过分依赖。

由于癌症的治疗手段本身往往会引起严重的生理、心理反应,某些手术又会对患者的身体形象、功能产生损害,因此癌症及其治疗的"标签"作用对患者及其家属造成巨大的心理压力,无疑会导致患者的生活质量下降。肿瘤护理旨在通过对肿瘤的预防、护理和康复,提高肿瘤患者的生活质量。

二、肿瘤护理的特点

(一)肿瘤护理是需要多学科合作的专科护理

随着现代医学的发展,肿瘤护理实践范围和工作内容在不断扩展和延伸。肿瘤科护士除了在外科围手术期护理、化学治疗、放射治疗、生物免疫治疗等过程中起到重要作用以外,随着护理模式的转变,癌症患者的心理指导、功能康复、安宁疗护等亦是重要的护理工作。肿瘤护理除涉及生理学、病理学、药理学等临床学科知识与专科护理理论和技能外,与心理学、社会学、伦理学、营养学、康复学等也密切相关。因此要求肿瘤科护士应经过系统的肿瘤护理专业知识和技能的培训,开展循证实践,将理论应用于临床实践。

(二) 重视心理、社会、精神因素对肿瘤患者的影响

心理、社会、精神因素在肿瘤的发生、发展和转归过程中具有重要的作用。在各种疾病中，很少有如癌症般给人以巨大的心理压力并产生一系列不良情绪。癌症不仅影响患者的正常功能，也可造成形象改变以及在家庭、社会中角色的转变。因此癌症对人们的心理、社会、精神、情感的稳定性影响很大，负性情绪严重影响患者的康复过程，加重患者的恐惧、焦虑、抑郁、愤怒、绝望等反应，直接影响患者的预后。因此，肿瘤科护士特别应该具备关怀与理解的专业素质和能力，并具有心理学、社会学等方面的知识。肿瘤科护士应该通过积极的交流和疏导，调动患者的危机应对能力，帮助患者主动参加并积极配合治疗，以良好的心态达到最佳治疗效果。

(三) 重视提高肿瘤患者的生活质量和治疗后的连续护理

癌症患者在确诊后有较长的治疗期，为尽可能帮助其恢复到患病前的状态并努力提高其生活质量，癌症患者治疗后的连续护理不容忽视。这要求肿瘤科护士需指导患者进行术后功能锻炼，使患者恢复正常的自理能力，帮助患者重新适应在家庭、社会中的角色，为其重返社会和工作岗位创造条件。对终末期的癌症患者进行护理，则应以提供舒适环境、减轻痛苦为主要目的，对患者进行安宁疗护，使其保持良好的功能和较高的生活质量，维护临终患者的人格尊严，帮助患者平静、无痛苦地走完生命的最后旅程。

(四) 预防与减轻化疗、放疗的不良反应和并发症的发生

在治疗过程中，放疗、化疗常常给患者带来严重的毒副作用，因此护理过程中，需要处理由治疗不良反应引起的症状，远远多于癌症本身所致的症状。因此，针对癌症复杂的治疗过程，护士应重视预防、控制和减轻放疗与化疗等带来的不良反应；对行手术的患者，针对手术特点做好术前教育及围手术期护理，预防并发症的发生。这些对保证患者顺利完成治疗有十分重要的作用。

(五) 拓展肿瘤护理的服务范畴，为癌症患者家属提供支持

癌症患者不仅仅是个体的患者，在疾病过程中，患者的家属也同样承受着极大的心理压力，经历着同样的心理应激和适应阶段。癌症破坏了患者家庭的正常秩序，家属同样需要经过一个对危机的调整适应过程，需要护理人员的大力支持和帮助。同时，患者家庭对癌症的态度直接影响患者自身的心理反应。因此，护士除了对患者的身体、心理状态进行监测，还要将对癌症患者的心理护理扩展到对其家属的心理评估和支持。

(六) 开展健康教育和咨询，积极参与防癌普查和宣传防癌知识

癌症是危及人们生命的疾病，为了维护人类健康，在肿瘤预防方面，护士应进行广泛的防癌知识宣传，积极投入社会，开展防癌普查、咨询讲座、科普宣传等，普及有关防癌的知识，促使人们改变不利于健康的各种行为习惯，建立科学的生活方式，提高自我保健意识和能力，大力宣传肿瘤三级预防，提高人们的健康水平。

三、肿瘤护理中的伦理道德原则

(一) 充分的理解

肿瘤患者及其家属对患病事实都存在种种心理障碍，因此在护理工作中，护士要特别注意自己的情感。过多的怜悯和同情反倒会让患者感到自卑、无助，甚至丧失治疗的信心和与疾病斗争的勇气。因此要充分理解患者因心理问题所形成的令人不解的行为及情绪上的反复和波动，以一种宽广的胸怀和高尚的情操爱护患者，及时为患者讲解疾病的常识，鼓励患者与疾病

斗争,以积极调动体内免疫机制,提高机体抗癌能力。

（二）强烈的责任感

在肿瘤护理中要强化肿瘤专业护理人员的责任意识。如果没有对患者高度负责的责任意识和敬业精神,就很难与患者建立信任的合作关系,很难用真情面对患者,很难有对患者高度负责的护理行为。肿瘤科护士应主动掌握患者病情的变化,掌握患者的社会背景、家庭状况、经济状况,全面了解患者特殊的心理活动,察觉患者细微的情绪改变征兆,及时帮助患者调整心理状态,积极应对,配合治疗和护理工作,完成肿瘤的治疗和康复过程。通过有高度责任感的工作,取得患者的信任,全力解除患者身体、心理的不适,鼓励、调动、培养患者战胜疾病的信心和勇气。

（三）严格的保密制度

肿瘤患者及其家属的心理上都存在不同程度的压力。有时家属希望医护人员将真实病情对患者隐瞒,有时患者本身希望将病情对家属保密,有时患者和家属都希望将真实病情向其他人保密。这与患者本人的年龄、文化程度、职业、家庭背景等相关。因此,严格执行约定的保密原则对患者和家属的心理起到保护性作用,有利于患者的康复,有利于更深层次地理解患者。同时应严格为患者保守其个人隐私信息,不随意向外泄露。这是肿瘤科护士必备的伦理道德准则。

（四）体现人道主义的服务

在对肿瘤患者的护理过程中,尤其是在为临终患者提供护理服务的过程中,要特别体现人道主义的精神,及时评估患者和家属的需求,为患者和家属提供所需的各种服务,包括技术性、非技术性的各种护理,如皮肤的清洁、疼痛的观察和处理、了解并满足患者希望达成的愿望、对家属进行安慰和支持关怀等,让患者在临终前感受到慈爱和温情,同时护理人员应充分尊重患者的人格和尊严。

（五）精湛的护理技术

由于疾病的特殊性,对肿瘤患者进行护理的技术要求也不同于其他疾病,例如,在输注化疗药物时要有精湛的穿刺技术,并密切观察,严格防止药物外渗,否则将对患者的血管外组织和皮肤造成很大的损伤。护理技术是否精湛,对患者的心理和康复有着直接的影响。肿瘤科护士应严谨治学,磨炼技术。肿瘤科护士具备精湛的专科护理技术,是肿瘤护理职业道德的重要特征之一。

可见,肿瘤护理作为一门专科护理,要求肿瘤科护士具备高尚的道德修养,遵循伦理原则,并在实践中不断学习,提高肿瘤专科护理知识水平,提升专科技能的熟练程度,培养和造就崇高的道德情操,并自觉履行护理实践中的伦理规范,为提高肿瘤患者及其家属的生活质量做出努力。

四、肿瘤科护士的角色和职能

肿瘤科护士的角色和职能包括以下内容。

（一）开展癌症预防、治疗、康复知识教育

癌症是一种发病率和病死率较高的疾病,护理人员应深入社区、家庭、企事业单位,开展多种形式的癌症预防、早期诊断的健康教育。例如,进行家庭访视,了解是否存在不良生活方式和饮食习惯,及时纠正,教育人们保持健康的生活方式和饮食行为。例如,深入癌症高发地区和场所,如女工集中的工厂,针对不同人群教会其肿瘤自检的方法,开展肿瘤咨询活动,增强公众对肿瘤的预防意识。同时应组织社区癌症患者及家庭联谊会,提高患者和家属对疾病的应对能力和康复能力。

(二)为癌症患者提供直接照护

肿瘤科护士的首要角色是为癌症患者提供直接的照护,护理程序为这一过程提供了框架。护士评估癌症患者的躯体、心理、社会、精神状况,明确患者及其家庭在面临癌症诊断和受到躯体、心理、社会、精神打击时所产生的反应,实施护理计划,并评价护理效果。这一护理过程应以患者的生理和情感需求为基础,制订具体措施。

肿瘤科护士在减少患者及其家庭的生理和心理压力的过程中起到重要作用,为患者提供支持是肿瘤护理的重要内容之一。这种支持包括倾听患者的倾诉,在他们经历压力和情感挫折时陪伴在他们身边。护士可为患者及其家属提供必要的建议,以帮助患者适应医院、社区、家庭的生活。

肿瘤科护士与癌症患者建立治疗性相互关系是为患者提供高质量护理的重要基础。对癌症患者而言,肿瘤专科护士是有重要意义的专业人员,护士应将个人的感受和需求与工作区别开来。这种治疗性相互关系通过由护士提供照护得以实现,这种治疗性相互关系应是积极的、有专业性的,并促使患者对自我康复产生控制感和把握感。护士作为患者利益的代言人,应积极构建这种治疗性相互关系。治疗性相互关系可激励护士和患者,保证公开、有效的沟通。

(三)帮助癌症患者家属应对,为患者家属提供关心和支持

癌症患者的家属也面临了巨大的心理压力,其家属一方面要长期请假照护患者,调理患者的饮食,对其进行精神上的支持和安慰,同时还要照管子女的生活起居和学习、照护家中年迈的老人。因此家属心里充满了压力,感到忧虑和烦恼,却常常要以坚强乐观的状态出现在患者面前,而自己内心的压力和忧愁却没有时间和机会得以释放;有些家属由于照顾患者而请假,收入受到影响,而患者的收入也因住院治疗而大大减少,致使家庭经济面临困难,进一步加重了家属的苦恼。有些家属因为照顾家人而影响自身事业的发展,从而产生一系列忧虑和烦恼。

长期的照护给患者家属的身心带来影响,负性社会心理因素长期作用于人体,可导致中枢神经系统、内分泌系统、免疫系统功能的失调。所以医护人员应将患者和家属作为整体的照护对象,及时评估家属的身体和心理状况,对家属给予同样的同情、理解,提供支持和帮助,指导家属正确应对患者的疾病,克服种种心理障碍。

(四)做好资源的协调者,积极参与到多学科团队工作中

癌症患者的治疗有其周期性,并且持续时间较长,康复中的患者也需要定期到医院复查。无论是病房的肿瘤科护士还是社区的护士,均应全面了解癌症患者的治疗计划、健康状况的变化及对护理的要求,做好医院和社区的联系工作,加强与患者的家属、患者的单位、社区医疗机构(如社区卫生服务中心)、社区管理机构(如街道和居委会)等的沟通,因此肿瘤科护士的交流、协调能力是非常重要的。

护士作为健康保健队伍中的一员,应与其他专业人员进行协调和合作以保证护理服务的质量。整体康复只有通过多学科合作才能实现,而且护士只有认识到自己所提供的护理服务的优势,同时看到其局限性,才能真正提高卫生保健服务质量。

护士应与患者及其家属通过有效互动和相互合作,保证干预计划的贯彻执行,以满足其需求。目前多学科合作所设计的方案对患者的意见往往考虑不足,缺乏推广性。护理人员应成为患者和其他卫生保健人员的桥梁,通过直接或间接的方式反映他们的想法和意图。

（五）开展对癌症康复期患者的家庭访视

对癌症康复期患者开展定期的家庭访视,可了解患者在康复过程中出现的问题,评估患者及其家庭成员的应对能力,根据患者及其家属的需求,提供必要的护理。例如,指导患者的家庭成员关于化疗期间口腔护理的方法,为患者进行外科换药等临床护理操作,观察治疗效果,提供治疗给药的教育和观察,进行家庭化疗,进行健康咨询,帮助患者和家属进行危机干预。

（六）正确处理相关的伦理问题

肿瘤科护士在决策过程中往往会遇到伦理困惑,如家属要求不要告知患者癌症诊断,是否与患者的知情权和自我决策权相矛盾?临终患者是否有权利拒绝有创性治疗?家属、护士、医师及其他卫生保健人员往往用各自的标准衡量伦理问题,从而产生伦理冲突,主要表现在自主性、患者的自我决策权、预防或减少伤害、仁慈观、促进患者的健康、公正和公平等方面。

参与伦理决策的必要条件是掌握相应的伦理理论和原理,具备伦理分析能力、沟通技巧以及团队工作技巧。护士必须首先明确他们个人的价值观念和信念,并明确目前存在的伦理和法律问题、相关的政策以及相应的专业标准。

护士必须应用护理伦理守则指导其伦理决策。伦理守则为专业人员的自律提供指导。护士还应通过继续教育、近期相关文献的查询、构建适宜的伦理问题研讨氛围等途径使自己具备作出协作性伦理决策的条件,并应熟悉伦理委员会裁决伦理纠纷的标准和程序。

第二节 肿瘤的流行病学特征

肿瘤的发生是环境因素和个体遗传易感性相互作用的结果,其中环境因素的变化,尤其是生活方式的改变与恶性肿瘤癌谱的变化密切相关。肿瘤流行病学是研究恶性肿瘤在人群中的分布、阐明分布的原因,并采取相应对策和措施的一门学科,主要内容包括:① 阐明地区间肿瘤发病率、现患病例数、死亡率等的差别及影响其上升、下降趋势的因素;② 研究不同地区间肿瘤发病率与人们的生活习惯和环境间的相互关系;③ 比较患恶性肿瘤与不患恶性肿瘤人群之间的异同;④ 对可疑致恶性肿瘤因素进行干预,并评估其效果;⑤ 对发病的状况和疾病模型进行定性和定量的研究,阐明发病的机制。

一、全球恶性肿瘤的流行病学特征

癌症是威胁人类健康的重要疾病之一。20 世纪下半叶以来,全球癌症的发病率和死亡率均呈逐年上升的趋势。到 21 世纪末,癌症将成为全球头号"杀手",也是阻碍人类预期寿命延长的最大"拦路虎"。世界卫生组织(World Health Organization,WHO)下属国际癌症研究机构(International Agency for Research on Cancer,IARC)发布的 2018 年《全球癌症报告》指出,2018 年全球新增 1 810 万癌症病例,其中男性 950 万,女性 860 万,另有 960 万癌症患者死亡,其中男性 540 万,女性 420 万。肺癌是发病率最高的癌症(占总病例的 11.6%),并且是癌症死亡的主要原因(占癌症总死亡人数的 18.4%)。此外,发病率较高的癌症类型依次是乳腺癌(11.6%)、前列腺癌(7.1%)和结直肠癌(6.1%),死亡率较高的癌症类型依次为结直肠癌(9.2%)、胃癌(8.2%)和肝癌(8.2%)。肺癌是男性最常见的癌症,也是男性癌症死亡的主要原因,其次是前列腺癌和结直肠癌的发病率较高,肝癌和胃癌的死亡率较高。在女性中,乳腺癌是最常见的癌症,是癌症死亡的主要原因,其次是结直肠癌和肺癌的发病率和死亡率较高,宫颈癌的发病率和死亡率排名在第 4 位。然而,不同国家与地区的发病率和死亡率最高的癌症类型差异较大,这取决于其经济发展程度和社会生活方式等因素,见表 1-1。

表 1-1   2018 年全球癌症新发病例和死亡病例情况

癌症部位(肿瘤)	新发病例数 (发病率:基于所有癌症部位)	死亡病例数 (死亡率:基于所有癌症部位)
肺	2 093 876(11.6%)	1 761 007(18.4%)
乳腺	2 088 849(11.6%)	626 679(6.6%)
前列腺	1 276 106(7.1%)	358 989(3.8%)
结肠	1 096 601(6.1%)	551 269(5.8%)
皮肤非黑色素瘤	1 042 056(5.8%)	65 155(0.7%)
胃	1 033 701(5.7%)	782 685(8.2%)
肝	841 080(4.7%)	781 631(8.2%)
直肠	704 376(3.9%)	310 394(3.2%)
食管	572 034(3.2%)	508 585(5.3%)
子宫颈	569 847(3.2%)	311 365(3.3%)
甲状腺	567 233(3.1%)	41 071(0.4%)
膀胱	549 393(3.0%)	199 922(2.1%)
非霍奇金淋巴瘤	509 590(2.8%)	248 724(2.6%)
胰腺	458 918(2.5%)	432 242(4.5%)
白血病	437 033(2.4%)	309 006(3.2%)
肾	403 262(2.2%)	175 098(1.8%)
子宫体	382 069(2.1%)	241 037(2.5%)
唇/口腔	354 864(2.0%)	184 799(1.9%)
脑/神经系统	296 851(1.6%)	60 712(0.6%)
卵巢	295 414(1.6%)	165 087(1.7%)
皮肤黑色素瘤	287 723(1.6%)	60 712(0.6%)
胆囊	219 420(1.2%)	165 087(1.7%)
喉头	177 422(1.0%)	94 771(1.0%)
多发性骨髓瘤	159 985(0.9%)	106 105(1.1%)
鼻咽	129 079(0.7%)	72 987(0.8%)
口咽	92 887(0.5%)	51 005(0.5%)
喉咽	80 608(0.4%)	34 984(0.4%)
霍奇金淋巴瘤	79 990(0.4%)	26 167(0.3%)
睾丸	71 105(0.4%)	9 507(0.1%)
唾液腺	52 799(0.3%)	22 176(0.2%)
肛门	48 541(0.3%)	19 129(0.2%)
外阴	44 235(0.2%)	15 222(0.2%)
卡波西肉瘤	41 799(0.2%)	19 902(0.2%)
阴茎	34 475(0.2%)	15 138(0.2%)
间皮瘤	30 443(0.2%)	25 576(0.3%)

（续 表）

癌症部位(肿瘤)	新发病例数 (发病率：基于所有癌症部位)	死亡病例数 (死亡率：基于所有癌症部位)
阴道	17 600(0.1%)	8 062(0.1%)
所有部位(不包括皮肤)	17 036 901(-)	9 489 872(-)
所有部位	18 078 957(-)	9 555 027(-)

来源：Bray F, Ferlay J, Soerjomataram I, et al. Global cancer statistics 2018：GLOBOCAN estimates of incidence and mortality worldwide for 36 cancers in 185 countries[J]. CA：A Cancer Journal for Clinicians，2018，68(6)：394-424.

二、我国恶性肿瘤的流行病学特点

国家癌症中心汇总分析各省肿瘤登记处上报的恶性肿瘤登记数据,全国 2015 年新发恶性肿瘤病例数约为 392.9 万例,其中男性约为 215.1 万例,女性约为 177.8 万例。城市地区新发病例数约为 235.2 万例,占全国新发病例的 59.86%；农村地区新发病例数约为 157.7 万例,占全国新发病例的 40.14%。2015 年中国恶性肿瘤发病情况估计见表 1-2。

表 1-2 2015 年中国恶性肿瘤发病情况估计

地 区	性 别	发病数 (万)	发病率 (1/10 万)	中标率 (1/10 万)	世标率 (1/10 万)	累积率[a] (%)
全国	男性	215.1	305.47	207.99	206.49	24.36
	女性	177.8	265.21	175.47	168.45	18.60
	合计	392.9	285.83	190.64	186.39	21.44
城市	男性	125.9	319.82	209.14	207.44	24.26
	女性	109.3	289.47	185.42	177.64	19.50
	合计	235.2	304.96	196.09	191.38	21.81
农村	男性	89.2	287.30	206.04	204.79	24.46
	女性	68.5	233.92	161.27	155.48	17.33
	合计	157.7	261.40	182.70	179.17	20.88

注：中标率：2000 年中国人口标准化率；世标率：Segi 世界人口标准化率；[a]0~74 岁。
来源：郑荣寿,孙可欣,张思维,等. 2015 年中国恶性肿瘤流行情况分析[J]. 中华肿瘤杂志,2019,41(1)：19-28.

全国恶性肿瘤发病率为 285.83/10 万,中国人口标化率(简称中标率)为 190.64/10 万,世界人口标化率(简称世标率)为 186.39/10 万,累积率(0~74 岁)为 21.44%。男性恶性肿瘤发病率为 305.47/10 万,中标率为 207.99/10 万,世标率为 206.49/10 万,累积率(0~74 岁)为 24.36%。女性恶性肿瘤发病率为 265.21/10 万,中标率为 175.47/10 万,世标率为 168.45/10 万,累积率(0~74 岁)为 18.60%。城市地区发病率为 304.96/10 万,中标率为 196.09/10 万；农村地区发病率为 261.40/10 万,中标率为 182.70/10 万。

恶性肿瘤发病率随年龄增加逐渐上升,到 80 岁年龄组达到发病高峰,80 岁以上年龄组发病率略有下降。其中 30 岁以前无论城市还是农村地区的恶性肿瘤发病率均相对较低,0~19 岁年龄组男性恶性肿瘤发病率略高于女性,20~49 岁年龄组女性发病率高于男性,50 岁及以上年龄组男性发病率高于女性。城乡地区人群的年龄别发病率变化趋势相似,男性年龄别发病率的城乡差异不明显,城市地区女性人群的恶性肿瘤发病率略高于农村地区的女性人群。

按发病人数顺位排序,肺癌位居我国恶性肿瘤发病首位,结果显示,2015 年我国新发肺癌病例约为 78.7 万例,发病率为 57.26/10 万,中标率为 35.96/10 万。其他高发恶性肿瘤依次为胃癌、结直肠癌、肝癌和乳腺癌等,前 10 位恶性肿瘤发病约占全部恶性肿瘤发病的76.70%。男性发病首位为肺癌,每年新发病例约 52.0 万,其他高发恶性肿瘤依次为胃癌、肝癌、结直肠癌和食管癌等,前 10 位恶性肿瘤发病约占男性全部恶性肿瘤发病的 82.20%。女性发病首位为乳腺癌,每年发病约为 30.4 万,其他主要高发恶性肿瘤依次为肺癌、结直肠癌、甲状腺癌和胃癌等,女性前 10 位恶性肿瘤发病约占女性全部恶性肿瘤发病的 79.10%。2015年中国前 10 位恶性肿瘤发病情况估计见表 1-3。

表 1-3　2015 年中国前 10 位恶性肿瘤发病情况估计

恶性肿瘤类型	发病数(万)	发病率(1/10 万)	中标率(1/10 万)
肺　癌	78.7	57.26	35.96
胃　癌	40.3	29.31	18.68
结直肠癌	38.8	28.20	18.02
肝　癌	37.0	26.92	17.64
乳腺癌[a]	30.4	45.29	31.54
食管癌	24.6	17.87	11.14
甲状腺癌	20.1	14.60	12.05
子宫颈癌	11.1	16.56	11.78
脑　癌	10.6	7.72	5.65
胰腺癌	9.5	6.92	4.31
合　计	392.9	285.83	190.64

注：[a] 仅为女性乳腺癌。
来源：郑荣寿,孙可欣,张思维,等.2015 年中国恶性肿瘤流行情况分析[J].中华肿瘤杂志,2019,41(1)：19-28.

城市地区与农村地区的恶性肿瘤发病顺位有所不同,城市地区主要高发恶性肿瘤依次为肺癌、结直肠癌、乳腺癌、胃癌和肝癌等,农村地区主要高发恶性肿瘤依次为肺癌、胃癌、肝癌、食管癌和结直肠癌等。城市地区与农村地区前 10 位恶性肿瘤发病分别占城乡全部恶性肿瘤发病的 74.80%和 79.50%。

全国 2015 年恶性肿瘤死亡病例约为 233.8 万,其中男性约为 148.0 万例,女性约为 85.8万例。城市地区恶性肿瘤死亡约为 133.1 万例,占全国死亡例数的 56.93%。农村地区恶性肿瘤死亡约为 100.6 万例,占全国死亡例数的 43.07%。2015 年中国恶性肿瘤死亡情况估计见表 1-4。

表 1-4　2015 年中国恶性肿瘤死亡情况估计

地　区	性　别	死亡数(万)	死亡率(1/10 万)	中标率(1/10 万)	世标率(1/10 万)	累积率[a](%)
全国	男性	148.0	210.10	139.13	138.57	15.79
	女性	85.8	128.00	75.92	74.81	8.13
	合计	233.8	170.05	106.72	105.84	11.94
城市	男性	83.5	212.28	134.08	133.83	15.03
	女性	49.6	131.26	74.78	73.72	7.83
	合计	133.1	172.61	103.65	102.97	11.40

（续　表）

地　区	性　别	死亡数（万）	死亡率（1/10万）	中标率（1/10万）	世标率（1/10万）	累积率[a]（%）
农村	男性	64.4	207.35	145.72	144.68	16.79
	女性	36.2	123.78	77.43	76.24	8.52
	合计	100.6	166.79	110.76	109.57	12.65

注：[a]0～74岁。
来源：郑荣寿，孙可欣，张思维，等.2015年中国恶性肿瘤流行情况分析[J].中华肿瘤杂志，2019，41（1）：19-28.

全国恶性肿瘤死亡率为170.05/10万，中标率为106.72/10万，世标率为105.84/10万，累积率（0～74岁）为11.94%。男性恶性肿瘤死亡率为210.1/10万，中标率为139.13/10万，世标率为138.57/10万，累积率（0～74岁）为15.79%。女性恶性肿瘤死亡率为128/10万，中标率为75.92/10万，世标率为74.81/10万，累积率（0～74岁）为8.13%。城市地区死亡率为172.61/10万，中标率为103.65/10万；农村地区恶性肿瘤死亡率为166.79/10万，中标率为110.76/10万。

年龄别死亡率变化趋势和发病相似，随年龄增加逐渐上升。男性的年龄别死亡率高于女性。0～39岁人群中，男性年龄别死亡率略高于女性。40岁及以上人群中，同年龄组男性与女性死亡率的差异随年龄的增加而显著增大。城乡人群的年龄别死亡率变化趋势相似。除0～4岁和75岁及以上年龄组农村男性死亡率低于城市男性，其他年龄组农村男性死亡率高于城市男性。20～74岁年龄组农村女性死亡率高于城市女性，其他年龄组城市女性死亡率高于农村女性。

按死亡人数顺位排序，肺癌位居我国恶性肿瘤死亡第1位，2015年我国因肺癌死亡人数约为63.1万例，死亡率为45.87/10万，中标率为28.16/10万。其他主要恶性肿瘤死亡顺位依次为肝癌、胃癌、食管癌和结直肠癌等，前10位恶性肿瘤死亡约占全部恶性肿瘤死亡的83.00%。男性和女性的恶性肿瘤死因顺位略有差异。男性依次为肺癌、肝癌、胃癌、食管癌和结直肠癌等，男性前10位恶性肿瘤死亡约占男性全部恶性肿瘤死亡的87.60%。女性主要恶性肿瘤死因顺位依次为肺癌、胃癌、肝癌、结直肠癌和乳腺癌，女性前10位恶性肿瘤死亡约占女性全部恶性肿瘤死亡的80.50%。2015年中国前10位恶性肿瘤死亡情况估计见表1-5。

表1-5　2015年中国前10位恶性肿瘤死亡情况估计

恶性肿瘤类型	死亡数（万）	死亡率（1/10万）	中标率（1/10万）
肺　癌	63.1	45.87	28.16
肝　癌	32.6	23.72	15.33
胃　癌	29.1	21.16	13.08
食管癌	18.8	13.68	8.33
结直肠癌	18.7	13.61	8.21
胰腺癌	8.5	6.16	3.78
乳腺癌[a]	7.0	10.50	6.67
脑　癌	5.6	4.10	2.90
白血病	5.4	3.96	3.02

(续　表)

恶性肿瘤类型	死亡数（万）	死亡率（1/10 万）	中标率（1/10 万）
淋巴瘤	5.0	3.62	2.39
合　计	233.8	170.05	106.72

注：ᵃ仅为女性乳腺癌。
来源：郑荣寿,孙可欣,张思维,等.2015 年中国恶性肿瘤流行情况分析[J].中华肿瘤杂志,2019,41(1)：19-28.

城市地区与农村地区的恶性肿瘤死因顺位不同,城市地区主要恶性肿瘤死因依次为肺癌、肝癌、胃癌、结直肠癌和食管癌,农村地区主要恶性肿瘤死因依次为肺癌、肝癌、胃癌、食管癌和结直肠癌,城市地区与农村地区前 10 位恶性肿瘤死亡分别占城乡全部恶性肿瘤死亡的 81.30% 和 85.20%。我国癌症负担总体仍呈现持续上升趋势,癌症负担的城乡差异及男女性别差异明显,癌谱呈现发达国家癌谱与发展中国家癌谱共存的局面,癌症防控形势依然严峻。

三、上海市恶性肿瘤的流行病学特点

根据上海市疾病预防控制中心发布的《2015 年上海市恶性肿瘤报告》,2015 年上海市新发恶性肿瘤病例 71 610 例,其中男性占 51.52%,女性占 48.48%。标化发病率为 228.82/10 万,男性(226.39/10 万)低于女性(233.76/10 万)。市区标化发病率低于郊区。上海市恶性肿瘤发病率随年龄增长持续上升,30 岁以前发病率处于较低水平,从 40 岁开始快速升高,至 80~84 岁年龄段到达高峰(1 668.65/10 万),中心城区和郊区的年龄别发病率变化情况基本相同。

上海市 2015 年恶性肿瘤发病第 1 位为肺癌,其次为结直肠癌、甲状腺癌、胃癌和乳腺癌,前 10 位恶性肿瘤占全部恶性肿瘤发病的 76.59%。男性恶性肿瘤发病第 1 位为肺癌,其次为结直肠癌、胃癌、前列腺癌和肝癌,前 10 位恶性肿瘤占全部男性恶性肿瘤发病的 80.72%。女性恶性肿瘤发病第 1 位为肺癌,其次为甲状腺癌、乳腺癌、结直肠癌和胃癌,前 10 位恶性肿瘤占全部女性恶性肿瘤发病的 79.68%(表 1-6)。

表 1-6　上海市 2015 年前 10 位恶性肿瘤发病率

恶性肿瘤类型	发病率(/10⁻⁵)	恶性肿瘤类型	男性发病率(/10⁻⁵)	恶性肿瘤类型	女性发病率(/10⁻⁵)
肺癌	99.99	肺癌	122.98	肺癌	77.32
结直肠癌	60.41	结直肠癌	68.46	乳腺癌	75.36
甲状腺癌	52.34	胃癌	52.84	甲状腺癌	77.20
胃癌	40.06	前列腺癌	41.57	结直肠癌	52.48
乳腺癌	38.27	肝癌	36.38	胃癌	27.45
肝癌	25.76	甲状腺癌	27.15	胰腺癌	17.48
前列腺癌	41.57*	胰腺癌	20.21	肝癌	15.28
胰腺癌	18.83	食道癌	14.31	脑和神经系统恶性肿瘤	14.35
脑和神经系统恶性肿瘤	12.71	膀胱癌	18.90	宫颈癌	13.56
膀胱癌	11.89	肾癌	13.71	胆囊癌	11.11

注：* 按发病数排位。
来源：鲍萍萍,吴春晓,张敏璐,等.2015 年上海市恶性肿瘤流行特征分析[J].中国癌症杂志,2019,29(2)：81-99.

2015 年,上海市共有 38 445 人死于恶性肿瘤。其中男性占 61.05%,女性占 38.95%。标化死亡率为 95.99/10 万(男性为 125.12/10 万,女性为 69.51/10 万),0~74 岁的累积率为

9.96%。2015年上海市恶性肿瘤死亡第1位为肺癌,其次为结直肠癌、胃癌、肝癌和胰腺癌,前10位恶性肿瘤占全部恶性肿瘤发病的78.07%。男性恶性肿瘤死亡第1位为肺癌,其次为胃癌、结直肠癌、肝癌和胰腺癌,前10位恶性肿瘤占全部男性恶性肿瘤发病的83.13%。女性恶性肿瘤死亡第1位也为肺癌,其次为结直肠癌、胃癌、乳腺癌和胰腺癌,前10位恶性肿瘤占全部女性恶性肿瘤死亡的77.32%。

截至2016年12月31日,全市共有存活的现患恶性肿瘤患者399 027例,现患率为2.77%。存活患者中,男性占42.62%,女性占57.38%,男性和女性的比例为0.74。乳腺癌是所有存活患者中最常见的恶性肿瘤,占15.33%。男性存活者最多的是结直肠癌患者,占18.13%,其次是胃癌(11.71%)、肺癌(11.59%)、前列腺癌(9.61%)和甲状腺癌(7.26%)。女性存活者最多的是乳腺癌患者,占26.53%,其次是甲状腺癌(16.29%)、结直肠癌(11.90%)、肺癌(7.40%)和胃癌(4.98%)。

从上海市恶性肿瘤的流行病学资料可见,上海市恶性肿瘤男性标化发病率低于女性,市区低于郊区,恶性肿瘤发病率自40岁起快速上升,在80~84岁年龄组达到高峰。男性标化死亡率高于女性,市区和郊区基本持平,死亡率随年龄增大而增加,在45岁以后快速上升,在85岁以上年龄组达到高峰。

对上海市恶性肿瘤流行病学资料的纵向比较显示,2015年上海市恶性肿瘤发病率、死亡率和癌谱构成与2014年基本相当,发病人数有所增加,而标化发病率水平基本持平,与人口结构进一步老龄化有关。

对上海市恶性肿瘤的发病年龄特征分析,在40岁以下中青年人群中恶性肿瘤发病率处于较低水平;40岁以后,恶性肿瘤发病率快速上升,发病人数主要集中在60岁以上,到80岁年龄组达到高峰。恶性肿瘤发病率随年龄增加逐渐上升,市区85岁及以上年龄的发病率持续上升,并高于80岁年龄组,与发达国家如日本和美国年龄别发病率变化趋势一致。

从上海市恶性肿瘤的死亡率分析可见,恶性肿瘤是上海市居民的第2位死因,占所有死亡原因的30.69%。尽管男性发病率与女性较为接近,但死亡率明显高于女性,与癌谱差异有关,女性常见瘤别如甲状腺癌和乳腺癌预后较好。

另外,上海市发病和死亡癌谱与全国存在较大差异。2015年全国恶性肿瘤发病前5位依次是肺癌、胃癌、结直肠癌、肝癌和乳腺癌,而上海市前5位的是肺癌、结直肠癌、甲状腺癌、前列腺癌、胃癌;死亡前5位全国为肺癌、肝癌、胃癌、食管癌和结直肠癌,而上海市是肺癌、结直肠癌、胃癌、肝癌、胰腺癌。影响恶性肿瘤流行特征及变化的因素涉及社会、经济和政策各方面,包括人口老龄化程度、恶性肿瘤相关危险因素、筛查方法应用推广和筛查可及性以及医疗卫生水平等。

第三节 肿瘤的病因、病理诊断及分期

肿瘤病理诊断是诊治肿瘤的重要支柱,与肿瘤临床医学有着非常密切的联系。虽然目前新的诊断方法不断涌现,如各种内镜检查、MRI、核医学、肿瘤标志物诊断技术、细胞遗传学监测分子生物学技术的应用等,但最终确定肿瘤的精确诊断,还要依靠肿瘤病理诊断,以确定肿块的性质、肿瘤的组织学分类、良恶性性质和恶性程度分级、判断肿瘤的预后和疗效,以及是否有复发、扩散、转移等。由此可见肿瘤病理诊断在肿瘤诊断中占有十分重要的地位,尚不能由

其他诊断技术取代。

一、肿瘤的发生

肿瘤是细胞异常增生而形成的新生物。肿瘤细胞来自正常细胞,但不同于正常细胞,两者在结构、功能和代谢等方面均有着明显的区别。肿瘤细胞具有超过正常细胞的增生能力,这种增生和机体不相协调,具有明显的刺激因素诱导,且增生限于一定程度和一定时间,一旦此因素消除,即不再增生;但如此刺激超过一定限度,也可能发生质变,成为肿瘤样增生。

来自上皮组织的恶性肿瘤称为癌(cancer),按上皮组织的性质可分为鳞形细胞癌、基底细胞癌、移行细胞癌、腺癌等。来自间叶组织的恶性肿瘤称为肉瘤(sarcoma),包括纤维肉瘤、脂肪肉瘤、黏液肉瘤、平滑肌肉瘤、横纹肌肉瘤、软骨肉瘤、骨肉瘤、血管(肉)瘤、淋巴管肉瘤,以及淋巴造血组织的淋巴瘤等。

癌占恶性肿瘤的 90% 以上,几乎全身各种组织器官均可生癌。癌细胞不同于正常细胞,一是可不受控制地生长繁殖,二是可侵犯邻近正常组织并转移到远处的组织器官。正常细胞的癌变与其改变了遗传特性有关。细胞的遗传特性取决于细胞核内的染色体,由双螺旋形的脱氧核糖核酸(DNA)构成的染色体内有无数基因。基因是由不同氨基酸连起来的序列,基因可产生特定的蛋白质,而完成其特定的生理功能。一旦基因发生突变,将改变其产生的编码蛋白质的量和功能。如由于某些因素(如化学致癌物、放射线等)改变了细胞内某些基因,其后代细胞将可能变成癌细胞。通常细胞内有两类基因:一类是参与细胞的生长代谢、促进与调节细胞繁殖和分化的,如原癌基因(proto-oncogene),原癌基因一旦被激活(如发生基因突变),就会变成致癌的癌基因,有些癌基因促使细胞产生过多的生长因子,导致细胞生长与繁殖;另一类是抑制细胞生长繁殖的,如肿瘤抑制基因(tumor suppressor gene),肿瘤抑制基因发生突变,即失去抑制细胞繁殖的作用。两方面的紊乱加在一起,细胞就将无限制地生长繁殖。通常需要多个与控制细胞生长相关的基因突变,癌才得以发生,而这个过程通常是十几年乃至几十年改变积累的结果。同样,癌要变成侵袭性的癌,具有侵犯和转移到其他组织器官的能力,还需要其他基因突变的参与。而所有这些,又牵涉到细胞内和细胞间的信号传递。正常细胞都有一定的寿命,届时即"凋亡",而癌细胞只要有足够的营养供应,便可一直生长繁殖下去。癌的发生,实际上也是"细胞繁殖与凋亡失调"的结果。

癌的发生是一个多因素、多阶段、复杂渐进的过程,不仅有外因,还有遗传因素、免疫状态等宿主因素。在癌被诊断出来以前的十几年乃至几十年,细胞遗传特性的改变即已开始。最初发生遗传特性改变的细胞在形态上几乎看不出任何异常,随着遗传特性改变的增加,出现了增生(hyperlasia),然后有间变(dysplasia),即细胞在结构和形态上的异型性,进一步发展成原位癌(in situ cancer)。原位癌发展缓慢,通常经过几年甚至更长的时间,才变成侵袭性癌(invasive cancer)。侵袭性癌不断增长,侵犯和破坏正常组织器官,直至生命必需的器官受到严重破坏,患者便死亡。

二、肿瘤的病因学

肿瘤的病因学研究是从外因和内因两方面探讨肿瘤的发生。肿瘤的发生往往是多种因素交叉作用所致。它既包括外界环境中的各种刺激因素,也包括机体内部的某种潜在因素。

(一)外界环境中的致癌因素

1. 化学致癌因素　在人们生活与工作的环境中,存在着大量有害化学物质,影响着人们的健康,并可能导致人们发生各种恶性肿瘤,如油漆、橡胶、黏合剂、焦炭等的生产,黄曲霉素、乙苯、砷、苯胺、亚硝胺、石棉、氯乙烯、煤焦油、烟草产物等化学物质,某些药物如雌激素、环磷酰胺等。苯胺、β-萘胺的职业暴露者患膀胱癌的相对危险度比无暴露者增加了近 500 倍。

2. 生物致癌因素　某些癌症的发生还与病毒感染、寄生虫侵袭有关,例如,子宫颈癌与单纯疱疹Ⅱ型病毒及人乳头状瘤病毒 HPV-16/HPV-18,鼻咽癌与 EB 病毒,乳腺癌与 B 型或 C 型病毒,原发性肝癌与乙型肝炎病毒之间均存在着一定的关系。日本血吸虫与结肠炎症、息肉、结肠癌有关。

3. 物理致癌因素　包括电离辐射(X 线、放射性同位素)、日光及紫外线、热辐射、长期慢性炎症刺激、创伤、异物(石棉纤维)等。

4. 综合性致癌因素　大量的医学研究表明,吸烟是对健康危害最大的不良习惯,涉及的疾病有肿瘤、心脑血管疾病等。在恶性肿瘤中,吸烟与肺癌的关系最为密切,每日吸烟 2 包的人患肺癌的相对危险度高达 16.6。同时吸烟也会使患膀胱癌、喉癌、胰腺癌的相对危险度增加数倍之多。吸烟在与职业性致癌物暴露共存时,将使患癌的危险度呈相乘的协同作用。单纯吸烟的相对危险度为 10.8,单纯石棉暴露为 5.2,当两者同时存在时,相对危险度为 53.2。

饮酒会增加口咽、喉、食管、肝、直肠等部位患恶性肿瘤的相对危险度 2～5 倍。当饮酒与吸烟同时存在时,死亡的相对危险度要明显增加。

(二)肿瘤发生的内在因素

1. 遗传　研究发现某些肿瘤有明显的家族遗传倾向,如结肠多发性息肉、视网膜母细胞瘤、肾母细胞瘤和神经纤维瘤等。但更多的事实证明,遗传对于人类肿瘤而言仅是一种"易感性",尚需外因作用。

2. 种族　一些肿瘤的发病率显示有一定的种族差异。例如,欧美国家前列腺癌的发病率较东方国家显著增高。非洲和东南亚地区肝癌的发病率较欧美国家明显增高。鼻咽癌多见于我国南方如广东,而国外的广东籍华侨,甚至他们的后裔的鼻咽癌发病率也高于当地居民。当然种族因素本身还受到多种因素影响,如环境、遗传等的影响。

3. 年龄　不同的年龄,有好发某种肿瘤的倾向。儿童中急性白血病、视网膜母细胞瘤、髓母细胞瘤和肾母细胞瘤等较多见。青年人中骨肉瘤、横纹肌肉瘤等较多见。40 岁以上的成人以肿瘤为多见。

4. 内分泌因素　某些肿瘤的发生与内分泌激素的刺激有密切的关系。例如,雌激素分泌过多与子宫肌瘤、子宫内膜癌、乳腺癌、阴道癌等的发生有关,前列腺癌的发生与雄激素有关。

三、良性肿瘤和恶性肿瘤

肿瘤的良恶性一般是指肿瘤的生物学特性及其对机体的影响和危害性。凡有浸润、转移能力并能致宿主死亡的肿瘤被认为是恶性肿瘤;有些能致死但无浸润、转移能力的肿瘤(如肿瘤占据重要生命器官或造成大出血等)被认为是良性肿瘤(benign tumor)。癌症,广义上是指一切恶性肿瘤,狭义上仅指由上皮细胞起源的恶性肿瘤(malignant tumor)。

判断肿瘤的良性或恶性是病理诊断的首要任务。良性肿瘤和恶性肿瘤在生物学特点上明显不同,对机体的影响也不同。良性肿瘤对机体影响小,易于治疗,疗效好;而恶性肿瘤危害大,治疗措施复杂,疗效不够理想。如果把恶性肿瘤误诊为良性肿瘤,就会延误治疗或治疗不彻底,造成复发、转移。相反,如把良性肿瘤误诊为恶性肿瘤,也必然要进行一些不必要、不恰当的治疗,使患者遭受不应有的痛苦、损伤。因此,区别良性肿瘤与恶性肿瘤,对于正确的诊断、治疗和护理具有重要的实际意义。现将良性肿瘤与恶性肿瘤的区别列于表1-7。

表1-7　良性肿瘤与恶性肿瘤的区别

项　目	良　性　肿　瘤	恶　性　肿　瘤
细胞分化程度	分化好,异型性小,与原有组织的形态相似	细胞分化程度低,有间变,异型性大,与原有组织的形态差别大
生长方式	膨胀性和外生性生长,前者常有包膜形成,一般与周围组织分界清楚,故通常可推动	浸润性和外生性生长,前者无包膜形成,一般与周围组织分界不清楚,故通常不可推动,后者常伴有浸润性成长
生长速度	缓慢,有时可停止生长,发生退化	较快,失控制性明显
核分裂象	无或稀少,一般不见异常核分裂象	多见,并可见异常核分裂象
转移	一般不转移	常有转移
继发改变	很少发生坏死、出血	常常发生坏死、出血、溃疡等
治疗效果	手术后很少复发	手术等治疗后较多复发
对机体的影响	较小,主要为局部压迫和阻塞作用,如发生在重要器官也可引起严重后果	较大,除压迫、阻塞还可以破坏原发性和转移处组织,引起坏死、出血合并感染,甚至造成恶液质

恶性肿瘤常常侵犯周围组织,形成局部组织反应。恶性肿瘤的侵犯包括以下几种类型:① 侵犯包膜;② 侵入上皮(表皮或腺上皮);③ 侵犯肌层;④ 侵犯脉管(血管或神经);⑤ 侵犯神经;⑥ 侵犯脂肪。

恶性肿瘤除了直接向外扩展、蔓延,还可转移种植到远处部位,常见的转移途径是:① 淋巴转移:为癌常见的转移方式,而肉瘤除非在晚期,很少经淋巴转移。侵入淋巴管的瘤栓随淋巴引流进入淋巴结,常先在淋巴结的被膜下边缘窦定居、增殖,继而伸入淋巴结实质,进入下游淋巴结,最后流入胸导管而进入血道。被癌侵犯的淋巴结可因瘤的长大而破裂,癌细胞则进入周围软组织。癌细胞也可在淋巴管内定居,增殖阻塞淋巴管而导致淋巴液反流,造成"逆行性转移"。转移到淋巴结的癌常常引起局部反应,例如,纤维组织增生,以及浆细胞、嗜酸性白细胞围绕和淋巴窦组织细胞增生等,后者增生越明显,预后似乎越好。② 血道转移:为肉瘤常见的转移方式,晚期或生长迅速的癌也可沿血道转移。血道转移好发于肺、肝及骨,转移的好发部位与原发瘤的解剖部位和血运有关,如消化道癌可沿门静脉系统转移到肝。③ 种植性转移:当盆、腹腔器官的癌侵破浆膜后,癌细胞脱落可造成盆腔和腹腔器官浆膜面种植,形成大量血性腹水。胸腔种植多发生于肺癌侵破脏层胸膜后,可形成大量血性胸腔积液。种植还可发生在手术过程中。

必须指出的是,良性肿瘤与恶性肿瘤的区别具有很大的相对性,两者之间有时并无绝对界限,有些肿瘤其表现可以介乎两者之间,称为交界性肿瘤,如膀胱、结肠、甲状腺等的乳头状瘤,形态上显示良性,但常易复发,浸润明显,甚至发生转移,此类肿瘤有恶变倾向,在一定条件下可逐渐向恶性发展。在恶性肿瘤中,其恶性程度各不相同,有的较早发生转移,如鼻咽癌;有的转移晚,如子宫体癌;有的则很少发生转移。此外,肿瘤的良恶性也并非一成不变,有些良性肿瘤如不及时治疗,有时可转变为恶性肿瘤,称为恶性变,如结肠管状腺瘤可恶变为腺癌。而个别恶性肿瘤如黑色素瘤,有时由于机体免疫力加强等原因,可以停止生长甚至完全自然消退。

但这种情况毕竟罕见。

四、恶性肿瘤的演变过程

恶性肿瘤的形成是一个逐渐演变的过程,这一过程包括以下阶段。

(一)癌前病变

这类病变本身并不是癌,但具有潜在恶变的危险。常见的癌前病变包括:乳房囊性小叶增生、结肠多发性息肉、黏膜白斑、老年角化病、慢性溃疡、慢性萎缩性胃炎、慢性子宫颈炎、结节性肝硬化等。这些病变中,若出现细胞异型,则与癌的关系更密切。

(二)不典型增生

不典型增生是指上皮细胞由于增殖而出现细胞异型的病理性变化,与癌的关系比癌前病变更为密切。常发生在宫颈、阴茎、食管、鼻咽、支气管、胃肠道等黏膜鳞状上皮和腺上皮。不典型增生主要表现为细胞核和细胞质的变化,细胞的极向一般不紊乱。不典型增生按照其细胞异型性程度或累及的范围分为轻、中、重三级。若累及上皮下部的 1/3,为轻度不典型增生;若累及超过上皮下部的 1/3～2/3,为中度不典型增生;若累及上皮全层,则为重度不典型增生。轻度、中度不典型增生,在病因消除后可恢复正常,而重度则常常转变为癌。

(三)原位癌

原位癌是上皮性恶性肿瘤局限在皮肤或黏膜内,尚未突破基底膜,因有基底膜将癌与间质隔开,故未获得侵犯脉管的机会,因此尚无转移能力。可见于子宫颈、皮肤、肺、胃、乳房和前列腺等处。原位癌手术切除后的预后较好,及早发现原位癌是肿瘤防治工作中的重要环节。

(四)浸润性癌

原位癌突破基底膜后,称为早期浸润性癌,此时则具有了转移的能力。早期浸润性癌若继续发展,则成为浸润性癌。

总之,由上皮增生,到不典型增生、原位癌,到浸润性癌,构成了由量变到质变的连续性形态学变化图像,但这个过程一般需要较长的时间,这为肿瘤的预防和早期诊断提供了可能性。

五、良性肿瘤的恶变

有些良性肿瘤继续发展可转为恶性肿瘤:① 上皮性肿瘤的恶变:亦称癌变,如腺瘤转化为腺癌;② 间叶肿瘤组织的恶变:亦称肉瘤变,特点是在良性肿瘤的结构中,出现明显的细胞异型、核分裂象增多、明显的细胞密集区域伴有坏死;③ 多胚层良性肿瘤的恶变:如良性畸胎瘤恶变,多见为上皮成分癌变。

六、肿瘤的病理诊断手段和技术

肿瘤的病理诊断主要依靠细胞学诊断、电子显微镜技术、分子生物学技术、免疫组织化学技术、基因芯片技术等。细胞学诊断主要通过活体组织检查和脱落细胞检查等获取标本,对组织与细胞的型态和结构进行检测,以发现异型细胞。细胞学诊断主要通过 HE 染色技术,对特殊或不易分辨的结构采用特殊染色,以辨别肿瘤细胞并分型。另外,电子显微镜技术、分子生物学技术、免疫组织化学技术、基因芯片技术的应用,极大促进了恶性肿瘤的病理学诊断发展。

(一)活体组织检查(biopsy)

1. 切除活检法 经外科手术、内镜、超声引导穿刺、CT 引导穿刺等手段获取组织进行活检。切取的标本所含组织较多,且保存了细胞间的相互关系以及肿瘤与周围正常组织的关系,是目前广为应用的方法。切取标本时必须注意采取靠边缘的血供较好的肿瘤组织,最好带有邻近的正常组织,以观察肿瘤与正常组织的关系。不应采取坏死或感染的组织,并避免组织的挤压。标本切好后应立即固定于10%福尔马林溶液中,连同病理检验申请单一起送到病理检验室。病理检验单所填写的项目应包括姓名、年龄、性别、籍贯、门诊或住院号、主要病史及临床检查发现、手术范围及标本采取部位等。

2. 吸取活检法   以空针刺入肿瘤吸取小块组织做切片或涂片检查。适用于乳房、淋巴结及软组织等深部肿瘤,以及某些内脏(肝、肾等)的肿瘤。该方法手术简便,患者痛苦少,但所取组织少,诊断较困难。

3. 冰冻切片   这是一种快速切片法,组织经福尔马林液加温固定后,以固体 CO_2 或半导体制冷器急速冰冻后切片、染色观察。一般在一刻钟内可作出诊断报告。这种技术尤其适用于外科手术时需根据诊断决定手术范围者,如乳腺手术。但缺点是切片较厚,需要有一定的经验才能诊断。

(二)脱落细胞学(exfoliative cytology)方法

脱落细胞学方法是借助恶性肿瘤细胞生长迅速、细胞间结合力低、容易脱落的特点用含有脱落细胞的液体或分泌液做涂片检查,以达到病理诊断的一种技术。该方法广泛应用于女性生殖道分泌物及刮出物、痰液、食管拉网收集液、胃液、鼻咽分泌物、尿液、胸腔积液、腹水、前列腺分泌液等的检查。有些分泌液(如宫颈分泌液、痰液等)可直接涂片,有些积液(尿液、胸腔积液、腹水)则要沉淀后涂片。涂片应多张,稍干后投入乙醇乙醚各半的溶液中固定半小时,再染色检查。

(三)恶性肿瘤病理学诊断技术的发展

随着医学科学技术的进步,对于肿瘤的认识已经深入分子水平,电子显微镜技术、分子生物学技术、免疫组织化学技术、基因芯片测序技术的应用极大促进了恶性肿瘤的病理学诊断技术的发展。

1. 电子显微镜技术   电子显微镜分辨率高,可观察细胞质、细胞膜等超微结构,对恶性肿瘤的鉴别诊断发挥很大作用,例如,对于常规石蜡切片光学显微镜甚至免疫组检查仍难以确诊的病例,电子显微镜技术可通过对不同组织起源的肿瘤超微结构特征的分析,鉴别肿瘤的组织学类型。

2. 分析生物学技术   该技术可通过分子杂交、多聚酶链式反应(PCR)、DNA 序列分析、分子克隆等技术对肿瘤的癌基因、抑癌基因、生长因子及受体以及与肿瘤相关的某些染色体位点的改变进行检测,尤其是其中 PCR 技术特异性强,操作简便,是检测和分析癌基因及抑癌基因常用的分子生物学技术。

3. 免疫组织化学技术   免疫组织化学技术利用抗原抗体反应原理,在组织制片以针对某些物质的抗体进行结合反应,再以适当的方式显示其结合信号以证明其存在,目前普遍用于监测血清中肿瘤标志物。肿瘤标志物主要有癌胚抗原(CEA)、甲胎蛋白(AFP)、人绒毛膜促性腺激素(HCG)等,CEA 主要用于结直肠癌的诊断,AFP 和 HCG 主要用于判断原发性肝癌、绒癌等,糖性抗原-125(CA-125)诊断卵巢癌的阳性率可达 80% 以上,血清碱性磷酸酶升高提示肝脏原发性、转移性恶性肿瘤或骨转移可能,酸性磷酸酶升高提示前列腺癌骨转移可能。同时,应用一组免疫组织化学抗体,也可区分不同组织起源的肿瘤,如上皮性表达 EMA 等。

4. 基因芯片测序技术   基因芯片测序技术在一块基片表面固定已知序列的靶核酸探针,通过与已知序列的核酸探针杂交进行核酸序列测定,目前已用于检测肺癌、鼻咽癌基因表达谱,肿瘤原癌基因和抑癌基因的发现和定位。例如,研究发现约有60%的恶性肿瘤与人类 *P53* 抑癌基因的突变有关,通过检测 *P53* 基因编码区突变的基因芯片,在芯片上做出探针,根据杂交后的荧光显色图,可分析该位点发生何种突变。

七、恶性肿瘤的组织学分型、分级和临床分期

恶性肿瘤的组织学分型(classification)、分级(grading)和临床分期(clinical stage)是评价恶性肿瘤生物学行为和临床进展的三项重要指标。其中肿瘤的分型和分级是反映肿瘤来源及其生物学行为的内在参数,不同类型和分级的恶性肿瘤有其特有的生物学行为和侵袭转移能力。肿瘤的分期是反映肿瘤侵袭转移能力和病程进展程度的外部参数,分期不仅仅取决于肿瘤的组织学类型和分级和病程进展程度,也受患者就诊时间等影响,反映了肿瘤病程进展程度和患者到达预期生命终点的时间点。目前的肿瘤诊断往往包含了部位、组织来源、良恶性三部分,如乳房腺癌、食管鳞形细胞癌、胫骨纤维肉瘤等。

(一) 组织学分型

异质性(heterogeneity)是恶性肿瘤的重要组织结构特点之一,因此良恶性肿瘤要进行组织学分型。肿瘤的组织学分型主要根据其组织发生和良恶性,适当参考其组织结构,如脂肪肉瘤、腺癌、鳞状细胞癌等。许多肿瘤还要分组织学亚型,恶性肿瘤的组织学亚型常能反映肿瘤的分化程度,有时可相当于组织学分级,代表肿瘤的恶性程度。WHO肿瘤分型标准是公认的肿瘤分型方案,通常按照优势成分分型原则进行恶性肿瘤的分型,即以肿瘤主要组织学类型(>50%的组织结构)进行分型诊断。从肿瘤细胞分化层面讲,低分化肿瘤比高分化肿瘤具有更强的侵袭转移能力、恶性程度更高。肉瘤常须分出组织学亚型,如脂肪肉瘤可分为脂肪瘤样型、硬化型、炎性型、圆形细胞型、多形型及专分化型,随分化程度依次降低,恶性程度依次升高。

(二) 组织学分级

分化(cell differentiation)是指从胚胎时的幼稚细胞逐步向成熟的正常细胞发育的过程。肿瘤的组织学分级的主要依据是肿瘤细胞的分化程度。肿瘤的分级主要是根据显微镜下 HE 染色切片中肿瘤组织结构和细胞异型性的大小、核分裂象或增殖指数的多少、坏死范围、侵袭状况等参数确定的,并以分化最好的区域来确定肿瘤的组织学来源(分型),以分化最差的区域来确定肿瘤的级别。

目前常采用肿瘤简明三级组织学分级方案:Ⅰ级(G1),即分化良好的细胞(称为"高分化"),肿瘤细胞接近相应的正常发源组织,恶性程度低;Ⅲ级(G3),分化较低的细胞(称为"低分化"),肿瘤细胞与相应的正常发源组织区别大、分化差,为高度恶性;Ⅱ级(G2),组织异型性介于Ⅰ级和Ⅲ级之间的细胞,恶性程度居中。简明三级分级方案多用于分化性恶性肿瘤,如腺癌、鳞癌等的异型性分级。此外,未显示分化倾向的恶性肿瘤称为未分化肿瘤,属于Ⅳ级(G4),为高度恶性。随着肿瘤组织学分级研究的发展,核分裂检测、增殖指数(如 Ki-67)、免疫学评分等也为恶性肿瘤的诊断和分级提供了进一步可量化的参数。

由于肿瘤组织结构的复杂性和异质性特征,不同类型肿瘤(如腺癌、鳞癌、肾细胞癌、乳腺癌等)均有其不同的结构特征和分级标准。例如,鳞状细胞癌有 Broder 分级法,以未分化的癌细胞所占比例为准:占25%以下的为Ⅰ级,占25%~50%的为Ⅱ级,50%~75%的为Ⅲ级,75%以上的为Ⅳ级。也有学者提倡综合分级:大巢状排列并有明显角化者为Ⅰ级;无角化、细胞小、巢排列不明显者为Ⅲ级;介于两者之间为Ⅱ级。腺癌中多数形成腺管者为Ⅰ级,几乎不

见腺管而呈实性巢或弥漫生长者为Ⅲ级,居中者为Ⅱ级。软骨肉瘤Ⅰ级者预后好,其他肉瘤分级没有意义,可采用组织学亚型代之或仅分低分化和高分化。恶性肿瘤的组织学分级只在已分化肿瘤中进行,完全未分化的肿瘤称为未分化癌或未分化肉瘤,其分化程度属于最低级,恶性程度也最高。

肿瘤分化程度越低,恶性程度越高,但对放疗和化疗越敏感,所以组织学分级可指导临床治疗判断预后,但其对预后的影响远远不如临床分期更重要。

(三)肿瘤的临床分期

肿瘤的临床分期(staging)是根据原发肿瘤的大小、浸润的深度、范围以及是否累及邻近器官、有无局部和远处淋巴结的转移、有无血源性或其他远处转移等参数来确定的,其实质是反映肿瘤的侵袭转移程度,是评价恶性肿瘤侵袭转移范围、病程进展程度、转归和预后的重要指标。精确的肿瘤分期不仅是准确预测恶性肿瘤生物学行为及预后的可靠指标,也提供了准确的患者分层管理依据,同时也是选择辅助治疗方案、提高治疗效果的基本前提。

目前的分期方案很多,不同肿瘤有不同的分类方法。美国癌症联合会(The International American Joint Committee on Cancer,AJCC)与国际抗癌联盟(Union for International Cancer Control,UICC)建立了一套国际上能普遍接受的肿瘤分期标准,即 TNM 系统。由于分期系统必须对所有不同部位的肿瘤都适用,且在手术后取得病理报告可予以补充,为此针对每个部位均设立了两种分期方法,即临床分期(CTNM)和病理分期(PTNM)。T 为原发肿瘤的范围,N 为区域淋巴转移情况,M 为远处转移情况。病理分期需加上组织病理学分级(G)。

1. T——原发肿瘤的范围

(1) Tx:原发肿瘤不能确定。

(2) T0:无原发肿瘤的证据。

(3) Tis:原位癌(浸润前癌)。

(4) T1、T2、T3、T4:原发肿瘤逐级增大和(或)局部扩展。

2. N——区域淋巴转移情况

(1) Nx:区域淋巴有无转移不能确定。

(2) N0:无区域淋巴转移。

(3) N1、N2、N3:区域淋巴转移逐渐增多。

3. M——远处转移情况

(1) Mx:有无远处转移不能确定。

(2) M0:无远处转移。

(3) M1:有远处转移。

4. G——组织病理学分级

(1) Gx:分化程度不能确定。

(2) G1:分化好。

(3) G2:中分化。

(4) G3:分化差。

(5) G4:未分化。

肿瘤的临床分期对确定治疗方案和判断患者的预后有重要意义。早期恶性肿瘤多处于原发肿瘤期,常首选根治性切除或再辅加放疗和化疗,治愈率高;晚期恶性肿瘤尤其出现多处淋巴转移甚至远处转移后,常失去根治切除的机会,一般只能采用放疗、化疗或生物治疗等其他治疗,虽然能延长患者的生存期限,但治愈机会较少。

总之,肿瘤的分型描述的是肿瘤的来源,肿瘤的分级描述的是肿瘤的分化程度,而肿瘤的分型和分级决定了不同类型肿瘤特有的生物学行为和侵袭转移能力,进而决定了肿瘤的TNM分期。TNM分期反映的是恶性肿瘤的进展程度、预示患者到达预期生命终点的时间点。可见,恶性肿瘤的生物学行为和侵袭转移能力取决于其特定的组织学类型(或免疫表型)和分化程度,也就是说肿瘤的组织学类型(或免疫表型)和分化程度是真正影响 TNM 分期的决定性因素。因此,深入探讨恶性肿瘤的组织学分型(或免疫表型)和分级、全面检测肿瘤侵袭转移范围才是精确进行 TNM 分期,准确判断肿瘤进展程度、预后,制订个体化、精准治疗方案的前提。

第四节 肿瘤护理的发展趋势和挑战

随着现代肿瘤治疗理念和技术的迅速发展,精准医学、循证医学、多学科团队整合式治疗的兴起,极大促进了肿瘤治疗的发展,也为肿瘤护理带来了新的挑战,在积极探索中也促进了肿瘤专科护理队伍、理论、技术的成熟和深入。当前肿瘤护理的发展趋势和挑战主要表现在以下四个领域。

一、积极应对恶性肿瘤个体化治疗和精准治疗技术发展为肿瘤护理带来的挑战

近年来,恶性肿瘤的治疗技术也在进步和发展,除了传统的手术、放疗、化疗、内分泌治疗、分子靶向治疗,个体化治疗和精准医学的提出大大促进了肿瘤治疗的发展。恶性肿瘤是一种复杂而多样化的疾病,患者可能出现类似的症状,并具有相同的病理变化,却可能具有较大的生物异质性,由完全不同的基因变化而成。因此,病理类型相同的患者对目前可用药物的反应率差别很大,正是因为无法在治疗前判断不同种类个体对治疗的敏感性和耐药性,许多患者往往遭受了不必要的、不良反应极大的治疗,由此肿瘤个体化治疗的概念应运而生。个体化治疗(individualized medicine, personalized medicine)是在传统标准化治疗的基础上,增加患者个体特有的基因变异、代谢酶活力等分子水平参数,从而制订更加个性化的治疗方案。个体化治疗以每个患者的信息为基础决定治疗方针,从基因组成或表达变化的差异来把握治疗效果或毒副作用等应答的个性,对每个患者进行最适宜的治疗。

美国国家科学院于 2011 年提出精准医学(precision medicine)的概念,精准医学的提出也将肿瘤个体化治疗推向了新的高度。美国国立癌症研究所(National Cancer Institute, NCI)将精准医学定义为是将个体疾病的遗传学信息用于指导其诊断或治疗的医学,因此精准医学被认为是"考虑人群基因、环境和生活方式个体差异的促进健康和治疗疾病的新兴方法",精准医学首先通过对癌症基因组图谱(cancer genome atlas)筛查和分析,鉴定出多种与癌症发生、发展、复发、转移等过程有关的关键基因,并进一步对大样本人群与特定疾病类型进行生物标志物的分析与鉴定、验证和应用,精确寻找疾病的原因和治疗的靶点,并对一种疾病的不同状态和过程进行精确亚分类,验证这些关键基因在癌症诊断、治疗和预后判断中的特异性,最终实现对疾病和特定患者进行个体化精确治疗。

个体化医疗与精准医疗是两个密切关联的概念。个体化医疗是利用诊断性工具检测患者

特定的生物标志物,尤其是遗传性标志物,然后结合患者的病史和其他情况,协助决定哪一种预防或治疗干预措施最适用于特定的患者。所以,个体化医疗就是考虑患者本身的个体差异,药物治疗因人而异,为理想化的治疗。而精准医疗则着眼于一组病患或人群,相对于个性化医疗针对个体病患的情况更宽泛、更宏观。

在肿瘤精准治疗的大背景中,肿瘤专科护士应抓住机遇,开拓新领域,开展基于精准医学的肿瘤相关症状评估和管理,并积极参与到肿瘤精准治疗的各个阶段,包括识别易感基因、环境-行为危险因素,设计有效的遗传筛查方案,评估和试验预防措施的有效性,评估高危人群对健康教育的依从性,以及开展基于遗传易感性的健康监测。例如,乳腺癌 BRCA－1 和 BRCA－2 基因的筛查可对乳腺癌的早期预警有重要的意义。BRCA－1 和 BRCA－2 是两个抑癌基因,其编码的蛋白质主要修复损伤 DNA 以保证基因组的完整性,这两个基因的突变可导致细胞突变增加而癌变,因此肿瘤专科护士可加入对具有乳腺癌家族史人群的基因筛查中,实现癌症的早期干预。此外,在基因-环境的交互作用及症状相关的基因变异等方面,肿瘤护理研究可开展相关症状的预测性研究,一项关于乳腺癌患者术后细胞因子基因突变与自我报告睡眠障碍之间的关系研究指出,细胞因子基因的多形态能部分解释个体间的睡眠障碍差异,能预测患者的睡眠障碍类别。由此可见,高风险表型测定和相关分子标记的精准应用,能够早期识别和预测患者的疾病类型,成为患者临床评估的重要指标,制订精准护理干预计划,落实个性化的健康管理策略,从而科学管理患者的症状。癌因性疲乏、癌因性疼痛、淋巴水肿高风险人群的识别、评估和处置,如能实现精准护理,则将能够针对癌症患者的个体特征,制订有效的照护、康复方案,最大限度地延长患者的生存时间,避免过度干预,提升患者的生活质量。

二、积极应对肿瘤患者长期"带瘤生存"为深入开展肿瘤患者症状管理带来的挑战

随着癌症治疗技术的发展,恶性肿瘤患者的生存期有了较大的改善,癌症已被看成慢性疾病,长期"带瘤生存"为肿瘤护理带来了新的挑战,肿瘤护理中的症状管理、延续照护问题成为重点。

在肿瘤患者治疗过程中,放疗、化疗常常给患者带来严重的毒副反应,因此护理的重点是评估和处置由疾病及治疗的不良反应引起的症状,疲乏、疼痛、睡眠障碍、恶心呕吐、腹泻等身体症状,以及焦虑、抑郁、不确定感、无望等心理症状常常反复出现,一些症状往往同时出现,存在协同作用,呈现出"综合征"的现象,对患者造成很大的困扰,严重影响患者的生活质量。针对癌症复杂的疾病发展以及治疗过程,肿瘤护理的重点是开展系统的症状管理,对恶性肿瘤及治疗所致症状进行评估、干预和评价。例如,安德森症状评估表(M. D. Anderson symptom inventory,MDASI)、Memorial 症状评估量表(Memorial symptom assessment scale,MSAS)、埃德蒙顿症状评估系统(Edmonton symptom assessment system,ESAS)均是常见的癌症患者症状评估工具,而针对各类症状开展针对性的症状干预是护理的重点,例如,针对疲乏的癌症患者,Mishra 等于 2012 年发表在 Cochrane Library 上的系统评价汇总了 56 篇关于运动疗法对癌因性疲乏的效果,结果显示步行、自行车运动、瑜伽、瑜伽结合气功、阻力训练结合力量训练等多种运动形式结合的运动疗法,在干预第 12 周可使患者的疲乏水平得到显著缓解,但该方法的长期效果尚不肯定。

肿瘤患者的症状管理已成为我国肿瘤护理的热点,但在症状评估、合理计划和处置上尚需要更多的研究和总结。

三、重视提高肿瘤患者的生活质量和治疗后的连续护理

肿瘤患者确诊后有较长的治疗期,因此生活质量已成为评价癌症治疗、护理、康复效果的终末指标。为尽可能帮助肿瘤患者恢复到患病前的状态并努力提高其生活质量,肿瘤患者治疗后的连续护理不容忽视。

在延续护理中,要求肿瘤科护士评估并尽力满足出院后的肿瘤患者生理、心理、社会、精神方面的需求,通过指导术后功能锻炼,使患者恢复正常的自理能力,帮助患者重新适应在家庭、社会中的角色,为其重返社会和工作岗位创造条件。延续护理还可帮助复发的患者应对疾病,帮助患者"带瘤生存",提高生活质量。对终末期的肿瘤患者,则应以提供舒适、改善环境、减轻痛苦为主要目的,通过安宁疗护,使患者保持良好的功能和较高的生活质量,维护临终患者的人格尊严,帮助患者平静、无痛苦地走完生命的最后旅程。护士除了对患者的身体、心理状态进行监测,还要将对肿瘤患者的心理护理扩展到对其家属的心理评估和支持。这一系列的专业活动均要求肿瘤科护理人员要走出医院,与肿瘤专科医师、康复师、营养师、社会工作者等多学科专业人员密切合作,并进入社区、学校和家庭,开展健康咨询,传播防癌知识,开展癌症筛查工作,同时帮助社区肿瘤患者进一步康复,扩展肿瘤护理服务的范畴。

四、积极应对循证医学发展为肿瘤护理带来的挑战

循证医学强调运用最新、最佳的研究证据,结合临床情景和专业判断、考虑患者的偏好做出临床决策,目前在循证医学理念和方法的指导下,各肿瘤专业学会构建的各类恶性肿瘤临床实践指南已成为肿瘤诊断、治疗、康复、护理的指导性资源。例如,美国国家综合癌症网络(National Comprehensive Cancer Network,NCCN)、美国临床肿瘤学会(American Society of Clinical Oncology,ASCO)、美国肿瘤护理学会(Oncology Nursing Society,ONS)每年都会推出或更新各种癌症诊疗、护理指南。NCCN的临床实践指南由全球最权威的癌症诊疗指南机构发布,且每3年更新,成为全球恶性肿瘤诊疗的权威指南。在NCCN的网站上有10余项肿瘤护理相关指南,涉及癌因性疲乏管理、癌痛管理、恶心呕吐评估和处理、晚期肿瘤患者的营养支持、肿瘤相关的静脉血栓的评估和处理、化疗患者的口腔溃疡预防和处理、癌症患者焦虑和抑郁的评估和干预、晚期肿瘤患者安宁疗护等。美国肿瘤护理学会网站上发布了厌食症、焦虑、照护者压力和照护负担、认知障碍、便秘、腹泻、呼吸困难、疲乏、潮热、淋巴水肿、放射性皮炎、口腔黏膜炎、恶心呕吐、疼痛、周围神经病变、预防出血、预防感染、睡眠障碍等20个基于循证或专家共识的临床护理实践指南,其中有较多肿瘤患者各类症状和生活质量的评估工具、护理流程等,包括其中纳入的各类肿瘤护理领域的系统评价,对开展肿瘤专科护理有重要的借鉴意义。

但目前我国的肿瘤临床护理对这些循证医学资源的知晓和利用甚少,因此亟须解读这些循证资源,促进我国的肿瘤护理专业人员在循证护理理念的指导下,熟悉权威临床实践指南,并积极开发本土化的肿瘤护理相关临床实践指南。并善于借鉴指南的内容,作为临床决策的参考,这样可极大提高照护水平,缩小我国的肿瘤护理与国外的差距,提高决策的科学性和适宜性。同时,在应用肿瘤护理临床实践指南时,也需要把握循证医学的本质,将证据与临床情景、专业判断和患者需求密切结合,切忌不顾人群特点、文化背景、临床条件而生搬硬套的指南。

肿瘤患者治疗后的康复应包括在生理特征、生活的功能状况、心理特征和行为能力、参加

社会活动的能力等方面的整体康复,以提高生活质量为总目标。在这一过程中,应用循证护理的理念可对肿瘤护理技术和方法的有效性进行科学有效的判断,采用先进的手段对相关信息进行高效检索,选择最佳相关研究,寻找来自临床实践指南、系统评价、严谨的临床对照研究等证据,判断信息的真实性和有效性,并引用最佳、最新成果或临床实践指南解决肿瘤护理过程中出现的问题,例如,化疗患者的口腔溃疡预防和处理问题、晚期肿瘤患者的疼痛管理问题等。在帮助肿瘤患者实现整体康复的过程中,护理人员可做出独特的贡献。

五、多学科合作的肿瘤治疗对肿瘤科护士的角色带来的挑战

肿瘤治疗强调"综合治疗",即根据肿瘤患者的身心状况、肿瘤的具体部位、病理类型、侵犯范围(病期)和发展趋向,结合细胞分子生物学的改变,有计划地、合理地应用现有的多学科各种有效治疗手段,以最合适、最经济的费用取得最好的治疗效果,同时最大限度地改善患者的生活质量。在治疗和康复过程中,只有充分考虑患者的各个方面,依据不同病例的特点,将手术、放疗、化疗、生物治疗有机组合,考虑患者的生理、心理、社会属性,同时在注重治疗疗效的同时强调"以人为本"的理念和肿瘤患者生活质量,才能制订出可能取得最佳治疗效果和康复效应的方案。

多学科合作的肿瘤治疗为肿瘤护理带来了新的机遇,使肿瘤护理实践范围和工作内容得到不断扩展和延伸,肿瘤科护士的角色得以扩展。肿瘤科护士不仅仅是照护的提供者,同时还是健康教育的提供者、防癌抗癌活动的参与者、患者的心理社会支持者,同时也是肿瘤治疗中资源的协调者和导航员(navigator)。肿瘤科护士承担导航员的角色已在国外有较多的研究,结果一致认为导航员的角色设立对提升肿瘤科护士的专科地位和学术性具有重要意义,肿瘤科护士应能够通过积极的交流和疏导调动患者的危机应对能力,帮助患者主动参加并积极配合治疗,以良好的心态达到最佳治疗效果。但这些角色扩展均要求肿瘤科护士应经过系统的肿瘤护理专业知识和技能的培训,具备生理学、病理学、药理学等临床学科知识和专科护理理论和技能,以及心理学、社会学、伦理学、营养学、康复学等知识,并不断通过继续教育提升自身专业素养,将理论应用于临床实践。

WHO的资料显示,三分之一的癌症所致死亡与五大饮食和行为因素密切相关:BMI高、水果蔬菜摄入过少、缺乏运动、吸烟、酗酒。癌症是危及人们生命的疾病,因此为了维护人类健康,在肿瘤预防方面,护士应进行广泛的防癌知识宣传,积极投入社会,开展防癌普查、咨询讲座、科普宣传等,普及有关防癌知识,指导人们改变不利于健康的各种行为习惯,建立科学的生活方式,增强自我保健意识,使肿瘤三级预防得以大力宣传,提高人们的健康水平。

六、临床肿瘤的发展为肿瘤专科护士培训和肿瘤专科护理研究带来的挑战

肿瘤护理是一门专科性较强的护理学科领域,随着肿瘤研究和肿瘤临床发展,新的诊断手段和治疗方法、新作用机制的抗癌药物研制、抗癌新药临床试验、人类基因组计划与肿瘤研究发展迅速,急需建立一套肿瘤专科护士培训方案,包括课程设置、实践要求、教材编写、师资培养等,以培养一批高素质的肿瘤专科护士,使之具备全面的评估肿瘤患者及其家庭身体、心理、社会状况的能力,能够把握肿瘤学科发展的相关信息,能够准确发现和提出肿瘤护理过程中的护理问题,积极配合最新的治疗方法,同时对患者进行有计划的、主动的、全面的、连续性的护理,以提高肿瘤患者的生活质量。

同时,提高肿瘤专科护士的科研意识和科研水平,可促进肿瘤护理研究的开展。随着近年

来护理领域与国际间学术交流合作的增加和我国护理学科的发展,临床上已经开展了一些质量较高的肿瘤护理研究,如关于晚期恶性肿瘤患者的疼痛评估和护理等。但仍然需要进一步开拓肿瘤护理研究,例如,在围手术期护理、化疗护理、放疗护理、症状管理、安宁疗护和姑息护理方面开展研究;在研究方法上不断创新,例如,在定量研究基础上结合质性研究,探索肿瘤患者在治疗和康复过程中的体验和需求,只有通过高质量的肿瘤护理研究,才可能提高肿瘤护理的学科水平。

总之,随着现代临床肿瘤学的迅速发展,随着护理模式的转变,肿瘤护理作为一门专科护理学科正在逐渐成熟,新的肿瘤诊断手段和治疗方法、新作用机制的抗癌药物研制、抗癌新药临床试验、循证医学、人类基因组计划与精准医学均取得了较大进展。因此肿瘤护理应主动应对新形势下的挑战,建立一套系统的肿瘤专科护理人才培养方案,把握肿瘤学科发展的相关信息,准确发现和提出肿瘤护理过程中的护理问题,并开展循证肿瘤护理、配合肿瘤精准治疗,组建多学科团队的肿瘤诊疗康复团队,拓展肿瘤专科护士的角色,在症状管理、延续护理、健康教育、防癌宣传、资源导航等方面积极主动地做出努力,遵循循证护理的方法开展肿瘤专科实践,并积极开展原创性研究,提高肿瘤护理质量,改善肿瘤患者的生活质量。

（胡　雁）

第二章
肿瘤的预防和控制

第一节　肿瘤的防治概述

随着医学技术与理念的迅猛发展,在多年前盛行的传染性疾病如今均得到了有效的控制。然而,在社会进步、经济发展、生活水平改善的同时,人类的疾病谱也发生了巨大变化,癌症已成为严重威胁人类健康的主要疾病。癌症是以细胞异常增殖及转移为特点的一大类疾病,其发病与有害环境因素、不良生活方式及遗传易感性等密切相关,但目前有害环境因素及不良生活方式等癌症的主要危险因素并未得以控制,从而导致部分癌症的发病率及死亡率居高不下。我国目前发病率排名前5位的癌症分别为肺癌、结直肠癌、胃癌、肝癌和乳腺癌,而死亡率排名前5位的癌症分别为肺癌、胃癌、肝癌、食管癌和结直肠癌,已形成发展中国家与发达国家高发癌谱并存的局面,从而进一步增加了防治工作的难度。迄今为止,癌症已占城市居民死因的首位,占农村居民死因的第2位。特别值得重视的是,近年来,我国农村的癌症发病率及死亡率始终维持在较高水平,且部分癌症的高发地区位于农村和西部地区,危害尤为严重,是农村居民因病致贫及因病返贫的重要原因。据有关部门估算,每年用于癌症患者的医疗费用达数百亿元。此外,由于中晚期癌症患者治疗效果尚不满意,其不良预后往往波及亲友及家庭,影响社会稳定。

美国癌症协会(American Cancer Society,ACS)在 *CA: A Cancer Journal for Clinicians* 上发表了名为 *Cancer Statistics*, *2019* 的年度癌症统计报告。报告指出,从 1991 年到 2016 年,美国癌症总体死亡率连续下降了 27%,相当于癌症死亡人数减少了约 260 万。其中肺癌、乳腺癌、前列腺癌和结直肠癌的死亡率下降对整体持续下降起到重要作用。从 2006 年到 2015 年,美国男性的癌症发病率也处于稳定下降的趋势,而女性的癌症发病率则变化不大。其实在控制得相对较好的肺癌及结直肠癌领域,男性和女性的发病率都处于大幅下降的态势中,但是不容乐观的是,女性乳腺癌、宫颈癌、甲状腺癌和黑色素瘤的发病率都有所提升。因此,从整体来看,美国癌症的发病率十年以来始终维持在原水平。

反观我国,在发展中国家常见的癌症如肝癌、胃癌、食管癌、宫颈癌等的发病率和死亡率在我国都显著高于美国。虽然这些癌症,除了宫颈癌,在近 10 年开始出现下降的趋势,但总体发病水平仍非常高,这样的高发态势还将会维持很长一段时间。同时,发达国家常见的癌症,如结直肠癌、前列腺癌、甲状腺癌近期在我国的发病率和死亡率显著增加,乳腺癌自 20 世纪 70 年代以来的资料都显示了迅速上升的状况。最新公布的 CONCORD - 3(全球癌症生存分析第三轮)中的癌症生存率数据显示,中国高发的食管癌、胃癌、肝癌、肺癌的生存率都非常低,5 年生存率在 10%～20%,与美国高发的前列腺癌、乳腺癌、结直肠癌生存率在 60%～90% 相比,可表明我国的癌症负担显现出发病率和死亡率双双持续上升、生存率较低的特征。

　　与我国相比,美国癌症的发病率稳定不变以及总体死亡率持续下降的主要原因在于其采取了广泛的、综合性的防控措施。自 20 世纪 80 年代中后期,美国有很多有识之士,包括一大批临床医师认识到仅靠治疗是无法减轻肿瘤对人类的危害和所造成的巨大的社会和经济负担的,应开展更广泛的跨学科、跨专业合作,基础与临床研究并重,特别是应将肿瘤预防作为肿瘤学科发展的主流。自此,美国肿瘤学研究进行重大战略转移,加强了以预防为目的的基础性和流行病学研究。美国近 20 多年来,在癌症防控领域的三大法宝分别是富有成效的控烟、广泛普及的癌症筛检以及治疗水平的提升。这三个方面正好各自代表了癌症预防的三个层面:病因预防、早诊早筛和规范治疗。美国在癌症预防和控制上取得的举世瞩目的成就及经验证实了三级预防并重的综合防控是控制癌症负担的合理和有效的策略。对于全球的癌症防治来说,这样的成就及经验是令人鼓舞的。

　　21 世纪肿瘤防治的焦点应为肿瘤预防。对于肿瘤来说,预防胜于治疗,这一观点已具有充分的理论基础。大多数起源于上皮的恶性肿瘤的发生是多阶段过程,某些重度的癌前病变可维持相当长的时间而不进展到早期癌或浸润癌。这一生物学特征给予人们对肿瘤加以预防的机会,通过适当手段可阻滞、延缓肿瘤的发生。现在公认肿瘤发病趋势的变化与人类生活方式(包括饮食、吸烟、饮酒、感染等因素)的改变直接相关,大多数肿瘤的发生是包括生活方式在内的环境致癌因素累积暴露的结果。尤其在发展中国家,由于城市化进程的加快,与饮食习惯密切相关的肿瘤发病率明显上升。因此,可通过降低这些危险因素的暴露达到抑制和降低肿瘤发生的目的。

　　尽管理论上存在对肿瘤发生进行预防与控制的可能性,但实现这一目标仍相当艰难。可喜的是,随着对肿瘤预防认识的不断提高,越来越多从事基础、临床和预防学科的研究者开始密切合作,共同努力。同时,近些年我国政府也已认识到由恶性肿瘤造成的财政负担已成为重大公共卫生和社会问题,开始从战略上、政策上、财政上对癌症预防加以支持。党的十九大提出"实施健康中国战略",并指出"人民健康是民族昌盛和国家富强的重要标志";《"健康中国2030"规划纲要》明确提出:到 2030 年,实现总体癌症 5 年生存率提高 15%,均为癌症防治提供了前所未有的机遇。事实证明,包括癌症在内的重大疾病防治既是实施健康中国战略的重要内容,也是实现这一战略的重要保证。由于 80% 以上的癌症是环境因素及生活方式所致,早期癌症又有比较好的治疗效果,因而如果国家层面重视并采取恰当措施以营造全社会参与肿瘤防治的浓厚氛围,引导广大居民正确认识肿瘤、科学防治肿瘤、规范治疗肿瘤,倡导健康生活方式,推动癌症的有效防治,那么癌症对人民健康的危害是完全可以预防和减轻的。为此,原国家卫计委等 16 个部门联合制定了《中国癌症防治三年行动计划(2015—2017 年)》(附一),以指导癌症防治工作,确定肺癌、肝癌、胃癌、食管癌、结直肠癌、乳腺癌、宫颈癌及鼻咽癌为我国癌症防治重点。

　　迄今为止,中国政府已经开展了各项肿瘤防控工作并组织各方面的专家对肿瘤防控的策略进行论证。2002 年,我国成立了全国肿瘤登记中心,主要负责收集、储存、整理、统计和分析癌情资料,并对数据进行质量监督。众所周知,加深对肿瘤的了解是防治肿瘤的第一步。全国肿瘤登记中心的成立归功于我国肿瘤登记创始人顾绥岳教授,他首先提出建立"上海市恶性肿瘤登记制度",分析了上海市 14 500 例肿瘤登记资料,为我国肿瘤登记管理制度奠定了夯实的基础。原卫生部于 2003 年公布了《中国癌症预防与控制规划纲要》,随即组织各领域专家编制了《中国癌症筛查及早期预防指南(试行)》,并建立了中国癌症高发区防治现场(试点)。2005年起,财政部和原卫生部将癌症早诊早治项目纳入中央补助地方卫生专项资金中,经费由 500

万元增至 5 000 多万元,每年的筛检人数达到数十万。2007 年推出了"淮河流域癌症早诊早治项目"。2009—2011 年,启动了农村妇女"两癌检查"。2012 年,城市癌症早诊早治项目已经覆盖到了全国 18 个省的 200 多万人口。2014 年,国务院法制办公布了原国家卫计委组织专家起草的《公共场所控制吸烟条例(送审稿)》,北京、上海、深圳随即相继出台和实施严苛的公共场所禁烟令。迄今为止,我国已有 18 个城市颁布了公共场所禁止吸烟的地方性法规,在一定程度上控制了吸烟及被动吸烟这两种癌症危险因素。近年来,经济基础较好的上海、天津和广州地区陆续开展了大规模的人群结直肠癌筛检项目,天津已经累计筛检 200 多万人,上海则是在全国率先将这一癌症筛检措施纳入公共卫生服务,使得结直肠癌筛检的覆盖面迅速扩大。2015 年,国家中医药管理局与原国家卫计委联合印发及实施了《肿瘤登记管理办法》,使肿瘤登记的管理得以规范化,为开展肿瘤的防控工作提供了翔实且宝贵的资料。

　　除此之外,中国抗癌协会呼吁政府限制焦油含量高的烟草的生产,将烟税提高 50%;中国抗癌协会也在中小学开展培养良好生活方式的健康教育课程。同时,中国抗癌协会于 2019 年与光明网联合,正式启动"中国肿瘤防治健康科普工程",主要针对肿瘤防治领域最新的医学技术、科研成果、治疗理念,搭建多学科、多领域相结合的肿瘤防治健康科普权威新媒体平台。

　　这些行动可充分证明,从国家政府到社会团体、研究者、临床医护人员和公共卫生人员都对肿瘤的防控高度重视。但如今,我国癌症的发病趋势仍未得到有效控制,且在癌症防控方面缺少足够的人力支持、物力支持和政策法规支持,还存在政府部门间低效协作的现象,以及防控机构对癌症防控重视程度不足等问题。所以总体来说,我国目前的癌症防控体系仍然比较薄弱,癌症防控水平还远不能适应社会的发展和人民的需求。因此,我国政府及相关部门应根据实际情况,继续探索并建构具有我国本土特色的癌症防控模式与体系,从而真正落实癌症的预防与控制。

　　无疑,21 世纪,肿瘤的防控将成为肿瘤研究的焦点和主流之一,以达到肿瘤少发易治的目的。早在几千年前,《黄帝内经》中就已强调"治病上策则为预防"的思想,这一哲理至今仍具有深刻内涵。许多科学研究及有效控制活动表明,癌症是可以避免的。1981 年,WHO 提出:1/3 癌症可以预防;1/3 癌症如能及早诊断,则可能治愈;合理而有效的姑息治疗可使剩余 1/3 癌症患者的生活质量得到改善。而 WHO 最新推出的 *World Cancer Report 2014* 中提到,有 40%～50% 的癌症是可以预防的。根据国际癌症研究机构(International Agency for Research on Cancer,IARC)的研究结果显示,40% 以上的癌症是可以通过改变或避免主要的危险因素而得到预防的。

　　当今世界对我们传统的习惯提出了很多挑战,因此,需要不断认识已出现的新的健康观点。个人、家庭及社区比以往更有责任帮助自己和他人防患疾病,改善生活方式和环境以促进健康。政府必须采取适当措施,以支持个人、家庭及社区的活动。只有将肿瘤预防与控制纳入人们日常生活及工作议事日程中,才能真正起到预防作用。癌症预防的最终目的,就是降低癌症的发病率和死亡率。为了达到这一目的,可通过下列几种预防措施:一级预防、二级预防和三级预防等。

附一

中国癌症防治三年行动计划(2015—2017 年)

　　为切实加强癌症防治工作,提高癌症防治水平,维护人民群众健康,制订本行动计划。

一、防治现状

癌症是严重威胁人类健康的一大类疾病。党中央、国务院高度重视癌症防治工作,印发了《卫生事业发展"十二五"规划》和《中国食物与营养发展纲要(2014—2020年)》,签署了《烟草控制框架公约》,大力加强环境保护和职业病防治工作。各地区、各有关部门积极采取措施,推动落实《中国慢性病防治工作规划(2012—2015年)》和《国家环境与健康行动计划(2007—2015年)》,逐步建立癌症防治体系。在全国范围开展死因调查和肿瘤登记工作,基本掌握我国癌症的发病和死亡情况。在癌症高发区开展病因学研究和防治适宜技术探索,形成了食管癌、妇女"两癌"综合防治等具有我国特色的防控模式。在部分重点地区实施癌症综合干预、筛查和早诊早治工作,食管癌、胃癌发病率已呈现下降趋势。乙肝疫苗接种普及已大大降低年轻人群肝癌发病风险。

但是,我国癌症防治形势仍十分严峻,每年新发癌症病例约310万,死亡约200万。近20年来,我国癌症发病率呈逐年上升趋势,致癌因素主要包括慢性感染、不健康的生活方式、环境污染和职业暴露等。目前我国癌谱兼具发展中国家与发达国家癌谱特征,一段时期内以肝癌、胃癌、食管癌、宫颈癌为主的发展中国家癌谱和以肺癌、乳腺癌、结直肠癌为主的发达国家癌谱将在我国并存。随着老龄化进程的加快,我国癌症发病率、死亡率还将不断上升,对国家、社会和个人造成沉重的经济负担。

二、目标

坚持预防为主、防治结合、中西医并重,加强癌症防治体系建设,提高癌症防治能力,实施癌症综合防治策略和措施,为遏制癌症增长、降低癌症疾病负担奠定基础。到2017年,达到以下具体目标:

(一)建立国家和省级癌症防治工作领导协调机制,落实部门职责,控制主要可防可控致癌因素增长水平。

(二)完善国家癌症中心机构能力建设并充分发挥其技术指导作用,基本建立以医院、疾控机构为主体和基层医疗机构上下联动的癌症综合防治网络。依托现有资源加快提升区域癌症综合防治服务管理水平。

(三)进一步规范肿瘤登记制度,肿瘤登记覆盖全国30%以上人口,掌握全国和各省(区、市)癌症发病和死亡情况,绘制全国癌症地图。

(四)癌症防治核心知识知晓率达到60%,成人吸烟率下降3%。

(五)以肺癌、肝癌、胃癌、食管癌、大肠癌、乳腺癌、宫颈癌、鼻咽癌为重点,扩大癌症筛查和早诊早治覆盖面,重点地区、重点癌症早诊率达到50%。

(六)完善重点癌症的诊疗规范,推广癌症机会性筛查和规范化诊疗,逐步提高重点癌症5年生存率,降低病死率。

三、主要措施

(一)履行部门职责,落实综合措施。卫生计生部门负责制订癌症防治规划、规范、技术标准,做好癌症防治工作的组织协调、技术指导、健康教育、预防诊治和监测评估;发展改革部门将癌症等慢性病防治相关内容纳入国民经济和社会发展规划,加强癌症医疗救治服务能力建设,促进防治药物研发和产业化;教育部门将癌症等慢性病预防相关知识纳入中小学健康教育内容;科技部门牵头通过国家和地方相关科技计划(专项、基金等)对癌症防治研究进行支持;工业和信息化部门加强控烟履约协调工作,推进抗肿瘤药的仿制创新和相关成果的产业化;民政部门进一步完善贫困癌症患者及家庭的医疗救助政策,加大救助力度;财政部门安排有关经费,加强资金管理和监督;人力资源社会保障和卫生计生部门积极完善医疗保险政策,落实包括癌症患者在内参保人员的保障待遇;环境保护部门加强环境监测和污染治理,优先整治易于导致人群健康损害的环境污染;农业部门引导农业产业结构调整和农产品品质改善;新闻出版广电部门组织广播、电视等主要媒体科学传播癌症防治知识;体育部门推广全民健身运动,加强群众性体育活动的科学指导;安全监管部门监督用人单位对可能导致职业性肿瘤的危害因素进行辨识,加强对相关作业场所和个人防护情况的监督检查;食品药品监管部门加强抗肿瘤药品生产流通的监管,加快专利即将到期抗肿瘤药物仿制创新的审批;知识产权部门负责抗肿瘤药品专利审批和保护;中医药管理部门指导医疗机构开展癌症中医药防治工作,推广应用中医药防治癌症的技术和方法。

(二)加强体系建设,提高服务能力。加快推进国家癌症中心机构能力建设,充分发挥国家癌症中心在全国癌症防治工作中的技术支撑和技术指导作用。建立全国癌症防治协作网络,依托条件较好、能力较强的省级肿瘤医院,承担区域癌症防治技术指导职能,提高区域癌症防治服务能力。加强各级疾病预防控制机构在人群癌症危险因素监测干预、流行病学调查、信息管理等方面的能力建设。结合公立医院综合改革进程,提高各级医疗机构、妇幼保健机构、健康教育机构和基层医疗卫生机构在癌症筛查、综合干预、宣传教育和患者管理等方面的能力,进一步完善癌症综合防治网络。

(三)加强肿瘤信息收集工作。健全肿瘤登记报告制度,实施《肿瘤登记管理办法》。将肿瘤登记纳入全民健康保障信息化工程建设。逐年扩大肿瘤登记覆盖面,切实提高肿瘤登记工作质量,加强全国癌症信息资源整合收集,定期发布癌症相关信息,系统整理肿瘤登记、死因监测、地理信息等相关数据,建立数学预测模型,编绘全国癌症地图。建立医院肿瘤病例信息监测体系,收集癌症临床诊治及预后信息,科学指导癌症规范化诊疗。对个案肿瘤病例信息采取管理和技术上的安全措施,保护患者隐私和信息安全。

(四)推进癌症危险因素综合防控。积极推动各地控烟立法进程,促进国家控烟规划的实施;大力宣传吸烟及二手烟危害,严格实施室内工作场所、公共场所、公共交通工具全面禁烟。广泛禁止所有的烟草广告促销赞助,强化卷烟包装标识健康危害警示,向公众警示烟草危害。推动提高烟草制品价格,大力推广戒烟服务。加强乙肝疫苗接种工作,落实新生儿接种乙肝疫苗计划。积极推进人乳头瘤病毒疫苗研发与应用。加强环境保护力度,针对当前影响人体健康的突出环境污染问题,开展综合整治,减少污染物排放。加强职业性肿瘤相关标准的制定、修订工作,改善作业环境,强调个人防护和轮岗作业,降低职业致癌物、电离辐射等暴露风险。

(五)推广癌症筛查及早诊早治策略。对发病率高、筛查手段成熟的食管癌、宫颈癌等重点癌症,逐步扩大早诊早治项目覆盖面,对筛查手段尚不成熟的重点癌症,优化筛查适宜技术。建设省级技术培训中心,加大培训力度。继续发挥癌症早诊早治项目试点地区的示范带动作用,探索建立癌症筛查和早诊早治的长效机制。加强防癌体检的规范化管理。在条件成熟的地区探索建立政府指导、医疗机构实施、健康管理机构参与的防癌体检运行机制。增强医务人员癌症早诊早治的意识和能力,推广癌症机会性筛查,提高医院就诊患者早诊率。

(六)提高癌症诊疗水平。通过加强医疗卫生机构癌症诊疗能力建设,规范化治疗肿瘤,提高患者生存率和生活质量。将癌症诊疗规范纳入住院医师规范化培训内容,完善相关常见癌症诊疗规范,加强筛查、诊疗等新技术的推广以及个体化规范治疗方案的应用,开展质量控制与评价。开展癌症康复、姑息治疗和安宁疗护机构建设,建立与肿瘤专科机构的双向转诊、急慢分治制度。加强癌症患者的康复指导、疼痛管理和心理支持,对晚期患者开展姑息治疗和安宁疗护。

（七）推动抗肿瘤药研制生产。建立和完善新药创制体系，加强药品知识产权保护，支持研制开发一批具有我国自主知识产权的创新药。做好专利到期药物的生产和上市准备，促进药品价格下降，提高药品的可及性。探索通过利用专利实施强制许可制度提高药物可及性的可行性，国内尚不能仿制的，通过建立谈判机制，降低采购价格，加快国内相关药品上市速度。

（八）加大中医药防治癌症工作力度。充分发挥中医药在肿瘤防治中的优势和作用，强化肿瘤中医临床防治能力建设，加强国家中医临床研究基地、国家和区域中医专科专病诊疗中心、中医肿瘤重点专科建设，优化中医临床路径和诊疗方案，创新中医药与现代技术相结合的中医肿瘤诊疗模式，提高中医药肿瘤诊疗水平和服务能力。通过对口支援、人员培训等措施，推进县级中医医院肿瘤科建设，提升基层服务能力。大力推广中医适宜技术，将成熟的中医药技术、方法纳入基本公共卫生服务中，运用中医治未病的理念，开展肿瘤预防及防复发服务。鼓励支持中药抗肿瘤药物的研发与生产。

（九）加强科学研究和国际合作。加强癌症防治研究，加强国家恶性肿瘤临床医学研究中心和协同研究网络建设，加强环境致癌因素、癌前病变诊疗、早期筛查检测技术等研究，鼓励多中心、前瞻性临床研究，支持癌症早期诊断试剂、预防性疫苗等创新品种研发。加强中医防治常见肿瘤的系统化研究和关键领域的中医药精细化研究。在信息共享、能力建设和技术研发等方面加强国际交流与合作。

（十）加强科普宣传，提高全民防癌意识。充分发挥广播、电视等传统媒体和互联网、微博、微信等新媒体的作用，广泛宣传癌症防治知识核心信息，普及戒烟限酒、合理膳食、适量运动和心理平衡等健康生活方式，提高群众自我防控意识和能力。制作播放防癌公益广告、专题节目、影视文艺作品、科普图书等，充分利用卫生相关节日纪念日开展宣传教育活动。鼓励社会组织和癌症防治机构共同行动，建立抗癌健康教育专家库，编制抗癌知识手册，深入城乡开展义诊咨询活动，设立咨询热线，为公民提供针对性的科学防癌知识。

四、保障措施

（一）加强组织领导，完善工作机制。建立国家和省级癌症防治工作领导协调机制，加强对防治工作领导，协调解决防治工作中的重大问题，制定并发布癌症等慢性病防治中长期规划。完善政府领导、部门协作、动员社会、全民参与的防治工作机制，将防治工作纳入各级政府工作重要内容，明确工作目标，落实工作任务。

（二）加强保障力度，拓宽筹资渠道。根据经济社会发展水平和癌症流行程度，不断加大公共卫生投入，并将财政补助资金与癌症防治任务完成情况和绩效考核结果挂钩。逐步扩大癌症等重大疾病基本医保保障范围，增加基本医保相关目录中治疗癌症等重大疾病的药品种类，加快实施城乡居民大病保险制度，加强基本医保与医疗救助工作的衔接。建立多元资金筹措机制，鼓励社会资本投入，为癌症防治提供公益性支持。

（三）加强人才储备，强化队伍建设。根据区域卫生规划，在依托现有资源基础上，加强肿瘤外科、肿瘤内科、放射治疗、中医肿瘤等专科医师规范化培训和以肿瘤防控为重点的公共卫生医师培训，在全科医师、住院医师和公共卫生医师规范化培训及继续医学教育中，强化癌症防治内容，提高防治技能。通过重点专科建设、城乡医院对口支援等，提高中西部地区及基层能力。

（四）加强督导检查，开展效果评估。各地要根据本行动计划要求，将工作目标和任务层层分解到具体部门，落实工作责任。各地卫生计生部门会同有关部门对本地区防治工作年度情况进行检查,发现问题及时解决,督促各项目标和任务完成。国家卫生计生委会同有关部门针对癌症防治行动计划落实情况,组织开展考核评估,综合评价政策措施效果。

第二节　肿瘤的一级预防

一级预防又称初级预防或病因预防。其目标是防止癌症的发生。其任务包括研究各种癌症病因和危险因素,针对化学、物理、生物等具体致癌、促癌因素和体内外致病条件,采取预防措施,并针对健康机体,采取加强环境保护、适宜饮食、适宜运动,以增进身心健康。一级预防在降低患癌风险的同时也能够预防和减少与癌症具有共同危险因素的其他慢性疾病的发生,如糖尿病、心脑血管疾病及呼吸系统疾病等。

我国一级预防的主要任务是加强流行病学调查和分析,鉴别病因和危险因素,提高人群的防癌能力,防患于未然。一级预防所用的方法是进行流行病学调查,开展肿瘤登记报告,鉴别环境中致癌、促癌剂(起始和促进作用),开展人群疫苗接种和饮食预防(化学预防),改变不良生活方式和习惯(吸烟、酗酒、不良饮食习惯、缺乏运动、超重等),加强职业防护,控制环境污染,谨慎使用具有致癌作用的药物。

一、避免吸烟

吸烟是已经较明确的为人们所熟知的致癌因素。根据美国的统计,85%～90%的肺癌与长期主动及被动吸烟有关。烟焦油中含有多种致癌物质和促癌物质,如 3,4-苯丙芘、多环芳香烃、酚类、亚硝胺等,当烟草燃烧的烟雾被吸入时,焦油颗粒便附着在支气管黏膜上,经长期慢性刺激,可诱发癌变。而二手烟中含有 7 000 多种化学物质的复杂混合物,其中至少含有 69 种已知致癌物。国际癌症研究机构已将二手烟划分为致癌物。长期主动及被动吸烟主要引起肺、咽、喉及食管部肿瘤,在许多其他部位也可使其发生肿瘤的危险性增高。吸烟致癌及从不抽烟可降低患癌风险的事实是不容置疑的。

有令人信服的证据表明,对个体而言,即使 50 岁或 60 多岁,甚至已被证实患有肿瘤的患者,停止吸烟仍然可以降低患癌风险。美国的戒烟运动成功地证实了这一点。20 世纪 30 年代开始,美国人吸烟增加,50 年代以后肺癌发病率明显上升,70 年代推广戒烟运动,90 年代开始肺癌发病率无论男女均开始下降。目前,美国的控烟成就举世瞩目。2014 年的成人吸烟率由 1990 年的 42.4% 降到了 16.8%,2017 年美国疾病预防与控制中心(Centers for Disease Control and Prevention,CDC)宣布美国 18 岁以上人口的吸烟率仅为 13.9%。

而我国的烟民大军则是世界第一。我国 2010 年成人危险因素监测结果表明,男性吸烟率为 52.5%。中国疾病预防控制中心指出,我国 2015 年成人吸烟率为 27.7%,其中男性吸烟率为 52.1%,仍处于较高水平,且与五年前的调查相比,没有显著变化。值得一提的是,目前我国的吸烟人群具有接受教育少、收入水平低及年轻化的特征。在我国,尽管校规明令禁止,但在校期间就开始吸烟的青少年吸烟者并非罕见。2018 年,中国青少年吸烟率达 6.9%,尝试吸烟率为 19.9%,高于发达国家的平均水平。这一情形应受到格外关注,因为中国一半以上的每日吸烟者在青少年时期就已开始吸烟。大部分青少年吸烟者步入成年后会继续吸烟,难以戒断,且开始吸烟时的年龄越小,成年后的吸烟量就越大,烟草造成的危害也就越大。

与吸烟密切相关的肺癌近年来一直高居我国癌症发病率与死亡率的首位。上海市疾病预防控制中心于 2018 年公布的最新癌情数据显示：在上海，肺癌是发病率最高的癌症，占所有新发癌症病例的 18.1%，发病率为 86.4/10 万。同时，无论男性还是女性，肺癌都是死亡率最高的癌症，可谓前景堪忧。

由于许多年前已认识到吸烟有害公共健康，因此，发达国家政府、学校及研究机构、民间团体、烟草公司等均在戒烟运动中发挥了作用。而我国目前有效的戒烟组织还不多，烟草公司参与戒烟运动更是鲜有所闻。我国的戒烟工作任重道远。烟草控制涉及不同层面：个体干预主要是改变吸烟的习惯；社会干预包括公共场所的戒烟，甚至政策的改变等；公众教育，提高对吸烟危害的认识；戒烟药物开发；周围朋友的劝说也可提高戒烟的成功率（尽管有报道认为成功率少于 10%）；医务人员应负起戒烟教育者的责任；心理医师参与吸烟行为的干预也可能有益；提高烟草业的税收负担，用于戒烟相关研究及戒烟运动的支持，可能有助于戒烟；特别是学校及家长应重视对青少年吸烟的教育；医保部门应认识到积极参与戒烟的投入，将有效减少肿瘤患者，最终获益更大，具有高投入产出比；发达国家对戒烟的重视程度远高于发展中国家，我们应该迎头赶上。我国已经签署了《国际烟草控制框架公约》，应积极制定并实施"国家烟草控制行动计划"。其主要内容包括：加强烟草控制中的综合性立法建设，如提高烟草制品的税率，禁止各种直接或间接的烟草广告及赞助、促销活动，提高烟草警示程度，扩大禁烟的公共场所，禁止向未成年人销售香烟等；制定完整的传播策略，通过媒体开展强有力的控烟健康教育；开展综合性社区干预活动，控制烟草流行，如创建无烟家庭、无烟学校及无烟单位，开展戒烟竞赛活动，开展社区健康促进项目等。

二、改变不良饮食习惯

从世界范围看，饮食不合理是仅次于吸烟的第二个重要的、可避免的癌症发生原因。人类癌症中约有 1/3 与膳食不当有关。如超重和肥胖与乳腺癌、结直肠癌等有关，蔬菜和水果摄入不足与结直肠癌、胃癌、乳腺癌及食管癌等有关。

近 20 年来，随着经济发展和人民生活的改善，我国居民的膳食结构发生了明显的"西方化"趋势，其日常膳食以牛肉及猪肉等红肉、高脂油炸及含糖量高的食物为主。因此，城市和富裕农村中，超重和肥胖已成为重要的公共卫生问题，而且西方膳食模式也增加了部分地区居民罹患结直肠癌及乳腺癌的风险。同时，21 世纪生活在城市的年轻人生活节奏快、工作压力大，饮食习惯也因此受到影响而发生改变。有研究显示，年轻人常会忽视一日三餐的重要性，常会因平时工作及生活繁忙而无暇顾及一日三餐的规律性，且偏向于选择食用腌制食品等方便食用的食物，这种种原因都导致了目前癌症发病逐渐趋于年轻化趋势。而在贫困地区，一些营养素的缺乏仍然与某些癌症的高发密切相关（如硒的缺乏与食管癌）。此外，饮食因素也是其他慢性疾病（如心脑血管病、糖尿病及慢性呼吸道疾病等）的共同危险因素，营养干预具有综合防病效益。美国营养与饮食学会及癌症联合委员会的调查表明：结肠癌、乳腺癌、食管癌、胃癌及肺癌是最有可能通过改变饮食习惯而加以预防的。

事实上，合理的膳食可能对大部分癌都有预防作用，特别是植物类型的食品中存在各种各样的防癌成分，这些成分几乎对所有癌的预防均有效。2017 年美国癌症协会提出 *ACS Guidelines on Nutrition and Physical Activity for Cancer Prevention*，建议健康饮食，重点是植物来源的食物，简介如下。

（1）摄入的食品和饮料的量应当有助于获得并保持健康的体重。

（2）每天摄入至少 5 份各种蔬菜和水果。

（3）优先选择全谷食物而不是加工过的谷类食品。

（4）限制加工肉和"红肉"的食用。

三、限制饮酒

任何数量的饮酒,对口腔癌、咽癌、喉癌、食管癌、肝癌(只限于大量饮酒者)均是危险因素;对乳腺癌是中等强度的危险因素;中等量饮酒对冠心病及血栓性疾病具有一定的益处,而大量饮酒对健康具有许多负面的影响。饮酒是致癌危险因素之一,约占 4%。虽然在各种危险因素中所占比例很低,但它的特点是与其他危险因素有协同作用。限制饮酒不仅能降低患癌风险,还能有效预防心血管疾病与糖尿病等慢性疾病。

四、积极参加运动

生命在于运动,积极参加运动是一种健康的生活方式。运动作为一剂良药,具备适应证广且无不良反应的特征,与许多疾病包括肿瘤的发生发展息息相关。随着自动化、智能化及信息化时代的到来,无论是在日常工作及家庭生活中,还是在交通出行过程中,人们的活动量都被大幅削减,久坐不动已然成为了人类日常生活最主要的行为特征。毋庸置疑,每日缺乏规律适量的运动是一种亚健康的生活方式。

美国国家癌症研究所对 144 万人进行的一项长达 18 年跟踪的 Meta 研究于 2016 年发表在国际知名权威医学杂志 *JAMA Internal Medicine* 上,该研究的结果表明运动能显著降低13 种癌症的发病率,分别为食管癌(42%)、肝癌(27%)、肺癌(23%)、肾癌(23%)、胃癌(22%)、子宫内膜癌(21%)、白血病(20%)、骨髓瘤(17%)、结肠癌(16%)、脑癌(13%)、直肠癌(13%)、膀胱癌(13%)、乳腺癌(10%)。也就是说,在中国发病率排在前 10 位的癌症中,有 8种都可以从运动中获得显著益处,在一定程度上预防癌症的发生。

2017 年美国癌症协会所提出的 *ACS Guidelines on Nutrition and Physical Activity for Cancer Prevention* 指出(中高强度运动的举例见表 2-1):

（1）成年人应该保证每周至少 150 分钟的中等强度运动或至少 75 分钟的高强度运动,更好的就是中等强度和高强度两种活动相当量的结合,推荐在 1 周内分散进行。

（2）儿童和青少年每天应该进行至少 1 个小时的中等强度运动或高强度运动,且每周至少有 3 天进行高强度身体活动。

（3）限制静坐行为,如坐、躺、看电视或者其他的以屏幕为基础的娱乐形式。

（4）在日常活动的基础上进行运动,无论什么强度的运动都有益于健康。

表 2-1 中高强度运动的举例

运动类型	中等强度运动	高强度运动
锻炼和休闲	行走、跳舞、悠闲地骑自行车、滑冰或滑旱冰、骑马、划独木舟、瑜伽	慢跑或跑步、快速骑自行车、负重环形训练、舞蹈、武术、跳绳、游泳
体育运动	排球、高尔夫球、垒球、棒球、羽毛球、网球双打、滑雪	足球、草地或冰上曲棍球、长曲棍球、网球单打、短网拍墙球、篮球、越野滑雪
家庭运动	除草、一般的庭院或花园维护	挖掘、搬运或拖运、石匠活、木工活
工作中的运动	因工作常走路和搬运(保安、农活、汽车和机器修理)	重体力劳动(伐木、建筑、炮兵)

五、保持健康体重

发表于 *Lancet Oncology* 上的一项多国联合研究,对高体质指数(body mass index,BMI)带来的全球癌症负担进行了估计。结果显示,2012 年全球 48.1 万新增成人癌症病例(占所有新增病例的 3.6%)与高体质指数相关(BMI≥25)。发表于 *CA: A Cancer Journal for Clinicians* 上的一项报告显示,超重和肥胖是第二大癌症风险因素,仅次于吸烟。国际癌症研究机构于 2016 年指出,有足够的证据表明超重及肥胖与 13 种癌症风险之间存在因果关系,包括乳腺癌、结直肠癌、子宫内膜癌、食管癌、胆囊癌、肾癌、肝癌、卵巢癌、胰腺癌、胃癌和甲状腺癌等。

2017 年美国癌症协会所提出的 *ACS Guidelines on Nutrition and Physical Activity for Cancer Prevention* 建议终身保持健康体重,避免体重的过度增加;在热量摄入和运动之间维持平衡;如果现在已经超重或肥胖,则应采取措施,争取恢复健康水平并保持。

六、控制病毒感染

全球与病毒感染相关的癌症死亡率约为 20%,其中包括乙型肝炎病毒(hepatitis B virus,HBV)感染(10.3%)、人乳头状瘤病毒(human papilloma virus,HPV)感染(1.3%)等,而我国与病毒感染相关的癌症死亡率高达 40% 以上。HBV 病毒被认为是与肿瘤有密切关系的病毒,它是原发性肝癌的常见病因;HPV 感染是宫颈癌发生的首要原因,尤其是与 HPV 16 型和 18 型的关系最为密切。积极防治病毒感染是降低肿瘤发生的有效途径,而接种疫苗是降低感染率的重要措施之一。为此,国家已经将乙肝病毒疫苗接种纳入儿童计划免疫,并有专项资金保证;世界卫生组织与全球疫苗免疫联盟(The Global Alliance for Vaccines and Immunization,GAVI)合作,在许多贫穷国家推进免费乙肝疫苗的使用。对于宫颈癌而言,四价及九价 HPV疫苗分别于 2006 年和 2015 年在美国上市,双价 HPV 疫苗于 2007 年在澳大利亚上市。我国国家食品药品监督管理总局(China Food and Drug Administration,CFDA)于 2016 年 7 月批准人乳头状瘤病毒吸附疫苗在我国上市,深圳已将 HPV 疫苗纳入医保支付范围内。各部门应认真落实各项措施,提高疫苗全程接种率,从而真正达到防控肿瘤的目的。

此外,已有明确的证据证明丙型肝炎病毒(hepatitis C virus,HCV)感染也是原发性肝癌的致病因子;幽门螺杆菌(helicobacter pylori,Hp)感染增加患胃癌的风险;人类免疫缺陷病毒(human immunodeficiency virus,HIV)感染引起长期免疫抑制,与卡波西肉瘤和非霍奇金淋巴瘤有关;EB 病毒(Epstein-Barr virus,EBV)感染可能与淋巴瘤、鼻咽癌有关。

七、控制环境污染

日益加重的大气污染给我国乃至全球造成了严重的疾病负担。PM 2.5 作为大气污染最主要的组成成分之一,对我国居民健康的危害程度已经不亚于吸烟。国际癌症研究机构已正式将室外大气污染列为一级致癌物。肺癌是与大气污染关系最密切的癌症。除肺癌外,也有研究表明大气污染与乳腺癌和膀胱癌有关。

针对大气污染,我国已采取包括升级汽车和汽油、升级产煤和燃煤技术、将重工业工厂迁离市区、加快太阳能利用的研究、建立大气污染的实时监测和预警系统等在内的多项措施,这些措施都可以有效减少污染物的释放或减轻其对人群的危害。但面对目前频现的雾霾天气等日趋严重的环境问题,我国仍需提高对空气污染严重性的认识,进一步制定相应的防控政策和措施。

八、加强职业防护

职业性肿瘤(occupational tumor)是指在工作环境中接触致癌因素,经过较长的潜隐期而罹患某种特定肿瘤。2013年原国家卫计委与其余三大部门联合印发的《职业病分类和目录》中,将石棉所致肺癌、间皮瘤,联苯胺所致膀胱癌,苯所致白血病,氯甲醚所致肺癌,砷所致肺癌、皮肤癌等12种恶性肿瘤明确为我国法定职业性肿瘤。

近年来,我国的经济始终以举世瞩目的速度在不断发展着,但作为社会进步重要标志之一的职业健康管理的发展却远远滞后于经济发展的步伐。国家职业性肿瘤监测数据显示,目前我国职业性肿瘤的发病情况正处于日趋严重的态势。为此,国家于2014年颁布了《职业性肿瘤的诊断》(GBZ 94—2014),规定了职业性肿瘤的诊断原则及细则,并于2018年修正了《中华人民共和国职业病防治法》,为加强职业防护和减少职业性肿瘤的发生提供了坚实的法律保障。我国当前应加强对职业性致癌因素的控制和管理,禁止和控制致癌性物质的生产和使用,尽力以非致癌物质或危害较少的物质取代致癌物质;建立健全健康监护制度,真正实现"早发现、早诊断、早治疗",预防职业性肿瘤的发生与发展;加强宣传教育,提高劳动者对职业病危害的认识,增强劳动者的自我保护意识和能力;开展致癌风险评估,建立致癌危险性预测制度。

九、了解某些药物增加患癌的危险

常用的有致癌性的药物包括性激素(雌激素和雄激素)、抗雌激素药三苯氧胺。绝经后妇女广泛应用的雌激素与子宫内膜癌及乳腺癌有关。长期使用黄体酮易致宫颈癌。抗癫痫药苯巴比妥能诱发脑瘤和肝癌,孕妇长期服用苯妥英钠易致新生儿罹患淋巴瘤。因此,一定要在医师或药师指导下用药,不能乱用药,孕妇等特殊人群用药更需谨慎。

第三节　肿瘤的二级预防

人类与癌症斗争的目标是控制癌症,但其确切的科学含义与消灭传染病不同,所谓控制癌症,即指通过各种预防措施减少癌症的发生,通过早诊、早治使相当一部分癌症得以根治,以及通过治疗和姑息手段使癌症患者延长生命、提高生活质量。肿瘤的早期发现、早期诊断及早期治疗,称为肿瘤的"三早",亦即肿瘤的二级预防。

一、重视癌症十大危险信号

癌症的发生,大多可能在早期出现可疑的征兆,结合我国常见的癌症发病的具体情况,归纳了以下十大警告信号。

(1) 皮肤、乳腺、舌部或者身体任何部位发现可以触及的、不消退的且有逐渐长大趋势的肿块,例如,颈部、锁骨上部、腋窝等处摸到肿大的淋巴结,常提示可能有近处癌瘤的生长或转移;其他有些癌的转移也可能在皮下摸肿块;妇女乳房上摸到肿块更需提高警惕。

(2) 疣或痣发生明显变化。随着年龄的增长,痣色泽加深、逐渐长大是正常现象。但生长突然加快,短时间内明显增长;颜色显著加深;原来有毛的痣突然脱毛;发生刺痒、疼痛;表面发生溃烂、出血;痣的边缘出现不规则的扩展与皮肤界限分不清或发红;痣的周围出现卫星样色素斑点或小结节等,均应及时请医师诊治。

(3) 持续性消化不良。几乎所有的人都有不同程度的胃部不适,但并不一定有什么大问题。如长期胃部不适同时伴有持续消化不良、饱胀、疼痛,尤其是短期内有明显消瘦或有黑便现象,应高度重视,定期请医师检查,排除胃癌。

(4) 吞咽不适,胸骨后食管内感觉异常、微痛或哽噎。如果同时伴有胃脘部不适和咽部疼痛等表现,应及时检查以防食管肿瘤。

(5) 耳鸣、听力减退、鼻塞不通、流鼻血,有时有头昏、头痛或颈部肿块,要注意是否有鼻咽癌发生的可能。

(6) 月经期以外或绝经期以后的阴道流血,应高度警惕宫颈癌的发生。因为 80% 的宫颈癌都有不规则的阴道流血,特别是性交后、大便干燥时,或劳动、活动以后出现阴道出血。

(7) 持续性干咳,痰中带血丝和声音嘶哑。肺癌所表现的呛咳,一般常常是阵发性干咳,无痰或少量稀痰带血丝,同时还可以伴有胸痛。

(8) 大、小便习惯的改变。如大便次数增多,便秘与腹泻相交替,排便时疼痛,大便变细,带血或黏液,同时有腹痛、腹胀等均应警惕肠癌。小便发现不明原因的血尿,要注意泌尿系统的肿瘤。

(9) 久治不愈的伤口或溃疡,如长期不愈的口腔溃疡、胃溃疡、皮肤溃疡等。

(10) 不明原因的消瘦。短时期内消瘦明显,伴有疲倦、食欲不振,常常也是癌症的警告信号。

二、肿瘤普查和筛检

筛检(screening)是指用快速的试验、检查或其他方法,将表面健康的人区分为可能患病者(试验阳性)和可能无病者(试验阴性),为未被识别的疾病的发现提出推断的依据。筛检试验不具有诊断意义,仅是评估癌症风险,且筛检试验本身并非百分之百准确,存在一定比例的假阳性和假阴性。筛检阳性者必须经医师进一步诊断。对整个人群进行筛检即普查。筛检和普查是医师到人群中去寻找可疑患者。而早期诊断是对可疑患者的进一步确诊,或患者来找医师时及早予以确诊。

早期发现肿瘤病例主要靠筛检措施。肿瘤筛检是 WHO 推荐的四大肿瘤防控策略之一。全球很多国家,特别是发达国家,将大规模人群筛检作为区域性的肿瘤防控项目进行推广。这种项目往往由政府出资和组织,纳入公共卫生项目或全民健康保险,向符合条件的居民提供筛检服务,使筛检能尽可能覆盖更多居民。

通常认为被筛检的肿瘤要符合以下几个条件:① 该肿瘤要有一定的发病率和死亡率,是对居民健康构成严重威胁的肿瘤,否则就难以取得较大的效益;② 该肿瘤要有一较长的可以被检测的临床前期;③ 该肿瘤被早期发现后,其治疗方法有效且能改善患者的预后;④ 该肿瘤有特异性和敏感性均高的筛检试验。因此到目前为止,WHO 向全球推荐的肿瘤筛检项目仅三项:肠镜筛检大肠癌、钼靶筛检乳腺癌、宫颈涂片筛检宫颈癌。

常见肿瘤的筛检如下。

(一)乳腺癌

全球乳腺癌常用的筛检手段包括乳房 X 线摄影术(mammography,MAM)、非乳腺成像技术,包括超声成像(ultrasonography,US)、磁共振成像(magnetic resonance imaging,MRI)、临床乳腺检查(clinical breast examination,CBE)和乳房自查(breast self-examination,BSE)。《中国抗癌协会乳腺癌诊治指南与规范(2017 年版)》中提及：① MAM 对降低 40 岁以上妇女乳腺癌死亡率的作用已被认可,不建议对 40 岁以下、无明确乳腺癌高危因素或临床体检未发现异常的妇女进行 MAM；② US 与 MRI 则可作为 MAM 的补充检查措施,MRI 可与 MAM 联合用于 *BRCA1/2* 基因有突变携带者的乳腺癌筛检；③ 目前尚无证据显示 CBE 单独作为乳腺癌筛检的方法可以提高乳腺癌早期诊断率和降低死亡率,但在经济欠发达、设备条件有限及妇女对疾病认知度较不充分的地区仍可以作为一种选择；④ BSE 不能提高乳腺癌早期诊断检出率和降低死亡率,但由于 BSE 可以提高妇女的防癌意识,故仍鼓励基层医务工作者向妇女传授每月 1 次乳腺自我检查的方法,建议绝经前妇女应选择月经来潮后 7～14 天进行。

中国抗癌协会乳腺癌专业委员会(Chinese Anti-Cancer Association, Committee of Breast Cancer Society,CACA-CBCS)所制定的《中国抗癌协会乳腺癌诊治指南与规范(2017 年版)》指出：① 不推荐对 20～39 岁女性进行乳腺检查；② 40～45 岁女性应每年进行一次 MAM,对致密型乳腺推荐与 US 联合；③ 45～69 岁女性应每 1～2 年进行一次 MAM,对致密型乳腺推荐与 US 联合；④ 70 岁及以上女性应每 2 年进行一次 MAM；⑤ 对乳腺癌高危人群而言,建议提前进行筛检(小于 40 岁),筛检间期推荐每年 1 次,筛检手段可应用 MAM 联合 MRI 等新手段。

(二)宫颈癌

美国妇产科医师学会(American College of Obstetricians and Gynecologists,ACOG)于 2016 年发布的宫颈癌筛检和预防实践指南中指出：① 不论发生性行为的初始年龄是多少岁或有无其他危险因素,不推荐 21 岁以下的女性接受宫颈癌筛检；② 21～29 岁女性应每 3 年进行一次单独的细胞学检查；③ 30～65 岁女性应每 5 年进行一次 HPV 和细胞学的联合检查,或每 3 年进行一次单独的细胞学检查；④ 对于 65 岁以上女性,若先前的筛检情况良好,且无 CIN2 或更高级别病史,则无须继续筛检。

(三)大肠癌

根据国内外文献报道,大肠癌筛检可以显著降低大肠癌发病率和死亡率。国际癌症研究所于 2018 年在 *The New England Journal of Medicine*(《新英格兰医学杂志》)上发布了 *The IARC Perspective on Colorectal Cancer Screening* 的特别报道。通过对目前结直肠癌筛检方式的综述回顾,对目前广泛使用的粪便检测、内镜检查和 CT 结肠成像术对降低结直肠癌发病、死亡的效果及其收益/伤害比进行了综合的评估,通过任何形式的大便隐血检查来降低结直肠癌死亡率的证据充足。但是,降低发病率的效果证据有限。单次内镜检测降低发病率和死亡率的证据均十分充分。而 CT 结肠成像检测在降低发病率和死亡率方面的证据均十分有限。

中国临床肿瘤学会(Chinese Society of Clinical Oncology,CSCO)发布的《结直肠癌诊疗指南(2017 版)》指出：对于一般人群而言,年龄在 50～74 岁的个体首次筛检应进行高危因素问卷调查和免疫法大便隐血检查,阳性者行结肠镜检查。后续筛检每年应至少进行 1 次免疫法大便隐血检查,阳性者行结肠镜检查。或 50～74 岁个体可直接接受结肠镜检查,结肠镜检查未发现肠道肿瘤者,每隔 5～10 年行结肠镜检查 1 次；发现肠道肿瘤者,应根据肿瘤大小和病理类型在 1～3 年后行结肠镜复查；后续如未发现肿瘤复发,可延长间隔至 3～5 年。

（四）胃癌

《中国早期胃癌筛查流程专家共识意见（草案）（2017年）》指出：胃癌筛检目标人群的定义为年龄≥40岁，且符合下列任意一条者，建议其作为胃癌筛检对象：① 胃癌高发地区人群；② 幽门螺杆菌（Hp）感染者；③ 既往患有慢性萎缩性胃炎、胃溃疡、胃息肉、手术后残胃、肥厚性胃炎、恶性贫血等胃的癌前疾病人群；④ 胃癌患者一级亲属；⑤ 存在胃癌其他风险因素（如摄入高盐、腌制饮食、吸烟、重度饮酒等）。

建议胃癌筛检流程如下。若先做血清学检测：胃癌筛检目标人群→血清胃蛋白酶原（pepsinogen，PG）、血清胃泌素17（gastrin-17，G-17）、血清Hp抗体检测→新型胃癌筛检评分系统（5类3级）→① 胃癌高危人群强烈推荐每年胃镜精查；② 胃癌中危人群推荐每2年胃镜精查；③ 胃癌低危人群可定期随访，每3年胃镜检查→电子胃镜精查（染色＋放大＋病理）；若仅做胃镜检查：胃癌筛检目标人群→常规电子胃镜或磁控胶囊胃镜检查→① 阳性者做电子胃镜精查（染色＋放大＋病理），根据检查结果做相应处理，并定期随访；② 阴性者需定期随访。

（五）肝癌

肝癌的常规监测筛检指标是甲胎蛋白（AFP）联合超声。肝癌的高危人群是指35岁以上，有明确的慢性肝炎病史或肝炎病毒血清学标志物阳性的人群，此人群中肝癌的发生率为自然人群的34.5倍。男性的肝癌发病率是女性的3倍，因此对男性的排查应更为积极。一般风险人群只需每年1次常规体检时行B超联合AFP检查进行排查即可，而高危人群则需每3～6个月行B超联合AFP检查。若B超联合AFP检查结果异常，应复查，必要时进一步行CT或MRI检查。

（六）鼻咽癌

鼻咽癌的发病具有明显的地域性和家族性。因此，既往在广东肇庆等高发地区进行了大量鼻咽癌筛检的研究，并初步形成鼻咽癌筛检的方案。利用鼻咽癌与EB病毒感染密切相关的特性，血清EB病毒感染相关抗体在鼻咽癌的筛检中发挥着重要的作用。

中山大学肿瘤医院总结多年来对广东省鼻咽癌高发区的大规模筛检工作，提出鼻咽癌的优化筛检方案为：① 头颈部物理检查（鼻咽间接镜检查和颈淋巴结触诊）＋VCA/IgA作为一般人群的初筛（每2年1次）；② 高危人群（VCA/IgA＞1∶5）用VCA/IgA、EA/IgA、EDAb作为筛检指标（每年1次）；③ 上述3项指标有2项阳性或任何单项持续升高者应做鼻咽纤维镜＋病理活检。

我国的《鼻咽癌筛查及早诊早治指南》将鼻咽癌的筛检分为经济发达地区和经济欠发达地区两种模式。我们参照经济发达地区的筛检模式，建议如下：① 高发区30～59岁人群行鼻咽癌筛检，内容包括病史、家族史、头颈部检查、血清VCA/IgA；② 若鼻咽黏膜异常或VCA/IgA≥1∶5，需行血清EA/IgA、EA/IgG、EDAb检测，检测结果无异常者每2年随访1次，有异常者需进行鼻咽镜检查；③ 鼻咽镜检查结果无异常者每年随访1次，异常者需行镜下活检；④ 活检结果为癌前病变则需每6个月随访1次，结果为鼻咽癌则进行后续治疗。

（七）肺癌

美国国立综合癌症网络于2017年提出肺癌筛检相关指南，推荐肺癌的筛检按照年龄大小及是否存在危险因素决定。中危或低危人群可不进行肺癌的排查，而高危人群则需行胸部薄层CT以排查肺癌。

（八）食管癌

由于食管癌在欧美的发病率相对偏低，因此在目前的美国指南中，对于食管癌的筛检仍无确定的建议方案。而我国的食管癌发病情况与欧美不同，尤其在食管癌的高发地区发病率偏高。因此，有必要加强排查以尽量早期发现食管癌。

根据《中国早期食管癌筛查及内镜诊治专家共识意见（2014 年）》，符合年龄＞40 岁及下列任意一项者应列为食管癌高危人群，建议作为筛检对象：① 食管癌高发地区人群；② 有上消化道症状者；③ 有食管癌家族史者；④ 患有食管癌癌前疾病或癌前病变者；⑤ 具有其他食管癌高危因素者（如吸烟、重度饮酒、头颈部或呼吸道鳞癌等）。

内镜下食管黏膜碘染色加指示性活检的组合操作技术已成为我国现阶段最实用有效的筛检方法。电子染色内镜等内镜新技术在早期食管癌筛检中的应用价值尚处于评估阶段，而既往使用的食管拉网细胞学检查和上消化道钡餐等筛检方法因诊断效能及接受度等问题，已基本被淘汰，不作推荐。

三、治疗癌前病变

癌前病变是恶性肿瘤发生前的一个阶段，局部呈增生性改变，易演变为癌。虽然并非所有癌前病变都会发展为癌，但及时发现和治疗癌前病变，对癌症的预防有重要意义。常见癌前病变如下。

（一）黏膜白斑

黏膜白斑常发生在食管、口腔、子宫颈及外阴等部位的黏膜，一般呈轻微凸起，发硬的白色斑块，以口腔与外阴白斑较易癌变。对口腔黏膜白斑的处理，应去除刺激因素如戒烟酒，避免食用辛辣食物，拔除残冠、残根等。局部可用 0.01％～0.02％维 A 酸糊剂或软膏涂抹，口服维 A 酸片或维生素 A 丸。对局部病变范围较小者，可手术切除并做病理检查。外阴白斑可用丙酸睾丸素油膏或维 A 酸软膏外涂。经一般治疗无效或疑有恶变者，需行外阴切除。

（二）宫颈柱状上皮异位

宫颈柱状上皮异位是妇女常见的疾患，子宫颈阴道部的鳞状上皮被来自子宫颈管内膜单层柱状上皮所取代，使之呈粉红或鲜红色的黏膜破损状，如反复被再生的鳞状上皮所取代，经过不典型增生而发展为癌，应用 1∶5 000 高锰酸钾阴道冲洗，并采用药物或电灼等方法治疗。重度糜烂、久治不愈者，应做活体组织检查，以除外癌变。

（三）纤维囊性乳腺病

纤维囊性乳腺病是一种乳腺小叶与腺管上皮的增生及囊性变，有时可发生恶变。本病由内分泌失调引起，常见于 40 岁左右的妇女，病变较局限时，可做局部切除，如病史较久，且有乳腺癌家族史，活体组织检查呈上皮细胞显著增生或囊性弥漫增生时，可施行单纯乳腺切除，并做病理检查以排除恶变。

（四）结肠、直肠息肉

结肠、直肠息肉可以单发，也可为多发。多发性肠息肉常有家族史，较易发生恶变，占40％～50％。处理原则应广泛切除受累的结肠，并密切随访观察，有恶变可能时，及时治疗。

（五）萎缩性胃炎及胃溃疡

慢性萎缩性胃炎可有肠上皮化生，它与胃癌的发生有一定关系，如久治不愈，可发生恶变。

慢性胃溃疡因其边缘黏膜受刺激而不断增生,亦有癌变的可能,因此,应积极治疗,并定期随诊,防止恶变。

(六) 皮肤慢性溃疡

经久不愈的皮肤溃疡、瘘管,特别是小腿的慢性溃疡,由于长期的慢性刺激,表皮鳞状上皮增生,有的可能癌变,需积极治疗。

(七) 老年日光性角化症

老年角化症常发生于受日光照射部位,如面部、耳部和手背,镜下见上皮增厚、高度角化、棘细胞增多,被认为是上皮内恶变的早期征象,应及时检查治疗。

(八) 乙型肝炎、肝硬变

经病因学调查,发现肝癌主要发生在乙型肝炎表面抗原(HBsAg)阳性人群中,感染乙型肝炎者,其肝癌发病的相对危险性为未感染者的 202 倍。因此,乙型肝炎和肝硬变应视为癌前病变。我国已研制出用基因工程生产肝炎疫苗的方法,如能大量生产,对控制乙型肝炎,从而预防肝癌有重要意义。

四、加强对易感人群的监测

对遗传因素或家族性肿瘤,如乳腺癌、直肠癌、胃癌、食管癌、肝癌等,除积极采取一级预防措施外,尚需加强对其家族的调查了解,掌握其发病倾向。对易感人群的监测,也是早期发现、早期诊断的重要预防措施。

五、肿瘤自检

对身体暴露部位如皮肤、乳腺、睾丸、外阴等,可进行自我检查。尽管乳腺的自我检查不能提高乳腺癌早期诊断检出率和降低死亡率,但由于自我检查具有提高妇女的防癌意识的作用,故仍鼓励医护人员告知妇女乳腺的自我检查方法(见附二)。

附二

乳腺的自我检查方法

一、检查的最佳时间

月经正常的妇女,月经来潮后第 7～14 天是乳腺检查的最佳时间,此时雌激素对乳腺的影响最小,乳腺处于相对静止状态,容易发现病变。在哺乳期出现的肿块,如临床疑为肿瘤,应在断乳后再进一步检查。

二、检查步骤

步骤 1:站在镜子前,检查镜中的两侧乳房是否对称,大小是否相似,两侧乳头是否在同一水平上,乳头是否有回缩凹陷;乳头、乳晕有无糜烂,乳房皮肤色泽如何,有无水肿和橘皮样变,是否有红肿等炎性表现,乳腺区浅表静脉是否怒张等,还必须同时注意乳头有无分泌物或出血。

步骤 2:两手往上举,再仔细观察乳房或乳头有无以上提及的变化。

步骤 3:仰卧在床上,左手置于头下,右手手指并拢摆平,然后在左乳房的内上方(即图 2-1 位置 1)以打小圈平压方式按摩至位置 2、3 及 4,移动时感觉是否有肿块。再移近乳头位置,并以相同方式检查有否肿块。

步骤4:左手放回原位,以右手检查左侧腋窝有无肿块。完成后,再以左手重复步骤3及4检查右侧乳房和腋窝。

检查步骤见图2-1。

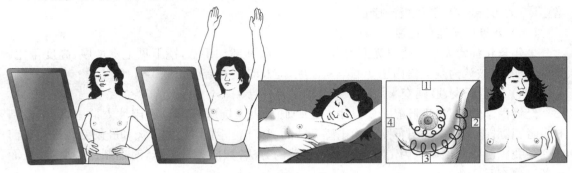

图2-1　乳腺自我检查步骤

第四节　肿瘤的三级预防

三级预防的目标是防止病情恶化,防止残疾。其要求专业诊治机构、社区、家庭及患者共同参与,运用最佳的综合干预方法,以减轻癌症引起的疼痛,延长患者的生存期,促进康复,提高生活质量,使患者尽早重返社会。

一、多学科综合治疗及规范治疗

肿瘤的多学科综合治疗是肿瘤治疗历史上的必然结果,是指根据肿瘤患者的身心状况、肿瘤的具体部位、病理类型、侵犯范围(病期)和发展趋向,结合细胞分子生物学的改变,有计划地、合理地应用现有的多学科的各种有效治疗手段,以最合适、最经济的费用取得最好的治疗效果,同时最大限度地改善患者的生活质量。恶性肿瘤的多学科综合治疗的开展始自20世纪50年代,到目前为止恶性肿瘤的治疗内容扩展到外科手术、放射治疗、化学治疗、生物治疗、靶向治疗、免疫治疗、内分泌治疗、中医治疗等多种治疗手段,应根据已知的肿瘤生物学生长和扩展规律进行各种不同的治疗方法联合应用,以达到三级预防的最优效果。

此外,规范治疗也是治疗肿瘤的关键。规范治疗在循证医学的指导下,要求对患者的病情进行详尽的评估,然后由肿瘤多学科综合治疗团队(包括肿瘤内科、外科、放疗、影像、病理、护理、药学、营养等各方面专家)进行商讨,并依据规范、指南、路径等制订出个体化的规范性综合诊疗方案。

二、肿瘤康复

康复治疗的目的是减少因肿瘤及其治疗引起的功能、心理和情感上的缺陷,提高肿瘤患者的生活质量。康复还应考虑患者及其家属在身体、社会和情感方面的需要,康复贯穿于治疗的全过程,由医师、护士、心理咨询、物理治疗、语言训练、营养、社会服务等专业人员共同研究制订康复计划。例如,一位带有结肠造口的患者可能被社会所遗弃,这时造口治疗师在心理及机体适应方面可以提供帮助,教会患者如何进行自我护理,在日常生活中保持与正常人一样,让患者感到他并非孤立的,帮助患者改善生活质量。

三、姑息治疗

WHO将姑息治疗作为癌症预防和控制的四大重点项目之一,并将其定义为:对那些对治愈性治疗不反应的患者完全的主动的治疗和护理,控制疼痛及有关症状,并对心理、社会和精神问题予以重视。其目的是为患者和家属赢得最好的生活质量。由此可见,姑息治疗是癌症三级预防方面一个必不可少的内容。

其中,癌症疼痛的控制是姑息治疗中极其重要的环节。癌痛普遍存在,并影响着癌症患者的生活质量。现有的医学及护理技术,可使95%以上的癌痛患者实现无痛。护士作为疼痛管理的主体,在癌痛的控制中起重要作用。通过对癌痛患者的正确评估,实施有效的措施和完善的护理,可缓解癌症患者的疼痛,提高其生活质量。

目前,姑息治疗在我国的推进与发展面临巨大的问题与困难。民众对姑息治疗的观念存在误区,现有姑息治疗的模式普遍经营困难,缺乏规范的姑息治疗流程和技术指南等都在不同程度上阻碍着姑息治疗的实践与发展。WHO指出,政策的发展,教育与训练,提供包括居家照顾在内良好品质的照顾,吗啡类药物的可取得性是全面推广姑息治疗缺一不可的四要素。我国可基于这四要素,以健康促进的模式在全社会推动姑息治疗,包括制定政策、创建支持性环境、强化社区行动、发展个人技能、调整卫生服务方向等。

(陆箴琦　陆韡吾)

第三章
肿瘤化学治疗患者的护理

第一节　肿瘤化学治疗概述

肿瘤内科学包括化疗、内分泌治疗、生物靶向治疗以及中医治疗。其中，化疗发挥非常重要的作用，化疗药物能抑制恶性肿瘤的生长和发展，并在一定程度上杀死肿瘤细胞。但是，目前常用的化疗药物均缺乏特异的选择性作用，往往在抑制肿瘤的同时抑制机体增殖旺盛的细胞（如骨髓细胞、肠上皮细胞、生殖细胞等），有些药物还对肝、肾、心功能有损伤，少数药物对皮肤及其附件、肺、内分泌系统有不同程度的损伤；此外，多数化疗药物有免疫抑制作用，有潜在的致畸和致癌作用。因此，对化疗药物的给药过程进行严格的监控和管理尤为重要。

一、肿瘤化学治疗的历史和发展方向

化疗一般以 1943 年耶鲁大学的 Gilman 等将烷化剂氮芥应用于淋巴瘤的治疗为开端，1948 年，Farber 应用叶酸拮抗剂甲氨蝶呤治疗急性白血病获得成效。此后，新的化疗药物不断涌现。20 世纪 60 年代，通过联合化疗治疗儿童急性淋巴细胞白血病和霍奇金淋巴瘤获得成功，证实即使是晚期的恶性肿瘤，也可用药物治愈，从而开始将联合化疗应用于实体瘤的治疗。从 70 年代开始，由于药物品种的增加和化疗临床研究的不断深入，更多的肿瘤有了比较成熟的化疗方案，癌症化疗已经从姑息性目标向根治性目标迈进。80 年代以后，人们进一步研究如何提高化疗的疗效和减少化疗的毒副作用，并探索肿瘤对化疗药产生耐药性而使化疗药失效的原因，从已知抗肿瘤药物中发展高效低毒的衍生物亦是发展化疗药物和改善疗效的重要途径。同时进行给药途径和方法的研究，提高局部药物浓度，达到有效杀灭肿瘤细胞而对全身的毒副作用较小的目的，都是目前肿瘤化疗的发展方向。

总之，随着基础研究和化疗理论的进步，化疗在循证医学的指导下向更为理性、缜密、针对性更强的方向发展。在循证医学的支持下，一些以往认为合理的化疗如大剂量化疗已逐步淘汰，取而代之的是剂量密集化疗、序贯化疗等新的化疗方法。同时，在肿瘤生物治疗日益兴起的今天，综合性治疗新框架已经迫使肿瘤化疗跳出了传统的概念，探索更有效、更科学、毒副作用更小的化疗方法任重而道远。

二、肿瘤化疗的适应证和禁忌证及疗效评价标准

（一）适应证

（1）各种类型的白血病、多发性骨髓瘤、霍奇金淋巴瘤和非霍奇金淋巴瘤以及恶性组织细胞瘤。

（2）化疗疗效较好的恶性肿瘤如绒毛膜上皮癌、恶性葡萄胎、精原细胞瘤、卵巢癌和神经

母细胞瘤。

（3）实体瘤广泛转移或治疗后复发转移。

（4）恶性体腔积液，胸腔、腹腔、心包腔内化疗。

（5）肿瘤急诊上腔静脉压迫综合征、脊髓压迫、脑转移颅内高压，不宜或无法放疗时。

（6）提高局部药物浓度介入治疗、膀胱内灌注和鞘内注射。

（二）禁忌证

（1）全身衰竭或恶液质，如 Karnofsky 行为状态评估在 60 分以下时一般不宜用全身化疗。

（2）心功能失代偿时禁用恩醌类抗生素化疗药，特别是多柔比星，另外大剂量环磷酰胺和氟尿嘧啶、喜树碱等也可引发心脏毒性。

（3）明显黄疸或肝功能异常时不宜用全身化疗，化疗后屡次出现肝功能异常者也不宜再用全身化疗。

（4）肾功能不全者禁用顺铂和大剂量甲氨蝶呤，老年患者即使肾功能减退仅属轻度，顺铂剂量也宜酌减，更切忌一次性大剂量用药。

（5）严重肺功能减退时禁用博来霉素、甲氨蝶呤和白消安等。

（6）明显骨髓抑制不全者一般禁用全身化疗（顺铂和肾上腺皮质激素除外），如周围血粒细胞绝对计数低于 $1.5 \times 10^9/L$ 或血小板计数少于 $50 \times 10^9/L$ 时慎用化疗。

（7）发热、大出血、感染、大量腹水、脱水、电解质和酸碱平衡失调者不宜用全身化疗。

（8）胃肠道吻合术后 2 周内一般不宜用化疗（腔内化疗除外）。

（9）大面积放疗结束后需休息 2～4 周后再用全身化疗。

（10）已知对某类化疗药过敏者。

（三）实体瘤化疗的疗效评价标准

WHO 标准如下。

1. 完全缓解（complete remission，CR）　所有肿瘤病变完全消失，疗效持续 4 周以上。

2. 部分缓解（partial remission，PR）　肿瘤病灶最大直径与其垂直径乘积之和缩小 50% 以上，无其他新病灶出现，疗效持续 4 周以上。

3. 稳定（stable disease，SD）　肿瘤病灶最大直径与其垂直径乘积之和缩小不到 50%，或增大不超过 25%，无其他新病灶出现，疗效持续 4 周以上。

4. 进展（progression disease，PD）　肿瘤病灶最大直径与其垂直径乘积之和增大超过 50%，或出现新病灶。

三、肿瘤化疗的分类

根据治疗目的的不同，肿瘤化疗可分成以下几种类型。

（1）根治性化疗：采用单独化疗或化疗为主的方案就可能治愈的部分肿瘤，如白血病、恶性淋巴瘤、睾丸癌和绒毛膜癌等。根治性化疗必须由作用机制不同、毒性反应各异而且单药使用有效的药物所组成的联合化疗方案，运用足够的剂量及疗程，间隙期尽量缩短，以求完全杀灭体内的癌细胞。但是，应该注意的是，即使是化疗效果很好的恶性肿瘤，也需要综合治疗。如睾丸癌需要将睾丸原发病灶切除，小细胞肺癌需加用放疗甚至手术等，均是综合治疗的很好的例子。

（2）辅助化疗：部分癌症在采取有效的局部治疗（手术或放疗）后使用化疗，目的在于减少复发,延长生存。主要针对肺癌、乳腺癌、胃癌、结直肠癌、卵巢癌和子宫颈癌等。

（3）新辅助化疗：是指癌症在局部根治性治疗（手术或放疗）前给予化疗,目的在于保留重要器官、提高局部控制率和手术完整切除率。另外,化疗可清除或抑制可能存在的微转移灶从而改善预后。主要针对乳腺癌、非小细胞肺癌、头颈部鳞癌、胃癌和骨肉瘤等。

（4）姑息性化疗：目的是减轻患者的痛苦,提高生活质量,延长患者的寿命。主要针对已发生远处转移的实体肿瘤。

（5）局部化疗：通过动脉、胸腹腔、鞘内给予化疗,目的在于在局部造成药物高浓度直接杀伤肿瘤细胞,并且可以克服静脉化疗无法通透的生理屏障,主要针对肝癌、恶性胸腹水、脑膜转移等。

（6）联合放化疗：是指在放疗同期或序贯给予化疗,目的在于提高放疗效果、改善局部控制率甚至延长生存,主要针对头颈部鳞癌、肺癌、食管癌、膀胱癌、直肠癌以及肛管癌等。

四、化疗前准备

患者化疗必须有明确细胞学或组织病理学诊断;化疗前做好常规检查,包括血常规、肝肾功能、心电图及电解质等;完善相关检查,如病灶所在部位的影像学检查、肿瘤标志物;医师与患者及其家属谈话,详细告知化疗的目的以及可能带来的利弊,所给予的化疗方案、疗程设置、可能的不良反应和注意事项;化疗前患者或家属必须签署化疗知情同意书。

五、肿瘤联合化疗的优点及原则

（一）优点
（1）提供最大的抗肿瘤效果,同时保证机体能够耐受每个药物的最大剂量。
（2）可以最大限度发挥不同药物之间的协同作用。
（3）可以在一定程度上防止肿瘤细胞耐药。

（二）原则
（1）单个药物具有抗肿瘤效果。
（2）应该选用具有不同毒性或者毒性作用在不同脏器的药物进行联合,尽力避免药物毒性的累加效应。
（3）在保证药物最大剂量强度的同时,应该设置合理的化疗间歇期以保证正常组织的恢复。
（4）随意地降低药物剂量可能会损害联合化疗方案的效果。
（5）联合运用不同作用机制的药物以发挥协同作用。

（薛　嵋　王丽英）

第二节　化疗药物的分类

抗肿瘤化疗药物主要按照传统法、药物作用分子靶点以及细胞动力学、刺激性毒性进行分类。本节主要介绍各类化疗药物作用机制、不良反应以及给药特点。

一、化疗药物传统分类

一般分为烷化剂、抗代谢类、抗肿瘤抗生素类、抗肿瘤植物类、铂类和其他六大类,这种分类方法未能包括生物反应剂或基因治疗等。

1. 烷化剂　烷化剂是第一种用于肿瘤治疗的化疗药物。虽然烷化剂的结构各异,但都具有活泼的烷化基团,能与许多基团(氨基、咪唑、羧基、硫基和磷酸基等)形成共价键。烷化剂的细胞毒作用主要通过直接与DNA分子内鸟嘌呤的N7位和腺嘌呤的N3形成联结,或在DNA和蛋白质之间形成交联,这些均影响DNA的修复和转录,导致细胞结构破坏而死亡。烷化剂主要包括氮芥类的氮芥、环磷酰胺、异环磷酰胺、苯丁酸氮芥、美法仑,亚硝脲类,三嗪类的达卡巴嗪,磺酸酯类的白消安和乙烯亚胺类的塞替派、六甲密胺。

2. 抗代谢类药物　抗代谢类药物的化学结构与体内某些代谢物相似,但不具有它们的功能,以此而干扰核酸、蛋白质的生物合成和利用,导致肿瘤细胞的死亡。主要药物有甲氨蝶呤、氟尿嘧啶及其衍生物。

3. 抗肿瘤抗生素类药物　抗肿瘤抗生素包括很多药物,蒽环类是此类药物中的一大类药,包括多柔比星、柔红霉素、表柔比星、米托蒽醌等。抗肿瘤抗生素的作用机制呈多样化,蒽环类抗生素与放线菌素D的作用机制相似,与DNA结合后,发生嵌入作用而抑制依赖于DNA的RNA合成;博来霉素是直接损害DNA模板,使DNA单链断裂;丝裂霉素能与DNA的双螺旋形成交联,抑制DNA的复制。

4. 抗肿瘤的植物类药物　多数药物作用于M期,阻止有丝分裂,使有丝分裂停顿,致死癌细胞死亡。长春新碱、长春碱、长春地辛、长春瑞滨,这四种药通过阻滞微管蛋白的聚合使细胞有丝分裂停止于中期。羟喜树碱、伊立替康、托泊替康,为DNA拓扑异构酶Ⅰ抑制剂,干扰和阻碍DNA复制,是化疗药物作用新的靶点,临床上在不同病种肿瘤中取得一定疗效。紫杉醇、多西他赛,是从紫杉醇树皮或针叶中提取,为新型抗微管药物,是目前唯一能促进微管聚合、抑制微管解聚的药物,对多种肿瘤具有抗癌活性,临床备受关注。依托泊苷、替尼泊苷的特点是对颅内恶性肿瘤,包括原发瘤和转移瘤有较好的疗效。

5. 铂类　铂类抗肿瘤药物的作用机制主要是与DNA双链形成交叉联结,呈现其细胞毒作用。主要包括顺铂、卡铂、奥沙利铂和洛铂等。

6. 其他　丙卡巴肼通过形成活性甲基与DNA起烷化作用;门冬酰胺酶使肿瘤细胞缺乏合成蛋白质必需的门冬酰胺,使蛋白质的合成受阻。

二、根据药物作用的分子靶点分类

(1) 作用于DNA化学结构的药物包括烷化剂、蒽环类和铂类化合物。

(2) 影响核酸合成的药物主要是抗代谢物。

(3) 干扰转录过程抑制RNA合成的药物例如多柔比星、表柔比星。

(4) 影响蛋白质合成的药物如高三尖杉醋碱、紫杉类、长春碱和鬼臼碱类等。

(5) 其他类型的药物如激素、门冬酰胺酶、维甲类化合物等。

三、根据细胞周期动力学分类

(一) 细胞(增殖)周期及其特点

通常将子细胞形成作为一次细胞分裂结束的标准,细胞周期是指细胞从一次细胞分裂形成子细胞到下一次细胞分裂形成子细胞为止所经历的过程,可分为四期,即G1期——DNA合成前期,S期——DNA合成期,G2期——DNA合成后期,M期——有丝分裂期。细胞增殖动力学各时期变化如表3-1所示。

表 3-1　细胞增殖动力学各时期变化表

时　期		经历时间	生化事件
G0	休止期	不定	休止状态
G1	DNA 合成前期	数小时至数日	休止状态
S	DNA 合成期	5～30 小时（最长达 60 小时）	DNA 合成
G2	DNA 合成后期	1～2.5 小时	RNA 与蛋白合成
M	细胞分裂期	0.5～1.5 小时	染色体装配（DNA 与其他成分平均分配在两个子细胞中）

　　增殖期包括所有不断进行增殖或分裂的细胞。它们将不间断地进行增殖，是与肿瘤生长直接有关的部分，对化疗药物较为敏感，不论其作用原理如何，这类细胞是化疗药物较易攻击的部分。

　　非增殖期包括两类细胞：① G0 期（休止期）细胞，暂时不增殖的细胞与肿瘤生长没有直接关系，但仍保留其增殖能力，经过适当刺激即可进入增殖周期，它们对化疗药较不敏感或完全不敏感，是化疗不易取得成功的部分；② C 期细胞（终细胞），它们已永远离开细胞周期，通过分化、老化，直至死亡。

　　（二）细胞周期非特异性药物和细胞周期特异性药物

　　1. 细胞周期非特异性药物（cell cycle non-specific agent，CCNSA）　是指直接作用于DNA 的药物，能杀死各时相的肿瘤细胞，包括 G0 期细胞，药物作用特点是剂量依赖性，其杀伤肿瘤细胞的疗效和剂量成正比，即剂量增加，疗效也增加，毒副作用也增加，这类药物包括烷化剂、抗肿瘤抗生素及激素类。

　　2. 细胞周期特异性药物（cell cycle specific agent，CCSA）　其主要杀伤处于增殖期的细胞，但对 G0 期细胞不敏感。在增殖期细胞中，S 期和 M 期时相的细胞最敏感，药物特点是给药时机依赖性，即给药开始时间与疗效成正比（剂量按千克体重换算即常规剂量），毒副作用减少，这类药物包括抗代谢类和植物药。

　　细胞周期非特异和特异性药物见表 3-2。

表 3-2　细胞周期非特异性和特异性药物表

非特异性药物	特异性药物
抗肿瘤抗生素	M 期长春花生物酐（长春新碱、长春碱、长春地辛）
放线菌素 D	喜树碱类、紫杉醇、多西他赛
多柔比星、表柔比星	
柔红霉素	G1 期门冬酰胺酶
丝裂霉素	肾上腺皮质类固醇
亚硝脲类	
司莫司汀	G2 期博来霉素
卡莫司汀、洛莫司汀	
烷化剂	S 期阿糖胞苷
白消安	氟尿嘧啶
苯丁酸氮芥	甲氨蝶呤
环磷酰胺	羟基脲
异环磷酰胺	
氮芥	

四、根据抗癌药物外渗后对组织的损害程度分类

目前一般根据化疗药物外渗后对组织的损害程度将其分为发疱性药物、刺激性药物及非刺激性药物,但何种药物属于发疱性药物或刺激性药物没有公认的评分系统,医疗机构应根据其内部的药剂配方手册达成共识。

(1)发疱性药物是指外渗后会引起局部组织坏死的化疗药物。如氮芥、多柔比星、表柔比星、柔红霉素、丝裂霉素、长春碱类药物等。

(2)刺激性药物是指外渗后会引起灼伤或轻度炎症而无坏死的化疗药物。如达卡巴嗪、依托泊苷、替尼泊苷、紫杉醇、多西他赛及铂类化合物等。

(3)非刺激性药物是指外渗后无明显发疱或刺激性的化疗药物。如甲氨蝶呤、门冬酰胺酶、阿糖胞苷等。

常见化疗药物的给药途径、主要毒性反应、用药注意事项如表3-3所示。

表3-3 常见化疗药物简介和使用注意事项

药 物	途 径	主要毒性反应	注 意 事 项
氮芥(HN$_2$)	静脉注射、腔内注射	骨髓抑制、消化道反应、静脉外渗后局部溃疡、栓塞性静脉炎	(1)用药前应用强止吐剂 (2)一旦外渗立即用5%～10%硫代硫酸钠溶液局部注射;局部冷敷 (3)严格遵守配制规范,现配现用
环磷酰胺(CTX)	静脉注射、口服	骨髓抑制、消化道反应、脱发、色素沉着、中毒性肝炎、出血性膀胱炎	(1)现配现用,水溶液能稳定2～3小时 (2)治疗期间应多饮水,至少每日2 000 ml,可减少出血性膀胱炎,大剂量使用时应水化、利尿 (3)肝肾功能损害者慎用
异环磷酰胺(IFO)	静脉滴注	出血性膀胱炎、消化道反应、骨髓抑制	(1)使用尿路保护剂美司钠可减轻泌尿系统损害 (2)鼓励多饮水 (3)中枢神经毒性症状一经出现,停用该药
洛莫司汀(CCNU)	口服	骨髓抑制、恶心、呕吐、胃炎,可致癌、致畸	(1)在夜间睡前与止吐剂同时服用 (2)用药期间应严格检查血象、肝肾功能
司莫司汀(MeCCNU)	口服	延迟性骨髓抑制(白细胞减少低谷在服药后5～6周内出现),抑制睾丸、卵巢功能	(1)严格随访血象 (2)在夜间睡前与止吐剂同时服用 (3)用药结束3个月内不宜接种活疫苗
氟尿嘧啶(5FU)	静脉滴注或持续输注、动脉灌注、腔内注射、口服、局部外用	骨髓抑制、消化道反应、神经系统毒性、静脉炎、脱发、皮肤及指甲色素沉着	(1)根据医嘱控制输注速度,持续输注时选择中心静脉给药 (2)先用四氢叶酸,再用氟尿嘧啶可增加其疗效 (3)衰弱患者或伴发水痘和带状疱疹者禁用 (4)不宜饮酒或同服阿司匹林类药物
卡培他滨(Xeloda)	口服	消化道反应、手足综合征、粒细胞减少、贫血	(1)每日总剂量分早晚2次于饭后半小时吞服 (2)老年人(65岁以上)比年轻人更易对卡培他滨产生毒性,故应密切监测

（续　表）

药　物	途　径	主要毒性反应	注　意　事　项
甲氨蝶呤 （MTX）	静脉滴注、鞘内注射、肌内注射、口服	胃肠道反应（溃疡、出血）、骨髓抑制、肾损害（结晶尿及尿路阻塞等）、肝肾功能损害和肺纤维化	（1）治疗前 1 日到治疗后共 4 日给予每日大量补液，同时口服或静脉用碳酸氢钠碱化尿液以保证尿量每日 3 000 ml 以上及尿 pH 大于 7 （2）亚叶酸钙可减轻和预防该药的不良反应 （3）多种药物会与之相互作用
阿糖胞苷 （AraC）	皮下注射、肌内注射、静脉滴注、鞘内注射	骨髓抑制、胃肠道反应、发热、皮疹、脱发等，鞘内注射引起神经毒性如头痛、呕吐、小脑或大脑功能失调	（1）不宜采用快速推注 （2）鞘内注射后平卧 6 小时 （3）本品与氟尿嘧啶、甲氨蝶呤、肝素等药物有配伍禁忌 （4）鞘内注射、儿童肌内注射不可用苯甲醇稀释
吉西他滨 （GEM）	静脉滴注	中性粒细胞、血小板减少常见；水肿及周围性水肿，流感样症状；肝功能异常及呼吸困难	（1）用生理盐水稀释，已配制的溶液在室温下可稳定 24 小时 （2）静脉滴注 30 分钟，滴注时间延长或用药频率增加可使毒性增加
培美曲塞 （PMT）	静脉滴注	骨髓抑制、口腔炎、咽炎、皮疹、脱皮、发热、感染	（1）静脉滴注 15～30 分钟 （2）预防应用叶酸、维生素 B_{12} 以及地塞米松可以明显减少毒副作用
多柔比星 （ADM）	静脉滴注、腔内注射	急性和慢性心脏毒性、无征兆的迟发性心力衰竭、骨髓抑制、脱发、口腔炎、恶心呕吐、皮肤色素沉着、以往照射过的皮肤的"回忆反应"，注射液溢出可导致组织坏死	（1）脂质体多柔比星静脉滴注：使用时用 250 ml 5％葡萄糖液稀释，静滴 30～60 分钟 （2）多柔比星可降低口服地高辛的生物利用度 （3）使用本品后 1～48 小时，可能会出现红色或粉红色尿 （4）避免静脉注射外溢 （5）密切观察心脏毒性
表柔比星 （EPI、 EADM）	静脉滴注	与多柔比星相类似，但一般较轻，尤其是心脏毒性	与多柔比星相类似
吡柔比星 （THP）	静脉滴注、动脉内灌注静脉注射	骨髓抑制，脱发和心脏毒性比多柔比星轻，消化道反应表现为恶心、呕吐、食欲不振、腹泻、口腔炎	应用葡萄糖液或蒸馏水稀释，不能用生理盐水稀释（难溶于生理盐水）
放线菌素 D （ActD）	静脉滴注	骨髓抑制，表现为血小板和白细胞减少，贫血；恶心、呕吐、腹泻等胃肠道反应	（1）先将本品溶于 500 ml 5％葡萄糖注射液中，缓慢静滴 （2）对本品过敏者及水痘感染者禁用 （3）静脉注射漏出血管外可引起局部组织坏死 （4）可能降低维生素 K 的疗效
丝裂霉素 （MMC）	静脉注射、动脉注射、腔内注射	延迟性骨髓抑制；恶心、呕吐；偶见肝肾功能障碍，严重者可出现不可逆的肾功能衰竭；药液外渗可导致组织疼痛、坏死及溃疡	建议中心静脉给药，避免漏出血管外

（续　表）

药　物	途　径	主要毒性反应	注　意　事　项
米托蒽醌 （MIT）	静脉滴注	骨髓抑制；有轻度恶心、呕吐，脱发，肝肾功能损伤；心脏毒性是多柔比星的1/5	（1）用药时避免药液外溢，如发现外溢立即停止注射 （2）注射时间大于30分钟
长春碱 （VLB）	静脉注射	白细胞和血小板减少，四肢麻木、疼痛、肌肉震颤、腱反射消失等神经症状，脱发，胃肠道反应，静脉炎等	注射部位药物外漏可引起局部组织损伤，引起疼痛、蜂窝织炎和栓塞性静脉炎
长春新碱 （VCR）	静脉注射、静脉滴注	毒性与长春碱相仿，对骨髓系统毒性较长春碱轻，而中枢和外周神经系统的毒性明显	静脉注射时不可漏出血管外
长春碱酰胺 （VDS）	静脉注射、静脉滴注	骨髓抑制低于长春碱，神经系统毒性低于长春新碱，如末梢神经炎，注射处刺痛、静脉炎；若药液漏出血管外，可致组织坏死	与长春碱相同
长春瑞滨 （NVB）	静脉注射	血液系统毒性，植物神经毒性：肠麻痹引起的便秘，罕见麻痹性肠梗阻；偶见呼吸困难、支气管痉挛、肝功能受损等；其他还有恶心、呕吐、进行性中度脱发	（1）采用深静脉置管给药 （2）注药时应该用生理盐水稀释，并在短时间内静脉输入（10分钟）。注药后至少输等量盐水冲洗静脉 （3）一旦药液外渗，局部注射透明质酸酶 （4）避免任何的眼球污染，因可产生严重的刺激性和眼球溃疡，污染后应立即冲洗
伊立替康 （CPT11）	静脉滴注	乙酰胆碱综合征：多汗、多泪、唾液分泌过多、痉挛性腹痛；白细胞减少及迟发性腹泻，严重腹泻或血性腹泻可致命；脱发、皮疹、肝功能异常、恶心、呕吐	（1）急性胆碱能综合征（24小时内的腹泻），可用昂丹司琼和苯海拉明预防及阿托品治疗 （2）迟发性腹泻需立即和持续给予大量液体和抗腹泻治疗：洛哌丁胺首剂4 mg，然后每2小时2 mg，连续用药不得少于12小时，腹泻停止后12小时停药，但总的服药时间不得超过48小时 （3）本品静脉滴注时间30～90分钟
托泊替康 （TPT）	静脉滴注	骨髓抑制，其他有恶心、呕吐、脱发、腹泻、发热、疲倦、皮疹、呼吸困难等；偶见肝酶升高、黏膜炎	（1）本品不可与碱性药物同时输注 （2）静脉滴注时间为30分钟
紫杉醇 （PTX）	静脉滴注	骨髓抑制，20%～40%的患者出现过敏，表现为呼吸困难、血压降低、心跳加快以及血管神经性水肿、胸痛、荨麻疹、脸红等；脱发、肢体麻木疼痛；恶心、呕吐、腹泻、黏膜炎及肝功能异常	（1）为防止患者发生过敏，接受该化疗药治疗的所有患者应事先预防用药，即给药前6小时和12小时分别口服地塞米松20 mg，在滴注本品30分钟前肌内注射或口服苯海拉明50 mg，并同时静脉注射西咪替丁300 mg或雷尼替丁50 mg （2）本品稀释于500 ml 0.9%氯化钠或5%葡萄糖中，用非聚氯乙烯材料的输液瓶和输液管，并通过所连接的过滤器（0.22 μm孔道）过滤 （3）开始输注时要慢，15～20滴/分，逐渐增加滴速，一般滴注3小时左右

药　物	途　径	主要毒性反应	注　意　事　项
多西他赛 (DTC)	静脉滴注	中性粒细胞减少、白细胞减少，还有脱发、皮肤过敏和过敏反应、液体潴留、乏力、黏膜炎、感觉神经异常和胃肠道症状	(1) 地塞米松在本品给药前 1 日就开始给予，每日 16 mg，连用 3 日有助于防止Ⅲ型和Ⅳ型过敏反应的发生，还可以降低由输注本品所引起的液体潴留 (2) 静脉滴注 1 小时左右完成
依托泊苷 (VP16)	口服、静脉滴注	骨髓抑制；食欲不振、恶心、呕吐、腹泻，偶见便秘、胃痛等胃肠道反应；还可见心悸、头痛、低血压、心动过速、静脉炎、支气管痉挛、瘙痒等	(1) 本品不能肌内注射、胸腔注射和鞘内注射 (2) 不宜静脉注射，静脉滴注时避免外漏，注射要缓慢，至少半小时 (3) 注意直立性低血压 (4) 用生理盐水稀释，不能和葡萄糖液混合使用，在 5% 葡萄糖中不稳定，可形成微粒沉淀
替尼泊苷 (VM26)	静脉滴注	快速静脉注射时，可发生血压骤降，甚至虚脱；骨髓抑制；胃肠道反应；脱发、皮疹、发热、免疫抑制、局部静脉炎等	(1) 静脉滴注 30～60 分钟 (2) 用药期间观察血压
顺铂(DDP)	静脉滴注、动脉给药、腔内注射	肾毒性、胰腺毒性，并可诱发糖尿病；恶心、呕吐、食欲不振；听力损害、耳鸣（统称耳毒性）	(1) 剂量稍大时常规给予水化及甘露醇利尿，使治疗前及治疗期间的尿量达到 100～150 ml/h (2) 顺铂(冻干粉剂)静滴时避光
卡铂(CBP)	静脉滴注	骨髓抑制，胃肠道毒性和肾毒性均较顺铂轻，过敏反应，耳毒性，神经毒性，周围神经毒性	(1) 卡铂只能用葡萄糖注射液稀释 (2) 本品溶解后 8 小时内用完
奥沙利铂 (LOHP)	静脉滴注	神经毒性：感觉迟钝、感觉异常、喉痉挛，遇冷加重，停药后即可恢复；轻微血液学毒性、恶心、呕吐、便秘、发热、肝功能异常、静脉炎等	(1) 一旦发生过敏反应，立即停止用药，并禁止以后再用 (2) 不可用生理盐水稀释，避免与碱性药物及碱性溶液同用 (3) 静脉滴注 2～6 小时，发生外渗立即停止滴注 (4) 应注意神经毒性反应；用药期间注意保暖，请勿接触冷的物体，进食温热食物，因低温可加重感觉异常，甚至发生喉痉挛
奈达铂 (NDP)	静脉滴注	骨髓抑制、胃肠道反应、肝肾功能异常、耳毒性、脱发、过敏性休克、间质性肺炎、抗利尿激素分泌异常综合征等	(1) 生理盐水溶解、稀释 (2) 静脉滴注大于 1 小时，不可与含铝容器接触
达卡巴嗪 (DTIC)	静脉滴注	剧吐为最主要毒性；常用剂量下骨髓抑制较轻；少有流感样症状、颜面潮红、面部感觉异常、金属味、光敏感、肝肾功能异常及腹泻	(1) 静脉注射外漏可致血管周围组织损伤和剧痛，也可引起血栓性静脉炎，导致组织坏死 (2) 药物对光敏感，稀释后应避光且在 30 分钟至 1 小时内滴完

（续 表）

药　物	途　径	主要毒性反应	注 意 事 项
门冬酰胺酶 （LASP）	肌内注射、静脉滴注	过敏反应：轻则有荨麻疹，重则有过敏性休克；寒战、高热、皮疹、关节炎、呼吸窘迫、急性过敏，血白蛋白低下，轻度中枢抑制、恶心、呕吐、食欲减退、腹泻反应，脱发、高血糖、糖尿、蛋白尿	（1）用药前应先做皮试，一般用 100～500 U/ml 的溶液做皮内注射。观察 3 小时，如有斑块、红肿，则表示发生过敏反应。对发生过敏反应或者有过敏反应者应慎用或禁用；对使用间隔超过 1 周的患者应重新做皮试；静脉滴注，连用 10 日，以避免发生过敏反应，因过敏反应常发生于用药 10 日以后 （2）溶解后，忌长时间放置，以避免丧失活力
美司钠 （Mesna）	静脉注射	极少有静脉刺激或皮肤及黏膜过敏反应，这可能是与本品 pH 及高渗透性有关，但可用注射用水稀释至 1：3 浓度来防止静脉炎	（1）本药的保护作用只限于泌尿系统 （2）常用时间为环磷酰胺/异环磷酰胺使用后的 0 小时、4 小时及 8 小时后
亚叶酸钙 （CF）	静脉滴注	一般较轻，大剂量用药可出现胃肠道功能紊乱、失眠、抑郁、烦躁	（1）与叶酸拮抗剂（如甲氧苄啶、甲氨蝶呤等）合用，可减弱或全部中和本品作用，与氟尿嘧啶合用，可加强氟尿嘧啶细胞毒性 （2）不得与含碳酸氢盐的溶液混合

（薛　嵋　王丽英）

第三节　化疗药物的给药方法

化疗药物的毒副作用明显，因此给药应进行严格的评估和监控。

一、给药前护理评估

化疗前对患者进行科学系统的护理评估，能促进用药安全且有助于预防或降低化疗相关不良反应。根据国内外指南及澳大利亚 Joanna Briggs 研究所（Joanna Briggs Institute，JBI）最佳实践推荐，化疗给药前的护理评估内容主要包括：① 患者诊断，并了解复发、转移情况；② 患者病史，包括治疗史（如化疗、放疗等）、合并症（如糖尿病、高血压等）、目前用药情况；③ 核对患者过敏史，包括以往出现的化疗药物过敏反应；④ 以往用药毒副反应；⑤ 最近实验室数据，包括血常规、肝肾功能等；⑥ 生理评估包括功能和/或表现、症状及生命体征等；⑦ 心理社会评估，如焦虑、抑郁等（1 周内）；⑧ 患者体重并计算体表面积，评估其对化疗剂量的影响（1 周内）；⑨ 化疗前用药，包括口服及静脉用药；⑩ 评估血管通路装置是否建立及功能状况；⑪ 患者和/或照顾者对治疗方案的理解程度。

二、给药途径

1. **静脉给药**　静脉给发疱性化疗药物如多柔比星、长春瑞滨时，应采用中心静脉给药方式。在通过中心静脉导管给药前,应确保导管在血管内,注药时应询问患者是否有痛感、灼热感或其他不适感觉。因条件受限,经周围静脉给予抗肿瘤药物时应用生理盐水引针,注药时要确保针头在血管内。静脉给药可采用静脉推注、滴注和化疗泵持续输注等。

2. 肌内注射　肌内注射适用于对组织无刺激性的药,如塞替派、博来霉素等,需备长针头深部肌内注射,以利于药物的吸收。丙酸睾酮为油类制剂,吸收差,应制订计划,轮换注射部位并记录。

3. 口服给药　口服给药需将药物装入胶囊或制成肠溶剂,以减轻药物对胃黏膜的刺激,并防止药物被胃酸破坏,常用的有氟尿嘧啶、卡培他滨、复方替加氟等。宜睡前服用,并与异丙嗪和碳酸氢钠同服。

4. 腔内注射　腔内注射是指在胸、腹膜腔、膀胱腔内和心包腔内注射化疗药物。一般选用可重复使用、局部刺激较小、抗瘤活性好的药物,以提高局部疗效。每次注药前抽尽积液,注药后需协助患者翻身更换体位,使药物充分与腔壁接触,最大限度地发挥药物作用。

5. 脊髓腔内注射　由于血脑脊液屏障的存在,全身给药时到达中枢神经系统肿瘤的药物浓度很低,难以发挥抗癌效果。通过腰穿、鞘内直接给药,提高了局部药物浓度,明显提高疗效。鞘内注射化疗一般用生理盐水或脑脊液稀释至 5 ml,缓慢注入,严密观察有无不良反应。目前鞘内用药仍以甲氨蝶呤、阿糖胞苷和皮质激素为主,氟尿嘧啶和长春新碱禁用于鞘内注射。

6. 动脉给药　为了提高化疗药物在肿瘤局部的有效浓度,可用动脉内给药进行化疗。对于浓度依赖性的抗肿瘤药物,局部药物浓度是决定疗效的最关键的因素之一。目前,局部动脉给药的条件是:① 肿瘤局部侵犯为主,少远处转移,如动脉内化疗较适合结肠癌肝转移治疗;② 给药动脉主要供应肿瘤而较少供应正常组织;③ 所用抗肿瘤药物,局部组织摄取快,全身灭活或排泄快,特别是药物第一次通过肿瘤时可被绝大部分吸收。动脉内化疗可直接经动脉穿刺注入化疗药物或采用手术,借助 X 线监视将导管置于肿瘤供血的动脉内,如经股动脉超声靶向血管灌注化疗药物或栓塞剂,肝癌、卵巢癌等的介入疗法。

三、给药顺序

化疗药物的正确使用也体现在合理的使用顺序上。临床应用时应遵循以下三个原则。

1. 相互作用原则　有的化疗药物之间会发生相互作用,从而增加疗效或毒性,如紫杉醇和多柔比星的代谢都是在肝内羟基化,因此合用紫杉醇可能使多柔比星的清除减少,使心力衰竭可能性增加。所以两药合用时,应先用多柔比星。而紫杉醇和顺铂合用时,顺铂会延缓紫杉醇的排泄,因此须先用紫杉醇。

2. 刺激性原则(外周静脉给药时)　根据药物的局部刺激性大小,刺激性大者先用,如长春瑞滨和顺铂合用时,先用前者。

3. 细胞动力学原则　细胞周期非特异性药物对肿瘤细胞的作用较强而快,能迅速杀灭癌细胞,它的剂量反应曲线接近直线,在机体能够耐受的毒性限度内,其杀伤能力随剂量而提高,在浓度和时间关系中浓度是主要因素。细胞周期特异性药物一般作用较弱而慢,需要一定时间才能发挥作用,其剂量反应曲线是一条渐近线,即在小剂量类似于直线,达到一定剂量后不再升高,出现平坡。相对来说,在影响疗效的因素中时间是主要的。为了发挥化疗药物的最大疗效,细胞周期非特异性药物应静脉或动脉内一次推注,而细胞周期特异性药物则以缓慢滴注、肌注或口服为宜。联合化疗时一般先用细胞周期非特异性药物杀伤增殖期及部分 G0 期细胞,驱动 G0 期细胞进入增殖周期,继而用细胞周期特异性药物杀灭癌细胞,如此反复数个疗程,达到较好的效果。

(薛　嵋　王丽英)

第四节　化疗药物的不良反应

化疗药物因缺乏特异的选择性作用,因此,往往在抑制肿瘤的同时对机体正常组织造成损害,特别是增殖旺盛的上皮细胞,如骨髓细胞、消化道黏膜上皮细胞、毛囊细胞等。有些不良反应是许多化疗药物共有的,如骨髓抑制、胃肠道反应、肝功能损害等,而有些则是部分化疗药物所特有,如长春新碱易引起外周神经病变,大剂量长期应用博来霉素可引起肺纤维化等。总体而言,化疗的毒副作用分为局部反应和全身反应两大类。化疗药物毒副作用按发生的时序可分为近期毒性反应和远期毒性反应。近期毒性反应是指发生于给药后 4 周内出现的毒性反应,又分为局部反应(如局部组织坏死、化学性静脉炎等)和全身性反应(包括消化系统、造血系统、免疫系统、皮肤和黏膜反应、神经系统、肝功能损害、心脏反应、肺毒性反应、肾功能障碍及其他反应等)。远期毒性反应是指给药 4 周后发生的毒副反应,可延续至几个月甚至几年后发生,主要包括生殖功能障碍及致癌、致畸作用等。本节主要介绍化疗药物的各类不良反应及其临床表现。

一、近期毒性反应

1. 局部反应　很多化疗药物如蒽环类、氮芥、长春碱类和丝裂霉素等可引起不同程度的化学性静脉炎,药物一旦外渗,还可导致局部组织坏死(详见第七章第二节)。

2. 过敏反应　可分为局部和全身两种。局部过敏反应表现为沿静脉走向出现风团、荨麻疹或红斑,常见于多柔比星和表柔比星,如在静脉使用氢化可的松或生理盐水后消退,则可继续用药,但宜慢速。全身性过敏反应表现为颜面发红、荨麻疹、低血压、发绀等。患者主诉可有瘙痒、胸闷、言语困难、恶心、失听、眩晕、寒战、腹痛、排便感及焦虑等。需立即停止输液并做相应处理。典型的 I 型过敏反应多发生在给药后 1 小时内,但也可发生在接触药物后 24 小时内。

较易发生过敏反应的药物有紫杉醇、多西他赛、依托泊苷、替尼泊苷、博来霉素、多柔比星、门冬酰胺酶和顺铂等。已有报道奥沙利铂也可引起过敏反应,一般在使用了 7 个疗程(中位数)后发生。预防用药可减少过敏反应发生,但仍有少数患者还会出现而需及时处理。

3. 骨髓抑制　大多数化疗药物均有不同程度的骨髓抑制,蒽环类、氮芥、鬼臼毒素类、长春瑞滨、长春碱、长春新碱、达卡巴嗪、卡铂等可引起 III 级以上的毒副作用。化疗药物引起骨髓抑制的程度与患者个体骨髓贮备能力关系密切。用药前有肝病、脾亢、接受过核素内照射或过去曾行放、化疗(尤以曾有白细胞或血小板明显低下)者更易引起明显的骨髓抑制。

由于半衰期(红细胞 120 日、血小板 5~7 日、白细胞 4~6 小时)的不同,最初常表现为白细胞特别是粒细胞的减少,其次是血小板减少,严重时血红蛋白也降低。发热性粒细胞缺乏的定义是肿瘤患者化疗中出现中性粒细胞绝对数少于 $1.0 \times 10^9 / L$,同时伴有 38.3℃以上的或持续体温≥38℃超过 1 小时为特征的疾病。化疗引起的骨髓抑制多于停药后 2~3 周恢复,但塞替派、亚硝脲类、丝裂霉素和美法仑可产生延迟性骨髓抑制,需 6 周以上恢复。

4. 胃肠道反应

(1) 恶心和呕吐：是化疗药物引起的最常见的毒副作用。顺铂、达卡巴嗪、放线菌素 D、氮芥类可引起明显的恶心呕吐，环磷酰胺、亚硝脲、蒽环类、异环磷酰胺、阿糖胞苷等的反应次之，博来霉素、氟尿嘧啶、长春碱和长春新碱等的反应较轻。除了化疗药物，其他影响化疗药物所致恶心呕吐的因素还包括既往有化疗所致呕吐的经历、饮酒史、年龄、性别、心理因素、体力状况、化疗前进食、严重妊娠呕吐史、运动病的易感性等（详见第六章第五节）。

(2) 黏膜炎：化疗药物使消化道上皮细胞更新受到抑制，可使从口腔到肛门的整个消化道黏膜变薄，从而易产生感染，如口角炎、舌炎、肠炎、直肠炎等，可引起上消化道溃疡与出血、出血性或伪膜性腹泻等，还可引起因营养吸收障碍所致的消化功能低下。直接口腔毒性一般发生于化疗后 5～7 日，以抗代谢与抗生素类药物多见，往往首先见于颊黏膜和口唇交接处，对酸性刺激敏感为早期线索，有龋齿和牙周病者多较严重，反应常与剂量有关并呈累积性。体质衰弱和有免疫抑制的患者易继发真菌感染。另外，化疗药物引起的黏膜炎与给药方案/方式有关（详见第六章第四节）。

(3) 腹泻：化疗药物引起的腹泻最常见于抗代谢药，如氟尿嘧啶、甲氨蝶呤、阿糖胞苷等。较常引起腹泻的有放线菌素 D、羟基脲、柔红霉素、伊立替康、亚硝脲类、紫杉醇等。使用干细胞移植的大剂量化疗方案也可伴有严重腹泻。伊立替康在用药 24 小时后可出现延迟性腹泻是指伊立替康化疗结束 24 小时后出现的腹泻，表现为用药后 3～5 日，呈水样便腹泻，平均持续约 4 日。对腹泻患者不可忽视检查外周血白细胞计数，对于白细胞严重低下者，感染性腹泻常可导致严重后果。

(4) 便秘：使用有神经毒性的化疗药物有可能导致便秘，这些药物包括长春碱类（长春新碱、长春碱、长春酰胺、长春瑞滨）、依托泊苷和顺铂。其他如多西他赛、米托蒽醌等也有报道。长春花生物碱尤以长春新碱最为突出，偶可发生麻痹性肠梗阻。

5. 肺毒性反应 有很多化疗药物可引起肺损害，主要表现为间质性肺炎和肺纤维化，博来霉素是最易引起肺毒性的药物，其他常见的有白消安、亚硝脲类和丝裂霉素等。除丝裂霉素外，多与药物的使用剂量有关，10% 使用大剂量白介素 2 的患者可发生致命性的肺毒性反应。处理化疗有关肺毒性反应的最好方法是预防。一旦发现肺毒性反应，首要措施是停药，并给予积极对症治疗，包括吸氧、皮质类固醇和抗生素的使用。

6. 心脏毒性反应 化疗药物诱发的心脏毒性反应包括心肌病、严重心律失常、心包炎、心肌缺血和心肌梗死等。大剂量环磷酰胺和异环磷酰胺可引起充血性心力衰竭，大剂量氟尿嘧啶可引起冠状动脉痉挛。除了药物因素，年龄、纵隔放疗、冠状动脉疾病、其他瓣膜及心肌病和高血压都是危险因素。

蒽环类药物是最常引起心脏毒性反应的化疗药物，其发生率与累积剂量有关。蒽环类药物性心肌病在临床上可分为三种：① 急性心肌心包炎：一般在用药后几日内发生，表现为一过性心律失常、心包积液和心肌功能不全，有时可导致短暂的心力衰竭，偶有死亡。② 亚急性心脏毒性反应：起病隐匿，可在末次用药后 0～231 日（最长可达 30 个月）后出现症状，但以末次用药后 3 个月发病者最多。临床表现可为心动过速和疲劳，部分患者出现进行性呼吸急促，呼吸困难，最后可出现肺气肿、右心充血征和心排出量降低。应用强心药物可使病情稳定。③ 迟发性心肌病：临床表现出现于用药后 5 年或 5 年以后，包括亚急性心脏病恢复患者所出现的失代偿和突然发生的心力衰竭。

蒽环类药物和曲妥珠单抗的心脏毒性反应在两个方面有明显的不同：其一是累积剂量

相关性,蒽环类药物引起的心肌损害与累积剂量相关,而曲妥珠单抗相关的心脏毒性反应与剂量无关;其二是可逆性,前者往往是不可逆的,后者在多数患者通过标准治疗或停止使用后症状好转、心功能改善和左心室射血分数升高,有些患者在心功能恢复后还可以继续使用。

7. 肝脏毒性反应　部分化疗药物可引起肝脏损害,主要包括肝细胞性功能障碍、药物性肝炎、静脉闭塞性肝病和慢性肝纤维化。容易引起转氨酶异常的药物有门冬酰胺酶、阿糖胞苷、依托泊苷、硫唑嘌呤、巯嘌呤、大剂量甲氨蝶呤等,其中门冬酰胺酶引起的肝脏功能异常最常见。甲氨蝶呤等可引起肝纤维化。

8. 肾和膀胱毒性反应　顺铂、大剂量甲氨蝶呤、丝裂霉素、白介素 2 可引起肾损害;在使用顺铂或丝裂霉素时,可出现以微血管溶血过程为特点的肾损伤。起病较急,表现为溶血性贫血,周围血涂片有红细胞碎片,可有发热、皮疹、高血压、心包炎、间质性肺炎、非心源性肺水肿及中枢神经功能障碍,检查可有血尿和蛋白尿,在发病后 1～2 周出现肾功能不全。停用有关药物并迅速采取血浆置换术可使肾功能恢复。值得一提的是,输血可促发或加重微血管溶血性贫血,应尽量避免。大剂量环磷酰胺、异环磷酰胺等可引起出血性膀胱炎;贝伐单抗可引起蛋白尿,严重时可引起肾病综合征。

9. 神经系统毒性反应　长春碱类、鬼臼毒素类等作用于微管的药物主要引起外周神经毒性反应,表现为肢(趾)端麻木、感觉异常、腱反射减弱或消失,少数可发生肌肉萎缩、直立性低血压、膀胱张力减弱、便秘或麻痹性肠梗阻,这种毒性是剂量依赖性的,通常在停药后可恢复。顺铂还可引起耳鸣和高频听力减退,发生率高达 11%,严重者可致耳聋。异环磷酰胺和氟尿嘧啶可出现小脑共济失调。奥沙利铂引起的外周感觉神经异常,包括急性和累积性的。急性症状表现为肢端和/或口周的感觉迟钝和/或感觉异常,偶可见可逆性的急性咽喉感觉障碍,通常为轻度,可发生在输注的几分钟内,并在几分钟至几小时或数日内自行恢复,可因寒冷或接触冷物体而激发或加剧。另外,将静脉输注的时间由 2 小时延长至 6 小时可以防止症状复发。奥沙利铂的主要剂量限制性毒性反应为剂量相关的、累积性、可逆转的外周神经毒性反应,主要表现为肢体感觉迟钝和/或感觉异常,遇冷可诱发或加重,在累积剂量达到 $850\ mg/m^2$ 以上时尤为明显,发生率为 82%,其中 12% 可出现功能障碍。停止治疗后数月后可以恢复,平均在中止用药后 12～13 周逐渐恢复。

10. 皮肤及附属器毒性反应

(1) 光敏感性:放线菌素 D、甲氨蝶呤、氟尿嘧啶类、博来霉素及多柔比星等可引起皮肤对阳光敏感度的增高,稍微暴露后即出现急性晒伤和皮肤不寻常地变黑。

(2) 色素过度沉着:许多药物可引起皮肤颜色变深,部分也是由对阳光敏感所致。属于此类的药物有放线菌素 D、白消安、环磷酰胺、氟尿嘧啶、多柔比星、博来霉素、甲氨蝶呤和巯嘌呤。

(3) 回忆反应:过去曾放射治疗并发生放射性皮炎的患者,在用放线菌素 D 以后原照射过的部位可再现类似放射性皮炎的改变,称为"回忆反应"。而后发现,除放线菌素 D 外,如氟尿嘧啶、多柔比星也会在化疗时或化疗后在曾放射过的皮肤发生严重的局部反应,包括急性红斑及皮肤色素沉着。

(4) 指甲变形:有博来霉素、多西他赛、氟尿嘧啶、多柔比星、羟基脲等。

(5) 皮疹:抗肿瘤药物有时也可发生药疹,停药后大多能消失。以博来霉素、多西他赛、柔红霉素、伊达比星、羟基脲、洛莫司汀、放线菌素 D、环磷酰胺、培美曲塞、氟尿嘧啶、吉西他滨等较常见。

（6）脱发：是很多化疗药物的常见毒副作用，给患者的心理和身体形象带来不良影响。蒽环类、烷化剂、鬼臼毒素类、长春碱类、紫杉醇、氟尿嘧啶、甲氨蝶呤等均可引起不同程度的脱发。脱发一般发生在首剂化疗后 2～3 周，在停化疗后 6～8 周再逐渐长出。

（7）手足综合征：以卡培他滨最为明显，脂质体多柔比星也有报道（详见第六章第七节）。

WHO 把化疗药物的上述不良反应分为 0、Ⅰ、Ⅱ、Ⅲ、Ⅳ度，见表 3-4。

表 3-4　WHO 化疗毒副作用分级标准

不良反应指标	分　级				
	0	Ⅰ	Ⅱ	Ⅲ	Ⅳ
血液系统					
血红蛋白（g/L）	≥110	95～109	80～94	65～79	＜65
白细胞（$\times 10^9$/L）	≥4.0	3.0～3.9	2.0～2.9	1.0～1.9	＜1.0
粒细胞（$\times 10^9$/L）	≥2.0	1.5～1.9	1.0～1.4	0.5～0.9	＜0.5
血小板（$\times 10^9$/L）	≥100	75～99	50～74	25～49	＜25
出血	无	瘀点	轻度失血	明显失血	严重失血
消化系统					
胆红素	≤1.25×N	(1.26～2.50)×N	(2.6～5.0)×N	(5.1～10.0)×N	＞10×N
口腔	无异常	红斑、疼痛	红斑、溃疡，可进食	溃疡，只能进流食	不能进食
恶心呕吐	无	恶心	暂时性呕吐	呕吐，需治疗	难控制的呕吐
腹泻	无	短暂（<2 日）	能忍受（>2 日）	不能忍受，需治疗	血性腹泻
便秘	无	轻度	中度	腹胀	腹胀，呕吐
肾、膀胱					
尿素氮	≤1.25×N	(1.26～2.50)×N	(2.6～5.0)×N	(5.1～10.0)×N	＞10×N
肌酐	≤1.25×N	(1.26～2.50)×N	(2.6～5.0)×N	(5.1～10.0)×N	＞10×N
蛋白尿	无	+，<0.3 g/100 ml	++，+++，0.3～1.0 g/100 ml	++++，>1.0 g/100 ml	肾病综合征
血尿	无	镜下血尿	严重血尿	严重血尿，带血块	泌尿道梗阻
呼吸系统及其他					
肺	无症状	症状轻微	活动后呼吸困难	休息时呼吸困难	需完全卧床
发热（药物性）	无	＜38℃	38～40℃	＞40℃	发热伴低血压
过敏反应	无	水肿	支气管痉挛，不需注射治疗	支气管痉挛，需注射治疗	过敏反应
皮肤	无	红斑	干性脱皮、水疱、瘙痒	湿性皮炎、溃疡	剥脱性皮炎、坏死，需手术
头发	无	轻度脱发	中度、斑状脱发	完全脱发，可再生	脱发，不能再生
感染	无	轻度感染	中度感染	重度感染	重度感染伴低血压

（续　表）

不良反应指标	分　级				
	0	I	II	III	IV
循环系统					
节律	正常	窦性心动过速,休息心率＞100次/分	单灶 PVC,房性心律失常	多灶性 PVC	室性心律不齐
心功能	正常	无症状,但有异常心脏征象	短暂的心功能不足,但不需治疗	有心功能不足症状,治疗有效	有症状,心功能不足,治疗无效
心包炎	无	有心包积液,无症状	有症状,但不需抽积液	心包填塞,需抽积液	心包填塞,需手术治疗
神经系统					
神志	清醒	短暂嗜睡	嗜睡时间不到清醒的 50%	嗜睡时间多于清醒的 50%	昏迷
周围神经	正常	感觉异常或腱反射减弱	严重感觉异常或轻度无力	不能忍受的感觉异常或显著运动障碍	瘫痪
疼痛(非肿瘤引起)	无	轻度	中度	严重	难控制

注解：N 指正常值。例如：＞10×N 是指超过正常值 10 倍以上为分级的Ⅳ级。

二、远期毒性反应

化疗药物除了产生近期毒性反应,还可以引起远期毒性反应。随着肿瘤化疗的疗效提高,长期生存患者增多,远期毒性反应将更加受到关注。

1. 致癌作用　现已证实,很多抗癌药物特别是烷化剂和亚硝脲类药物,有明显的致癌作用。在用此类药物治疗并获得长期生存的患者中,部分会发生可能与化疗相关的第二种恶性肿瘤,主要是急性白血病。故在给患者,特别是儿童患者选择合理的治疗方案时,应充分考虑此种因素。

2. 不育和致畸　许多化疗药物可影响生殖细胞的产生和内分泌功能,产生不育及致畸胎作用。环磷酰胺、苯丁酸氮芥、氮芥、丙卡巴肼和亚硝脲类药物可明显减少睾丸生殖细胞的数量,导致男性不育。特别是联合化疗对精子的影响更显著,如治疗霍奇金淋巴瘤的 MOPP 方案可使近 80% 的患者发生性腺功能障碍,甚至是不可逆的。很多烷化剂也可使女性患者产生永久性卵巢功能障碍和闭经。

（薛　嵋　王丽英）

第五节　化疗患者的护理

由于化疗药物有各种特殊的不良反应,因此护理工作尤为重要。大多数化疗药物毒性较大,治疗剂量与中毒剂量相近。目前常用的化疗药物均缺乏特异的选择性作用,往往在抑制肿瘤的同时对机体增殖旺盛的细胞(如骨髓细胞、肠上皮细胞、生殖细胞)及中枢神经系统有一定的影响;有些药物还对肝、肾、心功能有损伤,少数药物对皮肤及其附件、肺、内分泌系统有不同程度的损伤;此外,多数化疗药物都有免疫抑制作用,有潜在的致畸和致癌作用。以下将详细介绍化疗药物常见的一些毒副作用的护理措施。

一、局部毒副作用的护理措施

某些抗肿瘤药物如顺铂($\geqslant$0.5 mg/ml)、丝裂霉素、更生霉素、奥沙利铂、柔红霉素、多柔比星、表柔比星、长春碱、长春新碱、长春瑞滨、氮芥等对血管刺激性大,药物渗漏后有可能造成较严重的和/或持久的伤害,甚至组织坏死。卡铂、顺铂(<0.5 mg/ml)、达卡巴嗪、多西他赛、氟尿嘧啶、吉西他滨、环磷酰胺、异环磷酰胺、伊立替康、阿糖胞苷脂质体、米托蒽醌、紫杉醇、博来霉素、依托泊苷、替尼泊苷、托泊替康等药物,渗漏后可引起炎症反应,在穿刺处或沿着静脉走向伴随刺痛、烧灼、紧绷感和静脉炎,但并没有组织坏死。

(一)选择好输液部位

(1)化疗给药前,首先应评估患者的血管情况、使用的药物性质等,有条件首选中心静脉导管给药,可采用经外周静脉穿刺中心静脉置管(PICC)、皮下埋藏式导管输注系统(PORT)或中心静脉导管(CVC)。持续静脉给药更应选择中心静脉通路,输入腐蚀性药物(包括发疱剂及刺激性药物)不宜选用外周静脉给药。

(2)如外周静脉穿刺给药,需有计划地更换注射部位。应尽量避开手指、手腕、肘窝和下肢静脉,以及施行过广泛切除性外科手术的肢体的末端,乳腺癌根治术后避免患肢注射。不宜选择24小时内有穿刺史的静脉及穿刺点以下的静脉进行穿刺给药。不可同一部位重复穿刺,避免渗漏。

(3)经外周静脉留置针给化疗药,留置针应当日拔除,不应留置。

(二)化学性静脉炎的预防和处理

化学性静脉炎是化疗药物对血管的直接刺激引起的无菌性炎症,表现为从注射部位沿静脉走向出现发红、疼痛、色素沉着、血管变硬等。

(1)预防推注前后用生理盐水冲洗,药液浓度不宜过高,速度不宜过快,匀速进入;长春瑞滨输入前后可根据医嘱予生理盐水250 ml+地塞米松(DXM)5 mg冲洗;输液前在穿刺点上方沿静脉走向涂喜疗妥软膏或外贴增强型透明贴。

(2)处理静脉炎可给予湿热敷、硫酸镁湿敷、涂喜疗妥软膏、金黄散外敷、理疗等。

(三)化疗药物外渗的预防和处理

详见第十章第二节。

二、消化系统毒性反应的护理措施

消化系统毒性反应的主要表现为食欲减退、恶心、呕吐、腹痛、腹泻、口腔黏膜炎等。

(一)恶心、呕吐

恶心、呕吐是常见的化疗相关不良反应,随着止吐类药物的发展,患者对恶心、呕吐的恐惧程度已逐渐下降。但至今依然有70%～80%的患者存在不同程度的化疗相关的恶心、呕吐,恶心、呕吐仍是影响化疗计划的实施和疗效、降低患者生活质量以及治疗依从性的潜在原因(详见第九章第四节)。

(二)腹泻

化疗相关性腹泻的主要原因是药物对肠道黏膜的急性损伤所导致的肠道吸收和分泌失

衡。腹泻的程度可以从轻度到生命威胁,并可严重影响患者的生活质量和对治疗的依从性。已知的可以诱发化疗相关性腹泻的药物主要有放线菌素 D、多西他赛、伊立替康和氟尿嘧啶等,其中氟尿嘧啶和伊立替康诱发的腹泻最为常见,发生率可高达 50％～80％(详见第九章第五节)。

(三) 便秘

化疗患者便秘的原因主要有:年老体衰,胃肠功能下降;进食量少,粗纤维少,活动少;恶心、呕吐;化疗药物,特别是神经毒性药物(长春碱类、阿糖胞苷、卡培他滨、紫杉醇类);止吐药,5‐HT3 受体拮抗剂;阿片类止痛药等(详见第九章第六节)。

(四) 口腔黏膜炎

口腔黏膜炎与细胞毒性药物对细胞分裂旺盛的口腔黏膜细胞的直接损伤和继发性感染等因素有关。典型的临床表现是在化疗后 1～2 周,口腔内出现伴有烧灼样疼痛的黏膜萎缩、红肿,甚至深浅不一的溃疡,严重者可形成大片的白色假膜。黏膜炎可因感染或其他损伤加重,也可随着化疗药物的停止应用而逐渐修复。易引起口腔黏膜炎的药物包括甲氨蝶呤、多柔比星、氟尿嘧啶、白消安和博来霉素等(详见第九章第三节)。

三、骨髓抑制的护理措施

化疗药物可以诱导骨髓中分裂旺盛的造血细胞凋亡,并导致不同功能分化阶段的血细胞,主要包括白细胞、血小板和红细胞数量的减少。除了博来霉素、左旋天冬酰胺酶,大多数细胞毒药物均有不同程度的骨髓抑制。

(一) 饮食

给予高蛋白质、高热量、丰富维生素的饮食,多饮水,避免进食生冷食物。

(二) 治疗

遵医嘱按时查血常规,了解血象下降的情况,遵医嘱给予升血药物,如粒细胞单核细胞集落刺激因子(GM‐CSF)或粒细胞集落刺激因子(G‐CSF)并观察疗效。必要时输注全血或成分血。

(三) 白细胞下降的护理

(1) 白细胞特别是粒细胞下降时,感染的机会将增加。注意患者和家属的手卫生情况(如厕后洗手、探视前洗手等);不允许患病的人探视粒细胞减少的患者;注意口腔卫生,用软毛牙刷刷牙、进食前后漱口,避免食用刺激性粗糙的食物;保持会阴部的清洁。一旦感染各种病毒性疾病,如带状疱疹,可遵医嘱给予抗病毒和止痛药物,保持局部皮肤的清洁,勿抓挠皮肤。尽量避免侵入性的操作。

(2) 当白细胞<$1×10^9$/L,容易发生严重感染,需进行保护性隔离,如使用层流床。

(四) 血小板下降的护理

(1) 对于出现下列情况的患者应密切监测:近期容易发生擦伤、挫伤的患者;鼻腔、牙龈近期出现不寻常出血;膀胱、直肠近期出现不寻常出血;对于女性患者来说,近期出现不同于月经的非寻常的阴道出血。

(2) 同时指导患者当自身出现如下体征,可能提示血小板减少或出血:擦伤次数增多;过度的牙龈出血;鼻出血;黑便或者血便;混浊尿或血尿;困倦。

(3) 应为患者提供一个安全的环境,如提供防滑垫等相关设施;当患者血小板下降时,应减少患者的活动以防受伤(如跌倒、碰撞等);

（4）指导患者保护皮肤和黏膜的完整性：使用电动剃刀代替手动剃刀；使用指甲钳，使用指甲砂锉代替金属锉刀；使用刀具或者尖锐工具时应十分小心；避免穿着紧身服装，尤其是紧身内衣；避免一切可能发生身体碰撞的活动；侵入性的操作应最小化（如打针）；鼓励患者轻柔的擤鼻；让患者使用软毛牙刷或者海绵刷刷牙，以及用温和的盐水溶液漱口；告知患者在性生活时应使用水基润滑剂。

（5）鼓励患者增加液体的摄入量来维持泌尿系统的完整性；鼓励患者治疗和避免便秘（但不使用栓剂和灌肠）维持胃肠道的完整性，防止进一步产生痔疮。

（6）在血小板低下期间，避免使用所有可能引起出血的药物，包括含有阿司匹林成分的产品；遵医嘱给予适当的药物治疗。

（7）在日常生活中还应该注意以下事项：应告知患者在血小板正常后才可进行牙科治疗；血小板减少期间避免使用牙线或者口腔冲洗用具；血小板计数极低时应避免性生活，不进行肛交；女性避免使用栓塞式卫生棉条；在进行园艺工作或者接触带刺植物时应戴手套。

（8）当血小板 $<50\times10^9/L$ 时会有出血的危险，观察皮肤有无淤血、瘀斑及其他出血的症状。协助做好生活护理，避免碰撞，拔针后增加按压的时间，静脉注射时止血带不宜过紧，时间不宜过长，进软食，保持大便通畅，避免抠鼻、剔牙、用力咳嗽、擤鼻涕等动作。当血小板下降至 $<10\times10^9/L$，易发生中枢神经系统、胃肠道、呼吸道的出血，应严密观察病情变化，嘱患者绝对卧床休息，一旦患者出现头痛等症状应考虑颅内出血，及时通知医师。女性患者月经期间出血量及持续时间异常，及时报告医师。

四、泌尿系统毒性反应的护理措施

顺铂、丝裂霉素、大剂量的甲氨蝶呤等可损伤肾实质，如顺铂致肾小管坏死，丝裂霉素在停药后可出现蛋白尿，羟喜树碱、环磷酰胺、异环磷酰胺等可引起出血性膀胱炎。

（1）嘱患者在化疗前和化疗过程中多饮水，使尿量维持在每日 2 000～3 000 ml。大剂量使用顺铂的当日、第 2 日、第 3 日充分水化，遵医嘱每日输生理盐水 2 000 ml 以上，同时予以利尿。大剂量的甲氨蝶呤应用时，可导致急性肾功能不全，需水化碱化，定期检测甲氨蝶呤的血药浓度及用四氢叶酸解救。

（2）应用环磷酰胺、异环磷酰胺时，宜充分水化以利膀胱排空。尿路保护剂美司钠，可预防出血性膀胱炎，一般在应用异环磷酰胺后的 0 小时、4 小时、8 小时静脉推注。

（3）治疗对于化疗敏感的肿瘤，如白血病、恶性淋巴瘤，化疗后大量的肿瘤细胞被破坏，血液中尿酸急剧增加，在肾脏中形成结晶，影响尿液形成。因此对于尿酸性肾病的防治，宜水化，并碱化尿液；同时注意控制饮食中嘌呤含量高的食物，如肉类、动物内脏、花生、瓜子，多食用新鲜蔬菜、水果等。

（4）定期检测肾功能。如果肾功能损伤严重，应请肾病专科进行会诊，给予病情评估和进一步的治疗。

五、肝功能损害的护理措施

大多数抗肿瘤药物均经过肝脏代谢、活化或灭活，如果药物的负荷超过肝脏的代谢能力或肝脏本身存在一定程度的损害，易引起肝脏毒性发生。表现为乏力、食欲不振、黄疸、肝大、肝区疼痛、血清转氨酶和胆红素升高等。

（1）化疗前进行肝功能检查，有异常则慎用或停用化疗药物，遵医嘱予保肝治疗。

（2）饮食宜清淡，适当增加蛋白质和维生素的摄入，避免进食高脂饮食。

六、心脏毒性的护理措施

蒽环类抗生素的心脏毒性最明显。轻者可无症状，仅表现为心电图的异常，重者可表现为各种心律失常，甚至心力衰竭。

（1）化疗前先了解患者有无心脏病病史，常规做心电图了解心功能。

（2）观察病情，倾听主诉，监测心率、节律的变化，必要时行心电监护。监测生化相关指标，预防电解质紊乱（血钾失调、钙离子紊乱等）。

（3）注意休息，减少心肌耗氧量，减轻心脏的负荷；少食多餐，避免加重心脏的负担，反射性引起心律失常。

（4）延长静脉给药的时间，可减轻心脏毒性；可使用与多柔比星结构相近的表柔比星，减轻心脏毒性。

（5）一旦出现心功能损害，主要的治疗方法同一般的心肌病相同，如卧床休息，使用利尿药、强心药等。

七、呼吸系统毒性反应的护理措施

博来霉素是最易引起肺毒性反应的药物，此外还有丝裂霉素、甲氨蝶呤等。主要表现为疲劳、干咳、呼吸困难等，可伴有发热、胸痛等，胸片和肺功能检查异常。

（1）化疗前了解有无肺部疾病，进行胸片和肺功能的检查。

（2）做好病情观察，一旦出现肺毒性反应，可用激素、抗生素等治疗。

（3）必要时予吸氧、半卧位，做好生活护理，保持空气流通，预防感冒。

八、神经系统毒性反应的护理措施

长春碱类、奥沙利铂、鬼臼毒类药物等常引起神经系统损害，最常见的是末梢神经的损害，引起手足麻木，进一步引起自主神经障碍等症状；严重的是对中枢神经毒性反应，引起感觉异常、震动感减弱、肢体麻木、刺痛、步态失调、共济失调、嗜睡、精神异常等（详见第九章第七节）。

九、脱发的护理措施

脱发可发生于化疗后的数天至数周内，其程度与化疗药物的种类、剂量、化疗间期长短和给药途径等相关。因多数化疗药物对毛囊干细胞没有损伤，脱发通常是暂时性，但如果毛囊干细胞损伤，则可能导致永久性脱发。可明显引起脱发的药物包括环磷酰胺、多柔比星、多西他赛和依托泊苷等（详见第九章第十一节）。

十、皮肤反应的护理措施

化疗药物所致的皮肤损伤多种多样，主要包括手足综合征、放射回忆反应、痤疮样皮疹、色素沉着、甲沟炎和指甲改变（详见第九章第八节）。

十一、手足综合征的护理措施

手足综合征通常是由药物引起的一种皮肤毒性反应，许多药物在不同程度上表现出这一不良反应，最常见的化疗药物有卡培他滨、氟尿嘧啶、阿霉素脂质体、阿糖胞苷、多西他赛等，多激酶抑制剂如索拉非尼、舒尼替尼等。通常在治疗开始后 2～12 日发生,最初的症状为掌跖的感觉迟钝和刺痛,数日后可以发展为灼痛、红斑和皮肤肿胀,严重者可出现水疱、脱皮和继发的溃疡。尽管手足综合征不会威胁患者的生命,但对患者的生活质量有一定的影响,严重者不得不停止治疗,从而影响到治疗的效果(详见第九章第九节)。

十二、过敏反应的护理措施

左旋门冬酰胺酶、紫杉醇、多西他赛、博来霉素、奥沙利铂等可导致过敏反应。主要表现为面色和皮肤潮红、支气管痉挛、皮疹、低血压等,严重者大小便失禁,甚至发生过敏性休克。

(1)用药前了解过敏史和既往用药史,了解药物性质、使用方法和注意事项。

(2)用药前备好氧气、抢救药品及器械,予心电监护,严密观察生命体征的变化,并做好记录。

(3)在应用紫杉醇前 12 小时及 6 小时,遵医嘱给予地塞米松 20 mg 口服,在注射紫杉醇前 30～60 分钟给予静脉注射西咪替丁 300 mg 或雷尼替丁 50 mg,防止过敏反应的发生。紫杉醇溶液的配制和贮藏,应该用玻璃容器、聚丙烯容器或聚烯烃类容器,输注管道不能含有聚氯乙烯,应采用具有聚乙烯衬里的管道。溶液滴注时要经过连接着一个过滤器(0.22 μm 孔道)的静脉滴注管道。

(4)多西他赛在第一次及第二次输注时,应密切注意患者的过敏反应。口服地塞米松 8 mg,每日 2 次(用药前 1 日、用药当日、用药后 1 日),减轻水钠潴留和过敏反应。

(5)门冬酰胺酶和博来霉素使用前需做皮试,皮试结果阴性方可使用。

(顾玲俐)

第六节　化 疗 防 护

化疗药物对肿瘤组织杀伤的同时,对正常组织也有抑制作用,护士在接触化疗药物时,如不注意防护,会对正常人体产生伤害。有文献报道,化疗药物可诱发肿瘤,尤其是烷化剂的诱发作用和致癌作用已被公认,故护士进行化疗操作时,存在一定的职业危害。澳大利亚卫生部门通过特殊显影实验已经证实,在化疗药物配置过程中,当粉剂药瓶打开时及瓶装药物抽取后拔针时,均可出现肉眼看不见的逸出,形成含有毒性微粒的气溶胶或气雾,通过皮肤或呼吸道进入人体,危害配药人员并污染环境。静脉用药调配中心(PIVAS)的规范操作,可以减轻化疗药物对人体的危害,直接与化疗药物接触的静脉用药调配中心的医护人员应当做好职业防护,减少药物危害。由于化疗药物在本身特性、人体危害性、职业防护等方面有别于其他药物,因此,这个问题引起许多国家的重视,提出了化疗防护的两个原则,首先是工作人员尽量减少与化疗药物的接触,其次应尽量减少化疗药物污染环境,并相应制定了化疗防护的严格规定。

一、化疗防护的设备和设施

(一) 手套与制服

使用无粉乳胶手套(厚度应大于 0.07 mm),手套的厚度和接触药物的时间决定了手套的通透性,手套的通透性会随着时间的增加而增大,通常每操作 60 分钟或遇到手套破损、刺破和被药物污染则需要更换手套。如果操作者对乳胶过敏,可以换用腈制手套,或戴双层手套,即在乳胶手套内戴一副聚氯乙烯(PVC)手套。在戴手套前和脱手套后都必须洗手。制服应由非透过性、无絮状物材料制成,并且前部完全封闭,袖口必须加长。制服的袖口应该可以卷入手套之中,最好是一次性可丢弃的。

(二)生物安全柜

使用 Class Ⅱ 或 Class Ⅲ 垂直气流生物安全柜,不可使用水平气流安全柜。安全柜的作用原理是经滤过的层流空气在柜内循环,以保证无菌的备药环境,而在入口处装有与之等宽的吸引装置,使操作台与操作者之间形成无形的有效屏障。

(三)眼睛和脸部的保护

眼睛应有防护镜保护,以防药物溅出,在使用气雾以及喷雾剂时应有面罩或眼罩保护;普通眼镜不能提供足够的保护。

(四)带有标签的容器

所有装有化疗药物的容器都必须贴有具有警告性质的陈述性语言标签,如"警告:化疗药物,小心轻放"。容器的外表面应当用织物擦过以去除可能的污染,容器的内表面必须用乙醇来擦拭,容器最好使用适当的封口。

二、接触化疗药物的操作规程

(一)配药前准备

1. 准备 个人防护穿戴手套、防护衣和防护镜,必要时戴面罩或眼罩。

2. 生物安全柜的准备 在柜台表面铺上一块有塑料背面的垫子,垫子必须每日更换,或垫子上出现液滴时及时更换;在配制药物前,准备好所有的配制所需要的药品和器材,这样可减少对柜内气流的影响,减少对操作人员的污染。

(二)配药

1. 安瓿的操作 轻轻拍打安瓿将颈部和顶端的药物落于其底部,用乙醇擦拭安瓿的颈部;打开安瓿是要用一块灭菌的纱布包绕着安瓿;如果安瓿内是需要再溶解的干燥物质,应将溶媒沿安瓿壁慢慢加入以避免药物粉的散出;最好使用带过滤网膜的针筒。

2. 小玻璃瓶操作 由于玻璃瓶中的气压会升高,操作时应尽量小心,避免产生药物的气雾,当针头抽出时,如果瓶中压力过高,会使药物溢出。

3. 操作过程中的注意事项 ① 在戴上手套之前、脱去手套后应立即洗手;② 手套和制服若被污染应立即更换;③ 工作区域应铺有一块塑料背面的垫子;④ 所有的针筒和针头都应完整地丢置在带有明显标签的防漏、防刺的容器中;⑤ 药物的溶液袋也应完整地丢置在上述容器中。

三、化疗药物的溢出和暴露

1. 可能接触化疗药物的途径 ① 经呼吸道吸入。药物调配过程中,在溶解抽取药液时,需要排出针筒中多余的气体或药物本身具有挥发性,容易形成微粒或微滴弥漫在空气中,通过呼吸道进入人体。常见的具有挥发性的药物包括顺铂、环磷酰胺、卡莫司汀、依托泊苷等。② 经皮肤吸收。配制药物时,出现化疗药物溢出的情况,皮肤或者防护服直接接触,如果不及时处理被药物污染的台面,药物将通过皮肤直接吸收。护士在处理患者的排泄物或呕吐物时,如不慎接触到皮肤,皆有可能经皮肤进入人体。③ 经口摄入。如工作环境中有食物存在,医护人员接触化疗药物或处理完患者的呕吐物或排泄物后没有及时清洗双手,这些药物可通过接触食物经口摄入。④ 意外扎针。如果针头已接触化疗药物,针头中的药液可通过组织或血液进入人体。

2. 可能导致化疗药物接触的五个环节　① 药物的准备;② 传递和使用药物;③ 废弃物丢置;④ 清除飞溅、溢出液滴;⑤ 处置排泄物。

3. 准备和使用过程中可能发生接触化疗药物的事件　① 从药瓶中拔出针头;② 使用针头、针筒(过滤膜)转移药物;③ 打开安瓿;④ 从针筒、管子中排出空气;⑤ 连接物、瓶子或袋子的渗漏和破裂;⑥ 更换袋子、瓶子和管子;⑦ 针筒中药物过多(绝不能超过容积的 3/4)。

4. 废弃物丢弃过程中可能接触化疗药物的事件　① 丢置在准备、使用化疗药物过程中用过的材料;② 处理化疗患者的体液(如血液、尿液、粪便、呕吐物、腹水、胸水、汗液);③ 处置吸收或污染接触过化疗患者体液的材料和亚麻布织物(如桌布、抹布等);④ 清除溅出或溢出的药物。

四、化疗药物溢出的处理

(一) 溢出包

在所有化疗药物的准备、配发、运输和丢置的地方都应该准备溢出包,包中应有的物件包括:1 件用无渗透性纤维制成的有袖的制服,1 个口罩(N95),1 双鞋套,2 双乳胶手套,1 双备用乳胶手套,1 副防护镜,1 个面罩和再呼吸面罩,1 个装锐器的容器,2 块塑料背面的吸水手巾,2 块一次性海绵,2 个大、厚的一次性垃圾袋等。

(二) 化疗药物溢出的处理

(1) 正确评估暴露在溢出环境中的每一个人,如果皮肤或衣服直接接触到药物,必须立即用肥皂和清水清洗被污染的皮肤。

(2) 由经过专门培训过的专业人员立即清除溢出的药物:① 穿好制服,戴 2 副无粉末的乳胶手套,戴上口罩、防护镜、面罩;② 如果溢出药物会产生气化,则须戴上再呼吸口罩;③ 液体应用吸收性的织布块吸去和擦去,固体应用湿的吸收性的织布块擦去;④ 防刺容器、擦布、吸收垫子和其他被污染的物品都应置于专门放置细胞毒性药物的垃圾袋中;⑤ 药物溢出的地方要用清洁剂反复清洗 3 遍,再用清水清洗;⑥ 凡要反复使用的物品应当由专门培训过的人员在穿戴好个人防护器材的条件下用清洁剂清洗 2 遍,再用清水清洗;⑦ 放有药物污染物的垃圾袋应封口,再放入另一个垃圾袋中;所有参加清除溢出物员工的防护制服等也应丢置在垃圾袋中;⑧ 锐器应放置于专用一次性防刺容器中;⑨ 记录药物名称、大概的溢出量、溢出如何发生、处理溢出的过程、暴露于溢出环境中的员工、患者及其他人员,通知相关人员注意药物溢出。

(三) 生物安全柜内的溢出

(1) 在生物安全柜内体积小于或等于 150 ml 溢出的清除过程如同上述化疗药物的溢出处理过程。

(2) 在生物安全柜内的药物溢出大于 150 ml 时,在清除掉溢出药物和清洗完药物溢出的地方后,应该对整个安全柜的内表面进行另外的清洁:① 使用工作手套将任何碎玻璃放入位于安全柜内的防刺容器中;② 安全柜的内表面,包括各种凹槽之内,都必须用清洁剂进行彻底的清洗;③ 当溢出的药物不在一个小范围或凹槽中时,额外的清洗(如用特殊 pH 的肥皂来去除不锈钢上的化学物质)也是需要的;④ 如果溢出药物污染了高效微粒气体过滤器,则整个安全柜都要封在塑料袋中,直到高效微粒气体过滤器被更换。

(顾玲俐)

第四章
肿瘤放射治疗患者的护理

第一节 概 述

放射治疗(radiation therapy)简称放疗,是治疗肿瘤的主要手段之一,60%～70%的肿瘤患者在疾病治疗的不同时期接受不同目的(根治或辅助或姑息性)的放射治疗。放射治疗通过放射线的辐射能量治疗肿瘤或者一些良性疾病。放疗已成为一门独立的学科,因主要用于肿瘤治疗,故称放射肿瘤学,它是研究放射线单独或结合其他方法治疗肿瘤的临床学科,包括放射物理学、放射生物学和临床放疗学。放疗患者的护理也因此成为一门特殊的专科护理学科。

一、放疗发展简史

1895 年物理学家伦琴发现 X 线,1896 年居里夫人发现了放射性元素镭,射线被发现能治疗恶性肿瘤,从而开创了肿瘤的放疗。1896 年 X 线治疗了第一例患者,1922 年美国的 Coutard 用 X 线治愈了晚期喉癌,并且没有并发症,确立了放疗的临床地位。1934 年,Coutard 建立了沿用至今的外照射剂量分割方式——分次放疗方法。20 世纪 50 年代开始用^{60}Co 治疗机治疗恶性肿瘤,使肿瘤放疗疗效成倍提高,1955 年 Kaplan 在斯坦福大学安装了直线加速器,它明显减轻了放疗的不良反应,逐渐成为放疗设备的主流。20 世纪 70 年代,随着电子计算机的发展,模拟机、CT、MRI、PET - CT、治疗计划系统相继问世,进一步提高了临床放疗精确度。20 世纪 70 年代至 80 年代,Withers HR 等学者系统提出了放疗生物学研究基础——"4R"理论,修复(repair)、细胞周期再分布(redistribution)、再增殖(repopulation)、再氧化(reoxgenation)。90 年代开创了三维立体(3 - dimensional conformal radiotherapy,3DCRT)放疗技术,后续的束流调强适形放疗(intensive modulation radiation therapy,IMRT)、立体定向放射治疗(stereotactic body radiation therapy,SBRT)以及近 10 年来发展迅速的粒子放疗。

二、放射物理学概述

放射物理学是研究放疗设备的结构、性能以及各种射线在人体的分布规律,探讨提高肿瘤组织受量、降低正常组织受量的物理方法的学科,是学习放射肿瘤学的基础。

(一) 放射源的种类

放射治疗所用的放射源主要有三类:① 各种放射性同位素发出的 α、γ 射线;② X 线治疗机和各类加速器产生的不同能量的 X 射线;③ 各类加速器产生的电子束、质子束、中子束和一些重粒子束。

(二) 放疗常用的照射方式

放射治疗以两种基本照射方式进行治疗,即远距离照射和近距离照射。

1. 远距离照射(teletherapy)　又称外照射,是放射源位于人体一定距离,集中照射人体某一部位,这是放疗常用的方式。直线加速器距离人体 80～100 cm。放射线必须通过皮肤和正常组织才能到达肿瘤,因此肿瘤照射的剂量受到皮肤和正常组织耐受量的限制。为了使肿瘤受到高剂量照射,并尽可能地保护正常组织,临床上需要选择不同种类、能量的射线,并采用同中心照射技术,即以病灶为中心,在体外从多个角度向病灶照射,使病灶受到较高的剂量。外照射多采用分次放疗方式,即每周 5 次、每日 1 次的常规分割,或每周 5 次、每日 2～3 次的非常规分割。

2. 近距离照射(brachytherapy)　是放射源放入被治疗的组织内、放入人体的自然腔道内或人体表面,与放射性核素治疗不同之处是放射源不直接和组织接触,而由金属外壳包裹住,可制成针、管、粒状。直接在病灶区域进行的近距离放射,通常需要外照射补充。其主要特点是放射源离瘤体较近,肿瘤组织受照剂量较高,周围的正常组织由于剂量的迅速跌落而受量较低(放射量与距离平方成反比,即距离放射源越远,剂量衰变越快),但靶区剂量分布的均匀性较外照射差。近距离照射主要有两种形式,一种是组织间插植,即通过放疗计划设计将它们由手术种入或插植于病灶,常用放射源是 ^{125}I、^{198}Au 等;另一种是腔内后装治疗,先将施源器(管)置入人体自然腔道,如子宫、阴道等,然后通过计算机控制将放射源输入施源器,并由计算机控制放射源在肿瘤表面的驻留时间,以获得理想的剂量分布。常用的放射源有 ^{192}Ir、^{60}Co、^{137}Cs、^{125}I 等。

(三) 常用的放疗设备

临床上常用于外照射的治疗机有千伏 X 线治疗机、^{60}Co 治疗机和直线加速器。

1. 千伏 X 线治疗机　是利用低能 X 线治疗肿瘤的装置。这种设备产生的 X 线能量较低,能量在 6～400 kV,有效治疗深度为 5 cm,穿透力弱,只适用于浅部病灶的治疗。它的最高剂量在皮肤表面,因此放疗的皮肤反应大。

2. ^{60}Co 治疗机　是利用放射性同位素 ^{60}Co 发射的 γ 射线治疗肿瘤的装置。^{60}Co 是一种人工放射性核素,产生两种 γ 线,平均能量为 1.25 MeV(百万电子伏特),有效治疗深度为 10 cm,穿透力明显高于千伏 X 线治疗机,因此它被用于深部肿瘤的放疗。它的最高剂量在皮下 0.5 cm,使放疗的皮肤反应减轻。由于 ^{60}Co 是人工放射源,它的半衰期为 5.27 年,需要定期更换放射源,所以带来放射防护的困难。

3. 直线加速器　是利用微波电场沿直线加速电子,然后发射 X 线或电子线治疗肿瘤的装置。是目前临床使用较理想和最广泛的放疗设备,既能产生高能 X 线,又能产生高能电子线。高能 X 线的能量多在 6～18 MeV,穿透力较 ^{60}Co 的 γ 射线强,适用于大部分肿瘤的治疗。它的最高剂量在皮肤下一定深度,因而皮肤反应很轻。高能电子线的能量多在 6～25 MeV,其最高剂量在组织中达到一定深度后,剂量迅速降低,这样可使治疗深度的正常组织因剂量减少而得以保护,临床上用于偏中心的浅表肿瘤治疗,由于皮肤表面剂量较高,其放疗的皮肤反应较大。

4. 回旋或同步加速器　产生的高能离子(氢离子、碳离子)射线在物理学独特的优势,碳离子还具有生物学优势。

(1) 物理剂量分布优势:深度剂量分布优。质子线和碳离子线进入人体后剂量释放不多,在接近其射程末端时能量全部释放,形成布拉格峰(Bragg peak),而峰后剂量为零。通过调节粒子的初始能量,将布拉格峰位置精确地调整在肿瘤部位上,有利于高效杀灭靶区的肿瘤细胞,同时保护周围正常组织。能够精确地设定离子束在体内停止的深度。

（2）碳离子生物学优势：① 相对生物效应（relative biological effectiveness，RBE）比较高，质子是低能量传递（linear energy transfer，LET）射线，生物学效应与 ^{60}Co 的 γ 射线和直线加速器的高能 X 线相似（比 X 线高出 10%），而碳离子是高 LET 射线，RBE 是质子的 2.5～3 倍，能够杀灭对质子和光子抗拒的肿瘤；② 氧增强比低，碳离子对氧浓度依赖小，从而减少了乏氧带来的放射抵抗；③ 杀伤效应不受细胞周期影响。细胞分裂各期对碳离子射线敏感性差异很小，碳离子可以杀灭各个时相的细胞，甚至包括对常规射线具有抵抗的 S 期细胞。

（四）放疗的辅助设备

放疗的辅助设备已是现代放疗中不可缺少的部分，它既可用于治疗前的放疗计划设计和验证，也用于对放疗精确度的验证。

1. X 线计算机体层摄影术（CT）、磁共振成像（MRI）、正电子发射计算机断层扫描（PET）　这些影像诊断手段已被临床广泛应用。CT 或 MRI 可以清楚地显示肿瘤的大小、肿瘤的侵犯范围以及与周围正常组织的解剖关系，是定位、勾画靶区、放疗计划设计优化、放疗计划实施的重要依据。在中枢神经系统和头颈部肿瘤的诊断，以及脊柱、软组织、宫颈、前列腺、骨关节、病变的诊断及鉴别诊断中，MRI 优于 CT。PET 作为肿瘤功能显像，通过与解剖图像的同机融合，可进一步提高肿瘤定性、肿瘤分期、疗效分析的准确性，同时 PET - CT 在重离子放疗验证中发挥了巨大的作用，在重离子照射后，即刻进行 PET - CT 扫描，分析重离子在体内的分布状况，验证照射计划、摆位的精确性。

2. 模拟机　X 线模拟机，它可观察肿瘤和正常脏器的形状和解剖位置，定出放射野的形状和入射方向，将其反映于体表。另外，它可用来验证放疗计划系统所设计的放疗计划是否正确。CT 模拟机，它既可采集到肿瘤和正常脏器的 CT 图像，又可利用计算机重建肿瘤和正常脏器的三维立体结构，在此基础上设计出放射野的几何形状和入射方向。

3. 放疗计划系统（therapy plan system，TPS）　指通过电子计算机系统，倒入影像图像，优化并确定最佳的放射野分布方案，计算出肿瘤及周围正常组织所受的放射剂量，以及照射靶区内的剂量均匀度。通常连有打印机和绘图区，可获得二维、三维的剂量分布图。随着计算机的发展，三维适形放疗和调强放疗的计划设计，可立体观察肿瘤和正常组织的剂量分布情况，最终使肿瘤组织照射剂量最大而周围正常组织受照剂量最小，使放疗更为有效、精确。

（五）放疗的剂量

放射线通过任何物质时，在与其原子相互作用过程中，能量逐渐减弱，所丧失的能量被所通过的物质吸收，称为能量吸收。X 线和 γ 线通过物质主要发生三种效应：光电吸收、康普顿吸收和电子对效应，电子线通过物质时发生电离、激发和弹性散射。

1. 放射治疗的剂量单位　目前国际上采用 Gy（戈瑞，Gray），它是组织吸收剂量单位，1 Gy＝1 J/kg，另一剂量单位是 cGy，100 cGy＝1 Gy。

2. 照射区域　临床上通常先选定肿瘤区，估计临床靶区，最后确定放疗的照射区域即计划靶区。

（1）大体肿瘤体积（gross tumor volume，GTV）：即肿瘤临床灶，是临床体检和影像学检查可见的具有一定形状和大小的肿瘤范围，包括不正常的区域肿大淋巴结。

（2）临床靶体积（clinical target volume，CTV）：包括肿瘤临床灶、亚临床灶以及肿瘤可能侵犯的范围。在设计治疗计划时要尽量保证 CTV 的放射剂量在 90% 以上。

（3）计划靶体积（planning target volume，PTV）：包括临床靶区和外放的安全边界，安全边界是指日常摆位、照射中患者（或器官）运动，引起靶区和靶体积的变化而导致扩大照射的组织范围。计划靶区将决定照射野的大小。

3. 临床对放射线的选择　由于不同的放射线,其最高剂量位置不同,穿透力不同,所以临床上可根据不同部位采用最佳能量的射线进行治疗。对于浅表肿瘤如皮肤癌、乳腺癌、胸壁等肿瘤结节,为了保护或减少肿瘤深部的正常组织,临床上采用穿透力不强的千伏 X 线或低能电子线进行治疗。对于头颈部肿瘤,多使用高能 X 线和/或 ^{60}Co 的 γ 线。体腔深部的肿瘤如肺癌、食管癌、肝癌等常用穿透力高的高能 X 线,以达到较高的深部剂量。有时临床上联合应用不同种类或能量的射线,以改善剂量分布。对普通光子线不敏感的肿瘤(颅底肿瘤、眼部肿瘤、黑色素瘤、软组织肉瘤等)选择重离子治疗。

4. 临床确定剂量的原则　肿瘤放疗剂量要求准确;治疗的肿瘤区域内,剂量分布要均匀或有目的的不均匀;放射野设计应尽可能地提高肿瘤照射剂量,而尽可能降低肿瘤周围正常组织的受量;保护重要脏器。

三、放射生物学概述

放射生物学是研究射线对肿瘤和正常组织作用的生物学机制,探讨提高肿瘤放射敏感性,减少正常组织损伤途径的一门学科。研究表明放射线进入人体后,在细胞、组织和肿瘤中发生了生物效应。另外,放射生物学的"4R"理论作为肿瘤放射治疗的理论基础,指导着放射治疗的临床实践。人们不断探索着正常组织和肿瘤的放射敏感性和肿瘤放疗的治愈性,以提高肿瘤治疗的疗效。

(一) 放疗的生物效应

1. 细胞水平的生物效应　包括直接效应和间接效应,进入人体的放射线直接作用于细胞核的 DNA 链,产生单链或双链断裂,即称为射线的直接作用。人体的水分子受射线的作用后,发生电离产生自由基 H、OH,这些自由基对 DNA 分子产生破坏作用,称为间接效应。被射线损伤的细胞结果包括:细胞凋亡、分裂死亡、分裂畸变、不能分裂并保持生理功能、没有改变或改变很少。

2. 组织水平的生物效应　放射线对细胞的作用必定反映到组织水平,组织实际上是细胞群体。由于细胞本身处于细胞周期的不同时相,其包括不参加细胞周期分裂活动的休眠期(G0 期),以及出现细胞增殖的 DNA 合成前期(G1 期)、DNA 合成期(S 期)、DNA 合成后期(G2 期)和细胞有丝分裂期(M 期),组织就是由这 5 种时相的细胞组成,细胞增殖周期包括 G1 期、S 期、G2 期、M 期 4 个时相,一旦机体需要或接到某种信号后 G0 期细胞就开始准备 DNA 的合成而变成 G1 期细胞。G2 和 M 期细胞对放射线最敏感,G1、S 和 G0 期细胞对放射线的敏感性较低。

(二) 放射线治疗肿瘤的理论依据

多年来的实践证实,采用分割放疗方式,可达到提高射线对肿瘤杀伤而减少对正常组织损害的目的。放射生物学的"4R"理论为目前的分割放疗(常规分割即每日 1 次,每次 1.8～2 Gy,每周照射 5 次。非常规分割即每日照射 2～3 次,每次分割剂量低于常规剂量,每次照射间隔时间大于 6 小时,总剂量增加 15%～20%,总的治疗时间和常规分割放疗相近)提供了坚实的理论基础。"4R"即细胞的损伤修复、细胞的再增殖、再氧化和细胞周期的再分布。

1. 细胞的损伤修复　即肿瘤及其周围正常组织受照射发生损伤后会产生修复,而正常细胞修复放射损伤的能力强于肿瘤,分割照射就是利用这一差异来治疗肿瘤的。

2. 细胞的再增殖　细胞的增殖意味着细胞的分裂及细胞数量增加。正常组织是通过细胞的增殖来补偿放射致死的正常细胞。由于肿瘤组织开始细胞再增殖的潜伏期较长及增殖速度较慢,因而反复多次照射后,肿瘤组织较正常组织受到更明显的损伤。但随着放疗的进行,会出现肿瘤细胞的加速再增殖,即增殖的速度快于放疗前,这时需采用非常规分割照射如加速超分割或加用化疗等,来遏制肿瘤细胞的加速再增殖。

3. 再氧化 正常组织中不存在乏氧细胞和再氧化,只是在肿瘤中由于血供差而存在乏氧细胞,这些细胞对放射性有抵抗性,在一次次的分割放疗后,肿瘤逐步缩小,并因血供改善和营养的供应,使原先的乏氧细胞转为富氧细胞,而对放疗敏感,这就是再氧化过程。

4. 细胞周期的再分布 在分割照射中,处于敏感期的 G2 和 M 期细胞首先被杀灭,通过细胞周期的再分布,残留的细胞中对放疗有阻抗的 S 期向 G2 和 M 期推进,从而对放疗敏感。

(三) 放射敏感性

放射敏感性是指放射对正常组织和肿瘤杀灭的敏感性。不同组织器官及各种肿瘤组织在受到照射后,出现变化的时间和反应程度各不相同。放疗的敏感性与下列因素有关。

1. 肿瘤细胞对放射固有的敏感性 包括以下类型:① 高度敏感:50 Gy 以下的照射剂量即将细胞杀灭,如精原细胞瘤、白血病、恶性淋巴瘤、小细胞肺癌等。② 中度敏感:60～70 Gy 的剂量细胞才被杀灭,如大多数腺癌、乳腺癌、基底细胞癌、鳞状细胞癌、非小细胞肺癌等。③ 低度敏感:大于 70 Gy 的剂量才能严重损害它们,如大部分脑瘤、肌肉和软组织肿瘤、骨肉瘤及恶性黑色素瘤等。

2. 肿瘤细胞的分化程度和增殖能力 同一肿瘤因其分化程度不同,对放射的敏感性也不同,一般放射敏感性与细胞的分化程度成反比,即分化程度低的放射敏感性高。另外,放射敏感性与细胞的增殖能力成正比,一般增殖快的肿瘤放射敏感性高。

3. 肿瘤细胞的血供 肿瘤细胞的血供差,使肿瘤细胞增殖所需的营养物质供应少,肿瘤细胞的增殖率就低,致使放疗的敏感性下降。同时血供差造成肿瘤缺氧也使放疗的敏感性降低。因此患者的健康指数下降,如营养差、贫血、感染会加重组织缺氧,而影响肿瘤对放疗的敏感性。

4. 放疗的敏感性与放疗的治愈性不存在明确的相关性 放疗的治愈性是指通过放疗治愈肿瘤的可能性。一部分恶性程度高的肿瘤,分化低,对放疗的敏感性高,但容易发生远处转移,未必具有高治愈性。照射期间肿瘤退缩的速度与放疗的治愈性关系较小,肿瘤受照后,生物效应表达时间长短范围较大,大部分肿瘤要在照射开始后几周才产生退缩,部分细胞周期较长的肿瘤要在数月产生退缩。

第二节 临床放射治疗的方法及选择

放疗的原则是最大限度消灭肿瘤,同时最大限度保护正常组织。按照放疗的目的可以分为根治性放疗和姑息性放疗。为了提高肿瘤的治疗效果,临床上常运用放疗和其他方法综合治疗。

一、根治性放疗

根治性放疗是希望通过放疗彻底杀灭肿瘤,患者可生存较长时间且无严重后遗症。

(一) 适应证

根治性放疗的适应证为不能手术,对放疗敏感的 Ⅰ 期、Ⅱ 期、部分 Ⅲ 期,以及术后补充放疗的患者。经过患者一般状况评价,卡氏(Karnofsky)评分必须大于 60 分,能耐受放疗的患者才能选择根治性放疗。

(二) 放疗为首选根治疗法的肿瘤

通过根治性放疗获得满意疗效的肿瘤有皮肤癌、鼻咽癌、头颈部肿瘤、乳腺癌、前列腺癌、宫颈癌、视网膜母细胞瘤、精原细胞瘤、霍奇金淋巴瘤等。

1. **头面部皮肤癌**　皮肤癌的治疗可用手术、冷冻、激光、电灼等,这些方法常遗留瘢痕,影响美容,选用放疗可保持较好的头面部外观。

2. **鼻咽癌**　鼻咽位于重要部位,周围有许多重要的血管和神经,手术治疗难以达到根治效果。加之 70%～80% 的患者有颈部淋巴结转移,手术已不能解决。鼻咽癌多为低分化鳞癌,对放射中等程度敏感,所在周围正常组织对放射线耐受性好,鼻咽癌五年生存率达 50%～70%(其中 I 期的达到 95%),10 年生存率达 40% 左右。

3. **乳腺癌**　对早期患者做肿块切除和手术后根治性放疗,疗效和根治性手术相仿,由于保留了乳房,对患者心理损害减少。

4. **宫颈癌**　给予 I、II 期患者手术和放疗都能获得满意效果,对晚期患者只能做放疗。宫颈癌可做外放射或内放射,或者两者结合。

二、姑息性放疗

姑息性放疗是指对一些无法治愈的晚期患者,经过给予适当剂量的放疗,达到缓解患者的某些症状和改善生活质量的目的。

(一) 适应证

已有远处转移的肿瘤,对放射敏感的原发灶给予姑息性放疗;因肿瘤引起的出血、神经症状、疼痛、梗阻、咳嗽气急等可用姑息性放疗解除或预防上述症状的发生;因肿瘤转移而出现的脑转移、骨转移或其他部位的转移灶的放疗。

(二) 特点

一般采用单次剂量较大、次数较少的分割照射方式,总剂量一般是肿瘤根治量的 2/3。姑息性放疗不是简单的推迟死亡,而是延长有效生命力。由于患者的全身状况差,在进行姑息性放疗的同时,还需全身支持疗法。有时姑息性放疗效果显著,再通过支持治疗及其他治疗方法的作用可使病情好转,进而可转为根治性放疗。

三、放疗与其他方法的综合治疗

为了提高肿瘤的治疗效果,目前采用综合治疗的方法。综合治疗即根据患者的机体状况、肿瘤的病理类型、侵犯范围和发展趋势,合理地、有计划地综合应用现有治疗手段,以较大幅度地提高生存率和生活质量。有时一种疾病的治疗会采用手术、放疗、化疗等多种治疗手段,关键在于目的明确、手段合理、安排有序和因人而异。

(一) 放疗与手术的综合治疗

1. **术后放疗**　术后放疗在恶性肿瘤治疗中相当普遍,几乎所有肿瘤手术后,凡有亚临床灶残留或肉眼残留均可接受术后放疗。对于生长局限、无远处转移、术后残留少(如镜下残留),且周围组织可耐受高剂量照射的恶性肿瘤,术后放疗即可明显提高肿瘤的局部控制率,还能明显提高患者的生存率。但对于恶性程度高、早期易发生远处转移的恶性肿瘤,还需术后放疗和化疗联合使用,有望进一步提高肿瘤的局部控制率和患者的生存率。如肺癌、乳腺癌、直肠癌等通过术后放疗和化疗联合使用,可降低肿瘤局部复发率,从而改善患者的生存率。术后放疗开始时间一般在手术切口完全愈合之后,多数在手术后 3～6 周内进行。

2. 术前放疗　术前放疗是肿瘤手术治疗的辅助手段,术前放疗可使一部分肿瘤缩小,达到降低分期的效果,使这部分不能手术切除的肿瘤变得可以手术切除。如食管癌、肺癌、直肠癌等,通过术前放疗,提高了肿瘤的切除率。手术开始时间一般为术前放疗结束后 4～5 周。

3. 术中放疗　术中放疗是利用术中直视的机会,尽可能避开正常组织和器官,对未切除肿瘤或残留肿瘤、肿瘤床和淋巴引流区,进行直接外放射。通过手术方式将所要照射的区域和需要保护的周围正常组织器官分开,将限光筒直接置入靶区,用加速器产生的电子线进行一次性大剂量的照射(剂量多为 10～20 Gy)。其目的是最大限度杀死肿瘤和最大限度地保护正常组织。术中放疗主要应用于腹部胃肠道肿瘤,近年来术中放疗已开始应用于头、颈、胸腹和四肢等部位的肿瘤。然而术中放疗需要外科医师的参与,过程较复杂,还涉及手术室区域的放射防护问题,因此术中放疗多作为外照射剂量增加的补充。

(二) 放疗与化疗的综合治疗

1. 放疗与化疗综合治疗的目的

(1) 提高肿瘤局部控制:提高肿瘤局部和区域性控制将会显著提高患者的生存率。

(2) 降低远处转移:对临床可见的肿瘤局部放疗可消灭耐药的细胞亚群,进而降低远处转移率。对于一些全身性疾病局部表现的肿瘤,如淋巴瘤、小细胞肺癌、急性淋巴细胞白血病等,对一特殊部位进行放疗,如化疗药物难以到达的区域,中枢神经系统等进行照射可降低该特殊部位肿瘤的出现,进而延长患者生存率。

(3) 器官结构和功能的保存:应用放疗与化疗的综合治疗,可使部分患者避免手术和因此所致的器官缺如、功能显著降低或丧失。如同步应用以连续静脉滴注氟尿嘧啶为基础的化疗加上放疗,可使 75%～80% 无远处转移的肛管癌患者避免手术和因此所致的肛门功能的丧失。

2. 放疗与化疗综合治疗的理论基础

(1) 空间联合作用:放疗与化疗分别作用在同一疾病的不同病变部位,两种治疗方法间无相互作用。如化疗与放疗综合治疗儿童淋巴细胞白血病,化疗用于消灭全身疾病,放疗作用于药物所难以到达的脑等部位亚临床灶。

(2) 化疗与放疗独立的肿瘤杀灭效应:这是最基本的化疗与放疗综合治疗模式,即化疗与放疗间肿瘤杀灭效应无交互作用,也无治疗不良反应重叠,使用全量化疗和放疗能产生肿瘤杀灭效应优于其中任一治疗方法。化疗药起着类似放射增敏剂的作用,如化疗药抑制肿瘤细胞放疗后的修复,如顺铂等。

(3) 正常组织的保护作用:放疗前应用诱导化疗,可使瘤体缩小,进而根据化疗后瘤体大小再给予较小射野放疗,可有效保护正常组织或器官。

(4) 阻止耐药肿瘤细胞亚群出现:相当多肿瘤细胞表现出对某一治疗方式耐受,而对另一治疗仍保持一定敏感的特征。

(5) 降低放疗剂量:这是最根本的预防正常组织和器官急性和后期放射损伤的方法。

3. 放疗与化疗综合治疗方法

(1) 序贯疗法:即一种疗程完成后再给予另一疗程的治疗。具体形式是全程化疗→全程放疗,或全程放疗→全程化疗,优点是避开了两种治疗方法同步应用时的毒副作用增加,治疗强度小,肿瘤杀灭效应低。

（2）同步治疗：放疗的疗程和化疗的疗程同步应用,或放疗疗程中每周 1 次化疗,都是同步治疗。化疗与放疗同步治疗缩短了总疗程,减少了肿瘤治疗过程中加速再增殖可能性及肿瘤细胞亚群出现的概率,肿瘤的杀灭效应较强,但这也增加了正常组织治疗的毒副作用。对手术不能切除的食管癌,在 5 周内完成放疗同步化疗是目前的标准治疗方案。

（3）交替治疗：将根治性放疗疗程分段,在每段期间穿插化疗。这种方法较同步治疗能降低治疗的毒副作用。

四、运用先进的放疗技术,提高放疗的疗效

增加放射线对肿瘤杀伤和/或保护正常组织,是提高放疗疗效的两个方面。

（一）适形放疗

肿瘤放疗是一种局部治疗手段,因而肿瘤放疗追寻的目标是不断提高治疗的适形性。

1. 三维适形放疗（3DCRT）　是初级的适形放疗技术,通过对肿瘤靶区采用多角度、多野共面和/或非共面的照射,而每个照射角度对于肿瘤大小而设计照射范围,从而达到计划形状与肿瘤靶区形状相接近,形成物理剂量分布优势。

2. 调强放疗（IMRT）　在肿瘤靶区内可产生 0～100％不同剂量强度、独立的区域,通过调整靶区内剂量强度分布,可产生几乎所有形状的剂量分布,能更好地达到肿瘤靶区高剂量而周围正常组织低剂量的优越剂量分布。IMRT 的适形性和剂量分布较 3DCRT 更优越,是目前大型肿瘤放射中心普遍使用的放疗技术。

（二）立体定向放疗

立体定向放疗（SBRT）是应用立体定位技术和特殊的射线装置,将多源、多线速或多野三维空间聚焦的高能射线聚焦于体内某一靶区,使病灶组织受到高剂量照射,周围正常组织受量减少,从而获得临床疗效高,不良反应小的一类放疗技术的总称,采用 γ 射线完成的 SBRT 简称 γ 刀,采用 X 射线简称 X 刀。立体定向技术是应用先进的影像技术（如 CT、MRI 等）确定病变和邻近重要器官的准确位置和范围的一项技术。SBRT 的优势是放疗次数少（一般 1～5次）,单次剂量高,具有明显的放射生物学优势,治疗早期非小细胞肺癌的 3 年生存率和局控率优于常规放疗,与手术效果无差异,不良反应小,治疗肝癌和胰腺癌的效果也获得了大幅度提升。

（三）粒子放疗

粒子放疗目前被广泛运用的粒子是质子和碳离子,是较为理想的放疗技术,近 10 年发展迅速,成为肿瘤放疗的又一个热点。根据国际粒子放疗组织（particle therapy co-operative group,PTCOG）报道,到 2019 年 4 月,全球在运营的粒子放疗中心有 89 家（其中质子 76 家、重离子 7 家,质子加重离子 6 家）,正在建设的有 45 家。到 2017 年年底全球累计质子放疗患者 118 195 例,重离子放疗 25 702 例,其他粒子放疗 3 587 例。质子、重离子治疗肿瘤的放射不良反应比光子小,疗效改进,特别适合儿童肿瘤,能减少患儿全身辐射,减少射线对儿童生长发育抑制和放射诱导的恶性疾病发生率；为老年患者,或因心肺功能差等原因不适合手术的肿瘤患者,提供了一种无创治疗的机会,对光子放疗不够敏感的肿瘤,如颅底肿瘤、眼部肿瘤、黑色素瘤、软组织肉瘤和大体积肿瘤,重离子放疗更为有效。与光子放疗 100 多年的历史相比,粒子放疗还处在初级阶段,在技术方面还存在一定的问题需要解决。

第三节　放射治疗的不良反应及防治原则

放疗不良反应的程度与照射剂量、照射体积的大小、个人对放射线的敏感程度以及是否运用化疗有关。放疗不良反应可分为全身反应和局部反应,放疗不良反应按发生时间又可分为急性放射反应和晚期放射反应。

一、全身反应与局部反应

1. 全身反应　全身反应主要是一系列的功能紊乱与失调,表现为疲乏、食欲下降、骨髓抑制和放疗后长期生存患者发生的辐射诱发第二原发性肿瘤。

2. 局部反应　局部反应因照射部位不同而异,如放疗局部的皮肤反应、口腔食管黏膜反应、肺部反应、消化系统反应、泌尿系统反应等。

二、急性放射反应和晚期放射反应

急性放射反应是指放疗开始后 90 日内发生的因放射线所导致的反应,90 日后的反应则是晚期放射反应。局部反应的评价标准目前常用的是由美国放射肿瘤学研究组(American Radiation Oncology Group,RTOG)和美国国立卫生研究院(National Institute of Health,NIH)发布的 CTCAE 标准(表 4-1、表 4-2)。

表 4-1　RTOG/EORTC 急性放射反应评分标准(1992)

部位	0级	1级	2级	3级	4级
皮肤	无变化	点或片状红斑或脱毛或干性脱皮或出汗减少	明显红斑或斑状湿性脱皮或水肿	融合性湿性脱皮,凹陷性水肿	溃疡或出血、坏死
黏膜	无变化	红斑或轻微疼痛不需止痛药	斑状黏膜炎,浆液渗出炎或中度疼痛需止痛药	融合纤维黏膜炎或严重疼痛需麻醉药	溃疡,出血或坏死
眼	无变化	轻微结膜炎可伴有或不伴有巩膜充血,流泪增加	伴有或不伴有需用激素或抗生素处理的中度角膜炎,需人工泪液的干眼症,伴有畏光的虹膜炎	伴有角膜溃疡的严重的角膜炎,客观的视力、视野减少,急性青光眼,全眼球炎	失明(单侧或双侧)
耳	无变化	伴红斑疼痛的外耳道炎,可有继发性干性脱皮,但无须药物治疗	需用药物治疗的中度外耳道炎,浆液性中耳炎	经检查有渗出或湿性的严重外耳道炎,症状性听力下降,非药物性耳鸣	耳聋
唾液腺	无变化	轻微口干,轻度黏稠唾液,轻度味觉改变如金属味,进食习惯的改变,如进食时增加用水	中度口干,唾液黏稠,明显味觉改变	完全口干	急性唾液腺坏死

（续　表）

部位	0级	1级	2级	3级	4级
咽和食管	无变化	轻微吞咽困难需一般的止痛药或非麻醉药镇痛,需半流饮食	中度吞咽困难,麻醉药镇痛,流质	严重吞咽困难,脱水或体重下降大于15%,需胃饲或静脉输液	完全阻塞,溃疡,穿孔,窦道
喉	无变化	轻、中度声嘶,不需止咳药水的咳嗽,黏膜水肿	持续声嘶但能发声,牵涉性耳痛、喉痛、片状纤维渗出或轻度杓状水肿但不需麻醉药,需止咳药的咳嗽	轻声讲话,喉痛或牵涉性耳痛需麻醉药,融合性纤维渗出,明显杓状软骨区水肿	明显呼吸困难、喘鸣、需气管切开的咯血或需插管
上消化道	无变化	厌食伴体重下降不大于5%治疗前水平,恶心但不需止呕药,不需抗副交感神经药或止痛药的腹部不适	厌食伴体重下降在5%～15%治疗前水平,恶心、呕吐需止呕药,需抗副交感神经药或止痛药的腹部不适	厌食伴体重下降大于15%治疗前水平,需鼻胃管或肠道外营养支持,恶心、呕吐需鼻胃管或肠道外营养支持,药物不能止的严重腹痛,腹胀(X线平片证实扩张肠环)	亚急性或急性肠梗阻,胃肠穿孔,需输血的出血,需胃肠减压或肠管改道的腹痛
下消化道	无变化	不需药物处理的大便次数增加或者习惯的改变,不需止痛药的直肠不适	需抗副交感神经药的腹泻,不需卫生纸垫的黏液排除,需止痛药的腹痛	需鼻肠外营养支持的腹泻或需卫生纸垫的出血,腹胀(X线平片证实扩张肠环)	急性或亚急性肠梗阻,窦管,穿孔和需输血的出血,需胃肠减压或肠管改道的腹痛或里急后重
肺	无变化	轻度干咳或呼吸困难	需麻醉药、止咳药的持续咳嗽、轻微活动时呼吸困难	麻醉药、止咳药无效的严重咳嗽或静息时呼吸困难,有临床或放射学证据的肺炎,需间隙吸氧或激素治疗	严重通气不足,持续吸氧或辅助通气
生殖泌尿系统	无变化	小便次数或夜尿两倍于治疗前水平,不需药物治疗的小便困难、尿急	小便或夜尿间隔超过1小时,需局部麻醉的小便困难、尿急、膀胱痉挛	小便或夜尿间隔小于1小时,需频繁定时麻醉药治疗的小便困难、盆腔痛、膀胱痉挛,伴或不伴血块的肉眼血尿	需输血的血尿,不是继发于尿道血块溃疡或坏死的急性膀胱阻塞
心脏	无变化	无症状但心电图有客观改变或无其他心脏病的心包异常	有症状伴心电图有客观改变和放射学发现充血性心力衰竭或心包疾病,不需特别治疗	对治疗有反应的充血性心力衰竭、心悸或心包疾病	充血性心力衰竭、心悸或心包疾病,对非外科治疗无反应的心律失常

（续　表）

部位	0级	1级	2级	3级	4级
中枢神经系统	无变化	功能完全正常（如能工作）伴有轻微神经症状，不需用药治疗	需家庭护理的神经症状，需护理支持，需激素、抗癫痫药	需住院治疗的神经症状	严重神经损害包括瘫痪、昏迷，癫痫发作大于每周3次，需住院治疗
白细胞（×10⁹/L）	≥4.5	3.0～4.5	2.0～3.0	1.0～2.0	<1.0
血小板（×10⁹/L）	>130	90～130	50～90	25～50	<25 或自发出血
中性粒（×10⁹/L）	≥1.9	1.5～1.9	1.0～1.5	0.5～1.0	<0.5 或败血症
血红蛋白（g/L）	>11	9.5～11	<9.5	需成分输血	
血细胞比容（%）	≥32	28～32	28	需成分输血	

表 4-2　RTOG/EORTC 晚期放射反应评分标准（1987）

部位	0级	1级	2级	3级	4级
皮肤	无变化	轻度萎缩，色素沉着，部分头发脱落	片状萎缩，中度毛细血管扩张，全部头发脱落	明显萎缩，交叉性毛细血管扩张	溃疡
皮下组织	无变化	轻度硬化（纤维化）和皮下脂肪组织丧失	中度纤维化但无症状，轻度照野内组织收缩，小于边长10%	严重硬化和皮下组织丧失，野内组织收缩>10%	溃疡
黏膜	无变化	轻度萎缩和干燥	中度萎缩和毛细血管扩张，少黏液	明显萎缩和完全干燥，严重毛细血管扩张	溃疡
唾液腺	无变化	轻微口干，对刺激反应好	中度口干，对刺激反应差	明显口干，对刺激无反应	纤维化
脊髓	无变化	轻度 Lhermitte 综合征	严重 Lhermitte 综合征	在照射水平或以下出现客观的神经症状	单、双或四肢麻痹
脑	无变化	轻度头痛或昏睡	中度头痛，严重昏睡	严重头痛，严重CNS障碍（部分肌力减退或运动障碍）	癫痫发作，瘫痪，昏迷
眼	无变化	无症状性白内障，轻微角膜溃疡或角膜炎	症状性白内障，中度角膜溃疡，轻度视网膜病变或青光眼	严重角膜炎，严重视网膜病变或剥离，严重青光眼	全眼球炎，眼盲

(续　表)

部　位	0 级	1 级	2 级	3 级	4 级
喉	无变化	声嘶,轻度杓状软骨区水肿	中度杓状软骨区水肿,软骨炎	严重水肿,严重软骨炎	坏死
肺	无变化	无症状或轻微症状(干咳)轻微放射影像征象	中度有症状的纤维化或肺炎(严重咳嗽),低热,斑点状放射影像征象	严重有症状的纤维化或肺炎,致密状放射影像征象	严重通气不足,持续吸氧或辅助通气
心脏	无变化	无症状或轻微症状,暂时性 T 波倒置和 ST 段改变,窦性心律过速大于110 次/分	中度劳力后心悸,轻微心包炎,正常心形,持续性异常 T 波和 ST 段改变,低 QRS	严重心悸,心包积液,缩窄性心包炎,中度心力衰竭,心脏增大,EKG 异常	心脏压塞,严重心力衰竭,严重缩窄性心包炎
食管	无变化	轻微纤维化,进食固体食物时轻微吞咽困难,无吞咽痛	不能正常地进食固体食物,半流,有扩张指征	严重纤维化,流质,有吞咽痛,需扩张	坏死,穿孔,窦道
小肠、大肠	无变化	轻微腹泻,轻微痉挛,每天大便 5 次,轻微直肠渗液或出血	中度腹泻,中度痉挛,每天大便大于 5 次,过多直肠渗液或间歇出血	需外科处理的阻塞或出血	坏死,穿孔,窦道
肝	无变化	轻微疲倦、恶心、消化不良、轻微异常肝功能	中度症状,某些肝功能异常,血清白蛋白正常	肝功能不全,肝功能明显异常,低白蛋白,水肿或腹水	坏死,肝性脑病或脑病
肾	无变化	暂时蛋白尿,无高血压,轻微肾功能损害,尿素 4.2～5.9 mmol/L,肌酐32.6～176.8 mol/L,肌酐清除率大于75％	持续中度蛋白尿(＋＋),轻微高血压,无相关贫血,中度肾功能损害,尿素6.0～10.0 mmol/L,肌酐221～353.6 μmol/L,肌酐清除率 50％～74％	严重蛋白尿,严重高血压,持续贫血,重度肾功能损害,尿素大于10.0 mmol/L,肌酐大于 353.6 μmol/L,肌酐清除率小于 50％	恶性高血压,尿毒症昏迷,尿素大于 16.7 mmol/L
膀胱	无变化	轻微上皮萎缩,轻微毛细血管扩张(显微镜下血尿)	中度尿频,全面毛细血管扩张,间歇性肉眼血尿	严重尿频,排尿困难,严重毛细血管扩张(常为淤点),常血尿,膀胱容量减小(小于 150 ml)	坏死缩窄性膀胱(容量小于100 ml),严重出血性膀胱炎
骨	无变化	无症状,无生长迟缓,骨密度减少	中度疼痛或压痛,生长迟缓,不规则骨硬化	严重疼痛或压痛,生长停滞,致密性骨硬化	坏死,自发性骨折
关节	无变化	轻度关节僵硬,轻度运动受限	中度关节僵硬,中度关节痛,中度关节运动受限	严重关节僵硬,疼痛并严重关节运动受限	坏死,完全固定

三、放疗不良反应的防治

放疗不良反应的临床表现类似炎症,如食管炎、肠炎等,但事实上并非感染。放疗引起的急性反应会给患者带来很大的痛苦,反应严重时患者的全身状况急转直下,一般经对症处理或停止放疗后多可逐步恢复。放疗的后期反应一旦发生,则不容易恢复,故以预防为主。

(一)放疗不良反应的预防措施

1. **放疗前准备** 放射野内局部做好准备,如拔除严重龋齿、控制病灶的局部感染以及伤口愈合等。

2. **增敏因素** 注意患者是否伴有可能增加正常组织放射敏感性的因素,如曾接受化疗、糖尿病、动脉硬化等。

3. **应用放射保护剂** 氨磷汀(amifostine,阿米福汀)几乎可以保护除中枢神经系统以外的全部正常组织,但不保护肿瘤组织。放疗可引起口腔黏膜炎、口干、放射性肺、食管炎等,氨磷汀的保护作用已被临床证实。氨磷汀主要通过静脉滴注,由于氨磷汀用药后15分钟达到最高组织浓度,其分布和清除半衰期很短,所以药液需15分钟滴完,并必须在用药后30分钟内照射,氨磷汀的主要不良反应是低血压。

4. **精心设计** 放疗计划精心设计最关键,特别注意相邻野间热点问题(即放射剂量重叠)和各种正常组织的耐受量,严重不良反应如放射性截瘫必须避免。

5. **观察病情** 放疗期间密切观察病情变化,及时处理急性放射反应。

(二)治疗原则

放疗不良反应病理上多为无菌性炎症,采用激素可以减少渗出,防止炎症进一步扩展。开放部位(如肺)的放疗不良反应,多伴有细菌感染,而细菌感染又会促进病变扩散,因此抗生素的使用有助于控制放疗不良反应。另外,积极对症处理,如止咳、化痰等,一方面减轻患者症状,另一方面避免急性反应转向后期反应。

第四节　放射治疗患者的护理

护士在放射治疗中的护理包括对患者及其家属进行健康教育,做好评估、症状管理,提供情感支持。放疗前给患者提供关于不良反应的介绍,如发生率、持续时间,可降低患者的焦虑状态,还应帮助患者提高自我护理的能力。放疗中做好评估、症状管理,必要时提供情感支持。放疗后做好康复指导。

一、放疗前护理

1. **放疗实施步骤的介绍** 放疗实施前需经历一系列繁杂的步骤,所费时间比较长,一般为2~4周,在放疗前告知患者详细的步骤和时间,有助于降低患者的焦虑情绪。

(1)制定放疗原则:依据患者的病情、病期确定治疗原则,患者需提供病史记录,并进行一系列的检查。

(2)定位:制作固定体位的装置(如塑料面膜、真空垫等),在模拟机下准确定位,并拍摄模拟定位片。

(3)勾画靶区:根据前两步提供的资料,放疗临床医师勾画出临床靶区和计划靶区的范围,预计肿瘤照射的致死剂量和周围正常组织特别是重要脏器的最大允许剂量。

(4)制订计划:物理师在医师勾画靶区的基础上,借助放疗计划系统(TPS),制订出最佳的放射野剂量分布方案。

（5）复核：将设计好的放疗计划移至具体的治疗机，在治疗机下拍摄照射野片，与模拟机拍摄的定位片相比较、核准。

（6）执行计划：确定无误后，由放疗技术员再执行放疗。

2. 饮食指导　放射治疗对健康组织的影响可导致正常生理功能改变，通过干扰营养物质的摄入、消化或吸收，最终可能影响患者的营养状况。营养问题的严重程度与辐射剂量、持续时间和治疗部位相关，如果与化疗联合应用，不良反应可能会更大。接受头颈部或食管放疗的患者中，高达 80% 会出现黏膜炎、摄入减少和体重下降；接受盆腔区域放疗的患者中，有近80% 会出现胃肠道反应。而营养支持可以改善放疗患者的营养摄入、体重和生活质量，减轻放疗对营养状况的负面影响，使患者能够顺利完成放疗计划而避免中断治疗。对患者进行营养评估，并提供充分的营养咨询建议，必要时应根据营养状况评定结果制定并实施适宜的营养支持方案。告知患者在放疗期间经口营养摄入的重要性，提倡进食高热量、高蛋白质、高维生素、低脂肪、易消化、营养丰富的食物，少量多餐。对一些放疗反应严重的患者，如流质或禁食的患者，可提供要素饮食、肠内营养甚至胃肠外营养。鼓励患者多饮水（每日约 3 000 ml），可使放疗所致肿瘤细胞大量破裂、死亡而释放的毒素随尿量排出体外，从而减轻全身放疗反应。

3. 保持放疗位置准确的宣教

（1）保持体位一致：告知患者在每次照射时都要与定位时的体位一致。不仅仅是外在可见的体位，包括一些随呼吸运动移动的脏器位置的一致和空腔脏器扩张程度一致。如胸部肿瘤、肝脏照射时，要保持呼吸平稳，防止靶区移动幅度过大。这类患者一般需要做呼吸运动训练，在放疗过程中用 ABC 装置，或者使用呼吸门控系统，减少不良反应的发生。小肠、结肠、直肠的放疗前应排空小便，前列腺部位在放疗前固定时间和固定量的水（时间和量与定位时一致），使膀胱适当充盈。

（2）保持标记清晰：放射标记模糊不清时，要及时请医师补画。放疗固定装置若是患者自行保管，注意保管好，避免锐器刺破、重物挤压等，放疗中要查看真空垫有无漏气变软。当过瘦过胖致使放疗固定装置不相适应时，要及时告知医师、护士。

二、放疗中（期间）护理

在放疗第 1～90 日内发生的放射损伤为急性放射反应，有的患者在放疗一开始，放疗的不良反应也随之而来，因此只要放疗开始，我们就要做好放疗不良反应的观察与护理。

（一）放疗一般不良反应的护理

1. 疲乏　在接受放疗的患者中，有 65%～100% 会出现不同程度的疲乏，发生率和严重程度与年龄、性别、疾病分期相关（详见第三章第一节）。

2. 皮肤反应　皮肤由表皮层（含基底层）、真皮层和皮下组织组成，电离辐射通过破坏位于基底层的表皮干细胞的有丝分裂，从而阻碍再增殖进程和减弱皮肤的完整性。皮肤基底细胞增殖快，因而对放疗特别敏感。在 20～25 Gy 时开始减少，在 50 Gy 时达到最大（一般在治疗结束时）。暂时或局部脱发发生在 30 Gy，永久性脱发发生在 55 Gy。头颈部肿瘤患者放疗后有94.3% 会出现放射性皮肤反应，乳腺癌患者放疗后有 87%～95% 会出现放射性皮肤反应。

（1）放射性皮肤反应的分类：放疗所致的皮肤反应包括急性反应和慢性反应。① 急性皮肤反应：主要表现为红斑、干性脱皮，如局部皮肤红斑、色素沉着、无渗出物的表皮脱落，并有烧灼感、刺痒感。具体分级和临床表现见表 4-3。② 慢性放射性皮肤反应：一般在放疗开始后 90 日后出现，主要是毛细血管扩张、纤维化、坏死。

表 4-3 RTOG 急性放射性皮肤反应分级标准及放射性皮炎管理指南

分 级	临 床 表 现	干 预 措 施
0 级	皮肤颜色无改变,无疼痛	指导患者皮肤护理
Ⅰ级	滤泡样暗红色,红斑,脱毛,干性脱皮,出汗减少	指导患者皮肤护理;使用医用射线防护喷剂和皮肤保护凝胶;保持皮肤湿润(生理盐水湿敷、涂抹润肤露或乳霜);观察皮肤变化
Ⅱa 级	触痛或鲜红色红斑	湿性愈合原则:生理盐水清洗湿敷、使用非黏性敷料如水胶体敷料、渗液多可用软聚硅酮敷料、感染伤口局部用磺胺嘧啶银敷料;严重时暂停放疗
Ⅱb 级	片状湿性脱皮,中度水肿	湿性愈合原则:生理盐水清洗湿敷、使用非黏性敷料如水胶体敷料、渗液多可用软聚硅酮敷料、感染伤口局部用磺胺嘧啶银敷料;严重时暂停放疗
Ⅲ级	皮肤皱褶以外部位的融合,湿性脱皮,凹陷性水肿	湿性愈合原则:生理盐水清洗湿敷、使用非黏性敷料如水胶体敷料、渗液多可用软聚硅酮敷料、感染伤口局部用磺胺嘧啶银敷料;严重时暂停放疗
Ⅳ级	溃疡,出血,坏死	立即中断放射治疗;湿性愈合原则,清除坏死组织,及时换药,减轻疼痛,控制感染,必要时植皮

(2) 放射性皮肤反应发生的相关因素:① 内在因素:包括患者的皮肤状况、照射部位、营养状况、年龄、高血压、糖尿病、吸烟等。通常机体潮湿的部位及皮肤皱褶的部位较易出现皮肤反应,如头颈部、乳腺下、腋窝、会阴部和腹股沟等部位容易发生放射性皮炎。② 外在因素:放射线的能量、放疗总剂量、单次照射剂量、分割方法、射线种类、照射技术、剂量分布及同期放化疗等多种因素有关。在放疗后辅助化疗的患者常常可观察到一种记忆现象,表现为患者在放疗结束一段时间后行化疗,原放疗部位可出现红斑及瘙痒等放射性皮肤反应,近年来的一些新药如吉西他滨、紫杉醇和培美曲塞发现有记忆效应,其发生的原因目前还不清楚。

(3) 放射性皮肤反应的预防:采用合适的放疗方式,调强放射可降低急性放射性皮炎严重程度;外科伤口愈合以后才开始放疗;在首次放疗前开始并持续使用自黏性软聚硅酮薄膜敷料贴在放疗区域,能有效预防Ⅱ级以上急性放射性皮炎的发生;教会患者日常皮肤护理措施(表 4-4)。

表 4-4 放疗皮肤反应患者的自我护理措施

(1) 使用温水清洗治疗区域皮肤,宜使用中性,不含香料、颜料、脂质或丙二醇的肥皂,柔软的毛巾吸干水分;放疗区域包括会阴、直肠的患者每天坐浴

(2) 避免摩擦、挠抓治疗区域皮肤

(3) 穿宽松的自然纤维的衣服,如全棉的、真丝的

(4) 如果治疗区域需要刮胡子,必须使用电动剃须刀

(5) 避免泡热水澡、在泳池或湖中游泳(这些可能会加剧皮肤反应)

(6) 避免治疗区域皮肤阳光直射,SPF30 的防晒霜比较适合

(7) 避免在治疗区域皮肤放置冷的或者热的物品,如冰袋或热水袋

(8) 避免在治疗区域用化妆品

(9) 在治疗区域避免使用橡皮胶、绷带

(10) 使用温和的衣物清洗剂,接触治疗区域皮肤的衣物不应上浆

（4）放射性皮肤反应的护理：根据肿瘤放射治疗协助组急性放射性皮肤反应分级标准及放射性皮炎症状管理指南（表4-3），急性和慢性放射性皮肤反应的护理内容主要包括：① 急性放射性皮肤反应：湿性脱皮的护理目标就是通过减少摩擦、抓痕保护，保证皮肤完整性同时保持皮肤湿润，促进上皮恢复，避免严重感染。② 慢性放射性皮肤反应：护理目标是改善皮肤的质地和弹性。通过使用保湿乳液保持皮肤湿润，用干净的手轻轻涂抹，不要摩擦皮肤。避免过度太阳暴晒是健康生活方式的一部分。指导患者用衣物覆盖放疗区域或使用防晒指数（SPF）至少为30的防晒霜。

3. **疼痛**   大约有50%的肿瘤患者具有治疗相关性疼痛（详见第九章第二节）。

4. **骨髓抑制**   接受放疗的患者会出现不同程度的骨髓抑制（详见第三章第四节）。

（二）与放疗部位相关放疗不良反应的护理

1. **脑水肿**   脑肿瘤放疗后，肿瘤周围的脑组织会出现肿胀和炎症，患者会出现头痛、恶心、呕吐、癫痫、视野改变、运动功能障碍、口齿不清。在放疗后半小时内给予甘露醇快速静脉滴注可缓解脑水肿。护理应注意：① 观察颅内高压症状及其程度，保证甘露醇治疗的有效性（放疗结束30分钟内用药，用药时间小于30分钟）。② 头痛、恶心、呕吐严重时，要限制入水量，并抬高床头15°～30°。③ 避免剧咳、便秘，出现剧咳、便秘需要积极治疗。④ 做好防跌倒评估及预防管理。⑤ 鼓励患者应多和家人交谈、下棋、看报、玩游戏、散步等，以促进脑功能的恢复。

2. **脱发**   脑部放疗最常见的不良反应，放疗前需剃去全部头发，当剂量超过50 GyE时，脱发可能就是永久性的。暂时性脱发的新生头发会在放疗结束后2～3个月开始生长，新生头发的颜色和纹理可能会与原来不同。患者可以用普通洗发水洗发，有随机对照研究证实在放疗期间用普通洗发水洗发不会提高皮肤毒性。护士可以建议患者戴假发、头巾改善形象，同时可以倾听患者关于脱发对身体形象影响的情感表达，提供情感支持。

3. **口腔黏膜炎**   是头颈部、食管肿瘤放射治疗的常见症状，相关内容详见第九章第三节。

4. **口干**   口干是患者接受口腔放疗或颈部放疗后出现的比较严重的症状。唾液在保持口咽健康中起重要的作用。唾液分泌受损容易引起口腔黏膜炎、吞咽困难、蛀牙、口腔疼痛、味觉改变、真菌感染。这些并发症会影响患者的营养状态。唾液腺腮腺、颌下腺、舌下腺分泌70%～80%的唾液。放疗引起的口干与治疗区域、剂量、是否使用IMRT、是否同步化疗有关。随机对照研究显示，放疗前使用阿米福汀可降低Ⅱ度或更高级别的口干。IMRT可有效降低唾液腺的放射暴露，降低唾液分泌减少的发生。少量多次喝水、避免用含乙醇的漱口水、吃水分多的软食、避免喝酒和抽烟被认为有助于口干的缓解。夜间使用加湿器是可以获益的，由于睡眠期间唾液分泌减少，夜间使用加湿器是有助于缓解口干的。

5. **味觉改变**   头颈部放疗可引起味蕾减少，损伤微绒毛。甜味感受器是受影响最小的。患者报告在接受30 GyE放射剂量时有50%味觉消失，60 GyE的放射剂量会引起永久性味觉消失。患者吃东西时口腔内会有一种怪异的味道，类似硬纸板或金属的味道。味觉改变可持续7年或更长时间。告知患者味觉改变与治疗相关，通常是临时性的，可缓解患者的焦虑。饭前、饭后做口腔清洁，戒烟。调味品和卤制食品与不同的食物混合可以改善味觉改变。每天至少摄入2～3 L的水，可预防脱水。

6. **蛀牙和龋齿**   当唾液腺在放疗区域内时，蛀牙和龋齿可能会发生，属于后期反应。在慢性口干的患者中，唾液不能维持口腔pH和口腔正常菌群。龋齿可能发生在放疗结束后3～6个月。患者在放疗开始前做全面的牙齿评估，牙齿的修复和清洁应该在放疗前完成，拔牙应在放疗开始前 10～14 日完成,使伤口有充足的时间愈合。

7. **放射性骨坏死**　非常严重的头颈部放射治疗的远期反应,下颌骨的放射性坏死出现在剂量超过 60 GyE 时,其特征在于骨出现进行性溶解性坏死,需要外科介入或者高压氧舱或外科加高压氧舱进行治疗。护理重点在于教育并加强患者口腔卫生,戒烟、戒酒,使用合适的义齿,保持充足的营养。告知患者在放疗前进行全面检查牙齿的必要性和治疗后定期随访牙齿健康。

8. **放射性食管炎**　放射性食管炎在放疗开始后 2～3 周出现,食管黏膜充血水肿、吞咽困难,治疗后期充血水肿加重,胸骨后烧灼感,进食时加重。肿瘤放射治疗协作组(RTOG)将放射性食管炎分为 5 级:① 0 级无变化;② Ⅰ级轻度吞咽困难,或吞咽疼痛,需用表面麻醉药,非麻醉药镇痛或进半流质饮食;③ Ⅱ级中度吞咽困难,或吞咽疼痛,需麻醉药镇痛,或进流质饮食;④ Ⅲ级重度吞咽困难,或吞咽疼痛伴脱水,或体重下降>15%,需鼻饲或静脉补充营养;⑤ Ⅳ级完全阻塞,溃疡,穿孔或瘘管形成。进食高热量、高蛋白质、软而温和的食物是比较合适的,在进餐前 15 分钟单独使用利多卡因喷雾剂或同时使用抗酸药物、抗组胺药物,可以缓减吞咽困难。每次进食后需饮 100 ml 左右的温开水冲洗食管,防止食物残渣潴留,减轻对食管黏膜的刺激,防止发生感染。进食后半小时内不宜平卧。经常观察患者疼痛的性质,以及体温、脉搏、血压等变化,了解有无呛咳,以便及时发现食管穿孔,一旦出现食管穿孔,立即禁食、禁水,停止放疗,并补液支持治疗。

9. **放射性肺纤维化**　发生在肺癌放疗后 1～12 个月。症状与治疗区域大小相关,如果治疗区域大,患者会有呼吸短促。放射性肺纤维化相关危险因素包括治疗前肺功能状态,吸烟史,大剂量放射、同步化疗。治疗为支持疗法。临床试验证明氨磷汀可以降低放射性肺炎和放射性肺纤维化的反应。

10. **放射性肺炎**　发生在放射治疗后 1～3 个月,15% 的肺癌、淋巴瘤放疗患者,1% 的乳腺癌放疗患者会发生放射性肺炎。临床表现为低热、咳嗽、胸闷,严重的可出现高热、胸痛、呼吸困难,肺部可听见干湿啰音。治疗包括卧床休息、吸氧,严重者使用大剂量的类固醇激素。

11. **放疗性心血管系统反应**　乳腺癌、食管癌、肺癌等放疗后可发生心脏损伤,最常见的包括心包积液,急性期表现为发热、胸闷、心包摩擦音等,慢性期表现为缩窄性心包炎,如呼吸困难、干咳、颈静脉高压、肝大等。护理中应注意:① 观察病情变化,根据医嘱给予对症支持治疗,如糖皮质激素、心包穿刺等;② 卧床休息,保持安静,注意保暖,预防感冒;③ 少食多餐,避免过饱;④ 保持大便通畅,避免过度用力。

12. **放疗的肝脏反应**　胰腺癌、肝癌、乳腺癌、肺癌、胃癌、肾癌等放疗后可发生肝脏损害,最常发生在放疗后 4～8 周,表现为恶心、肝区胀痛、肝大、非癌性腹水、黄疸及肝功能障碍等。护理中应注意:① 卧床休息,保持情绪平稳。② 鼓励患者少食多餐。多进食高蛋白质、高热量、高维生素、低脂肪及清淡食物。多吃富含维生素的蔬菜和水果,忌食生冷、有刺激性及油腻食物。对有腹水患者应限制水的摄入量,给予低钠饮食。伴有肝硬化失代偿时,需给予优质蛋白质。③ 当放疗开始不久,出现肝区胀痛及腹胀时,可给予 20% 甘露醇加地塞米松静脉滴注或解热镇痛等药物治疗。对于间歇性肝区疼痛的患者,应耐心询问患者疼痛的程度和持续时间。根据医嘱采用三阶梯止痛,并观察止痛效果及用药后的不良反应。④ 放疗期间给予健脾理气中药,可减轻放射性肝损害。当患者出现非癌性腹腔积液、黄疸、肝脏进行性增大、碱性磷酸酶升高≥2 倍,转氨酶至少升高 5 倍于正常或治疗前水平,即停止放疗,并给予中西医保肝治疗。

13. 恶心、呕吐　胃、胰腺放疗会导致恶心、呕吐，护理中应注意：根据医嘱予以止吐药对症支持治疗，如采用昂丹司琼、甲氧氯普胺等止吐。

14. 腹泻　因盆腔脏器肿瘤接受放疗的患者会出现不同程度的腹泻（详见第九章第五节）。

15. 膀胱炎　如果膀胱在放射区域内，放疗开始后3～5周会出现尿频、尿急、排尿困难、夜尿。患者每天应喝1～2 L水，睡前几小时避免喝水，吸烟和进食辛辣食物会刺激膀胱壁。

16. 性功能障碍　盆腔（妇科肿瘤、前列腺癌、膀胱癌、直肠癌）肿瘤患者接受放疗后会有不同程度的性功能障碍，严重程度与放射部位、区域、剂量相关。宫颈癌放疗后的患者治疗每周3次扩张阴道可预防阴道挛缩、狭窄，阴道干燥的患者可用水溶性润滑剂改善症状。磷酸二酯酶5型（PDE5）抑制剂（如西地那非）是前列腺癌放疗后勃起功能障碍的有效治疗方法。告知患者盆腔放疗对性功能潜在的影响，告知患者治疗后可恢复性生活的时间，出现性生活不适等及时就诊，获取专业指导（如泌尿科医师、心理医师等）。

三、放疗后护理（康复指导）

（1）均衡饮食，注重营养。

（2）放疗结束后继续遵循皮肤护理原则。

（3）保持良好的生活习惯及作息，可适当活动，如散步、练气功、做家务等，以增强体质。

（4）注意预防各种感染，如牙龈牙髓炎（口腔放疗3～4年不能拔牙）、呼吸道感染、肠道感染等。

（5）坚持功能锻炼，如张口练习、患肢功能锻炼等（锻炼方法详见各疾病章节）。

（6）介绍定期随访检查的重要性

1）向患者及其家属讲述如何了解放疗疗效，接受放疗的部分患者其肿瘤不是放疗一结束就能消退，而是放疗结束后1～2个月才能看到明显缩小。同样，放疗出现的急性反应也不是放疗结束就能马上缓解，一般还要持续一段时间才能缓解。

2）晚期放射性损伤的发生率随着放疗后时间的推延而逐步增加，患者生存的时间越长，出现的概率越大，因此放疗后患者需长期随访。

3）长期随访时间安排：放疗后1～2个月应进行第1次随访。以后应遵医嘱，按时来院随访。一般治疗后2年内每1～3个月随访1次，2年后每3～6个月随访1次，以了解肿瘤控制情况，以及有无放疗晚期反应等。

（胡振娟）

第五节　肿瘤放射性核素治疗的护理

核医学（nuclear medicine）是一门将放射性核素用于医学研究、影像诊断、功能检查、核素治疗和体外标记免疫学分析的重要学科，其发展有赖于放射性药物和放射性探测设备。

随着医学科学的发展，核医学与其他各种临床学科交叉、互补越来越明显，产生肿瘤核医学、核心脏病学、神经核医学等重要分支并形成各自的特色和范畴。其中，肿瘤核医学是一个最为活泼和有生机的学科。

一、放射性药物的基本概念

（一）放射性核素定义

原子由原子核（质子＋中子）及核外电子组成，能被测出其质量数、原子序数和核能态的一类原子总称为核素，表示方法为：

$$^{Am}_{Z}X \quad 或简作 \quad ^{Am}X$$

其中 X 为核素名称，A 为质量数，Z 为原子序数。原子序数和质量数均相同，但核能态不同的一类核素互称为同质异能素，加注 m 表示。

原子序数相同但质量数不同的一类核素在元素周期表中占据同一位置，互称为同位素。能自发地转变为其他原子核或自发地发生核能态变化，同时伴有射线发射的过程称放射性核衰变，这一类核素称为放射性核素。例如，^{125}I 和 ^{131}I 互称为放射性同位素，^{99m}Tc 与 ^{99}Tc 互称为同质异能放射性核素。

放射性核素衰变的规律是：

$$N = N_0 e^{-\lambda t},$$

其中 λ 为衰变常数，N_0 为零时刻的数量，N 为 t 时刻后剩余数量，半衰期 $t_{1/2} = 0.693/\lambda$，能量单位：KeV；活度单位：MBq（1 mCi＝37 MBq）。

（二）放射性药物定义

具有诊断和/或治疗作用的放射性核素，标记在具有导向作用的化合物或生化物上，即构成放射性药物，有些放射性核素能直接亲和某种组织细胞而达到诊断和/或治疗目的，因此本身就成为一种放射性药物。已上市的放射性药物称为放射性药品。目前常用的放射性药物见表 4-5。

表 4-5　常用放射性药物

名　称	半衰期	主要射线、能量	来　源	放射性药物举例及用途
^{99m}Tc　锝	6.02 小时	γ140 KeV	发生器	^{99m}Tc - MDP 注射液，SPECT 显像
^{201}Tl　铊	73.2 小时	γ135 KeV、167 KeV X 80 KeV	回旋加速器	$^{201}TlCl$ 注射液，SPECT 显像
^{131}I　碘	8.04 日	β⁻ 606 KeV、334 KeV	核反应堆	$Na^{131}I$ 口服液，治疗、SPECT 显像
^{177}Lu　镥	6.65 日	γ364、637 KeV β⁻ 134 KeV	核反应堆	^{177}Lu - PSMA 注射液，治疗、SPECT 显像
^{188}Re　铼	17.0 小时	γ113、208 KeV β⁻ 763 KeV、γ155 KeV	发生器	^{188}Re - HEDP 注射液，治疗、SPECT 显像
^{32}P　磷	14.3 日	β⁻ 1.7 MeV	核反应堆	^{32}P 胶体注射液，治疗
^{89}Sr　锶	50.6 日	β⁻ 1.46 MeV	核反应堆	$^{89}SrCl_2$ 注射液，治疗
^{125}I　碘	60.1 日	γ27、35 KeV	核反应堆	^{125}I 粒子，治疗
^{11}C　碳	20.3 分钟	β⁺ 0.97 MeV 湮没辐射 γ511 KeV	回旋加速器	^{11}C -胆碱注射液，PET 显像

（续　表）

名　称	半衰期	主要射线、能量	来　源	放射性药物举例及用途
^{18}F　氟	109.6 分钟	β^+ 0.64 MeV 湮没辐射 γ511 KeV	回旋加速器	^{18}F - FDG 注射液， PET 显像
^{68}Ga　镓	68 分钟	β^+ 0.836 MeV 湮没辐射 γ511 KeV	发生器	^{68}Ga - DOTATATE， PET 显像

（三）放射性药物的特点

1. **具有放射性**　放射性药物是一类特殊药物，它利用放射性射线的示踪原理发挥诊断作用，利用电离辐射效应达到治疗目的，因此要考虑一定的防护。其中用于诊断的 γ 射线穿透能力较强，要注意外照射屏蔽。用于治疗的 β^- 射线射程短、电离大，要注意误进体内、防止内照射。一些用于制备放射性药物的半成品原料通常为冻干品、没有放射性，因此无须防护。

2. **寿命短**　放射性药物中的放射性核素是不稳定的，它在发生衰变的同时，放射性活度也不断下降，即有一定的半衰期，需要临时制备、及时使用。通常长半衰期放射性药物多用于治疗目的，使用后要隔离和随访较长的时间，超短半衰期放射性药物对人体影响较小，能反复用于诊断，不必严格限制走动。

3. **化学量引入少**　所用放射性活度即使再高，其化学量仍然很低，如常用的 ^{99m}Tc 标记放射性药物的化学浓度仅为 $10^8 \sim 10^9$ mol/L，因此几乎没有化学过量引起的不良反应或过敏反应。

4. **辐射自分解**　由于放射线的物理、化学和生物学效应直接作用于被标记的化合物或生物活性物质上，引起化合物结构或生物活性改变的现象称作辐射自分解。发生辐射自分解的程度，通常与放射性活度成正比，因此有些放射性药物更需在使用前临时制备。

二、放射性药物的应用

（一）体内诊断

主要使用发射 γ 或正电子射线的放射性药物，见表 4 - 5，可通过静脉注射、口服、吸入等途径到达被观察的脏器、组织，用单光子发射计算机断层（SPECT）显像仪或正电子发射计算机断层（PET）显像仪进行功能、影像诊断。护理要点如下。

（1）为避免影响射线探测，告知患者不穿有金属纽扣的内衣，显像前去除金属佩戴物。

（2）为免受尿液放射性干扰，全身或下腹部显像前，应排空膀胱，并注意勿使尿液沾染内裤、皮肤。

（3）肠道有放射性分布的检查，在全身或下腹部显像前，宜先服缓泻药排尽大便。

（4）以目前核医学最常见的 ^{99m}Tc - MDP SPECT 骨显像为例，注射后 9 小时、17 小时时，分别距离受检者 1 m（相当于病房查房接触距离）、0.5 m（相当于医师门诊接触距离）处，医护人员受照剂量当量率即低至 2.5 μSv/h（电离辐射防护与辐射源安全基本标准 GB 18871—2002[15]定出的公众可接受的剂量率指标），因此在患者检查次日的任何接触，都可正常进行。

（二）体外分析

主要使用微量的 ^{125}I 标记在抗原或单克隆抗体上，与标准品、分离物、冲洗缓冲液等组成体外标记免疫分析药盒。用于血清肿瘤标志物、激素等测量。使用过程中要避免污染工作环境、防止沾染食物。

（三）体内治疗

主要使用发射 β^- 射线的放射性药物,见表 4-5,静脉注射或口服后可靶向性到达病灶,或通过介入方法到达病灶进行治疗。用放射性液体吸附在介质上、用钛合金包裹成粒子,可以植入肿瘤内或瘤床上进行近距离间质治疗。

三、放射性防护

（一）放射性防护的目的

核医学的放射性辐射对患者来说可以引起血象下降、皮肤黏膜损伤等,对医护人员来说可以引起乏力、血象下降等,其严重程度与接受的辐射剂量有关,放射防护的目的是要将这种生物效应的发生率限制在可以接受的水平。医学实践证明,就目前核医学诊断工作量和其开放性操作情况下,核医学长期接触放射性的职业工作者及其配偶均能正常生育,因此非核医学的医护工作者对核医学诊断性检查后的患者无须过度忧虑和做无谓的防护。

（二）放射性防护的原则

1. 实践正当化　对患者进行放射性检查要充分符合检查的适应证,避免盲目和滥用。

2. 防护最优化　要有最佳的防护措施,对患者、医护人员和周围的无关人员进行合适的放射性防护。

3. 剂量限值　要使对职业和公众人员的照射严格限制在国家规定的范围内,其中对核医学医护人员的职业照射 5 年内年均有效剂量不大于 20 mSv、一年有效剂量不大于 50 mSv,对患者家属和非核医学的医护人员等公众照射控制在年有效剂量不大于 1 mSv。

（三）放射性防护的基本措施

1. 防止内照射　要避免放射性药物或放射性污染物进入体内,不在核医学科开放性放射性场所进食,戴手套进行放射性操作,任何操作后、接触物品后要洗手。

2. 减少外照射

（1）时间防护:辐射的累积剂量与时间成正比,因此放射性操作要熟练、迅速、正确,对接触放射性辐射的工作人员要轮换。

（2）距离防护:辐射的剂量率与距离的平方成反比,因此,宜将放射性患者安置在大的房间内,或在观察或查房时保持适当的距离,接触放射性污染物时宜利用适当的工具远距离操作。

（3）屏蔽防护:任何电离辐射穿过适当的物质后强度会被减弱,因此针对发射 α 射线的核素,仅需戴手套即可防护,对发射 β 射线的核素,最佳材料是有机玻璃防护,对 γ、X 线则需要含铅的材料,由于射线与物质相互作用的复杂性,宜选用复合材料进行适当防护以减少外照射。

四、放射性废物的处理

（一）固体放射性废物

1. 种类　包括带放射性核素的试纸、敷料、碎玻璃、废注射器、安瓿瓶、实验动物尸体及其排泄物等。

2. 处理　短寿命核素废物主要用放置衰变法处理,一般把半衰期<15 日的归入短半衰期放射性核素,放置 10 个半衰期后,即可作为非放射性废物处理。长寿命的固体放射性废物,应

定期集中送交国家放射性废物处置单位。所有的固体放射性废物应放置于周围加有屏蔽的污物桶内,不可与非放射性废物混在一起。污物桶外要有电离辐射标记和废物类型、核素种类、比活度范围、启用日期等说明卡片,放置点应避开工作人员作业和经常走动的地方。

（二）液体放射性废物

1. 种类　含放射性核素的残液、患者的排泄物、用药后的呕吐物及清洗器械的洗涤液、污染物的洗涤水等。

2. 处理　让注射或服用放射性药物患者使用专用厕所,对其排泄物实施统一收集和管理。上述液体放射性废物应通过专用下水道进入放射性废水处理池,储存 10 个半衰期、实际测量放射性强度达到排放标准后再排入医院下水道系统集中处理。吸^{131}I患者的排泄物处理,必须同时加入 NaOH 或 10%KI 溶液,然后密闭存放、放置法衰变处理。

（三）气载放射性废物

1. 种类　放射性碘蒸气、放射性气溶胶。

2. 处理　经高效过滤后,排入大气,滤膜定期更换,并作为固体放射性废物处理。呼出的^{133}Xe 应由特殊的吸收器收集,放置衰变。

五、放射性核素治疗的管理

进行放射性核素治疗时,必须考虑患者的用药安全、医务人员的防护以及对周围环境和公众的影响。因而,对放射性核素治疗的管理涉及医德医风、公共安全和环境保护,必须予以高度重视。

（一）骨转移性肿瘤放射性核素治疗

为一种姑息治疗,静脉注入亲骨的治疗性放射性药物后,在骨转移病灶部位出现较高的浓集,利用放射性药物发射的 β 或 α 射线对病灶进行照射,达到缓解疼痛（有效率为 80%～90%）、杀伤肿瘤细胞和提高生活质量的目的。

1. 临床应用

（1）适应证及禁忌证:主要适用于骨显像见多发异常放射性浓聚且伴明显骨痛的肿瘤患者,禁用于放、化疗后存在造血功能障碍或拟行多学科综合治疗的患者。

（2）临床用药:所用的放射性药物有发射纯 β 射线的氯化^{89}锶(^{89}SrCl)、同时伴有 γ 射线的^{188}铼-羟基乙叉二膦酸(^{188}Re - HEDP),用量分别为 4 mCi 和 70 mCi,重复治疗的间隔分别为 3 个月和 8 周以上。后者可同时显像了解药物的分布情况,因此要注意减少不必要的外照射。两药均从尿液排泄,故应避免尿液放射性污染。

2. 护理要点

（1）心理护理:采用放射性核素治疗骨转移骨痛的患者,大多肿瘤已到晚期,因此护士对患者要关心、热情。告诉患者放射性核素治疗骨痛的有效率可达 80%～90%,使其对改善生活质量具有一定的信心。因在门诊进行治疗,护士要耐心细致地对患者及其家属讲解治疗的有关事项,并配备一些通俗易懂的小册子,让患者及家属查阅。

（2）宣教要点

1）为了解患者的病情及治疗状况,以制定个体化治疗方案,所以每次治疗前需收集骨显像、X 线检查、病理学、血尿常规、肝肾功能及有关肿瘤标志物检查结果,希望患者及家属能积极配合。

2）向患者讲明,治疗所用的放射性药物是提前订购,当天取用,数量有限。要告知患者如果不能接受治疗,一定要提前联系医院,以避免不必要的浪费。

3)告诉患者治疗骨转移的放射性药物是通过静脉注射的方法给药,每次用药剂量少,如有外渗,引起的红肿可自行缓解。

4)用药后当天要少饮水,以后要多进营养价值高的均衡食物。

5)注射后让患者尽快返家休息,以减少交叉照射和对核医学诊断工作的影响。另外,嘱患者在用药后1周内避免与婴幼儿密切接触,并减少亲戚好友的探望。

6)治疗后部分患者可发生骨痛加重(称"闪烁现象"),持续2~5日,可加服止痛药。以后骨痛可逐渐缓解。

7)向患者解释骨痛缓解的同时骨质破坏并未完全控制,因此要注意安全,预防病理性骨折的发生。

8)部分患者在注射后3~4周可能出现白细胞、血小板计数一过性下降,因此,嘱患者每周一次检查血常规,并注意休息、防止抵抗力下降后发生感染。

9)大多数患者用药后不良反应轻,如出现恶心、呕吐、腹泻、蛋白尿、血尿、发热和过敏所致的支气管痉挛,应及时就诊,给予对症处理。

10)嘱咐患者及家属要按规定时间复诊、随访,并进行各种检查,了解是否需要重复治疗。

(3)治疗配合

1)掌握患者和家属的家庭地址、联系方式、居住条件和周围环境情况。

2)协助医师收集病史及各种检查结果,详细记录患者基本信息包括年龄、性别、体重、身高、诊断等。并配合医师进行治疗宣教,获得知情同意书。

3)仔细观察放射性药液物理性状、包装有无破损,核对药名、放射性活度、放射性浓度、体积、生产日期与批号。

4)配药及注射过程,既要遵循无菌操作,又要执行放射性药物的防护原则。即在防护情况下(戴手套,穿铅衣,药液不得漏出)按医嘱抽取所需量的放射性药物,测量记录实际注射量,然后准确进行静脉注射。

5)注射时要求一次性全部进入血管,不宜漏出血管外,以保证治疗剂量的准确。

6)对于复诊、随访的患者,要认真记录骨痛缓解、消失、维持和复发的时间,观察和记录食欲、睡眠和生活质量的变化,并和治疗前比较。

(二)^{131}I 治疗甲状腺肿瘤的护理

^{131}I 治疗甲状腺疾病,有赖于病变组织对 ^{131}I 的摄取和浓聚,^{131}I 发射的 β 射线对甲状腺病灶进行内照射,以此达到治疗目的。

^{131}I 除了治疗弥漫性甲状腺功能亢进,还主要治疗甲状腺功能自主性腺瘤和分化型甲状腺癌。分化型甲状腺癌(differentiated thyroid cancer,DTC)包括甲状腺乳头状癌、甲状腺滤泡癌和混合型甲状腺癌(含有乳头状癌和滤泡状癌的成分)。DTC 术后残留的甲状腺组织具有摄取 ^{131}I 的功能,所以能用 ^{131}I 进行内照射去除。

1. 临床应用

(1)适应证及禁忌证

1)适应证包括:① ^{131}I 治疗甲状腺功能自主性腺瘤,如甲状腺"热"结节、结外组织抑制完全者。② ^{131}I 消除分化型甲状腺癌术后残留甲状腺组织,以治疗残留甲状腺组织中的隐匿性癌灶,方便随访、及时发现远处转移,提高转移灶摄 ^{131}I 率。适用于摄 ^{131}I 率大于 1‰、甲状腺显像有残留组织显影者。③ ^{131}I 治疗分化型甲状腺癌转移灶,适用于局部残留、复发或转移,病灶不宜手术但有摄^{131}I现象患者。

2）禁忌证：包括妊娠和哺乳期患者，有严重肾功能障碍的患者。

（2）临床用药：所用放射性药物均为^{131}碘化钠（Na^{131}I），但剂量明显不同。甲状腺功能自主性腺瘤者仅需门诊治疗，一次性给予 30 mCi 的口服液或胶囊。消除分化型甲状腺癌残留组织和治疗转移灶时，需要多次住院治疗，每次要服用 100 mCi 以上的口服液。均需空腹服药。重复治疗的次数和累计接受^{131}I总量没有严格限制，主要根据病情的需要和患者身体状况而定。一般 3～6 个月后复查，^{131}I显像发现转移灶放射性降低或消失，Tg 和 TgA 的水平降低或消失，是治疗有效的标志。如显像阴性，而血清 Tg≥10 μg/L，高度提示体内有活性病灶，应再次治疗。^{131}I能同时发射高能 β 和 γ 射线，口服治疗后经唾液、尿液和大便排泄，故要注意相应的防护，避免污染。

2. 护理要点

（1）心理护理：护士要了解患者的病情及治疗状况，有针对性地做好宣教。治疗前向患者及家属说明放射性核素治疗的特殊性、优缺点，可能发生的不良反应，以及治疗过程中的注意事项。

（2）患者准备：停止服用甲状腺片或左旋甲状腺素 2～4 周，并低碘饮食 1～2 周。近期做过 CT 增强检查或碘油造影者须推迟数月再治疗。

（3）宣教要点

1）治疗前要收集甲状腺或全身显像、甲状腺摄^{131}I率、心电图、血尿常规、肝肾功能和血清 FT$_3$、FT$_4$、TSH、Tg、TPOA、TGA 检查结果，以协助估算^{131}I剂量。

2）向患者讲明，治疗所用的放射性药物是提前订购，当天取用，定人定剂量，因此如果患者不能按时前往治疗，一定要提前通知，以避免不必要的浪费。

3）应告知患者^{131}I的治疗方法是一次性口服^{131}I溶液或胶囊，应空腹服用。放射性排泄途径有大、小便及唾液，在随后的 1 周内要定期排便以减少肠道的辐射，要避免沾污内衣裤，戴口罩说话、咳嗽以免放射性飞沫污染个人物品和环境。

4）用药后嘱患者禁用含碘的药物及食物，多饮水；含服维生素 C 和经常咀嚼口香糖，促进唾液分泌，以减少对唾液腺的辐射损伤。

5）大剂量（^{131}I≥100 mCi）治疗后，早期可能出现颈部肿胀、恶心、呕吐和唾液腺肿痛，应多饮水和对症处理。要持续服用泼尼松 1 周以防止喉头水肿。要注意休息，防止感染。

6）严禁随地吐痰，痰或呕吐物要入坐便器内，避免过度冲洗坐便器以免增加放射性污水量。个人物品如有明显的放射性污染需要放置衰变后再使用。

7）嘱咐患者及家属要按规定时间复诊、随访，并进行各种检查，了解是否需要重复治疗。

（4）治疗配合

1）掌握患者和家属的家庭地址、联系方式、居住条件和周围环境情况。

2）协助医师收集病史及各种检查结果，详细记录患者基本信息包括年龄、性别、体重、身高、诊断、治疗史，有无妊娠、哺乳等。并配合医师进行治疗宣教，获得知情同意书。

3）仔细观察放射性药液物理性状、包装有无破损，核对药名、放射性活度、放射性浓度、体积、生产日期与批号。

4）在防护情况下按医嘱抽取所需量的^{131}I，有条件者使用全自动药物分装-给药仪，记录真实剂量后给患者口服，注意不要洒落、污染工作环境。分装、给药等操作均须有视频监控与记录，严禁截留他用。

5）服用大剂量[131]I 后 5～7 日应进行全身显像,以了解转移灶吸碘情况。

6）大剂量治疗后常规服用甲状腺激素替代并抑制 TSH 分泌,要根据血清甲状腺激素水平及时调整用量。

（朱　桔　章英剑）

第六节　放　射　防　护

人体受到放射线照射后会发生各种不良反应,因此,必须防止非治疗性照射。对于长期接触放射线的放射工作者,防护目的在于将照射量减少到安全照射量之下。

一、安全照射量(最大允许照射量)

安全照射量是指不管哪种器官,无论照射多长时间,在人的一生中对人体健康不应引起任何损伤的照射量。职业性放疗人员的每年最大允许剂量和工作场所相邻及附近地区工作人员和居民的每年限制剂量,在我国的放疗防护已做了详细规定。例如,在职业性放疗人员的每年最大允许剂量中,全身、晶状体、红骨髓、性腺的受照剂量最大为 5 rem,其他器官为 15 rem。同样,在工作场所相邻及附近地区工作人员和居民的每年限制剂量中,全身、晶状体、红骨髓、性腺的剂量也是最大为 0.5 rem,其他器官为 1.5 rem。这些规定剂量都是最大值,一般不容许超过,尤其避免任何情况的曝射(包括在容许剂量范围内)。

二、防护措施

(一) 基础建筑的防护措施

(1) 放射治疗机应尽可能远离非放射工作场所。

(2) 治疗室和控制室一定要分开。

(3) 治疗室面积不应小于 30 m²。四壁应有足够厚度的屏蔽防护。

(4) 治疗室的入口采用迷路方式,以有效地降低控制室的辐射水平。门外设指示灯,并安装连锁装置,只有关门后才能照射。

(5) 治疗室内必须有通风设备。可在顶棚或无射线辐射的高墙区开窗,每日换气 3～4 次。

(6) 室内应有监视和对讲等设备,尽量减少工作人员的放射剂量。

(二) 患者的防护措施

(1) 电源、机头等设备要经常检查、维修,防止发生意外事故。

(2) 照射部位和照射时间要准确无误,并保护好正常组织及器官。

(3) 体内置放射源的患者,一定要卧床休息防止身体移动,以免放射性物质脱落或移位,影响患者的治疗效果和增加正常组织的损伤。在治疗期间禁止会客或探视。

(三) 工作人员的防护措施

工作人员应自觉遵守防护规定,避免不必要的照射,防护的基本原则是缩短时间、增加距离和使用屏蔽。

(1) 在护理带有放射源的患者时,护士要尽量减少接触时间,即做好护理计划,安排好每一步骤,短时间做完护理工作。

（2）距离对于射线的防护有极大作用，因此，在给带有放射源的患者进行护理时，应尽可能保持一定的距离。

（3）防护屏蔽有一定的防护作用，铅围裙只能在放射诊断时作用，但对高能量射线来说，其防护屏蔽作用较小。

（4）对被放射源污染的物品和器械、敷料以及排泄物、体液等，必须去除放射性污染后才可常规处理，处理时应戴双层手套。

（四）健全的保健制度

（1）准备参加放射工作的人员必须先进行体检，合适者才能参加。

（2）一年一次定期对放射工作人员进行体检，如特殊情况一次外照射超过年最大允许剂量当量者，应及时进行体检并做必要的处理，放射病的诊断须由专业机构进行。

（3）体检除一般性检查内容，应注重血象、晶状体、皮肤、毛发、指甲、毛细血管等方面，并做肝、肾功能检查。

（4）建立放射工作人员档案，工作调动时带走。

（胡振娟）

第五章
肿瘤分子靶向治疗患者的护理

第一节　肿瘤分子靶向治疗概述

一、分子靶向治疗的历史与起源

自 20 世纪 40 年代,细胞毒性物质氮芥开始用于治疗淋巴瘤,随后抗瘤谱更广,疗效更好的蒽环类药物、铂类药物、紫杉类药物、喜树碱类药物等开始应用于临床,这些化疗药物明显改善了淋巴瘤、乳腺癌、肺癌、大肠癌等恶性肿瘤的疗效。但由于这些细胞毒类药物主要是依赖肿瘤细胞与正常细胞生长、修复、死亡的动力学间的差异来杀伤肿瘤细胞,细胞毒药物的选择性差,在杀伤肿瘤细胞的同时,正常细胞也会被杀伤,毒性较大,临床疗效受到限制,使细胞毒类药物的发展进入了一个瓶颈期。到 20 世纪后期,随着对癌症发生、发展的深入研究与了解,尤其发现肿瘤进展与癌细胞的某些分子事件或分子学改变密切相关,肿瘤研究者们已充分观察和认识到对这些肿瘤分子改变的阻断可以达到抑制肿瘤发展的效果,包括癌基因、抑癌基因突变及染色质修饰等。肿瘤分子靶向治疗就是在这一基础成为肿瘤内科治疗的另一有效手段,不但在恶性肿瘤综合治疗中的地位逐步提高,而且使恶性肿瘤患者接受个体化治疗方案成为可能。

二、分子靶向治疗的定义和作用水平

肿瘤分子靶向治疗,简称靶向治疗,是指将抗肿瘤药物或者能够杀伤肿瘤细胞的活性物质通过使用特异性的载体运送到肿瘤部位,使治疗效果及药物效应尽可能地局限在特定的肿瘤细胞、组织或器官内,而尽量不影响正常细胞、组织或器官的结构和功能,从而达到既能提高疗效,又能减轻毒副作用的治疗方法。

靶向治疗作用水平的分为 3 个层面:器官水平、细胞水平和分子水平。器官靶向是指直接注入抗肿瘤药物,如瘤体注射药物;介入治疗,如肝癌的肝动脉栓塞治疗。细胞靶向主要是通过细胞摄取、主动吞噬、定向抗原、单抗导向、双功能抗体、活化 T 细胞加瘤抗原等方式,把药物导向至肿瘤细胞。分子靶向是指依靠分子生物学差异、肿瘤基因、代谢酶、肿瘤信号转导、细胞分裂、细胞周期运行环节、肿瘤血管生成、代谢不同等,将抗癌药定位到靶细胞的生物大分子或小分子上。显然,分子靶点是靶向治疗中特异性最高的作用层面,通常情况下,它是肿瘤细胞里面的蛋白质分子,也可以是核苷酸的片段或是基因产物。

三、肿瘤分子靶向治疗的作用原理

肿瘤分子靶向治疗的作用原理主要是利用肿瘤组织或细胞所具有的特异性的结构分子作为靶点,使用某些能与这些靶点特异结合的抗体、配体等,特异性的杀伤肿瘤细胞的治疗。它

相对于手术、放疗、化疗三大传统治疗手段而言,具有更强的针对性。

肿瘤细胞的本质是生长的失控,原因主要是细胞对增殖和凋亡的调控能力丧失。正常细胞的增殖与凋亡过程收到一系列信号联级反应的严格调控,这些既分散又统一的信号系统,可以协调一致地将细胞内和细胞外的信息转化为特定的效应。信息传递的起点通常为细胞外的配体与其受体胞外部分的结合,导致细胞内接头蛋白或激酶活化,再进一步激活细胞内的信号网络系统,并最终形成细胞反应。信号传递过程的特异性,适度的放大程度和持续时间,与细胞维持正常功能息息相关。肿瘤细胞往往在与细胞增殖和凋亡相关的信号传导通路中,存在某些关键分子的异常,导致了相应信号通路的结构性激活或抑制,由此成为不同类型肿瘤的癌变基础。所谓分子靶向药物,就是以参与肿瘤发生、发展过程的重要分子作为靶点,如细胞信号转导通路、原癌基因和抑癌基因、细胞因子受体、抗肿瘤血管生成、自杀基因等,通过阻断或抑制该靶点,而发挥治疗作用的药物,在发挥较为特异性发挥抗肿瘤效果的作用的同时,也减少了药物对正常细胞的损伤作用,在众多靶点中,与肿瘤细胞增殖密切相关的驱动基因,往往是最好的靶点。

四、分子靶向治疗的特点

肿瘤分子靶向治疗具有以下特点:① 其治疗的性质属于病理生理治疗,分子靶向药物通过封闭肿瘤发展过程中的关键受体,纠正其病理过程;② 分子靶向药物具有非细胞毒性和靶向性的特点,主要对肿瘤细胞起调节作用和稳定作用;③ 临床药理学Ⅰ期临床试验研究无法达到剂量限制性毒性和最大耐受剂量;④ 应用分子靶向药物,肿瘤的分子标志物(molecular marker)尤为关键,由于某一特定的基因或蛋白质会在不同的肿瘤组织中表达,或同一种肿瘤有不同的基因或蛋白质表达,因此,分子靶向治疗也体现"同病异治,异病同治"的治疗理念。

五、肿瘤分子靶向治疗药物的分类

(一)按药物性质分类

肿瘤分子靶向治疗药物按药物性质(分子结构特点)可分为大分子单克隆抗体类药物、小分子化合物等。

1. 大分子单克隆抗体类药物　单克隆抗体属于生物大分子,无法穿透细胞膜,主要通过与细胞外或胞膜上的抗原结合发挥作用。根据其是否联有杀伤肿瘤细胞的偶联物,又分为两类。

(1)裸单抗(以下简称单抗):单抗抑制肿瘤生长的主要机制是依赖其诱导的免疫效应,即抗体依赖性细胞介导的细胞毒作用(antibody-dependent cell-mediated cytotoxicity,ADCC)聚集和活化宿主的效应细胞、通过补体介导的细胞毒作用(complement dependent cytotoxicity,CDC)、阻断受体-配体的相互作用以及诱导细胞凋亡等机制杀伤肿瘤细胞。这类药物能与肿瘤细胞结合,通过直接的抗原-抗体反应导致肿瘤细胞死亡,如抗CD20嵌合性抗体利妥昔单抗、抗HER-2的曲妥珠单抗、抗表皮生长因子受体(epidermal growth factor receptor,EGFR)的西妥昔单抗和抗血管内皮生长因子(vascular endothelial growth factor,VEGF)的重组人源化单抗贝伐珠单抗等。

(2)抗肿瘤单抗偶联物(以下简称修饰单抗):以单抗为载体,与放射性核素、免疫毒素或细胞毒素偶联,构成单抗偶联物,通过单抗结合至肿瘤细胞上,利用放射性核素、免疫毒素或细胞毒素来杀伤细胞,如标记^{90}Y抗CD20的替伊莫单抗和标记^{131}I抗CD20的托西莫单抗,抗CD33吉妥珠单抗和化疗药物卡奇霉素(又名刺胞霉素)的偶联物麦罗塔(Mylotarg)等。

2. **小分子化合物**　小分子化合物通常可以穿透细胞膜,作用于胞膜内的靶点,这些靶点往往是与细胞增殖和生长相关的激酶,激酶靶点包括:① 酪氨酸激酶;② 丝氨酸/苏氨酸激酶;③ 其他蛋白酶。目前激酶靶点主要是针对酪氨酸激酶。酪氨酸激酶一类具有酪氨酸激酶活性的蛋白质,超过 50% 的原癌基因和癌基因产物都具有蛋白酪氨酸激酶活性,它们的异常表达将导致细胞增殖调节发生紊乱,进而导致肿瘤发生。此外,酪氨酸基酶的异常表达还与肿瘤的侵袭和转移、肿瘤新生血管的生成、肿瘤的化疗抗性密切相关。小分子酪氨酸激酶抑制剂通过抑制酪氨酸胞内区特异的受体酪氨酸残基磷酸化,从而抑制下游的信号转导通路。包括表皮生长因子受体(EGFR)酪氨酸激酶抑制剂,如吉非替尼、埃罗替尼;*BCR-ABL*(费城染色体突变所致的融合基因)酪氨酸激酶抑制剂,如伊马替尼。

多靶点小分子抗肿瘤药物,随着分子生物学技术的进展和从细胞受体与增殖调控的分子水平对肿瘤发病机制认识的进一步深入,人们发现肿瘤细胞的信号通路相互交错,单靶点抑制剂已经难以达到理想的阻断肿瘤细胞发生发展的通路,多靶点抑制剂成为一个新的研究趋势,如索拉菲尼、舒尼替尼和拉帕替尼等都属于多靶点小分子酪氨酸激酶抑制剂。

(二) 按作用靶点分类

目前临床上主要应用和正在进行研究的抗肿瘤分子靶向治疗药物根据作用靶点可归纳为以下几类。

(1) 以表皮生长因子受体(EGFR)为靶点药物,如西妥昔单抗、帕尼单抗、吉非替尼、厄洛替尼等。

(2) 抗肿瘤血管生成治疗,如贝伐单抗、阿帕替尼。

(3) 多靶点酪氨酸激酶抑制剂,如抑制肿瘤酪氨酸激酶活性同时可抑制肿瘤血管生成的药物,代表药物有索拉非尼、舒尼替尼等。

(4) 抗 HER-2 单抗,如曲妥珠单抗、拉帕替尼等。

(5) 抗 CD20 单抗,如利妥昔单抗等。

(6) 哺乳动物雷帕霉素(the mammalian target of rapamycin,mTOR)激酶抑制剂,如伊维莫司等。

(7) *BCR-ABL* 酪氨酸激酶抑制剂,如伊马替尼等。

(8) 泛素-蛋白酶体抑制剂,如硼替佐米等。

(9) 其他:组蛋白去乙酰化酶(HDAC)抑制剂、法尼基转移酶抑制剂等。

表 5-1 列举了目前已被 FDA 批准上市的靶向治疗药物相应作用靶点及适应证。

表 5-1　FDA 批准上市的靶向治疗药物相应作用靶点及适应证

药品名	商品名	批准适应证	靶向
曲妥珠单抗 trastuzumab	Kadcyla	HER-2 过表达的乳腺癌	HER-2 蛋白细胞外段
阿莱珠单抗 alemtuzumab	Campath	B 细胞慢性淋巴细胞白血病	B 细胞和 T 细胞上的 CD52 蛋白
贝伐珠单抗 bevacizumab	安维汀,Avastin	转移性结直肠癌,肾癌以及非小细胞肺癌;铂类耐药的复发性上皮细胞卵巢癌,输卵管癌,或者原发性腹膜后肿瘤;宫颈癌;脑胶质瘤	VEGF

（续 表）

药品名	商品名	批准适应证	靶 向
blinatumomab	Blincyto	费城染色体阴性的复发难治性 B 细胞前体急性淋巴细胞白血病（B-cell ALL）	双特异性——B 细胞上的 CD19、T 细胞上的 CD3
brentuximab vedotin	Adcetris	复发难治性的霍奇金淋巴瘤，复发难治性的未分化大 T 细胞淋巴瘤（ALTL）	CD30，共轭的细胞毒性药物 MMAE 结合细胞微管
西妥昔单抗 cetuximab	爱必妥，Erbitux	转移性 KRAS 阴性的结直肠癌，头颈部鳞癌	EGFR
denosumab	Xgeva	手术不能切除的骨巨细胞瘤	RANKL
ibritumomab tiuxetan	Zevalin	复发难治性非霍奇金淋巴瘤（NHL）	CD20，tiuxetan 是一个钇金属螯合剂
伊匹单抗 ipilimumab	Yervoy	不可切除或转移性恶性黑色素瘤	CTLA4
nivolumab	Opdivo	不可切除或转移性恶性黑色素瘤，且对其他治疗药物反应不佳，转移性鳞状非小细胞肺癌	PD-1
obinutuzumab	Gazyva	未经治疗的 CLL（需与苯丁酸氮芥联用）	CD20
奥法木单抗 ofatimumab	Arzerra	难治性 CLL，未经前线治疗的 CLL（需与苯丁酸氮芥联用）	CD20
帕尼单抗 panitumumab	Vectibix	表达 EGFR 的结直肠癌	EGFR
帕托珠单抗 pertuzumab	Perjeta	转移性 HER-2 阳性乳腺癌，需与曲妥珠单抗和多西他赛联用	HER-2 蛋白细胞外段二聚化过程
ramucirumab	Cyramza	进展/转移性胃癌或胃食管交接癌，转移性非小细胞肺癌（经铂类联合多西他赛治疗期间或治疗后疾病仍然进展的患者），转移性结直肠癌（需与 FOLFIRI 化疗方案联用）	VEGFR-2
利妥昔单抗（rituxumab）	美罗华（Rituxan）	B 细胞非霍奇金淋巴瘤，CLL	CD20
siltuximab	Sylvant	HIV 和 HHV-8 阴性的多灶性 Castleman's 病	可溶性和细胞膜上的白介素-6（IL-6）
tositimumab	Bexxar	CD20 阳性的非霍奇金淋巴瘤	先给予 CD20"裸"抗体，再给予放射性[131]I 结合的抗体
曲妥珠单抗	赫赛汀	HER-2/neu 过表达的乳腺癌，一部分胃腺癌	HER2 蛋白的细胞外段
阿法替尼（afatinib）	Gilotrif	含有 EGFR19 外显子缺失或 21 外显子（L858R）突变的转移性非小细胞肺癌	EGFR，EGFR1/2，HER-2 和 HER-4
阿昔替尼（axitinib）	Inlyta	肾细胞癌	VEGFR-1，VEGFR-2，VEGFR-3，PDGFR，c-KIT

（续　表）

药品名	商品名	批准适应证	靶　向
bosutinib	Bosulif	费城染色体阳性的 CML	Bcr-Abl 激酶和 Src-家族激酶
cabozantinib	Cometriq	转移性甲状腺髓样癌	c-MET,VEGFR-2,FLT-3,c-KIT,RET
ceritinib	Zykadia	转移性 ALK-阳性非小细胞肺癌，且对克唑替尼耐药者	ALK,IGF1R,胰岛素受体
克唑替尼（crizotinib）	Zykadia	转移性 ALK-阳性非小细胞肺癌	ALK,c-MET
达拉非尼（dabrafenib）	Tafinlar	转移性或不可切除恶性黑色素瘤，且含有 *BRAF* V600E 或者 V600K 突变	*BRAF* V600E,V600K 和 V600D 激酶，野生型 *BRAF* 和 *CRAF* 激酶，MEK
达沙替尼（dasatinib）	Spycel	费城染色体阳性的 CML,费城染色体阳性的 ALL	*BCR-ABL* 激酶和 Src 家族激酶
厄洛替尼	特罗凯（Tarceva）	转移性或局部进展性非小细胞肺癌，且携带 EGFR19 外显子缺失或 L858R 突变，转移性或进展性胰腺癌（需与吉西他滨联用）	EGFR,PDGFR,c-Kit
吉非替尼	易瑞沙（Iressa）	转移性非小细胞肺癌，且携带 EGFR19 外显子缺失或 L858R	EGFR
ibrutinib	Imbruvica	套细胞淋巴瘤，至少接受过一次化疗的 CLL,或者携带 17p 缺失的 CLL,Waldenstroem's 巨球蛋白血症	BKT
idelalisib	Zydelig	复发性 CLL,复发性滤泡状 B 细胞-非霍奇金淋巴瘤,SLL	PI3K delta
伊马替尼	格列卫	费城染色体阳性的 ALL 和 CLL;MDS;慢性嗜酸性粒细胞白血病;高嗜酸细胞血症;GIST;皮肤纤维化	*BCR-ABL* 激酶
拉帕替尼（lapatinib）	Tykerb	HER-2 过表达的乳腺癌	EGFR,HER1,HER2
lenvatinib	Lenvima	局部复发或转移的、放射性碘治疗抵抗的、分化型甲状腺癌	VEGFR-1,VEGFR-2,VEGFR-3 以及其他血管生成肿瘤生长相关的激酶
nilotinib	Tasigna	费城染色体阳性的 CML	*BCR-ABL*,PDGFR,c-KIT
palbociclib	Ibrance	转移性 HER-2 阴性 ER 阳性的绝经后乳腺癌患者，需与来曲唑联合用药	CDK4/6
pazopanib	Votrient	进展期肾细胞癌，进展期软组织肉瘤	VEGFR-1,VEGFR-2,VEGFR-3,PDGFR,FGFR,c-KIT 和其他激酶
ponatinib	Iclusig	CML,费城染色体阳性的 ALL	*BCR-ABL* 激酶

(续 表)

药品名	商品名	批准适应证	靶 向
regorafenib	Stivarga	转移性结直肠癌,GIST	多种激酶,包括 VEGFR-2 和 TIE2
ruxolitinib	Jakafi	骨髓纤维变性,对羟基脲耐药的性红细胞增多症	JAK1,JAK2
索拉非尼 (sorafeinib)	多吉美 (Nexavar)	进展期肾细胞癌,不可切除的肝癌,局部进展或者转移、对放射性碘剂耐药的甲状腺癌	多种激酶,包括 VEGFR,PDGFR 和 Raf 激酶
舒尼替尼 (sunitinib)	索坦 (Sutent)	进展期肾细胞癌,GIST,不可切除或进展期胰腺神经内分泌肿瘤	多种激酶,VEGFR,PDGFR 和 KIT
trametinib	Mekinist	不可切除的恶性黑色素瘤(需携带 *BRAF* V600E 或 V600K 突变)	MEK-1 和 MEK-2
vandetanib	Caprelsa	甲状腺髓样癌	EGFR,VEGF
vemurafenib	Zelboraf	不可切除或转移性恶性黑色素瘤(需携带 V600K 突变)	*BRAF* V600E

第二节 分子靶向治疗原则、常用药物的临床应用

一、分子靶向治疗的运用原则

靶向药物是精准治疗的先锋,其诠释了"标准化"治疗为基础的"个体化"治疗原则。而"个体化"治疗的前提条件是因为个体差异而进行的分子靶点检测。首先需通过免疫组化(IHC)和荧光原位杂交(FISH)等技术正确地寻找分子靶点,根据其结果筛选合适的靶向药物,每一个分子靶向药物都是针对一个异常的肿瘤靶点分子。

个体分子靶点检测包括:① 个体基因突变靶点的检测;② 个体基因扩增靶点的检测;③ 个体基因融合靶点的检测。由于肿瘤的复杂性,并不是同一种肿瘤必然都有同样的相应异常的靶点,相反不同肿瘤可能有相同异常靶点,必须先检测后治疗,做到"有的放矢"。

分子靶向药物在临床上可单独应用,如口服小分子化合物(TKI);也可以与化、放疗联合应用如化疗联合抗 EGFR 单抗和抗血管生成治疗,抗血管生成联合放疗;也可以和手术联合应用,与此同时分子靶向药物间的联合,后者又包括 3 个类型:① 同靶点联合,如吉非替尼＋埃罗替尼;② 同靶点但不同位点联合,如吉非替尼/埃罗替尼＋西妥昔单抗;③ 多靶点联合,如针对 EGFR 的靶向药物(吉非替尼/埃罗替尼＋西妥昔单抗)和针对另一靶点药物,包括抗肿瘤血管生成的贝伐单抗、多靶点抗叶酸药物培美曲塞二钠等。

二、常见分子靶向药物的临床应用

(一) 利妥昔单抗

利妥昔单抗是针对白细胞分化抗原 20(cluster of differentiation 20,CD20)分子的单克隆

抗体。白细胞分化抗原是白细胞(还包括血小板、血管内皮细胞等)在正常分化成熟不同谱系和不同阶段以及活化过程中出现或消失的细胞表面标记。B细胞可以表达多种抗原,包括CD19、CD20、CD22、CD37等。其中CD20广泛表达于各阶段B细胞及超过90%的B细胞性非霍奇金淋巴瘤中,而在造血干细胞、浆细胞、淋巴祖细胞以及其他组织均无表达,且CD20不易从细胞膜上脱落,因此CD20可作为B细胞淋巴瘤治疗的最佳靶点。利妥昔单抗是第一个经美国食品药品管理局(Food and Drug Administration,FDA)批准(1997年)的抗癌单抗制剂(嵌合抗体)。可用于治疗B细胞淋巴瘤,以及与B细胞相关的自身免疫性疾病,如类风湿关节炎、韦格纳肉芽肿和多发性血管炎等。利妥昔单抗显著改善了B细胞淋巴瘤患者的治疗疗效,例如,对于弥漫大B细胞淋巴瘤(发病率最高的淋巴瘤),传统化疗方案的治愈率约为35%,联合利妥昔单抗后提高了10%～15%,达到50%左右。

1. 使用注意事项 ① 利妥昔单抗的使用时剂量范围为125～500 mg/m²(每周1次,共4周)。推荐剂量为375 mg/m²。② 推荐首次滴入速度为50 mg/h。随后可每30分钟增加50 mg/h,最大可达400 mg/h。如血压上下波动20 mmHg,应减慢速度,并汇报医师。③ 在滴注时出现过敏反应,终止输注一般可逆转,情况严重者按青霉素过敏反应进行抢救。

2. 不良反应 ① 过敏反应,包括发热、乏力、皮疹、荨麻疹伴支气管痉挛、低血压和血管神经性水肿;② 首次注射时80%患者发生流感样综合征,多发生在首次静脉注射2小时内,可能与B细胞崩解有关,在治疗后可消失;③ 2%～11%的患者可有短暂、轻微的血液学毒性,部分患者表现较严重;④ 2%的患者可发生心动过速;⑤ 少数可能发生严重不良反应,尤其在首次注射及肿瘤体积较大的患者。总体来说,使用利妥昔单抗相对安全低毒,但其发生最严重的毒性反应(即肿瘤细胞快速溶解综合征)的概率仍有10%。

(二)西妥昔单抗

西妥昔单抗(cetuximab,Erbitux)是特异性针对HER-1的单克隆抗体,人类EGFR家族由4个不同的受体酪氨酸激酶(receptor tyrosine kinases,RTKs)组成,分别是HER-1(也称EGFR)、HER-2、HER-3和HER-4。由于EGFR家族RTKs在恶性肿瘤中常表现为过度表达或异常激活,而正常细胞中很少出现这些现象,所以阻断其信号转导可抑制肿瘤生长,对正常细胞的毒性则很小。目前,EGFR家族RTKs特别是EGFR和HER-2已成为抗肿瘤治疗的新靶点,EGFR广泛分布于哺乳动物上皮细胞、成纤维细胞、胶质细胞、角质细胞等包膜表面。

西妥昔单抗无论是单药治疗还是联合放疗、化疗,其在EGFR表达阳性的恶性肿瘤中均有较好的抗肿瘤活性,可显著增强化疗或放疗的疗效,适用于RAS基因无突变的晚期结直肠癌和晚期头颈部鳞癌患者。对于RAS基因无突变的晚期结直肠癌患者,一线治疗采用西妥昔单抗联合化疗与单纯化疗相比,可延长无进展生存时间(progression free survival,PFS)9～12个月;对于晚期头颈部鳞癌患者,西妥昔单抗联合化疗与单纯化疗相比,可延长总生存时间2个月。

1. 使用注意事项 ① 西妥昔单抗临床使用为负荷剂量200～400 mg/m²,随后每周250 mg/m²。② 首次滴注时间超过2小时,而后每周1次,滴注时间为60分钟。可使用心电监护仪监测生命体征。③ 为预防该药的不良反应,用药前30～60分钟给予解热镇痛剂和抗组胺药苯海拉明。

2. 不良反应 ① 非常常见:代谢及营养障碍(低镁血症)、肝胆功能障碍(肝酶水平升高)、皮肤及皮下组织病症(皮肤毒性:痤疮样皮疹)、输液反应(发热、寒战、头晕、呼吸困难等)。② 常见:神经系统病症(头痛)、眼部病症(结膜炎)、胃肠道系统病症(腹泻、恶心、呕吐),代谢及营养障碍(食欲减退)等。

（三）曲妥珠单抗

曲妥珠单抗是一种人源化抗 HER-2 单克隆抗体。HER-2 是抗表皮生长因子受体（EGFR）家族的一员，*HER-2* 基因属于原癌基因，HER-2 蛋白的过表达可致上皮细胞癌变和侵袭性增高。曲妥珠单抗通过与细胞外的 HER-2 蛋白相结合，拮抗生长因子对肿瘤细胞生长的调控，同时加快过度表达 HER-2 受体的降解；刺激机体免疫系统，使循环中的自然杀伤细胞和巨噬细胞对肿瘤的识别能力增强；增加肿瘤细胞对常规化疗药物的敏感性。1998年，曲妥珠单抗被 FDA 正式批准上市，是第一个以癌基因为靶点的 HER-2 阳性转移性乳腺癌患者的治疗药物。2006 年曲妥珠单抗又被批准用于治疗早期 HER-2 阳性乳腺癌，经常与化疗药物、内分泌治疗联合使用，效果较为显著，与术后辅助化疗联用，比单用化疗，可使患者远期复发率降低 10%～15%。现常用于 HER-2 高表达的乳腺癌，转移性胃腺癌、胃食管交界腺癌的治疗。

1. 使用注意事项　① 曲妥珠单抗的用法为首次剂量 4.4 mg/kg，以后每周 2.2 mg/kg；② 首次给药应在 90 分钟以上，若初次负荷量可耐受，则此剂量可于 30 分钟内输完，一直用到疾病进展。

2. 不良反应　① 曲妥珠单抗不良反应较轻，首次给药或剂量较高时可出现过敏反应，发热、寒战、头痛、皮疹等，发生率约为 25%，严重时可出现血压下降；② 值得注意的是，部分患者用药后可有呼吸困难、肺水肿、周围性水肿和心脏扩大等心脏毒性反应或心力衰竭症状。经相应治疗后，多数患者心功能不全的症状和体征好转。年龄、蒽环类药物史、心脏疾病史为心脏毒性反应的三大危险因素，故不提倡与蒽环类药物同时使用。在治疗过程中，需定期监测心功能，一旦出现典型症状即需停药。

（四）贝伐珠单抗

贝伐珠单抗是直接作用于 VEGF 的人源化单克隆抗体。肿瘤需要功能性的血管网络提供氧气、养料并清除代谢产物。肿瘤除了通过与宿主血管融合而获得部分血管，还必须通过形成新生血管网构建自己的血管系统，才能持续地生长和发展。如果没有血管系统提供氧气和养料，实体瘤的增长不会超过 1 mm。就肿瘤分子靶向治疗而言，阻断肿瘤血管生成的主要靶点包括：① 以促血管生成的相关因子为靶点，包括 VEGF 单克隆抗体或内源性血管生成抑制因子；② 以血管内皮生长因子受体（vascular endothelial growth factor receptor，VEGFR）为靶点；③ 以细胞外基质为靶点，如基质金属蛋白酶（matrix metalloproteinase-2，MMP-2）抑制剂等；④ 以肿瘤血管内皮细胞为靶点；⑤ 以肿瘤血管内皮细胞表面特有的蛋白质或分子为靶点等。

VEGF 是已知的最强的促血管生成因子，通过与血管内皮上的受体结合，促进血管内皮细胞的增殖和迁移，增加血管通透性。贝伐珠单抗通过与 VEGF 的结合，阻断了 VEGF 与其受体的结合，无法促进肿瘤血管新生，进而抑制肿瘤生长。贝伐珠单抗适用于治疗的癌种广泛，已批准的适应证包括：晚期结直肠癌、肾癌、宫颈癌和脑胶质母细胞瘤等。对于晚期结直肠癌患者，一线采用贝伐珠单抗联合化疗，较单纯化疗可延长 PFS 4～5 个月。

1. 使用注意事项　① 贝伐珠单抗的用法为 15 mg/kg，每 3 周 1 次，直至 PD。② 首次应用应静脉滴注 90 分钟以上，如果第 1 次滴注耐受良好，第 2 次滴注可改为 60 分钟以上，如果60 分钟也耐受良好，以后滴注可控制在 30 分钟以上。③ 贝伐珠单抗应当避免在下列情况使用：在年龄超过 65 岁的患者，有过血管栓塞、脑转移的患者，术后 28 日以内，以及伤口未完全愈合的患者。

2. **不良反应** 贝伐珠单抗常见不良反应有高血压、出血、伤口愈合延迟、肠穿孔,在肾脏方面的毒性主要表现为蛋白尿,除此之外,还可能增加动脉血管栓塞事件的发生率,从而诱发卒中、短暂性脑缺血发作、心肌梗死等。出血包括2种不同的出血情况。最为常见的是轻微的出血,主要表现为轻微鼻出血,应告知患者不要用力擤鼻,出血时予以鼻部压迫止血,另外一种情况较为严重,有时甚至是致命的大出血,应先抽血查凝血功能,对有异常者应加强观察,咳嗽的患者,出现痰中带血时应警惕,可使用止血药物预防出血,近期出现出血的患者不应接受贝伐珠单抗治疗。

(五)EGFR 受体酪氨酸激酶抑制剂

抗表皮生长因子受体(EGFR)属于酪氨酸激酶受体,EGFR 介导的信号通路对细胞的生长、增殖、抑制凋亡、促进血管生成、细胞黏附和侵袭性等生理过程具有重要作用,EGFR 通路的异常激活,可致细胞癌变。基因突变和扩增是导致 EGFR 通路异常激活最常见的方式。*EGFR* 基因突变在肺癌患者中的比例最高,亚裔肺腺癌患者的突变率近 50%,高加索人较低,仅仅约 10%。

我国已上市的针对突变的 EGFR 的小分子酪氨酸激酶抑制剂包括吉非替尼、埃克替尼和厄洛替尼。三种药物对于 EGFR 敏感突变的晚期肺腺癌患者的有效率均为 60%~70%,中位缓解时间为 10~12 个月。三种药物的不良反应和透过血脑屏障的比率略有不同。下面我们将以吉非替尼为例来介绍该药的使用注意事项和不良反应。

吉非替尼(gefitinib,iressa,ZD1839,商品名:易瑞沙),是一种合成的低分子量苯胺喹唑啉,是一种特异性较高的靶向治疗药物,能够可逆性并且选择性地抑制 EGFR 酪氨酸激酶,是首个口服酪氨酸激酶抑制剂(TKI),2003—2005 年由 FDA 批准应用于晚期非小细胞肺癌的治疗,2005 年 2 月吉非替尼进入中国临床。

1. **使用注意事项** ① 吉非替尼的一般使用量为 250 mg/d。与化疗或放疗合用,间质性肺炎明显增加,但不增加疗效。因此不应与化疗或放疗合用。② 指导患者,服药前后 1 小时不进食及服药,固定时间服用,忘记服用或服用后 30 分钟内发生呕吐,离下一次服用时间至少有 12 小时,应在发现后立即补服。③ 在服药同时,禁用苯妥英钠、卡马西平、利福平、巴比妥,降低吉非替尼血药浓度。④ 如果患者吞咽困难,可将片剂置于半杯饮用水中,无须压碎,搅拌至完全溶解(约需 10 分钟),即刻饮下药液,再以半杯水冲洗杯子后将水饮下,也可将溶解后的药液通过鼻胃管注入。

2. **不良反应** ① 吉非替尼不良反应,程度轻微,一般可耐受,常见于服药后 1 个月内,停药后可消失,停药后可恢复,严重不良反应少见。② 常见不良反应与西妥昔单抗相似,为痤疮样皮疹、腹泻,发生率为 51%,与此同时,它还是酪氨酸激酶抑制剂,故还可能导致一系列消化道反应,常见的有腹泻、口腔溃疡、恶心呕吐、食欲下降,发生率为 44%。③ 其他不良反应有乏力,指甲毒性,肝肾功能异常,结膜炎、睑板腺炎与角膜溃烂,发生率不超过 10%。个别可发生间质性肺炎,发生率一般不超过 1%。

(六)多靶点酪氨酸激酶抑制剂

1. **伊马替尼** 伊马替尼是多种酪氨酸激酶的抑制剂,包括 Abelson 鼠白血病病毒癌基因同源物 1(Abelson murine leukemia viral oncogene homolog 1,ABL1)、干细胞生长因子受体(c-kit)和血小板生长因子受体(platelet derived growth factor receptor,PDGFR)等。

伊马替尼治疗的适应证包括:*BCR-ABL* 融合基因阳性的慢性粒细胞白血病、CD117 阳性的胃肠道间质瘤,*BCR-ABL* 融合基因阳性的急性淋巴细胞白血病和 *PDGFR* 基因重排的骨髓异常增生综合征等。95%的慢性粒细胞白血病表达 BCR-ABL1 融合蛋白,伊马替尼可以抑制 ABL1 酪氨酸激酶,其单药治疗有效率>95%。胃肠间质瘤是起源于胃肠道间叶组织的肿瘤,占消化道间叶肿瘤的大部分。80%以上的胃肠道间质瘤存在 c-kit 或 *PDGFR* 基因的突变。对于无法切除或复发转移的恶性胃肠道间质瘤患者,伊马替尼单药的有效率为 50%~70%,缓解时间为 20 个月左右。

2. 索拉非尼　　索拉非尼是 RAF、VEGFR 和 PDGFR 等酪氨酸激酶的多靶点抑制剂。

索拉非尼的适应证包括晚期肝癌细胞、晚期肾癌和晚期分化型甲状腺癌等。与安慰剂相比,对于肝功能良好的晚期肝癌患者,索拉非尼可以延长 PFS 2~3 个月;对于晚期肾癌患者,索拉非尼可以延长 PFS 2~3 个月;对于分化型晚期甲状腺癌,索拉非尼可以延长 PFS 约 10 个月。

(七) 哺乳动物雷帕霉素蛋白(mTOR)激酶抑制剂——依维莫司

mTOR 是一种丝氨酸/苏氨酸蛋白激酶,参与调控细胞的生长与增殖。依维莫司的适应证包括芳香化酶抑制剂耐药的 HER-2 阴性乳腺癌、晚期胰腺神经内分泌肿瘤、索拉非尼或索坦耐药的晚期肾癌和成人血管平滑肌脂肪瘤或结节性硬化症等。对 HER-2 阴性、芳香化酶抑制剂耐药的晚期乳腺癌患者,继续应用芳香化酶抑制剂联合依维莫司治疗,可延长 PFS 4~5 个月。对于胰腺神经内分泌肿瘤,对比安慰剂,依维莫司治疗可延长 PFS 约 6 个月。对于索拉非尼和舒尼替尼耐药的晚期肾癌,依维莫司可延长 PFS 约 3 个月。

(八) 细胞周期蛋白依赖性激酶(CDK4/6)抑制剂——帕博西尼

细胞周期蛋白依赖性激酶(cyclin dependent kinase,CDK)在细胞周期的启动和各个时期的转换调节中发挥重要作用。CDK4/6 与细胞周期蛋白 D(cyclin D),可磷酸化视网膜母细胞瘤基因(Rb)继而释放转录因子 E2F,促进细胞周期相关基因的转录,使细胞进入 S 期。CDK4/6 抑制剂可有效地阻滞肿瘤细胞从 G1 期进展到 S 期,进而抑制肿瘤细胞的增殖或诱导肿瘤细胞凋亡,在雌激素受体阳性(ER+)乳腺癌中,CDK4/6 的过度活跃非常频繁。临床前数据表明,CDK4/6 和 ER 信号双重抑制具有协同作用,并能够抑制 G1 期 ER+乳腺癌细胞的生长。2015 年 2 月 3 日,美国 FDA 批准辉瑞公司的 Ibrance 胶囊上市,与来曲唑联合用于雌激素受体阳性[ER(+)]、人表皮生长因子受体 2 阴性[HER-2(-)]的妇女晚期乳腺癌,是首个获批的细胞周期蛋白依赖激酶 4 和 6(CDK4/6)抑制剂。

当今靶向治疗药物的研发正可谓日新月异,未来将不断有针对不同靶点的药物进入临床治疗,给肿瘤患者带来新的治疗选择和延长生命的希望。

第三节　　分子靶向治疗常见不良反应的观察与护理

分子靶向治疗的不良反应与细胞毒类化疗药物相比有较大的不同,虽然靶向治疗药物的不良反应明显减少,表现方式也不尽相同,但靶点相同的分子靶向治疗药物基本具有共性的不良反应,但也有个性差异,故需要医务人员去正确认识、预防和处理。目前较常见的靶向治疗不良反应包括皮肤反应、呼吸系统反应、心血管反应、胃肠道反应、输注相关反应等。

一、皮肤与附件不良反应的观察与护理

1. 发生机制　　抗表皮生长因子受体抑制剂(EGFRI)相关皮肤反应的发生机制目前尚未完全明确,通常认为角化细胞的 EGFR 信号传导通路受到感染是关键因素。抑制 EGFR 介导

的信号传导通路可引起角化细胞生长停滞以及凋亡、减少细胞迁移、增加细胞黏附以及分化并诱发炎症,从而导致特征性的皮肤表现。

2. 常见药物　靶向治疗药物引起的皮肤的不良反应最多见于作用于 EGF 的分子靶向治疗药物,如吉非替尼、厄罗替尼、拉帕替尼、西妥昔单抗、帕尼珠单抗等,包括表皮生长、恢复不良反应导致的皮疹、皮肤皲裂和色素沉着、手足综合征、甲沟炎/指甲改变、皮肤瘙痒等。小分子酪氨酸激酶抑制剂如索拉非尼、舒尼替尼等所导致的皮肤反应相似,但程度和临床表现略有不同,皮疹严重程度与其疗效有一定相关性。虽然这些皮肤不良反应很少会致命,但会影响患者的生活质量。

3. 皮肤及附件不良反应的临床表现　最常见的 EGFRI 相关表皮毒性为痤疮样皮疹(图5-1),发生率为 80% 左右,其他皮肤毒性的表现有皮肤干燥、瘙痒;指(趾)甲/甲周改变,表现为甲沟炎及开裂(图 5-2);毛发生长异常,表现为脱发、眼睫毛粗长、局部多毛(图 5-3);毛细血管共济失调,表现为毛细血管及小血管扩张;色素沉着。EGFRIs 相关皮肤不良反应可能干扰正常治疗,严重者甚至影响患者生活质量并导致治疗中断而影响疗效。故在不改变EGFRIs 治疗的前提下,有效的评估和控制皮肤不良反应具有积极的意义。表 5-2 列举了使用 EGFRIs 相关的皮肤不良反应的临床表现及发生率,表 5-3 为美国国立癌症研究所

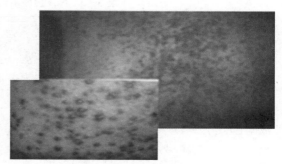

图 5-1　痤疮样皮疹

(NCI)的不良事件通用术语评估标准(The NCI Common Terminology Criteria for Adverse Events,NCI-CTCAE,4.03)有关皮肤不良反应的评定和分级标准。

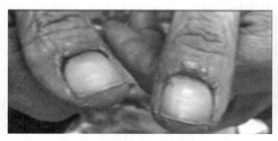

图 5-2　指甲改变

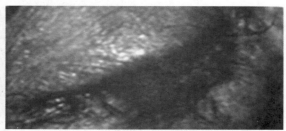

图 5-3　毛发改变

表 5-2　使用抗表皮生长因子受体相关的皮肤不良反应的临床表现及发生率

不良事件	表现	发生率	持续时间
皮疹(丘疹脓疱性)	单纯红斑样丘疹、水疱或脓疱样病变伴瘙痒或触痛	60%~80%	开始:治疗的第 1~3 周 高峰:治疗的第 3~4 周 消退:治疗停止的 4 周内亦可自发性缓解或进展
甲沟炎及甲裂	痛性甲周肉芽形成或脆性化脓性肉芽肿样改变,伴有红斑、肿胀和外侧甲裂或指端丛样病变	6%~12%	开始:治疗 2~4 个月 消退:停药后持续数月

（续　表）

不良事件	表　现	发生率	持续时间
毛发改变	脱发以及头皮和四肢毛发更加卷曲、冗细、易断，也可有睫毛粗长或卷曲以及面部多毛	5%～6%	开始时间不定，第7～10周或数月之后
皮肤干燥	弥漫性脱皮	4%～35%	皮疹后出现
超敏反应	面红、荨麻疹以及过敏反应	2%～3%	首次给药第1日出现
黏膜炎	轻到中度黏膜炎、口腔炎或阿弗他溃疡	2%～36%	治疗期间出现，与剂量无关，无须特别治疗可自行缓解

表 5-3　NCI 皮肤不良反应的评定和分级标准

不良事件名称	分　级				
	1	2	3	4	5
皮肤干燥	无症状	有症状，但不干扰日常生活	有症状且干扰日常生活		
脱发（头发或体毛）	变稀或斑秃	全秃			
色素沉着	轻微或局灶性	明显或广泛性			
指甲改变	变色，脊皱，反甲，凹甲，虫蛀样改变	部分或整个指甲的缺失或伴甲床疼痛	干扰日常生活		
光敏性	无痛性红斑	痛性红斑	红斑伴脱皮	威胁生命或功能障碍	死亡
瘙痒	轻微或局灶性	强烈或广泛	强烈或广泛且干扰日常生活		
毛细血管扩张	少	中等量	多且融合		
皮疹/脱屑	无症状的斑点、丘疹或红斑	伴有瘙痒或有症状的斑点、丘疹或红斑；局灶脱屑，面积＜体表面积的50%	严重而广泛的斑点、丘疹、红斑或疱疹；脱屑面积＞体表面积的50%	广泛性表皮剥脱，形成溃疡，大疱性皮炎	
皮疹/痤疮样	处理后消失	处理后仍存在	伴有疼痛、毁容、溃疡或脱皮		死亡
皮疹/手足皮肤反应	轻微的皮肤改变（如红斑）或皮炎，不伴疼痛	皮肤改变（如脱皮、水疱、出血或水肿）或伴疼痛，不干扰功能	溃疡性皮炎，皮肤改变伴疼痛，干扰功能		
其他未分类	轻度	中度	严重	威胁生命或功能障碍	死亡

二、皮肤与附件不良反应的预防与护理

1. 预防　①嘱患者减少日晒时间，注意避光，有必要外出时戴有边缘的帽子和长袖衣

服。② 每日保持身体清洁及干燥部位皮肤的湿润。勿接触碱性和刺激性强的洗漱用品,沐浴后涂抹温和的润肤露或霜(如凡士林、维生素 E 霜)以预防皮肤干燥。③ 建议使用 SPF>15 的广谱防晒用品。④ 有指(趾)甲倒刺(逆剥)者,在用药过程中可能出现甲沟炎及局部增生反应,因此患者在接受 EGFRIs 治疗期间需改变足部受力习惯,穿宽松、透气性好的鞋。⑤ 积极治疗足癣。

2. 痤疮样皮疹的护理　痤疮样皮疹,多发生在皮脂腺丰富的区域,如头面部、颈部及上胸部。通常在用药后前 2 周出现,3～5 周达到最严重程度,停药后 4 周内皮疹基本消失。治疗结束后可自行缓解。此类皮疹的特征是脓疱性皮疹,没有白色或黑色的粉刺头,在红斑的基础上伴皮肤瘙痒。不推荐使用异维 A 酸类治疗此类药物引起的皮疹,因为此类皮疹和普通皮疹的病理生理学不同,异维 A 酸类有可能刺激皮肤,加重皮肤干燥。

3. EGFRIs 引发的痤疮的评估和护理　由 EGFRI 引发的痤疮通常是无菌的,无论是细菌、真菌涂片或培养均为阴性,但常伴继发感染,继发感染最常见的表现为痤疮增多,或损伤处渗液增加或外观突然改变。皮疹被认为是预测抗 EGFR 疗效的一个重要的临床标记,皮疹的出现可能是治疗获益的信号。EGFRI 皮疹分为 3 级,每类分级的评估和护理主要内容如下。

(1) 痤疮样皮疹 1 级:丘疹和/或脓疱小于 10% 的体表面积,伴有或不伴有皮肤瘙痒和敏感,症状轻微,对日常生活无影响且无感染征象,针对轻度皮疹,建议继续用现有剂量靶向药物治疗,局部不处理或局部使用 1% 或 2.5% 氢化可的松乳膏和/或 1% 克林霉素凝胶,2 周后再评估。

(2) 痤疮样皮疹 2 级:丘疹和/或脓疱为 10%～30% 的体表面积,伴有或不伴有瘙痒和敏感,对日常生活有轻度影响,影响工具性日常生活活动,继续现有药物剂量进行靶向治疗,密切观察严重程度变化,局部可以应用:抗生素,如克林霉素、红霉素,2 次/天直至皮损修复至 1 度;头皮损伤可用 3% 红霉素或 1% 克林霉素洗液,或外用皮质激素:0.1% 甲强龙乙酰甲胺磷,0.05% 戊酸倍他米松,0.05% 阿氯米松米松双丙酸酯,不超过 10 日。若单纯为广泛丘疹不需要系统治疗,若为广泛脓疱,需要使用抗生素治疗,如米诺环素 100 mg,1 次/天,多西环素 100 mg,1 次/天,连用不超过 4 周,2 周后再评估。

(3) 痤疮样皮疹 3 级:丘疹和/或脓疱大于 30% 的体表面积,伴有或不伴有瘙痒和压痛,个人自理能力受限,有潜在局部感染可能。首次需要延期使用,如改善则维持原剂量,如未改善则减药,第二次则延期使用,直至皮损改善且<2 度,如改善需要适当降低剂量(200 mg/m^2),如未改善中止治疗,第三次延期使用,直至皮损改善<2 度,如改善则再次降低剂量(150 mg/m^2)。

4. 手足皮肤反应(hand-foot skin reaction,HFSR)/手足综合征(hand-foot syndrome,HFS)的护理　引起 HFSR 的药物主要为多激酶抑制剂索拉非尼和舒尼替尼,引起 HFS 的药物主要为化疗药物,如氟尿嘧啶、卡培他滨、多柔比星等。HFSR 和 HFS 的临床表现有相似之处,因此有人将手足皮肤反应也称为手足综合征。但也有学者认为不应将两者混淆,HFSR 具有手指和足趾弯曲部位皮肤角化的特点,并以此区别两者。与化疗药物相比,靶向药物引起的手足综合征以手掌、足底皮肤增厚和脱皮更为显著。手足综合征的预防和护理详见第九章第九节。

5. 甲沟炎的护理　吉非替尼和厄洛替尼有甲沟炎不良反应的报道。手指、脚趾均可发生甲沟炎,最常累及拇指和踇趾。甲沟炎按 NCI-CTCAE(美国国立癌症研究所的不良事件通用术语评估标准)(4.03)甲沟炎定义为:指甲周围软组织有感染进程的病症,可分为 3 级。1 级为甲褶水肿或红斑；2 级为需要局部治疗，口服药物治疗（如抗生素、抗真菌药物、抗病毒药物），甲褶水肿或红斑伴疼痛，伴随流脓或指甲脱离，影响日常生活工具性活动；3 级为需要外科手术治疗或静脉给予抗生素治疗，影响个人日常生活活动。

甲沟炎在预防上应该注意提醒患者避免在指甲沟处产生摩擦和压力，轻度甲沟炎出现，应指导患者注意保持手足的清洁卫生，避免接触碱性肥皂或刺激性的液体，可以采用稀释的盐酸或 3‰硼酸溶液冲洗后封敷裹，2 度及以上甲沟炎可以配合局部使用糖皮质激素抗菌剂如（0.05%倍他米松和/或 0.05%～0.1%庆大霉素软膏），严重感染者需要口服抗生素及非甾体抗炎药物治疗，若有脓液形成等严重情况应请医师局部切开排脓，加强换药，每周 2 次，并指导患者抬高患肢，以利于炎症消退。

三、呼吸系统不良反应的观察与护理

EGRRIs 可引起间质性肺疾病。间质性肺疾病（interstitial lung disease，ILD）是指一组主要侵犯肺泡上皮细胞、肺微血管内皮细胞、基底膜以及肺内血管和淋巴周围组织的疾病。

（一）间质性肺疾病的临床表现

间质性肺疾病包括急性间质性肺炎、特发性肺纤维化、淋巴细胞性间质性肺炎、闭塞性细支气管炎伴机化性肺炎。这组疾病的共同特点有：① 运动性呼吸困难；② 胸片呈双侧弥散性间质性浸润；③ 限制性通气功能障碍和弥散功能下降；④ 组织病理特征为肺间质的炎性和纤维化改变；⑤ 影像学表现为双肺弥散性病变，纹理粗乱，呈毛玻璃状。在肿瘤生物治疗中，ILD 极少发生，但病情较为严重，致死率可达 30%以上。

最常见于口服吉非替尼的日本人群，其高危因素包括吸烟、高龄、KPS 评分差、有心血管疾病及放疗史等。确诊为 ILD，应立即停药，并使用类固醇激素治疗。西医治疗主要以抗炎、激素治疗为主。

（二）间质性肺疾病的护理评估与监测

（1）治疗前护理评估：了解患者年龄，既往有无呼吸系统疾病病史、有无肺毒性药物治疗史以及有无胸部放疗史。

（2）治疗期间的评估与监测：用药期间密切观察患者的肺功能变化（包括用力肺活量和第一秒用力呼气量），定期胸片检查及血液学检查（包括 C 反应蛋白、乳酸脱氢酶等指标）。如发现患者出现低热、畏寒、活动后气促、咳嗽、少痰，应高度警惕 ILD 的发生，给予相应检查明确诊断（包括胸部高分辨率计算机断层扫描、肺泡灌洗液细胞学等检查）。

（3）对于出现 ILD 的患者，严密观察其生命体征：如意识、自主呼吸频率、胸廓运动、心率、血压以及双肺呼吸音等。监测血氧饱和度，血气分析。

（4）对于呼吸困难严重的，给予半卧位或端坐位，持续中流量或高流量给氧。对伴有急性呼吸窘迫综合征的患者，应尽早采用无创正压通气，改善氧合，缓解呼吸困难症状。定时给予翻身、拍背排痰，保持呼吸道通畅，对痰液多而黏稠者行雾化吸入和激素治疗，如口服地塞米松和静脉滴注地塞米松注射液。

（5）在吉非替尼/厄洛替尼治疗过程中，一旦出现新的急性发作或进行性的不能解释的肺部症状如呼吸困难、咳嗽和发热时，在诊断评价时要暂时停药。一旦确诊 ILD，则停用吉非替尼/厄洛替尼，并给予相应治疗。

（6）用药护理：在治疗过程中，应指导患者按时按量服药，不可突然停药。长时间的激素治疗容易引起急性消化道溃疡出血、血糖一过性升高、水钠潴留以及诱发或加重感染。因此，

在用药过程中要联合胃黏膜保护剂,建议患者进食易消化食物。

四、心血管系统不良反应的护理

(一)心脏不良反应

在临床中发现,少数患者在使用一些靶向药物治疗后,出现左心室射血分数(left ventricular ejection fraction,LVEF)降低、充血性心力衰竭、高血压等心血管系统症状。一般症状比较轻微,但亦有导致患者死亡的报道。因此,肿瘤分子靶向治疗的心血管系统不良反应要引起重视。

1. 心脏不良反应的分级　肿瘤分子靶向相关的急性或慢性心脏毒性反应包括心脏舒张或收缩功能异常、心律失常、心肌炎、心包炎以及心力衰竭等,心脏不良反应分级见表5-4。

表5-4　肿瘤分子靶向相关心脏不良反应分级

分　级	左心室舒张功能异常	左心室收缩功能异常
1	无症状,检查时发现;无治疗	无症状,静止时射血分数(EF)为50%～60%;收缩分数(SF)为24%～30%
2	无症状,但需治疗	无症状,静止时 EF 为 40%～50%;SF 为15%～23%
3	症状性充血性心力衰竭,对治疗有反应	症状性充血性心力衰竭,对治疗有反应,EF 为20%～40%;SF<15%
4	难治性充血性心力衰竭,治疗效果差,需左心室辅助装置或心脏移植等治疗	难治性充血性心力衰竭或治疗效果差,EF<20%,需左心室辅助装置、左心室部分切除术或心脏移植等治疗
5	死亡	

2. 心脏不良反应的护理

(1)护理评估与监测:治疗前应进行两方面进行评估:① 心脏不良反应易感性评估:了解患者年龄,既往有无心血管系统疾病病史、有无蒽环类等心脏病性药物治疗史以及有无胸部放疗史。② 心功能评估。进行心电图、超声心动图等检查以评价心功能并画好基线。当LVEF>50%时进行治疗相对较安全,但若低于50%则应权衡利弊谨慎抉择是否进行靶向治疗。

用药期间密切观察患者是否出现心功能异常相关的症状,监测心率、节律变化,进行体格检查。如发现患者颈静脉充盈,或闻及第三心音时应怀疑出现心功能异常,应进行心电图、超声心动图检查了解 LVEF。

治疗间歇期及停药后应监测心电图、LVEF 等,尤其是出现心功能不全时。

(2)护理措施:① 生活护理:指导患者改变可能造成心脏疾病的生活习性,如吸烟、饮酒、高盐饮食、高胆固醇食物等。出现轻度心功能异常时应鼓励患者进行一定的体育锻炼,增强体质,若患者在休息期间仍出现呼吸困难等症状,应立即报告医师给予及时处理。② 指导患者用药:生物制剂相关的心脏性治疗一般遵循内科治疗原则。ACE 抑制剂、利尿剂、β受体阻滞剂、地高辛等均可用于治疗心功能异常。

(二)高血压

血压异常升高在肿瘤分子靶向治疗患者中亦比较常见,大多数为轻至中度,停药后一般可获得缓解。常见的引起高血压的药物有：作用于 VEGF 通路的抑制剂（贝伐珠单抗、索拉非尼、舒尼替尼）、利妥昔单抗。

1. **高血压的预防**　① 了解患者血压基线水平：在治疗前应充分了解患者血压水平，排除未控制的高血压；对既往有高血压病史的患者，应尽可能将血压控制在 150/100 mmHg 以下。血压超过上述水平应停用可能引起血压升高的靶向药物。② 了解患者既往病史：治疗前还应了解患者有无患糖尿病或肾脏疾病。进行血糖、糖化血红蛋白、肌酐、尿素氮、蛋白尿等检测。对于有糖尿病或肾脏疾病的患者，使用贝伐珠单抗、索拉非尼等治疗前，应将血压控制在 130/80 mmHg 以下。③ 监测患者血压水平：治疗期间应每日监测患者血压变化，观察患者有无头痛、颈部强直感、恶心、颜面潮红或脉搏改变等症状体征，建议至少持续 6 周。

2. **高血压的治疗原则**　治疗期间患者血压可出现一过性升高，治疗后血压可降至正常，一般无需处理。但一旦患者出现明显的高血压症状或血压＞160/100 mmHg 时，应采取服用降压药、减少分子靶向药物用量或停药等相应治疗措施，预防高血压危象，待血压正常并稳定后再继续给药，降压治疗应遵循高血压的分级而进行相应的处理。

建议给予患者服用长效降压药物——血管紧张素转化酶抑制剂（angiotensin converting enzyme inhibitors，ACEI）或血管紧张素 II 受体拮抗剂来控制血压，如卡托普利、依那普利或氯沙坦钾等。由于 ACEI 类降压药可减少蛋白尿的产生，因此对于贝伐珠单抗相关的高血压应首选 ACEI 类药物治疗。

由于索拉非尼、舒尼替尼等一些分子靶向药物主要通过肝脏细胞色素氧化酶 CYP3A4 代谢，为防止其在体内蓄积增加不良反应，应避免使用抑制 CYP3A4 代谢通路的钙离子拮抗剂降压。合并原发性高血压且正在服用钙离子拮抗剂的患者，应指导其更换其他类型的药物，等待血压控制理想后再开始索拉非尼等靶向药物治疗。

3. **高血压的护理**

（1）密切观察血压变化：每次使用索拉非尼、贝伐珠单抗等药物前，应协助医师监测患者血压。

（2）当患者出现明显头痛、颈部僵直感、恶心、颜面潮红或脉搏改变等高血压症状或体征时，应让患者保持放松安静，并设法去除各种诱发因素，严密观察血压波动情况，每 15 分钟测血压 1 次，直至血压正常时停测。必要时予停药及降压治疗，指导患者配合治疗。存在高血压危象患者还应监测其心率、呼吸、血压、神志等。注意观察患者有无头痛、头晕、心悸、注意力不集中、烦躁、易怒、失眠、乏力等症状，及时发现病情变化并报告医师。

五、消化系统不良反应的护理

（一）消化道不良反应

分子靶向治疗过程中常出现的胃肠道反应有恶心、呕吐、腹泻，发生率不高，反应程度较轻，属于炎症反应的常见症状，通常伴随配体/受体结合引起的急性免疫反应。给予不同治疗的患者发生胃肠道反应后的处理方法也有区别，发生反应的类型和处理方法应根据药物类型、免疫反应等决定。口服小分子 TKI 比静脉给予的单克隆抗体更容易发生腹泻。其他常见的不良反应有恶心、呕吐等。多为 1～2 级。消化不良、恶心、呕吐在分子靶向治疗中常见，厄洛替尼、吉非替尼、索拉非尼、伊马替尼、贝伐珠单抗等多个药物都有相关不良反应的报道。

1. **护理评估**　在治疗前应该评估患者的胃肠道功能，在治疗中进行全程监测，留意出现的脱水症状和体征，如黏膜干燥、低镁血症、低钾血症等电解质异常。根据反应程度，可考虑减少药物剂量，同时接受血液检验评估体液和电解质情况。

2. 恶心、呕吐的护理　遵医嘱用药,轻中度症状可考虑应用甲氧氯普胺、地塞米松、苯海拉明联合应用提高止吐效果;必要时使用氯丙嗪治疗也能有效控制恶心、呕吐症状;症状严重时需应用 5 - HT3 受体拮抗剂(帕洛诺司琼、格拉司琼、托烷司琼等)治疗,准确记录 24 小时出入量,脱水严重时要适当补充水电解质,维持机体平衡。

3. 腹泻的护理　腹泻作为 TKI 的剂量依赖性毒性反应,通常反应为轻度或中度,减少药物剂量可以降低腹泻的严重程度和发生率,可用诺氟沙星 0.2 g,每日 3 次,或蒙脱石散粉 3 g,每日 3 次,盐酸洛哌丁胺 2 粒,每日 1 次,口服。首次腹泻后服盐酸洛哌丁胺 4 mg,每隔 4 小时服用 2 mg,每日累计不超过 16 mg。此外,老年患者腹泻要注意补充液体,如果 24 小时使用口服止泻药物无效,可考虑使用生长抑素。

注意询问患者大便的次数、性状、颜色和量。指导患者如出现稀便应告知医护人员,因较严重的毒性反应可引起黏膜坏死、脱落甚至穿孔。避免在饭后 1 小时内饮水,进少渣、低纤维、清淡饮食,避免辛辣、易产气的食物。注意饮食卫生,防止胃肠道感染。每日饮水约 300 ml,以补充腹泻丢失的水分。指导并帮助患者大便后及时清洗肛周皮肤,做好皮肤护理。同时应保护患者,防止跌倒。

(二) 肝脏毒性反应

肝毒性的表现有胆红素升高、转氨酶升高、肝炎等,伊马替尼、舒尼替尼、索拉非尼、吉非替尼、厄洛替尼有相关报道。

中国国内乙型肝炎病毒(HBV)感染率较高,利妥昔单抗可导致乙肝病毒再激活,故在使用靶向药物治疗前建议进行 HBV 检测和评估肝炎的严重程度,并在治疗期间密切监测病毒数量;化疗前可预防应用拉米夫定、恩替卡韦等抗乙肝病毒药物,降低 HBV 再激活和急性肝炎的发生率。另外,国内大量的酒精肝和脂肪肝患者,也需要采取相关干预对策。

此前对靶向药物的肝脏毒性反应和处理方法所知甚少,在应用细胞色素途径代谢的靶向药物(如伊马替尼、吉非替尼、厄洛替尼)时应特别注意与酶诱导剂或酶抑制剂的同时使用,并在治疗期间进行肝功能监测。若出现肝功能异常,可适当给予护肝药物如抗病毒药物、免疫调节药物、抗纤维化和促进肝细胞再生的药物等,指导患者应加强休息,适当活动,如散步、踏青、打球和打太极拳等。

六、血液系统不良反应的护理

血液学毒性是抗肿瘤药物最常见的不良反应之一,尤其是化疗药物,而随着分子靶向药物在肿瘤治疗中的广泛应用,其血液系统不良反应也正受到关注,血液系统不良反应在分子靶向药物中较为常见,但是多为轻度,少有严重骨髓抑制。

可能出现血液系统毒性的常见小分子靶向药物和单抗类药物主要有伊马替尼、舒尼替尼、利妥昔单抗、阿仑单抗(其护理措施详见本书第三章相关章节)。

七、其他不良反应的护理

分子靶向治疗其他常见不良反应有过敏反应、蛋白尿、水肿、疲乏等。下面重点阐述过敏反应和肾功能损害的相关护理。

(一) 过敏反应

过敏反应是肿瘤分子靶向治疗中使用单抗类药物较为常见的不良反应,但一般症状比较轻,可表现为发热、寒战、支气管痉挛、呼吸困难等,严重者可发生过敏性休克以致死亡。

1. 过敏反应的预防　医护人员应给予足够的重视,应对各种靶向治疗药物引起的过敏反应发生情况有较详细的了解,提前做好相应的预防工作。常见靶向治疗药物的过敏反应临床特点见表5-5。在治疗前应详细了解患者有无过敏史,给予相应的措施进行预防,如治疗前30分钟左右提前给予患者对乙酰氨基酚或苯海拉明等抗过敏药物、减慢滴速等,能有效减少过敏反应的发生。治疗过程中加强巡视,密切观察,及时发现病情变化,如利妥昔单抗、曲妥珠单抗等分子靶向药物治疗过程中,应监测血压、脉搏、呼吸。治疗结束后也应继续观察。

表5-5　常见靶向治疗药物过敏反应的临床特点

名　　称	特　　　点
吉非替尼	罕见
利妥昔单抗	发热(73%)、寒战(38%)、皮疹、低血压、气道痉挛等少见
曲妥珠单抗	常在首次使用较高剂量时出现,多发生于输注后30～120分钟。表现为寒战、发热、皮疹等,严重者可出现低血压
西妥昔单抗	发生率为19%～23%,90%以上发生于首次用药时,多发生在输注后30分钟内,可表现为寒战、高热、呼吸困难、气道痉挛、低血压、过敏性休克等
贝伐珠单抗	并不常见,发生率<3%
吉妥单抗	寒战、发热为最常见不良反应,发生率约为60%

2. 过敏反应的处理　出现靶向治疗相关的过敏反应后,护理工作者应初步评估过敏反应的等级,及时报告医师,协助医师根据过敏反应的等级给予相应治疗,若患者仅出现一般过敏反应:面部发红、皮疹、呼吸困难、体温升高,应立即告知医师,暂停输液,换输生理盐水,给予吸氧,监测生命体征,遵医嘱使用苯海拉明、皮质激素等药物治疗,如果发生严重的过敏反应,如支气管痉挛、过敏引起的水肿/血管性水肿、低血压等严重情况时,应积极协助医师恢复患者心肺功能,遵医嘱给予肾上腺素、支气管扩张剂等药物治疗,必要时给予升压药物,配合医师行气管插管等抢救措施。

(二) 肾功能损伤

由于VEGF可能与肾小球内皮修复过程有关,但并不影响正常肾脏功能,因此予以贝伐珠单抗或其他VEGF通路阻断剂的患者应密切监测尿蛋白。

大部分出现蛋白尿病例为轻度到中度1～2级(尿蛋白定小于3+或尿蛋白定量>1.0～3.5 g/24 h)。3级蛋白尿(尿蛋白定量4+或尿蛋白定量>3.5 g/24 h)较少(3%),严重肾病综合征(4级)罕见(0.5%)。如果患者出现4级蛋白尿,应立即停止靶向治疗。

发生蛋白尿的患者可能从应用血管紧张素转化酶抑制剂获益。此外,建议蛋白尿>1 g/24 h患者保持血压低于125/75 mmHg。

出现蛋白尿,应嘱患者多卧床休息和避免受凉,从而减轻肾脏的负担,在饮食上应给予易消化、低蛋白质、富含维生素的低盐饮食。并严密观察患者肾功能状况,如用药中观察患者出入量、体重、皮肤弹性、水肿情况、意识状况等,并根据上述情况决定水分摄入量,水肿严重且尿少者应限制摄入水在每日500 ml以下。如出现不适应及时报告。

总之,靶向治疗是近年来肿瘤治疗中发展迅速的技术。但是,目前的靶向治疗还远非精确靶向,它仍然会误伤健康细胞,导致许多不良反应的发生,虽较传统的细胞毒药物要低,但不可小视,且某些不良反应也是治疗有效的预测因子。一方面分子靶向药物制造成本较高,价格贵,临床护理人员应当严格掌握各靶向药物的用法用量,做到给药精准化,另一方面,应当充分意识到靶向药物不良反应的多样性和严重性,了解靶向药物不良反应的机制,制定适当的分期标准,对于轻、中度不良反应积极处理,进而给予正确的防治,对确保患者生活质量及抗肿瘤治疗护理的连续性都十分重要。

（杨　玚）

第六章
肿瘤免疫治疗患者的护理

早在 20 世纪初,研究者发现肿瘤细胞具备启动免疫反应的免疫原性,认为通过建立针对肿瘤的特异免疫效应达到治疗肿瘤的目的。20 世纪 50 年代,免疫监视学说理论被提出。20 世纪 90 年代,研究发现肿瘤相关免疫反应是由 T 细胞介导的细胞免疫反应,抗原递呈、抗原识别、免疫激活等具体机制逐渐被阐明,为肿瘤免疫治疗的发展奠定了理论基础。2013 年,*Science* 杂志将肿瘤免疫治疗评为当年十大科技突破之首,2018 年 10 月,诺贝尔生理学或医学奖授予了 James P Allisison 和 Tasuka Honjo 两位教授,以表彰他们在癌症免疫负调控机制研究中的贡献,同时也将免疫治疗推向了新的高潮,免疫治疗已然成为肿瘤治疗中继传统的手术、化疗、放疗之后的"第四驾马车"。

最初的肿瘤免疫治疗主要是通过靶向细胞因子和其他调节免疫细胞活性的分子来增强免疫系统的抗肿瘤反应。早期用于治疗恶性肿瘤的免疫疗法包括白细胞介素 2(IL - 2)和干扰素(IFN)α - 2b 主要用于治疗黑色瘤、肾细胞癌。但是,由于治疗效果不佳,这类药物的使用受到限制。用于治疗多发性骨髓瘤的免疫调节剂来那度胺、泊马度胺,是另一种较早的免疫治疗方法。经过多年的时间,免疫治疗不断发展,更新换代,时至今日,已经发生了巨大的变化。目前,单克隆抗体在癌症治疗领域应用较为广泛,基于肿瘤驱动基因的研究产生了分子靶向药物,如利妥昔单抗、曲妥珠单抗、西妥昔单抗等已较成熟地运用于治疗非霍奇金淋巴瘤、乳腺癌、头颈部肿瘤的治疗。此后,靶向不同抗原同时阻断多个信号转导通路的多特异性抗体随之而出,代表药物有靶向血管内皮生长因子(VEGF)和血管紧张素 - 2(Ang - 2)。近些年,研究发现肿瘤细胞或免疫细胞中高度表达的免疫检查点是介导肿瘤免疫逃逸的一项重要因素,因此临床上出现了作用机制显著区别传统抗体药物的新一代抗肿瘤抗体——免疫检查点抑制剂(immune checkpoint inhibitor,ICI),主要包括程序性死亡受体 1(programmed cell death 1 receptor,PD - 1)、细胞毒性 T 淋巴细胞相关抗原 4(cytotoxic T lymphocyte associated antigen - 4,CTLA - 4),并已在黑色素瘤、非小细胞肺癌、肾癌、霍奇金淋巴瘤治疗等多种晚期肿瘤的治疗上展现出良好的效果。目前,癌症免疫治疗最新进展是嵌合抗原受体 T 细胞(chimeric antigen receptor T - cell,CAR - T)疗法的出现,CAR - T 疗法在急性白血病、非霍奇金淋巴瘤等多种血液系统肿瘤治疗方面取得了显著成效,对特定肿瘤细胞表现出强大持久的杀伤力。此外,抗癌疫苗也是近几十年来科研人员不断努力的方向,目前出现的疫苗类型包括肿瘤细胞疫苗、抗原疫苗、树突状细胞疫苗、载体疫苗等。正在接受疫苗测试的常见的癌症包括脑肿瘤、乳腺癌、宫颈癌、大肠癌、肾癌、肾癌、肺癌、淋巴瘤和黑色素瘤等。

一、免疫系统与癌症

免疫系统和癌细胞之间发生动态的相互作用,通过这种相互作用,免疫细胞可以检测出癌细胞上存在的基因和细胞异常,通过各种机制密切调控免疫系统效应器的活性和功能,然而,癌症细胞也能调节免疫细胞的活性,从而逃避免疫系统的监控和破坏。

1. 免疫清除　对于生长初期肿瘤细胞而言,固有免疫系统与特异性免疫系统均可识别,可在临床可见之前清除,此过程为免疫清除。最早形成肿瘤细胞的时候,其表面蛋白会对固有免疫系统进行刺激,促使 T 细胞、自然杀伤细胞释放干扰素 γ,促进巨噬细胞发挥作用,从而达到杀灭肿瘤细胞的目的。在清除肿瘤细胞的时候,通常会产生很多抗原,并且释放一些危险信号,经由树突状细胞(DC 细胞)识别、加工,传递至 T 细胞,实现特异性免疫系统的激活,发挥相应作用。在此过程中,需要固有免疫系统和特异性免疫系统的彼此配合,以此杀灭肿瘤细胞。

2. 免疫平衡　在免疫清除中,倘若肿瘤细胞未被彻底清除,就会促使残余肿瘤细胞达到免疫平衡,指的就是肿瘤细胞生长与死亡实现平衡。通常情况下,残余肿瘤细胞状态为功能休眠,潜伏在患者体内,时间不定,一直到肿瘤远处转移、复发。

3. 免疫逃逸　在免疫平衡中,如果出现免疫系统功能下降,或者肿瘤细胞突变,就会导致一些肿瘤细胞逃逸,摆脱免疫系统的控制,此过程即为免疫逃逸。在免疫逃逸中,主要就是免疫抑制细胞发挥作用,致使抗凋亡因子表达水平升高、肿瘤细胞相关抗原丢失等情况出现,调节肿瘤微环境,阻断抗肿瘤免疫应答。经临床研究发现,造成免疫逃逸的主要原因为肿瘤相关抗原丢失。

二、肿瘤免疫治疗

(一) 免疫治疗的机制和分类

根据作用机制不同,肿瘤免疫治疗通常分为 4 类。

1. 特异性主动免疫治疗　将经致死剂量照射过的"肿瘤疫苗"重新接种于人体,促进机体特异性的肿瘤抗原产生特异性免疫应答,从而克服肿瘤对机体造成的免疫抑制状态并达到清除肿瘤细胞的目的。根据负载肿瘤抗原成分及方法的不同,肿瘤疫苗可分为多肽疫苗、核酸疫苗、重组病毒疫苗、细菌疫苗、DC 细胞疫苗、抗独特性抗体疫苗、基因修饰的肿瘤细胞疫苗等。

目前已上市的治疗性肿瘤疫苗有 Sipuleucel-T(Provenge,普罗文奇)。此外,处于临床实验阶段的还有宫颈癌、脑肿瘤、乳腺癌、大肠癌、肾癌、肺癌、淋巴瘤和黑色素瘤等肿瘤治疗性疫苗。

2. 特异性被动免疫治疗　将抗体、效应淋巴细胞等免疫应答产物直接输入机体可促进机体对某些肿瘤产生快速免疫应答。以此为理论基础产生了 3 类特异性被动免疫治疗。

(1) 单克隆抗体(单抗)、单克隆抗体偶联物:单克隆抗体通过靶向肿瘤细胞表面抗原或特定受体,从而阻断肿瘤生长因子信号通路。以曲妥珠单抗等靶向药物为代表。

(2) 靶向不同抗原同时阻断多个信号转导通路的多特异性抗体:如 Ang-2-VEGF-A、卡妥索单抗(catumaxomab)、四特异性抗体等。

(3) 靶向免疫检查点(immune checkpoint)蛋白的共抑制因子拮抗剂:① CTLA-4 抑制剂:伊匹木单抗(ipilimumab)。② PD-1/PD-L1 抑制剂:纳武单抗(nivolumab)、帕姆单抗(pembrolizumab)、阿特珠(atezolizumab)等。

3. 非特异性过继免疫治疗　将免疫细胞如 DC、细胞因子诱导的杀伤细胞(CIK)、细胞毒性 T 淋巴细胞(CTL)等或免疫因子如白细胞介素-2(IL-2)、干扰素(IFN)、肿瘤坏死因子(TNF)、粒细胞-巨噬细胞集落刺激因子(GM-CSF)等转输或者回输给患者,以增强患者免疫功能、杀伤肿瘤细胞的治疗方法称为肿瘤过继免疫治疗。

嵌合抗原受体 T 细胞(chimeric antigen receptor T－cell,CAR－T)疗法是一种新的过继性免疫疗法,是通过从患者血液中获得 T 细胞并对其进行工程化修饰以表达 CAR,将 T 细胞重新编程为靶向肿瘤后再回输到患者体内的一种疗法。该疗法在治疗 B 细胞系血液恶性肿瘤中效果显著,已在表达 CD19 血液系统恶性肿瘤中展现出良好前景。目前美国 FDA 批准了 2 款用于治疗急性淋巴细胞白血病和复发或难治性大 B 细胞淋巴瘤的 CAR－T 药物,推动了 CAR－T 细胞治疗领域的发展。但由于恶性实体肿瘤的异质性,缺乏相对特异性肿瘤抗原作为治疗靶点,因此 CAR－T 在实体肿瘤中疗效欠佳。

4. 非特异性免疫增强剂治疗　通过调节宿主的免疫功能,作为辅助手段用于治疗恶性肿瘤。代表药物有胸腺肽、卡介苗、脂质 A 等。

(二) 免疫治疗相关药物

1. 肿瘤疫苗 Sipuleucel－T(Provenge,普罗文奇)　肿瘤疫苗 Sipuleucel－T 于 2010 年 4 月获美国 FDA 批准上市。通过采集患者的外周血单核细胞,将前列腺酸性磷酸酶(prostaticacid phosphatase,PAP)与 GM－CSF 构成重组蛋白作为肿瘤抗原,与采集到的细胞在适宜的环境下共同培养 36～44 小时,制备出 Sipuleucel－T,制备的疫苗中含有将 PAP 作为靶抗原的活化的抗原呈递细胞(antigen-presenting cell,APC),回输至患者体内后,可诱导产生特异性针对前列腺癌细胞表面 PAP 的活化 $CD4^+$ 和 $CD8^+$ T 细胞,激活抗肿瘤免疫反应而达到治疗目的。

(1) 适应证:用于无症状或微症状转移性去势抵抗性前列腺癌的免疫治疗。

(2) 用药途径:静脉输注。

(3) 使用方法:① 剂量:1 个月内注射 3 次,约 2 周注射 1 次,仅供自体使用。每个剂量的普罗文奇含有至少 5 000 万个用 PAP－GM－CSF 活化的自体 $CD54^+$ 细胞,悬浮于 250 ml 乳酸林格注射液中。② 使用:注射前预先给予口服对乙酰氨基酚和抗组胺药如苯海拉明,并在约 60 分钟内静脉注射普罗文奇,不要使用细胞过滤器。③ 保管:应在密封的输液袋中保存,标签上标注好患者的名字。每个输液袋单个包装在一个袋子中,采用专用隔热聚氨酯容器的纸板运输箱中运输,运输中勿取出药物,直到患者准备输液。④ 有血栓栓塞风险患者应谨慎使用。

(4) 不良反应:最常见的不良反应是寒战、疲劳、发热、背痛、恶心、关节疼痛和头痛等流感样症状,发生率≥15%,一般在 1～2 日缓解。此外,晕厥和低血压发生较少,有心血管疾病和肺部疾病患者输注时应密切关注病情。出现急性输液反应时,应降低速率或停止输液并对症治疗。

2. 单克隆抗体靶向药物　相关介绍详见第五章。

3. 伊匹木单抗(ipilimumab)　2011 年免疫检查点抑制剂伊匹木单抗获 FDA 批准用于黑色素瘤,2013 年 3 月正式获批准成为第一个可延长转移性癌症患者生存期的抗体药物。该药物通过阻断 CTLA－4 与其配体 B7 的结合进而抑制肿瘤细胞增殖,是一种新型的 T 细胞增强剂和免疫激活剂。

(1) 适应证:无法切除或已转移的恶性黑色素瘤,累及局部淋巴结的皮肤恶性黑色素瘤完全切除后的辅助用药;联合纳武单抗用于治疗转移性结直肠癌和中危或低危晚期肾细胞癌。

(2) 用药途径:静脉滴注。

(3) 使用方法:① 剂量和使用:针对不同肿瘤,治疗剂量有所差异,这里仅介绍用于无法切除或转移的恶性黑色素瘤的剂量：FDA 推荐 3 mg/kg 静脉输注，持续 90 分钟，每 3 周 1 次，最多输注 4 次。如果产生毒性，可延迟治疗，但所有剂量必须在每一次剂量后 16 周内给药。加速输注法，3 mg/kg 静脉滴注，持续 30 分钟。第一次给药后观察 1 小时，如果发生输液反应，在给予下一次剂量时应事先给予预防生物治疗相关输液反应的标准预防用药。② 配制和保管：药物配制前应保存在 2～8 ℃的冰箱内，不能冻结，避光保存。该药需现配现用，配制前从冰箱取出，在室温下放置 5 分钟。配制过程避免剧烈震荡，避免和其他药物发生药物反应，用药前后都应用生理盐水进行冲洗输液管。

（4）不良反应：① 最常见的免疫相关的不良反应是皮肤毒性反应，表现为皮疹、瘙痒，发生率在 37%～70%，通常发生于接受治疗 1～2 个周期后。疲劳也是较常见症状，发生率为 34%～41%。② 致命性的反应是与治疗相关的免疫介导性结肠炎（发生率在 7%～16%），主要表现为腹泻，严重时可发生肠穿孔。③ 胃肠道反应，如腹痛、食欲下降、腹泻、恶心、呕吐。④ 偶见肌肉骨骼不良反应，如关节痛、肌肉骨骼疼痛。⑤ 呼吸系统不良反应可见咳嗽、呼吸困难。⑥ 伊匹木单抗的变态反应主要为输液相关症状，表现为寒战和/或发热、恶心、头痛、眩晕，严重者可出现低血压、血管神经性水肿、呼吸困难等。

4. 纳武单抗（nivolumab，商品名：欧狄沃/OPDIVO，又称"O 药"）　2018 年 6 月，中国国家药品监督管理局正式批准纳武单抗上市。通过结合至 PD-1 受体从而阻断它与 PD-L1 相互作用，从而解除 T 细胞活性受抑制的状态，促进活化 T 细胞对肿瘤细胞的攻击从而达到治疗肿瘤的目的。

（1）适应证：不能切除或转移黑色素瘤；转移鳞状非小细胞肺癌。

（2）用药途径：静脉滴注。

（3）使用方法：① 剂量：40 mg/4 ml/瓶和 100 mg/10 ml/瓶，推荐使用剂量是每 2 周 1 次，每次静脉输注给予 3 mg/kg 直至出现疾病进展或产生不可接受毒性。② 配制：抽吸药物至 0.9%氯化钠注射液或 5%葡萄糖注射液中稀释，轻轻倒置混合稀释溶液，不要摇动。③ 使用：每次滴注时间持续 60 分钟，不与其他药物同用输液器且滤膜孔大小需在 0.2～1.2 μm，输注前后用生理盐水冲管。④ 保存：储存在原包装内，2～8℃避光保存，不能冷冻，不能摇动。配制后的溶液如不能立即使用，在 2～8℃的冷藏环境下可保存 24 小时，20～25℃室内光照下最多保存 8 小时，包括给药时间。

（4）不良反应：发生率大于 10%的常见不良反应为疲乏（30%）、皮疹（17%）、瘙痒（13%）、腹泻（13%）和恶心（12%），反应程度多数为轻至中度。此外，严重的免疫相关性不良反应主要有免疫相关性肺炎、结肠炎、肝炎、肾炎和肾功能不全、甲状腺功能减退和甲状腺功能亢进。

5. 帕姆单抗（pembrolizumab，商品名：可瑞达 Keytruda，又称"K 药"）　2018 年 7 月 26 日，帕姆单抗正式获得中国国家药品监督管理局审批。与纳武单抗类似通过抑制 PD-1 与其配体 PD-L1 的结合达到恢复 T 细胞活性、增强机体免疫能力的效果。

（1）适应证：不可切除或转移性黑色素瘤、非小细胞肺癌、经典型霍奇金淋巴瘤、微卫星不稳定性高（MSI-H）或错配修复缺陷（dMMR）的不可手术切除的或转移性癌症。

（2）用药途径：静脉滴注。

（3）使用方法：① 剂量：100 mg/4 ml/瓶，2 mg/kg 或 200 mg 每 3 周给药 1 次。② 配制：抽吸药物至 0.9%氯化钠注射液或 5%葡萄糖注射液中稀释，将稀释液轻轻翻转混匀，现配现用。③ 使用：每次滴注 30 分钟以上，输液器要求无菌、无热原、低蛋白结合且滤膜孔大小在

$0.2 \sim 5\ \mu m$,输注前后用生理盐水冲管。④ 保存:将药瓶于 $2 \sim 8\ ℃$ 的冷藏环境下保存在原包装中,避光,避免冷冻,避免振荡。稀释后的溶液如不能立即使用在 $2 \sim 8\ ℃$ 条件下理化稳定性为 24 小时。小于或等于 $25\ ℃$ 的室温下最长保存 6 小时。冷藏后,药瓶和/或静脉输液袋必须在使用前恢复至室温。药物仅供一次性使用。必须丢弃药瓶中剩余的任何未使用药物。

(4) 不良反应:发生率大于 10% 的常见不良反应为疲乏(21%)、皮疹(16%)、腹泻(12%)和恶心(10%),反应程度多数为轻至中度。此外,严重的免疫相关不良反应主要有免疫相关性肺炎、肠炎、肝炎、内分泌疾病以及重度皮肤毒性反应。

6. 阿特珠单抗(atezolizumab,商品名:特善奇 Tecentriq,又称"T 药")　阿特珠单抗是被美国 FDA 批准的首个和唯一的程序性细胞死亡配体 1(PD-L1)的抑制剂。与纳武单抗和帕姆单抗不同的是阿特珠作用靶点在 PD-L1,通过抑制 PD-L1 与 T 细胞表面的 PD-1 及 B7.1 结合,解除后两者介导 T 细胞免疫抑制作用,进而诱导 T 细胞活化,重建机体对肿瘤细胞的监测和攻击能力。

(1) 适应证:非小细胞肺癌、尿路上皮癌。

(2) 用药途径:静脉滴注。

(3) 使用方法:① 剂量:$1\ 200\ mg/20\ ml/$瓶,每 3 周 1 次,每次静脉滴注 $1\ 200\ mg$,滴注时间为 60 分钟。② 配制:抽吸药物至 250 ml 0.9% 氯化钠注射液中稀释,将稀释液轻轻翻转混匀,现配现用。③ 使用:每次滴注 60 分钟,输注前后用生理盐水冲管。④ 保存:配制前在 $2 \sim 8\ ℃$ 下冷藏保存,配制后在室温下储存不超过 6 小时,包括输注时间,$2 \sim 8\ ℃$ 的冷藏条件下储存不超过 24 小时,药物不能冻结。

(4) 不良反应:阿特珠单抗最常见不良反应大于 10% 为:疲乏(19%)、腹泻(11%)、恶心(11%)、瘙痒(10%)。PD-L1 抑制剂免疫相关的肺炎发生率远低于 PD-1 抑制剂。

7. axicabtagene ciloleucel(简称:Axi-cel,商品名:Yescarta)　2017 年 10 月美国政府批准 Yescarta 为抗 CD19 CAR-T 细胞免疫疗法新药,也是继 tisagenle-ucel(商品名:Kymriah)之后第二个获批的 CAR-T 细胞药物。Axi-cel 是一种导入了抗 CD19 CAR 基因的 T 细胞药物,能够长期表达抗 CD19 CAR 分子,它将抗体的亲和力与 T 细胞的杀伤力结合在一起,靶向作用于表达 CD19 的 B 细胞。此外,Axi-cel 还能通过 CD3-zeta/CD28 共刺激激活下游信号通路,使 T 细胞活化、增殖和发挥效应,分泌炎性细胞因子和趋化因子,达到杀灭肿瘤细胞的目的。

(1) 适应证:经二线及以上系统治疗失败后的难治或复发性 B 细胞淋巴瘤,包括弥漫大 B 细胞淋巴瘤、转化性滤泡淋巴瘤及原发性纵隔 B 细胞淋巴瘤等。

(2) 治疗流程:CAR-T 治疗流程,主要分为以下五个步骤。① 采集患者外周血液获得 T 细胞。② 利用基因工程技术对 T 细胞进行修饰加工,使其表达嵌合抗原受体,制备成能特异识别并杀灭肿瘤细胞的 CAR-T 细胞。③ CAR-T 细胞质检。对制备的 CAR-T 细胞进行血源性相关疾病(HIV、HBV、HCV、梅毒)、内毒素、微生物等相关检测,应用细胞计数仪检测 CAR-T 细胞的数量。④ 回输:把制备好的 CAR-T 细胞回输到患者体内。⑤ 监控:严密监护患者,尤其是控制前几天身体的剧烈反应。

(3) 使用方法:Axi-cel 为供人体输注的细胞悬浮体,每包装袋约为 68 ml,推荐剂量为 2×10^6 CAR-T 细胞$/kg$,最大给药剂量为 2×10^8 CAR-T 细胞(68 ml)。Axi-cel 仅供自体回输,在使用前第 5 日、4 日和 3 日,每日应用环磷酰胺($500\ mg \cdot m^2$)和氟达拉滨($30\ mg \cdot m^2$)

进行联合调节化疗,并在 Axi-cel 输注前 1 小时给予患者口服对乙酰氨基酚 450 mg 和静脉注射苯海拉明 12.5 mg 预处理,避免全身性预防使用糖皮质激素类药物,因其可能影响疗效。

(4) 不良反应:① 常见的不良反应有细胞因子释放综合征(cytokine release syndrome,CRS),一般在 1 周左右发生,主要表现有发热、寒战、恶心、呕吐、皮疹、头晕、头痛、胸闷、气促、心率加快、血压下降等。② 肿瘤溶解综合征一般在 1 周左右发生,主要表现为高钾血症、高尿酸血症等代谢异常;少数严重者可发生急性肾衰竭、心律失常等。③ 脱靶效应一般在 1 周左右发生,主要表现为 CAR－T 细胞对机体其他正常组织也产生损伤而出现相应器官受损的表现。④ 过敏反应发生率很低,主要表现为皮疹、皮肤瘙痒,严重者出现过敏性休克。

8. 干扰素(干扰素 α－2b,intron A) 通过抑制病毒复制、直接抑制肿瘤细胞增殖和调节宿主免疫反应。

(1) 适应证:白血病、恶性黑色素瘤、滤泡性淋巴瘤等。

(2) 用药途径:皮下注射、肌内注射、静脉注射。

(3) 使用方法:2~8℃冰箱冷藏,禁止振荡,避光保存,稀释后可在冰箱冷藏储存 30 日,禁用于肝功能损害者。

(4) 不良反应:可出现发热、寒战、倦怠、肌肉酸痛、头痛、食欲减退、疲乏、抑郁、恶心、呕吐、腹泻、肾病综合征、胰腺炎、肾功能不全、白细胞减少、贫血、血小板减少等症状。

9. 白细胞介素－2(阿地白介素,IL－2,proleukin) 促进 T 细胞、B 细胞,NK 细胞、淋巴因子激活的杀伤细胞(LAK 细胞)和肿瘤浸润淋巴细胞的增殖、分化及募集,提高其抗肿瘤能力,刺激 INF－γ、IL－1、TNF 的产生。

(1) 适应证:肾细胞癌、转移性黑色素瘤。

(2) 用药途径:皮下注射、静脉注射。

(3) 使用方法:2~8℃冰箱冷藏,禁止振荡,避光保存;禁与生理盐水或灭菌水混合,勿与其他药物混合;勿用带有过滤器的输液装置;禁用于心脏病、肺功能异常、同种异体器官移植患者。

(4) 不良反应:可出现发热、寒战、倦怠、头痛、肌肉酸痛、心动过速、低血压、心肌病、心律失常、呼吸困难、恶心、呕吐、腹泻、口腔炎、头晕、贫血、血小板减少、白细胞减少、转氨酶升高、血清肌酐水平升高、神经毒性、皮疹、瘙痒、高胆红素血症等症状。

三、肿瘤免疫治疗患者的观察和护理

(一)肿瘤免疫治疗
患者相关的健康指导、基础护理、饮食护理和给药护理详见第五章。

(二)CIC 免疫相关不良反应事件(immune-related advanced event,irAE)的观察和护理

1. 输液相关反应 免疫检查点抑制剂(ICI)治疗过程中出现输液相关反应可表现为发热、寒战、荨麻疹、脸色潮红、头痛、血压过高或降低、呼吸困难、咳嗽、血氧下降、头晕、出汗和关节肌肉酸痛等症状。若发生轻度和中度的输液反应可暂停或减慢输液速度,在下次输液前可使用对乙酰氨基酚和苯海拉明预防反应的发生。出现重度输液反应的患者则应永久停用 ICI 治疗。护士在患者治疗期间应密切观察患者的生命体征以及患者的不适主诉,并及时通知医师进行相应处理。

2. 皮肤毒性反应 免疫相关皮肤毒性反应是免疫治疗中常见的不良反应,尤其是在 ICI 治疗过程中,皮肤毒性是最常见也是最早发生的 irAE。皮肤毒性的观察、治疗和护理详见第

九章第八节。

3. 免疫相关胃肠道毒性反应　结肠炎是免疫相关胃肠道毒性最常见症状,主要表现为腹泻、腹痛、大便带血和黏液、发热等,在用药后 5～10 周出现,部分患者发生于停药后 1 个月。腹泻发生率为 8%～19%,以轻、中度为主,3～4 级腹泻多发生于联合伊匹木单抗治疗。早发现、及时干预对减少中、重度胃肠道不良反应事件、改善症状尤为重要。轻度胃肠道毒性反应可选择密切观察、补液等支持治疗,可使用洛哌丁胺或阿托品减轻腹泻症状,必要时考虑暂停免疫治疗。对于中、重度胃肠道毒性反应均建议患者暂停免疫治疗,尤其是发生 4 级胃肠道毒性反应患者建议永久停用免疫治疗。若出现 3 级胃肠道毒性反应,即使经过治疗恢复至 1 级,仅考虑恢复使用抗 PD-1/PD-L1 单抗,不建议继续 ICI 联合用药。腹泻或结肠炎相关症状持续超过 3 日,排除感染因素后根据腹泻程度及时评估病情予以应用糖皮质激素。

饮食方面指导患者食用质软、易消化、少纤维素又富含营养、有足够热量的食物,以利于吸收、减轻对肠黏膜的刺激并供给足够热量,以维持机体代谢需要。避免食用冷饮、水果、多纤维的蔬菜及其他刺激性食物,忌食牛乳和乳制品。密切观察患者的进食、排泄情况,定期测量患者的体重,监测血红蛋白、血清电解质等指标的变化,了解营养状况的变化。此外,做好肛周皮肤的护理,以免发生感染。

4. 免疫相关肝脏毒性　常发生于初次免疫治疗后 6～12 周,主要表现为转氨酶水平升高伴有或不伴有胆红素水平轻度升高,临床上通常无明显症状,在确诊免疫相关肝脏毒性前需排除其他因素引起的肝功能损害。ICI 单药治疗的患者肝炎发生率为小于 10% 且大多为轻度。伊匹木单抗和纳武单抗联合治疗的患者肝炎发生率可达 30%,其中 3 级反应发生率为 15%。对于胆红素水平正常、转氨酶水平 1 级的患者,如果没有相关的临床症状,可继续免疫治疗,但需增加肝功能检测频率直至恢复正常。一旦恶化或出现发热、乏力等表现,应重新进行分级和治疗。对于转氨酶水平 2 级的患者,需暂停使用 ICI,并每 3 日检测 1 次血清转氨酶和胆红素水平。2 级肝毒性反应出现临床症状或持续恶化,需使用皮质类固醇激素治疗,对于 3 级或 4 级转氨酶水平升高的患者,永久停用 ICI,并且使用皮质类固醇激素治疗。对于转氨酶水平升高伴胆红素水平 1 级的患者,应永久停用免疫治疗,并按照 4 级肝脏毒性的标准,开始给予泼尼松龙或其他等效药物治疗,且每天检测肝功能。患者在肝功能恢复后仍需关注患者的临床表现和血清学检测结果。

患者在进行 ICI 治疗前应常规进行肝功能检查,以便及时发现肝功能受损。此外,还需注意观察是否有皮肤黄染或结膜苍白,严重的恶心或呕吐,右上腹疼痛,嗜睡,尿色加深,易出血或皮肤瘀斑等症状,若发生应及时通知医师并做相应处理。

5. 免疫相关内分泌毒性　ICI 治疗相关的内分泌毒性反应发生率约为 10%,且与治疗方案和靶器官相关。较为常见的是甲状腺功能异常及下垂体炎。

在甲状腺功能减退方面,1 级毒性反应患者每 4～6 周检测促甲状腺激素(TSH)和游离甲状腺素(FT4)水平,对于 TSH 水平仍升高而 FT4 水平正常的患者,在继续免疫治疗的同时考虑给予左旋甲状腺素治疗。2 级毒性反应在继续免疫治疗的同时给予甲状腺激素的补充治疗。对于 3～4 级毒性反应患者需要暂停免疫治疗,并给予甲状腺激素的补充治疗。在甲状腺功能亢进方面,1 级毒性反应可继续应用免疫治疗,并规律检测 TSH 和 FT4 水平。2 级毒性反应可考虑暂停免疫治疗,并予普萘洛尔或其他 β 受体阻滞剂治疗直至症状缓解。3～4 级毒性反应需要暂停免疫治疗,并予 β 受体阻滞剂治疗直至症状缓解。如果复查甲状腺功能试验仍存在 TSH 受抑制、FT4/总 T3 水平升高,需要行 4 小时或 24 小时[123]I 甲状腺摄取检查,以明确是否存在真正的甲状腺功能亢进如 Graves 病等。

下垂体炎多见于使用伊匹木单抗治疗的患者,临床可表现为头痛、畏光、头晕、恶心、呕吐、发热或厌食等急性症状,非急性症状可表现为疲劳和体重减轻。下垂体炎是少数几乎不可逆的 irAE 之一,通常需要长期激素替代。对于怀疑下垂体炎的患者,需评估促肾上腺糖皮质激素、清晨皮质醇、卵泡生成激素、黄体生成激素(LH)、TSH、FT4、睾酮(男性)、雌二醇水平,并行脑 MRI 平扫或增强扫描。一旦确诊为下垂体炎,则需暂停免疫治疗,予甲泼尼松治疗,并且根据指征给予激素替代治疗。

出现免疫相关内分泌毒性的患者饮食需给予高热量、高蛋白质、维生素和矿物质丰富的食物,每日摄入 2 000～3 000 ml 水;保证适当的活动与休息;遵医嘱按剂量、按疗程服药,不可随意减量和停药。并向患者解释症状出现的原因,避免引起患者的焦虑情绪。

6. 免疫相关性肺炎　免疫相关性肺炎表现为肺实质局部或弥漫性的炎症,CT 典型表现为不透明的磨玻璃影,发生率约为 10%。irAEs 肺炎的表现为干咳、进行性呼吸困难、发热、胸痛等症状。1 级肺炎可考虑暂停 ICI 治疗,1～2 周重新评估静息状态和运动状态下的指尖氧饱和度。2 级肺炎需暂停 ICI 治疗,需请呼吸科会诊,并做好相关实验室检查,每 3～4 周 CT 复查,使用糖皮质激素治疗,每 3～7 天监测静息状态和运动状态下的指尖氧饱和度,若在 48～72 小时没有改善则需按 3 级肺炎标准治疗。3～4 级肺炎的患者需永久停用药物,患者需住院治疗,同 2 级肺炎一样需做相关实验室检查及糖皮质激素治疗,48 小时评估疗效,激素减量时间为 6 周以上。建议对于 3～4 级肺炎一定要在包括呼吸病专家、风湿免疫专家、重症急救专家在内的多学科团队的指导下进行治疗方案的选择。

护士需根据患者病情做好健康指导,遵医嘱给予吸氧,嘱患者注意休息,避免剧烈运动,按时服药,做好指尖氧饱和度和体温的监控,若出现症状的加重需及时告知医师做好相应治疗。

(三) 嵌合抗原受体 T 细胞疗法中不良反应的观察和护理

嵌合抗原受体 T 细胞(CAR-T)疗法中常见的不良反应及护理包括以下内容。

1. 细胞因子释放综合征(cytokine release syndrome,CRS)　是 CAR-T 治疗中无法避免的问题,一般在 1 周左右发生,主要表现包括发热、寒战、恶心、呕吐、皮疹、头晕、头痛、胸闷、气促、心率加快、血压下降等。可通过改进 CAR-T 细胞的设计和每次输注的细胞量来降低发生率。此外,护士需在患者进行治疗的过程中严密监控生命体征,一旦发生 CRS 应通知医师及时给予托珠单抗注射液控制症状,糖皮质激素只在 CRS 危及生命时且使用托珠单抗无效时再选用,以免影响治疗效果。此外,根据患者症状予以相应的对症处理措施,CRS 所致的关节痛、肌肉痛可指导患者家属轻揉患者上下肢及肌肉,分散注意力,减轻疼痛;疼痛剧烈时应用镇痛药。

2. 肿瘤溶解综合征　CAR-T 治疗的患者出现肿瘤溶解综合征常发生在治疗 1 周左右。相关临床表现、治疗和护理内容详见第六章第八节。

3. 脱靶效应　主要为 CAR-T 细胞对机体其他正常组织也产生损伤而出现相应器官受损的表现,一般在 1 周左右发生。可通过使用相关抗体封闭正常组织表达的肿瘤相应抗原,减少每次静脉输注的 CAR-T 细胞量来预防及降低脱靶毒性反应。护理过程中需密切观察患者的心、肝、肺、肾、胃肠道、中枢等全身各系统有无异常表现,加强相关检验指标的监测。

4. 过敏反应　主要表现为皮疹、皮肤瘙痒,严重者可出现过敏性休克。发生原因是细胞培养液、CAR-T 制备过程中某些成分可能成为机体的致敏原,输入后导致机体出现过敏反应。发生率较低,治疗过程中需密切观察患者皮肤情况,有无瘙痒、麻木、出冷汗、心慌等症状。可通过回输前应用盐酸异丙嗪或葡萄糖酸钙,以及采用人源化的 CAR 序列,避免对同一患者进行多次 CAR - T 治疗等措施降低发生概率。

(郭小璐)

第七章
肿瘤微创治疗患者的护理

随着医疗技术飞速发展,肿瘤治疗已经朝着微创化的目标转变。所谓"微创"是相对传统手术治疗的大切口对人体脏器和内环境产生损害程度而言的。但是微创治疗不仅仅是指外科腔镜手术技术,还包括影像导引下的介入性微创治疗技术。例如,热疗(射频、微波、激光、高强度聚焦超声)、冷冻治疗(液氮、氩氦)或者瘤内注入(乙醇、化疗药物和生物制剂)、化疗栓塞都属于介入性微创治疗这一范畴。由于这类治疗手段具有对健康组织损伤微小、治疗过程短、术后恢复快等优点,被临床广泛应用于无法手术切除的肿瘤治疗,或者是肿瘤综合治疗的一部分。本章主要介绍化疗栓塞、高强度聚焦超声治疗、射频/微波消融、冷冻消融治疗的护理。

第一节　肿瘤介入化疗栓塞患者的护理

介入放射学(interventional radiology)是指在医学影像设备(如 X 线、CT、B 超、MRI)的监控导引下,将特制的穿刺针、导管插入人体病变区,进行影像学诊断和获得组织学、细胞学、生化、细菌学的诊断,或同时进行治疗的微创医学。其中,经导管动脉化疗栓塞疗法(transcatheter arterial chemoembolization,TACE)为无法手术切除肝癌患者最常用的治疗方法,分为经导管动脉灌注疗法(transcatheter arterial infusion,TAI)和经导管动脉栓塞治疗(transcatheter arterial embolization,TAE)。

一、概述

(一)经导管动脉灌注疗法

1. 概述　TAI 是通过导管选择性将药物直接注入肿瘤的一支或多支供血动脉,以达到提高肿瘤组织药物浓度、增强抗肿瘤作用的目的。同时,还可以减少体循环和正常组织的药物分布,使全身的不良反应降低。目前,动脉灌注疗法已经成为治疗肝癌、胃癌、肺癌、胆管癌、胰腺癌、盆腔肿瘤、头颈部肿瘤等多种恶性肿瘤的重要方法之一,它不但用于不能手术患者的姑息治疗,而且亦可用于手术前治疗,使肿瘤缩小,改善手术条件,还可以用于术后预防肿瘤的复发。

2. 方法　临床上应用最多的是 Seldinger 插管法,即经股动脉、肱动脉或腋动脉入路,其中最容易操作的路径是以股动脉做入路,临床上应用最多。操作过程是在 X 线电视监视下进行,灌注导管选择性置入靶动脉内后,推注造影剂先行诊断性动脉造影,观察导管位置以确认导管位于靶动脉内,同时了解血管分布、肿瘤供血情况以及侧支循环等,为进一步选择插管灌注抗癌药物做准备。肝癌灌注时,要将导管头尽可能超过胃十二指肠动脉等非靶器官,以减少药物的胃肠症状,肝癌有多支动脉供血时,可以考虑分别进行插管灌注。治疗胃癌要将导管插到胃十二指肠动脉或者胃动脉。当导管到位并维持好以后,即可联合 2～3 种抗癌药物灌注,如果进行一次性大剂量的灌注,注射完结后即可拔管,加压穿刺部位以防出血或者血肿形成。多次重复灌注时,可在皮下埋入灌注泵,与留置导管相连,从泵的灌注口穿刺灌注。对无法超选择插管的肿瘤,当确认超选择插管失败后,将导管置于靶动脉前一级动脉,注入肾上腺素或血管紧张素Ⅱ,之后再灌注抗癌药物,利用肿瘤血管缺乏 α 受体或肿瘤血管发育不全,对缩血管药物无反应,同时周围正常组织血管收缩加压的特点,提高肿瘤局部血流量和药物浓度,这在超选择插管失败后的补救工作中尤为重要。

3. 适应证　一般适用于局部广泛侵犯或已有远处转移而不适合手术、放疗的晚期恶性肿瘤患者;手术后、放疗后或化疗后复发,采用其他疗法无效的患者;手术切除前肿瘤体积较大,需化疗来提高切除率的患者;术后局部灌注化疗,预防复发和转移的患者等。

4. 禁忌证　原则上只要患者能够耐受化疗反应,均可考虑进行动脉灌注化疗,但以下几方面应视为禁忌证或引起特别注意:① 晚期恶液质患者,肝肾功能衰竭,近期接受过静脉全身化疗或放疗,伴有全身感染和显著的低蛋白血症者,均不能采用该方法治疗,一般所选择的患者预期生存期应至少大于 2 个月;② 对于严重出血倾向的患者也应视为禁忌;③ 年龄大于70 岁,伴有严重动脉粥样硬化和迂曲的患者也应慎重选择,因为除增加选择性导管插入的难度外,还容易引起血管栓塞、破裂等严重并发症;④ 造影剂药物过敏者。

5. 临床应用

(1) 胃癌的灌注化疗:胃癌的动脉供血均来自腹腔动脉的分支,因此常规需首先进行腹腔动脉造影,判断肿瘤供血动脉的部位和数量。根据肿瘤所在不同部位,再超选择动脉插管。肿瘤在胃下部时,选择胃十二指肠动脉及胃网膜右动脉;对贲门癌、胃体癌,选择胃左动脉或胃网膜左动脉。常用氟尿嘧啶、丝裂霉素及任选第 3 种药物(多柔比星或吡柔比星、顺铂)进行三联合,如 FAC、FCM、FAM 等方案。

(2) 肺癌的支气管动脉灌注化疗:肺癌选择性支气管动脉造影和动脉内化疗药物灌注,也是目前临床上常用的方法,单药动脉灌注化疗疗效不佳,且缓解时间短,目前多采用联合给药。联合用药的优点第一是利用各类抗癌药物不同的作用机制及作用时相,使各种药物之间互相增效,对处于细胞周期的各时相癌细胞均产生较强的杀伤作用。第二是克服肿瘤的耐药性,更大限度地对所有肿瘤细胞进行杀灭,提高疗效,减少复发。鳞癌常用的方案为:氟尿嘧啶、吡柔比星或多柔比星、顺铂;腺癌多用丝裂霉素、吡柔比星或多柔比星和顺铂方案。

(3) 盆腔肿瘤的插管化疗:经皮股动脉穿刺进行髂内动脉超选择插管化疗药物灌注,是盆腔局限性肿瘤的最佳治疗方法,为不能耐受手术、丧失手术机会或者其他治疗无效的晚期肿瘤患者提供了继续治疗的机会。

(4) 其他肿瘤的治疗:对头颈部肿瘤、结直肠癌、胰腺癌、骨肿瘤、胆管癌等恶性肿瘤的经动脉灌注抗癌药物治疗,虽然有少量的文献报道,但疗效不一,治疗例数尚少,经验不足,有待进一步观察。对于不能手术切除的晚期肿瘤患者采用动脉插管灌注化疗药物仍然不失为一种积极的治疗手段,其疗效好于全身化疗是不容置疑的。

(二) 经导管动脉化疗栓塞疗法

1. 概述　TAE 可栓塞肿瘤供血动脉,即采用血管栓塞剂,如明胶海绵、不锈钢圈、自体血凝块等暂时或永久地阻断肿瘤供血动脉,使肿瘤体积缩小,利于手术切除和减少术中出血;同时将抗癌药物和栓塞剂有机结合在一起注入靶动脉,既栓塞肿瘤组织末梢分支,阻断血供,又可缓慢释放化疗药物起到局部化疗作用,并且可显著降低体循环的药物浓度,减少全身化疗毒性。

2. **方法**　在 X 线电视监视下经皮穿刺股动脉,将导管插进相应器官肿瘤供血动脉;在栓塞前先做动脉造影以了解血管分布及变异、肿瘤的部位、肿瘤的范围、供养血管的来源、侧支循环等情况,然后将导管置于靶动脉内,根据拟定的栓塞剂和治疗方案,缓慢注入栓塞剂和化疗药物。掌握好栓塞技术,根据病变范围、血管分布、导管口径以及动脉血流大小来估计决定注入栓塞剂量与注射速度。在栓塞效果相同的情况下应选择不易反流的栓塞剂。如果使用乙醇这类易反流的栓塞剂,最好采用分次缓慢注射。注射栓塞剂必须在电视监视下进行,因此要求栓塞剂是不透 X 线的,必要时可与造影剂混合。

3. **栓塞剂及其应用**

(1)栓塞剂的分类:动脉栓塞应用的物质称为栓塞剂,已经应用和正在研究的有许多种类,主要有明胶海绵、抗癌药物微囊、微球、碘油,聚乙烯醇,磁性微球,不锈钢圈,无水乙醇以及中药栓塞剂等。栓塞剂按产生栓塞的时间可分为长期、中期和短期栓塞剂三类;按栓塞作用的部位可分为大血管、中血管和末梢血管栓塞剂三类。

(2)常用栓塞剂及应用

1)明胶海绵:为高分子物质,是一种中期栓塞剂,目前国内外较为常用,吸收时间为 14~90 日。对人体几乎无抗原性,来源充足,摩擦系数小,易于释放,容易制备。

2)聚乙烯醇:这是一种长期栓塞剂,其优点是组织相容性好,无毒性,在体内有永久的栓塞作用,栓塞后纤维组织可很快长入聚乙烯醇内;缺点是摩擦系数大,易堵塞针筒和导管。聚乙烯醇在国外有块状和颗粒状两种剂型。适用于大、中血管的栓塞。

3)不锈钢螺圈:属机械性栓子,可产生永久性血管栓塞作用,Gianhzco 等 1975 年首先应用。一般带有涤纶线,无毒性。螺圈栓塞的机制是机械性阻塞和涤纶织物在血管内引起的异物反应,形成血栓后堵塞血管。它的主要优点是栓塞作用永久,可用于较大动脉的近端栓塞,如肝动脉、肾动脉主干和髂内动脉等的栓塞,而且便于随访观察;缺点是不能栓塞肿瘤内血管,易形成侧支循环,单独使用时效果不佳。螺圈的规格有直径 2 mm、3 mm、5 mm、8 mm、10 mm、12 mm 和 15 mm,分别用于不同口径的血管。

4)碘油:目前临床应用的碘油大致有 2 类,一类是国产的 40% 碘油,另一类是国外产品乙碘油(lipodol)或者超液态碘油(lipodol ultrafluid)等。前一类碘油黏度大,与化疗药物混合后难以经导管注射,后一类黏度较低而易于注射。碘油用于肝癌的诊断和治疗源于 1979 年,日本学者中熊健一郎首先发现碘油可选择性长期滞留于肝癌及子结节内,可长达数月至 1 年以上。临床上即是利用碘油对癌组织这种特殊的亲和力,将其与化疗药物配合一起制成碘油化疗药物栓塞剂,选择性注入肿瘤供血动脉。碘油可作为药物载体选择性地把药物带到肝肿瘤组织,并长期滞留其内缓慢释放抗癌药物,使肿瘤组织保持高浓度的药物,加上油滴在肿瘤内小血管的栓塞作用可起到持续局部化疗和部分栓塞的作用。碘油化疗药物栓塞剂有乳剂和混悬剂两种,前者是先将化疗药物用生理盐水等乳化以后再与碘油混合,后者是将化疗药物直接与碘油混合。

5)化疗药物微囊和微球:微囊系将固体或液体化疗药物作为芯料,利用高分子物质或共聚物作为囊材包绕于药物表面,使呈半透性或密封的微型胶囊,外观呈颗粒状或圆球形,直径一般在 50~400 μm。微球是将化疗药物和载体如白蛋白、明胶、淀粉、乙基纤维素、聚乙烯醇(PVA)等混合在一起,经交联反应或热降解法等方法制作而成,呈颗粒状或球形,直径一般在 50~500 μm。化疗药物微囊和微球具有显著的双重抗癌作用,一是阻断动脉血流和末梢性栓塞的作用,二是药物缓释后的局部化疗作用。栓塞和化疗作用可互相促进,呈现增强效应。栓塞阻断了肿瘤血供,导致靶器官缺血、缺氧,血管通透性增加,有利于化学药物向组织中渗入,可增强肿瘤细胞对化疗药物的反应;反之,受到化疗药物作用后的肿瘤细胞对缺血缺氧的敏感性增加,则易发生坏死。

6) 中药抗肿瘤栓塞剂——鸦胆子油:鸦胆子系苦木科植物的成熟果实,用鸦胆子油制成的静脉乳剂对多种肿瘤有效。抗肿瘤主要成分有鸦胆子苦素、苦木内醋、鸦胆子油苦醇及油酸。主要用于治疗消化道肿瘤、乳腺癌、皮肤癌、宫颈癌、肝癌和肺癌等。鸦胆子油具有良好的动脉栓塞作用,能引起明显的组织坏死。

4. 临床应用

(1) 肝癌的栓塞疗法:介入放射学治疗肝癌较好的方法是化疗加栓塞。化疗常采用多柔比星 50 mg 加丝裂霉素 16～20 mg,或者丝裂霉素 16～20 mg 加顺铂 60～80 mg。栓塞选择碘化油 4～20 ml 加丝裂霉素 10～20 mg 制成乳剂,或再加明胶海绵(1～2 mm)20～40 粒。加明胶海绵后能造成肿瘤较快、较大范围的坏死,但是对超选择要求也较高。由于肝癌的血供 90% 以上来自肝动脉,因此,经动脉插管化疗栓塞是向肿瘤供血动脉直接给药,增加了肿瘤内药物浓度,同时使肝癌血供减少 90%,导致肿瘤坏死。化疗栓塞不但适用于晚期肝癌,亦可用于肝硬化显著及其他原因不能行肝切除者,对转移性肝癌、肝癌术后复发、门静脉癌栓等也有一定疗效。近年来为了解决肝动脉化疗和难以维持肿瘤局部药物浓度以及肝动脉栓塞后易形成侧支循环等问题,有专家用顺铂为化疗药物,用乙基纤维为载体,研制出顺铂乙基纤维微囊,用来进行肝动脉化疗栓塞治疗原发性肝癌,认为疗效有明显的提高,值得进一步探索应用。

(2) 其他肿瘤的治疗:栓塞疗法对头颈部肿瘤、肾脏肿瘤以及盆腔肿瘤如膀胱、子宫、卵巢、前列腺等肿瘤的治疗也早已见有关文献报道。术前应用化疗栓塞,有减少术中出血的作用,对肿瘤引起的大出血有控制作用。化疗栓塞也可以用于不能切除的肾癌和盆腔肿瘤的姑息治疗,可以减轻症状。有人认为肾肿瘤的栓塞术疗法能增强机体抗肿瘤的免疫能力。

二、肿瘤介入化疗栓塞的护理

(一) 化疗栓塞前护理

(1) 术前,护士要全面了解患者病情及心理状况,解释手术目的、过程、需配合的环节和注意事项,尤其是对缺乏信心或有绝望心理的患者,护士应通过和蔼体贴、通俗易懂的语言指导患者,解除心理压力,增强其手术信心。

(2) 术前碘过敏试验和备皮:由于临床已经形成共识,碘对比剂过敏试验没有预测过敏样不良反应发生的价值,其本身甚至也可以导致严重的不良反应,因此原则上不推荐进行碘对比剂过敏试验,除非产品说明书特别要求。术日晨进行皮肤准备,双侧腹股沟、会阴部备皮。

(3) 术前训练在床上解大小便,以利于术后肢体制动时在床上排便顺利及穿刺部位免受污染。

(4) 术前 1 日晚要让患者充分休息,必要时应用安眠镇静剂,利于患者术时保持良好心理状态和充沛体力。

(5) 进行呼吸训练,指导深吸气后屏气 10～15 秒,然后缓慢呼气,以备术中造影时需要配合医师操作。

(6) 术前禁食 4 小时,但可适量饮水,必要时给予静脉补液。进入手术室之前需要排空膀胱。

（7）按医嘱准备好术中所需药品，主要有化疗药物、止吐剂、镇痛剂、造影剂、2％利多卡因、肝素、生理盐水等；如果需行动脉栓塞，需准备栓塞剂，如碘油、明胶海绵等。

（二）化疗栓塞中护理

（1）热情接待患者，消除其紧张情绪及恐惧心理，取得患者信任。要讲明手术中可能出现的感觉及简单的手术操作步骤，如注射造影剂时有温热感，栓塞时可能出现的疼痛、恶心等反应，使患者感到轻松、放心，有安全感。

（2）了解患者是否患有高血压、心脑血管疾病、有无出血倾向等，做到术中护理心中有数。对病情较重者应建立静脉通道并保持通畅，确保有意外时进行抢救。

（3）给患者摆放正确体位，协助医师暴露手术野并配合皮肤消毒。术前、术后注意手术侧足背动脉搏动变化情况。

（4）调节室内温度，以防止患者术中受凉。

（5）护士在术中应严密观察生命体征的变化，如果出现消化道反应（恶心、呕吐）应及时在医师指导下给予抗呕吐药物等。

（6）密切观察穿刺肢体动脉搏动情况，肢体的温度、皮肤颜色是否有改变，及时发现，及时处理。如出现较严重的并发症如过敏反应、心律失常、心力衰竭、休克等，应立即停止灌注药物治疗，配合医师进行抢救。

（7）在术中注射造影剂时应密切观察患者有无过敏反应征象。一旦发生反应立即停止注射并现场实施抢救，根据过敏反应情况及时给予地塞米松、异丙嗪等药物以及氧气吸入等。

（8）导管治疗结束后，迅速拔管局部加压止血十分重要。一般用手压迫穿刺点 15～20 分钟。在压迫止血后应加压包扎 12～24 小时或用 1 kg 的沙袋加压 8 小时，嘱患者回病房后平卧 12 小时，严密观察穿刺点有无出血和血肿，患侧肢体体温和足背动脉搏动是否正常，以及生命体征和其他术后注意事项。

（三）化疗栓塞后护理

（1）术后 4～6 小时内密切观察生命体征变化，观察穿刺部位有无血肿，术侧肢体血供、皮温情况及颜色的变化。

（2）患者返回病房后，嘱患者绝对卧床休息并且肢体制动 8～12 小时，穿刺部位可使用沙袋、压迫器或弹力绷带等用具加压包扎 6～8 小时，防止渗血导致皮下淤血。

（3）密切观察下肢末梢血运情况是及早发现股动脉栓塞及明确栓塞程度的重要依据。每 30 分钟巡视患者 1 次，观察足背动脉搏动有无减弱或消失，皮肤颜色是否苍白及温度是否下降，毛细血管充盈时间是否延长，穿刺侧下肢有无疼痛和感觉障碍。若趾端苍白，小腿疼痛剧烈，皮温下降，感觉迟钝，则提示有股动脉栓塞。

（4）化疗栓塞综合征的护理

1）胃肠道反应：最常见的是恶心、呕吐。主要是大剂量化学药物作用而引起，部分由栓塞剂反流进入胃和十二指肠的供血动脉所致。临床治疗后常规都会应用一些胃黏膜保护剂。严重呕吐时，应指导患者头偏向一侧，防止误吸、呛咳甚至窒息的发生。同时，护理人员应注意环境通风，保证室内空气清新，做好口腔护理。并且对呕吐物性质、量、颜色进行观察并做记录，对剧烈呕吐者需注意有无消化道出血（详见第九章第四节）。

2）发热：术中应用大剂量抗癌药物注入体内，常因药物毒性作用或局部肿瘤组织坏死，液化吸收而引起发热。发热时间一般在术后 1～4 日，但体温一般在 38.5℃ 左右。首先进行物理降温，如体温无法下降，可选用解热止痛药。如有寒战或高热持续不退，要注意是否为导管插入、无菌消毒不严格引起感染甚至败血症发生,可做血培养检查,进一步明确原因。

3)腹部疼痛:疼痛的位置多局限在肝区或者胃区。多由术中化疗栓塞造成组织缺血、水肿和坏死导致。一般术后48小时内症状比较明显。护士要密切观察疼痛的部位、性质、程度,有无腹膜刺激征等。肝区疼痛多为中重度的疼痛,可遵医嘱给予三阶梯止痛治疗;胃区疼痛多为闷胀感,或伴有恶心、呕吐的症状,可遵医嘱在止痛治疗的同时配合使用胃黏膜保护剂。

4)呃逆:主要是由化疗药物刺激膈神经导致。大多数患者可自行缓解。对于顽固性呃逆,应及时进行心理疏导,减少患者紧张情绪,同时辅助药物治疗。

(5)并发症的观察和护理

1)局部出血及血肿:由术中反复插管、拔管后穿刺点压迫不当或者患者本身凝血机制障碍引起。护理时要在术前了解患者是否患有高血压或有无出血倾向及凝血机制障碍,对这类患者要特别注意密切观察肢体血循环,既要防止穿刺点局部压迫过轻,又要防止压迫过紧阻碍血流,观察足背动脉搏动、下肢皮肤颜色及皮温。如形成血肿,除观察肢体功能外,还应观察局部肿块内有无动脉搏动,防止假性动脉瘤形成。

2)脊髓损伤:这是少见但严重的并发症,主要见于食管癌、肺癌的患者治疗时,由于脊髓供血有90%来自肋间动脉等节段性动脉,且吻合支少,尤其是胸4段及腰1段为相对缺血区域,做介入时,导管或药物刺激及抗癌药物的毒性作用可致血管痉挛导致脊髓损伤。重者可发展为横断性脊髓炎、截瘫。因此在食管癌、肺癌患者进行介入性化疗时,应观察四肢感觉、运动功能及肢体皮肤颜色改变。如出现脊髓损伤的临床表现,应及早使用脱水剂(如甘露醇),减轻局部水肿,同时用激素以减轻局部炎症或经腰椎穿刺注射10 ml生理盐水置换等量脑脊液。加强抗感染治疗。发生脊髓损伤引起截瘫的患者还应预防压疮,定时翻身,做好皮肤护理及截瘫患者的护理。

3)急性肾功能衰竭:有些抗癌药物如顺铂对肾脏有较强的毒性。大量应用造影剂对肾脏也有毒性作用,加之肿瘤患者多数为老年人,因此常导致肾脏发生不同程度的损害,严重者可引起肾功能衰竭。所以护理人员要向患者做好解释工作,鼓励患者多饮水,使尿液稀释,加速药物从肾脏排泄,减轻毒性作用。除每日常规补液2 500 ml外,必要时可给利尿剂。准确记录24小时出入量,同时观察尿量、颜色及性质的变化,每日尿量少于500 ml或尿色改变时应留尿送验。

4)心律失常:在使用多柔比星等化疗药物时,药物可抑制心肌细胞Na^+K^+泵交换,而引起心律失常或出现充血性心力衰竭,表现出气闷、发绀、脉搏减弱。另外,严重呕吐也可造成体内电解质平衡失调而出现心律失常。因此,介入治疗后要严密观察脉率、心律、呼吸和血压的变化,出现异常时立即给予氧气吸入,急查心电图,必要时做心电监护。同时要做好心理疏导工作,消除恐惧紧张情绪。

5)股动脉栓塞及动脉夹层:股动脉栓塞是TACE术后最严重的并发症。观察穿刺侧肢体皮肤颜色、温度及足背动脉搏动情况。如穿刺侧肢体出现麻木、疼痛、皮肤颜色苍白或者皮肤温度改变,或者伴有足背动脉、胫后动脉搏动消失,排除绷带包扎过紧等因素,则需考虑血栓形成的可能,应立即通知医师,给予处置。动脉夹层多因术中操作不当引起,较少见,术后加压绷带解除后,触诊股动脉是否有肿块且肿块有波动感,应及时请示医师进行判断处理。

第二节 高强度聚焦超声治疗患者的护理

高强度聚焦超声治疗——海扶刀（high intensity focused ultrasound，HIFU）并不是一把刀，而是一种局部的物理治疗方法。其原理主要是利用超声波具有良好的方向性、组织穿透性和可聚焦性等物理特性，将体外低能量超声波聚焦在体内靶区形成焦域，在焦域区超声波产生高能效应，产生瞬间高温（65～100℃），破坏癌细胞，使癌细胞出现坏死，从而失去增殖、浸润和转移能力。

（一）适应证

适用于治疗各种良、恶性实体瘤：肿瘤深面到体表的距离≤12.5 cm 的原发性或转移性肝癌、恶性骨肿瘤、乳腺癌、软组织肉瘤、腹膜后肿瘤、盆腔肿瘤、肾癌、乳腺纤维瘤、子宫肌瘤、胰腺癌等。

（二）禁忌证

含气的空腔脏器、中枢神经系统肿瘤、皮肤破溃或有感染者禁忌海扶刀治疗。

（三）治疗方法

根据患者年龄、身体状况、病灶大小、病灶位置选择合适的麻醉方式。一般以硬膜外麻醉或全麻为主。根据治疗部位采取不同的体位，并将患侧治疗部位浸入脱气水中，对着组合探头进行彩色多普勒超声定位，再根据肿瘤距皮肤的深浅部位、大小选用不同的治疗参数，逐层面治疗。

（四）护理

1. 术前护理

（1）心理护理：HIFU 是一种新的治疗方法，患者由于对治疗不了解，易产生紧张、恐惧心理。因此，要向患者介绍治疗过程是无痛的，危险性小，并发症少，从而消除患者顾虑，使其树立治疗信心和稳定情绪，顺利接受治疗。

（2）皮肤准备：皮肤准备范围按照外科手术患者备皮范围准备。

（3）呼吸训练：训练患者的自主控制呼吸，掌握控制呼吸的频次和深度，以便治疗时正确配合医师，增加对肿瘤的显露。

（4）胃肠道准备

1）常规胃肠道准备：术前禁食 12 小时，禁水 4 小时。

2）特殊胃肠道准备：包括邻近胃肠道的肿瘤和胰腺肿瘤的胃肠道准备。

邻近胃肠道的肿瘤：① 术前 3 日进无渣饮食，术前 1 日进流质饮食；② 术前 1 日晚口服导泻药；③ 清洁灌肠。

胰腺肿瘤：除按邻近胃肠道的肿瘤准备外，还要求在治疗前 1 日晚上 8：00 开始禁食，胃肠减压。其目的是：① 减少胃肠道分泌，排空气体；② 减少胰液分泌。

（5）术晨置胃管、导尿管。

2. 术中配合

（1）治疗区表面皮肤脱脂脱气：用乙醇棉球将治疗区表面皮肤脱脂后，再用吸引器吸去皮肤毛孔内的气体，操作时先将吸引器接脱气头，紧贴皮肤吸去毛孔中气体，脱气压力控制在 0.02～0.04 kPa，采用点线式脱气，每点停留时间为 3～8 秒，点与点之间重叠 2/3，以皮肤出现吸引盘压痕即可,以减少治疗的界面,从而减少超声波穿透时的折射,保证超声波聚焦的准确。

(2)安放体位:根据不同的病灶选择合适的体位,肝右叶肿瘤选择右侧卧位,肝左叶肿瘤选择俯卧位,治疗部位朝向聚焦超声治疗系统的组合治疗探头。体位一定要以患者的舒适、安全及利于治疗为宜,并注意防止血管神经长时间受压。

(3)水温控制:在聚焦超声治疗系统水囊中注满循环脱气冷却水,水温控制在 18～25℃,每 30 分钟监测 1 次水温。脱气水的作用:① 作为传声媒质把超声波耦合到人体;② 抑制温度升高,减少皮肤灼伤;③ 避免水中气体对超声波传导的影响。

(4)导管的护理:常见的管道有静脉通路、麻醉导管、胃管和导尿管等。要注意保持各导管妥善固定,保持通畅,并观察记录引流量。

(5)病情观察:① 密切监测生命体征,保证治疗和麻醉安全。② 观察患者在治疗过程中有无疼痛感觉,麻醉要保证患者无痛,从而保证体位的固定,治疗的准确。③ 治疗区皮肤的观察:术中用镜子及手电筒观察手术皮肤的情况,或在治疗间隙,将手伸入水囊中触摸皮肤,了解皮肤情况。④ 观察邻近脏器损伤的情况:如肝癌左叶病灶与心脏相邻时,应注意观察心电图变化;治疗与胃相邻的肿瘤时,应注意观察胃液的性状;而治疗与膀胱相邻的肿瘤时,应注意观察尿液的变化。

3. 术后护理

(1)术后按照外科术后护理常规进行护理。

(2)卧位:① 硬膜外麻醉:低枕平卧 6 小时后取舒适卧位,12 小时后可下床活动。② 全麻:平卧位,头偏向一侧,麻醉清醒后 12 小时可下床活动。肢体骨软组织肿瘤的患者,应将其患肢抬高制动,置于功能位,禁止下床行走。

(3)妥善固定各种导管,保持通畅,并注意观察颜色、质、量。

(4)吸氧及心电监护,监测生命体征直至平稳。

(5)病情观察和护理

1)一般病情观察:① 体温:部分患者可有发热,与肿瘤组织坏死后的吸收热有关,按照发热患者的处理原则处理。② 疼痛:麻醉清醒后患者会出现治疗区疼痛,应观察疼痛的部位、性质、持续时间。

2)特殊观察:① 观察腹部情况:有无腹痛等腹膜刺激征,以了解有无邻近脏器的损伤。② 观察呼吸运动,有无胸闷、气促、呼吸困难、胸痛等症状和体征,以了解有无肺、胸廓等损伤及胸腔积液。③ 观察肝功能情况:有无黄疸、恶心、呕吐、腹胀、腹泻和体液平衡情况。④ 观察大便性状,了解有无肠道损伤。

(6)治疗区皮肤情况的观察及处理

1)皮肤温度高于正常皮肤温度且皮肤完整的情况下,给予间断冰敷或冷敷。① 冷敷:持续冷敷,温度为 10～20℃,根据其皮温、水肿情况冷敷 24～48 小时,直至治疗区皮肤接近正常皮温。② 冰敷:治疗区皮温较高,血供较好时,可用间断冰敷(冰袋敷)15～30 分钟,间歇 15 分钟,根据其皮温、水肿情况冰敷 6 小时,直至治疗区皮肤接近正常皮温。冰敷时应随时观察皮肤颜色,如出现皮肤苍白应立即停止,避免皮肤冻伤。

2)皮肤灼伤:① Ⅰ度灼伤表现为局部红肿,无水疱、无划痕,皮肤完整,不必特殊处理,保持其清洁和干燥。② Ⅱ度灼伤表现为有数条灼痕,伴有水疱,予以苯扎溴铵酊消毒,必要时用磺胺嘧啶银局部涂擦,并用无菌纱布覆盖保护灼伤区。水疱小可让其自行吸收,不做处理,水疱较大时,在无菌条件下,用针筒抽吸水疱内液体,并以无菌纱布覆盖,防止感染。③ Ⅲ度灼伤表现为局部橘皮样、棕黑色或焦炭样，由医师按外科原则处理。

（7）饮食：治疗后患者常规禁食、禁饮 4 小时，全麻患者麻醉清醒后 6 小时，可进少量流质，若无不适，逐步过渡到正常饮食。① 肝癌患者：术后第 1 日，若胃液颜色正常、腹部体征阴性、大便正常可拔出胃管，先进少量流质，若无不适，逐步过渡到正常饮食。② 胰腺癌患者：治疗后胃肠减压 72 小时，当患者腹部体征阴性、血尿淀粉酶正常、血糖正常、胃液及大便无异常时方可拔出胃管，先进少量流质，若无不适，逐步过渡到正常饮食。

（8）出院指导：强调肿瘤治疗需长期综合治疗，患者出院后按时来院复诊随访 B 超、CT、MRI、肝功能等情况，以便制订下一步治疗方案。

第三节　肿瘤射频/微波消融治疗患者的护理

肿瘤局部消融术于 20 世纪 90 年代末快速步入以物理工程为特征的"热消融"阶段，目前临床开展比较成熟的热消融主要包括射频消融、微波消融、HIFU 等。虽然射频与微波消融治疗的物理学原理存在差异，但均是通过热能杀灭肿瘤细胞。

肿瘤射频消融（radio frequency ablation，RFA）是在超声或者 CT 引导下将射频电极插入靶组织，来自射频发生器的电流通过非绝缘的电极头端传入组织，再经组织间自然通路流向弥散电极，由此形成完整的电流环路。射频电极发出 480kHz 的频率波，当生物组织努力顺应射频电流的这种变化时即发生离子振荡，由此导致摩擦生热（抵抗热或电阻热），对周围组织加热至有效治疗温度范围并维持一定时间以达到治疗目的的一种方法。早期应用于治疗复杂性心律失常，现在射频消融作为一项微创治疗技术已广泛应用部分实质性脏器肿瘤的治疗。

肿瘤微波消融治疗是采用针状的辐射器，称为"微波消融天线"，将微波消融天线直接插入肿瘤组织的内部，微波能量转化为热能后作用于肿瘤组织，使之发生凝固性坏死，已达到灭活肿瘤组织的目的。

消融治疗的方式有很多，除了外科手段的腹腔镜辅助下对肿瘤进行局部消融，还有在影像引导下经皮穿刺局部消融。其中，超声引导下经皮穿刺肿瘤消融术是目前临床最常用的治疗方式，本节将以原发性肝癌的经皮穿刺射频消融治疗为例，介绍相关护理新进展。

一、适应证与禁忌证

（一）经皮肝穿刺射频消融术治疗原发性肝癌的适应证

（1）肝功能 Child-Pugh A 或 B 级；无严重肝、肾、心、脑等器官功能障碍；凝血功能正常或接近正常。

（2）直径≤5 cm 的单发肿瘤或最大直径≤3 cm 的多发结节。

（3）早期小肝癌，无血管、单管侵犯或远处转移。

（4）肿瘤距空腔脏器、肝门部肝总管、左右肝管的距离应至少 5 mm。

（二）经皮肝穿刺射频消融术治疗原发性肝癌的禁忌证

（1）位于肝脏脏面，其中 1/3 以上外裸的肿瘤。

（2）肝功能 Child-Pugh C 级，TNM Ⅳ期或肿瘤呈浸润状。

（3）弥漫性肝癌，肝脏显著萎缩，肿瘤过大，需要消融范围达 1/3 肝脏体积者。

（4）严重心肺疾患急性期、主要脏器严重功能衰竭。

（5）顽固性中有大量腹水、恶液质和深度黄疸者。

（6）ECOG 分级＞2 级。

二、治疗方法

在超声引导下将射频电极针经皮直接插入肿瘤内预定位置，射频发生器产生的高频射频波通过插入肿瘤组织中的电极针发出射频电流，再经辅助电极形成回路，通过周围组织中的正负离子高速振荡，高速振荡离子因摩擦产生大量热量，局部温度可达 70～100℃，使正常组织细胞的双层脂膜溶解，细胞内蛋白质变性，线粒体酶和溶酶体酶发生不可逆的变化，细胞内外水分丢失，导致组织发生凝固性坏死，而达到杀灭肿瘤的目的。

三、护理要点

1. 术前护理

（1）心理护理：向患者讲解射频消融治疗的机制、过程及该手术具有安全、微创、治疗时间短、术后恢复快的优点，并指导患者术中应如何配合，向患者介绍术后可能出现的并发症及可能采取的应对措施，同时介绍成功病例，鼓励其与之交流；介绍手术者的精湛技术，从而赢得患者的信任，使患者以最佳的精神、心理状态积极接受治疗与护理，提高手术成功率。

（2）皮肤及胃肠道准备：术前协助患者做好皮肤的清洁；术前禁食 4 小时，治疗前排空尿液。

（3）物品准备：准备好射频发生器、电极针、氧气装置、监护仪，还需准备生理盐水、穿刺包及各种抢救药品、器械，确保治疗顺利进行。

（4）术前用药：遵医嘱使用止血药、镇静剂。

2. 术中配合

（1）体位：根据患者情况取平卧或左侧卧位。嘱患者不能自行改变体位或移动身体，平静自然呼吸，避免深呼吸和用力咳嗽，一般在上肢建立静脉通道，术中持续监测射频区域变化，保证手术顺利进行。

（2）密切观察患者的反应做好相应处理：① 术中患者常大汗，应及时擦干，适当加快输液速度，检查心电监护电极片及射频电极片有无脱落，确保电极片紧贴皮肤。② 注意观察患者面色及腹部体征，若发现患者面色苍白、出冷汗、脉搏细弱、血压下降、烦躁不安等，应加快补液，排除或及早发现腹腔内出血。③ 疼痛的观察：患者均有不同程度的肝区疼痛，这是电磁波的热效应使肿瘤组织升温引起的，向患者解释疼痛的原因，以消除紧张，予以安慰和鼓励，耐受较差患者，遵医嘱用止痛针或暂停治疗，休息片刻后再治疗。④ 呕吐：由于患者过度紧张，肿瘤位于肝左外叶距胃较近易出现呕吐现象，应立即将患者头偏向一侧，及时清除口腔呕吐物，解释呕吐原因，消除患者紧张情绪；治疗结束后，聚维酮碘消毒穿刺处，并用无菌纱布按压数分钟，明确无出血后加压包扎。

3. 术后常规护理

（1）术后卧位护理：应绝对卧床休息 12 小时，指导患者避免用力屏气、剧烈咳嗽等增加腹内压的动作。12～24 小时后可下床活动。

（2）密切观察生命体征：持续心电监测 12～24 小时；密切观察神志、体温、呼吸、脉搏、血压、氧分压的变化。几乎所有的患者都会发生头痛、头晕、乏力、食欲减退等类似于感冒的症状，一般在术后 1～2 周逐渐消失。

（3）局部皮肤的观察：观察穿刺部位局部皮肤有无红肿、淤血；观察覆盖穿刺部位的敷料有无渗血、渗液，如有渗出，及时通知医师给予更换敷料处理；观察皮肤电极处是否烧伤等情况。

（4）饮食护理：术后 6 小时患者无明显腹痛、呕吐等症状可进少量半流质饮食，逐步过渡到普食，应注意营养均衡摄入，多饮水。

4. 并发症的观察与护理

（1）出血：消融后出血可分为非针道出血和针道出血。非针道出血主要是胃底食管下段静脉曲张破裂出血，较少见。针道出血则包括肝包膜下出血、腹腔内出血和胆道出血。部分患者术前凝血机制不全或肝功能不良、肝硬化较严重、穿刺损伤大血管可致腹腔内出血，因此，这类患者术后须严格卧床休息 24 小时，加压包扎穿刺点 12～24 小时，严密观察敷料渗血情况及腹部体征，并监测生命体征。如怀疑发生针道出血，应立即通知医师，建立静脉通路，同时做好 DSA 下止血或者外科手术止血的准备。

（2）消融灶或腹腔感染：消融灶感染（或并发腹腔感染）是肝癌射频消融后最常见的又一严重并发症。可能与年龄、营养状况、肿瘤的位置、数量、既往胆道手术情况等有关。既往报道消融后肝内感染发生率一般在 1.3%～3.6%。通常出现在治疗后 3～7 日。此时患者可能已经出院，因此出院时健康教育很重要，指导患者出现无规律的寒战、高热时应及时就医。

（3）肝、肾功能异常：射频治疗后坏死肿瘤组织的吸收加重肝脏组织的负担，可引起不同程度的肝功能损害，主要表现为转氨酶升高；对肝功能较差者，射频可引起黄疸或腹水。术后 3 日内应嘱患者卧床休息，鼓励患者多食高蛋白质、高热量、高维生素、低脂肪、易消化食物；观察黄疸情况，给予保肝药物治疗；同时观察患者意识改变，及时发现肝昏迷前驱症状；定期监测肝功能及电解质。又因为大量蛋白质分解，其产物血红蛋白被吸收入血液产生血红蛋白尿，加重了肾脏的负担。为防止血红蛋白堵塞肾血管，术后要严密观察尿液的量、颜色及性质。

（4）疼痛：射频消融过程的热效应可导致肝包膜膨胀引起疼痛。一般持续 3～5 日，主要表现为胀痛，其程度与肿瘤大小、位置深浅、治疗持续时间及患者的耐受程度等因素有关，护士应严密观察疼痛部位、范围、强度、持续时间及伴随症状，以防出血和其他并发症；如术后出现腹痛、腹胀、腹部压痛、反跳痛、腹肌紧张等腹膜炎症状，应高度警惕肠道损伤和胆漏等并发症的发生，应立即通知医师处理。

5. 出院指导　嘱患者定期来院复查，若出现发热、腹部疼痛、黄疸等情况，应立即回院查明原因。按医嘱服药，饮食以高蛋白质、高维生素、高糖类、低脂肪、低盐饮食为原则，禁烟酒、辛辣刺激性食物。注意休息，劳逸结合。

第四节　肿瘤冷冻消融治疗患者的护理

氩氦冷冻消融治疗是通过冷冻探针进入肿瘤组织，在探针周围形成局部低温，反复冷冻消融后，会在探针周围形成细胞坏死区、细胞凋亡区和缺血区。冷冻核心区的极端温度可达 -196～-160℃，从而使肿瘤细胞脱水形成冰晶，引起细胞膜破裂，最终达到杀灭肿瘤细胞的目的。

一、适应证

氩氦冷冻治疗肿瘤的范围较广，可应用于全身各种实体肿瘤。

1. 消化系统   如肝癌、周围性胆管细胞癌、胰腺癌等。

2. 呼吸系统   如肺癌、肺错构瘤、支气管类癌等。

3. 泌尿生殖系统   如肾癌、膀胱癌、前列腺癌、子宫肌瘤、卵巢癌、子宫内膜癌等。

4. 头颈部   如口腔癌、舌癌、鼻咽癌、甲状腺癌等。

5. 其他   如神经系统、骨骼系统、皮肤及软组织系统的肿瘤。

二、治疗方法

氩氦冷冻系统是以氩气为冷媒、氦气为热媒。冷冻原理是根据 Joule-Thomson 定律：常温高压气体突然释放进入低压区后,可在局部产生温度急剧变化。氩氦冷冻系统根据此原理,利用氩气快速降温、利用氦气快速升温。其关键技术集中于冷冻探针,国内习惯称为"氩氦刀"。

冷冻治疗肿瘤不仅在冷冻的有效区内引起肿瘤细胞坏死,而且会引起冷冻边缘区的肿瘤组织凋亡。不易引起大血管损伤,可以安全治疗邻近大血管的肿瘤。既可以在手术中应用,也可通过内镜(胸腔镜、腹腔镜)或在影像技术(B 超、CT、MRI)引导下经皮穿刺进行治疗。但是,冷冻治疗也有其局限性,冷冻区边缘会残存肿瘤细胞,成为复发来源。如果冷冻范围过大(尤其肝冷冻)可引起器官"冷休克"等严重并发症。对胆管、胆囊、输尿管等器官也有损伤的可能。

三、护理要点

（一）术前护理

同射频消融治疗的护理。

（二）术中护理

(1) 正确协助患者摆放体位并固定：根据病灶所在部位不同,多采取仰卧位、俯卧位、侧卧位或右前斜位等。注意调整室温,给予患者保暖。

(2) 配合医师做好仪器设备的连接工作,保证氩气通道通畅,冷冻探头功能良好。

(3) 给予患者持续吸氧及心电监护,动态监测生命体征,主动关心患者倾听患者主诉。做好冷冻时间、温度和复温时间、温度的记录；冷冻完毕后,准备好明胶海绵和止血胶,配合医师拔除冷冻探头的同时给予止血处理。

（三）术后常规护理

同射频消融治疗的护理。

（四）术后并发症的观察和护理

1. 探针拔除后出血   最常见。由于在冷冻过程中,靶组织内血液被冰冻,一般不显示出血,待复温,探针拔除后,可从针道内出血。因此拔针后,操作者应立即向针道内灌入生物胶,并持续压迫局部,注意观察穿刺点局部情况。

2. 肝实质破裂   最严重的并发症。如果肿瘤邻近肝表面,冷冻范围较大,或使用多根探针,复温后,可发生肝实质裂开,而引起大出血。因此,护理人员应密切观察患者的生命体征以及疼痛的变化,如出现腹膜刺激征的表现,应立即汇报医师急救处理。

3. 胆漏   胆管和胆囊在冷冻过程中容易被冻伤。文献报道胆漏发生率为 $5\%\sim10\%$。主要表现为术后有黄色胆汁状液体从伤口渗出,伤口愈合缓慢；若胆汁反流入腹腔,则会产生腹膜刺激症状。因此术后应密切观察,早期发现。

4. **血小板减少**　较常见。一般在术后 5～10 日恢复正常。医务人员需要注意观察患者血小板减少的相关表现如凝血时间延长、出血倾向等，及时通知医师给予药物干预。

5. **急性肾功能衰竭**　主要是肌红蛋白尿引起急性肾小管坏死。适当应用利尿剂、输注甘露醇和碱性药物，观察患者的尿量、尿比重及肾功能，减少此种并发症的发生。

6. **冷休克**　较罕见，但是后果严重，一旦发生，18.2%～29% 的病例将死亡。主要见于大范围冷冻治疗的病例。因此，护理人员应了解患者术中治疗的情况，对高危患者加强监护。

（五）出院指导

出院后应注意劳逸结合，保持良好的心情，定期随访。尤其对于一些面积较大的肿瘤，为了保证治疗的安全性，可能需要分期分批冷冻治疗，也可结合介入、化疗等其他治疗手段，多管齐下，达到消灭肿瘤的目的。

（陆海燕）

第八章
肿瘤中医治疗患者的护理

第一节　肿瘤中医治疗概述

中医药学有数千年的历史,关于肿瘤的防治方法,早在商周时代的殷墟甲骨文中就有"瘤"的记载。除了放疗、化疗、手术、介入等治疗手段,近年来中医治疗肿瘤越来越受到重视,对减少肿瘤复发转移,减少患者的痛苦,延长患者生命及提高生活质量都能起到一定的作用。中医治疗配合放、化疗能提高治疗效果,同时中医能对带瘤生存患者通过扶正祛邪等方法,往往收到比较好的疗效。

一、中医治疗肿瘤的原则

中医药防治肿瘤有着悠久的历史,积累了丰富的经验,形成了自己独特的方法和原则,如内治法、外治法、针灸、气功等。但总的原则是整体观念和辨证论治。根据患者的全身和局部情况、阴阳虚实、肿瘤发展等不同情况,采取不同的中医治疗方法。

二、常见肿瘤辨证分型及治疗

(一) 脾虚痰湿型

多见于化疗后,症见胸闷、食欲不振、头昏肢倦、舌体胖大、舌苔白腻、脉濡滑。治宜健脾利湿。方选胃苓汤、平胃散加减。

(二) 气滞血瘀型

多因七情所伤致肝气郁结,气滞日久血瘀不行,症见两胁胀痛、痛有定处、口苦腹满、皮下紫斑、舌暗脉涩。治宜活血化瘀。方选柴胡舒肝散、桃红四物汤加减。

(三) 气血两虚型

多见于手术后及长期使用化疗药物治疗后,症见面色无华、气弱懒言、心悸气短、自汗、脉细无力、舌质淡、苔少。治宜气血双补、扶正固本。方选补中益气汤、八珍汤加减。

(四) 热毒内蕴型

多见于晚期肿瘤患者,症见口渴喜饮、便干、心烦易躁、舌质红、苔黄、脉细滑。治宜清热解毒。方选黄连解毒汤加减。

第二节　中医护理的基本特点

一、整体观

（一）人是有机的整体

中医学对人体的生理功能和病理变化的认识，以及在疾病的诊断、护理等方面有许多特点。如把人体看成是一个以脏腑经络为内在联系的有机整体，由若干脏腑、器官、组织等所组成，每个脏腑、组织和器官各有其独特的生理功能，而这些不同的功能又都是人体整体活动的一个组成部分，这就决定了人体内部的统一性。人体的这种统一性，是以五脏为中心，配以六腑，通过经络系统"内属于脏腑，外络于肢节"的作用而实现的。五脏代表着整个人体的五个系统，人体所有器官都可以包括在这个系统之中。人体以五脏为中心，通过经络系统，把六腑、五体、五官、九窍、四肢百骸等全身组织器官联系成有机的整体，并通过精、气、血、精液的作用，完成机体统一的功能活动。

（二）人和自然相统一

自然界是人体赖以生存的必要条件，自然界的运动变化又常常直接或间接地影响着人体，而人体受到自然界的影响，也必然相应地反映于生理或病理方面的变化。人类适应环境变化是本能，而且是有限度的，如果气候巨变，超过了人体调节机能的一定限度，或者机体的调节机能失常，不能对自然变化做出适应性调节时，人体就会发生疾病。人不仅是自然界的一部分，也是社会的一部分，因此人既有自然属性又有社会属性，社会是生命系统的一个组成部分，人和社会环境也必须相统一。

二、辨证施护

辨证施护是从整体观出发，通过望、闻、问、切这四诊所收集的有关疾病症状和体征的资料，进行归纳、整理、分析、辨证得出所属何病何证，从而采取相应的护理措施。辨证是护理的前提和依据，施护是护理的手段和方法，通过施护的效果来检验辨证的正确与否。因此辨证与施护是相互联系的，是理论与实践相结合的体现。

导致疾病发生的原因有很多，前人根据致病因素的性质及致病的特点，把病因分为外因、内因、不内外因三大类。外感六淫、疫疠为外因，内伤七情为内因，饮食劳倦、外伤等为不内外因。护士在制订护理措施前，先要推求疾病的病因。中医护病，不只着眼于病的异同，而且还着眼于病机和证的区别。中医学辨证地看待病和证的关系，既看到一种病可以包括几种不同的证，又看到不同的病在其发展过程中，可出现相同的证。相同的证，可以用相同护理方法，不同的证，则用不同的护理方法，以辨证施护作为指导临床护理疾病的基本法则，可采取"同病异护，异病同护"的原则进行护理。

第三节　肿瘤患者的中医护理

一、肿瘤患者的起居护理

1. 环境　提供良好的休息环境，病室环境宜安静、整洁，保持室内空气的新鲜，通风要根据四时气候和属证不同而异,如阳虚者在初春时要防风邪侵袭,切忌对流风。

2. 温、湿度　病室温度、湿度、光线要适宜,温度以 18～20℃ 为宜,湿度为 50％～60％,阳光不宜直射患者的头面部。热证患者,光线宜暗。

3. 运动　动静相宜,劳逸适度,要因人因病采用灵活多样的锻炼方法,通过锻炼可使经脉精气疏通,气机调畅,饮食易化,二便通利,促进机体生理功能旺盛。如手术恢复期、体弱者以静养为主,可采取散步、做气功的锻炼方式。

4. 四时节气　根据四时气候变化,调整作息时间,春夏之季阳气旺盛,宜晚卧早起,广步于庭,使体内阳气调和宣达;秋季阳气渐衰,阴气渐长,宜早卧早起,使心情宁静;冬季阴气极盛,阳气内藏,宜早卧晚起,避严寒,及时添加衣被,预防风寒侵袭机体。总之,符合自然环境变化的作息规律,有利于人体阴阳气机的平衡。

二、肿瘤患者的病情观察

肿瘤患者的病情观察是通过望、闻、问、切的方法,根据阴阳、五行、八纲、脏腑辨证法,将收集的资料进行综合分析,做出正确的辨证,为诊断、治疗、护理提供依据。

(一) 一般情况

一般情况主要包括神色、精神、体温、脉搏、呼吸、血压、睡眠及饮食等。例如,神色的改变,是反映机体正气之盛衰,对疾病的治疗及预后有重要意义。

(二) 舌象观察

舌象变化对肿瘤的诊断及判断预后有参考价值。舌质与舌苔的变化客观地反映正气的盛衰、病邪的深浅、邪气的性质、病情的进展,还可以判断疾病转归和预后。根据不同的舌苔采用不同的中医治疗,肿瘤患者的舌面或舌边见紫色斑点、斑块称为瘀斑和瘀点,为血瘀证,多用活血化瘀法;舌淡白湿润或舌体胖,为虚寒证,多用温补法;舌红阴虚者多用养阴生津法;久用化疗药物者,花剥苔多见,多为胃之气阴两伤,以益气养阴、健脾和胃为主;早期舌淡红,晚期苔厚,舌红绛热入营血,病情危重。

(三) 脉象观察

不同病证脉象也不同,气血两虚证脉多沉细,痰湿证脉多滑,气滞血瘀证脉多涩,弦脉多见晚期肿瘤患者。

(四) 热象观察

肿瘤患者均有不同程度的发热,有恶寒发热、阴虚潮热、气虚发热、湿热发热等不同发热的表现。根据发热性质给予不同的发热护理。

(五) 疼痛观察

根据疼痛性质辨证有胀痛属气滞,刺痛属瘀痛,肋痛属痰结,隐痛属气血不足所致。

(六) 恶心、呕吐观察

放、化疗后的患者以及胃癌等梗阻而造成的恶心、呕吐,呕吐痰水属寒,呕吐物带有食物而无酸臭气味属虚寒,有酸臭气味属食积、胃热;呕吐物色黄味苦属肝胆湿热。可针刺内关、合谷等穴位缓解呕吐。

三、肿瘤患者的情志调护

(一) 肿瘤患者的情志特点

中医情志学说的中心就是七情致病学说,七情是人体喜、怒、忧、思、悲、恐、惊七种不同的情感反映。

肿瘤是一种心身疾病,现代研究认为肿瘤的发生与"精神情绪-神经-内分泌-免疫"的发病机制有关,这个学说的基本理论是:脑可以调节免疫功能,免疫系统的功能可以因神经和生理压力而发生变化。当精神情绪异常波动时,刺激神经系统,促使其持续释放多种物质,如神经介质、神经激素和神经肽。这些介质可以和淋巴细胞受体直接发生作用,可改变或影响免疫细胞,从而影响肿瘤的形成和发展。这一理论与中医的情志致病的学说从本质上看是一致的。

近年来肿瘤治疗水平不断提高,患者长期存活率随之提高,但多数患者仍不能正确认识,不能摆脱心理上传统观念的阴影。因为年龄、性别、职业、社会地位、教育程度、家庭背景、经济收入、性格特点、疾病状况等的不同而表现出不同的情绪特点,肿瘤患者的负性情绪主要有惊恐、思虑、忧伤、抑郁等。

(二)肿瘤患者的情志调护要点及方法

1. 认知改变情绪法　认知理论认为每个人的情感和行为在很大程度上是由自身认识外部世界及处事方法所决定的,即他的思想认识决定了他的内心体验和反应。在临床上,主要纠正患者错误的观念是"癌症等于死亡",我们对已知情的初诊患者,通过讲解肿瘤的基本知识,让其了解目前医学界对肿瘤防治新观点、新动态、治疗的新进展等,促使他们改变错误的看法和观念。通过语言疏导,让患者明白癌症不是绝症,是可防、可治的,部分患者甚至可以治愈。

2. 集体心理调整法　将病情相似或具有共同心理问题的患者集中一起,由治疗人员组织学习,讨论、讲课、交流。彼此启发互助,从而达到致病目的。在此过程中,"情感和心理转移"常起着重要的治疗意义。实践证明,这是肿瘤患者获得心理支持的较好方法,可让患者很快消除恐惧、忧虑等不良情绪。

3. 气功调整法　传统的气功锻炼具有调神、调息、调身三要素,其中调神起决定性的主导作用。调神是一种心理训练,可以通过主动的自我心理活动去调整机体的生理功能活动,进而改变躯体状态。

4. 文化艺术调整法　这方面的方法很多,如音乐疗法,《史记》中说"故音乐者所以动荡血脉,通流精神而和正心也",依据五行学说,运用宫、商、角、徵、羽五音,根据不同音乐的不同特点,患者的特性及病理特点,选择合适的音乐疗法。优美的音乐,不仅起到松弛肌肉、催眠镇痛等疗效,还能通过调节神经系统功能,来调节消化、循环、免疫等多系统功能。其他包括舞蹈、绘画、读书、书法雕刻、艺术欣赏、色彩、旅游等形式均可以应用。

四、肿瘤患者辨证施膳

(一)原理

1. 扶正　即扶助正气。主要针对人体正气,以补为主,有补气、养血、滋阴、助养等方法,而食疗又是扶正的重要手段。中医理论认为,由于人体正气不足,外邪内侵,加之情志不畅,致使机体阴阳失衡,气血失调,经久不去,积而成之则为肿瘤。肿瘤的发生,大量消耗人体正气,化疗、放疗等治疗手段又大大损伤人体正气,应用食疗扶助人体正气,一方面可以增强机体自身抗病能力,另一方面可以提高人体对放疗、化疗的接受能力,有助于最终战胜疾病。譬如菜花、甘蓝、洋白菜、芹菜有减轻放疗反应的作用;银耳、绿茶有较强的抗辐射作用;生姜、无花果、牛肉松有健胃止呕的功能。此外,多糖类食物能保护骨髓造血功能,增强机体细胞免疫作用,提高机体耐受放疗、化疗能力。

2. 祛邪　即祛除邪气。主要针对体内邪气,以泻法为主,有发表、泻下、渗湿、利水、消导、破血等方法。祛邪在肿瘤治疗中,主要是活血化瘀,软坚散结,抑制或杀灭肿瘤细胞。现代研究已经证实:大蒜、冬虫夏草等食疗药物的抑制肿瘤作用。如果合理配伍,最大限度发挥食疗药物的抗癌功效,往往能够取得显著功效。如海带、海藻、紫菜等海产品具有软坚散结的作用;胡萝卜能提高巨噬细胞的吞噬能力。此外,食疗可以减轻或消除肿瘤除恶性增生外的其他症状,如发热、出血、反胃、咳嗽、乏力等,起到缓解临床症状的功效。

(二) 食疗方的作用

(1) 辨病施食:如适用于胃癌、肠癌的山楂三七粥、鹅血豆腐汤、当归黄花猪肉汤;适用于肺癌、肝癌的冬虫夏草老鸭肉、知母炖牛肉、鱼腥草猪肚汤。

(2) 辨症施食:海藻瘦肉汤,有清热化痰,软坚散结功效。沙梨百合汤,有滋阴润肺,适用于肺燥咳嗽、口干舌燥等症,尤其适用于肺部放疗患者。其他粥类如枣糯山药粥、银耳粥、葵花粥、人参粥、肉苁蓉粥均有增强免疫力的作用。

(3) 肿瘤宜忌:在日常摄取的食物中,有些已被证实含有致癌物质,如腌制品、熏烤制品,则应坚决避免食用;而有些含有能抑制肿瘤产生的抗癌物质,如香菇、木耳、豆类、麦角、黄花菜、芦笋等,应根据需要选食。

五、肿瘤患者的用药护理

中药是中医治疗最常用的手段。护士应正确掌握给药途径、方法、时间、中药的煎法、起效时间和服药期间食物禁忌等相关护理。

(一) 给药要求

(1) 严格查对制度。

(2) 明确给药方法,同时服用西药的患者注意配伍禁忌。

(3) 掌握中药的性能,观察服药后的反应及效果,有无过敏反应及中药的毒副作用。

(4) 重视服药时间,根据病情选择最佳服药时间,以利于药物发挥治疗效果。如补益药宜饭前服,以利吸收;补阴药宜晚上一次服;补阳药宜午前服;泻下药宜入夜睡前服。还有根据病变部位选择服药时间,病变在上焦,宜饭后服药;病变在下焦,宜饭前服药;病变在四肢、骨髓,宜早晨空腹或夜间临睡前服药。服药与进餐之间应间隔 1 小时,以免影响药物与食物的消化吸收与药性的发挥。

(5) 正确掌握服药方法,汤剂分顿服法、分服法、频服法、连服法等。中药一般温服,特殊的如寒证用中药热服,热证用寒药时中药要冷服。中成药分送服、冲服、调服、含化等。

(6) 掌握各种中药的煎药方法和煎药时间。① 煎药器皿最好用砂锅、瓷器,忌用铁锅、铝锅。② 中药先浸泡 30～40 分钟。浸泡药材的用水,以常温或温水(25～50℃),忌用沸开水。③ 煎药时间和火候根据药性而定,肿瘤患者常用的附子、乌头、天南星有毒,药要另包先煎,久煎可降低毒性,以确保用药安全。龙骨、牡蛎、龟甲等金石介壳类药物要先煎半小时,再与其他药同煎。一般煎药时间为 20 分钟左右,补养药应文火慢煎,发汗解表药物宜急火快煎。④ 一剂药至少应煎 2 次,对滋润补益药可煎 3 次或更多,尽可能多将有效成分煎出。煎药剂量取 200～300 ml,小儿减半。

(二) 中成药服用法

1. 丸剂　一般直接用温水吞服,若粒大可以分为数粒小丸吞服,丸粒质硬而难以吞服则先用温水溶化后再服用。

2. 散剂、粉剂　此两类制剂的成药装入空心胶囊用水吞服或用温水调服。

3. 膏剂　用开水冲服。

4. 服用药物与食物配伍　药物与食物有协同作用,亦有反作用。黄芪配薏苡仁,加强渗湿利水之功;小麦配大枣,增强养心宁神之效等。两者相反的有荆芥忌鱼蟹,蜂蜜忌土茯苓、威灵仙,白术忌桃、李、大蒜等。总之,服用清热解毒药忌食发物及辛辣、油腻之物;服用温补类药忌食生冷、寒凉、滋腻之物;服用清热利湿药忌食荤油肉食;服用健脾和胃药忌食胀气食物。

六、癌性疼痛的中医护理

癌性疼痛是中晚期癌症患者常见症状,难以忍受的剧烈疼痛,极大降低了生活质量。中医治疗癌性疼痛效果明显,止痛的优势在于起效慢但作用持久,不存在耐药性和成瘾性。

(一)中医止痛原则

中医止痛是根据辨证止痛,癌痛有虚、实两方面,虚者"不荣则痛",实者"不通则痛"。因此扶正祛邪、化瘀通络是治疗癌痛的基本原则。中医的止痛关键是治本,疼痛是表象,有淤血、气滞、痰结等多方面,所以要积极治疗原发疾病。

(二)辨证止痛

1. 瘀痛　表现为痛处固定不移,痛如针刺或锐痛,拒按,疼痛持续,昼轻夜重。以活血化瘀为主。如䗪虫、血竭等药物。

2. 气滞　表现为痛无定处,胀痛。以理气止痛为主。如延胡索、石见穿等药物。

3. 痰结　表现为胸胁胀满,痰饮内停。以化痰利湿为主。如贝母、川乌等药物。

4. 瘀毒　肿块阻塞经络,痛有冷感而喜暖。以补肾化瘀、软坚散结为主。如蚤休、昆布等药物。

(三)中药止痛外治法的护理

1. 中药敷贴　中药治疗癌性疼痛的膏药一般具有活血化瘀、消肿止痛的作用。敷贴前洗净患者疼痛部位的皮肤,选择大小适宜的膏药,敷贴后可用胶布固定,注意观察皮肤反应,局部瘙痒、丘疹、水疱、潮红为过敏反应,应暂停使用,改用其他止痛方法,注意保持皮肤清洁,防治感染,应用大量活血止痛药要注意有无出血。

2. 中药直肠给药　通过直肠给药经黏膜吸收而达到活血止痛作用,不良反应少,适用于严重呕吐、口服困难的患者,对于患者有肛门或直肠损害及腹泻者,不宜从直肠给药。有造瘘口的患者也可从造瘘口用药。

3. 穴位注射止痛　是在辨证的基础上,选用相应的穴位、压痛点和对症的药物,治疗各种疼痛。增强穴位刺激的效应,见效快,不用留针和捻转,简便易行。体虚和初次治疗者,选穴不宜多,1~2个穴位即可,大多选用阿是穴。药液注入速度,气滞血瘀证要强刺激需快速注入,气血两虚证要轻刺激则缓慢注入,胸背部严禁深刺。

七、肿瘤中医护理适宜技术

(一)耳穴贴压技术

1. 适应证

(1)适用于预防及缓解化疗期肿瘤患者恶心、呕吐等胃肠道不适症状。

(2)适用于缓解肿瘤患者咳喘症状。

2. 意义　耳穴贴压是采用华佗磁疗贴贴压于耳廓上的穴位或反应点,通过其疏通经络,调整脏腑气血功能,促进机体的阴阳平衡,达到防治肿瘤患者恶心、呕吐等胃肠道症状或改善肿瘤患者咳喘等症状的一种操作方法,属于耳针技术范畴。

3. 常用按压手法及护理 ① 对压法:用食指和拇指的指腹置于患者耳郭的正面和背面,相对按压,至出现热、麻、胀、痛等感觉,食指和拇指可边压边左右移动,或做圆形移动,一旦找到敏感点,则持续对压 20～30 秒。对内脏痉挛性疼痛、躯体疼痛有较好的镇痛作用。② 直压法:用指尖垂直按压耳穴,至患者产生胀痛感,持续按压 20～30 秒,间隔少许,重复按压,每次按压 3～5 分钟。③ 点压法:用指尖一压一松地按压耳穴,每次间隔 0.5 秒。本法以患者感到胀而略沉重刺痛为宜,用力不宜过重。一般每次每穴可按压 27 下,具体可视病情而定。④ 耳穴贴压每次选择一侧耳穴,双侧耳穴轮流使用。夏季易出汗,留置时间 1～3 日,冬季留置 3～7 日。

（二）穴位敷贴技术

1. 适应证 适用于恶性肿瘤患者疼痛、恶心、呕吐等症状,并能增强机体免疫力。

2. 意义 穴位敷贴技术是将药物制成一定剂型,敷贴到人体穴位,通过刺激穴位,激发经气,达到通经活络、清热解毒、活血化瘀、消肿止痛、行气消痞、扶正强身作用的一种操作方法。现多采用现代科技手段和传统中医经络理论相结合的方法,将穴位敷贴治疗贴敷贴于合谷、内关穴、足三里等穴位,通过皮肤吸收渗透,经络传导,以达到防治疼痛、恶心、呕吐等症状,并能增强机体免疫力。

3. 护理 穴位敷贴出现皮肤微红为正常现象,若出现皮肤瘙痒、丘疹、水疱等,应立即告知护士。穴位敷贴时间一般为 6～8 小时,可根据病情、年龄、药物、季节调整时间,穴位敷贴期间忌食生冷食品,当天忌游泳及洗冷水澡。

（三）中药直肠给药技术

1. 适应证 适用于消化道肿瘤引起的肠梗阻、不能口服中药者。

2. 意义 是将中药汤剂从肛管内滴入,保留在直肠或结肠内,通过肠黏膜对药物的吸收,达到治疗的目的。

3. 护理 在直肠给药前嘱患者先解便。了解病变部位,以便掌握给药时的卧位和肛管插入的深度。使用的肛管应细,滴入药液的压力要低,速度宜慢,剂量要少(一般每次 100～200 ml),温度要适宜,一般为 37℃。保留时间宜长,在 1 小时以上。滴入时应抬高臀部 15 cm,防止中药外漏。滴入后应观察患者的排便及有无腹痛情况。

（四）艾灸技术

1. 适应证 适用于各种慢性虚寒型疾病及寒湿所致的疾病;激发、提高肿瘤患者的免疫功能,增强机体抗病能力。

2. 意义 是运用艾绒或其他药物在体表的穴位上烧灼、温熨,借灸火的热力以及药物的作用,通过经络的传导,以起到温通气血、扶正祛邪、达到防治疾病的一种治法。

3. 护理 施灸过程中出现头昏、眼花、恶心、颜面苍白、心慌、出汗等不适现象,及时告知护士。一般情况下,施灸顺序自上而下,先头身,后四肢。施灸时防止艾灰脱落烧伤皮肤或衣物。如局部出现小水疱,无须处理,自行吸收;水疱较大,可用无菌注射器抽吸疱液,用无菌纱布覆盖。

（五）五倍子粉敷脐技术

1. 适应证 适用于恶性肿瘤患者盗汗、自汗症状。

2. 意义 根据中医收敛固涩原理,将五倍子粉津调填于脐中,以达到缓解肿瘤患者盗汗、自汗症状的一种操作方法。

3. 护理　用白醋或蜂蜜将五倍子粉调成糊状,湿度适中,不可太稀或太稠。将调成糊状的五倍子粉敷于脐窝正中,填平,盖好纱布,用胶布固定。治疗过程中观察脐部皮肤反应,如皮肤出现过敏,立即停止治疗,报告医师,遵医嘱对症处理。

(六) 皮硝外敷技术

1. 适应证　肿瘤患者胸腔积液、腹水及上、下肢肿胀症状。

2. 意义　皮硝味咸,性苦、寒,归胃、大肠经。利用中医内病外治理论,将皮硝置于特制袋中,外敷于胸部或腹部有通经活络、泻下攻积、清热消肿的作用机理,以达到改善肿瘤患者胸腔积液、腹水及上、下肢肿胀症状。

3. 护理　皮硝外敷过程固定松紧适宜,注意保暖,一般外敷时间为 8～10 小时,观察局部皮肤情况,若出现红疹、瘙痒、水疱等,及时停止使用并通知医师,配合处理。

(七) 中医五行音乐技术

1. 适应证　适用于调节肿瘤患者的情志。

2. 意义　在中医理论指导下,遵循五行生克制化的规律,运用中医五行音乐疗法以健脾养心,益气安神,协调五脏,调和气血,达到调节情志以养生祛病的目的。

3. 护理　操作前进行放松训练,以助收听者进入"乐境",控制音乐音量在 40～60 分贝,患者感不适或出现异常情绪反应时,及时中止音乐。

八、肿瘤患者的养生与康复

(一) 养生

何谓养生?"养"有保养、调养、养护的意思,"生"指的是生命、生存、生长。"养生",是通过保养、养护身体以延长寿命。"养生"一词,最早出自春秋战国时期的《黄帝内经》中《灵枢·本神》篇,曰:"智者之养生也,必顺四时而适寒暑,和喜怒而安居处,节阴阳而调刚柔。如是,则僻邪不至,长生久视。"《黄帝内经》对养生学说具有重大贡献,其提出了四季养生的根本原则:"虚邪贼风,避之有时,恬淡虚无,真气从之,精神内守,病安从来。"养生五大法则:"法于阴阳,和于术数,食饮有节,起居有常,不妄作劳。"《黄帝内经》是我国现存最早的一部医学经典著作,是中医学理论的渊源,也是我国古代劳动人民在长期生产实践中对疾病防治的经验总结,不仅奠定了中医学理论基础,还对饮食养生作了系统论述,提出了各种重要法则和观点。国际癌症研究中心数据表明,2000 年世界恶性肿瘤新发病例 1 005.6 万。世界卫生组织统计,2008 年全球癌症发病人数与死亡人数分别上升到 1 266 万及 756 万。在中国,恶性肿瘤死亡居全死因的第 2 位。在世界范围内,肿瘤的发生与死亡都呈上升趋势。"圣人不治已病治未病,不治已乱治未乱"(《素问·四气调神大论》)。世界卫生组织顾问委员会也于 1981 年提出,1/3 的肿瘤是可以预防的。重视肿瘤的预防,既可减轻患者及社会的经济负担,也能提高其生存质量。

1. 精神养生调理　现代医学认为恶劣情绪引起的疾病,并不像细菌、病毒那样直接导致某种疾病,而是通过大脑皮质、神经以及内分泌系统起作用,如愤怒紧张时,肾上腺分泌增加,心搏加快加强,血压增高;惊恐时呼吸则会暂时抑制,引起外周血管收缩;忧愁时则会抑制胃肠蠕动和消化液的分泌。许多实验证实,各种紧张因素可导致肿瘤的形成,也可改变免疫系统功能。精神养生调理原则是避免恶性刺激,重视患者情志变化,可以通过分散、移情、暗示、疏导等方法消除患者的恐惧、紧张心理和颓丧、怨恨的情绪,指导患者练气功、打太极拳、听音乐、下棋、绘画、饲养宠物等,转移悲观情绪,让患者在丰富多彩的精神生活中,达到心胸豁达、情绪乐观的状态。正如《黄帝内经》所云："以恬愉为务,以自得为功。"这是精神养生的至理名言。

2. 饮食养生调理　肿瘤患者在康复期,若能注意调摄饮食,就可以达到饮食养生的目的,反之,食之不当,则可促使疾病恶化。肿瘤患者一般可表现为虚实两方面,虚者为正气虚弱,调理原则为益气、补血、滋阴、温阳。实者为邪气实,其调理原则为理气、活血、化痰、利湿、清化湿热、清热解毒。临床和实验研究证实:人参、银耳、杏仁、桑葚、扁豆、蘑菇、刀豆、薏苡仁等食品,可促进淋巴细胞的转化;人参、山药、乌梅、大蒜、蛇肉能提高巨噬细胞吞噬作用;人参、甘草有类肾上腺皮质激素样作用;人参、山药、灵芝能调节核酸和蛋白质代谢;龙眼肉、花生、甲鱼、人参、黄芪能增加白细胞;山楂、大蒜、红花、穿山甲、三七有抑制癌细胞生长的作用。患者可在医师的指导下,根据自己身体状况,选择相应食物进行调理。

3. 运动养生调理　唐代名医孙思邈曾说:"人频劳于形,百病不能成。"适当的运动,可使中枢神经的兴奋和抑制得到相应调节,从而提高肿瘤患者的生存质量,运动养生不仅是身体的锻炼,也是意志和毅力的锻炼。肿瘤患者一般宜选择动作缓慢、肌肉协调放松、全身能得到活动的运动,如步行、太极拳、慢跑等,也可选择扩胸、伸腰、仰头的运动项目。每次运动量以锻炼后不感觉疲劳为适宜,若运动后食欲减退、头昏、头痛,自觉劳累汗多、精神倦怠,说明运动量过大。

（二）康复

恶性肿瘤康复医学是新近发展起来的康复医学和肿瘤学的一个分支。"癌症康复"的概念,最早由美国在 1971 年国家癌症计划中提出,并自此展开相关研究。近年来,癌症康复在欧美国家逐渐兴起并不断发展,很大原因在于癌症幸存者数量的增加。Baili P. 等将癌症幸存者的定义概括为"所有被诊断为患有癌症的人群"。因此,关于癌症康复适应证,有学者认为,癌症康复应贯穿于患者的诊断期、治疗期、治疗后的全过程,包含癌症患者或其家人的心理障碍、身体残疾、功能欠缺、职业失常、经济灾难等多方面。杨平等认为癌症康复甚至应包含癌症发生之前的预防性康复,他认为应普及防治恶性肿瘤的知识,积极预防恶性肿瘤的发生。中医学中的"治未病"理念源于《黄帝内经》,主要涵盖了"未病先防"与"既病防变"的思想,治未病思想在肿瘤患者康复期的应用有助于提高患者的身体素质和生活质量,从而维持患者的社会生活与身心健康。综上所述,癌症康复适应证应包括患者的预防期、诊断前后期、治疗前后期、姑息期等各个阶段。癌症中医康复模式包括:中医心理康复、中医食疗康复、中医针灸康复、中医音疗康复、中医气功康复等。

1. 中医心理康复　中医学理论体系中,情志致病是对肿瘤病因认识的一个重要方面。癌症的中医心理康复模式,根据各医家的不同临床经验,可总结归纳为以下几种:① 中医"以情胜情"模式:根据中医七情相胜的理论指导,如《素问》中记载"喜胜忧""喜则气和志达,营卫通利",意为欣喜欢快之情可以使人体血脉得以通利、气血调和,而使悲哀忧愁的病态得以平复。② 康复讲座模式:由医务工作者与患者进行康复交流,以大量的成功治疗病例对患者进行启发诱导,增强患者战胜疾病的信心。③ 群体康复模式:群体抗癌是将来癌症康复的一大趋势,建立恶性肿瘤患者精神疗养院,使肿瘤患者之间可相互倾诉,彼此鼓励,以宣泄负面情绪。④ 中草药物应用模式:应用疏肝理气解郁等中药药物,疏通畅达人体气机,使药物辅助患者情绪安定。⑤ 营造良好环境模式:良好的周边环境包括良好的医患关系、融洽的亲属关系及和谐的社会关系。

2. 中医食疗康复　癌症的中医食疗康复内容,应根据患者的个体差异分别而论。① 因人而异:根据患者的具体临床症状不同,辨证采取不同的食疗方案。辨证为脾虚湿阻证,忌食油腻、肥甘厚味、生冷海鲜之品,此时宜清淡饮食;若辨证为肝胃不和证,则忌食辛辣之物,忌食葡萄、甘蔗、草莓等;若辨证为脾胃虚寒证,则忌食梨、西瓜、甲鱼等寒凉之品。② 因时而异:包括因四时季节而异以及因疾病所处不同时间节点而异。结合中医天人相应观点,认为春季应护肝,宜服姜、枣、花生等富含维生素 E 的食物;夏季应清心补脾,宜服冬瓜、丝瓜、西瓜、绿豆汤等食物;秋季应清肺润燥,宜服百合、苹果、慈姑等食物;冬季应养阴,宜服银耳、冬瓜、鸭、梨等食物。

3. 中医针灸康复　针灸疗法作为传统的中医治疗方法之一,在肿瘤康复领域有着广泛的应用。不少研究证实,针灸对于肿瘤的康复治疗,如在减轻放化疗毒副反应、提高患者生活质量等方面,有着较单纯西医治疗更为明显的优势。

4. 中医音疗康复　中医音疗康复首推五行音乐。五行音乐是将中医基本理论中的阴阳五行与音乐相结合而成。五音,即角、徵、宫、商、羽,分别与中医五行(木、火、土、金、水)、中医五脏(肝、心、脾、肺、肾)以及音调(3-咪音,5-嗦音,1-哆音,2-唻音,6-啦音)相对应。中医理论认为五音通五脏,可直接或间接影响人的情绪和脏腑功能,从而影响人体气机的运行。

5. 中医气功康复　中医的气功导引作为特色运动疗法,在《内经》时期已有记载:"积为导引服药,药不能独治也",明确提出了导引在肿瘤康复中的应用。气功是一种以呼吸的调整、身体活动的调整和意识的调整(调息、调形、调心)为手段,以强身健体、防病治病为目的的一种身心锻炼方法。气功导引在帮助患者消除恐惧、焦虑、烦躁等方面有独到的效果。气功强调心静,心静则神定,神定则息调,息调则气平,气平则血和,从而有利于癌症的康复。中医的运动导引康复包括很多内容,如郭林气功、五禽戏、站桩、太极拳、八段锦等。不同的气功具有不同的康复功效,五禽戏可用于癌症康复期四肢部位功能的锻炼,有助于肢体活动能力的康复,如乳腺癌术后上肢抬举、外展困难者;站桩可用于癌症术后体力恢复较慢者、放化疗期间出现消化道等不良反应者;太极拳的适应范围较宽,男女老少均可练习,对体力较差的癌症患者更为适宜。

(周文琴　陈芬荣)

第九章
肿瘤患者的症状管理

恶性肿瘤及其相关的治疗(如手术、放疗、化疗等)易导致机体产生一系列的身体、心理反应,其中某些症状因其发生率高、发作时程度重、持续时间长,严重困扰肿瘤患者及其家属,影响患者的日常功能,降低其生活质量,因此加强对肿瘤患者的症状管理成为肿瘤护理的重要内容。本章主要介绍肿瘤患者常见症状的评估和护理。

第一节　癌因性疲乏及护理

在肿瘤患者经受的不适中,疲乏是一种常见症状,尤其是正在接受抗肿瘤治疗(如放疗、化疗、生物靶向治疗和骨髓移植等)的患者中更为常见。Henry 等开展的一项对 1 569 例癌症患者的调查显示:80%接受化疗和/或放疗的患者经受疲乏的折磨,Hofman 等的研究亦显示约90%接受放疗、80%接受化疗的患者伴有不同程度的疲乏。对肿瘤幸存者(tumor survivor)的调查显示,即使在治疗结束的数月甚至数年后疲乏依然是一个极具破坏性的症状,十分显著地影响了患者的康复、生活质量和长期生存。由此可见,加强对肿瘤患者疲乏的诊断、评估、护理,对提高患者的生活质量至关重要。

一、定义

美国国家癌症综合网络于 2013 年发布的癌因性疲乏(cancer-related fatigue,CRF)指南中将其定义为:CRF 是一种痛苦的、持续的、主观上的关于躯体、情感或认知上的疲乏感或疲惫感,与近期的活动量不符,与癌症或者癌症的治疗有关,妨碍其日常功能。这个定义强调了癌因性疲乏的主观性和干扰日常功能的特征,区别于健康人群经历的疲乏。肿瘤患者常常将自身的疲乏描述为疲倦、缺乏精力、不能集中注意力、虚弱、精疲力竭、没有生机及感到抑郁。

二、机制和影响因素

(一) 癌因性疲乏的发生机制
CRF 的发生主要与癌症及其治疗有关,具体的病理生理机制尚未明确,可能与下列因素有关。

1. 促炎性细胞因子的分泌异常　CRF 的发生、加重可能与体内促炎性细胞因子[如 IL-6、IL-1ra、可溶性肿瘤坏死因子Ⅱ受体(sTNF-RⅡ)]分泌的量增加或其活性增强有关。

2. HPA 轴调节功能异常　HPA 轴调节功能异常,导致体内糖皮质激素(主要是皮质醇)分泌量减少,研究显示外周血中皮质醇浓度与 CRF 水平呈反比关系,同时可引起糖皮质激素对激素连接的低反应性,从而导致促炎性细胞因子分泌的调节机制受损,加重 CRF。

3. **昼夜活动节律异常**　昼夜活动节律越强,患者经受的疲乏程度越低,肿瘤患者普遍存在昼夜节律异常,异常的程度与 CRF 水平显著相关。

4. **骨骼肌肉异常**　肿瘤患者的肌肉体积减小,机体组成分析结果显示骨骼肌是实体瘤患者肌肉萎缩最常见的部位,这可能与肿瘤患者外周血中 TNF-α 浓度增加有关,因 TNF-α 通过激活泛素-蛋白酶体通路(ubiquitin-proteasome pathway,UPP)导致肌肉蛋白的加速降解,使得肌肉蛋白的合成与降解失衡,最终导致肌萎缩。骨骼肌萎缩导致肿瘤患者感到活动无力和疲乏感,使得患者活动减少,而长期的活动减少又会导致肌肉的失用性萎缩,最终加重患者的疲乏水平。

5. **基因调节功能异常**　研究表明,82%～90%的乳腺癌患者存在表皮生长因子受体的高表达,而 EGFR 的配体——转化生长因子-α(transforming growth factor-α,TGF-α)高水平表达的肿瘤患者预后显著变差,研究证实肿瘤患者的疲乏与外周血中 TGF-α 高水平表达密切相关,可能与 TGF-α 阻碍下丘脑的生理节律调节功能,降低外周血中皮质醇的含量有关。

(二)癌因性疲乏的影响因素

1. **癌症本身**　恶性肿瘤本身代谢产物的蓄积;癌症引起的疼痛;肿瘤与机体竞争营养物质或机体处于高代谢状态使机体对能量的需求增加,同时缺乏食欲、恶心、呕吐、腹泻等症状使机体对能量的摄入减少导致机体营养缺乏;瘤体迅速生长或感染、发热以及贫血、气短引起的有氧能量代谢障碍都可产生疲乏。

2. **癌症治疗**　疲乏常伴随手术、放疗、化疗、生物治疗而发生。疲乏的形式随着患者接受治疗类型的不同而改变。肿瘤患者通常接受不止一种类型的治疗,所以经历的疲乏也不止一种,且这些疲乏可以相互重叠。

(1)手术:恶性肿瘤患者术后往往感到极度疲乏,大多患者要术后 1 个月才能恢复到术前的精力水平,有些人需要 3 个月甚至 6 个月以上。另外,疲乏的发生与手术类型有关,例如,接受乳房根治术的乳腺癌患者比保乳术的患者明显感到疲乏,这可能是由手术范围及手术对患者的身心影响所致。

(2)化疗:化疗后疲乏与贫血或细胞破坏后终末产物积累有关。有潜在神经毒性的细胞因子可通过中枢机制引起患者疲乏;肿瘤坏死因子(TNF)可使骨骼肌蛋白的贮存减少,从而使患者在进行日常活动时额外需要大量的能量使肌肉产生足够的收缩力,从而产生严重的疲乏感。患者通常在接受化疗的最初几日普遍感到疲乏,在下一个疗程前又逐渐好转,此为"山峰和山谷"型疲乏。疲乏的进程与不同的化疗方案有关。进行多柔比星化疗者,疲乏直线上升;进行环磷酰胺＋甲氨蝶呤＋氟尿嘧啶(CMF)化疗者疲乏上升较缓和,在最后疗程中有明显下降,但在化疗结束 4 周后,疲乏再次明显出现,这可能与 CMF 在体内的代谢有关。

(3)放疗:虽然放疗是一种局部治疗,但放疗性疲乏的发生率相当高,其发生与疲乏放射物在体内的积累量有关,放疗性疲乏的严重程度与放疗持续时间、测量疲乏时与上次放疗间隔时间有关。

(4)生物靶向治疗:进行生物靶向治疗时患者普遍主诉严重的疲乏感,这与患者接触外源性或内源性细胞因子,如干扰素、白细胞介素有关。这种疲乏通常是一组类似流感综合征的症状,包括疲乏、发热、寒战、肌痛和头痛等不适症状。

3. **心理社会因素**　由癌症所致的心理反应如焦虑、抑郁、忧伤、失眠、失落感体验都会导致患者消耗精力并感到疲乏;同时社会和环境因素,如是否获得社会支持、是否感受到生活的价值等也与患者是否出现疲乏感有关,患者的性别、教育水平、职业、家居与疲乏的程度存在一定的关系。

三、临床特征

癌因性疲乏是一种由客观刺激引起的主观感受,其主体是生物体。疲乏有两种特征。

1. 主观感受　以体力、精力降低为特征,有三方面的感受。

(1) 躯体感受:虚弱、异常疲乏、不能完成原先胜任的工作。

(2) 情感疲乏:缺乏激情、情绪低落、精力不足。

(3) 认知感受:注意力不能集中,缺乏清晰思维。

2. 客观表现　主要是体力与精力的降低。与一般性疲乏相比,癌因性疲乏具有以下特点:① 起病快;② 程度重;③ 能量消耗大;④ 持续时间长;⑤ 不可预知;⑥ 通常不能通过休息或睡眠缓解。

四、评估

癌因性疲乏是一种主观感知的症状,最准确的评估方法是由患者进行自我报告,医护人员可根据患者的认知情况,教会患者常用的自行评估癌因性疲乏的方法。

鉴于癌因性疲乏的高发生率及其造成的严重影响,医护人员应在肿瘤患者就诊时采用ICD-10 的诊断标准进行 CRF 筛查诊断,对确诊为癌因性疲乏的患者再采用 CRF 评估工具对其进行疲乏程度评估。

ICD-10 癌因性疲乏诊断标准为:疲乏症状(显著的疲劳、精力下降或需要休息的时间增多,与活动水平的改变不符)反复出现,持续 2 周以上,同时伴有下列症状 5 个或 5 个以上者:① 全身无力、四肢乏力;② 注意力不集中;③ 不愿意参加日常活动;④ 失眠或嗜睡;⑤ 睡眠后仍感精神不济;⑥ 感觉需要努力才能改变缺乏运动的现状;⑦ 显著的情形反应(如悲伤、挫折感、易怒)或感觉疲劳;⑧ 因感觉疲乏难以完成日常任务;⑨ 感觉自己的短期记忆有问题;⑩ 持续数小时之久的劳累后乏力。

对中度以及以上(≥4 分,0~10 数字等级评分尺)的 CRF 患者应进行影响因素的全面评估,识别导致 CRF 发生或加重的因素,为后续干预策略的制定提供参考依据。在进行全面评估和干预效果评价时,需根据目标人群的特征和评价的频次选择相应的评估工具,常用的CRF 评估工具包括 0~10 数字等级评分尺、简明疲乏量表(brief fatigue inventory,BFI)、癌症治疗性疲乏功能评估量表(function assessment of cancer therapy-fatigue,FACT-F)、癌症患者生命质量测定量表(European Organization for Research and Treatment of Cancer,Quality of Life Questionnaire Fatigue Scale,EORTC QLQ-C30)、癌症疲乏量表(cancer fatigue scale,CFS)和修订版 Piper 疲乏量表(revised piper fatigue scale,PFS-R)等(表 9-1),各评估工具各具不同的特点,如 PFS-R 可多维度地反映患者的主观感受,被广泛用于癌症患者、HIV 患者癌因性疲乏的测评,尤其适用于乳腺癌患者 CRF 的评估;需反复多次评估 CRF 时,可采用 0~10 数字等级评分尺(0 分:没有疲乏;10 分:能想象的最疲乏;1~3 分:轻度疲乏;4~6 分:中度疲乏;7~10 分:重度疲乏)。疲乏日记:利用日记的形式要求患者在适当的时候记录下关于疲乏的所有感受,包括发生的时间、持续的长短、疲乏的程度、缓解的方法等,有利于护患双方全方位地了解疲乏,从而护理人员可适时采取各种应对措施。

表 9-1　常用的癌因性疲乏评估工具

名　称	量表类型条目数	亚量表/因子数	测 量 时 点	信/效度
简明疲乏量表（BFI）	11 级李克特评分量表 9 个条目	疲乏的程度评分及其影响	过去 1 周、过去 24 小时和现在	内部一致性 Cronbach's α 系数：0.89～0.96；重测信度：0.79～0.91；聚合效度：与 CFS 的相关系数 r 为 0.64～0.76；与 EORTC QLQ-C30 的 r 为 0.59～0.72
癌症治疗性疲乏功能评估量表（FACT-F）	5 级李克特评分量表 13 个条目	疲乏的严重程度和对患者功能状况、情感的影响	过去 1 周	Cronbach's α 系数：0.93～0.95；重测信度：0.90；聚合效度：与 PFS 的 r 为 0.75
癌症患者生命质量测定量表（EORTC QLQ-C30）	4 级李克特评分量表 3 个条目	疲乏的程度	过去 1 周	Cronbach's α 系数：0.70～0.75；重测信度：0.83；结构效度良好
癌症疲乏量表（CFS）	5 级李克特评分量表 15 个条目	躯体、情感、认知方面的疲乏	现在	Cronbach's α 系数：0.84～0.94，重测信度：0.80；聚合效度：总量表、躯体维度、情感维度和认知维度亚量表；与 VAS 疲乏量表的相关系数 r 依次为 0.67、0.70、0.38、0.39
修订版 Piper 疲乏量表（PFS-R）	11 级李克特评分量表，5 个开放性问题 22 个条目	疲乏的程度及其影响	现在	Cronbach's α 系数：0.92～0.96；重测信度：0.98；结构效度良好

　　疲乏类似于疼痛，是患者的主观感受，他们很少会用"疲乏"这个词来描述他们的精力水平，而常常用倦怠、精力差或周身感到精疲力竭等词语，当护理人员用医学术语问及他们的疲乏时，往往得到的是否定的答案，因此，护理人员在询问患者的疲乏情况时，必须使用患者的语言。在抗肿瘤治疗期间，医护人员需每天对患者进行 CRF 的筛查、评估，抗肿瘤治疗结束后医护人员应定期随访以评估 CRF 的程度。应及时识别、确认患者报告的发生 CRF 的危险因素。

五、护理

　　1. 一般性干预措施

　　（1）运动疗法：美国运动医学会（American College of Sports Medicine，ACSM）在其 2011 年发布的运动指南中指出：成人应每周进行适当的有氧运动，可采用中等强度的有氧运动，每周 5 日，每次至少 30 分钟，或者高强度的有氧运动，每周 3 日，每次至少 20 分钟。研究显示，运动疗法可缓解非血液系统肿瘤的患者的癌因性疲乏，尤其是有氧运动锻炼对乳腺癌、前列腺癌患者的 CRF 疗效确定。患者对运动方案的依从性（主要是指对运动的强度、时间、频率、总的干预时长等方面的执行情况）直接影响运动疗法的效果，目前关于肿瘤幸存者运动强度的设定最常见的是将 50%～75% 心率储备（heart rate reserve，HRR）和 60%～80% 最大耗氧量

(maximal oxygen consumption, VO$_2$max)作为中等运动强度的标准。对正在接受抗肿瘤治疗的患者应提供更多的支持(如医护人员提供的专业指导、咨询、定期对运动情况的评价,来自家属、同期训练同伴的鼓励等),可提高此类患者的运动依从性。值得注意的是,运动疗法并不适用于所有患者,在患者拟行运动疗法前,医护人员应对患者进行全面评估,当患者存在下列情况时需慎用运动疗法:骨转移、血小板减少症、贫血、发热或急性感染,或其他转移性疾病引起的运动限制;在进行运动疗法干预时,应指导患者遵循循序渐进的原则,逐次增加运动的强度和运动时长,教会患者心率的监测方法,建议患者运动时最好有家属或专业人员的陪伴,确保运动的安全性,具体的运动强度、频率和时间可根据患者的具体情况而定,以不出现不适为宜。

(2)物理疗法:① 针刺疗法和指压疗法:根据中医学理论,CRF 患者多为阴阳、气血亏虚之证,属"虚劳"范畴,根据"虚则补之,损则益之"的治疗原则,CRF 的治疗应以补益为主。针刺疗法和指压疗法通过刺激人体的腧穴部位,能调和机体的气血,疏通经络,从而调节机体的生理功能,达到补益的效果。② 艾灸:主要包括温和灸、温针灸、隔姜灸、麦粒灸、热敏灸、大灸法等灸法,具有温通经脉、调气活血、扶正祛邪的功效,可采用局部艾灸的方法来缓解患者的癌因性疲乏。③ 肌筋膜按摩:是一种躯体疗法,其重点是包括肌肉、结缔组织、神经肌接头的肌筋膜单位,主要包括间接结缔组织、直接结缔组织和软组织放松技术,研究显示对康复期肿瘤患者可采用肌筋膜按摩疗法来减轻疲乏。④ 太极拳:属于身心运动类型,强调意识、呼吸、运动紧密结合,传统的太极拳流派主要包括陈式、杨式、吴式、武式、孙式五大流派,新中国成立后新编的太极拳主要包括 24 式、32 式、42 式、88 式等。研究显示,太极拳因其调理脾胃、疏肝理气、益肺气、助肾气、宁心安神等功效,可用于癌因性疲乏的管理。

(3)音乐疗法:是以心理治疗的理论和方法为基础,通过曲调、节奏、旋律、力度、速度等因素传递信息,引起欣赏音乐者精神上的共鸣,人体五脏六腑、肌肉等的共振,调节神经递质的分泌,使得人们的情绪在音乐情态的诱发中获得释放与宣泄,消除心理障碍,改善机体内环境,促进机体身心健康的恢复,可采用音乐疗法管理肿瘤患者的癌因性疲乏。

2. 对症处理

(1)因癌症本身或癌症治疗导致的白细胞降低[一般小于$(1.0\sim1.9)\times10^9/L$]、严重的恶心呕吐、水电解质(钠、钾、镁、钙)平衡紊乱、流感样症状、贫血、癌性胸水等病理改变,可诱发或加重患者的癌因性疲乏,NCCN 指南指出,上述因素为癌因性疲乏可治疗性影响因素,因此在进行癌因性疲乏管理时,应加强上述因素的评估并及时干预,在此基础上,若患者的癌因性疲乏仍未得到缓解,则应评估分析是否存在其他方面的因素,并采取相应的干预措施。

(2)食欲减退:癌症患者的食欲减退原因是多样的,现阶段的研究表明食欲减退与白细胞介素-1(IL-1)、白细胞介素-6(IL-6)、肿瘤坏死因子(TNF)、γ-干扰素、巨噬细胞抑制因子-1/生长分化因子-15(MIC-1/GDF-15)等因子的过度表达有关;作用机制主要与上述细胞因子能调节机体的脂类代谢、蛋白质水解和胰岛素抵抗水平,并通过下丘脑的食欲调节中枢发挥作用,抑制机体的食欲。醋酸甲地孕酮(megestrol acetate, MA),是天然孕激素的合成衍生物,1963 年最初作为避孕药上市,鉴于它对激素依赖性肿瘤具有抑制作用,1967 年用于乳腺癌的治疗,1993 年该药被美国和其他欧洲很多国家批准用于癌症厌食-恶液质综合征(cancer anorexia - cachexia syndrome, CACS)的治疗,主要因该药可增进肿瘤患者的食欲,推测该作用可能与 MA 调节相关细胞因子活性有关,确切的作用机制有待进一步的研究。对伴发食欲减退或厌食的癌因性疲乏患者,应采用改善食欲的药物(如安宫黄体酮、醋酸甲地孕酮或醋酸甲地孕酮+沙利度醇),来缓解疲乏。

（3）疼痛：肿瘤患者的疼痛与疲乏会同时发生并相互作用，疲乏易使机体对疼痛的敏感性增高，而疼痛又会加重患者的疲乏水平，疼痛的患者往往经受更高水平的疲乏。在进行癌因性疲乏症状管理时，应及时处理因癌症本身或癌症治疗导致的疼痛，以提高 CRF 的干预效果。

（4）心理/社会问题：鉴于可能诱发或加重癌因性疲乏的因素较多，因此在进行癌因性疲乏管理时首先对症处理由癌症本身或癌症治疗导致的与疲乏发生或加重相关的症状或体征，并及时评价患者癌因性疲乏管理的效果；若疲乏未缓解，则需进一步考虑是否存在心理社会等其他方面的因素，并采取相应的措施。不同治疗状态肿瘤患者癌因性疲乏的诱发因素和使得症状持续存在的因素是不同的，对于正在接受治疗的肿瘤患者，癌症本身及其治疗被认为是癌因性疲乏的诱发因素；但在结束治疗的肿瘤幸存者中，某些行为因素和心理社会因素是导致癌因性疲乏持续存在的原因，这些影响因素包括采用不恰当的应对方式、过分担心疾病复发、与疲乏相关的认知错误、睡眠障碍、社交活动减少、社会支持不足，以及人际交往中存在的消极互动。对某些因行为因素和/或心理社会因素（如过分担心疾病复发、采用不恰当的应对方式等）导致癌因性疲乏的患者，可采用认知行为疗法、团体支持-表达治疗、正念减压法对其进行癌因性疲乏的管理。对伴有抑郁的癌因性疲乏患者，应及时进行抗抑郁治疗，在此基础上若疲乏未能有效缓解，应分析是否存在其他影响因素，以有效管理患者的疲乏。

（5）睡眠障碍：30%～75%的肿瘤患者经受嗜睡至失眠等不同程度的睡眠障碍的困扰。肿瘤患者在积极接受治疗期间会出现嗜睡、失眠、入睡困难、易觉醒等睡眠障碍，即使是结束治疗后的数月至数年绝大部分患者仍然存在不同程度的睡眠障碍。研究表明，睡眠障碍会显著加重肿瘤患者的疲乏水平。因此，在进行癌因性疲乏症状管理时，应关注患者睡眠质量的改善。目前临床处理睡眠障碍最直接的处理方法就是使用镇静催眠药物，此类药物虽可延长睡眠的时间，但会改变正常的睡眠结构，抑制机体的深睡眠和速动眼睡眠，长期使用易导致一定的不良反应，如长期成瘾等；鉴于睡眠障碍在肿瘤患者中长期存在，可采用非药物性干预措施，目前研究最多的非药物性干预措施是认知行为疗法。对伴有睡眠障碍的癌因性疲乏患者可采用行为认知疗法，必要时可遵医嘱结合安眠药物进行干预。睡眠的行为认知疗法主要包括：刺激控制疗法、睡眠限制和睡眠卫生教育，其中：① 刺激控制疗法要求患者只有困意来临时才上床，如果上床后 20 分钟仍无法入睡，则要起床到其他房间适当活动，待有困意后再上床；② 睡眠限制疗法包括避免长时间的或者临近傍晚的午休，患者需要将自己待在床上的时间限制在每晚睡眠平均小时数；③ 睡眠卫生教育主要包括午后避免进食咖啡、创造良好的睡眠环境（如光线暗、安静、舒适等）。

3. 支持治疗

（1）营养支持：肿瘤患者因恶心、呕吐、厌食、味觉/嗅觉变化、腹泻、黏膜炎、口腔炎、代谢功能紊乱（低钾血症、低钠血症）等疾病本身和/或其治疗引起的毒副作用，易导致不同程度的营养不良。研究显示，营养不良的患者更易出现中度至重度的疲乏，应该对癌因性疲乏患者进行营养风险筛查，并针对造成营养不良的原因采取相应的措施（如食欲减退者可采用增进食欲的药物）。

（2）中医药治疗：益气扶正的中药能够有效、安全地缓解肿瘤患者的疲乏。如参芪扶正注射液由党参、黄芪组成，有益气扶正、补肺功效，善补虚，能提高人体的免疫功能；富含蛋白质、氨基酸以及多种微量元素的复方阿胶浆，其有效成分在体内分解代谢的产物可纠正贫血、提高患者免疫力，从而改善患者的癌因性疲乏。益气扶正的中药种类较多，如西洋参、补中益气丸、康艾注射液、补中益气汤、灵芝孢子粉、健脾益气丸、人参益荣汤等，药物的剂型、服用的方法各异,中药治疗强调辨证施治,"一人一方",因此临床应用过程中患者应遵医嘱使用中药治疗 CRF。

4. 健康教育

癌因性疲乏患者的健康教育内容应包括 CRF 的评估方法、影响因素、干预措施等方面的内容;在制订健康教育方案时,应结合导致和加重患者 CRF 的因素,考虑患者自身的情况,如是否存在运动疗法的禁忌证等,制订个性化的健康教育方案,以期帮助患者有效管理自身的癌因性疲乏。健康教育的内容可包括以下几点。

(1) 教会患者 CRF 自我评估的方法。

(2) 向患者解释疲乏的概念、原因、表现形式和可能的后果。

(3) 介绍有关疲乏的干预措施,如运动、劳逸结合、将日常活动优先排序并降低活动强度、饮食、放松训练、分散注意力(阅读、做游戏)、改善睡眠的措施、针对贫血相关疲乏的药物治疗。

(4) 对正在接受抗肿瘤治疗的患者,应告知患者由肿瘤治疗(如放疗、化疗、内分泌治疗等)引起的疲乏程度加重并不代表疾病程度的加重。

(5) 患者使用的药物中除化疗药物会导致或加重疲乏外,治疗心脏病的 β 受体阻滞剂(如美托洛尔)可引起患者心搏缓慢而间接导致或加重患者的疲乏。另外,阿片类药物、三环类抗抑郁药物(如丙米嗪)、抗组胺类药物(如异丙嗪)等具有一定镇静作用的药物,也会加重疲乏的程度,但此时疲乏程度的加重并不代表疾病程度的加重。

(田　利)

第二节　癌性疼痛及护理

疼痛是最常见的肿瘤相关症状之一。疼痛或癌症相关性疼痛与非恶性肿瘤相关性疼痛对患者的影响有所不同。Meta 分析显示,53% 的癌症患者经历过疼痛,而正在接受治疗的癌症患者疼痛发生率为 59%,晚期或转移癌症患者的疼痛发生率为 64%。即使在癌症治愈患者中,仍有 33% 的患者存在与癌症或治疗相关的慢性疼痛。此外,这是患者最恐惧的症状之一。如果疼痛得不到缓解,将令患者感到不适,并极大地影响他们的生活、与家人和朋友的交往,以及整体生活质量。肿瘤学中越来越多的证据表明,生活质量和生存与早期有效的姑息治疗相关,包括疼痛管理。尽管目前有所改善,但疼痛的治疗仍然是癌症患者中的一个重要问题。

疼痛缓解的重要性以及有效治疗的实用性,要求医师和护士必须熟悉癌痛的评估和治疗。这需要对下列内容非常熟悉:癌痛的发病机理和原因;疼痛评估技术;实施合理镇痛治疗、护理以及癌痛治疗护理相关的药理学、麻醉学和行为干预。

一、疼痛的定义和癌痛管理目标

1985 年美国疼痛学会提出疼痛是继心率、血压、脉搏和呼吸之后的第五大生命体征,疼痛越来越受到临床的重视和关注。国际疼痛研究协会(International Association for the Study of Pain,IASP)将疼痛(pain)定义为"组织损伤或潜在的组织损伤引起的不愉快的多维的感觉和情感体验,或对这种损伤相关的描述"。NCCN《成人癌痛临床实践指南(2016 年第 1 版)》也随之做出相应的更新。2016 年 10 月,IASP 对疼痛的定义再次进行了更新,将其定义为"疼痛是一种与实际的或潜在的组织损伤,或与这种损伤的描述有关的一种令人不愉快的感觉和情感体验,包括了感觉、情感、认知和社会成分的痛苦体验"。因此癌痛的用药和管理也必须是全方位的管理,需涉及生理、心理和社会各个层面。

2018 年 NCCN 更新的《成人癌痛临床实践指南》中强调疼痛管理应达到"5A"目标,即优化镇痛(optimize Analgesia)、优化日常生活(optimize Activities of daily living)、使药物不良反应最小化(minimize Adverse effects)、避免不恰当给药(avoid Aberrant drug taking)和重视疼痛与情绪间的关系(Affect)。

二、癌性疼痛的发生机制和原因

(一) 癌性疼痛的发生机制

癌性疼痛主要是由肿瘤损伤或刺激躯体、内脏组织痛觉感受器或破坏神经结构引起的,各种抗肿瘤治疗(如手术、放疗或化疗等)和伴随疾病也可导致疼痛。癌痛相关的伤害性机械或化学刺激经外周的伤害感受器转化成初级传入纤维的电信号,电信号产生的动作电位传输到背根神经节的细胞体,然后到脊髓背角。伤害性信号通过突触连接中继到第二和第三神经元,然后传递给大脑,从而产生疼痛的感知。

恶性肿瘤病灶通常由高代谢活性和快速分裂的异常细胞组成,当癌细胞代谢的需求超过可利用的营养和氧气时,可导致肿瘤坏死,特别是在正在膨胀生长瘤体的中心位置,这促进癌细胞分泌一系列的诱导疼痛的化学介质到肿瘤周围,包括白细胞介素、肿瘤坏死因子 α 和神经生长因子;此外,肿瘤还可引发局部炎症反应导致巨噬细胞和淋巴细胞包绕肿瘤,巨噬细胞和淋巴细胞同样可分泌诱导疼痛的化学介质。

这些因素使肿瘤周围间质环境产生变化,形成一种敏化外周神经的间质环境;同时疼痛诱导物质如 H^+、K^+、组胺、三磷酸腺苷、缓激肽、白细胞介素、前列腺素和白三烯作用在敏化的外周神经末梢,参与调节外周神经敏化这个过程;局部炎症水肿进一步阻碍了氧气和营养物质从血管转移到间质,加剧间质环境的变化。肿瘤还可能对神经末梢或轴突产生直接的压迫作用以及影响到神经滋养血管的供血,从而导致对疼痛纤维受体的机械性刺激或损伤,甚至引起神经病理性重塑。对神经组织的直接损伤还可引起周围钠通道、钙通道和受体的聚集,导致外周、中枢或两者的敏化,这导致了动作电位的阈值降低、自发放电、脱髓鞘病变、神经突触串扰和脊髓背角的 N - 甲基- D - 天冬氨酸(NMDA)受体的激活,从而导致整个感觉神经系统的敏感性增加。

在外周游离神经末梢 Aδ 和 C 纤维上的特定感受器可转化有害机械和化学刺激成为电信号,Aδ 纤维传导定位良好的锐痛,而弥漫性钝痛则由 C 纤维传导。感觉神经末梢产生的电信号传导至脊髓背角层面,经过它的调节(兴奋或抑制),再经脊髓丘脑索和脊髓侧索投射到丘脑和其他脊髓上行结构,最终在大脑皮质产生痛觉。脊髓丘脑索通路终止在丘脑,再由丘脑传送到感觉中枢,最终形成了具体的疼痛痛觉(包括疼痛的位置、疼痛的性质等);脊髓侧索通道与腹内侧下丘脑、岛叶、杏仁核、前扣带和内侧前额叶皮质之间有连接,在这里主要形成了疼痛体验的认知-情感部分,传递"不愉快"和其他情绪体验。

重塑是神经系统对损伤造成功能障碍的一种反应。它可能是疼痛体验中一些特殊症状的病理生理原因。这些症状包括对有害刺激的感受野扩大,疼痛感受的强度增强(疼痛过敏);对正常无害的刺激产生疼痛的感觉(痛觉超敏);在没有外部的疼痛刺激下产生自发性疼痛。

(二) 癌性疼痛的原因

癌性疼痛的病因多为混合性的,常常有肿瘤因素,又有诊疗因素,炎症也可参与其中,社会心理因素又加重了疼痛。

（1）癌症浸润和压迫引起的疼痛占 70%～80%。癌组织直接压迫神经和邻近组织,引起周围组织的缺血、坏死;癌细胞浸润到淋巴组织产生炎症和化学致痛物质如组胺、5-羟色胺、缓激肽和前列腺素等;癌细胞转移到骨组织可导致骨痛;侵入内脏和血管引起脏器梗阻、血管闭塞和组织水肿;刺激和牵拉胸膜壁、血管壁和内脏包膜也可导致疼痛。

（2）癌症诊断治疗所致疼痛占 10%～20%。诊断需要进行的各类穿刺活检,诊断结肠癌需要进行纤维结肠镜检查,这些有创性诊断性检查均可带来组织损伤和疼痛。手术带来的疼痛,包括根治性胃大部切除术治疗胃癌所致的急性创伤疼痛和开胸手术中损伤肋间神经后带来的持续性疼痛等;放射性皮炎、放射性肺纤维化、放疗后局部组织纤维化所引起的神经压迫性疼痛,进行内照射的治疗操作和接受放疗摆位同样可能会引起患者疼痛;化学性静脉炎、化疗导致的骨骼肌疼痛、化疗相关性周围神经毒性、口腔黏膜炎、腹泻和化疗药物外渗等所致的疼痛。

（3）与癌症相关的疼痛占 10%。如肿瘤副综合征、营养不良所致压疮部位疼痛、肠梗阻所致腹部疼痛。

（4）心理社会因素癌症相关的痛苦、抑郁及其他情绪障碍在癌症患者中相当常见。疼痛、疲乏及精神痛苦是癌症患者最常见的三大伴发症状。疼痛与抑郁之间有很明确的关系,研究提示抑郁症状的缓解对疼痛具有很强的缓解作用,有效控制癌痛患者的抑郁对于提高癌症相关性疼痛治疗的疗效是非常重要的。

三、癌性疼痛的分类

（一）按病理生理机制分类

1. 伤害感受性疼痛　包括躯体痛和内脏痛。皮肤或深层组织的伤害感受器被激活后可产生躯体痛,通常定位准确,常表现为钝痛、锐痛或压迫性疼痛,如癌转移引发的骨痛、手术后的伤口痛属于此种类型。胸部、腹部、骨盆的伤害感受器因肿瘤的浸润、压迫、扩张、牵拉而被活化引发的疼痛称为内脏痛,通常很难准确描述和定位,常表现为弥漫性疼痛和绞痛,还常伴有自主症状,如出汗、脸色苍白或心动过缓等。放射痛是内脏痛的特殊类型,因在脊髓水平,躯体和内脏伤害感受器的神经纤维相互交织而导致的。

2. 神经病理性疼痛　常因肿瘤压迫、浸润损伤了外周神经系统或中枢神经系统(脊髓或脑)所致。神经病理性疼痛常被表现为刺痛、烧灼样痛、放电样痛、枪击样疼痛、麻木痛、麻刺痛、枪击样疼痛。幻觉痛、中枢性坠、胀痛,常合并自发性疼痛、触诱发痛、痛觉过敏和痛觉超敏。导致神经病理性疼痛的特殊原因包括化疗(如长春新碱、铂类化疗药);神经根被肿瘤侵犯;肿瘤或治疗(如放疗)导致神经根或神经丛病变受损等相关性并发症。

（二）按疼痛持续时间分类

1. 急性疼痛　常由组织损伤导致,表现为突然发作,随着组织修复,疼痛可以很快减轻直至完全缓解。急性疼痛并没有明确时长定义,但一般来说,急性疼痛可在 3～6 个月内恢复。常与癌症的创伤性诊断和治疗有关。

2. 慢性疼痛　通常是指持续存在的,甚至在损伤愈合后仍然持续存在的疼痛。当急性病变愈合后疼痛仍然持续存在超过 1 个月,或持续数月,或数月内反复发作,或病灶不可能好转或治愈,便成为慢性疼痛。急性疼痛之所以转为慢性疼痛,部分原因是与神经出现病理性重塑有关。慢性疼痛通常是多因素造成的,因此需要多学科治疗。

3. 暴发痛　突然发生的剧烈疼痛,持续较短的时间。常发生在某些特定情况,如进食后、某些姿势、活动或长时间站立后,发生突然而且间断发生。即使正确的服用镇痛药物,一日内也可能发生数次暴发痛。

四、癌性疼痛的筛查与评估

(一) 癌性疼痛筛查流程

根据 NCCN《成人癌痛临床实践指南(2019 年第 1 版)》,对癌痛的筛查和评估应作为常规在门诊和住院患者中进行,遵循以下流程,见图 9-1。

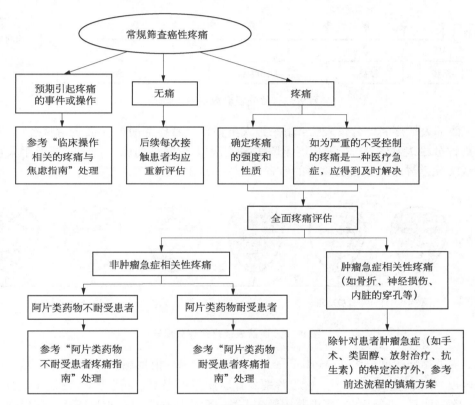

图 9-1　癌性疼痛筛查流程图

(二) 癌性疼痛评估的原则

国家卫健委印发的《癌症疼痛诊疗规范(2018 版)》指出:癌症疼痛评估应当遵循"常规、量化、全面、动态"评估的原则。癌痛评估是合理、有效进行止痛治疗的前提。

1. 常规评估原则　癌痛常规评估是指医护人员主动询问癌症患者有无疼痛,常规评估疼痛病情,并进行相应的病历记录,一般情况下应当在患者入院后 8 小时内完成。对于有疼痛症状的癌症患者,应当将疼痛评估列入护理常规监测和记录的内容。疼痛常规评估应当鉴别疼痛暴发性发作的原因,如需要特殊处理的病理性骨折、脑转移、感染以及肠梗阻等急症所致的疼痛。

2. 量化评估原则　癌痛量化评估是指使用疼痛程度评估量表等量化标准来评估患者疼痛主观感受程度,需要患者密切配合。量化评估应当在患者入院后 8 小时内完成。癌痛量化评估通常使用数字分级法(NRS)、面部表情评估量表法及主诉疼痛程度分级法(VRS)三种方法。

(1) 数字分级法(numeric rating scale,NRS):使用《疼痛程度数字评估量表》(图9-2)对患者疼痛程度进行评估。将疼痛程度用0~10依次表示,0表示无疼痛,10表示最剧烈的疼痛。交由患者自己选择一个最能代表自身疼痛程度的数字,或由医护人员询问患者:您的疼痛有多严重? 由医护人员根据患者对疼痛的描述选择相应的数字。按照疼痛对应的数字将疼痛程度分为:轻度疼痛(1~3),中度疼痛(4~6),重度疼痛(7~10)。2019年NCCN指南(第1版)将疼痛程度的分级更新为轻度疼痛(1~3),中度疼痛(4~7),重度疼痛(8~10)。

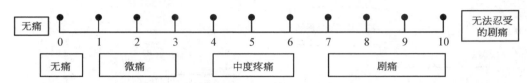

图9-2　疼痛程度数字评估量表

(2) 面部表情疼痛评分量表法:由医护人员根据患者疼痛时的面部表情状态,对照《面部表情疼痛评分量表》(图9-3)进行疼痛评估,适用于表达困难的患者,如儿童、老年人,以及存在语言或文化差异或其他交流障碍的患者。

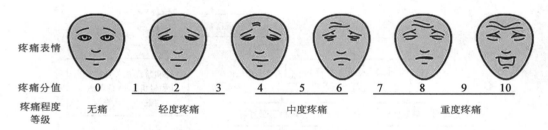

图9-3　面部表情疼痛评分量表

(3) 主诉疼痛程度分级法(verbal rating scale,VRS):根据患者对疼痛的主诉,将疼痛程度分为轻度、中度、重度三类。① 轻度疼痛:有疼痛但可忍受,生活正常,睡眠无干扰。② 中度疼痛:疼痛明显,不能忍受,要求服用镇痛药物,睡眠受干扰。③ 重度疼痛:疼痛剧烈,不能忍受,需用镇痛药物,睡眠受严重干扰,可伴自主神经紊乱或被动体位。

3. 全面评估原则　癌痛全面评估是指对癌症患者的疼痛及相关病情进行全面评估,包括疼痛病因和类型(躯体性、内脏性或神经病理性)、疼痛发作情况(疼痛的部位、性质、程度、加重或减轻的因素)、止痛治疗情况、重要器官功能情况、心理精神情况、家庭及社会支持情况,以及既往史(如精神病史、药物滥用史)等。应当在患者入院后8小时内进行首次评估,并且在24小时内进行全面评估,在治疗过程中,应实施及时、动态评估。

癌痛全面评估通常使用《简明疼痛评估量表(BPI)》(表9-2),评估疼痛及其对患者情绪、睡眠、活动能力、食欲、日常生活、行走能力以及与他人交往等生活质量的影响。应当重视和鼓励患者表达对止痛治疗的需求和顾虑,并且根据患者病情和意愿,制订患者功能和生活质量最优化目标,进行个体化的疼痛治疗。

4. 动态评估原则　癌痛动态评估是指持续性、动态地监测、评估癌痛患者的疼痛症状及

表 9-2　简明疼痛评估量表(BPI)

患者姓名：＿＿＿＿＿　病案号：＿＿＿＿＿　诊断：＿＿＿＿＿
评估时间：＿＿＿＿＿　评估医师：＿＿＿＿＿

1. 大多数人一生中都有过疼痛经历(如轻微头痛、扭伤后痛、牙痛)。除这些常见的疼痛外,现在您是否还感到有别的类型的疼痛？　　(1) 是　　(2) 否
2. 请您在下图中标出您的疼痛部位,并在疼痛最剧烈的部位以"×"标出

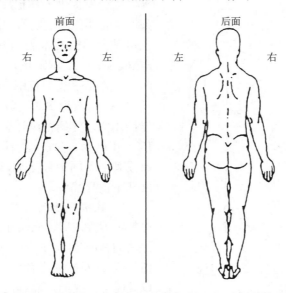

前面　　　　　　　　　　　后面
右　　　左　　　左　　　右

3. 请选择下面的一个数字,以表示过去 24 小时内您疼痛最剧烈的程度
   (不痛)0　1　2　3　4　5　6　7　8　9　10(最剧烈)
4. 请选择下面的一个数字,以表示过去 24 小时内您疼痛最轻微的程度
   (不痛)0　1　2　3　4　5　6　7　8　9　10(最剧烈)
5. 请选择下面的一个数字,以表示过去 24 小时内您疼痛的平均程度
   (不痛)0　1　2　3　4　5　6　7　8　9　10(最剧烈)
6. 请选择下面的一个数字,以表示您目前的疼痛程度
   (不痛)0　1　2　3　4　5　6　7　8　9　10(最剧烈)
7. 您希望接受何种药物或治疗控制您的疼痛

8. 在过去的 24 小时内,由于药物或治疗的作用,您的疼痛缓解了多少？请选择下面的一个百分数,以表示疼痛缓解的程度
   (无缓解)0　10%　20%　30%　40%　50%　60%　70%　80%　90%　100%(完全缓解)
9. 请选择下面的一个数字,以表示过去 24 小时内疼痛对您的影响
   (1) 对日常生活的影响
   　　(无影响)0　1　2　3　4　5　6　7　8　9　10(完全影响)
   (2) 对情绪的影响
   　　(无影响)0　1　2　3　4　5　6　7　8　9　10(完全影响)
   (3) 对行走能力的影响
   　　(无影响)0　1　2　3　4　5　6　7　8　9　10(完全影响)
   (4) 对日常工作的影响(包括外出工作和家务劳动)
   　　(无影响)0　1　2　3　4　5　6　7　8　9　10(完全影响)
   (5) 对与他人关系的影响
   　　(无影响)0　1　2　3　4　5　6　7　8　9　10(完全影响)
   (6) 对睡眠的影响
   　　(无影响)0　1　2　3　4　5　6　7　8　9　10(完全影响)
   (7) 对生活兴趣的影响
   　　(无影响)0　1　2　3　4　5　6　7　8　9　10(完全影响)

变化情况,包括疼痛病因、部位、性质、程度变化情况、暴发性疼痛发作情况、疼痛减轻和加重因素、止痛治疗的效果以及不良反应等。动态评估对于药物止痛治疗中的剂量滴定尤为重要。在止痛治疗期间,应当及时记录用药种类、剂量滴定、疼痛程度及病情变化。

(三)癌性疼痛评估的内容

1. 疼痛部位和范围的评估　了解癌痛发生的部位及范围,有无放射性疼痛及牵扯性疼痛

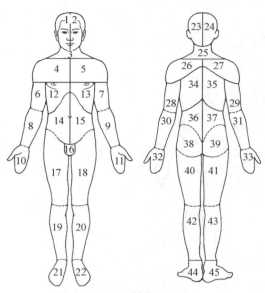

图 9-4　45 区体表面积评分法

等。给患者提供人体正反面线条图,请患者在感到疼痛的部位画上阴影,并在最痛的部位画"×"。也可使用 45 区体表面积评分法(45 bodyareas rating scale,BARS 45)。此法在评估疼痛强度的同时评估疼痛的范围,评估时将人的体表分为 45 个区,前面为 22 个区,背面为 23 个区,与计算烧伤相似。疼痛范围让患者自己标明,每个区为 1 分,不标为 0 分。疼痛强度在各区用绿、红、蓝、黑或其他不同记号标明,分别代表无痛、轻度、中度和重度疼痛(图 9-4)。

2. 疼痛强度的评估　癌痛轻度评估首选以患者主诉为依据。癌痛强度评估作为筛查和全面评估的一部分,至少应包括当前疼痛强度,重点评估最近 24 小时内患者最严重和最轻的疼痛程度,以及通常情况的疼痛程度。让患者进行自我疼痛强度的评估时,应考虑患者的情绪和认知功能状况。

3. 疼痛发作的时间及频率　由于疼痛治疗策略的不同,癌痛评估过程中应了解疼痛发作时间及频率,是持续性疼痛、周期性疼痛、间断发作性疼痛还是突发性疼痛。如果患者的疼痛表现为慢性持续性疼痛与发作性突发性疼痛两者兼有,应在使用长效镇痛药物持续给药的同时,备用短效即释性镇痛药,以利于充分缓解疼痛。

4. 疼痛性质的评估　熟悉疼痛的性质对于确定诊断及治疗方式极为重要。疼痛性质通常能反映其生理病理改变,如躯体感受伤害的疼痛特征是精确定位,主诉为刺痛、锐痛、跳痛、钻痛、刀割样、搏动性和压迫样疼痛,常由手术或骨转移引起。内脏器官感受伤害的特征是往往疼痛更加弥散,表现为挤压痉挛样疼痛、绞痛、胀痛、牵拉痛、钝痛、酸痛和游走性痛等,常发生于胸腹部内脏器官受到挤压、侵犯或牵拉后。神经病理性疼痛是由外周或中枢神经系统遭受伤害导致的。这种类型的疼痛可形容为烧灼痛、麻刺痛、刀割样痛或电击样疼痛。神经病理性疼痛的范例包括椎管狭窄或糖尿病神经病变引起的疼痛,或作为化疗(如长春新碱)或放疗的不良反应。

5. 疼痛伴随症状　各种疼痛性疾病都有其各自的伴随症状。几乎每个剧烈疼痛患者均伴有烦躁不安、心率增速、呼吸加快、瞳孔缩小等交感神经兴奋的症状;常见的伴随症状还有疼痛伴有发热,提示感染性疾病或为癌性发热。

6. 癌性疼痛对心理情绪及生活质量的影响　癌性疼痛通常存在不同程度的恐惧、愤怒、抑郁、焦虑和孤独等心理障碍。中、重度疼痛会干扰和影响患者的生活质量。睡眠障碍和抑郁是疼痛对生活质量最常见的影响。因此,在疼痛评估的同时,还应评估癌痛对患者生活质量的影响,包括对生理、心理、精神、社会活动等多方面的影响。

7. 癌性疼痛相关治疗史　详细了解患者止痛治疗的用药情况,包括镇痛用药的种类、药物剂型、药物剂量、给药途径、用药间隔、止痛治疗效果及不良反应等。

8. 疼痛控制效果的评估

(1) 可用之前疼痛程度评估工具对目前的疼痛处理效果进行动态评估。

(2) 四级法评估:① 完全缓解(CR):疼痛完全消失;② 部分缓解(PP):疼痛明显减轻,睡眠基本不受干扰,能正常生活;③ 轻度缓解(MR):疼痛有些减轻,但仍感到明显疼痛,睡眠、生活仍受干扰;④ 无效(NR):疼痛无减轻感。

(3) 百分比量表:从 0~100%,0 为无缓解,100% 为完全缓解。

(四) 癌性疼痛评估方法及工具的选择

1. 视觉模拟评分法(visual analogue scale,VAS)　目前临床上最常用的疼痛程度定量方法,即在纸上画一条 10 cm 的长线,两端分别标明“0”和“10”的字样。“0”代表无痛,“10”代表最剧烈的疼痛。让患者根据自己所感受的疼痛程度,在直线上标记出相应的位置,然后用尺量出起点至标记点的距离(用 cm 表示),即为评分值,评分值越高表示疼痛程度越重。该方法的优点是敏感度较强,但标尺刻度较为抽象,易导致评估的结果出现一定程度的偏差。

2. 语言描述评分法(verbal rating scale,VRS)　患者用语言描述自己疼痛感受的程度,一般将疼痛分 4 级。0 级为无痛;1 级为轻度疼痛:有疼痛但可忍受,生活正常,睡眠无干扰;2 级为中度疼痛:疼痛明显,不能忍受,要求服用镇痛药物,睡眠受干扰;3 级为重度疼痛:疼痛剧烈,不能忍受,需用镇痛药物,睡眠受严重干扰,可伴自主神经紊乱或被动体位。1 级和 2 级以能否忍受疼痛和是否要求运用镇痛药物为界。该方法优点是清晰,涉及睡眠等生活质量,缺点是烦琐,不直观,受文化基础、语言交流等因素影响。

3. 数字评分法(numeric rating scale,NRS)　用 0~10 这 11 个数字描述疼痛强度,0 为无痛,10 为剧烈疼痛(图 9-2)。让患者根据自己的实际疼痛情况圈出一个最能代表其疼痛的数字。此方法利于评估疼痛的控制效果,适用于文化程度较高的患者。但缺点是该方法评判疼痛的主观性太强,对于 10 分的程度,因个体的感受与理解力不同,对分值的划分各不相同。因此,有研究显示,结合运用 VRS 和 NRS 两种评估方法,可较好地为癌痛患者三阶梯治疗提供依据。

若要求评估更加精细,可用 101 点数字评分法,1 根直尺上有从 0 开始到 100 共 101 个点,0 点为无疼痛,100 为最剧烈疼痛。

对于那些无法理解数字的儿童和老年人,可应用疼痛脸部表情量表更合适,即按脸谱从全无疼痛到最剧烈疼痛的 6 个脸谱,依次为 0~5 级,相对应于数字评分法的 0~10 分(图 9-3)。

4. 长海痛尺评分法　结合了数字评分法和简易疼痛分级法,有数字描述又有文字理解,将疼痛用 0~10 分的刻度来描述疼痛的分级。护士在运用过程中,对患者的宣教及操作比较简单容易,在临床较为广泛的应用(图 9-5)。

5. 行为等级测定法(behavioral rating scale,BRS)　六点行为评分法(the 6 point behavioral rating scale,BRS6)将疼痛分 6 级:无疼痛;有疼痛但可被忽视;有疼痛,无法忽视,但不干扰日常生活;有疼痛,干扰注意力;有疼痛,所有日常生活都受影响,但能完成基本生理需要,如进食和排便等;存在剧烈疼痛,需休息或卧床休息。用行为改变参与评分有一定客观性,每级为 1 分,从 0~5 分。

对于外科手术后患者疼痛程度可用 WHO 推荐的 4 级疼痛行为测定法。即无痛:患者咳

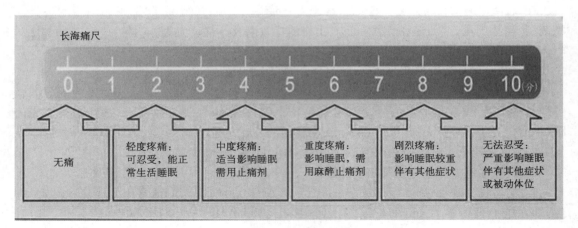

图 9-5 长海痛尺评分法

嗽时切口无痛;轻度疼痛:轻度可忍受的疼痛,能正常生活,睡眠基本不受干扰,咳嗽时感到切口轻度疼痛,但仍能有效咳嗽;中度疼痛:中度持续的剧烈疼痛,睡眠受干扰,需用镇痛药,不敢咳嗽,怕轻微振动,切口中度疼痛;重度疼痛:持续剧烈疼痛,睡眠受到严重干扰,需用镇痛药物治疗。

6. McGill 多因素疼痛调查表(McGill pain questionnaire,MPQ) 由 78 个描述疼痛的形容词组成,分 20 个组,每组 2~6 个词。描述疼痛的形容词按强度递增方式排列。第 1~10 组为时间、空间、温度、压力和其他性质描述疼痛感觉类形容词;第 11~15 组为紧张、恐惧和自主神经系统反应性质描述情感类词汇;第 16 组为描述主观疼痛强度的评定词;第 17~20 组为不分类词汇。患者需要根据自己疼痛的性质和情感的反应从每一类词中挑选一个,最后将所挑选的词进行分值累计,计算出该项的得分,总分为 4 项分值的合计。结果表明这种问卷能反映感觉特征,且能将情绪和感觉有机结合,如急性疼痛患者倾向于使用更多的感觉类词汇,慢性疼痛患者更多地使用影响、反应等词汇。MPQ 为评价疼痛的感觉、疼痛的影响及疼痛的评价方面提供了方法学的新思想。但由于该问卷项目较多,临床上提倡使用其简易版,即简易 McGill 疼痛问卷(short form McGill pain questionnaire,SFMPQ)。得分包括:① 痛躯体感觉均分;② 痛情感反应均分;③ 综合均分。第 1~11 组总分除以 11 即为痛躯体感觉均分。第 12~15 组总分除以 4 为痛情感反应均分。第 1~15 组总分除以 15 为综合均分。SFMPQ 如表 9-3 所示。

表 9-3 简易 McGill 疼痛问卷

描　　述	无痛 0	轻度 1	中度 2	重度 3
(1) 阵痛(throbbing)				
(2) 针刺痛(shooting)				
(3) 刺痛(stabbing)				
(4) 锐痛(pricking)				
(5) 绞痛(cramping)				
(6) 咬痛(gnawing)				
(7) 烧灼痛(hot/burning)				

（续　表）

描　　述	无痛 0	轻度 1	中度 2	重度 3
（8）激惹痛（aching）				
（9）沉重感（heavy）				
（10）脆弱感（tender）				
（11）撕裂痛（splitting）				
（12）疲乏耗竭感（tiring-exhausting）				
（13）令人恶心（sickening）				
（14）恐惧（fearful）				
（15）惩处而残酷的（punishing-cruel）				

7. 术后疼痛 Prince - Henry 评分　主要适用于开胸和腹部手术后疼痛强度的测定。评分方法如下：0 分，咳嗽时无痛；1 分，咳嗽时有疼痛发生；2 分，深呼吸时即有疼痛发生，而安静时无痛；3 分，静息状态下即有疼痛，但较轻可以忍受；4 分，静息状态下有剧烈疼痛，难以忍受。

8. Johnson 二成分量表　主要能够根据对疼痛的感觉辨别成分和对疼痛的反应成分两方面评估。感觉辨别成分指身体上感觉的疼痛程度，反应成分是指由疼痛感觉带来的痛苦或困扰（图 9 - 6）。

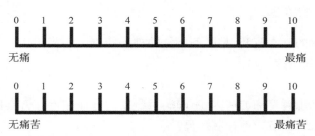

图 9 - 6　Johnson 二成分量表

9. 疼痛-时间曲线下面积及累计疼痛强度　在 VRS 或 VAS 疼痛强度评分的基础上，每隔 2 小时、4 小时，或 1 小时、0.5 小时评分 1 次，每 24 小时为一个单元。然后以痛强度为纵坐标，时间为横坐标绘制出疼痛时间曲线，计算出曲线下面积即为 24 小时累积疼痛强度。也可简化为以每一疼痛强度乘以持续时间，计算出 24 小时代数和。

10. 程度积分法　1 分：轻痛，不影响睡眠及食欲；2.5 分：困扰痛，疼痛反复发作，有痛苦表情，痛时中断工作，并影响食欲、睡眠；5 分：疲惫痛，持续疼痛，表情痛苦；7.5 分：难忍痛，疼痛明显，勉强坚持，有显著痛苦表情；10 分：剧烈痛，剧痛难忍，伴情绪、体位的变化、呻吟或喊叫、脉搏和呼吸加快、面色苍白、多汗、血压下降。总分＝疼痛分×疼痛小时/天疗效评定：显效，总分下降 50% 以上；有效，总分下降 50% 或以下；无效，总分无下降。

11. 神经病理性疼痛的筛查　神经病理性疼痛可能是急性诊断和/或干预手段直接损伤神经的结果，慢性神经病理性疼痛是由肿瘤本身和/或治疗手段（如化疗）所致，因此对神经病理性疼痛的认识非常重要，需要采用不同的策略才能使其有效的缓解。2017 年《上海专家共识》推荐使用 ID 疼痛量表进行自测或筛查（表 9 - 4）。ID 疼痛量表是患者对疼痛病程、程度、分布、类型进行自评的神经病理性疼痛诊断脸部，完全由患者自评，有助于准确筛选出神经病理性疼痛。前5个问题回答"是"记＋1分,最后一个问题"疼痛是否局限于关节"回答"是"记－1分,回答"否"不记分。最高分为5分,最低分为－1分。ID疼痛量表作为患者自测量表在疼痛治疗中应用,可增强患者对神经病理性疼痛的防范意识,促进患者与医护人员的交流。

　　－1～0分:基本排除诊断为神经病理性疼痛。

　　1分:不完全排除诊断为神经病理性疼痛。

　　2～3分:考虑诊断神经病理性疼痛。

　　4～5分:高度考虑诊断神经病理性疼痛。

表9-4　ID疼痛量表

自　测　题	评　分	
	是	否
您是否出现针刺样疼痛?	1	0
您是否出现烧灼样疼痛?	1	0
您是否出现麻木感?	1	0
您是否出现触电样疼痛?	1	0
您的疼痛是否会因为衣服或床单的触碰而加剧?	1	0
您的疼痛是否只出现在关节部位?	－1	0

五、癌性疼痛的管理

　　摆脱疼痛是患者的基本权利,是医务人员的神圣职责。癌痛治疗的方法主要包括病因治疗、药物治疗及非药物治疗。

　　(一)病因治疗

　　在治疗前要明确患者疼痛的病因,不同病因所致的疼痛在治疗方案的选择上可能截然不同,准确的诊断可以及时、有效地控制疼痛。

　　1. 肿瘤相关性疼痛　因肿瘤直接侵犯压迫局部组织,肿瘤转移累及骨等组织所致。对放化疗敏感的肿瘤类型(如小细胞肺癌),抗肿瘤治疗可以使肿块缩小,从而改善压迫症状。骨转移等所致的疼痛可以通过放疗、化疗、局部介入治疗等起到止痛作用。脑转移、硬膜外转移、软脑膜转移等可引起头痛、局部胀痛等症状,可通过放疗、手术、脱水、激素等治疗改善疼痛。

　　2. 抗肿瘤治疗相关性疼痛　常见于手术、创伤性检查操作、放疗、化疗治疗后产生的。掌握治疗适应证,规范检查操作等可以减少疼痛的发生及减轻疼痛的症状,这类疼痛通常是暂时性的,对症治疗后可逐渐缓解。

　　3. 非肿瘤因素性疼痛　包括其他合并症、并发症,如并发感染、内脏器官梗阻或穿孔等非肿瘤因素所致的疼痛,通过手术、抗感染治疗等病因治疗后可改善。

　　(二)药物治疗

　　WHO三阶梯镇痛给药原则:WHO三阶梯癌痛治疗方案是一个国际上已被广泛接受的癌痛药物治疗方法,只要正确遵循该方案的基本原则,90%的癌痛都能得到很好的控制。基本原则是:① 口服给药;② 按阶梯给药;③ 按时服药;④ 个体化给药;⑤ 注意具体细节。

　　1. 口服给药　为确保达到有效的镇痛效果,应使用创伤性最低、最简便和最安全的给药方式。口服给药是癌痛治疗的首选途径,简单、经济、血药浓度稳定、患者依从性高、便于长期用药,较少引起医源性感染。对无法吞咽或有阿片类药物肠道吸收障碍的患者,可用其他给药途径,如舌下含服、直肠给药、透皮贴剂、皮下或静脉给药、患者自控止痛治疗等。与口服或经皮给药相比,胃肠外给予阿片类药物可迅速达到有效血药浓度。快速镇痛应静脉给药,因为从注射到起效的滞后时间短(镇痛作用15分钟达峰值),而口服时起效的滞后时间很长(镇痛作用60分钟达峰值)。

2. 按阶梯给药

(1)第一阶梯(轻度疼痛):推荐使用非阿片类药物±辅助药物,非甾体类抗炎药(nonsteroidal anti-inflammatory drug,NSAID)和对乙酰氨基酚是第一阶梯的主要药物。NSAID的代表药物有阿司匹林、塞来昔布、布洛芬、吲哚美辛、双氯芬酸、萘普生等。因与阿片类药物作用机制不同,可作为中、重度疼痛的联合用药,增加止痛效果。

NSAID和对乙酰氨基酚对轻度疼痛疗效肯定,但都有"天花板效应"(表9-5),即达到一定剂量后,增加剂量止痛效果不再增加,反而增加毒性限制了止痛的疗效。

表9-5　非阿片类药物的常用剂量和日限量

药　名	剂　　量	日　限　量
对乙酰氨基酚	650 mg,Q4 h或1 g,Q6 h	2 g
布洛芬	400 mg,每日4次	3 200 mg
酮铬酸	15～30 mg,Q6 h	小于5日
吲哚美辛	50 mg,每日3次	150 mg
双氯芬酸	25～50 mg,每日3次	150 mg
阿司匹林	500～1 000 mg,Q4 h/Q6 h	6 g
萘普生	220～500 mg,每日2～3次	1 500 mg

(2)第二阶梯(中度疼痛):使用弱阿片类药物±非阿片类药物±辅助药物,弱阿片类药物主要代表性药物是可待因、曲马多等。可待因本身无镇痛作用,其代谢为吗啡或吗啡-6-葡糖苷酸方能起到镇痛作用。因此,在10%～30%的无效代谢个体中,可待因无镇痛作用。曲马多为弱阿片受体激动剂,对去甲肾上腺素和5-羟色胺再摄取也有抑制作用,大剂量曲马多会引起5-羟色胺综合征,表现为精神状态的改变(焦虑、谵妄、困倦、坐立不安等),自主功能的改变(出汗、高热、高血压、心动过速、呕吐、腹泻等)及神经肌肉的改变(反射亢进、眼球阵挛、肌肉僵直、颤抖和巴宾斯基征等)。可待因和曲马多都有"天花板效应",曲马多每日最大剂量400 mg,老年患者(≥75岁)或伴有肝肾功能障碍的患者,每日最大用药剂量更低。可待因每日不能超过360 mg。

由于弱阿片类药物的剂量限制以及本身代谢、不良反应等因素,目前弱阿片类药物的第二阶梯用药已被弱化。2012年欧洲姑息协会(European Association for Palliative Care,EAPC)和欧洲临床肿瘤学会(European Society for Medical Oncology,ESMO)发布的癌症疼痛指南均指出:可以考虑低剂量强阿片药物(如吗啡或羟考酮)可作为弱阿片类药物的替代药物,并界定了羟考酮(≤20 mg/d),吗啡(≤30 mg/d),氢吗啡酮(≤4 mg/d)为第二阶梯阿片类药物。

(3)第三阶梯(重度疼痛)推荐使用强阿片类药物±非阿片类药物±辅助药物,慢性癌性疼痛推荐选择阿片类受体激动剂,代表药物有吗啡即释片、吗啡缓释片、羟考酮缓释片、芬太尼透明贴剂、美沙酮等。在用药方面将患者分为阿片类未耐受和耐受两类,根据 FDA 的规定,阿片类药物耐受患者是指服用至少以下剂量药物者:口服吗啡 60 mg/d,芬太尼透皮贴剂 25 μg/h,口服羟考酮 30 mg/d,口服氢吗啡酮 8 mg/d,口服羟吗啡酮 25 mg/d,或等效剂量其他阿片类药物,持续 1 周或更长时间。不符合上述阿片类药物耐受定义或未使用过阿片类药物的患者为阿片类药物未耐受,这类患者应该初始接受短效阿片类药物进行个体化滴定,后期考虑进行长效阿片类药物的转换,而不是初始就开始使用长效阿片类药物(如芬太尼透皮贴剂等)。强阿片类药物无"天花板效应",即强阿片类药物在治疗慢性癌性疼痛时,根据病情和患者耐受情况决定剂量,不受药典中极量的限制。

(4)辅助用药:辅助用药应始终贯穿于整个"三阶梯方案"的治疗中。辅助用药的目的和药物有两类:① 增强阿片药物的镇痛效果,消除因疼痛带来的焦虑、抑郁和烦躁等精神症状,包括安定类药物如地西泮、三唑仑;抗抑郁药物如阿米替林;抗痉挛药物如卡马西平、苯妥英钠等,这些药物有轻度镇痛作用,主要用其调节患者精神状态,改善睡眠和提高生活质量的作用。② 针对性预防或减轻各种镇痛药物的不良反应,包括胃黏膜保护剂、胃肠动力药物和通便缓泻药等,可避免过早出现的镇痛药物的不良反应,如恶心、呕吐、便秘等,严重不良反应的出现可妨碍"三阶梯"的顺利进行,有时会被迫中断治疗。因此,应从癌痛治疗一开始,就特别重视辅助用药,可列为常规用药,使患者顺利接受并完成"三阶梯"治疗。

不推荐用于控制癌痛的药物有哌替啶、丙氧氨酚,因其代谢产物去甲哌替啶、去甲丙氧氨酚有中枢神经毒性,长期用药会引起中枢神经毒性。混合激动-拮抗剂如喷他佐辛、纳布啡、地佐辛、布托啡诺等治疗癌痛的作用有限,不推荐使用,也不应与阿片类激动剂联合应用。对阿片类药物依赖的患者,将一种激动剂转换成一种混合激动-拮抗剂容易引起戒断症状。

3. 按时给药　指按照药物的半衰期及作用时间,定时给药,目的是使疼痛得到持续的缓解。按时给药有助于维持稳定、有效的血药浓度。目前在临床实践中广泛使用的镇痛药给药方式为:"按时""按需"和"患者自控镇痛"。"按时"给药是为了给慢性疼痛患者提供持续的疼痛缓解。对于接受"按时"给药方案的患者,还应将"解救剂量"作为后续治疗。对于无法通过常规"按时"给药缓解的疼痛,应该给予短效阿片类药物解救治疗。阿片类药物"按需"给药用于那些伴无痛间期的间歇性疼痛患者。"按需"方法也用于需要快速滴定剂量的患者。患者自控镇痛技术可以允许患者"一旦需要"即可自行推注阿片类药物(该装置的推注剂量通过医师设定的参数来控制)。

4. 个体化给药　个体化给药强调的是药物的合理选择,用药前充分疼痛评估,根据患者疼痛强度、性质,对生活质量的影响,用药既往史、对药物的耐受性、经济承受能力等,个体化选择药物,制订治疗方案。

5. 注意具体细节　对使用止痛药物的患者要注意监护,密切观察疗效及不良反应,对于不可避免的不良反应,如便秘等应进行预防性用药,使患者获得最佳疗效的同时不良反应最小,提高患者的生活质量。

NCCN《成人癌痛临床实践指南》对 WHO 三阶梯原则进行了更为细致的补充:第一,在开始使用阿片类药物治疗时,应尽量明确潜在的疼痛机制,并诊断是否存在疼痛综合征;第二,最佳镇痛药的选择取决于患者疼痛强度、现行的镇痛治疗以及伴随疾病,吗啡、氢吗啡酮、芬太尼与羟考酮是最常用的阿片类药物;第三,应该个体化确定阿片类药物的起始剂量、给药频率,并进行滴定,即在镇痛和不良反应之间获得平衡。滴定的 TIME 原则是:确定初始剂量(titrate,T),增加每日剂量(increase,I),处理暴发痛(manage,M),提高单次用药剂量

（elevate,E）。

（三）药物不良反应及处理

1. 非阿片类药物 NSAID有血液学毒性、肾毒性、胃肠道损伤及心血管等不良反应,对有肾脏、消化道或心脏毒性高危因素、血小板减少或血液系统疾病的患者,长期使用NSAID要格外小心。NCCN成人癌痛指南对作为第一阶梯止痛药物的NSAID的潜在器官毒性给予了更多关注：① 考虑到化疗药物对血液、肝脏、肾脏和心脏等器官的毒性,化疗期间使用NSAID止痛,其潜在毒性风险比阿片药物更高。相比而言,阿片类药物比NSAIDs更安全、有效。② 肝功能异常,如转氨酶大于正常上限的1.5倍时,停用NSAIDs。③ 使用NSAID时要定期检测肝功能,如AKP、LDH、ALT、AST等。④ 鉴于对乙酰氨基酚的肝脏毒性,FDA正在重新评估其最大剂量,所以临床应用时应谨慎选择剂量。⑤ 心脏病患者如正服用抗凝药物,如华法林或肝素,使用NSAID会增加出血风险。

2. 阿片类药物 除便秘外,阿片类药物的其他不良反应会随时间逐渐减轻。如不良反应持续存在,可考虑阿片类药物更替。便秘、恶心、呕吐、瘙痒、尿潴留、嗜睡、谵妄、过度镇静和呼吸抑制等是常见的不良反应,每项不良反应均应进行详细评估,并采取合适的处理措施。

（1）便秘：使用吗啡控制疼痛的患者中最常见的不良反应,发生率几乎为100%。因阿片类药物的作用机制导致肠蠕动减少,而引发便秘。因便秘不可耐受,故在使用阿片类药物进行治疗时,应预防性使用缓泻剂,以减少便秘的发生。如便秘一旦发生,需评估便秘的程度,结合改进排便条件、增加膳食纤维和液体摄入量,适当参加锻炼等措施,助于改善便秘。

可选择的通便药物有乳果糖、聚乙烯乙二醇、比沙可啶、氢氧化镁、番泻叶等,外用药物可选择经直肠使用的通便栓剂,如开塞露、甘油灌肠剂等。如晚期肿瘤患者因阿片类药物出现便秘,泻药疗效不佳,可考虑甲基纳曲酮皮下注射。

（2）恶心、呕吐：发生率较高,约2/3初始使用吗啡的患者会出现恶心、呕吐。如果恶心、呕吐持续1周以上或更换几种阿片类药物并采取措施后仍存在,应重新评估恶心、呕吐的原因和严重程度,考虑通过轴索镇痛或神经毁损术尽可能减少阿片类药物的用量。可考虑使用丙氯拉嗪、氟哌啶醇、5-羟色胺拮抗剂（如格拉司琼、昂丹司琼等）进行预防性用药。其中5-羟色胺拮抗剂会引起便秘,应谨慎使用。劳拉西泮和其他苯二氮草类药物对焦虑所致的恶心、呕吐有效。

（3）皮肤瘙痒：阿片类药物引起的瘙痒的机制尚不明确。轻度瘙痒者可用抗组胺药治疗,如苯海拉明。如瘙痒持续存在或症状无法控制,可考虑换药。重者需减量或停药或考虑持续滴注纳洛酮,以减轻瘙痒且不减弱镇痛效果。

（4）尿潴留：发生率低于5%,好发于老年男性患者。药物治疗可选择纳洛酮、甲基纳曲酮、新斯的明等。非药物性措施可采用局部按摩、流水诱导、针灸处理,必要时导尿,注意预防感染。因镇静药物会加重或增加尿潴留的发生,因此建议患者避免膀胱过度充盈,避免同时使用镇静药物。

（5）嗜睡：麻醉类镇痛药会导致患者意识清醒程度的降低,虽然表现为嗜睡,但容易被唤醒,一旦清醒后无定向障碍,并随着药物使用时间延长,嗜睡症状会改善。若出现令患者无法接受的嗜睡程度,应改变麻醉性镇痛药的剂量,若对镇痛效果满意,应逐渐减少阿片类药物的应用。

（6）谵妄：阿片类药物所致谵妄的发生率小于5%,多见于首次大剂量使用或快速增加剂量的患者。在治疗谵妄前,要排除其他原因如高钙血症、中枢神经系统病变、肿瘤转移、其他作用于精神系统的药物等。如未发现导致谵妄的其他原因,则应考虑更换阿片类药物,或减少剂量。药物治疗可选用氟哌啶醇、奥氮平或利培酮等。

(7)过度镇静:多见于初次使用阿片类药物的患者。排除过度镇静的其他原因,如高钙血症、脱水、缺氧、中枢神经系统病变等。可选用咖啡因、哌甲酯、右旋苯丙胺、莫达非尼等药物进行治疗。

(8)呼吸抑制:呼吸抑制的发生是由于阿片类药物用药过量,或疼痛突然缓解、服用半衰期长的美沙酮、原有肺部疾病者也易发生呼吸抑制。表现为呼吸<8次/分、潮气量减少、潮式呼吸、发绀、针尖样瞳孔、嗜睡状至昏迷,骨骼肌松弛、皮肤湿冷、心动过缓和低血压。严重时会导致呼吸暂停,深昏迷、循环衰竭、心脏停搏,甚至死亡。解救药物的使用应谨慎,患者如果出现呼吸异常或急性意识障碍,考虑给予纳洛酮,用9 ml生理盐水稀释1支纳洛酮(0.4 mg/ml),稀释后总体积为10 ml,每30~60秒给药1~2 ml(0.04~0.08 mg),直到症状改善,并做好重复给药的准备。如果10分钟内无效且纳洛酮总量达到1 mg,则要考虑其他导致呼吸抑制的原因。

(9)躯体依赖性:是指一种发生在突然停药或使用药物拮抗剂时出现的停药反应(戒断综合征)。在阿片类药物治疗需停止时,只要逐渐减小药量(每日10%~25%)并且不使用拮抗剂,就可避免出现躯体依赖性;耐受性是指服用药物一段时间后,需增加药量才能达到过去的药效。当耐受性导致疼痛增加时,通过增加药量来缓解疼痛是安全有效的;成瘾性是一种复杂的精神行为性综合征,其特征是无法抗拒的、因非医疗目的而使用某种药物,而不顾生理上和/或心理上的危害。躯体依赖性和耐受性是阿片类止痛药物治疗中的正常生理反应,"成瘾性"是一种行为综合征,以精神依赖性和异常的药物相关行为为特征。成瘾者因非医疗目的强制地使用药物,而不顾药物的有害作用;成瘾者可能会有躯体依赖性或耐受性。不能仅仅因为慢性疼痛患者使用阿片类止痛药就把他们当作成瘾者。研究表明,阿片类药物的医疗应用很少引发精神依赖性,"成瘾性"几乎不发生在疼痛患者中,包括癌症患者。

(四)介入镇痛措施

一些患者虽然接受药物治疗,但是疼痛未得到充分控制,或由于严重的不良反应而无法耐受阿片类药物滴定方案,还有患者可能选择介入治疗而不是长期的药物治疗。介入治疗主要适应证为很可能通过神经阻滞缓解疼痛的患者和/或无不可耐受不良反应,但疼痛控制不佳的患者,如不耐受阿片类药物或疼痛未充分控制的胰腺癌患者,可选择腹腔神经丛阻滞。据估计,约10%的癌性疼痛患者最终需要使用这种方法,并与药物治疗联合使用,以获得满意的镇痛效果。

1. *局部麻醉*　可采用静脉注射、皮下、胸膜内、硬膜外局部麻醉的方法治疗伴发性躯体痛、内脏痛和神经痛。静脉和皮下注射利多卡因有助于治疗癌性神经痛;胸膜腔内局麻能有效控制胸廓急性和慢性癌性疼痛,以及腹腔局部区域性疼痛,如肝转移引发的右上腹疼痛;硬膜外局麻能有效控制腰部以下的疼痛,如肿瘤累及腰骶部神经丛。

2. *周围神经封闭*　既可确定局部神经分布,又可干扰性地封闭已经确定部位的神经疼痛传导,从而发挥治疗作用。最常用的周围神经封闭术是椎旁神经封闭,以治疗局部肋间神经痛;硬膜外和鞘内神经封闭主要用于控制晚期癌症患者发生的单侧胸痛、腹痛和会阴部痛。

3. *自主神经封闭*　血管和内脏活动过度常出现许多癌性疼痛,交感神经封闭术最常用于伴发胸腹部肿瘤的腹腔神经痛患者。

4. *痛点注射*　在压痛明显处注射麻醉药物,主要适用于伴发明显骨骼肌疼痛的患者。

5. 神经外科方法　常分为两大类：抗肿瘤治疗和抗伤害感受治疗。前者集中针对肿瘤进行治疗，如切除脊柱的和邻近神经丛的转移性肿瘤，以及脊柱骨折、错位的固定措施；后者包括利用外科或放射手段阻断伤害性感受的传导通路，如经皮脊柱前侧柱切开术治疗生存期较短的单侧腰部以下疼痛。

（五）辅助手段的应用

1965 年，Melzack 和 Wall 提出了闸门控制学说，认为疼痛是由闸门控制系统、作用系统和中枢控制系统相互作用的结果。闸门控制学说认为脊髓后角内存在一种类似闸门的神经机制，能减弱和增强从外周向中枢神经的冲动，减弱和增强的程度由粗纤维和细纤维的相对活动以及脑的下行性影响所决定。认为疼痛的产生决定于刺激所兴奋的传入纤维种类和中枢的功能结构特征。根据闸门控制理论，辅助方式一方面促进粗纤维活动，活化胶质细胞，关闭闸门，阻止疼痛冲动的传导；另一方面，促进中枢发出抑制性冲动，通过改变动机与情感、认知与评价过程，达到消除或缓解疼痛的目的。

1. 促进粗纤维活动　包括按摩、冷热疗和经皮神经电刺激等手段。

（1）按摩：在人体一定的部位或穴位，沿经络运行途径或气血运行的方向，施以各种手法按摩，或配合某些特定的肢体活动而达到治疗的目的。其主要作用是矫正骨关节位置的异常，调整脏器功能状态，松弛肌肉，改善局部血液循环，减轻疼痛。

（2）冷热疗：冷疗法能降低神经传导速度、减轻炎症和水肿，对急性疼痛效果较好。热疗法是以各种热源为递质，将热直接传至机体，促进组织血液循环，松弛局部肌肉，减轻疼痛。常用热疗方法有：热水袋、电热毯、红外线和紫外线、烤灯、热浴等。

（3）经皮神经电刺激：应用电脉冲刺激治疗仪，通过放置在身体相应部位皮肤上的电解板，将低压的低频或高频脉冲电流透过皮肤刺激神经，达到提高痛阈、缓解疼痛的目的。适用于慢性疼痛及术后急性疼痛的治疗。

2. 促进中枢发生抑制性冲动　包括暗示、催眠和转移注意力等方法。

（1）暗示和催眠疗法：积极的暗示如护理人员的言语暗示、强调止痛方法的镇痛时间及镇痛作用，可起到良好的镇痛效果。催眠可缩小患者的意识范围，改变对疼痛的认知，达到减轻疼痛或降低止痛剂用量的目的。

（2）转移注意力：引导患者注意力集中于疼痛以外的刺激，忽视疼痛的感觉。常用的方法如交谈、听音乐、闭目想象，参与有兴趣的娱乐活动等。

（3）松弛技术：通过有规律的收缩及放松全身肌肉，将注意力集中于肌肉收缩、放松的过程及感觉，缓解血管肌肉痉挛，减轻疼痛。对轻度疼痛有效。

六、癌性疼痛患者的护理

镇痛药物治疗的护理护理人员应进行规范化护理评估和记录、正确执行给药医嘱，了解患者的疼痛强度和动态，选择最适合患者的止痛药物种类及给药途径，了解止痛剂的有效止痛剂量及使用时间，并正确辨认、预防和处理不良反应。

（一）规范化护理评估

1. 护理评估原则　癌性疼痛的护理评估以患者主诉为依据，遵循"常规、量化、全面、动态"评估的原则。

2. 护理评估的内容　① 疼痛一般情况的评估：疼痛性质、部位、强度、范围、疼痛加重或减轻的因素、用药既往史、过敏史、治疗效果等；② 患者心理情绪的评估：慢性复杂性疼痛会使患者产生焦虑、沮丧、烦躁、内疚等不良情绪,这些情绪又会加重患者对疼痛的感知和体验;③ 患者日常生活能力的评估:包括自理能力、休息、睡眠、娱乐、社会交往、家庭角色、性生活等方面,有助于护士制订有针对性的护理措施;④ 患者对癌痛治疗的误区评估:导致患者不依从疼痛规范治疗的原因,多数来自患者对疼痛治疗的误区和担忧,应及时解答和纠正患者的错误观念,有助于更好地控制疼痛;⑤ 患者社会支持系统的评估:来自家庭、亲友和社会各方面的社会支持系统给予的情绪上和物质上的帮助,对癌痛患者的疼痛控制治疗起到举足轻重的作用,如家属可提醒患者按时服药,记录疼痛变化和缓解情况,预防和处理不良反应等。

3. 护理评估的时机和频率　新入院患者应在 24 小时内完成首次全面疼痛评估。当新发生疼痛,或病情发生变化,或根据治疗需要随时进行全面疼痛评估。当患者实施疼痛干预措施后需要再次评估疼痛缓解情况,通常仅需要评估疼痛强度,一般口服给药后 1 小时、皮下或肌内注射后 30 分钟、静脉注射后 15 分钟进行再评估。实施非药物干预措施 30 分钟后进行再次评估。

(二)规范化护理记录

护士应将疼痛规范化评估的内容相应地记录在体温单或护理记录单上,为临床医师调整镇痛药物剂量或方案提供依据。

(三)药物治疗的护理

护士作为患者癌痛治疗过程中,医嘱的主要执行者和记录者,应熟悉常用镇痛药物的分类、性质、适用范围及特性。掌握规范化三阶梯镇痛治疗的原则,执行正确的给药途径、给药时间,指导患者正确用药,做好镇痛药物不良反应的预防、观察和护理,以及患者和家属的健康教育。除口服止痛药物外,透皮贴剂和自控镇痛给药泵也是临床较常用的给药方法,在使用过程中有以下注意事项。

1. 芬太尼透皮贴剂　① 初次使用起效时间为 4～6 小时,12～24 小时达稳定的血药浓度。② 选择躯体平坦、干燥、体毛少的部位,如前胸、后背、上臂和大腿内侧。③ 步骤:粘贴前用清水清洁皮肤,不要用肥皂或乙醇擦拭,因无机溶剂会加快药物的吸收速度;待皮肤干燥后打开密封袋,取出贴剂,先撕下保护膜,手不要接触粘贴层,将贴剂平整地贴于皮肤上;并用手掌按压 30 秒,保证边缘紧贴皮肤。④ 每 72 小时更换贴剂,更换时应重新选择部位。⑤ 贴剂局部不要直接接触热源,如热水袋等,因温度升高,会增加皮肤对药物的吸收,造成血药浓度骤升,可能会出现药物过量,同时药物代谢加快也可导致镇痛时间缩短。⑥ 芬太尼透皮贴剂禁止剪切使用。⑦ 用后的贴剂需将粘贴面对折放回药袋处理。⑧ 使用芬太尼透皮贴剂的患者,应注意观察药物不良反应并记录。

2. 患者自控镇痛给药泵(PCA)　PCA 可通过静脉、硬膜外腔、皮下等途径注药,使用前由专人预先设定维持剂量、单次剂量和锁定时间。和传统的肌内注射相比,PCA 的维持剂量能维持有效血药浓度,保持稳定的药物镇痛作用,减少药物的不良反应;单次剂量是指患者感觉疼痛时自己按压启动键,可追加一个单次剂量,达到不同患者、不同时刻、不同疼痛强度的不同镇痛要求的特点;锁定时间是指在设定时间内,无论按多少次按钮,只确认一次指令的药液输出,以防止用药过量。PCA 主要组成部分为:注药泵、自动控制装置、输注管道和防止反流的活瓣。常用的 PCA 有 2 种类型,分为微电脑控制型和可丢弃型。

(四)疼痛的综合护理措施

1. 建立相互信任的护患关系　运用同理心认同患者陈述的疼痛。以倾听、陪伴、触摸来提供精神支持,并鼓励患者表达疼痛,接受患者对疼痛的感受及反应,与患者共同讨论疼痛控制的目标,指导患者正确使用 PCA。

2. 观察并记录疼痛的特征　包括疼痛的部位、发作的方式、程度、性质、开始时间、持续时间及其他的症状困扰。

3. 减少疼痛刺激　提供睡眠、沐浴和行走等支持;注意身体疼痛部位的支撑如垫好软枕保持舒适的体位;正确的移动可预防不当姿势所造成肌肉、韧带或关节牵扯引起的疼痛;学会节约生命能量,放慢活动步调。

4. 提高患者痛阈　首先鼓励患者讲述与其肿瘤有关的事情,如肿瘤最初是怎样被发现的,如何被诊断出来的,是谁告知了他们诊断,当时的感觉是怎样的,疼痛是如何出现的,疼痛加重或好转的因素有哪些,疼痛是如何影响器官功能的,疼痛的严重性如何,治疗是如何有助于缓解疼痛或治疗是如何没有能够缓解疼痛等。这种描述性的做法有自我愈合和降低压力的内在潜力。其次,通过减轻病理性的焦虑和抑郁的方法提高疼痛的阈值,需使用抗焦虑药物和抗抑郁药物。

5. 预防疼痛发生　可预期的疼痛,发生前先执行疼痛缓解方法。如手术后患者深呼吸、咳嗽或下床活动时,可按压伤口以防牵拉引起伤口疼痛。

6. 社会心理支持　心理社会支持方面包括:① 告知患者和家属对疼痛的情绪反应是正常的,而且这将作为疼痛评估和治疗的一部分;② 对患者和家属提供情感支持,让他们认识到疼痛时需要表达出来;③ 需要时帮助患者获得治疗;④ 表明医务人员将与患者及其家属共同处理疼痛问题;⑤ 讲解采用镇痛措施及与其出现疗效的时间;⑥ 承诺会一直关注患者直至疼痛得到较好缓解;⑦ 重申对患者采取的镇痛措施有哪些;⑧ 告知患者和家属有可行的方法来控制疼痛等症状;⑨ 评估对家属和其他重要相关人员的影响,必要时提供宣教和支持。

7. 指导患者及家属有关减轻疼痛的其他方法　① 运用皮肤刺激法:给予皮肤表面各种感知觉刺激,如按摩、加压、冷敷、热敷、按摩穴位、针灸、电极刺激器。② 运用情境处理法:经由患者自我控制或经由暗示性的情境来分散对疼痛的注意力,或减少焦虑、紧张、压力等心理因素对身体所造成的影响。其方法包括:松弛技巧、自我暗示法、呼吸控制法、音乐疗法、注意力分散法、引导想象法。

8. 对患者与家属进行药物相关知识宣教　① 鼓励医务人员向患者和家属进行详尽的宣教,了解患者和家属的文化程度以确保其理解宣教内容;② 向患者和家属传达系列相关信息,如疼痛可以缓解;③ 忍受疼痛没有益处;④ 与医务人员交流很重要;⑤ 一些药物无效还有其他药物可选择;⑥ 吗啡类镇痛药应有医师处方,不要擅自调整剂量和频率;⑦ 这类药物在家庭中应妥善保管;⑧ 列出所服药品的剂量、用途、如何使用和何时使用、不良反应和应对策略如电话咨询和建议就诊。

(张晓菊　徐建鸣)

第三节　口腔黏膜炎及护理

口腔黏膜炎是癌症放、化疗患者常见的并发症。依据患者疾病类型及治疗策略不同,口腔黏膜炎的发生率分别为 15%～100%。其中,接受细胞毒性药物治疗的实体肿瘤患者,口腔黏膜炎的发生率为 15%～40%;接受常规放疗或放、化疗同时进行的头颈部肿瘤患者,口腔黏膜炎的发生率为 85%～100%;接受清髓治疗和自体造血干细胞移植的恶性血液病患者,口腔黏膜炎的发生率可高达 90％～100％。由放、化疗所致的口腔黏膜炎能够严重影响癌症患者的生存率与死亡率，造成患者额外的经济负担。因此，对于癌症放、化疗患者口腔黏膜炎的预防和管理具有重要的临床意义。

一、定义

口腔黏膜炎(oral mucositis)是指口腔黏膜上皮组织的一类炎症和溃疡性反应，表现为口腔黏膜的感觉异常、多发红斑、融合性溃疡和出血性损伤。口腔黏膜是由非角质的鳞状上皮细胞组成，一般每 7～14 日更新再生一次。由于黏膜细胞快速分裂增殖的特点，因此当癌症患者接受放射治疗或细胞毒性药物治疗时，口腔黏膜较其他组织更容易受到影响，进而黏膜上皮细胞再生更新受到抑制，组织受损和功能发生改变，黏膜变薄或发炎而导致黏膜炎的发生。

二、发病机制

早期的研究认为，口腔黏膜炎是直接或间接的化疗药物毒性作用上皮细胞使其损伤的结果。Sonis 等通过进一步研究发展和完善了原有的口腔黏膜炎的病理生理机制，提出了口腔黏膜炎病理生理机制五阶段模式。

第一阶段：前驱期(0～2 日)，放疗或化疗直接损伤上皮细胞的脱氧核糖核酸(DNA)，引起小部分细胞死亡，同时产生活性氧，活性氧能激活大量的转录因子，继而引发一系列的生物学效应。

第二阶段：初期损伤反应期(2～3 日)，随着 DNA 的破坏和转录因子的释放，许多转录因子被激活，炎性细胞因子释放，引起细胞的死亡和组织的进一步损伤，黏膜变薄，开始出现红斑，炎症刺激单核细胞、吞噬细胞产生肿瘤坏死因子(TNF - α)及促炎因子，TNF - α 引起组织坏死。

第三阶段：信号放大机制(3～10 日)，包括对组织的直接损伤和由促炎因子引发的放大过程，此阶段大部分损伤发生在黏膜下层。

第四阶段：溃疡期(10～15 日)，黏膜缺损引起局部严重疼痛，缺损的黏膜经常被细菌定植，黏膜下层定植细菌刺激吞噬细胞产生促炎细胞因子，使炎症反应进一步加剧。

第五阶段：愈合期(14～21 日)，包括黏膜下层干细胞的增殖、分化，形成完整的伤口表面，重建正常的口腔黏膜菌群。然而，黏膜相关的细胞和组织并不能恢复到最初的状态，在随后的治疗中更易发生口腔黏膜炎。

三、危险因素

口腔黏膜炎的危险因素归为两个方面：患者相关因素与治疗相关因素。

(一) 与患者相关的主要危险因素

1. 年龄　儿童与老年人是口腔黏膜炎高发人群。

2. 性别　研究认为，女性患者更加容易发生口腔黏膜炎，而且症状相对较重。

3. 口腔健康与卫生状况　保持口腔清洁与良好的健康状态可以有效降低癌症患者发生口腔黏膜炎的危险性。

4. 唾液分泌功能　患者唾液量的减少可以增加口腔黏膜炎的敏感性。

5. 基因遗传因素　有研究表示，细胞因子高表达的患者发生口腔黏膜炎的危险性高，其他遗传因子有待进一步研究。

6. 体重指数（BMI）　体重指数较低的患者易发生口腔黏膜炎（男性 BMI＜20，女性 BMI＜19）；营养不良的患者发生口腔黏膜炎易症状加重或愈合不良。

7. 肾功能　尿素氮增加、肾功能下降会增加发生口腔黏膜炎的风险。

8. 吸烟　吸烟患者不仅易发生口腔黏膜炎，而且可能延迟愈合。

9. 前期癌症治疗情况　有过前期癌症治疗史的患者是口腔黏膜炎发生的高危对象。

（二）与治疗相关的主要危险因素

1. 化疗药物类型　抗代谢类、抗肿瘤、抗生素烷基化类或混合类药物，如氟尿嘧啶、甲氨蝶呤、依托泊苷等易导致患者发生口腔黏膜炎。

2. 化疗药物剂量与用法　大剂量化疗可以明显增加口腔黏膜炎的发生率及严重程度；口服化疗比静脉滴注发生口腔黏膜炎的风险性高。

3. 骨髓移植类型　异体骨髓移植比自体骨髓移植发生口腔黏膜炎的危险性高。

4. 放射线治疗部位　直接照射头、颈、咽喉、腹部、肛门直肠部位的治疗可导致口腔黏膜炎的高发生率。

5. 放射线治疗时间点　研究显示，患者晚上接受照射治疗比早晨接受照射治疗易发生口腔黏膜炎，而且程度较高。

6. 放射线治疗频次　高强度和高频次的放射线是造成患者口腔黏膜炎发生和进展的重要危险因素。

7. 联合治疗　放疗联合化疗可以显著提高患者口腔黏膜炎的发生率。

另外，还有一些其他的相关因素也被证实与口腔黏膜炎的发生密切相关，如单纯疱疹病毒 Ⅰ 型感染。有研究显示，早期口腔黏膜炎的发生与单纯疱疹病毒 Ⅰ 型感染有关，为机体内潜伏病毒激活所致。其中，单纯疱疹病毒血清学阳性是白血病患者口腔黏膜炎的高发因素，并且口腔单纯疱疹病毒感染常常合并 α 链球菌感染。

四、临床表现

（1）依据口腔黏膜炎的形态体征与继发感染类型不同，放、化疗患者口腔黏膜炎的表现形式也不同。

1）滤泡性口腔炎口腔黏膜可见粟粒样圆形或椭圆形散在大小不等的滤泡，常很快破溃形成溃疡，边界清楚，多由病毒感染引起。形成溃疡以后易继发细菌或霉菌感染，部分患者口腔黏膜上皮细胞受损，黏膜呈块状脱落，可伴有头痛及颌下淋巴结肿大。

2）口腔霉菌感染多发生于化疗期间，口腔黏膜有乳白色斑点，豆渣状或奶油皮状，不易剥离，边缘清楚但不规则，稍隆起，周围无炎症反应，若用力撕脱可见红色出血创面。

3）坏死性口腔炎以坏死为特征，全身症状重，急剧高热。轻者病变发生在牙龈边缘或限于舌乳头，称坏死性牙龈炎；重者牙龈红肿、坏死，呈暗红色，口腔黏膜带黄白色或灰色假膜，口有恶臭，又称坏疽性口腔炎。

（2）依据接受治疗类型不同，癌症患者口腔黏膜炎的症状及表现形式也不尽相同。

1）放射性口腔黏膜炎：放射性口腔黏膜炎在放疗 1 周后逐渐出现，12～21 日达高峰，放疗停止后 10～15 日开始消退。其特征包括口干、味觉改变、弥漫性红肿、白膜形成及溃疡，白膜是由局部渗出的纤维蛋白、脱落的黏膜组织及合并感染而成。随着治疗剂量加大，出现弥漫性充血和糜烂，患者常常因疼痛而影响进食。

2）化疗性口腔黏膜炎：在化疗的 4～7 日容易发生口腔黏膜炎，表现为轻度的红斑、水肿、口干有烧灼感,症状进一步发展可出现疼痛、溃疡,甚至出血。在化疗后 12～14 日,白细胞下降到最低点,可因感染发生口腔黏膜炎,革兰阴性菌感染时口腔溃疡常较深,边缘肿胀,中央有黄白色的坏死物;真菌感染多为白色念珠菌,表现为颊黏膜及舌上干酪样白斑,口腔有烧灼感和金属味;病毒感染多为单纯性疱疹病毒,好发于口角等皮肤黏膜交界处和硬腭,表现为单个或多个成簇状水疱伴有疼痛。

五、临床转归

放、化疗所致的口腔黏膜炎对患者的临床结局影响甚远,口腔黏膜炎不仅降低了患者的生命质量,增加了其再住院率,而且可导致放、化疗剂量的减少和中断,严重影响癌症患者的生存率、死亡率及疾病发展与转归,增加患者经济负担。主要原因如下。

(1)口腔黏膜炎常常特征性地伴有口腔疼痛、溃疡,严重影响患者的咀嚼、吞咽功能和睡眠质量,继而造成患者食物摄入不足和摄入途径的改变,导致患者严重的脱水、营养不良等,生理功能下降,使患者对治疗计划的承受能力降低,导致治疗延迟、中断或药物使用剂量减少,继而影响原发病的治疗效果。同时口腔疼痛、溃疡常常影响患者的语言沟通,造成患者的社交功能障碍,从而导致癌症患者的生活质量下降和情绪障碍。研究显示,癌症患者认为口腔黏膜炎是其接受治疗过程中最烦恼和痛苦的症状体验,患者常常会出现孤独、恐惧、抑郁、焦虑等不良心理状态。

(2)溃疡性黏膜炎常伴有严重的口腔细菌或真菌感染,从而进一步导致患者的全身感染。研究表明,癌症患者化疗过程中若发生了口腔黏膜炎,其感染率是未发生黏膜炎患者的 2 倍,同时感染的发生又会加重口腔黏膜炎的严重程度。中等至严重程度的口腔黏膜炎与自体骨髓移植患者的全身感染密切相关,甚至可以直接导致患者的死亡。

(3)可由于住院时间的延长、额外止痛剂的使用、肠外营养的供给、液体替代治疗及感染预防治疗等而严重增加患者的经济负担。

六、评估测量方法

结构化的口腔评估不仅有利于医护人员客观、清晰、准确有效地观察与描述患者的口腔状况,及时、准确地识别口腔黏膜炎的症状和体征,而且能够指导医护人员对患者早期实施个性化干预措施有效观察与评价干预措施的效果,从而降低癌症患者继发感染、疼痛等问题的危险性。适宜口腔黏膜炎评估的工具及测量方法如下。

(一)口腔评估指导(oral assessment guide,OAG)

无论是用于临床实践还是临床研究,口腔评估指导(OAG)是评估癌症患者口腔黏膜炎最为适宜的测评工具。该量表以口腔有无红斑、疼痛、唾液分泌、声音、吞咽困难等为评估元素,能够反映患者的临床表现与结局,在临床工作中使用简单、易行,可接受度高,对癌症患者口腔护理决策具有重要的指导作用。该量表具有良好的信效度和灵敏度,适用于儿童和成人患者口腔状况进行评估。评估标准共分 8 项,将每项标准分为 3 个等级,每个等级为 1 分,总分共24 分,分值越高,口腔黏膜炎的患病程度越高,患者产生严重口腔内部感染的可能性就越大。正常:评估得分≤8 分;轻度口腔黏膜炎:9～10 分,口腔内部有或无溃疡,患者能够吃固体食品;中度口腔黏膜炎:11～12 分,口腔内有溃疡,患者不能吃固体类食物;重度口腔黏膜炎:>12 分,口腔内有溃疡/糜烂,患者无法进食水和食物,必须额外的营养支持,见表 9-6。

表 9 - 6 口腔评估指导(OAG)

评估种类	评 估 方 法	评 分 等 级		
		1	2	3
1. 声音	与患者交流,听患者的声音	正常	深沉/刺耳	说话困难/疼痛
2. 吞咽功能	让患者做吞咽动作,观察其吞咽时的反应;用压舌板轻轻按压患者舌根部,测试吞咽反射(不能自主吞咽患者)	正常	吞咽时轻微疼痛	不能吞咽
3. 嘴唇	采用视、触的方法进行评估	红润、光滑	干燥、有裂口	有溃疡或出血
4. 舌	采用视、触的方法进行评估	淡红、湿润、舌乳头存在	舌苔厚、舌乳头消失、舌面光亮、颜色发红或不变	出现水疱或破溃
5. 唾液	将压舌板放入口腔内,轻触舌的中部或口腔底部	无 色、稀 薄 呈水状	厚重呈黏液状	无
6. 黏膜	视觉观察黏膜表面情况	淡红、湿润	颜色变红、覆有白色物质但未出现溃疡	出现溃疡,伴或不伴有出血
7. 牙龈	用压舌板顶端轻轻按压牙龈组织	粉红、质地坚韧有光泽	水肿,伴有或不伴有发红	自发性出血、有白斑
8. 牙齿	视觉观察牙齿外观	清洁无垢	局部出现牙菌斑或牙垢	普遍存在牙菌斑或牙垢

(二) WHO 口腔黏膜炎分级量表

该量表据患者临床表现进行等级划分,是目前临床护理研究中使用最多的测评工具,具有较好的实用性。严重程度分为 5 级。0 级:口腔黏膜无异常;Ⅰ级:黏膜充血水肿,轻度疼痛;Ⅱ级:黏膜充血水肿,点状溃疡,但不影响进食;Ⅲ级:黏膜充血水肿,片状溃疡,上覆白膜,疼痛加剧并影响正常进食;Ⅳ级:黏膜大面积溃疡,剧痛,张口困难,不能进食。

(三) 北美放射疗法肿瘤学组口腔黏膜炎评估工具(radiation therapy oncology group instrument,RTOG)

该量表源于北美放射肿瘤学组织,广泛用于临床或研究领域,主要针对放疗患者。严重程度分为 5 级。0 级:口腔黏膜无变化;Ⅰ级:口腔黏膜轻度疼痛,可不使用止痛剂;Ⅱ级:口腔黏膜中度疼痛,可耐受,也可使用止痛剂;Ⅲ级:口腔成片纤维性黏膜炎,重度疼痛,需使用强镇痛剂;Ⅳ级:口腔黏膜溃疡形成、出血、剧痛。

(四) 美国国家癌症研究的放化疗患者口腔黏膜炎分级标准(NCI - CTC)

该标准应用于研究与临床领域,是癌症放化疗患者或骨髓移植患者口腔黏膜炎的专用量表,严重程度分为 5 级。0 级:无症状;Ⅰ级:无痛性溃疡、红斑或中等程度的酸痛,没有损伤;Ⅱ级:疼痛性的红斑、水肿或溃疡,能吞咽;Ⅲ级:疼痛性的红斑、水肿或溃疡,不能吞咽;Ⅳ级:严重的溃疡,需要管饲。

(五) 口腔黏膜炎每日自评问卷(oral mucositis daily questionnaire,OMDQ)

放、化疗患者尤其是单纯性化疗的患者住院时间短,各个疗程之间的非住院时间较长,护士不能及时观察到患者治疗后的口腔黏膜炎反应。由于患者的主观症状体验对患者的生存质量和治疗计划的耐受性具有重要的影响,因此癌症口腔黏膜炎患者自评工具的应用具有适时的意义。由 Elting 等研制并经国内学者顾艳荭等汉化、调适的口腔黏膜炎患者每日自评问卷（OMDQ）完全是由患者自我评分,均使用 Likert 5 级计分法分别计 0～4 分,分值越高,表明口腔黏膜炎的症状越严重。汉化后的问卷总的 Cronbach'α 系数为 0.902,2 个维度的 Cronbach'α 系数分别为 0.833 和 0.801,具有良好的信度和效度。该问卷条目简单,患者使用方便,有助于患者及时发现和识别口腔黏膜炎的症状,便于尽早采取防护措施(表 9-7)。

表 9-7　癌症患者口腔黏膜炎自我评估问卷(OMDQ)

条　目	选　项					得　分
	0	1	2	3	4	
1. 感觉自己整体健康状况	很好	较好	一般	不太好	很不好	
2. 口腔疼痛程度	无疼痛	一般疼痛	轻微疼痛	很疼	剧疼	
3. 口腔疼痛影响进食的程度	没有影响	轻微受限	中等受限	严重受限	完全受限	
4. 口腔疼痛影响说话的程度	没有影响	轻微受限	中等受限	严重受限	完全受限	
5. 口腔疼痛影响睡眠的程度	没有影响	轻微受限	中等受限	严重受限	完全受限	
6. 口腔的清洁舒适情况	很好	较好	一般	不太好	很不好	
7. 由于口腔疼痛而使用药物的频率	从不	很少	有时	经常	一直	
8. 口腔黏膜情况	没有异常	红斑	疼痛	出血	溃疡	
9. 进食的类型	可进干食	软饭	带汤的食物	汤类	不能进食	

(六) 标准化评估流程

循证证据显示,常规口腔评估应成为防治癌症患者口腔黏膜炎的策略之一,应使用标准化的评估流程对癌症放、化疗患者的口腔黏膜炎进行评估。该流程中应说明有效评估工具的选择、明确描述评估频率和确定评估人员。患者自我报告的评估内容应形成完整评估的一部分,患者的自评结果应纳入口腔黏膜炎评估流程(图 9-7)。

七、预防和护理

护理人员在癌症放化疗患者口腔黏膜炎防治中具有核心作用,除做好评估并监测口腔状态的变化外,还必须提供基于科学证据的适宜的口腔护理方案,并对患者及其家属实施有效的健康教育。

(一) 基础口腔护理

基础口腔护理以及制定标准化口腔护理方案是预防和减少口腔黏膜炎的有效方式之一。标准化口腔护理方案应包括以下几个方面。

1. 对患者进行治疗前评估　包括评估口腔疾病病史、口腔状况(龋齿、义齿、口腔感染、坏牙、牙周疾病等),必要时请口腔科会诊,并治疗口腔疾患;评估患者口腔黏膜炎危险因素、患者常用口腔清洁方式及口腔卫生习惯;每日使用 OAG 等评估工具按照流程评估患者口腔情况。

2. 对患者及其家属进行健康教育　督促患者进行自我口腔护理。教育内容包括讲解口腔黏膜炎及其严重性、口腔卫生与口腔黏膜炎之间的关系及其重要性、患者自我口腔护理措施内容与方法,并按时督促患者进行自我口腔护理,指导患者自我关注口腔黏膜变化,评价并记录患者自我口腔护理措施的依从性及护理效果。

患者自我口腔护理措施建议如下。

(1) 采用自我评估工具进行口腔黏膜自我评估,动态观察自身口腔黏膜变化情况。每 24

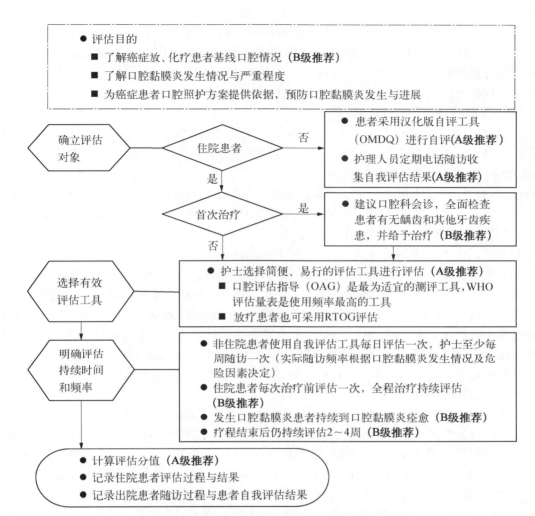

图9-7 癌症放、化疗患者标准化口腔评估流程图

小时评估一次,评估应持续到全部疗程结束后2~4周或口腔黏膜炎痊愈为止。

（2）采用漱口、牙线、软毛牙刷等方法做好自我口腔清洁,每日2~4小时一次,餐后、睡前各增加一次。① 漱口液选择：儿童选择生理盐水；成人选择生理盐水或碳酸氢钠溶液、口腔感染患者或发生口腔黏膜炎患者,可使用0.05%或1%聚维酮碘溶液。注意监测患者口腔pH,如果偏酸性,指导选用碳酸氢钠溶液漱口。② 牙具的选择与保存：使用软毛牙刷或电动牙刷刷牙,注意正确的刷牙方法,刷牙时间以3分钟为宜,牙刷使用后牙头向上存放,保持自然晾干；同时使用牙线帮助去除牙间隙的菌斑及牙垢,牙线一次性使用。③ 义齿维护：用义齿专用刷或牙刷和牙膏至少每天清洁义齿一次,夜间或不使用义齿时应将义齿浸泡在纯净水或合适的义齿清洁剂中,这样可以去除义齿上的牙结石、食物残渣和色素沉着；每次使用义齿前应该将清洁剂冲洗干净。定期清洁义齿贮存器预防微生物滋生。

（3）使用口腔保湿剂及润唇膏保持口腔及口唇湿润。

（二）营养支持

放、化疗患者大多有胃肠道反应加上口腔黏膜炎引发的明显疼痛,极容易发生低营养状态。而口腔黏膜炎的恢复需要获得足够的营养支持,因此应进食软食、清淡、糊状的食物,严重者可进流食。近年来,大多数研究已证实提高个体的营养状态有助于个体口腔黏膜炎的缓解,而锌是促进人体正常生长及伤口愈合、维护人体免疫和其他重要功能的必需微量元素,口服锌营养制剂对预防癌症放、化疗患者口腔黏膜炎有效。没有明确证据支持口服或局部使用谷氨酸盐可以预防癌症放化疗患者口腔黏膜炎的作用。

(三)黏膜保护

1. 冷冻疗法　低温疗法从理论上讲能通过降低口腔激酶的含量、抑制炎性反应、缓解口腔疼痛等多个方面改善口腔黏膜情况。放、化疗期间使用冰块可降低口腔温度,使黏膜内血管收缩,降低药物毒性对口腔黏膜的损伤。MASCC/ISOO 以及美国癌症协会(American Cancer Society, ACS)在发布的关于口腔黏膜炎指南中指出,口腔冷冻疗法可作为氟尿嘧啶相关性口腔黏膜炎的 I 级推荐证据。因此,口腔冷冻疗法对于改善患者的口腔黏膜炎有一定的效果,且操作简单、成本低廉,临床护理可选用。

2. 激光疗法低能量激光疗法(low level laser therapy, LLLT)　指使用一定剂量水平的激光照射生物组织时,不会直接导致生物组织不可逆性的损伤,而只产生一种与超声波、针灸、艾灸等物理因子所获得的生物刺激相类似的效应,因此将这种生物学剂量水平的激光治疗方法称为低能量激光疗法。LLLT 可以改善口腔黏膜炎的结局与其抑制炎性反应、消肿止痛、促进血管新生等作用有关。MASCC/ISOO 指南明确提出对于造血干细胞移植的高剂量化疗患者推荐使用 LLLT 来降低化疗所致的口腔黏膜炎,但其作用机制还未完全明确,作用于不同等级的口腔黏膜炎创面时应用参数(波长、功率、作用时间、间隔时间)及治疗过程中的其他未细化问题还未彻底解决,均有待进一步研究。

3. 蜂蜜　天然及医用蜂蜜一直被用来治疗烧伤、口腔感染、手术伤口及压力性损伤等。大量研究已证实蜂蜜可改善口腔黏膜炎的症状,尤其可降低头颈部放、化疗患者口腔黏膜炎的发生及严重程度。因其理论及实践研究充足、取材方便、安全性高等特点,可供临床患者使用。

4. 药物治疗　美国 FDA 批准的 palifermin(KGF)是一种重组人角质细胞生长因子,其亦可刺激上皮细胞的生长,降低高剂量化疗和自体干细胞移植全身照射患者的口腔黏膜炎严重程度和持续时间。目前没有明确证据支持其他细胞生长因子或其他药物对于癌症患者口腔黏膜炎的防治具有作用。

(四)并发症管理

1. 口腔疼痛　疼痛是口腔黏膜炎患者最常见的症状,这与口腔内神经的高敏感性相关。因此,建议定期使用疼痛评估量表评估患者口腔疼痛程度;对于口腔黏膜疼痛剧烈的癌症患者可以选用患者自控镇痛泵(PCA)进行镇痛;临床上也常常局部使用表面麻醉药,如将丁卡因或利多卡因等局部麻醉药涂于患处,或用 2% 利多卡因进行口腔局部含漱。但没有足够的证据支持局部使用吗啡缓解癌症放、化疗患者口腔黏膜炎的疼痛。

2. 继发感染症状　根据感染类型不同,按医嘱使用不同药物进行处理。

(1)病毒感染:根据医嘱使用抗病毒药物(如阿昔洛韦)局部漱口。

(2)真菌感染:适宜真菌生长的酸碱度为 pH 4.0～6.0,癌症患者口腔环境偏酸,适宜真菌生长。虽然多贝尔液为酸性漱口液,可有效抑制细菌生长,但对真菌生长抑制效果差。0.05% 碳酸氢钠液漱口可迅速改变口腔酸碱度,使口腔 pH 偏碱性,破坏真菌生长环境,有效抑制真菌生长。如果已经继发真菌感染,建议口腔护理时按医嘱使用制霉菌素口腔涂抹。

(3)细菌感染:漱口液选用 0.05% 或 1% 聚维酮碘溶液漱口,必要时按医嘱应用消炎痛漱口液预防头颈部肿瘤放疗所致口腔黏膜炎。

（顾艳莛）

第四节　恶心、呕吐及护理

恶心、呕吐是恶性肿瘤患者常见的问题,严重的恶心、呕吐可导致患者脱水、电解质失衡和营养缺乏,降低其生活质量。医护人员应了解患者恶心、呕吐的原因,正确评估恶心、呕吐的严重程度,制订并实施有效的护理措施。

一、定义

1. 恶心(nausea)　是指患者对上腹部不适的主观感觉,常伴有试图将胃内容物经喉咙及会厌吐出的强烈愿望。由于它是通过自主神经来传导,故常合并有冒冷汗、脸色苍白、皮肤湿热、胃饱胀感及心跳过速等症状。

2. 呕吐(vomiting)　是指膈肌、肋间肌、腹部肌肉强力收缩,使胸内压突然增加并配合胃括约肌的放松而产生胃内容物或部分小肠内容物不自主地经贲门食管逆流至口腔而被排出体外。由于呕吐中枢存在于脑干的网状结构内,位于延脑,与呼吸中枢、血管运动中枢和其他自主神经功能中枢的位置很接近,所以呕吐发生时可伴有皮肤苍白、脉搏减弱、颤抖、感觉虚弱、呼吸加深及血压下降等临床表现。

二、发生原因

肿瘤患者发生恶心、呕吐的原因有很多,其中最常见的是化疗所致恶心、呕吐(chemotherapy-induced nausea and vomiting,CINV)。

1. 颅脑肿瘤　原发性或转移性颅脑肿瘤可以引起颅内压增高,引起喷射性呕吐。这种呕吐可以伴有剧烈头痛、脑神经侵犯或受压症状,甚至伴有不同程度的意识障碍,但一般与饮食无关,且多不伴有恶心。

2. 消化道肿瘤　晚期恶性肿瘤,如胃癌、肠癌、腹膜后恶性肿瘤等可以阻塞或压迫消化道,引起恶心或呕吐;肝脏肿瘤、胰腺肿瘤、腹水等也可以造成胃蠕动减慢,增加恶心、呕吐的机会。

3. 化疗　化疗所致恶心、呕吐是最常见的化疗不良反应,易造成代谢紊乱、营养失调及体重减轻,对患者的情感、社会和体力功能都会产生明显的负面影响,更是患者畏惧化疗、生活质量下降和依从性下降的重要原因之一。据研究表明,即使在应用各种止吐药的情况下,仍有超过60%的癌症化疗患者有CINV的经历,尤其是恶心症状甚至可以高达70%～90%。CINV能引起患者厌食,延缓化疗药物的清除,严重者可导致水、电解质紊乱。长期而言,CINV会干扰患者基本的日常生活并降低生活质量,加重其对化疗的心理恐惧感。Pendergrass的研究结果显示,有10%～15%的患者由于害怕CINV而拒绝继续化疗。

4. 放疗　放疗引起恶心、呕吐的机制目前仍不明确,但认为其是一个多因素作用的结果。胃肠道内(尤其是小肠)含有快速增殖的上皮细胞,对于放疗特别敏感。如果胃肠道在放疗照射野之内,可以直接刺激上消化道传入神经纤维。延髓最后区也可能涉及放疗相关的恶心呕吐,放射诱导的组织崩解产物也可能刺激化学催吐感受区(chemoreceptor trigger zone,

CTZ)。放疗所致恶心、呕吐的风险与照射部位、面积和分割剂量以及患者本身有关。经全身照射后,90%的患者在 30～60 分钟内发生呕吐;半身大面积照射,在 2～3 周内发生呕吐的概率是 80%;全腹腔常规照射(每次 1.5 Gy),约有 60% 的发生率。在头颅放疗时,应注意放射引起脑水肿导致颅内高压所致呕吐。另外,放疗的分割剂量越高,总剂量越大,受照射的组织越多,发生恶心、呕吐的可能性就越大。

5. 其他　恐惧、焦虑等情绪刺激高级神经中枢也可表现出恶心呕吐。阿片类止痛药可以刺激大脑中枢化学感受器,还可使胃排空迟缓,从而引起恶心呕吐。另外,雌激素、洋地黄制剂、抗生素以及非类固醇抗炎性药物等均可引起恶心、呕吐。肿瘤患者代谢紊乱,如高钙血症、低钠血症时也可出现恶心、呕吐。

三、恶心、呕吐的发生机制

恶心与呕吐的发生机制十分复杂,到目前为止尚未完全研究清楚。恶心和呕吐都是由中枢神经系统控制和介导的,但两者机制并不完全相同。

1. 呕吐的发生　主要受位于延髓的呕吐中枢控制,而呕吐中枢引发呕吐常和三个部位传递的信号有关:① 化学催吐感受区,位于呕吐中枢的后部,无血脑屏障的保护,因而比中枢的其他部位更易受血液及脑脊液中化学物质或毒素的影响,是最重要的呕吐信号介导区。CTZ 内的受体主要包括 5-羟色胺受体(5-HT)、多巴胺受体、组胺、毒蕈碱类物质等。另外,化疗药物及其代谢产物也可以直接刺激 CTZ,然后通过一系列受体进而传递至呕吐中枢引发呕吐。② 外周输入信号,包括来自迷走神经、前庭小脑及脊髓内脏输入的信号。③ 高位中枢神经系统输入的信号,包括大脑皮质和间脑。

2. 恶心的机制　与呕吐相似,且常与呕吐相互联系。但恶心还可以由多种刺激,特别是更多地与大脑皮质有关,如前庭刺激、咽喉部的机械性刺激、厌恶的视觉和嗅觉、内脏痛等引起。化疗药物的输注与病房的环境、气味、食物等在时间上结合的这个过程,就是个强化的过程。

3. 恶心、呕吐的发生　除了神经生理机制,还受到心理因素的影响。20 世纪 80 年代早期的临床研究表明,预期性恶心、呕吐是一种典型的条件反射,但它是由非条件反射促成的。输注化疗的药物为非条件刺激,与预期性呕吐密切相关的条件刺激是嗅觉、听觉和认知。因此,典型的预期性恶心、呕吐患者常有化疗呕吐史,患者可在化疗尚未开始之前即由听神经、视神经、嗅神经将非条件刺激的信息传导到呕吐中枢引起恶心、呕吐。

四、化疗所致恶心、呕吐

(一) 概念
CINV 是指由化疗药物引起或与化疗药物相关的恶心(以反胃和/或急需呕吐为特征的状态)和呕吐(胃内容物经口吐出的一种反射动作)。

(二) 病理生理机制
目前普遍认为,CINV 的病理生理机制主要包括三方面:第一,细胞毒药物损伤消化道上皮黏膜,刺激肠道嗜铬细胞释放神经递质,与相应受体结合,由迷走神经和交感神经传入呕吐中枢而导致呕吐。第二,细胞毒药物及其代谢产物直接刺激 CTZ,进而传递至呕吐中枢引发呕吐。第三,心理精神因素直接刺激大脑皮质通路导致呕吐。

(三) CINV 相关的神经递质
主要有 5-羟色胺(5-HT)、P 物质、多巴胺、乙酰胆碱和组胺等。不同的呕吐类型中,各种介导呕吐的神经递质的重要性不同。

（四）影响因素

1. 药物因素　化疗方案中化疗药物的致吐风险等级在 CINV 中是最重要的因素，每一种药物的剂量强度、剂量密度、输注速度和给药途径等不同，其致吐作用也不尽相同。化疗药物的致吐风险分为高度、中度、低度和轻微 4 个致吐风险等级，是指在不予以预防处理时单用该化疗药物发生急性恶心呕吐的概率，＞90％为高度致吐风险等级，30％～90％为中度致吐风险等级，10％～30％为低度致吐风险等级，＜10％为轻微致吐风险等级。

2. 非药物性因素　年龄（小于 50 岁）、女性、既往恶心呕吐史、焦虑、疲乏、晕车、生活质量低下和低酒精摄入史等均可增加 CINV 的发生概率。其中既往化疗过程中恶心、呕吐的控制是特别重要的因素，可能影响到当次化疗中发生预期性和延迟性呕吐。与老年患者相比，年轻患者（小于 50 岁）发生恶心和呕吐的频率较高，呕吐更难控制。有长期和大量酒精摄入（每日 100 g 酒精）的患者，呕吐控制较为有效。女性与男性相比，恶心、呕吐的发生风险更高。在以上多种相关因素中，性别、年龄、低酒精摄入和晕车是急性 CINV 的相关因素，化疗类型、年龄较小及女性是发生 CINV 的独立风险因素。伴有 4～6 种高危因素的患者即使在预防性止吐方案的前提下，仍有 76％发生 CINV，显著高于不伴有任何高危因素的患者（仅为 20％）。

（五）分类

按照发生时间，CINV 通常可分为急性、延迟性、预期性、暴发性及难治性 5 种类型。急性恶心、呕吐一般发生在给药后数分钟至数小时，并在给药后 5～6 小时达高峰，但多在 24 小时内缓解。延迟性恶心、呕吐多在化疗 24 小时之后发生，常见于顺铂、卡铂等化疗时，可持续数日，一般认为 2～5 日。预期性恶心、呕吐是指患者在前一次化疗时经历了难以控制的 CINV 之后，在下一次化疗开始之前即发生的恶心、呕吐。暴发性呕吐是指即使进行了预防处理但仍出现的呕吐，并需要进行"解救性治疗"。难治性呕吐是指以往的化疗周期中使用预防性和/或解救性止吐治疗失败，而在后续化疗周期中仍然出现的呕吐（需除外预期性呕吐）。

（六）严重程度分级

根据美国国家癌症研究所（National Cancer Institute，NCI）颁布的常见不良反应事件评价标准（common terminology criteria for adverse events，CTCAE）4.03 版，恶心及呕吐的严重程度分级见表 9-8。

表 9-8　恶心及呕吐的严重程度分级

不良事件	分级				
	1	2	3	4	5
恶心	食欲降低，不伴进食习惯改变	经口摄食减少不伴明显体重下降、脱水或营养不良	经口摄入能量和水分不足，需要鼻饲、全肠外营养或住院	——	——
呕吐	24 小时内发作 1～2 次（间隔 5 分钟）	24 小时内发作 3～5 次（间隔 5 分钟）	24 小时内发作≥6 次（间隔 5 分钟）	危及生命，需要紧急治疗	死亡

（七）治疗原则

（1）预防为主：在肿瘤相关治疗开始前，应充分评估呕吐发生风险，制订个体化呕吐防治方案。如在化疗前给予预防性的止吐治疗;在末剂化疗后,接受高度和中度催吐风险药物进行化疗的患者,恶心、呕吐风险分别至少持续 3 日和 2 日。在整个风险期,均需对呕吐予以防护。

(2)止吐药的选择:主要应基于抗肿瘤治疗药物的致吐风险、既往使用止吐药的经历以及患者本身因素。对于高度致吐风险的化疗方案提倡采用最强的三联标准疗法(5-HT$_3$ 受体拮抗剂联合地塞米松及 NK-1 受体拮抗剂),中度致吐风险的化疗方案可采用二联疗法(5-HT$_3$ 受体拮抗剂联合地塞米松),而低度致吐风险的化疗方案可采用单药预防,轻微致吐风险的化疗方案则不主张常规进行预防。

(3)对于多药方案,应基于致吐风险最高的药物来选择止吐药。联合应用若干种止吐药能够更好地控制恶心和呕吐,特别是采用高度致吐化疗时。

(4)在预防和治疗呕吐的同时,还应该注意避免止吐药物的不良反应。

(5)良好的生活方式也能缓解恶心、呕吐,例如,少吃多餐,选择健康有益的食物,控制食量,不吃冰冷或过热的食物等。

(6)应注意可能导致或者加重肿瘤患者恶心呕吐的其他影响因素:部分或者完全性肠梗阻;前庭功能障碍;脑转移;电解质紊乱(高钙血症、高血糖、低钠血症等);尿毒症;与阿片类药物联合使用;肿瘤或者化疗(如长春新碱),或者其他因素如糖尿病引起的胃轻瘫;心理因素(焦虑、预期性恶心、呕吐等)。

(八)止吐药物分类

(1)5-HT$_3$ 受体拮抗剂:通过阻断 5-HT$_3$ 受体而发挥止吐作用。各种司琼类药物具有类似的止吐作用和安全性,可以互换。口服和静脉用药的疗效和安全性相似。常见的不良反应包括轻度的头痛,短暂无症状的转氨酶升高和便秘。值得注意的是增加 5-HT$_3$ 受体拮抗剂用药剂量不会增加疗效,但可能增加不良反应,甚至发生严重的不良反应(QT 间期延长)。

(2)糖皮质激素:地塞米松是长效糖皮质激素,临床研究证明,地塞米松是预防急性呕吐的有效药物,更是预防延迟性呕吐的基本药物。糖皮质激素的止吐机制尚不明确,可能与稳定化学受体触发区受体膜、抑制前列腺素生产有关。地塞米松的不良反应主要包括体液潴留、情绪改变、失眠、胃溃疡、血糖升高等。

(3)NK-1 受体拮抗剂:P 物质存在于中枢神经系统的孤束核和最后区,以及胃肠道内的神经元里,少部分与 5-HT 共同存在于嗜铬细胞。P 物质参与致吐过程,通过 NK-1 受体发挥作用。NK-1 受体拮抗剂与大脑中的 NK1 受体高选择性结合,拮抗 P 物质,有效预防迟发性呕吐。阿瑞匹坦为 NK-1 受体拮抗剂,口服方法:化疗第 1 日,化疗前 1 小时口服 125 mg;化疗第 2~3 日,每日口服 80 mg。

(4)多巴胺受体拮抗剂:常见药物为甲氧氯普胺(胃复安),主要通过阻断中枢化学敏感区和胃肠迷走神经末梢的多巴胺受体而发挥止吐作用。其主要的不良反应为锥体外系反应、焦虑及步伐不稳等。

(5)精神类镇静药:可考虑用于不能耐受 NK1 受体拮抗剂、5-HT$_3$ 受体拮抗剂和地塞米松或呕吐控制不佳的患者,但不推荐单独使用。常用的有氟哌啶醇、奥氮平、劳拉西泮。

(6)吩噻嗪类:氯丙嗪属吩噻嗪类药物,主要阻断脑内多巴胺受体,小剂量抑制延脑催吐化学感受区的多巴胺受体,大剂量时直接抑制呕吐中枢。苯海拉明为乙醇胺的衍生物,有抗组胺效应,通过中枢抑制发挥较强的镇吐作用。异丙嗪吩噻嗪类衍生物,为抗组胺药,通过抑制延髓的催吐化学受体触发区发挥镇吐作用。以上三种药兼有镇静作用。

五、护理

（一）评估

恶心、呕吐常用评估工具包括以下几种。

1. **MAT 量表**（MASCC antiemesis tool，MAT）　该量表是由国际癌症支持联合会的临床医师和各不同学科的专家共同研究的评估 CINV 发生情况的简明量表。该量表分为急性恶心、呕吐和延迟性恶心、呕吐 2 个子量表，共包含 8 个评估条目，其中前 4 条关于急性恶心、呕吐的发生、持续时间和频率，后 4 条是关于延迟性恶心、呕吐的发生、持续时间和频率。条目1、3、5、7 使用二分类变量，条目 4 和 8 则采用连续变量 0～10 的视觉量表式来表示症状的严重程度。该量表主要为患者自我评估模式，通常要求在化疗开始 24 小时后评估急性恶心、呕吐情况，化疗开始 1 周后评估延迟性恶心、呕吐。

2. **生活功能指数量表**（functional living index-emesis，FLIE）　是在化疗给药后 3 日内进行测评，主要用于评估化疗给药后第一个 24 小时（急性期）相关症状及 48 小时内（初始延迟期）的后续症状。它关注 CINV 对患者日常生活质量的影响，而不是对于 CINV 发生率及严重程度的记录。量表包括恶心和呕吐 2 个维度，每个维度有 9 项条目，采用数字模拟评分法（0～7 分）进行评估，得分越高，说明对日常生活的影响越小。一般平均分为 6 分，认为恶心、呕吐对其日常生活没有影响。

3. **MANE**（morrow assessment of nausea and emesis）**量表**　是针对预期性恶心、呕吐，治疗后恶心、呕吐症状及治疗效果的一个回顾性评估工具。该量表明确将干呕排除在呕吐范围之外，采用的是问题式评估。针对化疗后恶心、呕吐的评估包括有无发生、严重程度、持续时间、何时症状最严重各 4 个条目，预期性恶心、呕吐包括有无发生、严重程度和持续时间各 3 个条目，治疗效果 2 个条目。此量表没有对延迟性恶心、呕吐进行明确评估，对于治疗效果也只有一个笼统的评价。

4. **INVR**（index of nausea and vomiting and retching）**量表**　该量表主要用于评估肿瘤化疗患者过去 12 小时内恶心、呕吐和干呕 3 个症状的发生情况，包括症状经历时间、发生频率、严重程度 3 个维度。

5. **症状窘迫评估表**（symptom distress scale，SDS）　由麦可格与杨格（MaCorkle & Yuong）于 20 世纪 80 年代设计，主要用于评估与恶心、呕吐相关症状的窘迫程度，包括恶心、食欲、情绪、睡眠、疼痛程度、疲倦、肠胃蠕动情形、下床活动度、注意力集中度、外观、呼吸型态改变及咳嗽程度。

（二）护理措施

肿瘤患者，特别是接受化疗的患者经常承受恶心呕吐的痛苦，药物治疗是目前抗呕吐治疗的主要手段，但正确的护理在预防或减轻恶心、呕吐症状中也起着不可替代的重要作用。

1. **重视评估**　全面收集患者化疗史和有关恶心、呕吐的病史，对即将使用的化疗药物的致吐强度作出评估，了解患者的心理状态、对化疗的认知情况，明确可能引起患者恶心、呕吐的原因，预先采取相应的预防措施。若一旦发生恶心、呕吐，应询问引起患者恶心、呕吐的病因、与饮食的关系；恶心或呕吐发生的频率、持续时间、严重程度；观察呕吐物的颜色、质、量；恶心或呕吐的伴随症状，是否伴有头痛、意识障碍和腹痛等；注意观察患者的生命体征、皮肤弹性、呼吸情况等。

2. **环境准备**　进餐环境没有异味、宽敞、通风良好，避免让人不愉快的气味；或选择患者喜欢的气味,如放置柠檬、橘皮等具有清新气味的水果缓解恶心感。在开放的环境中进食,避免接触正在烹调或进食的人员,避免食物气味的刺激。保持光线的柔和明亮,根据季节不同选择适宜温度、湿度,冬天可使用加湿器加湿,夏天使用空调除湿,可以根据个人喜好播放喜欢的音乐或装饰绿色植物、鲜花以及其他装饰品帮助缓解情绪。同时,在家人或朋友的陪伴下进食,有助于减轻恶心、呕吐。

3. 饮食护理

(1) 从营养供给和需求的角度看,化疗期间的饮食应满足热量充足、高蛋白质、维生素丰富的要求,如谷类、精瘦肉、鱼虾、禽类、奶制品、蔬菜、水果。因化疗期间,患者的消化功能相对较弱,所以饮食应清淡、稀软、烂熟,以利于吸收。主食可根据饮食习惯、口味以及季节,选择米饭、包子、饺子、馄饨、面条等,配菜讲究荤素搭配,烹饪注意色、香、味,最好是蒸、煮、炖。化疗期间味觉、嗅觉会发生改变,本来患者喜欢吃的食物,在用药后,可能会不喜欢,建议可以换其他食物。酸性食物对于缓解恶心、呕吐有一定的帮助,可以吃清淡的泡菜、柠檬汁、橘子汁以及酸奶等。注意水分的补充,可选择稀饭、菜汤、肉汤、鱼汤、果汁、豆浆等。恶心和呕吐有时和排便功能不好有关,充足的纤维素有助于改善排便功能。高纤维素食物包括全麦、谷物、生的蔬菜。

(2) 避免吃油腻和煎炸的食物,因为这些食物不容易消化,高脂肪的食物会引起饱胀感,还有可能触发恶心;避免吃辣的、调味料多、烟熏、腌制的食物,避免过咸、过甜的食物;避免气味重的食物,这种食物可能会诱发恶心;不要喝酒精类、含咖啡因的饮料。

(3) 调整进食方式和时间:进餐时间避开化疗药物作用的高峰时间,以化疗开始前2小时以上为宜。在进食后,不能立即平卧,假如要休息,可以坐下斜靠着休息30～60分钟。饭前、饭后漱口,不要使用商业性的漱口水,因为这些漱口水含酒精,使用了以后口腔干燥;对已发生呕吐的患者灵活掌握进食时间,可协助患者在呕吐间隙期进食,不要强迫进食。

4. 心理与社会支持　护士应多与患者交谈,纠正患者对化疗、放疗等治疗手段的不正确的认识,通过给患者听音乐、聊天等分散注意力,缓解患者的紧张和焦虑情绪。据研究报道,放松疗法、有氧运动、音乐疗法、催眠疗法、系统脱敏疗法、穴位按压等方法可以减轻化疗患者的恶心、呕吐症状,护士可以指导患者进行尝试。

(顾玲俐)

第五节　化疗相关性腹泻及护理

化疗是肿瘤最主要的治疗方式之一,但是与化疗相关的不良反应又限制了化疗药物的有效使用,其中腹泻是化疗药物常见不良反应之一,即化疗相关性腹泻(chemotherapy induced diarrhea,CID)。化疗相关性腹泻的发生率因不同化疗药物的使用而不同,2004年国外文献报道的发生率多在50%～80%,尤其是接受5-氟尿嘧啶、伊立替康和奥沙利铂治疗的患者。且2003年Carol等发现伊立替康治疗可导致多达2/3的患者发生严重腹泻(3级或4级,NCI),5-氟尿嘧啶治疗可导致约15%的患者发生严重腹泻。国内文献报道的化疗相关性腹泻的发生率较国外基本一致,但伊立替康导致的腹泻发生率较国外低,美国和欧洲报道的伊立替康造成的延迟性腹泻发生率可达60%～87%,2010年张程亮等预防和治疗伊立替康所致腹泻的研究进展报道伊立替康致腹泻的发生率为40%～50%,其中约10%为严重腹泻,这可能与中国人 *UGT1A1 * 28* 基因多态性分布与国外种族具有明显差异有关。但是2014年Dorothy等的研究指出,由于通常文献报道只关注严重的腹泻,因此化疗相关性腹泻的实际发生率要高于大部分文献报道。

一、定义

1. 腹泻　是指肠蠕动频率增加,24小时排便大于3次,和/或大便稀薄,和/或24小时内排便大于200 g。

2. 化疗相关性腹泻　是一种常见的由化疗导致小肠和结肠上皮损伤引起的黏膜炎表现。严重的腹泻可能是化疗一种潜在的致命并发症,多见于伊立替康治疗的患者。化疗相关性腹泻的主要症状包括发热、口渴、头晕、腹部痉挛性疼痛、水样便、血便以及顽固性腹泻等,它可导致脱水、电解质紊乱甚至死亡。

二、发生机制

不同化疗药物导致腹泻的机制不同,主要表现为小肠和结肠上皮损伤引起的黏膜炎,常见的包括由氟尿嘧啶、伊立替康等引起的腹泻。

氟尿嘧啶(5-FU)是临床常见抗癌药物,一线应用于结肠癌、乳腺癌等癌症的治疗。5-FU能对增殖速度较快的机体细胞如肠道细胞等产生强大的抑制作用,从而导致严重的肠道黏膜损伤和腹泻等毒副作用,进一步导致体重减轻、营养失衡等。5-FU在分子层面主要是通过诱导细胞凋亡、激活炎性反应、影响肠道通透性、改变黏液成分、引起肠道菌群失调等方面造成肠道黏膜损伤和腹泻的发生。

伊立替康是半合成水溶性喜树碱衍生物,属于细胞毒药物,在体内通过羧酸酯作用转化为其活性产物7-乙基-羟喜树碱(SN-38),SN-38为一种强效的DNA拓扑异构酶Ⅰ抑制剂,通过干扰DNA复制和转录达到抗肿瘤的作用。SN-38随血液循环达到全身发挥作用,在产生细胞毒作用后经尿苷二磷酸转移酶(UGT)灭活,发生葡萄糖醛酸化反应生成水溶性代谢产物SN-38葡萄糖醛酸苷(SN-38G)并经由胆汁排泄进入肠道。然而小肠细菌β-葡萄糖醛酸酶又能够反转这一反应,SN-38G又被重新转化为SN-38。SN-38会引起小肠黏膜的损伤,从而导致腹泻的发生。且腹泻多发生在用药24小时之后,也称为迟发性腹泻。

三、腹泻的危险因素和影响因素

1. 腹泻的危险因素　包括患者因素和治疗因素。患者因素主要表现在年龄大于65岁、女性、低体力状态(ECOG≥2分),相关的肠道病理改变(炎症或吸收不良)、肠道肿瘤,影响药物代谢和分布的基因遗传多态性[Gilbert综合征、Crigler-Najjar综合征、脱氢酶(DPD)缺乏症]、胆道梗阻等;治疗相关性危险因素包括使用伊立替康和5-Fu,周方案化疗、静脉输注化疗、5-Fu口服制剂、化疗相关性腹泻史、腹盆腔放疗史或同期放疗。

在患者因素方面,基因遗传多态性与化疗相关性腹泻的研究主要围绕尿苷二磷酸葡萄糖醛酸转移酶(UDP-glucuronosyl transferase,UGT)家族,UGT家族是位于肝脏和肝外组织内质网的膜结合酶,通过内源性和外源性化合物的葡萄苷酸化作用促使其从胆管和尿道排泄。UGT的表达及其活性,与伊立替康的疗效及不良反应密切相关。UGT家族中尿苷二磷酸葡萄糖醛酸基转移酶1A1(UGT1A1)基因型与伊立替康毒性关系更为密切,该基因型患者在使用伊立替康化疗后毒性产物SN-38蓄积,可引起严重的腹泻。

2. 腹泻的影响因素　见表9-9。

表9－9　腹泻加重的影响因素

类　别	条　目
饮食	缺乏特定的营养素,如维生素A和锌 过量的特定营养素,如维生素C 高纤维饮食 高渗透膳食补充剂 牛奶或奶制品
感染	细菌(弯曲杆菌、大肠埃希菌、蜡状芽孢杆菌、耶尔森菌等) 寄生虫(阿米巴病、贾第虫病、隐孢子虫病等) 病毒(轮状病毒、腺病毒、星状病毒、钙病毒、诺沃克病毒)
炎性因素	克罗恩病 憩室炎 过敏性肠综合征 放射性直肠炎 溃疡性结肠炎
肠吸收	肠壁水肿 乳糜泻(口炎) 乳糖不耐症 动力紊乱 部分肠壁阻塞 蛋白质失去肠病 短肠
药物因素	包括镁、钾、酒精、地高辛、利尿剂、吗丁啉、胃复安、西咪替丁、山梨糖醇、抗凝血剂等
神经内分泌因素	糖尿病 甲状腺功能亢进症 神经内分泌肿瘤
精神因素	焦虑或压力大

四、腹泻严重程度分级

腹泻的严重程度采用的是 2017 年美国卫生与公众服务部(Department of Health and Human Services)发布的不良反应的通用评价标准 5.0(Common Terminology Criteria for Adverse Events grades of diarrhea)具体内容如下。

Ⅰ级：与基线相比,大便次数增加每日<4 次,造瘘口排出物轻度增加。

Ⅱ级：与基线相比,大便次数增加每日 4～6 次;造瘘口排出物中度增加;借助于工具的日常生活活动受限。

Ⅲ级：与基线相比,大便次数增加每日大于或等于 7 次;需要住院治疗;与基线相比,造瘘口排出物重度增加;自理性日常生活活动受限。

Ⅳ级：危及生命;需要紧急治疗。

Ⅴ级：死亡。

五、腹泻的管理

1. 危险因素评估　首先,在化疗开始前制订风险评估单,为使用伊立替康、氟尿嘧啶、卡培他滨、奥沙利铂或雷替曲塞、小分子单克隆抗体、同期盆腔放疗的患者进行风险评估,包括性别、年龄、体力状态、化疗方案等。确认高危患者了解风险,重点关注该类患者的不良反应的发生,并做好腹泻相关的健康教育指导,包括饮食指导、腹泻严重程度的介绍、出院后症状加重的自我管理。目前尚无危险因素或者影响因素与化疗相关性腹泻发生的风险分级计算模型可以推荐使用。

2. 建立多学科团队 其中包括胃肠专科医师(内科化疗医师、外科医师)、营养师、护士、造口师等,在团队中分别发挥不同的作用。化疗前存在肠道功能障碍的患者(如肠易激综合征、胆汁酸吸收不良、乳糜泻或炎症性肠病),之前做过肠道切除手术导致胃肠功能障碍的患者,考虑需要胃肠专科医师对其胃肠功能再评估和诊断;如果患者治疗开始前营养不良或营养风险(BMI<18 或在过去 3 个月,体重下降>5%),在开始化疗前需要为患者安排一个饮食回顾,可由营养科会诊,营养师进行饮食调整和营养的补充;护士在风险评估和病情观察和判断、健康教育方面起沟通桥梁作用;在造口评估方面,若出现异常可与造口师进行协作处理。

3. 腹泻的评估 根据 2014 年发表在 *Lancet Oncology* 中的《癌症化疗腹泻管理指南》中的证据提示,对于化疗相关性腹泻进行以下评估。

(1) 评估患者详细病史,概括患者正常排便习惯,如大便频率、性状、颜色以及最近肠道功能变化。大便性状的评估可参考布里斯托大便分类方法。

(2) 有无其他可能导致腹泻的原因,如其他药物、饮食、感染、不完全性肠梗阻或粪便嵌塞。

(3) 实验室检查包括全血细胞计数以排除中性粒细胞减少、血生化确定电解质紊乱及肾功能;便常规确定细菌、真菌、寄生虫或病毒病原体。

4. 病情观察及处置 每日询问患者大便的色、质、量,了解腹泻史及腹泻持续时间,大便次数及性状,评估有无发热、头晕、腹部疼痛/痉挛、无力感,询问用药史,有无引起腹泻的用药(排除败血症、肠梗阻脱水症状),评估饮食是否存在加重腹泻的因素,综合判断患者腹泻的严重程度。

根据严重程度和临床表现进行处置:严重程度为Ⅰ~Ⅱ级腹泻不伴有相关症状,可由护士进行饮食指导,12~24 小时再评估。持续腹泻Ⅰ~Ⅱ级,不伴有发热、脱水、中性粒细胞减少症和/或大便带血,可以完善相关检查,遵医嘱用药进行门诊治疗。

当病情进展进展为严重腹泻Ⅲ~Ⅳ级伴有或不伴有发热、脱水和/或大便带血,或者严重等级为Ⅲ~Ⅳ级腹泻或者Ⅰ~Ⅱ级腹泻伴有一个或以上的症状(痉挛腹痛、严重程度大于Ⅱ级的恶心、呕吐,体力状态≥2 分、发热>38.5℃、脓毒症、中性粒细胞减少症、明显大便带血、脱水)需要进行入院治疗,护士评估患者的腹泻情况,汇报医师,遵医嘱进行相关检查和处置用药,观察用药后反应,每 12~24 小时再评估。依次按照不同严重程度遵医嘱进行处理,护士全程参与护理评估、饮食指导与调整、用药指导以及与医师建立良好的反馈。

化疗药物引起腹泻的治疗随症状严重程度而不同。对于严重腹泻患者,补液是最重要的纠正电解质紊乱的方法,尤其是对于低钾血症。因此临床工作中应遵医嘱定期监测其电解质的变化,出现异常情况及时汇报医师进行处理。

5. 饮食指导 发生化疗相关性腹泻时,有些食物会加重腹泻程度,因此饮食上需要慎重。

(1) 限制或避免饮酒、浓茶和浓咖啡;限制或避免辛辣、油腻或油炸食物;避免过热或过冷的食物和饮料;限制使用人造甜味剂,如山梨糖醇和木糖醇常见于口香糖、无糖薄荷糖和饮料。

(2) 部分患者停用牛奶或奶制品症状会有所缓解,可限制牛奶或奶制品,但牛奶和乳制品营养价值高,如停用 1 周后症状无缓解,应尽快再次摄入。

(3) 避免或限制高纤维食物,可能会有所帮助。1 周时间确认是否有所改善,如果症状未有改善,可恢复常规饮食。

(4) 避免干果、坚果类;限制水果蔬菜,每日总共 2 份(去皮);将扁豆和豆类(豌豆和豆类)限制为小份。

(5) 宜进食高热量、高蛋白质、低渣饮食,少量多餐,细嚼慢咽,进食与进水勿同时;每日摄入 2~3 L 液体(如水、肉汤、鲜榨果汁等)。

6. 药物治疗   目前根据专家意见建议,阿片类制剂是最常规的治疗,联合洛哌丁胺和地芬诺酯被认定为一线治疗药物。奥曲肽能有效治疗对其他治疗无效的严重化疗相关性腹泻,有轻微的不良反应。奥曲肽被用于危险等级 3 级或以上的化疗相关性腹泻患者的一线用药。

(1) 洛哌丁胺:本品化学结构与地芬诺酯相似,具有迅速止泻作用,为一种极强的长效抗腹泻药物,在推荐剂量范围内,对中枢神经系统无影响。其作用机制为直接作用于肠壁,干扰神经末梢乙酰胆碱的释放,从而抑制肠蠕动和收缩,对肠道纵行和环形平滑肌收缩均有抑制作用。洛哌丁胺有引起麻痹性肠梗阻的危险,需严格掌握用量,不推荐使用来预防化疗相关性腹泻。

(2) 地芬诺酯:本品又名苯乙哌啶。本品为哌替啶的衍生物,可替代阿片使用,临床常用其盐酸盐。可直接作用于肠平滑肌,通过抑制肠黏膜感受器,消除局部黏膜的蠕动反射而减弱肠蠕动,同时可增加肠的节段性收缩,使肠内容物通过延迟,有利于肠内水分的吸收,显示较强的止泻作用。大剂量有镇静作用,产生欣快感。

(3) 奥曲肽:奥曲肽是一种人工合成的八肽环状化合物,具有与天然内源性生长抑素类似的作用,作用较强且持久,可抑制胃肠蠕动,减少内脏血流量和降低门脉压力,减少肠液分泌,并可增强肠道对水和钠离子的吸收。

7. 肛周皮肤的护理   对于肛周皮肤的护理,证据中未提及。基于临床经验,主要原则是保证肛周皮肤的清洁干燥。腹泻之后,可用温水清洁肛周皮肤,然后用柔软的卫生纸吸干水分,避免使用肥皂、沐浴露等化学用品;若腹泻次数较多,可酌情清洗,清洗过多易导致皮肤破溃。

(李慧文)

第六节   便 秘 及 护 理

对于肿瘤患者而言,便秘是造成他们痛苦的一个常见原因。据报道,住院患者便秘的发生率为 70%~100%。便秘会导致腹胀及腹部不适,恶心、呕吐,粪便嵌塞和肠梗阻的可能,不但会增加患者的痛苦,降低生活质量,甚至影响患者治疗的顺利进行。

便秘是主观性很强的个人体验,因此需要严谨的护理评估和个体化的干预措施。本节介绍护士在临床护理实践中如何判断及处理肿瘤患者的便秘问题。

一、便秘的定义

正常人每日排便 1~2 次或 1~2 日排便 1 次。便秘是指大便次数减少,一般每周排便少于 3 次,粪便干结和/或排便困难。

二、便秘的影响因素

（一）不良生活习惯

1. 饮食因素　饮食结构不合理、食物中缺乏粗纤维，使粪便体积缩小，黏滞度增加，在肠内运动减慢，水分过度吸收而致便秘。此外，有些患者由于进食少，食物含热卡低，胃肠通过时间减慢，亦可引起便秘。有报道显示，胃结肠反射与进食的量有关，1 000 kcal 膳食可刺激结肠运动，350 kcal 则无此作用。由于脂肪是刺激反射的主要食物，脂肪摄入不足也会导致便秘发生。

2. 排便习惯　有些肿瘤患者没有养成定时排便的习惯，或者由于检查、治疗、环境改变、便器使用不当常常忽视正常的便意，致使排便反射受到抑制而引起便秘；应用缓泻剂和/或灌肠过度或不当，导致排便习惯改变等。

3. 活动减少　由于某些疾病和肥胖因素，导致活动减少，特别是因体质虚弱导致卧床时间长或坐轮椅的患者，因缺少运动性刺激，往往易患便秘。

（二）病理因素

任何影响正常肠道功能的疾病，如脊髓压迫或腹内肿块；各种肿瘤、炎症或其他因素引起的肠梗阻、肠扭转、肛门直肠功能异常等；患有基础病如糖尿病、甲状腺功能减退等。

（三）治疗因素

长期使用含钙、铝的抗酸剂、铁剂、肌肉麻痹剂、抗胆碱能药物、抗惊厥药、抗帕金森病药物、神经节阻断剂、单胺氧化酶抑制剂、抗肿瘤药物如长春碱类、阿片类止痛药、止吐药、三环类抗抑郁药、利尿药、降压药等，均能引起便秘。

（四）精神因素

精神心理因素，患有抑郁、焦虑、强迫症等心理障碍者易出现便秘。

三、评估

合理有效的评估是实施个体化干预措施的关键措施。目前国内外尚无公认的评估便秘症状的"金标准"，关于便秘的评估工具主要包括便秘的危险因素评估、便秘的症状评估和便秘相关生活质量影响等。然而，这些量表的效度大多没有被检测过，因此它们的有效度未知。必须牢记便秘的个体化管理本质。

（一）便秘危险因素评估

便秘危险因素评估表（norgine risk assessment tool for constipation）由 Gayle Kyle、Thames、Terri Dunbar 等于 2007 年研制，用于评估引起便秘的风险相关因素。

（二）便秘的症状评估

1. 便秘评估量表（constipation assessment scale，CAS）　CAS 包含 8 个条目，预计在 2 分钟以内完成评价，可以快速判断患者有无便秘以及便秘的严重程度。该量表分别对腹部鼓胀或胀气、肛门排气数量变化、排便频率降低、稀便、直肠梗阻和压迫感、排便时伴直肠疼痛、粪便排出量少、排便费力进行评估，总分为 0～16 分，得分越高，症状越重。

2. 便秘患者症状自评量表（patient assessment of constipation symptom，PAC-SYM）是由法国 Mapi Research Trust 机构开发的评价便秘患者症状及严重程度的量表，国外已证实有较好的信效度，并广泛用于便秘患者的症状评估及疗效评价。量表包含 3 个维度（腹部症状、直肠症状和大便症状）12 个条目。采用 Likert 5 级评分法，将"无此症状""轻微""中等程度""严重""非常严重"分别赋予0～4分,各维度得分为该维度所有条目的平均分,总分为所有条目的平均分,得分越高表示便秘症状越重。通过调查患者近2周的便秘症状,评估便秘的严重程度和疗效。

3. 便秘评估系统(constipation scoring system,CSS) 包含8个条目,分别为排便频率、排便困难程度、排便不尽感、腹痛、排便时间、需要帮助的类型、每24小时有便意而排不出来的次数及便秘病程。量表最低分为0分,最高分为30分,得分超过15分可判定为便秘。

(三)便秘相关生活质量评估

1. 患者便秘状况评估量表(PAC-QOL) 该量表由法国 Mapi Research Trust 机构授权使用,已存在多种语言版本,中文版 PAC-QOL 证实有较好的信、效度。其条目源于文献资料、临床专家和患者信息,包括28个条目4个维度即躯体不适(条目1～4)、心理社会不适(条目5～12)、担心和焦虑(条目13～23)、满意度(条目24～28)。调查患者近2周的生活质量,采用5级评分,各种不适按程度从"完全没有"到"极大"分别赋予0～4分,其中条目18、25～28为反向条目,各维度得分为该维度所有条目的平均分,总分为所有条目的平均分,得分越高代表的生活质量越低。

2. 便秘相关生活质量评分(constipation related quality of life,CRQOL) 是针对便秘的疾病特异性生活质量评估工具,包含18个条目,4个维度。社交障碍包括5个条目,忧虑包括6个条目,饮食习惯包括3个条目,如厕态度包括4个条目。所有条目均采用5分法评分,得分越高,对生活质量影响越大。

(四)其他评估内容

Bristol 粪便性状测量(Bristol stool form scale)用于评估患者粪便的性状及指导患者使用泻药,是较常用的评估工具。粪便性状可分为七种:1分为单独的硬组,需要开始使用或增加泻药;2分为屑,需要开始或使用泻药;3分为干香肠,需要保持泻药剂量;4分为软质香肠,需要保持泻药剂量;5分为软质,需要降低泻药剂量;6分为浆状,需要降低泻药剂量;7分为液体,需要停止使用泻药1～2日。不同的粪便性状可以反映不同的肠道传输时间,得分越低,传输时间越长,得分越高,传输时间越短。

(五)便秘的病史及体格检查

鉴于便秘主观性强的本质,应开展详细的、个体化的患者排便习惯史评估。病史采集过程的关键在于识别可能导致便秘的诱因。

为了完善病史,我们有必要对患者进行体格检查,尤其要关注与便秘相关的健康状态的方面。

除了常规评估,在需要确定腹腔内肿瘤的时候或者在胃肠胀气和肠鸣音消失、可能发生恶性肠梗阻的时候,需要使用腹部的 X 线检查来帮助确诊。

四、治疗

便秘的治疗包括药物治疗和非药物治疗,便秘的预防毫无疑问是非常重要的。

(一)预防措施

许多接受姑息治疗的患者常见做法是:导致便秘的因素一出现——尤其是开始使用阿片类药物的时候,就开始运用肠道管理方法。晚期患者通常具备好几项便秘的诱因,因此,密切监测肠道功能、在便秘刚发生的时候早期干预,这两点对于预防便秘症状的发展至关重要。积极预防如下。

（1）补水：每日饮水≥2 000 ml 或 8 杯水。

（2）增加膳食纤维：多进食粗粮、蔬菜和水果等，推荐每日摄入膳食纤维 25～35 g。

（3）鼓励患者在安全范围内以及虚弱、乏力或者疼痛等症状可以忍受的前提下活动，对于不能活动的患者来说，进行关节的活动是有好处的。

（4）养成良好的排便习惯。

（5）保持患者如厕的私密性及舒适度。

（6）少用引起便秘的药物。

（7）不能停用引起便秘药物的患者，应加强监测，考虑对便秘予以预防性治疗。

（8）使用阿片类药物的患者，应同时预防性地给予通便药物治疗。

（9）对于晚期肿瘤患者来说，维持足量的食物摄入是非常困难的，液体和膳食纤维摄入量的减少是常见的。由于纤维素富含于粗糙的食物中，因此对于晚期肿瘤患者来说，食用梨汁或者李子汁会更容易被接受。

（二）药物治疗

针对引起便秘的原因和严重程度，可考虑采用药物治疗方法。

1. 口服缓泻剂　泻剂通常分为四类：润滑性泻药、刺激性泻药、渗透性泻药以及膨胀性（容积性）泻药。应根据便秘的类型选择不同的缓泻剂。

（1）润滑性泻药：包括甘油、矿物油、液状石蜡、多库酯钠等。可以口服或制成灌肠剂，具有软化粪便和润滑肠壁的作用，使粪便易于排出。多库酯钠是一种阴离子表面活性剂，使粪便软化，减少粪便的表面张力，而使水分渗入粪便之中适用于年老体弱及伴有高血压、心功能不全等排便费力的患者。

（2）刺激性泻药：代表药物有比沙可啶、酚酞片、蓖麻油、番泻叶、大黄等。主要作用于大肠，又称大肠性轻泻剂。此类药物本身或在体内代谢物刺激肠壁，使肠道蠕动增加，从而促进粪便排出。与另一种通便剂联合使用最有效，尤其是粪便软化剂。

（3）渗透性泻药：常用药物包括聚乙二醇电解质散、乳果糖、50%硫酸镁、20%甘露醇等。聚乙二醇电解质散口服后不被肠道吸收、代谢，不良反应少。乳果糖是合成的双糖类，在结肠内发酵产生软便，不良反应是产气引起腹胀，常与剂量有关。双糖不能在肠管吸收和代谢，通过发酵作用增加小肠容积，它可能引起腹部绞痛、腹胀等不适，特别适用于合并有慢性心功能不全和肾功能不全的老年便秘患者。硫酸镁为盐类泻药，此类药物起效快，适用于急性便秘。

（4）膨胀性（容积性）泻药：包括可溶性纤维素（果胶、车前草、麦麸等）和不可溶性纤维（植物纤维、木质素、甲基纤维素等）。用药过程中应注意补充适量水分，以防肠道机械性梗阻。粪便嵌塞、疑有肠梗阻的患者应慎用。

（5）其他：包括促胃动力药、多巴胺受体拮抗剂、胆碱酯酶抑制剂、5-羟色胺 4(5-HT4)受体激动剂、微生物制剂、钙通道阻滞剂、前列腺素药物、阿片受体拮抗剂、中成药等。另外，外周阿片受体拮抗剂甲基纳曲酮，可以有效缓解难以控制的阿片类药物所致的便秘及终末期患者。

2. 灌肠　对使用泻药无效的顽固性患者，在没有肠梗阻的情况下，可采用不保留灌肠法治疗。如果在直肠指检时感觉到了粪便，那么栓剂或者灌肠剂就足以排除粪便。使用单纯的润滑剂（如甘油）或者刺激剂从而影响肠道蠕动（如比沙可啶栓剂或者灌肠剂）。如果直肠指检时直肠是空的，但是在腹部的左下象限可以触及粪块，这个时候可用一支高位灌肠剂。使用时我们需要注意充足的润滑剂、塞入时谨慎以及确保液体温度为身体温度。如果患者存在直肠疾病,并且可能有直肠穿孔的危险的时候,禁止使用高位灌肠剂。

(三) 非药物治疗

1. **生物反馈疗法**　生物反馈疗法对部分有直肠肛门盆底肌功能紊乱的便秘者可能有效,生物反馈治疗是利用专门的设备,采集生理活动信息加以处理、放大,用人们熟悉的视觉和听觉信号显示,让大脑皮质与这些脏器建立反馈联系,通过不断地正反尝试,学会随意控制生理活动。

2. **认知疗法**　重度便秘患者常有焦虑,甚至抑郁等心理因素或障碍的表现,应用认知疗法可帮助使患者消除紧张情绪。

3. **中医疗法**　针灸、穴位按摩在一定程度上也可以改善便秘的症状。

五、便秘的护理

(一) 改变生活方式

1. **适当运动**　癌症患者常感到疲乏无力,不愿下床活动,导致肠蠕动减弱,更易致便秘。当患者病情允许时,尽量减少其卧床时间,若不能下床则鼓励患者在床上活动,以感到不疲劳为度,避免久坐、久卧和久站。

2. **饮食指导**　在各项护理措施中,饮食指导最为重要。每日饮水量需达到 2 000～3 000 ml;晨起洗漱后空腹饮淡盐开水 300～500 ml 或睡前喝一杯蜂蜜水均有助于排便通畅;饮食以易消化、清淡和富含粗纤维素的食物为宜,多吃新鲜蔬菜及水果;忌烟、酒及辛辣刺激性食物,适量进食芝麻、核桃和花生米等油脂多的坚果类食物。

3. **提供私密性的排便环境**　尽量满足患者的需求。对于住在非单间病房的患者,可根据其需求提供私密性的排便环境,使其思想放松,避免干扰;同时嘱其养成良好的排便习惯,有便意时不要忍耐和克制,要集中注意力,不要吸烟亦不要同时阅读报纸或做其他事情。找到排便的最佳时间点:晨起喝水后,三餐后,都是符合人体自身规律的最佳排便时间。切勿忍便,这个会破坏人体的自身规律,尽量减少这样的情况。

4. **放松心情**　人体胃肠道受情绪影响非常大,在情绪抑郁的时候,胃肠道蠕动速度会大大下降,会出现便秘、腹胀、食欲下降、餐后嗳气等症状,所以放松心情,多进行户外有益的活动,对胃肠道非常有好处。

(二) 宣教用药知识

护士应掌握各类缓泻剂的适应证和禁忌证,掌握正确的用药方法。向患者及家属说明应用通便药物的目的、用法和不良反应等,使其正确认识预防和减轻便秘的重要性,以便主动、积极地配合护理。例如,润滑性泻药可干扰维生素 A、维生素 D、维生素 E、维生素 K 以及钙、磷的吸收导致营养不良。渗透性泻药中的盐类泻剂如果过量或反复使用,容易引起水、盐电解质紊乱,出现高镁血症、高钠血症及高磷血症等。有粪便嵌塞、肠梗阻、电解质紊乱等情况应慎用。合并有充血性心脏病的便秘患者禁用,因为此类泻药会增加血容量,加重心脏的负担,容易导致心力衰竭。容积性泻药需要大量饮水,对于进水受限和极度虚弱的终末期肿瘤患者应慎用。服用剂量大容易发生胃肠胀气。

(三) 腹部按摩

腹部按摩能改善肠胃功能、增强肠蠕动、防治便秘。定期进行腹部按摩,最好在晨起后进行。方法是躺在床上,双腿弯曲,腹肌放松,用一只手掌以掌心贴附肚脐,另一只手叠在上面,用下面手掌拇指以外的四指指腹,沿结肠解剖位置(升结肠—横结肠—降结肠)由右向左环形进行按摩(顺时针方向)。每次以 15 分钟为宜,每天按摩 2 次,分别在上午和临睡前各按摩 1 次。腹部按摩应在排空小便后,肚子不太饱又不太饿的情况下进行。手法既要柔和、均匀,又要有一定的力度,但不要使劲往下压,那样容易伤害体内器官。

便秘是肿瘤患者常见的症状之一,通过个性化的评估和干预,便秘是可以改善的,从而减少对患者生活质量的影响。

(黄　喆)

第七节　化疗致周围神经病变及护理

化疗致周围神经病变(chemotherapy induced peripheral neuropathy,CIPN)是一种和化疗相关的常见、剂量限制性的不良反应,可以长期影响患者的生活质量。能够引起 CIPN 的化疗药物,包括紫杉类、铂类、长春碱类以及沙利度胺、利那度胺、硼替佐米等单药或组合用药。据报道,这些药物引起周围神经病变的发生率可高达 30%～40%。

一、常见致周围神经病变的化疗药物种类和发生机制

(一) 铂类药物

铂类常见化疗药物包括奥沙利铂、顺铂和卡铂等。这类药物的神经毒性主要表现在外周神经系统和背根神经节,对大脑的损伤较小。对外周神经的影响主要是认为其与 DNA 形成链内和链间交叉联结,破坏 DNA 功能,阻止 DNA 复制,DNA 和蛋白质合成受到抑制,轴突胞质转运能力下降,进而影响神经传导。铂类药物具有剂量依赖性。顺铂治疗累积剂量达 $300\sim450$ mg/m^2 时,开始出现周围神经症状,包括感觉异常、麻木、腱反射消失、步态不稳、精细感觉和本体感觉敏感度下降等;累积剂量达 600 mg/m^2 时会出现感觉性共济失调等自主神经系统症状。奥沙利铂的累积剂量达到 200 mg/m^2 时会出现周围神经毒性症状。

铂类药物的周围神经病变通常在治疗期间发生,一般会在用药停止后逐渐逆转。据报道,大约 80% 的患者在停止使用奥沙利铂后的 6～8 个月内发生周围神经症状的部分逆转,完全逆转率约为 40%。顺铂引发的周围神经病变一般在停药后 3～6 个月恢复。但是其体征和症状可能会在治疗后的 2～6 个月内继续进展加重,这种现象被称为"滑行(coasting)"。另外,在常规剂量下,与顺铂及奥沙利铂相比,卡铂引起的周围神经毒性更少,程度更小。

(二) 紫杉醇类药物

紫杉醇类药物是一种抗微管药物,其引起周围神经病变的机制包括干扰以微管为基础的轴突运输,激活外周神经和脊髓背根神经节的巨噬细胞和脊髓小胶质细胞。有研究表明脊髓星形胶质细胞的激活和微管为基础的快速型轴突运输受到抑制也可能导致 CIPN 的发生。其主要的神经毒性是外周性的,最常见的是累及感觉神经纤维的周围神经病变,主要表现为双手和足麻木疼痛、腱反射消失。运动系统及自主神经系统症状临床上少见,运动神经病变主要影响近端肌肉,临床特征是肢端呈手套——袜子状的麻木、灼热感,振动感下降,深腱反射消失,进一步发展可产生运动神经受损。感觉神经病变与紫杉醇的使用剂量成正比。紫杉醇所引起的周围神经病变在大多数患者治疗停止后改善,但在部分患者中仍然是一个突出的长期问题。

(三) 长春碱类药物

长春碱类药物是最具神经毒性的药物。有关其产生周围神经病变的机制有以下几种假

说：第一种认为轴索微管也含有 β 微管蛋白，长春碱类与微管蛋白结合，引起轴索微管蛋白的结构变化，导致外周神经轴索运输系统的损伤。第二种是表皮内神经纤维的减少和朗格汉斯细胞的活化，从而使伤害性感受器变得敏感以及 C 纤维受体敏感化。第三种是细胞 Ca^{2+} 平衡的调节异常，长春碱类会使 Ca^{2+} 调节过程发生改变，导致神经高度兴奋和神经胶质细胞功能的损害，从而引起神经病变。长春碱类引起的周围神经病变早期表现为对称性的感觉异常、远端感觉减弱、肌肉痉挛和轻度远端肌力减弱，往往伴有自主神经功能障碍，包括直立性低血压、便秘等。多发生在用药后 6～8 周。其严重程度通常与剂量有关，停止治疗时神经病变通常是可逆的。

二、CIPN 的影响因素

（一）年龄

年龄被认为与紫杉醇致周围神经病变（PIPN）风险显著相关，是影响 PIPN 发生率的独立危险因素。年龄较大的患者 PIPN 的发生率和严重程度更高。这可能与老年患者（≥60 岁）各组织器官功能逐渐衰退，机体循环代谢变差，自身细胞修复能力下降，神经营养不够，导致其容易发生 CIPN，且程度一般比较严重。但在使用奥沙利铂的患者中，年龄并不是 CIPN 的重要危险因素。

（二）营养状态

肥胖和 CIPN 有着密切的关系。与正常体重的女性相比，肥胖会增加 CIPN 的风险。显示体重指数和体表面积与 CIPN 的严重程度显著正相关，体表面积与 CIPN 的发生风险显著正相关。另外，血清白蛋白与化疗致神经病变的严重程度同样相关。存在贫血、低蛋白血症和低镁血症的患者，奥沙利铂引起的周围神经病变的发病率明显升高。

（三）糖尿病

糖尿病是一种临床常见的慢性疾病，在癌症患者中有 8％～18％ 的患者合并有糖尿病。周围神经病变是糖尿病患者较常见的并发症，37％～59％ 的糖尿病患者会出现周围神经疾病症状。若癌症患者化疗前就存在糖尿病相关的周围神经疾病，那么在使用具有可以导致神经毒性的化疗药物后则会增加神经毒性症状的发生风险。

（四）药物的累积剂量

丁彩艳等的纵向研究发现使用奥沙利铂的患者当累积剂量达 200 mg/m² 时开始出现周围神经病变症状，随着疗程进行，外周神经毒性症状趋向严重。紫杉醇类药物的累积剂量达 1 400 mg/m² 或单剂量大于 200 mg/m² 时可导致严重神经毒性的发生。长春碱类的外周神经毒性同样具累积性和剂量依赖性，累积剂量达 30～50 mg 时需停药。

（五）其他

孕激素受体阳性（PR＋）状态是影响紫杉醇致周围神经病变严重程度的独立危险因素。化疗使用的间隔时间、单次高剂量给药、注射时间；患者的饮酒史、肝功能损害、遗传性神经病变、外周血管疾病、艾滋病；化疗后骨髓抑制程度；其他神经毒性用药史等也会影响 CIPN 的发生和发展。

三、CIPN 的临床特征

化疗导致的周围神经病变可以损伤患者的感觉神经、运动神经以及自主神经。当患者的感觉神经受到损伤时，其手指/手或脚趾/脚会出现感觉的异常，通常表现为麻木感、针刺感或者温度觉的异常。最为典型的临床表现为对称性的、从肢体远端开始的感觉异常。一般最先出现在脚趾,然后发展到足部、脚踝,再到小腿(长袜征)。上肢的典型症状出现的较迟,从指尖发展到手指,然后到整个手,再继续向上发展(手套征)。但是多数患者都是先关注到手部症状后才发现。当患者的运动神经受到损伤时,则表现为肌张力的减退、肌力的减弱,动作变得迟缓,平衡力变差。由于所引发的症状相似,临床上有时无法区分是感觉神经病变或是运动神经病变。周围神经病变还可导致深肌腱反射消失。深肌腱反射指快速牵拉肌腱时发生的不自主的肌肉收缩,包括膝反射、踝反射、肱二头肌腱反射、肱三头肌腱反射等。当患者的自主神经受到损伤,可能会造成直立性低血压或者高血压、多汗、麻痹性肠梗阻或者腹泻以及阳痿等。

紫杉醇类、奥沙利铂等药物除了化疗所致的周围神经病变,还会引起急性神经病变。其中奥沙利铂引起的急性神经病变具有独特的急性运动和感觉症状,主要与累及 A 类有髓传入神经纤维细胞膜表面的电压门控性 Na^+ 通道有关。并不具有剂量依赖性。一般发生在输注后的数小时到数日。症状包括对触摸冷的物品感到敏感,吞咽冷液体感到不适,喉咙不适感和肌痉挛。这种化疗引起的急性神经病变在临床上是一种不同的表现形式,不一定是外周分布,但越来越多的急性神经病变患者面临着更严重的慢性周围神经病变的风险。

这些生理功能的损伤不仅仅是引起患者的不适,更是对患者安全的威胁。当温度觉异常时,患者容易烫伤或者冻伤;肌张力和肌力的减弱,则会影响患者的步态和平衡感,这两者对日常生活活动的表现尤其重要。而步态和平衡感的异常则会直接导致患者的跌倒。

CIPN 造成的生理损伤对患者日常生活活动能力也会有影响,进而会导致他们的社交功能受限。患者在忍受生理痛苦的同时,也同样承受了心理痛苦。Bao 等 2016 年的研究发现 CIPN 组患者的失眠严重程度、焦虑和抑郁程度均高于无 CIPN 患者。另一项关于日本结直肠癌患者对持续化疗引起周围神经病变的情绪反应的质性研究中指出患者的恐惧、无助、沮丧和其他不舒服的感觉占所有情绪反应的 72.5%。

四、CIPN 的评估

周围神经系统评估分为主观症状评估和客观临床检查。主观症状评估主要根据患者自述症状予以评估症状的严重程度;客观的神经毒性症状评估包括感觉和运动神经异常检查、深肌腱反射异常的检查。对于 CIPN 的评估工具现在已经发展到约为 20 种。在不同的研究中,研究者会选择单独使用一种工具或者联合使用多种工具。目前使用最为广泛的两种用于测量化疗致外周神经病变严重程度的量表为美国国家癌症研究所不良反应通用术语标准(the National Cancer Institute-common terminology criteria for adverse events,NCI - CTCAE)以及神经病变总体评分(the total neuropathy score,TNS)。

(一) NCI - CTCAE 和 PRO - CTCAE

1983 年,北美和加拿大肿瘤合作组建立了一套毒性分类和分级的定义,称为共同毒性标准(CTC)。目前已经发展到 NCI - CTCAE 5.0。在 CTCAE 5.0 中对周围神经病变分为感觉神经障碍和运动障碍,把外周感觉神经障碍的严重程度分为 4 级,分别为无症状的;中度:工具性日常生活活动受限;重度:自理能力受限;危及生命,需要紧急救治。将外周运动神经障碍的严重程度分为 5 级,分别是:① 无症状,仅为临床或诊断所见;② 中度:工具性日常生活活动受限;③ 重度:自理能力受限;④ 危及生命,需要紧急救治;⑤ 死亡。此版评估工具目前被临床广泛应用。有证据表明,与患者报告相比,临床医师可能低估了症状的发生和严重程度。所以为了补充 CTCAE 的标准毒性报告,美国国家癌症研究所与 2017 年新开发了一种患者报告结果测量系统 PRO‑CTCAE。PRO‑CTCAE 从 CTCAE 中提取了 78 种症状毒性，可以让患者对这些症状毒性进行自我报告。PRO‑CTCAE 旨在提高临床试验中不良事件数据报告的质量，提供补充和扩展使用 CTCAE 的临床医师报告信息的数据，代表患者对不良反应症状体验的观点，并改进对潜在严重不良事件的检测。但是 PRO‑CTEAE 中关于周围神经病变的报告内容只有"麻木"和"刺痛"两个内容，工具不够精细。

（二）复合型量表（total neuropathy score，TNS）

TNS 是由 Chaudhry 等在 20 世纪 90 年代发展起来的专门用于测量周围神经病变的评估量表。它的评估内容包括感觉神经、运动神经、自主神经、针刺感、力量、腱反射以及振动感觉的定量测定和神经生理学检查。目前 TNS 有多个版本，TNS 总表中每个条目 0～4 分，总分值范围从 0～44 分；改良版 mTNS 总分 24 分；简版 TNSr（没有定量感觉测试）总分 36 分；临床版 TNSc（仅仅基于临床评估的症状和体征）共 7 个条目，总分 28 分。每一项条目由医师（不一定是神经科医师）或经训练的护士评估。分数越高说明神经病变越严重。但是无论是完整版、改良版（mTNS）、简版（TNSr）还是临床版（TNSc）都不能充分评估 CIPN 相关疼痛的严重程度。

其他还包括功能评估型量表 The Functional Assessment of Cancer Therapy/Gynecologic Oncology Group Neurotoxicity Scale（FACT/GOG‑Ntx）、患者报告型工具 Chemotherapy Induced Peripheral Neuropathy Assessment Tool（CIPNAT）和 the Patient Neurotoxicity Questionnare（PNQ），以及生活质量评估型量表 the EORTC QLQ‑CIPN 20 等。

五、CIPN 的预防和治疗

（一）药物治疗

到目前为止，仍然缺乏足够的证据证明某一种药物可以有效地预防或者治疗肿瘤患者中化疗导致的周围神经病变。

1. 抗惊厥药 Argyriou AA 等在 32 例结肠癌患者中评估了奥卡西平对奥沙利铂引起周围神经病变的预防作用。与对照组相比，接受奥卡西平治疗的患者 CIPN 的风险降低了 58%（风险比=0.42；95%CI：0.19～0.91），但是该试验的样本量小，以及没有安慰剂对照，存在局限性。

2. 抗抑郁药 Durand 等研究报道抗抑郁药文拉法辛能显著降低与奥沙利铂相关的急性神经病变（缓解率 31.3% vs. 5.3%，P=0.03）。Kus T 等在回顾性病例对照研究中也表示文拉法辛能缓解紫杉醇和奥沙利铂引起的急性神经病变症状。Smith 等发现度洛西汀可以减轻化疗引起的疼痛性周围神经病变。

3. 维生素、矿物质、膳食补充剂 周札鲲等对钙镁合剂预防奥沙利铂所致神经病变的系统评价和 Meta 分析中显示钙镁合剂相比安慰剂在预防奥沙利铂所致神经病变上差异有统计学意义。但 Loprinzi CL 等的一项对 353 例结肠癌患者进行的大型双盲随机试验证明钙镁合剂并不能显著降低奥沙利铂引起的急性或持续性神经病变。注射用水溶性维生素 B_1、维生素 B_{12}，能够参与周围神经鞘的生理代谢，并参与神经递质如乙酰胆碱的代谢，有助于保持正常的神经传导功能。多项研究数据结果支持维生素 E 可以减少神经病变，但是这些试验的样本量较小且设计不够严谨，并不足以充分证明维生素 E 的有效性。Milla P 等在 FOLFOX4 辅助治疗结直肠癌患者中发现谷胱甘肽是在不影响奥沙利铂药代动力学的前提下降低其引起神经病变的有效策略。但 Leal A 等 2014 年一项安慰剂对照试验未能有力地支持谷胱甘肽对接受紫杉醇或卡铂治疗患者的神经病变有预防作用。

4. 局部凝胶　Barton D 等研究使用复合凝胶(每 1.31 g 含有巴氯芬 10 mg、盐酸阿米替林 40 mg 和氯胺酮 20 mg)改善了 CIPN 患者的临床症状。

5. 中药　目前国内对于中医药物治疗 CIPN 的研究较多,除了注重中医药物疗效的干预研究,近年来也有研究学者试图从药理机制上解释中医药物对于 CIPN 的影响。

(1) 主要用药原则:虽然不同的研究者所使用的药物名称、成分有所差异,但是对于 CIPN 的用药原则有较大的共同点。主要是以温经通络、消痰、活血化瘀、健脾补肾为用药原则。

(2) 用药方式:目前在中医药物治疗 CIPN 的用药方式上主要包括三种:内服、外治以及静脉滴注。总体而言,对于中医外治 CIPN 的研究更得到中医学者的青睐。而相比内服和静脉滴注来说,外治对患者的潜在损伤更小,更易于被患者所接受。

(3) 主要药物和药理机制:虽然不同研究中使用的中药方组成多较复杂,但是被使用次数最多的为桂枝,其余较多的为红花、黄芪、当归、川芎等。桂枝味辛、甘,性温,归肺、心、膀胱经,具有发汗解肌、温经通脉、助阳化气、散寒止痛之功。红花黄色素可以抑制兴奋性氨基酸神经,抑制神经细胞凋亡,对氧化性神经损伤有保护作用。黄芪属于补气药物,可以推动血液的运行,具有降低血液黏滞度、改善微循环、清除自由基等多种积极作用。当归对神经系统具有中枢抑制、镇痛、抗惊厥及神经修复等多个方面的作用。川芎嗪可以扩张微血管,改善血流动力学,并对神经元和线粒体有保护作用。

(二) 非药物治疗

许多非药物干预目前已被不少研究者运用于预防或治疗化疗致周围神经病变中。然而总体来说,证据依然不够充足。

1. 针灸　Franconi 等在 2013 年对针刺疗法治疗 CIPN 的疗效和有效性的证据进行了系统回顾,结论指出针灸对于周围神经病变的一些临床症状和疼痛评分有改善的迹象,但目前可用的证据仍然有限,需要更多的研究来证明针刺疗法对 CIPN 中的作用。

2. 经皮电刺激　经皮穴位电刺激可以改善化疗药物所致神经病理性痛的治疗效果。睢明红等的研究认为电刺激与电刺激＋西药联合使用的疗效明显优于单纯使用西药治疗 CIPN,且电刺激与电刺激＋西药的疗效相当。

3. 神经反馈训练　神经反馈是利用学习过程,通过实时向参与者反馈他自己大脑的工作情况。2017 年一项检测脑电图(EEG)神经反馈(NFB)是否能减轻 CIPN 症状的随机对照试验中有证据表明,干预组的脑皮质位置和带宽发生了神经系统的变化,脑电图活动的变化预示着 CIPN 症状的减轻。

4. 康复运动　运动周围神经病变可能会导致患者活动能力下降,所以康复性的运动被一些研究者作为非药物性的干预措施运用在 CIPN 患者中,主要是训练患者的平衡感和力量。Fernandes J 等的研究认为运动能有效减轻神经病症状,改善平衡。另一项在转移性结直肠癌患者的随机对照试验结果显示运动可以使神经病变症状保持稳定,减缓恶化。

5. 沐浴和按摩　研究表明,沐浴和按摩可以作为简单的临床或家庭护理干预措施改善 CIPN 的症状。一项在转移性和复发性癌症患者中的试验中发现足浴可以改善 CIPN 引起的症状强度、痛苦和干扰等。也有研究者认为虽然足浴和足部按摩都对 CIPN 有利,但足浴比足部按摩更有效。

六、CIPN 的护理

目前对于 CIPN 的预防和治疗选择有限,但是医护人员仍然应该通过早期识别和干预、定期评估、健康教育以及修改抗肿瘤治疗方案以降低它的发生和发展。护理在 CIPN 主要症状和体征的筛选和评估中起着关键作用,有助于测量和理解 CIPN 如何影响患者日常生活活动的表现。CIPN 的护理内容主要包括:① 接受神经毒性药物化疗的患者建立筛查监测模型;② 建立 CIPN 或先前存在的神经病变的基线评估;③ 在每个化疗疗程评估 CIPN;④ 使用经过验证的工具评估 CIPN;⑤ 告知患者神经病变的风险并教育他们识别早期症状和体征;⑥ 教授 CIPN 引起功能性障碍患者适应性策略;⑦ 教授预防 CIPN 相关伤害的安全措施。

当化疗患者出现周围神经病变时,临床上主要针对不同的症状采取不同的护理措施。

1. 做好安全管理,预防跌倒　CIPN 患者出现感觉神经损伤时,患者可感到肢体麻木,脚感知地面异常,若下肢出现刺痛则走路会明显受影响,加剧疼痛。如果进一步损失运动神经可引起肌力的减弱或肌肉痉挛,使患者在起立、爬楼梯、脚踩踏脚等使不上劲,严重者走路不稳,有跌倒的风险。此时为了预防患者跌倒,保证患者安全,应嘱患者穿合脚舒适的鞋,裤管不宜过长;保证病室地面干燥、平整,保证室内光线充足,夜间留有夜灯,卫生间应按照扶手;若患者出现明显步态不稳,应嘱家人陪护以免发生意外;可建议患者寻求物理治疗,进行平衡及步态训练;指导患者进行适当运动,以增加局部神经传导速率,伸展运动和关节运动可有效缓解肌无力。

2. 针对患者感知觉障碍,预防烫伤　感觉神经损伤还可引起四肢温度觉异常,即感知冷热障碍,可分为感觉减退(如感知温水比实际温度低)或感觉过敏(如感知温水比实际温度高)两种。护士应注意防止患者受伤,尤其是发生烫伤。每日应观察患者手足皮肤是否完整,避免患者皮肤过于干燥;嘱患者避免接触装有开水的容器,洗澡水不宜过烫,可以温度计测量水温后使用或让家属帮忙调试水温。

3. 生活照料　当周围神经病变症状严重至一定程度时可引起精细动作障碍,如扣纽扣、拿牙签或细针、写字、系鞋带、开瓶盖、电话拨号等。此时可以给予患者生活指导,建议患者选择无鞋带的鞋子,选择容易抓握的笔,选择无纽扣衣物,并嘱家属主动协助患者。

4. 运动康复　患者可能发生头晕、低血压、便秘等症状,这可能是化疗药物对自主神经的损伤。应指导患者正确的起床方式,缓慢改变体位,使身体适应体位变化:从平躺到坐起,之后先双腿下垂 20~30 秒后再站立起来;站立后先活动脚趾或脚踝,若感觉眩晕可坐下或卧床休息,待眩晕消失再站起;若想不再依赖拐杖等支撑物行走,在移除支撑物前先站立一会儿,待自觉无不适,双腿能独立支撑,方可缓慢行走。

5. 避免皮肤受到冷水刺激　为避免或减轻急性神经病变的发生和症状,应帮助和指导患者避免不良刺激:不用冷水洗手、不吃冷食(如冰块、冷饮);皮肤黏膜不直接接触冷的物体表面和金属物体,如门把手、水龙头开关等;避免吹冷风,温水洗手后立即擦干手;注意保暖,天冷时戴手套,穿戴适当的服装,如保暖裤、手套、围巾及帽子;不佩戴金属首饰(包括戒指、手链、项链、耳环等)、手表、眼镜;当从冰箱或冰柜中取东西时戴厚型的棉手套;建议患者手机外壳使用非金属材质。

6. 用药管理　控制化疗药物输注时间可以预防和降低 CIPN 的发生和严重程度。例如,奥沙利铂将输注时间从 2 小时延长至 6 小时,其峰值血清水平可以降低 32%,从而降低急性周围神经病变的发生率和严重程度。紫杉醇输注 1 小时比输注 3 小时或 24 小时增加了周围神经病变的风险,但在使用更高剂量紫杉醇(100 mg/m²)时则不会出现该情况。

7. 合理选择静脉通道　相对静脉留置针,经外周静脉穿刺中心静脉导管(PICC)输注奥沙利铂,患者局部神经毒性反应程度低,可避免引起肢体疼痛。

8. 通过网络、电话等开展多种形式的健康教育,促进患者自我管理　通过基于网络的在线支持可提高 CIPN 患者对自身护理的参与度、支持化疗导致神经病变患者的自我管理。但也有研究指出如果患者的 CIPN 不严重,则不足以激发他们去寻找症状管理的信息,从而使得构建网络支持系统的价值降低。

9. 其他注意事项　针对患者化疗不同时期,分析并确定化疗各时期的风险点,制定相应的安全管理路径,也可以有效降低肿瘤化疗患者的 CIPN 发生率,进一步改善患者预后。有研究认为,患者保暖措施、负性心理、疾病观念为化疗前的风险点;穿刺部位选择、药液配制、药物输注速度、输液过程中的保暖、观察为化疗中的风险点;相关处理、医嘱执行、对异常情况的判断等为化疗后(间隙期)的风险点。通过对不同风险点实施相应的护理措施,可降低 CIPN 的发生率。

除此之外,还有研究建议注重患者锻炼、正念、职业治疗和环境规划是可以采取的干预措施。也有护理研究者使用空气压力治疗仪来预防 CIPN。

七、CIPN 的精准研究

目前越来越多的研究关注个体患者的遗传变异对 CIPN 的影响。精准医学方面的研究在未来能有助于早期识别周围神经病变风险增加的患者,更有助于对 CIPN 患者的临床管理。Sucheston 等研究认为 FANCD2 的单核苷酸多态性(SNP)与神经毒性有关,可使发生风险增加。McWhinney-Glass S 等研究表明 4 种基因(SOX10、BCL2、OPRM1 和 TRPV1)中的 SNP 与增加化疗导致神经毒性的风险有显著累积联系,与患者生存无关。Baldwin 等对欧洲血统原发性乳腺癌患者的前瞻性研究发现 FGD4 单核苷酸多态性与周围神经病变的发生有关。HertzL 等认为携带 CYP2C8 * 3 基因变异的患者紫杉醇导致神经病变的风险增加。国内近年也有学者开始进行相关方面的研究,窦雪琳等发现 rs4141404:A>C(LIMK2)多态性可能是中国汉族人群发生 2~3 级紫杉醇导致周围感觉神经病变的风险因素。张官平等认为基因型 SCN9A 多态位点 rs3750904、rs12478318 突变的结直肠癌患者不易发生奥沙利铂外周神经毒性。

(汪　洋)

第八节　皮肤毒性反应及护理

随着分子靶向药物和免疫检查点抑制剂(immune-checkpoint inhibitor,ICI)在肿瘤治疗中的应用日益广泛,患者皮肤毒性反应问题愈加突显。表皮生长因子受体抑制剂(epidermal growth factor receptor inhibitor,EGFRI)和目前 ICI 中已知的不良反应中,皮肤毒性反应最为常见。

EGFRI 所致的皮肤毒性反应主要表现为疹脓疱性皮疹、干燥、甲沟炎、毛发异常生长。丘皮疹的发生率可高达 90%,超过 35% 的患者会出现皮肤干燥,一般出现在用药后 1 个月,甲沟炎发生率为 10%~20%,毛发异常生长发生率较低,为 5%~6%。其中,表皮生长因子受体抑制剂所致皮疹患者有 5%～20% 因严重皮疹(3～4 级)而延后用药时间或改变药物剂量,甚至停止治疗。EGFRI 包括单克隆抗体和小分子酪氨酸激酶抑制剂(tyrosine kinase inhibitor,TKI)。目前临床上常见的单克隆抗体靶向抗肿瘤药物包括西妥昔单抗(cetuximab)、帕尼单抗(panitu-mumab);TKI 类包括吉非替尼(gefitinib)和厄洛替尼(erlotinib),以及兼具有抑制EGFR 信号传导通路的多靶点药物如索拉非尼(sorafenib)、凡德他尼(vandetanib)和拉帕替尼(lapatinib)。

ICI 所致皮肤毒性反应发生率为 30%～50%,其中伊匹单抗所引起的各等级的皮肤毒性反应发生率均较 PD-1/PD-L1 单抗高,前者可达 37%～70%,后者在 17%～40%,严重的皮肤毒性反应发生率两者均在 1%～3%。通常联合抗细胞毒 T 淋巴细胞相关抗原 4(cytotoxic tlymphocyte-associatedantigen-4,CTLA-4)和 PD-1/PD-L1 单抗制剂的方案会导致更频繁、更严重和更早的皮肤毒性反应发生。ICI 所致皮肤毒性反应主要有斑丘疹、瘙痒、大疱皮肤炎,严重的皮肤毒性反应如 Stevens-Johnson 综合征/中毒性表皮坏死松解症(SJS/TEN)和伴有嗜酸性粒细胞增多症和全身症状的药疹综合征(DRESS)在 ICI 治疗的患者中有发生,但较罕见。ICI 所致皮肤毒性症状常发生于治疗的前两周期。

已有研究表明,皮肤毒性反应的出现与患者的生存获益有关,与此同时也增加了患者身体上的痛苦,颜面部皮肤的改变严重地影响了患者的生活质量。因此,皮肤毒性反应的防治已然成为肿瘤治疗中的重要部分。本节主要阐述 EGFRI 和 ICI 所致皮肤毒性反应及护理。

一、定义

皮肤毒性(dermatologic toxicities)是指化疗药物对皮肤的毒性作用。由于皮肤毒性反应是 EGFRI 和 ICI 两类药物最为常见也最为突出的不良反应,因此,本节以这两类药物为代表,介绍皮肤毒性反应及护理。

二、引发原因与发生机制

多种肿瘤细胞可过度表达 EGFR,EGFR 酪氨酸激酶区域是调节肿瘤细胞增殖、凋亡、黏附、侵袭、转移和血管生成的重要组成部分。EGFRI 能抑制 EGFR 酪氨酸激酶磷酸化和下游信号传导,通过阻断 EGF/EGFR 信号通路,从而抑制肿瘤细胞分化增殖血管生成,促进肿瘤细胞凋亡,减少肿瘤对放、化疗的耐药。而 EGFR 也同时存在于所有正常上皮和部分间叶来源的细胞(包括表皮角质形成细胞、外毛根鞘、皮脂腺),在调节皮肤及其附属器的生长分化、抗光损伤、抑制炎症、加速创面愈合方面具有重要作用。因此,EGFRI 对皮肤及其附属器具有特殊的毒副反应。已有研究表明,EGFRI 导致皮肤不良反应的发生机制主要涉及两个方面,即诱发炎症反应和抑制皮肤对微生物的抵抗。EGFRI 能诱导表皮角质形成细胞产生趋化因子,抑制抗菌肽和皮肤屏障蛋白的生成。体外经 EGFRI 干预的角质形成细胞能募集淋巴细胞,并下调它们对金黄色葡萄球菌的细胞毒活性。

ICI 所致皮肤毒性反应机制目前尚不明确,一般认为是由于免疫性 T 细胞过度激活,破坏了能够保护身体组织免遭不受控制的急性或慢性免疫反应损害的抑制性约束机制。

三、临床特征

1. 丘疹脓疱性皮疹(papulopustular)　又称为痤疮样皮疹,但有别于寻常痤疮,主要位于头面部皮脂溢出部位即颈部、躯干上部"V"形区(一般不累及眶周),常在治疗开始的 1～3 周出现,3～5周达到高峰。临床上,皮疹表现为无菌性毛囊性丘疹和脓疱,初起表现为红斑、丘疱疹,后发展成脓疱,偶尔融合形成炎性斑块,脓疱破裂后可结痂,常伴有瘙痒甚至疼痛。靶向治疗早期多数患者皮损脓疱细菌培养多为无菌,后期可伴有金葡菌感染。组织病理上可见无菌性化脓性毛囊炎和/或继发二重感染。EGFR诱发的丘疹脓疱样疹与寻常痤疮在机制、皮损特点上有着显著的区别。

2. **皮肤干燥**　随着时间的推移而发展表现为鳞片状的皮肤、瘙痒甚至皲裂,在四肢以及出现过或正受皮疹影响的区域尤其明显。部分患者会出现阴道及会阴部的干燥,从而导致小便时的疼痛。皮肤干燥可进一步发展为慢性湿疹,并伴有红斑和严重的瘙痒,在指尖、手掌和脚底的皮肤出现干燥和湿疹通常会伴有疼痛的裂缝出现。

3. **甲沟炎(paronychia)**　是发生于指甲周围软组织的感染性疾患,通常发生于治疗后1～2个月,最常累及拇指和拇趾,主要表现为指甲外侧皱褶胀痛、甲周化脓性肉芽肿等。此外,指甲变色、甲裂也是常见的改变。甲沟炎可继发金黄色葡萄球菌、革兰阴性细菌甚至白念珠菌感染。

4. **毛发异常**　通常出现在用药后2～3个月,一般在使用EGFRI的患者中主要表现为面部毛发增多、头发和睫毛卷曲、脆性增加、生长缓慢甚至脱发。

5. **斑丘疹(maculopapular rash)**　其特征表现为斑点(扁平)和丘疹(隆起),也被称为麻疹样皮疹,斑丘疹通常发生于接受ICI治疗1～2个周期后,常常在上躯干发病,向心性扩散,部分患者可能伴有瘙痒。

6. **大疱皮肤炎(bullous dermatitis)**　以皮肤炎性反应为特征,表现为内含液体的皮肤大疱。散发、间歇性发作,皮肤外观会因患者抓挠形成水肿、丘疹、脱皮、苔藓样硬化、皮肤硬结或渗出。

7. **Stevens-Johnson综合征和中毒性表皮坏死松解症(Stevens-Johnson syndrome/toxic epidermal necrolysis,SJS/TEN)**　患者出疹前常有发热、乏力、上呼吸道症状或眼部炎症等前驱症状。皮肤疼痛是明显的初发特征。起病急骤,先在躯干上部、四肢近端和面部突发非典型靶形红斑、紫癜样斑点,随后出现水疱和大疱,皮损迅速融合成片,泛发全身,尼氏征阳性。掌跖部常形成大片融合性红斑。皮损进展快,于发病5～7日达高峰,出现广泛的表皮坏死剥脱,呈裸露真皮的糜烂面,伴有渗血和渗液。眼、口、鼻和生殖器黏膜常受累而呈侵蚀性出血黏膜炎。呼吸道黏膜受累可致支气管阻塞和通气障碍;胃肠道黏膜受累则引发绝大多数患者同时伴有黏膜损害,急性期并发症多见,包括感染、肺、肾、肝等多脏器受累、体液丢失与电解质紊乱、低蛋白血症等。肺部感染是SJS/TEN的主要并发症,菌血症是SJS/TEN的严重并发症,发生率为14.8%～56%,脓毒症是患者死亡的主要原因。

8. **伴有嗜酸性粒细胞增多症和全身症状的药疹综合征(drug reaction with eosinophilia and systemic symptoms,DRESS)**　临床皮肤表现为全身性斑丘疹、面部或四肢的水肿、皮肤脱落、大疱、红皮病、紫癜、脓疱。此外,通常伴有发热(≥38℃)、淋巴结肿大和单个或多个器官受累。以及血液学异常(嗜酸性粒细胞增多1 500/mm³和/或异性淋巴细胞)。

四、评估

常见不良反应事件评价标准(CTCAE v4.0)中对EGFRI以及ICI所致的皮肤毒性反应评估和严重分级详见本书第六章。

在患者接受治疗过程中应每周进行皮肤毒性程度评估并且记录,评估内容除症状级别以外,还应包括患者主观体验和其他不良反应。此外,美国临床肿瘤学会联合美国国家综合癌症网络发表的《免疫检查点抑制剂治疗相关毒性的管理指南》中推荐,为评估潜在的皮肤毒性反应,应对患者进行全面的皮肤检查,包括黏膜和既往任何炎症性皮肤病的病史。

五、治疗和护理原则

接受 EGFRI 和 ICI 治疗的患者应接受相关皮肤毒性反应风险和症状的知识宣教。对皮肤毒性相关的治疗方案应依据患者皮肤毒性等级制定。在开始使用抗生素治疗前,记录怀疑存在感染的患者并做相关细菌培养。

六、护理

(一)预防和减轻皮肤毒性反应症状的常规护理措施

(1)避免穿着紧身衣裤和鞋袜,选择柔软宽松的棉质衣物,并保持清洁。

(2)避免在无任何防护的情况下直接接触阳光。外出时可擦温和的防晒霜、戴遮阳帽或撑遮阳伞。

(3)避免使用会导致皮肤干燥的产品(如含酒精的化妆品、热水)。

(4)不蓄胡,定期清理毛发,并使用剃毛工具、皮肤保护或保湿产品,避免引起皮肤干燥。

(5)不使用脱毛膏,不直接拔毛发。

(6)不留指甲和趾甲,并正确修剪。

(7)定期使用温和含油无化学添加的护肤品滋润皮肤(如凡士林)。

(8)限制使用化妆品并且使用温和的卸妆产品。

(9)不用太热的水洗浴,并尽快涂抹润肤剂。

(二)丘疹脓疱性皮疹的治疗与护理

1. 1 级皮疹 对患者进行预防措施的宣教和指导,密切观察严重程级变化,2 周后若症状无改善或恶化,则需按 2 级皮疹处理。

2. 2 级皮疹 加强常规预防措施的实施的同时,可选用克林霉素、红霉素一日 2 次进行局部治疗,直至皮损修复至 1 级。头皮损伤可用 3％红霉素或 1％克林霉素洗液。外用皮质激素可选择用 0.1％甲强龙乙酰甲胺磷、0.05％戊酸倍他米松、0.05％阿氯米松双丙酸酯,但使用不要超过 10 日。此外,若出现广泛脓疱可选用米诺环素 100 mg,1 次/天或多西环素 100 mg,1 次/天,连续使用不超过 4 周,2 周后再评估。若反应恶化或无改善,则应按 3 级皮疹治疗。

3. 3 级皮疹 第一次出现 3 级皮疹需延期使用 EGFRI,但延期时间不超过 21 日,直至皮损改善且<2 级,若症状改善则维持原剂量,若未改善则终止治疗。第二次出现则延期使用,延期时间不超过 21 日,直至皮损改善且<2 级,若症状改善适当降低剂量(200/m²),若未改善终止治疗。第三次出现延期使用,延期时间不超过 21 日,直至皮损改善且<2 级,如改善再次降低剂量(150/m²)。若脓疱的出现即使没有系统性的感染也应进行细菌培养。

局部治疗可同 2 级抗生素的使用,系统治疗可口服米诺环素 100 mg,1 次/天或多西环素 100 mg,1 次/天,连用≤4 周。皮质激素可口服甲泼尼龙琥珀酸钠 0.4 mg/kg,泼尼松 0.5 mg/kg,连用<10 日。

重症患者需等待抗菌谱结果,口服四环素失败,可以口服二线抗生素(阿莫西林/克拉维酸＋克拉霉素)合并口服皮质激素(口服甲泼尼龙琥珀酸钠 0.4 mg/kg,泼尼松 0.5 mg/kg,连用<10日)。伴有瘙痒的患者可使用抗组胺药物。3级皮疹患者2周后再评估,若反应恶化,可考虑中断或终止靶向治疗。

4. 4级皮疹 患者需住院密切观察,并终止EGFRI治疗,将渗出液进行培养,予以静脉补液治疗。局部治疗可同2级抗生素的使用,直至皮损修复至1级。口服抗生素可同2级皮疹。此外,静脉补液抗生素。4级皮疹患者应永远禁止使用该类靶向药。

(三)甲沟炎的治疗与护理

1. 针对甲沟炎的预防护理措施 ① 避免在甲沟处产生摩擦和压力,要求患者穿着宽松棉质鞋袜;② 定期正确修剪指甲;③ 用稀释的盐酸或3%硼酸溶液冲洗后封敷裹,可选用硅胶指套将浸有消毒液的纱布固定在患处,每日2~3次,每次15~20分钟。

2. 局部治疗可选择用皮质类固醇和抗菌剂 推荐方案包括:0.1%倍他米松+0.05%庆大霉素软膏;0.1%倍他米松+0.1%庆大霉素软膏;0.1%戊酸倍他米松+2%夫西地酸;3%曲安奈德+0.1%金霉素/2%曲安奈德+0.03%夫西地酸。

3. 严重感染的甲沟炎患者治疗 应口服抗生素,推荐方案有阿莫西林/克拉维酸片、头孢类抗生素、克林霉素或抗真菌治疗,所用药物建议基于细菌培养结果使用。

(四)皮肤干燥的治疗与护理

(1) 使用EGFRI患者预防皮肤干燥,除做好常规护理措施之外,最重要的是要保持皮肤湿润,每日2~3次使用不含酒精的润肤霜,并在皮肤未发生干燥之前使用。

(2) 若出现皮肤皲裂,推荐使用凡士林涂擦。湿疹皮肤区域可使用皮质激素,如0.05%戊酸倍他米松、0.1%甲泼尼龙乙酰甲胺磷、0.05%阿氯米松双丙酸酯等。严重感染和湿疹可局部使用抗生素。

(五)毛发异长的治疗与护理

非瘢痕性脱发可外用5%的米诺地尔溶液,每日2次。瘢痕性脱发可使用含弱效激素的洗液或洗发水。面部毛发过多时可局部外用依洛尼塞或激光治疗,避免使用脱毛膏或脱毛蜡。粗长的睫毛可每2~4周修剪一次。

(六)斑丘疹、大疱皮肤炎的治疗与护理

(1) 保证常规皮肤护理的同时,日常监测皮肤状况,若出现1级斑丘疹,患者应局部使用中等效力的皮质激素。2级皮疹应局部使用高等效力的皮质激素和/或使用0.5~1 mg/(kg·d)的泼尼松,必要时暂停ICI治疗。3级和4级皮疹,停止ICI治疗的同时,应使用高等效力的皮质激素,并使用0.5~1 mg/(kg·d)的泼尼松[若没有改善,剂量应调整到2 mg/(kg·d)],必要时应请皮肤科急会诊并住院治疗。伴有瘙痒的斑丘疹患者可口服抗组胺药物,并使用无刺激性的润肤霜。当症状减轻到1级及以下程度并只限于局部用药的情况下可考虑恢复ICI治疗。

(2) 1级和2级的大疱皮肤炎需暂停使用ICI治疗直至症状缓解,1级症状可局部使用高效能皮质激素,2级症状患者可使用0.5~1 mg/(kg·d)泼尼松或甲泼尼龙琥珀酸钠。3级和4级大疱皮肤炎需停止ICI治疗,避免再次应用该药物,并每天使用1~2 mg/kg甲泼尼龙琥珀酸钠或泼尼松。使用激素药物系统治疗的患者应继续治疗直至症状改善到1级及以下的程度,然后在4~6周内逐渐减少剂量。

(七)SJS/TEN的治疗与护理

(1) 该病起病急,当发生时患者应立即停止ICI治疗,并永远禁止使用该药物,患者应转入有治疗SJS/TEN经验和设备的ICU,对广泛的皮肤伤口进行护理管理。

（2）由皮肤科、整形外科、ICU、眼科和护理专家组成多学科医疗管理团队。必要时,邀请呼吸内科、胃肠科、泌尿科、口腔科和药学专家参与。

（3）SJS/TEN 患者必须隔离,单独平躺于减压床垫上,病房湿度可控,环境温度保持在 25～28℃。

（4）密切监测患者生命体征及意识变化,准确记录 24 小时出入量,定期复查血象及尿便常规,预防发生水电解质失衡及消化道出血等情况。

（八）DRESS 综合征的治疗与护理

医护人员应告知患者使用 ICI 可能引起 DRESS 综合征的风险。早期识别 DRESS 综合征是有效管理该症状的基础,一旦出现 DRESS 综合征,患者需立即停止用药,且需住院进行治疗,并开始使用皮质激素进行系统治疗。此外,为患者提供支持性治疗,包括补充体液、纠正电解质紊乱、发热患者使用退热药处理、使用类固醇药物进行局部皮肤治疗。及时发现并处理肺、肾脏、内分泌、胃肠、肝脏、心脏和神经系统的并发症,必要时请多学科团队进行处理。

（九）心理支持

出现皮肤毒性反应的患者颜面部皮肤会发生一定程度的改变,外观上异于普通人,首先应做好患者的解释工作,帮助其树立应对皮肤毒性症状的信心。其次,护士应做好同病房患者的解释工作,营造和谐、融洽、包容的病房环境。另外,当患者出现瘙痒、疼痛等因皮肤毒性症状带来的其他不良反应时,护士应及时帮助患者缓解症状,减轻痛苦。

（郭小璐）

第九节　手足综合征及护理

手足综合征是常见的肿瘤治疗相关症状之一,引起手足综合征的药物主要有分子靶向药物、蒽环类（多柔比星、脂质体多柔比星）及抗代谢类药物（氟尿嘧啶、卡培他滨）等,其总发生率高达 45%～68%。严重手足综合征的发生往往影响到化疗的如期、按量进行,并降低治疗效果。1974 年,Zuehlke RL 初次报道了手足综合征的病例。临床上以卡培他滨和索拉菲尼两种药物引起的手足综合征最为明显,本节将阐述化疗药物、分子靶向药物治疗引起手足综合征的护理。

一、定义

以卡培他滨药物为代表引起的手足综合征（hand-footsyndromes,HFS）又称掌跖红斑综合征或布格道夫反应（palmoplantar erythrodysesthesia,简称 PPE 或 chemotherapy-induced acral erythema）,主要表现为四肢末端红斑、指（趾）端疼痛或肿胀,严重者发展至水疱、溃疡、皮肤裂开和剧烈疼痛。而以索拉菲尼、吉非替尼、阿帕替尼等为代表引起的手足皮肤反应（hand-foot skin reaction,HFSR）,主要表现为手足部皮肤角化过度,有时包围有片状红斑,略不同于化疗药物引起的 HFS。

二、发生机制与代谢过程

目前卡培他滨等抗代谢类药物致 HFS 的病因尚不清楚。其中一种观点认为角质层细胞能够增加胸苷磷酸化酶的产生,而这种酶能够增加卡培他滨代谢物,因而使 HFS 的发生率增加。另一种观点认为卡培他滨是通过外分泌腺进行排泄的,而手和足部拥有丰富的外分泌腺,故导致 HFS 的发生。此外,还有学者认为,手部和足部的血管相对较为丰富,局部的温度相对较高使该症状加重。分子靶向药物所致 HFSR,一般认为其机制与毛细血管扩张相关。

从组织病理学、危险因素和临床表现来看,有两个主要的理论可以解释此类症状,一个是药物直接的毒性作用,另一个是药物引起的宿主和改变宿主的反应。从其他的解剖和生理因素来看,HFS 和 HFSR 主要发生在肢端的皮肤,包括快速分裂的表皮、毛囊或皮脂腺的缺失、广泛的真皮乳头状的突起和日常生活中高度的压力作用于手掌和足底所造成的毛细血管破裂,这些机理使细胞毒物从血管渗透到肢端的皮肤。其病理表现为基底角质细胞空泡变性、皮肤血管周围淋巴细胞浸润、角质细胞凋亡和皮肤水肿。组织学特征是非特异性的,包括空泡变性的基底细胞层、温和的海绵状结构角化细胞坏死、乳头皮肤水肿、淋巴细胞浸润和部分从真皮分离出来的表皮。

三、临床表现

典型的 HFS 临床表现为一种进行性加重的皮肤病变,手较足更易受累。首发症状为手掌和足底皮肤色素沉着、瘙痒。手掌、指尖和足底充血,继而出现指(趾)末端疼痛感。手、足皮肤红斑、紧张感,感觉迟钝、麻木,皮肤粗糙、皲裂,很少影响躯干、颈部、胸部、头皮和四肢,少数患者可有手指皮肤切指样破损。严重者出现水疱、脱屑、脱皮、渗出甚至溃烂、出血,并可能继发感染。典型的 HFSR 则主要表现为手足底部的发红与肿胀,严重者会出现皮肤的裂开、出血,多发生在指节弯曲的地方。典型的 HFSR 和 HFS 虽不足以致命,但严重时会影响患者的日常生活,患者因剧烈疼痛而无法行走,严重时可丧失生活自理能力,并常因此导致药物减量甚至停药。

四、评估与分级

美国国家癌症研究所(NCI)(2000 年)将 HFS 分为三级。Ⅰ级为皮肤改变或不伴有疼痛的皮炎(如指纹消失、色素沉着、红斑、皮肤麻木、感觉迟钝、感觉异常、脱皮等);Ⅱ级为皮肤改变或皮炎同Ⅰ级表现,伴有疼痛,但不伴有功能障碍;Ⅲ级为皮肤改变或皮炎(如皮肤湿性脱屑、溃疡、水疱)、疼痛剧烈同时伴有功能障碍。WHO 的分级为四级,Ⅰ级为手和脚感觉迟钝、感觉异常或刺痛感;Ⅱ级表现为持物和走路时的不舒适、无痛肿胀或红斑;Ⅲ级为疼痛的红斑和水肿的手掌或脚底,甲周的红斑和肿胀;Ⅳ级为脱皮、溃烂、水疱和剧烈的疼痛。HFSR 的分级类似于 HFS。

五、治疗原则

目前,处理卡培他滨引起的 HFS 最有效的方法是遵医嘱停止用药或减量。一项系统评价显示,对于接受含卡培他滨化疗的患者,维生素 B_6 对于预防或治疗 HFS 和 HFSR 可能没有效果。可能有效的药物为塞来昔布、温和的润滑剂如凡士林或羊毛脂软膏为基础原料的霜或凝胶、尼古丁贴片、维生素 E 和指甲花,可遵医嘱使用中药(主要有赤芍、牡丹皮、防风、蝉蜕、白鲜皮等)内服外洗治疗严重 HFS。但具有血管收缩作用的尼古丁贴片已被证明可以降低卡培他滨所致的 HFS 的频率和严重程度,但尼古丁贴片的具体使用时间尚在研究之中。另外,用冰块覆盖受影响的区域或用冷却的水进行手足浴,通过收缩血管的效应降低冷却部位皮肤表面代谢水平来缓解症状,但联合奥沙利铂化疗的患者避免使用该方法。

六、预防和护理措施

(一) 各级 HFS 的护理

1. Ⅰ级 HFS　指导患者加强皮肤护理,保持受累皮肤清洁,避免手脚部位皮肤的过冷、过热刺激;避免手掌和脚底皮肤的受压和摩擦;可将双手足在温水中每日入睡前浸泡约 10 分钟,然后在湿的皮肤上涂上凡士林等润肤霜或润滑剂,并保持卫生;防寒防冻,穿柔软舒适的鞋袜、手套,鞋袜不宜过紧,以防摩擦伤;避免剧烈运动及做任何用力捆绑的动作;避免接触洗衣粉、肥皂等化学洗涤剂。

2. Ⅱ级 HFS　除指导患者避免使用粗硬的织物以防摩擦损伤等基本护理知识外,还应指导患者遵医嘱局部使用含尿素和皮质类固醇成分的乳液或润滑剂,如尿素霜等;遵医嘱使用塞来昔布 400 mg 每日 2 次口服治疗,但是塞来昔布有增加心血管和胃肠道事件的风险,应谨慎使用。

3. Ⅲ级 HFS　除予以上述护理措施及用药治疗外,应遵医嘱暂停使用相关化疗药物,待毒性恢复至Ⅰ级后继续服药。研究证实,HFS 是剂量依赖性的反应,随着药物蓄积量的增多,HFS 的严重程度也会增高。当出现Ⅲ级 HFS 时,暂停或降低药物的剂量是最有效的措施。Ⅲ级症状出现时,每日观察手足红斑水肿等情况,垫高疼痛皮肤的肢体,并遵照医师或皮肤病专家的建议对水疱或溃疡进行专业的伤口护理。

(二) 药物剂量调整

应严密监测口服化疗药物可能出现的毒副作用。服用卡培他滨引起的毒副作用可以通过对症处理、暂时停药和调整用药剂量而得到缓解。如果发生Ⅱ～Ⅲ级的手足综合征,可以暂时停用卡培他滨直至症状消失或减轻至Ⅰ级再恢复用药。如果患者出现Ⅲ级手足综合征,以后再服用卡培他滨应减量。卡培他滨剂量一旦减少,以后不能再增加。

(三) 使用支持性的预防和治疗措施

(1) 避免穿过紧的衣服和鞋子,使用柔软的鞋垫和短袜,在家穿拖鞋,坐位或平卧位时将手足适当垫高。

(2) 避免反复揉搓手足,如避免可能会导致手足反复受压的体力劳动或剧烈运动,减少接触热水的次数,如洗碗碟和洗热水澡。

(3) 局部可使用含有苯海拉明的麻醉剂或药膏。局部建议经常应用适量的润滑乳液,或其他含有乳液的羊毛脂等润滑剂、凡士林软膏、绵羊油的乳霜和尿素软膏等,将其涂抹于手足部皮肤,不但可以保持手足皮肤湿润,而且可减轻皮肤的脱屑和不适感。

(4) 避免四肢暴露于过热的环境中,尽可能将皮肤暴露在空气中,禁忌阳光直射,防止局部皮肤温度过高而出汗。出门可涂抹防晒指数至少为 30 的防晒霜。

(5) 对于疼痛部位的皮肤采用软垫加以保护。

(6) 出现脱皮时不要用手撕,可以用消毒的剪刀剪去掀起的部分,如出现水疱或溃疡等情况时及时咨询皮肤科医师以便及时处理。

(7) 避免进食辛辣、刺激性食物。

(董元鸽)

第十节　淋巴水肿及护理

　　淋巴水肿是由淋巴回流障碍导致过量的淋巴液在外周组织间隙积聚而形成。滞留的淋巴液富含蛋白质及坏死细胞,可引起组织肿胀。如任其发展,会导致局部出现慢性炎症、感染、皮肤纤维化,进一步损害淋巴管,引起受累部位畸形。淋巴水肿虽起步缓慢,但一旦形成将逐步进展,以致引起并发症。广义而言,淋巴水肿分为原发性淋巴水肿和继发性淋巴水肿。原发性淋巴水肿是由淋巴系统发育异常或先天性病理改变所致,与基因缺陷有关,可能在出生时或成年后发病。而继发性淋巴水肿更为常见,是由后天因素及医源性因素所致,包括感染后、外伤后、放射治疗后、恶性肿瘤转移或治疗后。

　　恶性肿瘤治疗后的淋巴水肿多继发于根治术后,即淋巴结清扫导致相应引流区域的淋巴回流受阻,引起组织水肿。女性常见于乳腺癌及妇科恶性肿瘤术后。一项包含了 30 篇前瞻性队列研究的系统评价显示乳腺癌术后上肢淋巴水肿发生率约为 21.4%,且在术后 2 年内逐渐增高。另一项长达 10 年的大型原始研究数据显示,乳腺癌患者在行腋窝淋巴结清扫术后 2 年时的淋巴水肿发生率约为 13.5%,术后 5 年时的发生率约为 30.2%,术后 10 年时的发生率约为 41.1%。而不同研究报道的妇科恶性肿瘤术后下肢淋巴水肿的发生率变化范围较大,为 1.2%~37.8%。男性恶性肿瘤术后继发淋巴水肿常见于前列腺癌及阴茎癌术后。但也见于其他癌症术后,如头颈部恶性肿瘤、恶性黑色素瘤、软组织肉瘤等。淋巴水肿会严重影响患者的生活质量,是继癌症复发的第二大令人恐惧的结果。因此,做好淋巴水肿的防治及护理是肿瘤患者症状管理的重要组成部分。

一、淋巴系统

(一) 淋巴系统的结构及功能

　　淋巴系统是人体的第二套循环系统,包括淋巴管、淋巴结及淋巴器官。从组织学上看,淋巴管可分为毛细淋巴管、前集合淋巴管、集合淋巴管、淋巴干及胸导管。总体而言,淋巴系统有三大功能:回收组织间液、免疫防御及吸收脂肪。淋巴系统对组织间液的回收起自一端是盲端的毛细淋巴管,约占组织间液的 10%,另 90% 则通过毛细血管静脉段回收。因此,淋巴液中含有从毛细血管动脉段渗漏的蛋白质(白蛋白、纤维蛋白原、球蛋白)、水分及大分子物质(透明质酸,由组织间质中的成纤维细胞合成),也含有细胞成分(淋巴细胞、巨噬细胞、树突状细胞)及细胞因子、细菌、外来微生物。淋巴液经输入淋巴管输送到淋巴结,经过淋巴结滤过进入输出淋巴管,再到达淋巴干或胸导管,最后通过锁骨下静脉回到心脏。

　　正常情况下,每日有 2~3 L 的淋巴生成、流动。这种顺畅的流动得益于一级级淋巴管及淋巴结的正常结构及生理功能。毛细淋巴管虽无平滑肌层,但其内皮细胞相互叠盖,且腔外面有纤丝,当组织间隙压力高于毛细淋巴管内压时,组织液流入,当毛细淋巴管内压高于组织间隙压力时,内皮细胞叠盖部分相互贴合,同时开放与前集合淋巴管的通道,促使淋巴液流入前集合淋巴管。前集合淋巴管有的有平滑肌,有的则没有,但其内有瓣膜,保证将淋巴液输送到集合淋巴管。而集合淋巴管具有平滑肌,能自主收缩并推动淋巴液向心流动,且管壁内有瓣膜,保证流动的单向性。

（二）促使淋巴液流动的外部动力

淋巴液的流动除基于淋巴系统自身内在的动力，也会随外部动力而改变。这正是指导淋巴水肿患者需要适当运动的原因之一。

1. 自主运动　患者自主的肌肉收缩、呼吸运动及血管搏动、肠道蠕动均可以加速淋巴回流。

2. 被动活动　被动活动会增加肌肉收缩，增加血液流动，加速呼吸，间接促进淋巴液流动。

（三）淋巴水肿的发生机制

任何先天性或后天因素所致淋巴系统发育异常、组织结构改变、功能异常均会导致淋巴液回流障碍，发生淋巴水肿。研究显示，一些高危因素会增加淋巴水肿的发生概率，如基因突变、肥胖、放疗、感染。有研究显示，基因突变不仅是原发性淋巴水肿的主要发病原因之一，也会增加手术后继发性淋巴水肿的发生风险；体重指数 BMI>30 的乳腺癌患者术后发生上肢淋巴水肿的概率是 BMI<25 的患者的 3 倍；放疗会对局部组织造成损伤，导致纤维化，尤其是手术联合放疗更会增加淋巴水肿的发生风险；淋巴结清扫后，患者更易发生感染，反之感染也会进一步诱发水肿，对淋巴系统造成损害。多项研究结果均说明了这两者的关系，一项妇科的研究结果显示行腹股沟淋巴结清扫后的外阴癌患者，如果早期发生蜂窝织炎，则在后期更易发生淋巴水肿；另一项乳腺癌术后上肢淋巴水肿的研究结果显示，手臂的蜂窝织炎病史与淋巴水肿的发生显著相关。

当淋巴水肿发生时，即淋巴液滞留在组织间隙，机体也会有一些途径进行代偿。然而，当水肿逐渐进展，机体则失代偿，组织间液不断积聚，导致皮肤出现慢性炎症、纤维化、脂肪沉积、过度角化等病理改变，但其细胞、分子学机制尚不明确，有研究显示 CD4 细胞及 2 型 T 辅助细胞在这一过程中发挥重要调控作用，未来还有待进一步研究。

二、淋巴水肿的临床分期

淋巴水肿的临床分期主要依据水肿程度及纤维化程度，不同研究可能采用不同的分期标准。较为常用的是国际淋巴水肿协会（International Society of Lymphology）的分期标准。它将淋巴水肿分为 4 期。0 期也叫潜伏期，即患者虽有淋巴系统的损伤，但未出现临床可测得的肿胀或水肿，部分患者可能主诉患肢活动时伴有沉重感、不舒适及无力感。Ⅰ期淋巴水肿也称自发性可逆性水肿，指已能测量到水肿，指压有凹陷，但经过夜间休息，肿胀可部分或全部自行消退。因水肿刚刚出现，此时保守治疗如绷带疗法和综合消肿法有明显疗效。Ⅱ期淋巴水肿则无法自行逆转，指压无凹陷，此时，由于脂肪沉积及纤维化加重，水肿组织不再柔软，保守治疗已不再那么有效，绷带治疗后只能有中等程度的改善。Ⅲ期淋巴水肿是指肿胀的肢体显著增粗，组织变硬，皮肤出现过度角化，无指压凹陷，开始生长乳突状瘤，甚至出现象皮肿，此期水肿对保守治疗反应较差，一般会逐步进展。

还有学者将淋巴水肿分为Ⅳ期或Ⅴ期。也有研究者依据患肢的周径进行分级，将测得的数值与对侧肢体或患侧术前的数值进行比较，变化<2 cm 认为是轻度水肿，2～4 cm 是中度水肿，>4 cm 是重度水肿。但这种分级方法存在一定问题：① 未考虑到上肢和下肢的相对尺寸，即上肢 2 cm 的变化比下肢 2 cm 的变化更有意义。② 未考虑到 BMI 对周径的影响，即一个瘦的人出现周径变化比一个胖的人出现周径变化更有意义。③ 周径测量的误差较大，取决于测量者对卷尺的拉伸松紧度及是否每次测量的都是同一个位置。

其他研究中也有按照肢体的容积进行水肿分期的,主要通过水容积置换法或容积计算公式测得,容积超过 200 cm³ 则确诊为淋巴水肿。容积增加小于 20% 是轻度水肿,20%～40% 是中度水肿,大于 40% 是重度水肿。但由于水容积置换不符合临床操作环境,且容积计算需要依据测量的臂围,会导致较大误差,因此临床上并不推崇用这两种方法作为分期方法。

三、淋巴水肿的诊断及评估

淋巴水肿会逐渐进展,因此早期诊断对提高淋巴水肿的治疗效果起重要作用。而淋巴水肿的治疗也基于正确的临床诊断,诊断时注意将淋巴水肿与其他种类水肿鉴别诊断,如心源性水肿、静脉性水肿、脂肪性水肿及肾性水肿。

1. 询问病史　① 水肿出现时患者的年龄;② 水肿情况:位置、是否伴有疼痛及其他症状、水肿进展情况、持续时间;③ 既往疾病及用药情况(有无静脉疾病,心、肝、肾、肺病史,肿瘤史,感染史,尤其是寄生虫接触史);④ 淋巴水肿的家族史;⑤ 有无诱发因素,包括放疗、腋窝淋巴结清扫、皮肤感染。

2. 体格检查　① 水肿部位:是近端还是远端;② 肿胀部位的皮肤及软组织:Stemmer 征(是否能捏起皮肤皱褶,无法捏起,则为淋巴水肿),有无破溃、渗漏、发红、触痛、增厚、发硬,有无棘突、皮温升高、按压是否有凹陷;③ 瘢痕情况,是否有瘢痕粘连;④ 计算患者的体重指数。

3. 辅助诊断

(1) 肢体体积(volume)测量法:测量肢体体积可以采用体积描记法、体积计算公式及光电测量法(perometry),它们是辅助诊断淋巴水肿和评价治疗效果的方法之一。① 体积描记法采用专用的仪器装置,保证正常肢体和患侧肢体均被测量,将肢体浸入盛水的容器中,使水溢出,再将溢出的水称重。如果两侧肢体体积差异大于 10%,通常被定义为淋巴水肿。② 体积计算公式是在肢体上每 4 cm 测量周径,根据公式计算每段的体积,再将体积相加即为肢体的体积,但无法将手足的体积包括在内。③ 光电子测量法是用一种特殊仪器装置,会发出垂直的光束,在肢体上移动时会计算出其体积,但也不包括手足。

(2) 生物电阻抗(bioimpedance spectroscopy,BIS):生物电阻抗技术可以通过不同频率的低电流测量细胞外液含量,且双侧肢体均可以测量,方便进行数据对比,常用于乳腺癌术后早期淋巴水肿的诊断,并不适用于较严重,伴有纤维化的淋巴水肿。

(3) 组织介电常数(tissue dielectric constant,TDC)及张力测量法:组织介电常数即通过一个测量探头向体表发射电磁波,该电磁波可以测得皮肤下几毫米厚度的组织液含量,并获得一个常数(组织介电常数)。而张力测量法则是采用一个仪器装置测量皮肤的硬度或纤维化程度。

(4) 软组织成像法:软组织成像如 MRI、CT 及超声均可以识别组织间液。但这些方法只能识别组织间隙有液体存在,无法鉴别是何种原因引起的水肿,因此只能作为淋巴水肿的辅助诊断,仍需结合患者的病史及体格检查情况。

(5) 淋巴管成像技术:淋巴系统成像有多种方法。① 淋巴管造影技术(lymphoscintigraphy)是通过在皮下注射易被淋巴管和淋巴结摄取的显像剂,从而观察淋巴管及淋巴结的结构、分布及功能情况。这种方法虽然可以找出淋巴管或淋巴结的异常状态,但并不推荐用于继发性淋巴水肿的诊断,因为继发性淋巴水肿是可以通过病史及其他方法很容易诊断的水肿类型。② 近红外荧光成像技术是利用一种吲哚花青绿的物质进行近红外荧光成像(near infra-red florescence imaging,NIR)的方法。虽然这种方法可以用来发现异常的细小淋巴管,但仍处于研究阶段,临床不常用。

4. 症状评估　淋巴水肿后患者最常报告的主观症状是肢体感觉沉重、肿胀、无力、麻木,以及不能再穿着以前尺寸合适的衣服。患者在报告这些症状的同时,一般均伴有肢体的周径或体积的变化。有研究者曾探索过淋巴水肿患者主观症状与客观体征的关系,结果显示两者显著相关,主观症状可以成为淋巴水肿的预测性因素。因此,对于淋巴水肿的评估既应包括对其客观体征的评估,也应包括对患者主观症状的评估,同时评估其对患者生活质量、身体意象等方面造成的不良影响。

(1) 评估上肢淋巴水肿

1) 手臂、肩关节及手功能障碍量表(disability of the arm,shoulder and hand questionnaire,DASH):包含 30 个条目,注重患肢的功能评估,主观感受及对社交生活的影响。

2) 上肢淋巴水肿问卷(upper limb lymphedema measure,ULL - 27):共 27 个条目,注重评估患肢功能,主观感受、皮肤状况及对身体意象的影响。

3) 评估乳腺癌治疗后的功能评估问卷(functional assessment of cancer treatment-breast,FACT - B):这个量表在乳腺癌的其他护理领域也较为常用,共含 36 个条目,注重功能及主观感受评估。

4) 乳腺癌淋巴水肿问卷(lymphedema and breast cancer questionnaire,LBCQ):评估患肢肿胀、麻木及沉重感。

(2) 评估下肢淋巴水肿

1) 妇科肿瘤淋巴水肿问卷(gynecologic cancer lymphedema questionnaire,GCLQ):共 24 个条目,注重评估下肢淋巴水肿后肢体的功能、皮肤情况、主观感受等。

2) Freiburg 淋巴水肿患者生活质量评估问卷(freiburg life quality assessment in lymphedema,FLQA - L):可通用于评估上肢及下肢淋巴水肿。

3) 淋巴水肿功能障碍与健康问卷(lymphedema functioning, disability, and health questionnaire,Lymph-ICF)及淋巴水肿症状筛查量表(morbidity screening tool-lymphedema):包括 29 个条目,评估患肢活动功能、肿胀情况、硬度、肿胀、沉重麻木感、睡眠及社交情况。

四、淋巴水肿的预防

肿瘤患者在行区域性淋巴结清扫术后,则成为淋巴水肿的高危人群,尤其是行腋窝淋巴结清扫及腹股沟淋巴结清扫后,极易出现上肢及下肢的淋巴水肿。而预防淋巴水肿对延缓水肿发生或防止其进一步加重起重要作用。

1. 避免患侧肢体受压、受伤及感染　具体包括:① 尽量在对侧肢体上进行静脉穿刺、测血糖等,如条件不允许,可以尽量行中心静脉置管。② 避免患侧肢体擦伤、划伤,如发生,则先用肥皂和水清洗,擦干,涂抗生素软膏,如手臂发生严重破损,则需就诊。患者在进行一些活动时,可以佩戴宽松的手套,以免受伤。避免患肢受过冷过热刺激,尤其是超过 15 分钟的泡热水浴缸及桑拿,以免引起皮肤的烫伤与冻伤,导致感染;做好皮肤防晒、防蚊工作;注意做好患肢手卫生及指甲护理,修剪指甲用清洁的工具,避免剪到指甲根部的皮肤。会识别感染症状,如发红、肿胀、疼痛、局部皮温升高。③ 避免佩戴尺寸不合适的弹力手臂套及穿着袖子过紧的衣服,避免佩戴过紧的金银首饰,避免在患肢测量血压。避免提过重的物品或背包。

2. 特殊情况需预防性佩戴弹力手臂套　在淋巴水肿发生前及进行常规运动时,一般情况下无须预防性佩戴弹力手臂套,可以与淋巴水肿治疗师进行讨论。但如果要进行更密集、持久的运动训练,或为防止过度运动,则需佩戴手臂套。目前,在淋巴水肿发生前,关于乘坐飞机是否会诱发淋巴水肿并没有充分的证据。因此关于水肿发生前乘坐飞机是否需要佩戴弹力手臂套,并没有明确的指导意见,仍存在争议。从理论上来讲,由于机舱内压力改变及患者活动量减少可能具有更高的水肿风险。因此,对于决定佩戴弹力手臂套的患者建议:首先,购买时需要咨询专业的手套佩戴师,且在乘坐飞机前需要试戴几次,以确保松紧合适,无活动受限;其次,当在飞机上时,如感觉压力过紧或出现肿胀感,应立即脱下;此外,在飞机上也应适当活动肢体,避免血流速度减慢,引起水肿。

3. 强调保护因素的作用 淋巴水肿患者可以进行全身的有氧运动及抗阻运动。抗阻运动可以增加肌肉力量及体力,促进健康。但需经过治疗师的指导,缓慢、从低重量的物体开始,逐渐增加重量。发表在 JAMA 的一篇研究表明:受指导下的抗阻运动并不增加乳腺癌术后淋巴水肿的发生风险。虽然两组患者中均有淋巴水肿发生,但运动组和非运动组患者的发生率无统计学差异。

4. 遵从医务人员指导,做好淋巴水肿的风险评估及早期筛查 早期诊断及早期治疗,有益于淋巴水肿的治疗效果。患者应了解自身的手术方式,是否行腋窝淋巴清扫,腋窝淋巴清扫的范围;术后是否需行辅助化疗、放疗等治疗方式;身高、体重及体重指数;淋巴系统的结构、功能,以及淋巴水肿的危险因素。

五、淋巴水肿的治疗

淋巴水肿的治疗方法包括无创性治疗和有创性治疗。无创性治疗主要包括综合消肿法、佩戴弹力手臂套或弹力袜、烘绑治疗、间歇性空气波压力治疗、药物治疗,其中综合水肿消肿法(complete decongestive therapy,CDT)最为常用。有创性治疗包括淋巴管、淋巴结移植、淋巴静脉吻合及脂肪抽吸等。目前大多数肿瘤术后患者采用保守治疗方法,即无创性治疗。

CDT 可分为两个独立的治疗阶段,第一阶段是水肿消除期,也称密集治疗期,包括淋巴手法引流(MLD)、多层、短弹力绷带包扎、功能锻炼及皮肤护理。其中,低弹绷带需要 24 小时持续佩戴,24 小时重新缠绕或 48~72 小时缠绕一次,连续使用 1~3 周,但也有研究认为若想达到最大治疗效果需要 3~8 周。此期主要目标是最大限度减轻水肿,期望能减轻 30%~40% 的淋巴水肿,但减轻的主要是淋巴水肿的水分。第二阶段是水肿维持期,包括佩戴弹力手臂套/弹力袜、运动、皮肤护理,有时也需要 MLD。其中,弹力手臂套/弹力袜需从早戴到晚,而也可以在夜间使用低弹绷带,每周 3 次或更多。此期主要目标是长期维持第一阶段的治疗效果,这需要患者坚持采取个体化的自我照护措施。患者在维持治疗期时,医务人员应在 6 个月和 12 个月时对其随访。

而弹力手臂套/弹力袜既可以作为 CDT 治疗维持期的主要用具,也可以在水肿出现早期就先启动使用。可以全天 24 小时使用,也可以只在白天使用,或者在进行长时间静止或较重的工作时使用(如乘坐飞机、长途旅行等)。弹力手臂套/弹力袜有成品也有定制款,各有优缺点。但定制弹力手臂套/弹力袜必须是有资质、有经验的淋巴水肿团队来完成,他们应对各种弹力手臂套/弹力袜的品牌有所了解,并且知道怎样为患者准确测量,确保尺寸合适。在定制时必须考虑以下几点:压力等级,材质,尺寸,设计,患者的穿、脱、洗护能力。欧洲标准化委员会将弹力手臂套/弹力袜的压力分为 4 个等级:1 级可用于淋巴水肿症状刚刚出现,2 级可用于手臂和手,3 级及以上的压力适合下肢。手臂套的材质有软硬之分,两种压力上无差别,但软的相对而言耐用性更差,需要经常更换。制作时分圆织(没有缝隙)和平织(有缝隙)两种方法,一般平织的压力更大。对于皮肤比较敏感的患者,建议可以在袖套内肘部或膝关节背侧缝保护性衬垫,或者尝试更换不同的品牌。弹力手臂套/弹力袜需要做好养护,可参照厂家的说明书。一般手臂套的使用寿命是3~6个月,但如果手臂套是带手的或者手指的,则其使用寿命一般为每6个月需要2~3套手臂套。对于下肢,根据患者的活动量而定,如果活动量大者,一般每6个月就需要6套弹力袜。

六、淋巴水肿的自我照护

淋巴水肿会对患者的身体功能、心理、情绪、社交等造成负面影响,患者无法做以前的日常活动,无法穿着以前尺寸合适的衣服、裤子或鞋子,水肿也无时无刻不提醒着其曾罹患癌症,变得更加担心癌症复发。这都严重影响了患者的生活质量。因此,一旦出现淋巴水肿的症状或体征应及早就诊,寻求专业人员的帮助,并做好长期自我照护的准备。

1. 自我照护依从性的促进因素　良好的心理环境及认知情况会提高自我照护的依从性。当患者意识到自我照护的重要性时,其依从性越好;当患者对自己管理淋巴水肿的能力越自信,即自我效能越高,其依从性越好。且对淋巴系统的知识掌握越好,自我照护依从性越高。

2. 自我照护依从性的障碍因素　患者的身体状况不佳,如感到疲惫、活动能力下降、肩关节活动障碍等会导致自我照护依从性下降。其经济状况无法满足治疗花费及不得不上班从事肢体过度劳作的活动时,其自我照护依从性下降。患者无法恰当处理家庭角色转换时,会影响自我照护依从性。她们要像以往一样工作、承担家务、照看孩子,最终导致无法分配自我照护的时间。外在环境也会影响其自我照护依从性,如有患者报告不愿意佩戴弹力手臂套外出,因为这影响其穿衣服的美观度,且她们不希望被外界过度关注。医务人员或社会志愿者对患者淋巴水肿自我照护过程中的关怀、监督、随访也会影响其自我照护依从性。当患者产生对淋巴水肿的疾病不确定感,而又无处可报告时,则会导致依从性下降。

3. 提高自我照护依从性的干预措施　首先,加强对淋巴水肿患者的教育指导可提高其自我照护依从性。其次,建立合作性干预措施,管理淋巴水肿需要医院多学科团队的合作,如外科医师、内科医师、康复科医师、影像科医师、淋巴水肿治疗师、护士的共同合作。更需将合作延伸到社区,需要社区医院医务工作者及社会工作者的帮助,才能顺利完成。最后,开发淋巴水肿自我照护管理软件,移动终端技术在远程医疗护理中发挥重要作用,应充分开发此类资源,使患者居家便能咨询专业人员。

自我照护在预防淋巴水肿发生、发展及观察治疗并发症中发挥重要作用。淋巴水肿的自我照护是指患者在接受过医护人员的专业指导后,以自身为主要参与主体,采取一些特殊措施来预防或减轻淋巴水肿发生。自我照护措施既包含水肿发生前采取风险防范措施,也包括水肿发生后治疗期间自我观察,以及长期预防水肿再次发生。自我照护措施包括避免肢体损伤,适当功能锻炼、运动,注重皮肤护理,实施自我淋巴手法引流,佩戴弹力手臂套,监测CDT治疗后的皮肤状况及水肿改善情况。文献报道的淋巴水肿自我照护依从性从28%~69%不等。这主要由于依从性易受患者的身心状况、家庭角色、经济状况等因素的影响。

总之,继发性淋巴水肿是淋巴水肿的常见原因,肿瘤治疗后继发淋巴水肿主要是由行相应区域的淋巴结清扫所致,致使淋巴液回流障碍,淤积在组织间隙。而富含蛋白质的淋巴液淤积会导致皮肤出现纤维化、脂肪沉积、过度角化等病理改变,临床表现为患处皮肤增厚、变硬、尺寸变大、皮肤生长棘突、严重者呈象皮肿样变化。对于存在淋巴水肿风险的患者,要做好健康教育指导，使其认识到预防淋巴水肿发生的重要性，以及如何在具体生活情境中进行自我照护。当患者主诉有患肢的沉重、肿胀感时，医护人员要主动评估其症状及体征，早期识别淋巴水肿，尽早给予正规治疗，同时做好监督随访，使患者能积极报告治疗效果及不适，适当调整治疗方案。这需要医院多学科团队的合作，更需要社区、社会的关注与支持。以此期望能最大限度缓解淋巴水肿，提高患者的生活质量。

（侯胜群）

第十一节　化疗所致脱发及护理

化疗是恶性肿瘤综合治疗的常用手段之一，但在治疗的同时又引起许多不良反应，化疗所致脱发即为其中常见的一种，仅次于呕吐和恶心，排在化疗不良反应的第三位。根据化疗方案、给药途径及个体的反应不同，患者化疗后脱发时间不尽相同，一般发生在首次化疗后几日到几周之内，在2～3个月内头发全部掉光。报道显示，47%的女性肿瘤患者认为在化疗的不良反应中，脱发带来的打击和创伤是最大的，8%的患者甚至因为脱发而拒绝化疗。脱发虽不致命，但它对患者及整个家庭的影响是巨大的，它可以引起焦虑、抑郁的情绪，对患者的自我形象有所影响，让患者感到自尊受损，生活质量下降。一项调查显示超过80%的乳腺癌患者在化疗脱发后会一直佩戴假发，直至头发全部长出。因此，化疗后脱发的防治及护理成为肿瘤治疗中亟待解决的问题之一。

一、定义

脱发是指头发脱落的现象。由化疗而引起的头发脱落称为化疗所致脱发（chemotherapy induced alopecia，CIA）。正常脱落的头发都是处于退行期及休止期的毛发，化疗后脱发主要是由于抗癌药物缺乏理想的指向性，在杀灭癌细胞的同时对增殖旺盛的细胞如毛囊细胞具有一定的影响，即化疗药物可诱导毛囊细胞凋亡，使生长期毛囊提前进入退行期，从而引起脱发。CIA的发生率约为65%，脱发的程度除与用药的种类有关外，还与用药的剂量、联合用药、治疗周期的重复频率等因素有关。化疗所致脱发大约出现在开始化疗的2～4周，而毛发的再生出现在化疗结束后3～6个月，化疗后脱发反应是可逆的，但再生头发的颜色和质地可能会发生改变。

二、化疗所致脱发的类型

化疗引起的脱发主要有两种类型。

1. 第一种类型：休止期脱发　这类脱发面积很少超过50%的头皮，头发变得稀薄，对患者自身的打击比较大。这种类型的脱发发生在大多数毛发从正常生长期移至休止期的毛发周期阶段。通常用药后3～4个月较为明显。导致休止期脱发的抗癌药物包括甲氨蝶呤、氟尿嘧啶、维A酸等。

2. 第二种类型：生长期脱发　这是人们比较熟悉的与抗癌治疗有关的脱发的形式。由于化疗药物的目标是迅速增殖的细胞群，它们不仅攻击肿瘤细胞，也攻击迅速增长的正常细胞，如头发的基质细胞。这种类型的脱发可以在很短的时间内发生（通常在治疗的1～2个月后）。导致生长期脱发的化疗药物包括环磷酰胺、依托泊苷、托泊替康和紫杉醇等。

大多数的抗癌药物都会引起脱发,特别是以下四类药物会引起不同程度的脱发:超过80%的抗微管剂(如紫杉醇);60%～100%的拓扑异构酶抑制剂(如多柔比星);超过60%的烷化剂(如环磷酰胺);10%～50%的抗代谢药物(如氟尿嘧啶和亚叶酸钙)。联合用药比单药化疗对脱发的影响更大。

三、化疗所致脱发的分级标准

(一)WHO 标准

1. 0度　无。
2. Ⅰ度　轻度脱发。
3. Ⅱ度　中度,斑状脱发。
4. Ⅲ度　完全脱发,可再生。
5. Ⅳ度　脱发,不能再生。

(二)常见不良反应事件评价标准(CTCAE)V5.0,2017

1. 1级　个体脱发小于50%,远距离观察无明显区别,但近距离观察可见。需要改变发型来掩饰头发丢失,但不需要假发或假发簇来掩饰。

2. 2级　个体脱发大于等于50%,症状明显;如果患者想要完全掩饰头发丢失,需要假发或假发簇;伴心理影响。

四、化疗所致脱发的可能发生机制

1. 凋亡　凋亡能加速毛囊的退行性改变以及促进化疗药物相关的毛囊角质形成细胞凋亡的产生。而各种细胞凋亡受体及细胞信号转导分子在化疗药物引起毛囊损伤中的作用均还不完全清楚。

2. G1期停滞　在毛囊化疗药物损伤的研究过程中虽然没有发现与 G1 期停滞有关的直接证据,但依赖性激酶抑制剂(CDK2)能明显减轻鬼臼毒素引起的新生大鼠毛发的脱落,而CDK2 是介导 G1 期停滞的一个重要激酶分子。由此可见,G1 期停滞可能是化疗药物引起毛囊损伤除凋亡机制以外的另一个新的途径,但遗憾的是这方面的研究目前还较少。

3. p53 基因　p53 基因产物是一个转录因子和肿瘤抑制蛋白,由化疗药物引起的凋亡机制介导的细胞死亡中,p53 起到重要的作用,它可以使细胞对凋亡更加敏感。p53 控制毛囊的生理性退行过程,目前已有不少学者对 p53 在化疗引起的毛囊损伤中的作用及其可能的机制做了相关研究。在化疗药物引起毛囊损伤的鼠动物模型中也发现 p53 在环磷酰胺诱导的毛囊细胞凋亡过程中起到关键性的作用。

4. 中医的病因病机　《诸病源候论》中说:"人有风邪在头,有偏虚处,则发脱落,肌肉枯死。"又说:"足少阴肾经也,其华在发。冲任之脉,为十二经之海,谓之血海,其别络上唇口。若血盛则荣于须发,故须发美;若血气衰弱,经脉虚竭,不能荣润,故须秃落。"由于血虚不能随气荣养皮肤,以致毛孔开张,风邪乘虚侵入,风盛血燥,发失所养而脱落;或因情志抑郁,肝气郁结过分劳累,有伤心脾,气血生化不足,发失所养而致;因肝藏血,发为血之余,肾藏精,主骨生髓,其华在发,肝肾不足,精血亏虚,发失所养亦为本病主要原因。

五、化疗所致脱发的防治

在预防 CIA 的领域又进行了一系列的实验性研究,但目前而言,尚无满意的预防脱发的药物,也没有确定的治疗方法能确保避免脱发。还有一些预防方法目前仅限于动物实验,是否在人体适用还有待进一步的研究。

(一) 头皮冷疗

头皮冷疗(scalp cooling)是研究和应用的最广泛的方法之一。持续头皮冷疗可使血管收缩、血流速度减慢,减少组织细胞代谢以及其对化疗药物的吸收,使进入毛乳头即毛细血管网的药物浓度降低,从而达到减轻其毒副作用的目的。分为传统的冰帽与现在的 Paxman 冷疗装置及 Dignicap 冷疗装置。传统冰帽是含有凝胶的特制冰帽,使用前需在－25℃的冰箱储存至少 12 个小时,方能使用。但这种冰帽很容易随着时间延长而升温,因此在整个冷疗期间需每 20 分钟更换冰帽。另外,这种冰帽放在头上过于沉重,部分患者表示头部有不舒适感。Paxman 冷疗装置包含一个特制的冰帽,冰帽中的液体可以被这个系统的其他装置冷却并保持温度恒定。此冰帽有不同的尺寸供患者选择,它能使头皮的温度降至约 18℃,目前应用较为广泛。Dignicap 冷疗装置也具有同样的工作原理,但它有两套独立的冷疗管道,使冷却的液体可以从前到后分开流动。同时,它有三个传感器来监测头皮温度,并能根据患者的头发质地进行调整。

Betticher DC 等通过一项非随机对照试验比较了两种不同的头皮冷疗方法对预防多西他赛化疗后脱发的有效性,：根据患者的个人喜好将其分配到 Paxman Psc－2 装置短期冷疗组(PAX,128 人)或头皮冰帽组(CC,71 人)或非冷疗组(39 人),各组之间使用多西他赛的疗程和中位剂量是相似的。PAX 组和 CC 组都是在化疗开始前 15 分钟启动冷疗,在化疗后 45 分钟后停止。但 CC 组需在使用冰帽后 25 分钟更换冰帽。非冷疗组即不采取任何措施。脱发程度的判断依据 WHO 定义的Ⅲ度或Ⅳ度脱发,或有必要佩戴假发。研究结果显示有效性方面,冷疗总体可以降低 78% 的脱发发生率,且使用 Paxman Psc－2 装置或冰帽对降低脱发发生率没有明显差别。每 3 周一次使用多西他赛患者脱发发生率在 PAX 组、CC 组和非冷疗组分别为 23%、27% 和 74%;耐受性方面,5% 的冷疗患者报告了发冷感,13% 的患者在第一疗程化疗后停止冷疗。Tessa Cigler 等的研究也表明头皮冰帽对预防化疗后脱发是有效,并且在此研究中无患者中断干预,体现其较好的耐受性。头皮冷疗对大多数患者来说有较好的耐受性,但最常见的不良反应有头痛、发冷或不舒适感及幽闭恐惧症。头皮冷疗禁用于对冷较敏感、冷凝集素病、冷球蛋白血症、冷沉淀纤维蛋白原血症及创伤后冷营养不良。

(二) 止血带法

头皮的血液供应即额动脉、眶上动脉、颞浅动脉、耳后动脉、枕动脉,皆自发际周围向颅顶部辐射状排列,这些血管较表浅,易被阻滞,且头皮血管与颅内血管的交通很少,所以沿发际扎止血带后即可使头皮的血液供应暂时性的部分或全部阻断,使化疗药物不能直接作用于头皮毛囊。而多数致脱发的化疗药物的半衰期都很短,有的进入体内后在血中迅速消失,所以当化疗结束松开止血带时血中的药物浓度已很低甚至完全消失,可大大减少药物对毛囊的损伤,故止血带法(scalp tourniquet)可起到预防化疗后脱发的作用。在对行 CAF(环磷酰胺＋多柔比星＋氟尿嘧啶)方案化疗的乳腺癌患者采用充气止血带法预防化疗后脱发,结果证实充气止血带法预防化疗后脱发有良好的效果。

(三) 脉冲静电场

Benjamin 等于 2002 年报道脉冲静电场(pulsed electrostatic fields)的使用可以减少脱发的发生。静电场是将绝缘铜板放在离头皮一定距离的空中,在相对电极处放置一个头罩,患者坐在头罩下。13 名女性入组研究,在化疗期间每周接受 2 次治疗。其中 12 名女性表示化疗和静电场治疗后头发保持得很好,而且没有不良反应。研究者认为静电场治疗似乎可以防止脱发,可能是针对化疗引起脱发的一个显著有效的方法。然而他们也指出在此领域需要进行进一步高质量的研究。

(四) 中医治疗

滋补肝肾、益气养血、祛风法:有研究表明,一些中药如党参、黄芪、制何首乌、黄精、女贞子、墨旱莲等对化疗后脱发有改善作用,但类似研究需要更严谨的设计及扩大样本量。

(五) 综合护理干预

1. 综合护理干预　通过对化疗患者进行膳食干预提高机体免疫力,心理干预减轻患者对化疗的恐惧心理及教会患者在化疗期间头发的护理方法,减少各种刺激脱发的物理因素等综合护理干预可有效防治化疗导致的脱发,且此方法简单易行,不增加患者的经济负担。

2. 个性化的健康教育　对患者来说,脱发并不是生理上的打击,而是精神上的痛苦。对于准备化疗的患者来说,脱发是最让人烦恼的预期不良反应,它会降低自尊,从而影响生活质量。治疗脱发最重要的方法就是支持患者,为其提供相关策略。虽然对很多患者来说,脱发不可避免,但是医护人员可以有针对性地对患者进行健康教育,尽量将脱发对患者及家庭的影响降到最小。医护人员可以在化疗前了解每位患者对脱发的看法和关注程度,向患者提供相关的教育指导,帮助患者应对将要发生的脱发。可以鼓励患者,甚至用幽默的方式缓解脱发的影响。告知患者当治疗完全结束后头发又会重新生长出来。建议患者戴假发或头巾,并为患者提供合适的信息。美国癌症协会建议患者在脱发前就可以准备好假发,因为这个时候可以依照自己真实的头发来选择颜色和质地。McGarvey 等于 2001 年报道使用电脑程序教导患者有关脱发的信息,帮助患者减轻脱发引起的苦恼。这些电脑程序最初是为发型沙龙设计的,帮助女性克服改变发型时的焦虑。对化疗患者来说,在电脑程序中,患者可以和心理学家讨论头发以引起的情绪问题和脱发带来的影响。通过程序,患者可以看到模拟她们头发脱掉时的样子。心理学家同样可以和她们讨论不同假发或头巾的选择以及向她们展示戴不同假发或头巾的样子。这样,患者就不会对脱发过于敏感,从而更能接受自己脱发后的样子。

其他应对脱发的方法包括:试着剪短发;避免每日用洗发剂洗头;选用中性洗发剂和温水;用软梳或宽齿梳子梳头;用光滑柔软的枕套以减少摩擦;避免使用一些美发类物品(如发夹、染发剂、电吹风)。患者应避免日晒,防止头皮毛囊受到更多的损伤。

(侯胜群)

第十二节　睡眠障碍及护理

睡眠障碍是癌症患者接受抗肿瘤治疗常见的症状之一,其中失眠为最为常见的睡眠障碍类型。国内外报道的癌症患者失眠发生率可达 40%～50%不等,而接受化疗的癌症患者失眠发生率可达 50%～80%不等。持久的失眠可导致免疫功能降低、产生或加重精神疾病、加重放疗、化疗相关不良症状等结果,同时也影响患者疾病康复,延长住院时间,增加住院费用。目前失眠的主要治疗手段为药物治疗,辅以行为支持疗法、心理社会支持、体育活动等。临床护士除相关药物指导外,应注重对患者的失眠评估、护理及睡眠健康教育,使肿瘤患者的失眠得到有效的控制。

一、定义

根据《中国成人失眠诊断与治疗指南》,失眠是指患者对睡眠时间和/或质量不满足并影响日间社会功能的一种主观体验。根据病程长短分为急性失眠(病程<1个月)、亚急性失眠(病程≥1个月或<6个月)、慢性失眠(病程≥6个月);根据病因分为原发性失眠和继发性失眠。癌症患者以继发性失眠为主,继发性失眠是指由躯体疾病、精神障碍、药物滥用等引起的失眠,以及与睡眠呼吸紊乱、睡眠运动障碍等相关的失眠。

二、相关因素

(一) 环境因素

失眠发病相关因素主要分为:① 昼夜节律紊乱:过早地入睡、晚起、生物时钟改变导致昼夜颠倒;② 内稳态失衡:各种治疗、不良反应导致患者卧床时间延长、深睡眠减少、日间困倦疲乏以及运动减少;③ 觉醒阈值降低:由于认知、生理及中枢性原因导致患者容易觉醒。

(二) 患者固有因素

1. 年龄　失眠的发生率随年龄增长而升高,与老年人的睡眠模式随年龄增长而发生改变相关,也与老年人褪黑素显著低于青年人,而夜间褪黑素的分泌与睡眠质量和睡眠时间密切相关。

2. 文化程度　文化程度低的患者发生失眠的可能性大,由于文化程度低,与医护人员沟通时不能很好地理解病情及治疗相关情况,因此出现担忧、恐惧所致。

3. 经济状况　经济压力较大的患者较易出现失眠等睡眠障碍,失业、独居均为引起肿瘤患者睡眠障碍的风险因素。

(三) 易感因素

1. 负性情感因素　焦虑、抑郁、情绪压抑等都是失眠的心理特征。

2. 疲乏　疲乏与焦虑、抑郁等不良负性情绪呈正性相关,癌因性疲乏会导致患者深睡眠减少,日间困倦加剧。

(四) 促成因素

1. 药物因素　激素类药物如地塞米松,皮质醇激素等会导致失眠。接受紫杉醇类药物化疗引起肌肉酸痛等不良反应也可能会引起失眠,其余如各种止吐药物、止痛药物、利尿药物均可能引起失眠。

2. 化疗相关症状　强烈的恶心、呕吐、疼痛等。58%～60%的肿瘤患者因为疼痛出现夜间觉醒。原因是疼痛使机体释放多种影响睡眠的重要物质,当处于清醒状态时,人体能够通过一定的生理机制感知疼痛,但在睡眠时感官系统敏感性降低,疼痛的出现激活大脑特定区域的功能产生感知机体疼痛,导致入睡困难、不能熟睡、频繁觉醒。同时,脱发、恶液质等也会造成患者的情绪不良,从而引发失眠。

3. 治疗因素　患者经历的化疗周期越长、次数越多,越容易发生失眠。各种长时间静脉输液、不良反应导致患者长期卧床,加重患者疲劳感,使患者日间睡眠过长,从而在夜间无法入睡,同时夜间的各项治疗会干扰患者晚间深度睡眠,从而影响患者正常的生物节律。

4. 肿瘤类型及分期　部分肿瘤如乳腺癌患者失眠发生率较其他肿瘤患者高,分期越晚的患者越容易发生失眠。

5. 环境因素　癌症患者入睡潜伏期长,深睡眠减少,对环境要求较高,陌生环境或来自病房监护仪、呼吸器等发出的声音都直接影响患者睡眠。

三、临床特征

失眠的临床表现不仅仅表现为难以入睡，具体包括：① 入睡困难，入睡时间超过 30 分钟。② 睡眠维持障碍，整夜觉醒次数≥2 次。③ 早醒，比生物钟自然觉醒早 30 分钟。④ 睡眠质量下降和总睡眠时间少于 6 小时。⑤ 伴有日间功能障碍，如思睡、注意力不集中、理解能力下降、行动迟缓等。存在以上症状之一或在有条件睡眠且环境适合睡眠的情况下仍然出现上述症状即可诊断为失眠。除以上特征外，失眠一般会伴随焦虑、抑郁等情绪症状。

四、评估

睡眠量表及问卷主要用于全面评估睡眠质量、睡眠特征和行为以及睡眠相关的症状和态度。较常用的有匹兹堡睡眠质量指数量表（PSQI）、阿森斯失眠量表、睡眠损害量表、里兹睡眠评估问卷、睡眠个人信念和态度量表、睡眠行为量表、睡眠卫生和习惯量表等。

1. 匹兹堡睡眠质量指数量表　由 19 个问题及 7 个子系统衡量（主观睡眠质量、睡眠潜伏期、睡眠周期、习惯性睡眠紊乱、睡眠药的使用和白天功能紊乱、睡眠效率）指标构成，每个子系统有 0～3 四个等级，得分越高反映睡眠问题越严重，另外 19 个问题的总分和分析患者总的睡眠经历，总分越低，睡眠质量越好，其中因与多导睡眠脑电图测试结果有较高的相关性，并具有良好的信效度，匹兹堡睡眠质量指数量表在临床上使用最为广泛。

2. 阿森斯失眠量表　为国际公认的睡眠质量自测量表，量表共 8 个条目，每条从无到严重分为 0、1、2、3 四级评分，（总分<4：无睡眠障碍；总分 4～6：可疑失眠；>6 分：失眠），由患者自评，简单易用且具有良好的信效度。

3. 失眠严重程度量表　是目前临床上较简易方便使用评估严重程度的量表，分数范围为 0～28 分，总分 0～7 分表示没有失眠困扰，8～14 分表示失眠困扰介于临界范围之内，15～21 分表示有中等程度的失眠困扰，22～28 分表示有重度失眠困扰。

五、护理

（一）心理指导

应鼓励患者主动上报失眠情况，以便医师及时处理，护士及时评估。

鼓励患者保持合理的睡眠期望，不要把所有的问题都归咎于失眠，协助患者保持自然入睡，避免过度主观的入睡意图即强行要求自己入睡。告知患者不要过分关注睡眠，不要因为一晚没睡好就产生挫败感，培养患者对失眠影响的耐受性。

（二）睡眠卫生教育

指导患者睡前数小时避免使用兴奋性物质如咖啡、浓茶或吸烟等，睡前不可饮酒，只有在有睡意时才上床，如果卧床 20 分钟不能入睡，应起床离开卧室，从事一些简单活动，等有睡意时再返回卧室睡觉；鼓励患者进行规律的体育锻炼，但睡前应避免剧烈运动；指导患者睡前不可饱食或进食不易消化的食物；睡前至少 1 小时内不做容易引起兴奋的脑力劳动或观看容易引起兴奋的书籍和影视节目；保持卧室环境应安静、舒适，光线及温度适宜；指导患者保持规律的作息时间，不管前晚睡眠时间多长都要保持规律的起床时间；日间避免小睡。

（三）用药指导

告知患者服药剂量及时间，一般在睡前服用，不可擅自增减药物剂量。服药后应立即卧床休息,半夜如厕需家属协助,避免药物反应造成跌倒等危险情况。护士应监测并评估患者的用药效果、不良反应,如药效不理想可辅以松弛疗法。长期、难治性失眠应在专科医师指导下用药。

(四)渐进性肌肉放松

护士指导患者寻找安静的场所,先使肌肉紧张且保持 5~7 秒,提醒患者注意肌肉紧张时所产生的感觉,然后迅速彻底放松肌肉。每部分肌肉一张一弛做 2 遍,对未彻底放松的肌肉再行训练。

放松部位顺序:优势手、前臂和肱二头肌,非优势手、前臂和肱二头肌,前额,眼,颈和咽喉部,肩背部,胸,腹,臀部,大腿,小腿,脚。

(五)指导性想象

护士可指导患者在安静环境下平躺在床上或坐在沙发上,闭目并放松,想象熟悉、令人高兴、具有快乐联想的场景,以校园、花园、海滩为佳,以达到头脑平静,全身轻松的效果。

(六)腹式呼吸

指导患者穿舒适宽松的衣服,保持舒适的躺姿进行腹式呼吸,要求呼吸深而慢,吸气和呼气的中间有短暂的停顿,注意与胸式呼吸区别,一日可重复数次,每次 5~10 分钟,同时可以伴随轻音乐。

(居雯婷)

第十三节　化疗相关认知障碍及护理

化疗是恶性肿瘤综合治疗的常用手段之一,能显著降低复发风险,提高生存获益,但会影响患者的认知功能。认知是机体认识和获取知识的智能加工过程,涉及学习、记忆、时间、空间定向、语言、思维、精神、情感等一系列随意、心理和社会行为。而认知障碍泛指各种原因导致的各种程度的认知功能损害。认知功能受损是影响患者生活质量的重要因素之一。因此,化疗相关认知障碍的防治成为肿瘤治疗中亟待解决的问题之一。

一、化疗相关认知障碍的定义

1983 年,Silberfarb 首次提出化疗相关认知障碍(chemotherapy-related cognitive impairment,CRCI),但相关系统研究仅始于 20 世纪 90 年代。具体是指患者在化学治疗过程中或化学治疗结束后出现认知功能改变,主要包括学习、情感、记忆、注意、执行功能等认知功能的损害。研究表明,25%的肿瘤患者在化疗前即存在认知障碍,而 75%的患者在化疗过程中出现认知功能障碍。在肿瘤患者的康复期仍有 35%左右的患者受到 CRCI 的持续影响。CRCI 在各种恶性肿瘤患者中均会出现,目前的研究多以乳腺癌患者为研究对象,乳腺癌患者的相关研究中 CRCI 的发病率为 14%~85%,对妇科肿瘤患者认知功能情况调查研究发现认知障碍发生率为 24%。中国学者对妇科肿瘤患者认知障碍研究的发病率为 21.9%。

CRCI 会影响患者的生活质量,影响患者的工作能力和日常活动,阻碍患者回归社会,降低患者的自信,影响患者的社会交往。Janelsins 等的调查发现化疗会对乳腺癌患者多个认知领域造成影响,其中报道常见的包括记忆、执行能力、加工速度和注意功能等,至少持续 6 个月。在治疗方面,化疗相关认知障碍会降低患者的治疗依从性,可能会影响患者的治疗效果。

研究显示,依从性可能与患者的记忆力、执行力和注意力有关。

二、化疗相关认知障碍的发病机制

目前化疗相关认知障碍的具体发病机制尚不明确,可能与药物对神经细胞的直接毒性作用、氧化应激等因素有关。

(一)细胞因子

研究表明,细胞因子在与认知相关的突触可塑性、神经再生和神经调节中扮演重要角色。实验证实化疗所致的细胞因子改变间接引发认知障碍。这种改变主要表现为致炎因子的增多,如白细胞介素 1β(IL-1β)、环氧合酶-2(COX-2)、肿瘤坏死因子 α(TNF-α)、白细胞介素 6(IL-6)等。研究发现,乳腺癌化疗患者血清肿瘤坏死因子 α 显著提高,而高水平 TNF-α 化疗患者记忆减退更显著,高水平的 TNF-α 同样与前额叶代谢减低有关。多柔比星可能通过氧化血浆中的载脂蛋白 A1,促进巨噬细胞释放 TNF-α,不断增多的毒性 TNF-α 透过血脑屏障进入小鼠海马和大脑皮质。脑内的 TNF-α 可引发一系列有害反应:刺激神经胶质细胞局部释放大量 TNF-α→一氧化氮合酶产生→局部活性氧/氮的大量释放,如过氧亚硝基等→氧化应激反应。动物和实验证实,大量的活性氮促使脑细胞线粒体内的锰超氧化物歧化酶被硝化,从而导致线粒体的抗氧化功能和呼吸功能下降,最终致小鼠工作记忆障碍。

(二)细胞毒性

化疗药物对神经细胞的毒性损伤主要表现为抑制神经细胞的增殖、介导神经细胞的非正常死亡、引发髓鞘的脱失(可致小鼠神经传导速度减缓)。受损神经细胞主要聚集在海马的齿状回、胼胝体和脑室下区,以及前额叶皮质、杏仁核和丘脑。多种化疗药物,如环磷酰胺、氟尿嘧啶及其衍生物、甲氨蝶呤等均可通过血脑屏障导致特定区域脑结构与功能改变。

(三)脑结构及脑功能改变

研究表明,化疗所致认知障碍可能与化疗后患者大脑的脑白质、灰质和胼胝体连合纤维的改变有关。认知障碍的患者不仅脑结构发生改变,脑功能代谢也发生改变。相关研究结果表明,功能改变的区域包括海马区和前额叶。其中,前额叶代谢的改变与短期回忆功能受损密切相关也有研究显示,化疗后患者的海马区血管密度的降低导致该区脑细胞葡萄糖代谢的减少,可能引发化疗患者的认知功能障碍。

(四)遗传多态性和遗传相关物质的改变

Val 基因的携带者(Val/Val,Met/Val)是 CRCI 的高危因素之一。Val 基因携带者在注意力、语言流畅度和运动速度测试中比基因型为 Met 纯合子(Met/Met)者表现更差。化疗组(携带 Val 基因的肿瘤患者)与高危人群组(携带 Val 基因的非肿瘤患者)相比,化疗组在注意力测试中得分更低。载脂蛋白 E(ApoE)是体内脂蛋白和胆固醇的载体。编码该载脂蛋白的 APOE 基因有 apoE2、apoE3 和 apoE4 个等位基因。其中 apoE4 被认为是乳腺癌患者 CRCI 的高危因素。apoE4 可能影响机体对化疗和激素治疗的反应。同时细胞毒性化疗药物可能引起大脑某些区域的表观遗传物质的改变。

三、化疗相关认知障碍的影响因素

目前研究 CRCI 影响因素的较多,但是研究结果的差异性较大,较难获得一致的结论。混杂因素较多的因素主要来源于研究方法和研究对象。可能的原因有:① 认知障碍的定义不统一;② 研究设计的局限性;③ 研究样本量相对较小;④ 对照组的选择差异较大(患者人群、健康人群、常模数据等);⑤ 化疗方案类型多样;⑥ 评估工具不统一(量表差异性较大);⑦ 评估时间不一致;⑧ 评估方式的选择不一致(笔试或是电脑测试);⑨ 神经心理学测量的可靠性和灵敏度不够高。

(一)人口学因素

年龄、性别、教育程度、种族、生活环境等对肿瘤患者的认知具有影响作用。

年龄是认知功能的危险因素。随着年龄的增加,越来越多的化疗患者出现认知功能损害与信息处理速度的下降。随着年龄的增长,神经细胞逐渐凋亡,脑组织也发生退行性变使认知功能下降,癌症及相关治疗可能加速了这一系列的变化,引起其认知功能下降。老年化本身也可通过影响激素水平、促进细胞衰老、诱导 DNA 损伤而影响认知功能。女性患者的认知功能下降程度高于男性,这可能与女性情绪变化大有关。且女性的雌激素对海马区的神经元具有重要作用,癌症的治疗可能引起雌激素水平的下降,使得海马区神经元缺失,进而影响认知功能。教育程度高是认知功能的保护因素,在教育的过程中具有认知刺激,高教育程度认知刺激多,兴奋大脑的神经元,认知能力得到提高。低教育程度,缺少认知刺激,神经元丧失多,认知能力下降快。

(二)治疗方式

1. 化疗　　不同化疗方案(蒽环类化疗方案与非蒽环类化疗方案)以及不同化疗时间和次数(辅助化疗和新辅助化疗)对患者的认知障碍均可能产生不同的影响。有研究显示,接受 EC－T 方案化疗的患者较 FEC、TC 化疗方案的患者,化疗后血浆 IL－1、IL－6、TNF－α升高最为明显,可以认为 EC－T 方案化疗患者的炎性细胞因子水平变化和认知能力下降最为明显。可能与蒽环和紫杉类多种细胞毒性药物联合作用,导致神经系统毒性累加有关。同时也有研究表明,化学治疗的时间越长,认知障碍越明显。此外,化学治疗周期延长对卵巢产生更明显的抑制作用,引起患者体内激素的变化,这也可能与认知障碍的发生有关。

2. 内分泌治疗　　研究提示服用他莫昔芬的乳腺癌患者存在认知障碍,主要表现在言语记忆受损及处理生活事件的速度下降。目前尚未明确芳香化酶抑制剂是否对认知产生影响。相对非甾体类芳香化酶抑制剂(阿那曲唑、来曲唑),甾体类芳香化酶抑制剂依西美坦类雄激素作用可能会成为对认知功能研究的混杂因素。目前乳腺癌患者的内分泌治疗推荐为大于 10 年,因此将需要更进一步的研究来明确长期服用芳香化酶抑制剂及他莫昔芬对患者认知的影响。

(三)其他

癌因性疲乏、焦虑、抑郁也对 CRCI 有一定的影响。患者的认知储备,遗传的作用,药物对脑结构和功能的影响,治疗相关的不良反应,免疫系统功能下降,疾病本身造成的应激都可能影响 CRCI。

四、化疗相关认知障碍的评估方法

目前 CRCI 相关研究常采用的方法包括主观自评问卷调查、神经心理学测量、脑电生理学测量和脑影像学测量等。

(一)自评量表和问卷

在 CRCI 的研究中最常使用的研究工具就是主观性较强的各种心理状态自评量表和问卷。CRCI 的自评量表和问卷一般有认知功能自评和情绪状态(焦虑、抑郁、疲乏等)自评两种形式。主观自评认知功能障碍(subjective cognitive dysfunctioning,SCD)涉及患者在日常生活中主观体验到的认知功能问题及其对自身认知功能满意度的评价。SCD 主要反映在记忆、注意方面的损伤,以及在日常生活中执行多任务时做决定的困难,这些体验均会影响到患者的工作状态、社会生活和社会交往。主观自评量表和问卷填写方便,费用低,能高效快速地收集数据,但是主观性较强,干扰因素较多,各种量表和问卷的信度、效度不一致,不易进行不同研究之间的比较。

1. 蒙特利尔认知评估问卷中文版(montreal cognition assessment,MOCA)　MOCA 由 Nasreddine ZS 等编制,用于筛查认知功能障碍的权威工具,包括视空间/执行功能、命名、记忆、注意、语言、抽象、延迟记忆及定向力 8 个维度,共 30 分(记忆维度不计分),得分越高,认知功能越好。一般认为低于 26 分者为认知功能障碍。为了校正教育水平的偏倚,当受试者受教育年限少于 12 年时,需在最终得分上加 1 分。中文版 MOCA 具有较高的信效度。

2. 癌症治疗功能评估——认知功能量表中文版(FACT-Cog)　该量表为癌症患者化疗相关认知功能的主观测评表,由 Wagner 等于 2009 年编制,李洁等完成中文版修订并应用于乳腺癌患者,经检测信效度良好,量表和分量表的 Cronbach-a 系数为 0.87~0.96,重测信度除其他人的评价为 0.45 外,其他维度均在 0.6 以上。量表共 37 个条目,包括 4 个维度:感知到的认知障碍(20 个条目)、感知到的认知能力(9 个条目)、其他人的评价(4 个条目)和对生命质量的影响(4 个条目)。原量表采用 0~4 级评分,得分越高表示认知功能越好。

(二)神经心理学测试

相对于脑影像和脑电生理学研究,神经心理学测验操作简单,可行性更高;相对于主观自评问卷研究,其客观性和即时性更好。有关 CRCI 神经心理的研究表明,记忆和执行功能是与化疗相关最为明显的认知损伤。神经心理学测试包含全面的临床评估和标准认知测试。

(1)相关简易精神状态检查表(minimum mental state examination,MMSE):MMSE 量表主要包括时间、地点、即刻记忆、延迟记忆,注意力及计算力,语言,视空间能力等方面。共 30 题,每项正确回答得 1 分,不知道或回答错误得 0 分,分数越高代表认知功能越好,得分大于 26 分为认知正常,得分小于 26 分为认知功能缺损。

(2)回顾性记忆(retrospective memory,RM)和前瞻性记忆(prospective memory,PM):RM 和 PM 各包括 8 个项目,每个项目按记忆障碍的严重程度判定为不同得分(1、2、3、4 分),最轻为 1 分,最重为 4 分。8 个项目的总分分别为 RM 和 PM 的得分,分数越高代表记忆力减退越严重。

(三)脑影像学研究

目前,CT、MRI、磁共振扩散张量成像技术(DTI)、正电子发射计算机断层扫描(PET)、单光子发射计算机断层成像术(SPECT)等来源的脑影像技术也开始被研究者用于探索 CRCI 的脑结构学和功能学基础,成为揭示某种特定的心理或病理心理发生机制的主要手段。在有关 CRCI 的脑影像研究中,最常报道受到化疗影响的脑区主要包括前额叶、海马和楔前叶。一些脑成像研究认为,大脑的"代偿作用"使化疗患者在执行认知任务时分数仍处于正常范围,这可以解释为什么很多神经心理测验并未测出外显的认知损伤,也说明神经心理测验对于已经发生的潜在的认知损伤的检测能力是有限的。因而,从这一意义上而言,脑影像解析技术已经成为研究 CRCI 的必不可少的手段。

(四)脑电电生理学研究

脑电电生理学研究采用事件相关电位(event related potential,ERP)技术,将脑电图与"事件(实验条件下的心理学任务)"相关,在时间上与"刺激"锁定,通过对头颅表面记录到的事件诱发电位进行过滤和平均叠加,分离出与相关认知过程相关的神经电生理活动,其最大的优势在于时间分辨率高达毫秒级，因而可以对瞬息而逝的认知加工过程进行深入的时程分析。ERP研究可以相对简单且非侵入式地提供客观、真实、精确、实时的大脑活动的信息，已经成为研究认知过程内在生理脑机制的主要工具之一。目前关于乳腺癌和其他种类的癌症患者CRCI的ERP研究非常有限，但ERP却是一个非常有效的研究手段。如果所找到的神经电生理指标足够灵敏，则可为CRCI的临床心理干预提供实证性观测指标，对干预时机的选择、干预方法的确定、疗效评估以及预后判断等都具有很大的参考价值。

五、化疗相关认知障碍的防治

国内外的临床工作者都认识到在恶性肿瘤疾病诊治过程中CRCI的发生，并采取相关措施进行干预。目前在乳腺癌的领域中相关研究较多。2018年年初，中国专家共同商讨拟定我国首部《乳腺癌随访及伴随疾病全方位管理指南》，首次提出规范乳腺癌治疗随访期间对乳腺癌伴随疾病的预防与管理。目前被定义为乳腺癌伴随疾病的主要有心血管及血脂异常、骨质疏松及乳腺癌患者精神异常。在关注乳腺癌患者的精神心理问题中就要求医务人员"关注乳腺癌患者的认知功能障碍"。而ASCO于2016年颁布了乳腺癌幸存者照护指南，要求医务人员对患者的长期不良反应进行评估和管理，其中就包括认知障碍。指南建议医务人员要询问患者是否经历认知困难，评估患者认知障碍的可能因素。如果患者出现认知障碍的症状，可以进行转诊，为患者进行进一步的神经认知评估和康复，包括小组认知训练。

CRCI重在预防。在治疗方面，目前尚缺乏有循证医学证据支持的有效药物，小样本的认知行为治疗研究提示对认知改善有一定的作用。认知行为治疗包括认知疗法和行为疗法。认知疗法是通过帮助患者改变认知非理性成分，改善负性想法，纠正其错误的思维信念，以消除患者的不良情绪反应和不适应行为，常用方法包括健康教育、认知重建、角色转换等；行为疗法可帮助患者通过学习获得适应性行为，常用方法包括松弛训练、角色扮演、团体活动、行为阻断法等。

目前常采用的干预方法分为三大类，即药物干预（如银杏、哌甲酯等）、康复性干预（如静心和冥想）和认知行为干预，分析后认为药物干预的效果并不理想，康复性干预的效果尚不明确，而认知行为干预在多个认知领域（言语记忆、注意和加速度等）都表现出较好的效果。目前的研究结果倾向于认为认知行为训练可以比较有效地改善CRCI。但这方面的研究数量还很少，可能与乳腺癌CRCI的发生机制和发展进程尚未明确有关，所以尚不足以得出最后的结论，仍需要大样本的数据进行验证。

虽然有关CRCI的文献报道已不少，但临床工作者包括外科、肿瘤内科、精神科医师依旧不够重视CRCI的诊断和防治。恶性肿瘤患者在诊断、治疗和随访期间均应接受有关CRCI的评估，由专业人员对其进行一定的预防和管理，不断提高患者的生命质量。

（裘佳佳）

第十章
肿瘤化疗患者的静脉通路管理

化学治疗是当今抗癌治疗的主要手段之一，绝大多化疗药物仍需依靠静脉给药来完成。抗癌药外渗，可引起局部组织的损伤甚至功能障碍。因此，化疗患者静脉通路的管理尤为重要。本章主要介绍化疗患者静脉通路的评估和选择、化疗外渗的预防和处理，并介绍经外周静脉置入中心静脉导管(PICC)以及静脉输液港的应用和护理。

第一节　静脉通路的种类与选择

一、静脉通路的类型

临床比较常见的静脉通路包括以下几种。

1. **外周静脉——短导管**　长度小于或等于 7.5 cm 的导管，也称静脉留置针(peripheral venous catheter,PVC)。

2. **外周静脉——中长导管(midline)**　从贵要静脉、头静脉或肱静脉等置入，导管尖端位于腋窝水平或肩下部，长度为 7.5～20 cm 的导管。

3. **非隧道式中心静脉导管(central venous catheter,CVC)**　经锁骨下静脉、颈内静脉、股静脉等置管，尖端位于上腔静脉或下腔静脉的导管。

4. **经外周植入中心静脉导管(peripherally inserted central catheter,PICC)**　经上肢贵要静脉、肘正中静脉、头静脉、肱静脉、颈外静脉(新生儿还可通过下肢大隐静脉、头部颞静脉、耳后静脉等)穿刺置管，尖端位于上腔静脉或下腔静脉的导管。

5. **完全植入式静脉输液港(totally implantable venous access port,TIVAP)**　简称输液港，是一种植入患者皮下并能长期留置在体内的闭合静脉输液装置，主要由埋植于皮下供穿刺的注射座和尖端位于上腔静脉或下腔静脉的中心静脉导管系统组成。

二、静脉通路的选择

根据患者的治疗方案、生理状况、家庭社会支持情况、自我管理能力及意愿等，在现有护理装置资源下，为患者选择最佳的静脉通路。

1. **患者治疗方案**　治疗方案的评估主要包括药物性质、给药周期与疗程、输注速度、单次给药持续时间、是否同步放疗及放疗部位等。① 药物性质：输注药液的酸碱值和渗透压，当 pH<5 或 pH>9 时或渗透压超过 900 mOsm/L 时，建议选择中心静脉导管给药。发疱剂、刺激剂使用时或不了解药物性质时选择中心静脉导管。如经外周静脉留置针给予化疗药物后，留置时间不应超过 24 小时。② 药物输注时间：短期治疗(数小时至 1 周)，可选择外周静脉导管,中长期静脉用药治疗建议选择中心静脉通路。对于间歇性化疗尤其间歇频率超过 1 周的患者,输液港比较合适。总体而言,在满足治疗方案的前提下,选择管径最细、管腔数量最少、造成创伤最小的静脉通路装置。

2. 患者生理状况评估　包括:① 评估外周静脉循环,是否有感觉异常或是肢体肿胀的情况,如乳房切除术、淋巴结清扫、卒中等造成的循环问题。② 皮肤完整性:穿刺部位有无炎症、肿胀、瘢痕,是否完整,是否为放疗部位等。③ 日常活动状态:依据生活形态选择合适的导管,如有手臂过度运动伸展、重复动作等,使用 PICC 可能会导致导管异位或血栓的高风险。④ 肥胖、水肿,影响静脉的可视度。⑤ 既往史如置管史、心脏起搏器、血栓史等。不宜进行静脉穿刺的部位包括:手术区域侧肢体如乳癌术侧上肢、肿瘤侵犯部位、炎症/硬化/瘢痕部位、下肢静脉、24 小时内有静脉穿刺史及穿刺点以下的静脉、关节或其他有潜在肌腱和神经损伤的部位等。

3. 其他评估　评估患者家庭社会支持、自我管理能力及意愿等包括患者经济状况、医疗保险情况、家属照顾能力、导管自我管理能力、导管维护可及性、患者对静脉通路工具的偏好等。

第二节　化疗药物外渗的预防和处理

药物外渗(extravasation of drug)是指发疱性溶液/药物意外(发疱剂是一种可引起组织损伤的药物)渗入静脉管腔以外的周围组织。各种静脉通路包括外周和中心静脉导管均有发生药物外渗和渗出的风险。有报道,经外周静脉化疗发疱剂外渗的发生率为 0.1%～6.0%,经静脉输液港的为 0.3%～4.7%,而临床实际发生率可能更高。化疗外渗可造成患者肉体的创伤、精神的痛苦、化疗的延误和医疗费用的增加,甚至引发医疗纠纷。因此,了解化疗外渗的原因、临床表现、预防措施及处理方法,对降低化疗外渗的发生率和尽量减少组织的损伤具有重要意义。

一、化疗外渗的危险因素

1. 药物因素　包括药物的刺激性毒性、渗透压、浓度、酸碱度等。药物进入静脉后血液成分改变、化疗药物刺激炎症介质释放,血管通透性改变,导致药物外渗。局部组织损伤的程度与药物性质、药物外渗的量和接触时间有关。

2. 患者因素　包括:① 肿瘤患者长期输液、反复化疗、经常采集血标本等对血管内膜有不同程度的损伤。② 患者有肿瘤压迫、血管栓塞、腋窝淋巴结清扫术或上腔静脉综合征时均可引起上游血管阻力增加,输液时加剧了静脉压的升高而易引起外渗。③ 老年患者静脉一般都有不同程度的硬化、管腔变窄、静脉壁弹性差、血管充盈不好以及血液淤滞,液体易渗出血管外。④ 基础疾病:有糖尿病、血管疾病等的患者糖、脂肪代谢障碍,导致静脉硬化而引起输液外渗。⑤ 其他:精神状态或认知改变(如情绪激动、神志不清)、沟通障碍或无法表达疼痛等不适。

3. 医源性因素　静脉通路选择不当、输注部位的评估和选择不佳、药物使用不当如药物未充分稀释、导管破损、导管功能障碍或输液港无损伤针不在港体内或从港体内脱出等。

二、药物外渗的临床表现

药物外渗可导致局部皮肤及软组织非特异性炎症,可表现为红斑、局部疼痛肿胀、局部组织坏死,硬结形成,严重者溃疡甚至可深及肌腱及关节,不能自愈。疼痛可能是初始症状,可能在加快输液速度时开始出现或加剧;疼痛强度与损伤程度不成比例,可能会随着时间的延长而降低或增加。外渗可发生在穿刺部位、导管尖端位置或整个静脉通路、皮下隧道或输液港囊袋等。

美国卫生及公共服务部最新公布的常见不良事件评价标准(CTCAE 5.0 版)中将输液部位外渗分为 5 个等级(表 10 - 1);《肿瘤治疗血管通路安全指南》也将药物渗出分为五级(表 10 - 2)。

表 10 - 1　输液部位外渗分级(CTCAE 5.0 版)

1级	2级	3级	4级	5级
无痛性水肿	皮肤红斑,伴相关症状,如水肿、疼痛硬结、静脉炎	溃疡形成或坏死;严重的组织损伤;需要手术治疗	危及生命;需要紧急治疗	死亡

表 10 - 2　药物渗出临床表现与分级

级　别	临　床　表　现
0	没有症状
1	皮肤发白,水肿范围最大直径小于 2.5 cm,皮肤发凉,伴有或不伴有疼痛
2	皮肤发白,水肿范围最大直径为 2.5～15 cm,皮肤发凉,伴有或不伴有疼痛
3	皮肤发白,水肿范围最大直径大于 15 cm,皮肤发凉,轻到中等程度的疼痛,可能有麻木感
4	皮肤发白,半透明状,皮肤紧绷,有渗出,皮肤变色,有瘀斑、肿胀,水肿范围最小直径大于 15 cm,呈可凹性水肿,循环障碍,轻到中等程度的疼痛,可为任何容量的血液制品、发疱剂或刺激性液体渗出

三、化疗外渗的预防

医护人员必须重视化疗药物外渗的预防,措施如下。

(1) 参与化疗的医护人员必须经过专门培训,掌握化疗药物的知识、化疗静脉给药的操作技术等。

(2) 向患者详细告知化疗的有关事项并签署知情同意书,提高患者的依从性及早期发现药物外渗征象。告知内容包括:① 化疗药物的性质,尤其是发疱剂。② 药物外渗的症状、后果。③ 中心静脉导管可有效降低药物外渗的风险。④ 接受化疗时,注射肢体需避免活动。⑤ 静脉注射部位如有任何异常,必须及时报告护士。⑥ 发生外渗时的应急处理。

(3) 全面评估,包括患者的病情、意识、合作程度、治疗方案、生理状况及意愿等,合理选择静脉通路、置管/输注部位及无损伤针型号(输液港)等。① 化疗给药不应使用一次性静脉输液钢针。② 外周静脉短导管宜用于短期静脉输液治疗。对于外周静脉穿刺,需选用粗、直、弹性好的静脉,建议选择患者非惯用手、前臂区域静脉,避免选用关节部位或 24 小时内在被穿刺过部位的下方重新穿刺。③ 刺激性或发疱剂药物输注时，或外周静脉穿刺困难时，建议选择中心静脉导管。除上腔静脉压迫综合征外，避免使用下肢静脉或患肢静脉输液。④ 使用输液港治疗时，需根据患者体型、港体植入深度等，选择长度、型号合适的无损伤针。⑤ 如果对于导管尖端位置存在疑问，应在给药前予以确认。

（4）静脉评估及穿刺时，建议合理使用血管可视化技术（近红外线、超声波），以更加准确地识别患者静脉情况并提高静脉穿刺成功率，尤其对于静脉不明显或输注有困难的患者。

（5）正确固定导管，防止导管脱出或输液港无损伤针从分隔膜内分离，导管固定不应影响对穿刺点区域的观察。

（6）使用正确的静脉给药方法：① 正确评估导管功能，应在每次输液前通过抽回血和推注生理盐水评估静脉通路的功能及完整性，连续输液时应定时评估；使用外周静脉导管，至少每 4 小时进行一次评估，对于危重、镇静或认知缺陷的患者，应每 1～2 小时评估一次，输注发疱剂时，评估需更加频繁。② 注意给药速度，一般小于 5 ml/min。③ 加强巡视，观察患者输注部位有无异常，重视患者主诉，及时发现药物外渗。④ 使用电子输注泵给药时，不应依赖仪器报警识别化疗药物外渗。

（7）药物输注结束后，为防止药物从针眼渗漏，需继续输入生理盐水或 5% 葡萄糖溶液且拔出外周静脉留置针后，应正确按压穿刺点直至不出血为止，一般为 5～10 分钟。使用发疱剂时，外周留置针留置不要超过 24 小时。

四、化疗外渗的处理

（1）一旦发生药物外渗，应立即停止输注。

（2）回抽外渗药液：如发生在外周静脉，保留针头，连接小规格注射器（2～5 ml）进行回抽，尽量抽出局部外渗的化疗药物。如发生在中心静脉导管如 PICC 或输液港，应检查导管体内血管外部分是否破裂、输液港针头是否脱开。如果可能，从导管的出口处抽吸出药液，若是输液港针头从港体脱开，则尝试从囊袋内抽吸。

（3）评估：评估外渗药物的性质、外渗部位、外渗药液量，用标记笔画出有明显外渗症状的边界，如有条件可以拍照，以识别组织损伤的进展，并记录日期与时间。中心静脉化疗药物外渗发生在深部组织时，遵医嘱行 X 线造影检查确定导管尖端及破损情况。

（4）可选择使用相应的解毒剂和治疗药物。应尽量避免对外渗局部施加压力，以防止细胞毒药物进一步扩散。注射解毒剂多依据动物研究结果的报道，也有学者不主张使用解毒剂。

（5）局部封闭：发疱剂和刺激性化疗药物外渗给予局部封闭，封闭液宜联合选用生理盐水、地塞米松和 2% 利多卡因。使用 6 或 7 号针头，封闭进针部位应避开静脉，围绕外渗部位外缘进行多点扇形注射，每个穿刺点应更换针头；根据需要可重复局部封闭，封闭范围及深度应大于外渗部位，封闭剂量应根据外渗量和外渗范围而定，中心静脉血管通路外渗区域局部封闭时，应避免损伤静脉导管和输液港港体。

（6）根据外渗药物性质局部给予干冷敷或干热敷。热敷引起血管扩张，稀释外渗药物。冷敷引起血管收缩，使药物局限，从而增加毒性代谢物的降解。长春碱类和依托泊苷、奥沙利铂应选择热敷，温度以不超过 50～60℃ 为宜；抗肿瘤抗生素选择冷敷，每次 15～20 分钟，每日至少 4 次。

（7）抬高患肢促进回流，减少局部肿胀，避免局部受压。

（8）如局部肿胀明显，可给予 50% 硫酸镁等湿敷。

（9）胸内血管外区域发生外渗或有严重的局部组织坏死,需与其他相关医疗专业人员合作开展检查,制订方案,可能会涉及手术治疗。

（10）记录静脉通路给药的关键操作规范,外渗发生的时间、部位、范围,药物名称、量,患者主诉,局部情况（皮肤颜色、温度、感觉等变化及关节活动、患肢远端血运情况）,处理方法及效果。

（11）应定期监测症状和体征的发展,患者对治疗的反应及后期与外渗有关的临床结果,如水疱的形成、组织坏死、肢体畸形等,并留存记录。

第三节　经外周静脉置入中心静脉导管的应用和护理

经外周静脉穿刺中心静脉导管是指经外周静脉（上肢贵要静脉、肱静脉、肘正中静脉、头静脉、下肢大隐静脉、颈外静脉等）穿刺置管,尖端位于上腔静脉或下腔静脉的导管。自产生到现在已有 90 多年的历史,1929 年德国医师 Forssmann 从自己前臂肘窝置入一根 4Fr 的导尿管放置在心脏附近的上腔静脉,并将导管尖端位置进行 X 线定位。20 世纪 50 年代,随着患者对中长期输液需求的逐渐增加,通过外周放置导管的技术也得到了不断发展。至 70 年代初期,PICC 已被证实是一种安全、有效、多用途的技术,主要用于小儿和恶性肿瘤患者。80 年代后期,PICC 在成人患者中的应用越来越广泛,主要用于中长期化疗、肠外营养输注或抗菌治疗。90 年代后期,PICC 引入中国,并得到迅速发展,广泛用于肿瘤化疗、成人术后液体输注和早产儿营养支持等方面。

随着 PICC 技术的广泛应用和发展,新技术不断涌现,如超声导引下结合改良塞丁格置管技术,能显著提高穿刺成功率、减少相关并发症、增加患者手臂舒适度。运用腔内心电图进行 PICC 导管尖端位置的定位方法,不仅简便,可以为护士所用,而且定位精确,避免因定位不准确所导致的各种严重并发症和医疗费用的增加。

一、PICC 的适应证

1. 适应证　① 需要长期静脉治疗,如补液治疗或疼痛治疗时;② 缺乏外周静脉通路;③ 需要反复输入刺激性药物（如化疗药物）;④ 需要输入高渗或黏稠的液体（如 TPN）;⑤ 需要使用压力泵或加压输液;⑥ 需要反复输入血液制品;⑦ 适合任何年龄;⑧ 患者自愿选择或知情同意。

2. PICC 穿刺时注意事项　接受乳房根治术或腋下淋巴结清扫的术侧肢体、锁骨下淋巴结肿大或有肿块侧、安装起搏器侧不宜进行同侧置管;患有上腔静脉压迫综合征的患者不宜进行上肢置管;放疗部位不宜进行置管。有血栓史、血管手术史的静脉不应进行置管;已知或怀疑患者对导管所含成分过敏者不应进行置管。

二、PICC 的种类

根据是否能够耐受高压注射,PICC 分为普通型及耐高压型;按管腔数量可分为单腔、双腔及三腔;根据导管末端开口设计分为末端开口型和三向瓣膜导管,目前也有末端开口,后端有瓣膜设计的导管;导管材料则有硅胶、聚氨酯等。

三、PICC 置管要点

为了预防导管相关性感染,美国 CDC 对 PICC 置管提出了一组以循证为依据的干预措施,具体包括:① 严格的手部卫生;② 最大化的无菌屏障;③ 使用 2% 葡萄糖酸氯己定乙醇溶液消毒皮肤;④ 选择最佳穿刺位置,避开股静脉;⑤ 每日评估血管通路装置的功能;⑥ 不需要时及时取出导管。

(一) 置管前的准备

1. PICC 置管决策制定　医护人员根据患者用药情况、给药方式、疗程、患者意愿,并结合患者既往医疗病史、现病史、患者的精神状态和合作能力等,提出 PICC 置管的建议,开具 PICC 置管医嘱,并选择最佳尺寸的导管。

2. 签署知情同意书　与患者或家属的谈话内容包括:置管目的、导管维护、日常注意事项、导管的种类和费用、可能出现的并发症等。知情同意书的内容和格式应符合法律和医疗规定。

3. 用物准备　根据不同型号 PICC 导管的置管要求、PICC 置管的操作规范、无菌操作原则准备用物。用物必须齐全,符合要求。

4. 患者准备　① 指导患者充分暴露穿刺部位,佩戴口罩、帽子,注意保暖。② 协助患者取平卧位,有严重呼吸困难不能平卧者,可取半卧位或坐位。穿刺侧上肢伸直外展 45°～90°。

(二) 穿刺静脉的选择

为保证置管顺利,应通过观察、触诊及超声全面评估患者双侧手臂静脉,尽量选择粗直、弹性好的静脉,避免选择血液循环欠佳、有功能障碍的肢体。左右手静脉选择一般多选右手静脉,因上腔静脉靠近人体的右侧,右侧置管路径更短、更直,所以并发症少。适宜放置 PICC 导管的静脉有:贵要静脉、肱静脉、头静脉和肘正中静脉。

1. 贵要静脉　起于手背静脉网的尺侧,沿前臂尺侧上行,过肘窝处接受肘正中静脉,沿肱二头肌内侧继续上行至臂中点稍下方穿深筋膜注入腋静脉。因其解剖结构直,管腔由下而上逐渐变粗,静脉瓣较少,利于导管顺利通过,且是到达中心静脉的最直接通路,因而成为置管的首选静脉。

2. 肱静脉　是臂部深层的静脉,有两条,伴行肱动脉,在大圆肌下缘汇合成腋静脉。穿刺时有损伤肱动脉和正中神经的风险。

3. 头静脉　起于手背静脉网的桡侧,沿前臂桡侧皮下上行,再沿肱二头肌外侧上行,经三角胸大肌沟,穿深筋膜注入锁骨下静脉或腋静脉。较表浅、前粗后细、静脉瓣相对较多,与腋窝静脉汇合处形成 20°,有分支与颈外静脉或锁骨下静脉相连,故易发生送管困难或导管异位。

4. 肘正中静脉　位于肘窝处斜行于皮下的静脉干,粗而短,通常于肘窝处分别注入贵要静脉或头静脉,在肘关节上就没有单独存在的肘正中静脉。

(三) 导管预置长度的体外测量

1. 臂围　测量臂围的目的是作为置管后评估手臂肿胀的基础资料。测量的方法是在肘横纹上 10 cm 处(成人)用软尺测量手臂的周径。

2. 导管置入长度

(1) 测量目的:预计患者导管置入深度,但体外测量不可能与静脉解剖完全一致,置管后必须行 X 线定位或腔内心电图定位等导管尖端定位技术,确认导管末端在中心静脉后才可使用导管。

（2）测量方法：美国肿瘤护理学会（Oncology Nursing Society，ONS）2017 年发布的《肿瘤通路装置护理实践标准》中建议的置管长度预测法如下：使用卷尺测量，从预穿刺点沿选定的静脉通路走向，横过肩膀至胸骨切迹右缘，再向下达第 3 肋间隙，确定适当的导管长度，此时导管的尖端将位于上腔静脉；另外，根据不同产品的 PICC 导管在修剪时预留一定长度的导管。

（四）置管技术

1. **传统穿刺法**　又称盲穿，采用肉眼直视和触摸估计的方法对血管进行评估后穿刺置管，此方法对置管血管条件要求较高。穿刺部位多在前臂，穿刺针为 14G，较粗，组织损伤较大，置管后并发症较多。

2. **改良塞丁格技术（modified Seldinger technique，MST）**　又称微插管鞘技术（microintroducer technique）。塞丁格穿刺技术是经皮穿刺血管插入导管的方法，由瑞典一位名叫塞丁格的放射科医师发明。改良塞丁格技术是用小号穿刺针或套管针进行静脉穿刺，通过套管或穿刺针送入导丝，再拔出穿刺针或套管，使用手术刀稍微扩张皮肤，将插管鞘（可撕裂型）组件沿导丝送入后同时拔出导丝，留下插管鞘，通过插管鞘置入 PICC 到预测量的长度。此方法对置管血管条件要求较低，静脉较细仍可尝试。穿刺部位多在前臂，穿刺针为 20～21G，较细，组织损伤较小，置管后并发症仍较多。

3. **超声导引下结合改良塞丁格技术**　1997 年，华盛顿医学中心重症监护病房护士 Claudette Boudreaux 首次尝试使用超声导引进行 PICC 穿刺，并取得成功。此方法可在血管超声屏幕上直视血管，运用微插管鞘采用改良型塞丁格技术置管，此方法置管成功率可达 91％～100％。应用超声可以探测患者上臂静脉的走形、管径、血流情况及有无解剖变异，为静脉选择提供了更多的选择，同时肘上置管对患者手臂活动影响更小，增加了患者舒适度，同时还减少了导管相关性血栓、静脉炎、导管滑出等的风险，在国际上已成为一项常规操作方法。

（五）严格无菌操作

（1）保证操作所使用的物品均处于无菌状态。

（2）皮肤消毒首选 2％葡萄糖酸氯己定乙醇溶液（年龄＜2 个月的婴儿慎用），也可用有效碘浓度不低于 0.5％的碘伏或 2％碘酊溶液和 75％乙醇。消毒范围是以穿刺点为中心，直径≥20 cm，具体消毒方法按消毒剂使用说明进行。

（3）建立最大无菌屏障，即操作者佩戴口罩、帽子、无菌的无粉手套，穿无菌隔离衣，铺无菌大单等。

（六）导管尖端定位

1. **导管尖端最佳位置**　目前指南及共识均已统一明确中心静脉导管包括 PICC 导管尖端的最佳位置为上腔静脉与右心房交界处（cavoatrial junction，CAJ）。导管尖端位置过深，会导致心脏穿孔、心律失常、心房栓塞等严重并发症，过浅则出现导管相关性血栓、导管继发性异位等并发症的风险明显增加。

2. **导管尖端定位技术**　目前，X 线胸片是普遍使用的确认导管尖端的金标准，因显影相对清晰和易识别，建议以气管隆凸作为判断标准之一，隆凸下 4 cm 或 2 个胸椎椎体是一个较为安全和稳定的判定 CAJ 的标准。近些年来，导管定位系统技术的大力了快速发展，包括腔内心电图、血管定位系统、导管尖端定位系统等，相关研究显示，这些定位系统的应用能提高置管的准确性,减少人力、物力的费用。

（七）置管后记录的内容

详细记录导管信息如品牌、材质、是否能耐高压等,置管情况包括时间、穿刺部位、术中情况等,导管留置长度包括体内与体外部分,导管尖端位置等,并按照《医疗器械监督管理条例》规定对导管信息进行记录与管理。

四、PICC 的维护

PICC 导管一般可留置 1 年。为了解决患者出院后 PICC 导管护理,许多医院开设了 PICC 专科门诊,由经过专业培训的护士负责 PICC 患者的导管维护、并发症的处理和健康教育工作。PICC 的维护主要包括评估、冲/封管、更换输液接头及敷料,需至少每周维护 1 次。具体维护要点如下。

（一）评估

评估内容主要包括穿刺部位是否有红、肿、痛,导管是否有回血,臂围变化,导管留置需求等,并询问患者感受,及时拔出不需要的导管。

（二）冲管与封管

1. 目的　检查导管功能并保持导管通畅。

2. 遵循 A-C-L 冲封管原则　A(assess),导管功能评估;C(clear),冲管;L(lock),封管。每次导管使用前或维护时,宜通过抽回血与冲管评估导管功能,不可强行冲管;导管每次使用后或不相容的药物和液体输注之间需要用生理盐水脉冲式冲管,导管暂停使用前都应脉冲冲管和正压封管;治疗间隙期建议每周冲管 1 次。

3. 操作要点　冲管必须使用 10 ml 直径以上的注射器(耐高压导管除外);必须用脉冲方式冲管正压封管,重力输注生理盐水或其他方式都不能有效冲洗导管。冲管液可以选择生理盐水,如有配伍禁忌,可先用 5% 葡萄糖溶液冲洗,再用生理盐水冲洗导管。一般需要 10～20 ml,在抽血或输血或输注其他黏稠性液体后,需使用更大体积的冲洗液。封管液选择 0～10 U/ml 的肝素盐水。

（三）更换输液接头

1. 目的　将由过度使用输液接头引发潜在感染的可能性降到最低。

2. 频率　一般 5～7 日更换一次。取下接头后、接头完整性受损时或有药物、血迹等残留无法冲洗干净时需立即更换。

3. 操作要点　先预冲输液接头,与导管连接前,可使用葡萄糖酸氯己定乙醇、70% 的乙醇或聚维酮碘全方位擦拭接口 5～60 秒,具体消毒擦拭时间可参考厂商说明。

（四）更换敷料

1. 目的　预防感染,保证导管固定安全有效。

2. 种类与更换频率　因具有透明、透气、便于穿刺点的观察等优点,推荐一般情况下使用透明敷料,需每周更换 1 次。如患者多汗、置管部位有渗血、渗液或对透明敷料过敏时,选择纱布敷料,需 48 小时更换 1 次。将纱布敷料与透明敷料一起使用时,更换频率视同纱布敷料。如穿刺部位发生渗血、渗液或敷料有松动、潮湿、破损等应立即更换。PICC 新植入后需在穿刺点使用无菌纱布加压,并用透明敷料覆盖,24 小时内更换。

3. 导管固定装置　为了减少导管移动,减少感染、血栓等并发症的发生,推荐使用免缝合导管外固定装置。更换频率同敷料的更换。

4. 操作要点

（1）由四周向中心揭开贴膜后，再从下向上小心移除贴膜，注意保护导管，切忌将导管带出体外。

（2）严格消毒穿刺点周围皮肤及贴膜内导管、延长管等，范围至少达到直径 15 cm，消毒剂自然待干。

（3）使用 10 cm×12 cm 的透明贴膜，以穿刺点为中心，覆盖全部体外部分导管，无张力性手法粘贴，下缘固定部分连接器。不能使用胶布直接固定导管，以免损伤导管。

（4）详细记录维护的过程，包括时间、导管体外部分长度、冲管液体及用量、冲管封管方法、导管通畅情况、贴膜固定和局部皮肤情况等。

五、拔管技术

根据患者治疗完成情况，导管并发症如感染、异位或功能障碍及患者意愿等综合判断是否拔除导管。

操作要点：需平行于皮肤轻缓地一小段一小段拔出导管，每次 2～3 cm，拔管后使用密闭敷料覆盖穿刺点至上皮形成，约 24 小时。仔细检查拔出的导管是否完整，长度是否与置管记录的长度相符。拔管过程中，当出现有阻力时不能强行拔管，嘱咐患者放松心情，同时可暂时固定导管，实施热敷，15～20 分钟后再尝试轻柔拔管；怀疑纤维蛋白鞘包裹或血栓时，可进行血管 B 超进行确认，或遵医嘱从导管内注入尿激酶。

六、患者教育

（1）保持局部清洁干燥，不要擅自撕下贴膜。贴膜有卷曲、松动，贴膜下有汗液时及时请护士遵照标准程序更换。

（2）置管后，不影响从事一般性日常工作、家务劳动、体育锻炼，但需避免使用置管侧手臂提过重的物品或做引体向上、托举哑铃等持重锻炼，并需避免游泳、盆浴等会浸泡到穿刺区域的活动。

（3）家长应嘱咐儿童不要玩弄 PICC 导管体外部分，以免损伤导管或把导管拉出体外。

（4）可以淋浴，淋浴时使用 PICC 专用防水护套或用塑料保鲜膜在贴膜处环绕 2～3 圈，上下边缘用胶布贴紧，淋浴后检查贴膜下有无浸水，如有浸水应立即请护士按操作程序更换贴膜。

（5）导管需至少每周维护 1 次，如使用纱布敷料，则需 48 小时更换敷料，做好备忘录，不要遗漏。

（6）如出现以下情况，需及时联系医护人员：穿刺部位异常（如发红、疼痛、肿胀、渗出等）、不明原因体温升高（超过 38℃）、置管侧手臂或腋窝、颈部等肿胀不适、敷料潮湿破损、输液时疼痛或速度改变等。

（7）非耐高压型 PICC 不能用于 CT 或 MRI 等检查造影剂的高压注射。

七、常见并发症及处理

（一）静脉炎

1. 表现　静脉炎是指静脉的炎症，具体表现包括疼痛、红斑、发热、肿胀、硬化等，发生率为 3.3%～65.1%。美国静脉输液协会（INS）对静脉炎的分级详见表 10-3。

表 10-3　静脉炎分级(INS)

分级	表　现
0 级	没有症状
Ⅰ级	穿刺部位发红,伴有或不伴有疼痛
Ⅱ级	穿刺部位发红,伴有发红和/或水肿
Ⅲ级	穿刺部位疼痛伴有发红;条索状形成;可触摸到条索状的静脉
Ⅳ级	穿刺部位疼痛伴有发红;条索状形成;可触摸到条索状的静脉,其长度>1英寸(约2.54 cm);脓液流出

2. 原因　静脉炎的发生与PICC导管的选择是否合适、导管尖端的位置放置是否准确、导管在体外部分的固定是否牢固、导管留置时间、药物性质、输液器选择、患者的凝血状况及体质等有关。置管早期出现的静脉炎通常与穿刺插管时的机械性损伤有关,通常发生于穿刺后48～72小时。

3. 防治措施　在能满足患者治疗的前提下,选择最小尺寸PICC,并选择硅胶、聚氨酯类生物材料导管置入。推荐采用超声引导下结合改良塞丁格技术进行PICC置管,优先选择肘上贵要静脉。严格执行无菌操作技术,选择无粉、无菌手套,置管过程中注意动作轻柔、匀速送管。根据药液性质,选择精密过滤器的输液器,以减少微粒对静脉的损伤。

4. 局部处理　可采用地塞米松软膏剂、喜辽妥软膏外涂,或具有活血化瘀、驱热解毒、消肿镇痛的中草药外敷如金黄散等,也有报道各种类型的湿性敷料如水胶体敷料等也可用于预防与治疗静脉炎。发生静脉炎后一般不需要拔管。

(二)渗血与血肿

与置管时静脉选择、穿刺不当及置管后穿刺点按压时间不足或患者活动过度等因素有关。预防处理方法包括选择B超引导下改良塞丁格技术置管,避免过度活动置管侧肢体、加压包扎等。

(三)导管异位

导管异位分为原发性异位与继发性异位:前者发生于置管期间,与穿刺静脉解剖异常、血管畸形、穿刺时患者体位不当、体外导管测量误差、送管手法不当、中心静脉压增高等有关,需做好置管前评估,选择最佳置管部位。置管时送管轻柔并密切关注患者主诉,当患者感到心口不适时,立即将导管退出少许。置管后必须X线定位,如发现导管异位及时调整,且注意无菌操作。继发性异位发生于导管留置期间,与患者不恰当活动、胸腔压力升高、暴力冲管等有关,可有导管滑出、导管反复回血、持续导管功能障碍、患者感觉异常等表现。置管侧颈部静脉是最常见的异位部位,可尝试通过生理盐水冲管法配合患者适当活动进行复位。

(四)神经损伤

PICC穿刺时,当患者主诉有感觉异常如放电样疼痛、刺痛、麻木等,表明可能触碰或损伤到神经,需立即停止导管植入并小心拔除穿刺针或导管。置管人员需熟悉相关部位结构解剖,借助超声等设备预防PICC植入或留置过程中发生临时或永久性神经损伤。

(五)导管脱出

导管脱出是由导管固定不妥、肢体活动过度和外力的牵拉等造成。预防的重点在于妥善固定导管,留在体外的导管应呈U、L、P形固定,贴膜翘起、脱落及时更换,在更换敷料时应注意,如导管置入前臂,贴膜应由下而上揭开,如置入上臂贴膜应由上而下揭开。导管脱出较长,必要时在X线下重新定位导管位置后,方可使用导管。

(六)导管完整性受损

导管完整性受损可能与产品质量、维护和使用不当有关。发生导管断裂后立即让患者患侧手臂制动,在导管断裂处上方靠腋窝处扎止血带,然后拍片定位,如导管在外周静脉可通知外科医师通过静脉切开手术取出导管,如进入中心静脉应通知介入科医师通过介入技术将断裂进入体内部分的导管取出。

(七)医用黏胶相关性皮肤损伤

医用黏胶相关性皮肤损伤分为机械性皮肤损伤(包括表皮剥脱、张力性损伤及皮肤撕脱)、皮炎(过敏性皮炎与接触性皮炎)及其他(皮肤浸渍、毛囊炎)。与患者年龄、皮肤基础疾病、营养不良等内在因素有关,外在因素包括黏胶粘贴/揭除方法不对、反复粘贴胶布、药物影响等,可通过加强穿刺点及周围皮肤情况评估、导管维护人员相关知识及技能培训、尽量减少消毒剂/医用黏胶对皮肤的刺激、掌握正确的应用和移除黏胶的技术、加强患者及家属教育等进行预防。

(八)导管功能障碍

导管功能障碍表现为导管回抽和/或导管冲洗障碍,可能与体外导管扭曲、导管夹使用有误,或体内导管尖端顶住血管壁、导管异位、纤维蛋白鞘包裹等有关。当导管完全堵塞或持续性回抽障碍时,可在通过胸片确定导管位置正确后,在医师指导下使用尿激酶进行导管内溶栓,使导管再通。

(九)导管相关性感染

导管相关性感染分为局部感染和全身性感染。全身导管相关性感染,又称中心静脉导管相关性血流感染(catheter related blood stream infection,CRBSI),是指患者在留置导管期间或拔除导管48小时内发生的原发性,且与其他部位存在的感染无关的血流感染,伴有发热(>38℃)、寒战或低血压等感染表现。感染的发生与静脉的选择、置管与维护技术、患者免疫力、导管材料、各项无菌操作等有关。穿刺点局部感染,可在局部涂抗生素软膏,无菌纱布敷料每隔48小时更换,出现潮湿、松动等及时更换。怀疑有导管相关性血流感染时,在患者寒战或发热初期,从外周及导管内采集血进行血培养及药敏试验,如拟拔出导管(化脓性静脉炎、败血性休克、外周栓塞或肺栓塞、感染性心内膜炎、持久性菌血症或尽管采用充分的抗菌治疗仍有复发性感染)可同时考虑进行导管尖端培养,根据药敏结果选用敏感抗生素系统治疗。

(十)静脉血栓

有临床症状者发生率在1%~4%,表现为手臂的疼痛、肿胀或外周静脉怒张等。可通过B超、血管造影诊断,血液D-二聚体增高也可作为参考指标。静脉血栓的形成与血管壁受损或炎症、血流速度缓慢、血液高凝状态有关,上述诸多因素又互为因果关系。导管尖端位置、导管直径与置管血管管径比与血栓形成有密切关系,导管尖端位置越浅、导管/置管血管直径比例越大,血栓形成的可能性越高,在临床上应选择导管-静脉比率为45%或更低的导管。有临床症状的患者须遵医嘱进行科学系统抗凝治疗。置管后,护士应鼓励患者使用非药物的方法预防血栓的发生,包括置管侧肢体及早活动、轻微的肢体锻炼、补充足够水分等。

(薛 嵋 王丽英)

第四节　静脉输液港的应用和护理

植入式静脉输液港(venous port access,VPA),简称输液港,又称植入式中央静脉导管系统(central venous port access system,CVPAS),是一种可植入皮下长期留置在体内的静脉输液装置,主要由供穿刺的注射座和静脉导管系统组成,可用于输注各种药物补液、营养支持治疗、输血、血样采集等。对比 PICC 等其他静脉通路,输液港的维护周期长。又由于整个装置在体外没有裸露部分,导管相关并发症发生率低,且对患者日常生活影响小。此项技术在国外已有 30 多年的应用经验,在我国近几年来也逐渐得到推广与应用。

一、输液港的适应证

同 PICC 适应证,详见本章第三节。

二、输液港的种类

输液港港体材质有树脂、硅胶、钛合金等,导管材质有硅胶、聚氨酯等。港体内部容积从 0.3~0.8 ml 不等,穿刺隔膜直径从 5.0~12.7 mm 不等,导管开口有末端开口型、三向瓣膜类型,根据管腔数量有单腔、双腔。根据是否能耐受高压分为普通型和耐高压型。

三、输液港置管前准备

1. 输液港置管决策制定　医护人员根据患者用药情况、给药方式、疗程、患者意愿,并结合患者既往医疗病史、现病史、患者的精神状态和合作能力等,提出输液港置管的建议。

2. 签署知情同意书　医师与患者或家属谈话内容包括置管目的、导管维护、日常注意事项、导管的种类和费用、置管时和使用中可能出现的并发症等,同时结合患者意愿、日常生活方式等,讨论输液港港体的放置部位。

3. 用物准备　输液港置管术需在手术室或 DSA 室操作,根据不同型号输液港导管的置管要求、操作规范、无菌操作原则准备用物。用物必须齐全,符合要求。

4. 患者准备　置管前应完善术前准备,选择合适的部位及静脉,埋植注射座(又称给药盒)的最佳位置是在既不影响患者日常活动又可以避免张力和扭曲力,但又有骨骼结构支持的区域。

(1)置管部位:医师常规将注射座埋植在锁骨下区域或根据患者的偏好选择,少数也选择埋植在手臂上。

(2)静脉选择:颈内静脉因其更表浅、直接通向心脏、距离肺更远而可以减少急慢性并发症的发生等优点,成为医师的首要选择。锁骨下静脉由于有发生导管夹闭综合征("pinch-off"现象)的风险而作为次要选择,也可根据患者的情况及意愿等选择腋静脉、前臂静脉、股静脉等。

四、输液港置管及术前、术后护理

1. 植入方法　征得患者或家属签字同意后,静脉输液港由医师在手术室植入。用超声评估和选择适合的静脉。局麻成功后采用塞丁格技术将导管放入血管,导管头端的最佳位置是上腔静脉和右心房交界的地方。将导管留置到位后,再建立皮下隧道和皮袋,以固定输液港的注射座。锁骨下窝是输液港注射座位置的良好选择,实际情况要考虑个体差异,原则为不影响注射座的稳定及患者的活动,同时埋植注射座处的皮下脂肪厚度 0.5~1.5 cm 为最适宜,最后将导管与注射座进行连接,缝合伤口完成操作。

2. 置管后　记录的内容详见本章第三节。

3. 术前、术中护理　医师根据患者情况做好术前检查,护士应做好患者的心理护理,解除患者恐惧、紧张的情绪,有利于手术的顺利进行。

4. 植入后护理

(1) 术后密切观察患者的生命体征、意识等,如有胸痛、呼吸困难、肢体麻木等,考虑早期并发症(气胸、血胸、空气栓塞、臂丛神经损伤等)的发生,应及时通知医师。

(2) 伤口护理:保持敷料干燥,如有渗血、渗液及时更换。术后免缝胶带勿随意撕下,如伤口处为不可吸收式缝合线,遵医嘱 7~10 日拆线。

(3) 患者活动指导:嘱患者 24 小时内注意休息,置港侧肢体避免负重,以免影响伤口愈合。日常注意不要挤压、撞击注射座。

五、输液港植入后的使用和护理

(一) 植入技术

1. 通过观察、触摸及主动询问患者的方式开展评估　判断港体部位及周围皮肤是否有发红、肿胀、疼痛、渗液等,港体与导管是否分离,港体是否翻转,并检查同侧胸部和颈部是否有肿胀、同侧臂围是否有增粗等疑似血栓的症状,同时了解港体厚度及置入深度,为无损伤针型号的选择提供参考。

2. 皮肤消毒　首选 2% 葡萄糖酸氯己定乙醇溶液(月龄小于 2 个月的婴儿慎用),也可用有效碘浓度不低于 0.5% 的聚维酮碘或 2% 碘酊溶液和 75% 乙醇。待皮肤彻底自然干燥后方可插针。

3. 使用无损伤针(non-coring needle 或 huber needle)进行穿刺　① 应根据插针用途、输液性质、患者体型及港体放置的深度等选择合适尺寸及长度的无损伤针。总体而言,在满足治疗需求的前提下,应使用最小规格的无损伤针,同时需保证针头能安全位于注射座底部。有指南建议:当用于静脉输液包括抗生素、化疗药物等的输注时,无损伤针尺寸可选择 20~22 G;当用于血制品输注和肠外营养时,则选择 19~20 G 的针头。常用长度为 19 mm。② 插针前,需评估患者止痛需求及意愿,可考虑使用局部麻醉剂如冷冻喷雾剂、利多卡因等。③ 将无损伤针斜面背对注射座导管锁接口,以最大限度有效地冲洗注射座储液槽及导管。④ 拔针时戴无菌手套,非主力手固定输液港体,主力手轻轻拔除无损伤针,预防针刺伤。消毒穿刺点后覆盖无菌敷料至局部皮肤愈合。

4. 插针　插针时遵循无菌技术操作常规,先消毒注射部位,以注射座为中心,向外用螺旋方式擦拭,直径 10 cm 以上,戴无菌手套进行穿刺点定位,用非主力手的拇指、示指、中指将注射座固定,用主力手把无损伤针垂直从注射座中心插入,动作轻柔,有落空感即可。无损伤针的出液口背对注射座的导管出口。

5. 冲管和封管　每次输液之前应使用 10 ml 管径及以上的注射器,通过回抽和冲洗导管的方式来评估导管功能,如出现导管功能障碍需及时处理。输注药液/血制品/营养液后、不相容的药物之间,应采用生理盐水(药物禁忌除外)脉冲冲管;输液结束冲管后,使用浓度为 0~

100 U/ml 的肝素盐水正压封管。预充式冲洗装置是冲管和封管的首选。

6. 更换频率　连续输液时,无损伤针、透明敷料及输液接头应每 7 日更换一次,纱布敷料每隔 2 日更换一次;当敷料出现潮湿、松动、污染或完整性受损时应立即更换,当接头脱落、污染、受损、经接头采集血标本后随时更换。如果纱布敷料垫在无损伤针下,且在透明的半透膜敷料之下,并没有妨碍穿刺部位的观察,则更换频率与半透膜敷料相同。

7. 输液过程中　重视患者主诉,如出现以下情况,需及时处理:① 输液速度发生变化;② 穿刺部位有疼痛、烧灼、肿胀等不适,或潮湿、渗漏;③ 敷料松动、破损等。

8. 采血护理　穿刺成功后,抽取至少 5 ml 血丢弃(如进行血培养,则无须弃血),然后抽取足量血标本,再用 0.9% 氯化钠注射液 20 ml 脉冲式冲管,如患者需治疗即接上补液,如无治疗即用肝素稀释液(100 U/ml)3~5 ml 脉冲正压方式封管后拔针。

9. 拔针护理　拔针时戴无菌手套,动作轻柔,严格消毒穿刺点,并覆盖无菌敷料。嘱患者 24 小时后可自行将敷料丢弃。

10. 用于压力注射时　应使用耐高压输液港和无损伤针。压力注射时及注射后,应警惕导管破裂的风险。

11. 其他　根据年龄、受教育水平、文化因素等对患者和/或照顾者提供个体化教育,内容主要包括:输液港类型、潜在并发症的识别和初步处理、日常活动注意事项等。强调携带维护手册的重要性。居家期间,当出现以下情况时,须立即告知医务人员:① 港体部位出现发红、肿胀、烧灼感、疼痛;② 不明原因发热(体温超过 38℃)、发冷、发抖或低血压等;③ 肩部、颈部及置管侧上肢出现肿胀或疼痛等不适。

(二) 常见并发症及处理

1. 导管功能障碍　症状表现包括回抽和/或推注障碍,为最常见的远期并发症,发生率约为 13.28%,推注通畅但回抽障碍为最主要的表现。据 JBI 循证卫生保健中心的最佳实践,当出现推注通畅但回抽障碍时可先通过推注少量生理盐水,结合变换患者体位(如从由卧位换成坐位或站立)、深咳嗽或活动肢体(如置管侧耸肩)等改善因为导管吸附血管壁或少量纤维蛋白鞘包裹引起的功能障碍。如导管功能仍未得到改善,可结合医师建议和影像学报告,使用 3~5 ml 尿激酶溶液(5 000 U/ml)局封 1 小时 1~2 次进行改善。当导管完全堵塞时即为无法回抽和推注,在排除机械性原因及无损针位置不正确的情况下,考虑为导管内容物堵管,其中血凝性堵管最为常见,遵医嘱采用负压技术使用尿激酶等进行封管。

2. 导管相关性感染　导管相关性感染的发病机制有多种假说,如穿刺的部位、导管的污染及远处部位引起的血源性装置的污染等。Oliver 等报道认为导管的污染是导管相关性感染的重要起源。如感染发生在皮肤、隧道、囊袋,可表现局部红、肿、热、痛,局部皮下有波动感,患者伴有发热,实验室数据异常如白细胞、中性粒比例、C 反应蛋白等指标升高等。发生时遵医嘱及时采取措施控制感染。若感染严重,必要时需切开引流,取出输液港,应用抗生素,并对伤口换药直至愈合。当感染发生在导管内时,典型表现可为患者在使用输液港后出现寒战、高热伴有白细胞升高等表现,发生感染后,在患者寒战或发热初期,从外周及导管内采集血进行血培养及药敏实验,根据药敏结果选用敏感抗生素进行系统治疗。除遵医嘱全身应用抗生素外,近年来也有许多临床研究发现,应用抗生锁技术,即用高浓度的抗生素封闭导管来杀灭感染菌也能达到治疗效果,提出抗生锁技术与拔出导管一样是有效的治疗措施,一般认为糖肽类、氨基糖苷类抗生素和环丙沙星是合适的抗生锁药物。

3. 静脉血栓　有症状时可表现为置管部位或同侧上肢、颜面、颈部肿胀、疼痛等不适,外周静脉怒张；颈部或肢体运动困难等。可通过B超、血管造影诊断，血液D-二聚体增高也可作为参考指标。其他内容可参考本章第三节。

4. 导管夹闭综合征

（1）概念及临床表现：导管夹闭综合征是指导管经锁骨下静脉穿刺置管时进入第1肋骨和锁骨之间狭小间隙，受第1肋骨和锁骨挤压而产生狭窄或夹闭而影响输液，严重时可致导管破损或断裂。据报道，导管夹闭综合征发生率为8%，出现导管断裂的平均时间为6～7个月。主要表现为抽血困难、冲管或输液时有阻力，且与患者体位有关，置管侧肩部后旋或手臂上举时输液通畅，肩部处于自然放松时输液不畅。

（2）评估与处理：夹闭综合征只发生在经锁骨下静脉置管的患者，怀疑导管有破损时需通过造影来确定导管的完整性，通常在DSA下或X线透视下进行。导管夹闭程度和处理方法可分为4级，0级：导管无压迫，无须处理；1级：导管有轻微压迫，但不伴有管腔狭窄，应每隔1～3个月复查胸片，检测有无发展到2级夹闭综合征的表现；2级：导管有压迫，同时伴有管腔狭窄，应考虑拔管；3级：导管破损或断裂，应立即拔管。

5. 注射座翻转　穿刺前要仔细评估局部皮肤和注射座的位置，触摸检测注射座有无异常。若有翻转异常应及时拍X线片确诊，并通知医师及时处理。

（薛　嵋　王丽英）

第十一章
恶性肿瘤患者的营养管理

由于诊断治疗技术和方法的不断进步,肿瘤患者的生存时间获得延长,使肿瘤逐渐成为一种可控可治的慢性疾病,因此,肿瘤患者的生存质量备受关注。肿瘤患者营养不良的发生率高,营养不良不仅影响临床医师对肿瘤治疗的临床决策,还会增加患者并发症的发生率和病死率,并影响临床结局。研究提示,合理和有效的营养治疗对改善肿瘤患者的预后及生活质量具有积极作用,故肿瘤患者营养治疗已成为肿瘤多学科综合治疗的重要组成部分。

第一节　恶性肿瘤患者营养状况概述

一、恶性肿瘤患者营养现状

恶性肿瘤是当前危害人类健康的主要疾病,其发病有不断增加的趋势,目前已是人类死亡原因的第二位,罹患恶性肿瘤及抗肿瘤治疗可导致患者营养状况的改变,恶性肿瘤患者营养不良的发生率高达 40%~80%,文献报道,有 20% 的肿瘤患者直接死于营养不良而非原发疾病。恶性肿瘤患者营养不良的发生率依据肿瘤部位、肿瘤分期、肿瘤分型的不同而各异。头颈部恶性肿瘤患者被公认是发生营养不良危险最高的人群之一。1984 年 Goodwin 和 Tottes 的调查发现,头颈部恶性肿瘤患者营养不良的发生率为 72%。营养不良在消化系统恶性肿瘤患者中的发生率高于非消化系统恶性肿瘤患者;且在上消化道恶性肿瘤患者中的发生率高于下消化道恶性肿瘤患者。1980 年美国东部肿瘤协作组(the Eastern Cooperative Oncology Group, ECOG)Dewys 等报道,营养不良和恶液质在胃癌患者中的发生率位居所有癌症的首位,分别为 87% 和 65%~85%。于康等的一项以 687 例国内癌症患者为样本的多中心研究提示,癌症患者总体营养不良发生率为 26.35%;但不同部位癌症患者中,营养不良的发生率波动于9.52%~54.55%;营养不良最常发生于胰腺癌、胃癌和食管癌,最少发生于乳腺癌。西班牙一项对癌症患者的调查(n=401)发现,不同部位癌症患者营养风险发生率从高到低依次为:上消化道癌(47.4%)、肝胆胰相关肿瘤(45%)、呼吸系统癌(42.9%)、下消化道癌(39.1%)、血液系统肿瘤(36.8%)。此外,恶性肿瘤患者营养不良可能出现在不同疾病和治疗阶段。西班牙的一项研究提示,有 60% 的转移性或进展期癌症患者会接受化疗或放疗,其中营养不良的发生率高达 50% 以上。国内一项对 23 904 例住院恶性肿瘤患者营养风险评估的研究结果显示,58% 的恶性肿瘤患者存在中、重度营养不良,其中食管癌、胰腺癌及胃癌是营养不良发病率最高的恶性肿瘤。而在营养不良人群中,71% 的患者没有得到任何形式的营养治疗。丛明华等报道 93% 的内科住院肿瘤患者未接受过规范的营养教育,70% 的肿瘤患者对如何科学膳食存在疑问,由此提示我国肿瘤患者营养不良状况严重、对营养不良患者的管理与治疗有待完善。

2005年Larsson等的研究也证实,许多头颈部恶性肿瘤患者在治疗前就出现体重下降,且此现象在抗肿瘤治疗后会加重。患者治疗前的体重下降,会降低其对抗肿瘤治疗的耐受性,并带来严重的不良反应;而抗肿瘤治疗的不良反应常会影响患者的进食量,导致患者在抗肿瘤治疗期间体重明显下降,甚至出现或加重营养不良。朱明炜等对国内30家医院2 328例住院恶性肿瘤患者营养风险筛查研究结果显示,恶性肿瘤患者入院时已有较高的营养风险发生率,其中,结直肠癌、胃癌、肺癌患者出院时营养风险发生率显著高于入院时。有研究提示,与体重稳定的肿瘤患者相比,有体重降低的肿瘤患者活动能力下降,生活质量和生存率普遍降低,由此可见,体重下降和营养不良是恶性肿瘤患者常见的问题,且营养不良严重削弱了治疗效果,导致并发症增加、死亡率提高、住院时间延长,医疗费用增加,生活质量降低和生存时间缩短。多项研究提示,营养治疗可显著改善营养不良患者临床结局和预后,降低病死率,提高生存率,缩短住院时间,明显节约医疗费用。然而,由于营养治疗长期被视为抗肿瘤治疗的辅助手段,致使我国肿瘤营养事业发展严重滞后于患者需求。我国肿瘤患者5年生存率长期徘徊在低水平,也与对营养治疗的重视度不高有关。

二、导致肿瘤患者营养不良的主要原因

营养不良及机体消耗是肿瘤患者常见的致死因素,直接影响抗肿瘤治疗的疗效,增加并发症的发生率,甚至影响预后。肿瘤患者的营养不良主要与宿主厌食、机体代谢异常、肿瘤因子作用、肿瘤治疗影响等因素有关。由此提示,导致肿瘤患者营养不良的原因及发生机制复杂,涉及肿瘤本身和抗肿瘤治疗,众多因素可能同时或相继作用,导致肿瘤患者营养不良的发生和发展。

1. 厌食等导致的营养素摄入不足　营养素摄入不足是肿瘤患者营养不良的主要原因,而厌食则是肿瘤患者营养素摄入不足的主要原因。肿瘤患者厌食,一方面主要是大脑进食调节中枢功能障碍所致。另一方面主要是抗肿瘤治疗所致的影响,如外科手术会造成消化道部分或完全梗阻,影响营养物质的吸收;化疗会造成一系列消化系统不适或症状,如恶心、呕吐、食欲减退、厌食、口腔炎、黏膜炎、腹泻、腹胀等;放疗会使治疗区域的细胞因受放射治疗的影响产生急性或慢性放射反应,如头颈部放疗所致的味觉改变和唾液腺受损,可能需数月才能改善,有些患者甚至永远不能恢复治疗前水平。由此提示,抗肿瘤治疗同时不可避免地对机体营养状况产生影响。不论是外科手术所致的机械性和生理性改变,还是化疗或放疗所致的细胞水平发生的改变,或是患者在抗肿瘤治疗过程中因味觉或嗅觉异常、心理因素(如焦虑、紧张)和肿瘤疼痛等所致食欲及进食习惯受影响,以及肿瘤细胞迅速生长导致胃肠道机械性梗阻、胃排空延迟、消化吸收障碍、体液异常丢失等均可导致摄食减少,都会导致机体营养状况的恶化,甚至导致恶液质。

2. 营养素代谢异常　恶性肿瘤患者营养不良的另一个重要原因是营养素代谢异常,包括机体能量消耗的改变、碳水化合物代谢异常、蛋白质转变率增加、骨骼肌消耗、内脏蛋白消耗、血浆氨基酸谱异常、体重下降、脂肪分解和脂肪酸氧化增加、体脂储存下降以及水电解质失衡等。此外,恶性肿瘤患者营养不良还与肿瘤细胞产生的促炎细胞因子、促分解代谢因子、肿瘤细胞生长产生的微环境导致的炎症反应及宿主针对肿瘤做出的免疫应答等所致的机体分解代谢亢进密切相关,上述分解状态加速了营养不良和恶液质(cachexia)的进程。

恶液质是晚期恶性肿瘤患者出现的一种表现复杂的综合征,其特点为慢性、进行性、不知不觉的体重下降,经常伴有厌食、饱腹感和乏力等表现,且对营养治疗不敏感或仅部分敏感。但其发病机制迄今尚未完全明确。目前观点是厌食、系统性炎症及代谢异常等因素参与了癌

性恶液质的发生和发展。骨骼肌消耗是癌性恶液质的典型表现。其中,蛋白质合成分解异常、氨基酸转运氧化异常、肌肉细胞凋亡增加及再生功能受损等均可导致骨骼肌消耗、肌肉细胞中肌原纤维较少、肌肉功能减退。癌性恶液质可分为恶液质前期、恶液质期、顽固性恶液质期三个阶段。在恶液质期和顽固性恶液质期主要临床表现为厌食、恶心、呕吐、体重下降、骨骼肌与脂肪丢失、贫血、抗肿瘤治疗耐受性下降等,终末期表现为疼痛、呼吸困难或器官功能衰竭。恶液质严重影响患者的体力活动能力,直接影响肿瘤治疗效果,增加并发症发生率,降低生活质量,缩短生存期。研究也提示,多数恶性肿瘤患者系严重的机体组织消耗和器官功能衰竭而致死,并非直接死于癌症。

三、营养不良的分类

当蛋白质和能量的供给不足以满足或维持人体正常生理功能的需要时,即可发生蛋白质-能量营养不良(protein-energy malnutrition,PEM)。临床根据蛋白质或能量缺乏的种类不同可分为三类。

1. 消瘦型营养不良　为能量缺乏型,以人体测量指标下降为主,表现为严重的脂肪和肌肉消耗,出现消瘦、皮下脂肪消失、头发干枯、体弱乏力、萎靡不振。常见于厌食、消化道梗阻或者有严重吸收不良的患者。

2. 低蛋白质型营养不良　为蛋白质缺乏型,因长期蛋白质摄入不足所致,表现为血浆蛋白水平降低和组织水肿,故又称水肿型,但体重下降不明显。出现眼睑和身体低垂部位水肿,皮肤干燥萎缩、角化脱屑,头发易脱落,缺乏食欲、腹泻、表情淡漠或情绪不佳等。多由严重的外伤、感染、大面积烧伤等所致剧烈的系统性炎症反应,同时还可能伴随食物摄入量的减少。

3. 混合型营养不良　由蛋白质和能量均摄入不足所致,又称为蛋白质-能量缺乏型营养不良,同时兼有上述两种类型的临床表现。常出现在疾病的终末期。表现为生长停滞、体重下降、易遭受感染,也可发生低血压、低体温和心跳过速等。恶液质患者多为混合型营养不良。

四、肿瘤患者的营养治疗价值

营养治疗的目的是给机体提供适当的营养底物,减轻代谢紊乱和骨骼肌消耗,改善机体生理及免疫功能,缓解疲劳、厌食等症状,降低促炎细胞因子水平,增强机体活动能力,降低治疗中断的风险,并帮助患者安全渡过治疗阶段,减少或避免由治疗引起的不良反应,改善症状,提高生存质量。合理、有效的营养治疗对大部分营养不良肿瘤患者具有积极意义,故肿瘤患者的营养治疗已成为多学科综合治疗的重要组成部分。

营养治疗包括营养教育、饮食摄入、口服营养补充(oral nutritional supplements,ONS)、肠内营养、肠外营养。对于饮食摄入不足、存在营养不良或营养风险的肿瘤患者,营养治疗可增加机体营养素的摄入量,改善机体的营养状态、组织器官功能和生活质量等。此外,营养治疗还能增加肿瘤患者对手术和放、化疗的耐受力、减少手术并发症、减少放疗中断,减轻放化疗不良反应。目前的观点是,营养治疗无法完全逆转已发生的恶液质,对于进展缓慢的肿瘤患者,营养治疗能够使机体各脏器的储备功能得到较好恢复,以保证机体能够耐受手术、放疗或化疗等治疗措施,从而获得较好的远期治疗效果。对于机体消耗严重、肿瘤已累及多个器官的患者,营养治疗仅起到缓解自身消耗的作用。但迄今为止,尚无明确证据表明营养治疗会加速肿瘤生长,故对于营养不良的肿瘤患者应及时实施营养治疗。

第二节 营养不良的诊断方法

恶性肿瘤患者营养不良发生率高,后果严重。营养不良严重影响患者的治疗效果、生存时间以及生活质量。因此,规范肿瘤患者营养不良的诊断方法与标准至关重要。中国抗癌协会肿瘤营养与支持治疗专业委员会推荐,患者的营养不良诊断应遵循三级诊断体系,即营养筛查、营养评定和综合评价。

一、营养筛查

营养不良诊断的第一步是营养筛查(nutritional screening),是所有患者都应该进行的项目。WHO 将筛查定义为采用简单方法,在健康人群中发现有疾病而没有症状的患者。目前,在临床工作中营养筛查包括营养风险筛查、营养不良风险筛查及营养不良筛查三方面内容。

1. 营养风险筛查 欧洲临床营养和代谢学会营养协会(European Society for Parenteral and Enteral Nutrition,ESPNE)、美国肠外肠内营养协会(America Society for Parenteral and Enteral Nutrition,ASPNE)和中华医学会肠外肠内营养学分会(China Society for Parenteral and Enteral Nutrition,CSPEN)公布的《肿瘤患者营养治疗指南》中均推荐所有肿瘤患者一经就诊或入院时,均应该进行营养风险筛查(nutritional risk screening)。ESPEN 将营养风险定义为现存的或潜在的,与营养因素相关的,导致患者出现不利临床结局的风险。营养风险主要关注营养方面的因素导致不良的临床结局的风险。

ESPEN 和 CESPEN 均推荐采用营养风险筛查 2002(Nutritional Risk Screening 2002,NRS2002)作为患者营养风险筛查的工具。NRS2002 是由丹麦肠外肠内营养协会基于 128 项随机对照实验结果而颁布的适用于住院患者的营养风险筛查工具,该筛查量表包括营养状况受损评分、疾病严重程度评分和年龄评分三部分组成。NRS-2002≥3 分者视为有营养风险,需要根据被评估者的临床情况,制订个体化营养治疗计划。NRS-2002<3 分者,虽视为不存在营养风险,但应每周筛查 1 次。在国内 CSPEN 对中国东、中、西部大城市三级甲等医院15 098 例住院患者营养风险筛查结果提示,99.2%的住院患者可以通过 NRS2002 实现营养风险筛查。但 NRS2002 仍存在一定的局限性,如患者因卧床、腹水、水肿等影响体重测量,以及意识不清无法回答评估者问题时,该工具的使用受到明显的限制。其次,NRS2002 基于的RCT 的研究几乎全部来源于综合性医院,且研究开展时间多为 20 世纪 70—90 年代,与当今恶性肿瘤规范化治疗引入的多学科综合治疗理念存在较大差距,且目前越来越多医院采用门诊日间治疗模式对肿瘤患者实施放化疗临床实践,故使得 NRS2002 也存在一定缺陷。

2. 营养不良风险筛查 ASPEN 认为营养风险筛查是识别与营养问题相关特点的过程,目的在于发现个体是否存在营养不足和有营养不足的危险。由此可见 ASPEN 和 ESPEN 对营养风险筛查的定义与结果有明显不同。ASPEN 是对营养不良风险的筛查,首选筛查工具为营养不良通用筛查工具(malnutrition universal screening tools,MUST)或营养不良筛查工具(malnutrition screening tool,MST)。MUST 由英国肠外肠内营养协会多学科营养不良咨询小组发布,主要包括体质指数、体重减轻、疾病所致的进食量减少三个方面的评估内容,通过评价得出总分,分为低风险、中风险和高风险。Sratton 等研究显示,MUST 也可以进行营养风险筛查,并预测临床结局,且 MUST 在不同使用者间也具有较高的一致性。该工具的优点在于方便和快速,一般可在 3～5 分钟内完成,可适用于在住院患者、门诊肿瘤患者,尤其是接受放疗的肿瘤患者中使用。MST 主要从体重下降程度和食欲下降程度两方面进行评价,结果以有风险或者无风险两方面进行评判。MUST 和 MST 是国际上通用的筛查工具,两者均适用于不同医疗机构及不同专业人员,如护士、营养师、医师、社会工作者和学生等使用。该工具同样不适用于卧床、水肿等影响体重测量者,国内有学者对住院患者营养不良风险筛查工具进行比较,发现 MUST 在住院患者中的灵敏度和正确性逊色于 NRS2002。

3. 营养不良筛查方法和指标　就是通过筛查直接获得营养不良及其严重程度的判断。营养不良的筛查方法有多种,其中以理想体重(ideal body weight,IBW)、体重丢失率或 BMI 较为常用。

(1) 体重(body weight):为评价机体营养状况的一项最简单、直接而又可靠的指标。体重下降是恶性肿瘤的重要临床表现之一,与肿瘤患者的临床结局明显相关,但短期内患者体重会受水钠潴留或脱水的影响,故最好根据患病前 3～6 个月的体重变化或实际体重占理想体重的百分比[实际体重占理想体重百分比(%)=(实际体重/理想体重)×100%]来予以判断。体重测量时需要保持时间、衣着、姿势等一致,对住院患者体重测量时应选择空腹、排空大小便、着内衣和内裤测定。3～6 个月内非自愿的体重下降是评价肿瘤患者营养状况有价值的指标,3 个月内体重丢失>5%或任何时间体重丢失>10%为营养不良。

(2) 体重指数(body mass index,BMI):BMI=体重(kg)/身高^2(m^2),正常值介于 18.5～23,但不同种族、不同地区 BMI 的分类标准不尽一致。

二、营养评估

Kondrup J 等学者认为,评估是为少数有代谢或营养问题,可能需要特殊喂养技术的患者制订个体化营养治疗方案的过程。对于存在营养风险的肿瘤患者应进一步进行营养评估,通过营养评估发现有无营养不良并判断其严重程度。目前国际上较为常用的营养评估方法有 SGA、PG-SGA、MNA。

1. 主观整体评估(subjective globe assessment,SGA)　1987 年由德国人 Destsky 首先提出 SGA,后被 ASPEN 推荐为临床营养评估工具。SGA 是一种主观评估方法,主要从体重变化、膳食变化、消化道症状、活动能力改变、患者疾病状态下的代谢需求五个方面进行评价。每项评价内容均分为营养良好(A 级)、轻中度营养不良(B 级)和严重营养不良(C 级)三个等级。SGA 能较好预测并发症的发生率,但作为营养不良筛查工具有一定局限性,如不能区分轻度与中度营养不良,不能很好评估急性营养状况的变化,缺乏筛查结果与临床结局相关性的证据支持,因此,该工具更适合于接受过专门训练的专业人员使用,而不是作为医院常规营养不良评估工具。

2. PG-SGA(patient generated subjective globe assessment,PG-SGA)　PG-SGA 是由美国 Ottery FD 于 1994 年提出,是在 SGA 基础上发展而成的专门为肿瘤患者设计的肿瘤特异性营养状况评估工具。PG-SGA 由患者自我评估(包括体重、摄食情况、症状、活动和身体功能)和医务人员评估(包括营养相关的疾病状态、代谢状态、体格检查)两部分构成,评价结果可分为定量评分和定性评价,其中定性评估将患者分为营养良好(A)、可疑或中度营养不良(B)、重度营养不良(C)三类;定量评估将患者评定为营养良好(0～1 分)、可疑营养不良(2～3分)、中度营养不良(4～8 分)、重度营养不良(≥9 分)四类。PG-SGA 为 ASPEN 和 CSPEN 推荐的评估肿瘤患者营养状况的首选工具。

3. 微型营养评估量表(mini nutrition assessment,MNA)　MNA 是专门为老年人开发的营养筛查和评估工具,是一种新型、无创、简单的人体营养状况评定方法。Barrone 等研究指出,MNA 比 SGA 更适合于发现 65 岁以上的严重营养不良者。MNA 由人体测量指标、整体评估、膳食评估、主观评定等 18 项评估内容组成,各项评估结果得分相加得到 MNA 总分。MNA≥24 分,提示营养状况良好;17 分≤MNA≤23.5 分,提示存在营养不良的危险,MNA<17 分,提示营养不良。

综上可见,对不同人群实施营养评估时,应选择不同的工具。SGA 可适用于一般住院患者,包括肿瘤及老年患者,但肿瘤患者首选 PG-SGA;65 岁以上非肿瘤患者首选 MNA。通过营养评估将患者分为营养良好、营养不良两类。对营养不良者应进一步实施综合评价。

三、综合评价

综合评定是诊断营养不良的第三步,对于已诊断为营养不良的肿瘤患者,为进一步了解营养不良的类型及导致的原因,应从应激程度、能耗水平、炎症反应、代谢状况等多维度进行分析,这些措施统称为综合评价。综合评价可从病史采集、体格检查、实验室检查、机体测量、机体功能等多方面收集与患者营养状况相关信息,对被评估者的营养状况进行评定。

1. 病史采集　包括详细询问患者的病史,如肿瘤疾病史、既往疾病史、膳食调查、药物史、社会生活习惯、生活方式、医疗保障、宗教及文化背景、经济状况等影响患者对营养治疗接受程度的因素外,还包括膳食调查、心理与健康状况调查、生活质量评估等。

(1)膳食调查(dietary intake assessment):膳食调查是综合性营养评估的基础。通过了解患者的膳食和营养素摄入的量和质量,评定其对营养素需要的程度。常用的方法包括询问法、记录法、化学分析法、食物频率法。

(2)心理和健康状况评估:包括心理健康状况评估和健康状况评估两部分。前者包括医院焦虑抑郁量表(hospital anxiety and depression scale,HADS),患者健康问卷(the patient health questionnaire 9,PHQ-9)。后者采用健康状况自我评分(KPS 评分,又名卡氏评分),KPS 主要从能否进行正常活动、身体有无不适、生活能否自理三项内容进行评价和级别划分。

(3)生活质量评估:常用的生活质量评价表包括 QLQ-C30、SF-36 等,评估结果能更好描述营养不良对生活质量的影响及评价营养干预的效果。

2. 体格和体能检查　观察脂肪组织、肌肉组织消耗程度、水肿和腹水、头发和指甲的质量、皮肤和口腔黏膜等,有助于评价能量和蛋白质缺乏的严重程度。体格检查包括人体测量和体能测定。

(1)人体测量(anthropometric measurement):是评价人体营养状况的主要方法之一,包括头围、身高、体重、三头肌皮褶厚度(triceps skinfold thickness,TSF)、上臂围(mid-upper arm circumference,MUAC)、上臂肌围(mid-upper arm muscle circumference,MAMC)、腓肠肌围、腰围、臀围等。其中 TSF 是间接判断体内脂肪储存量的一项指标。可用专业皮褶厚度计钳夹进行测量,并计算实际测量值占理想值的百分比。上臂肌围用于间接判断骨骼肌或体内瘦体组织群量。先用软尺测量上臂周径,再按照公式计算上臂肌围,MAMC=MUAC−3.14×TSF(mm)。TSF 和 MAMC 的实际测量值低于正常参考值的 90% 时,均视为可能存在营养不良。

(2)体能测定:包括肌力测定和体能测定两项。前者常用握力来反映;后者测定的方法有平衡试验、4 m 定时行走试验、定时端坐起立试验、计时起走试验、日常步速试验、6 分钟步行试验及爬楼试验等，以 6 分钟步行试验应用较多。

3. 实验室检查　检测用生理和生化指标是评价营养状况的常用临床方法，也可用于营养治疗效果的评价，具体指标除包括血液学基础指标（如血常规、电解质、血糖、微量元素）、炎症反应指标（如 TNF-α、IL-1、IL-6）、激素水平（如皮质醇、胰岛素、胰高血糖素、儿茶酚胺）、重要器官功能（如肝功能、肾功能、血脂等）外，还有血浆蛋白水平、代谢因子及产物等的监测。

（1）血浆蛋白：机体在饥饿、手术、创伤后为保证生命活动和正常代谢，总是先分解骨骼肌而努力维持急性相蛋白水平，直至骨骼肌群消耗到相当程度，才表现出急性相蛋白水平下降，故急性相蛋白水平被视为能较直接反映营养状况的指标之一。急性相蛋白包括白蛋白、前白蛋白、转铁蛋白、视黄醇结合蛋白等多种血清蛋白，但各自的半衰期不同。

（2）代谢因子及产物：蛋白水解诱导因子、脂肪动员因子及血乳酸水平，分别判断蛋白质、脂肪及葡萄糖的代谢情况。

4. 器械检查　包括代谢车测定、人体成分分析、PET-CT 检查等

（1）代谢车测定：包括静息能量消耗（resting energy expenditure，REE）、基础能量消耗（basal energy expenditure，BEE），计算 REE/BEE 比值，比值在 ±10% 范围内视为正常能量消耗（正常代谢）。

（2）人体成分分析：包括脂肪量、体脂百分比、非脂肪量、骨骼肌量、蛋白质量、水分量、水分率、细胞外液量、细胞内液量、基础代谢率、内脏脂肪等级、体型等。机体各组成成分含量及其变化能准确反映营养状况，与营养素摄入、能量消耗、代谢及激素调节等密切相关。在营养不良、慢性疾病、恶性肿瘤、创伤应激状况下，骨骼肌、脂肪和体液的组成会发生相应改变，尤其骨骼肌消耗是肿瘤及癌性恶液质患者的重要特征。目前临床上常用的机体成分测定方法有生物电阻分析法、双能 X 线吸收法、CT、MRI 及 B 超等，其中双能 X 线吸收法和 CT 被视为评估肿瘤患者机体成分的"金标准"。2010 年《癌症恶液质的定义与分类国际共识》首次将用 CT 或 MRI 评估肌肉量纳入恶液质的评估体系中，并将其不仅视为诊断标准之一，也视为治疗目标之一。在体重下降中，肌肉量的减少较脂肪的减少更为关键，低肌肉量也是预测晚期肿瘤患者死亡率的独立指标之一。

（3）PET-CT：根据机体器官、组织及病灶对葡萄糖的摄取情况，了解机体器官、组织及病灶的代谢水平。由于价格昂贵，其应用受到限制。

综上，营养不良的三级诊断是一个连续的过程，营养筛查、营养评估、综合评价既有区别，又有密切联系，三者构成营养不良临床诊断的一个有机系统。值得注意的是，迄今国内外并无营养评定的统一标准，临床上常用的营养评定方法有多种，均存在一定局限性，任何单一评价指标或方法都不能完全反映肿瘤患者的整体营养状况，需要综合多方面的评价结果。研究提示，体重下降率、膳食摄入量、体力活动、体重指数、机体成分、内脏蛋白占比等指标均是预测肿瘤患者住院时间、病死率和并发症发生率的良好指标。此外，患者营养状况的评价应贯穿肿瘤治疗的整个过程，以判断营养治疗的实际效果。

第三节　恶性肿瘤患者的营养治疗原则

营养治疗的基本目标是满足营养风险或营养不足者能量、蛋白质、液体及微量营养素的目标需要量；最高目标是调节代谢异常，改善免疫功能，控制疾病，提高患者生活质量，并延长其

生存时间。已有研究证实,营养治疗可以改善肿瘤患者营养状态和生理功能,降低不良反应和并发症的发生率,进而改善患者的生存质量及延长生存时间,故营养治疗是恶性肿瘤综合治疗的一个重要环节。

一、肿瘤患者营养治疗原则

1. 肿瘤患者营养治疗的方法　肿瘤患者营养治疗贯穿整个肿瘤治疗过程,具体措施包括营养咨询、饮食管理、肠内营养(enteral nutrition,EN)、肠外营养(parenteral nutrition,PN)、药物治疗及物理治疗。专业的营养咨询可为肿瘤患者提供饮食、口服营养补充 EN、PN 等方面的建议,并通过与患者有效沟通,指导营养治疗的具体实施。EN 和 PN 的实施应考虑取得患者的知情同意以权衡利益、风险与成本,尤其是终末期肿瘤患者。物理治疗包括日常的体力活动、抗阻和有氧运动训练,目的是促进机体合成代谢、促进营养素的保存和利用,增加骨骼肌量和力度。对重度营养不良的晚期肿瘤患者,可采用药物治疗以刺激食欲和肠道蠕动,降低全身炎症和高分解代谢,增强骨骼肌量与合成。

2. 营养不良的治疗原则　中国抗癌协会肿瘤营养与支持治疗专业委员会提出营养治疗五阶梯模式,参照 ESPEN 指南的建议,当下一阶梯营养治疗方法持续 3～5 日仍不能满足患者目标能量需求的 60% 时,应该选择上一阶梯的营养治疗方法,具体如下。

(1)第一阶梯治疗:即"饮食＋营养教育"。对能经口进食的营养不良者,应首选饮食＋营养教育(包括营养咨询、饮食指导和饮食调整)。营养教育是由营养师和其他医护人员共同为患者及其家属提供的个性化指导,旨在指导患者从正常饮食中增加热量和蛋白质的摄入量,并鼓励患者适度调整饮食现状。

(2)第二阶梯治疗:即"饮食＋ONS"。ONS 是指经口途径摄入特殊医学用途(配方)食品,以补充日常饮食的不足。ONS 既可作为不能正常饮食患者的替代食品,也可作为能正常饮食患者的补充食品。研究发现,每日通过 ONS 提供的能量大于 400～600 kcal,才能更好地发挥作用。

(3)第三阶梯治疗:即全肠内营养(total enteral nutrition,TEN)。当患者经"饮食＋ONS"不能满足需求量或者患者处于完全不能自主饮食(如食管完全梗阻、吞咽障碍、严重胃瘫等)时,需给予 TEN 治疗。TEN 指经管饲途径提供肠内营养制剂,满足患者对全部营养素的需求,常用的管饲途径包括鼻胃管、鼻肠管、胃造瘘、空肠造瘘。对食管完全梗阻患者,应优先选择胃或空肠造瘘。

(4)第四阶梯治疗:即"部分肠内营养(partial enteral nutrition,PEN)＋部分肠外营养(partial parenteral nutrition,PPN),或在肠内营养基础上增加补充性肠外营养(supplemental parenteral nutrition,SPN)"。肿瘤患者因存在厌食、早饱、肿瘤相关性胃肠病、治疗不良反应等,均会发生食欲下降或消化不良,故 PEN＋PPN 是该类患者更常见的营养治疗方法。但 PEN 与 PPN 两者提供能量的比例没有一个固定值,主要取决于患者对肠内营养的耐受情况,即患者对肠内营养耐受越好,需要 PPN 提供的能量就越少,反之则亦然。

(5)第五阶梯治疗:即完全肠外营养支持(total parenteral nutrition,TPN)。在肠道完全无功能情况下,TPN 是维持患者生存的唯一营养来源。因 TPN 是一种强制性营养治疗方式,机体无法通过饱胀感和饥饿感对其能量摄入量进行调节,故尤其需加强对再喂养综合征和脂肪超载综合征等代谢性并发症的监测及预防。

总之,恶性肿瘤患者中营养不良高发,但规范的肿瘤营养治疗理念尚未普及和被临床医护人员普遍接受,故应重视和普及针对恶性肿瘤患者的规范化营养治疗。

二、不同诊疗阶段恶性肿瘤患者营养治疗的原则

1. **围手术期肿瘤患者**　手术为实体瘤患者首选的治疗方法,但手术创伤、应激、围手术期营养素摄入减少或禁食等均会增加围手术期肿瘤患者营养不良的发生率。大量临床研究结果显示,严重营养不良是影响外科手术患者临床结局的重要因素,故无论是接受根治性手术,还是姑息性手术的肿瘤患者,均应按照加速康复外科(enhanced recovery after surgery,ERAS)原则和流程实施围手术期营养治疗,其包括可采取 ONS、EN 和 PN 等多种形式,各有适应证和优缺点,用时需互相配合、取长补短。凡消化道功能正常或具有部分消化道功能者应优先使用 ONS 或 EN,如果 EN 提供的能量及蛋白质尚不能达到患者的目标需求量时,可行 PN 补充;如果无法实施 EN,则应选择 PN。但需要指出的是,没有明显营养不良的肿瘤患者并不能从营养治疗中获益,故不推荐对围手术肿瘤患者常规进行营养治疗。

2. **放疗期肿瘤患者**　肿瘤患者放疗的效果与机体营养状况密切相关,营养不良能引起机体细胞、组织的修复功能下降,机体耐受性差,出现放疗不良反应,继之,导致治疗不足、间断甚至中止,影响放疗疗效。多项 RCT 结果显示,对放疗患者进行营养治疗可改善患者的营养素摄入、增加体重并改善患者生活质量,从而避免治疗中断,最终使患者获益。患者放疗期间需通过个体化的营养咨询确保足够的营养素摄入,以避免因营养状态恶化所致放疗中断。ONS是放疗患者营养治疗的首选方式,对放疗引起的重度黏膜炎或头颈部肿瘤伴吞咽困难者或能量、蛋白质摄入不足者应早期行管饲营养。出现严重放射性肠炎和营养素吸收不足,无法实施EN 或 EN 不能满足机体需求时应及时行 PN。

3. **化疗期肿瘤患者**　化疗是一种全身性杀灭癌细胞的治疗手段,常会引起明显的毒副作用,尤其是消化道反应,如恶心、呕吐、腹痛、腹泻和消化道黏膜损伤等,使营养素摄入不足或吸收障碍,导致体重下降、骨骼肌及脂肪丢失,从而影响机体重要脏器功能。此外,患者的营养状况也会影响化疗药物的分布和代谢。营养不良会增加化疗相关不良反应的发生率,影响药物作用的发挥,增加肿瘤细胞对化疗药物的耐受性,致使治疗计划无法完成或提前中止,最终影响抗肿瘤治疗的效果。故对化疗期肿瘤患者应保证充足的营养供应,对治疗前已存在营养不良或营养风险者,以及治疗期间出现严重不良反应、无法正常进食或进食量明显减少者应给予营养治疗,其中对吞咽及胃肠道功能正常者应首选 ONS;对进食障碍但胃肠道功能正常或可耐受者,建议管饲治疗;对肠道功能障碍、EN 不能施行或施行后能量与蛋白质仍不能达到目标需求量者,应选择补充性 PN 或 PN。

4. **晚期肿瘤患者**　一般而言,终末期肿瘤患者生存时间往往小于 3 个月且伴有严重的癌性恶液质,该类患者已经失去常规抗肿瘤治疗指征,针对该类人群是否给予营养治疗不仅涉及医疗决策,还会涉及伦理问题、医疗资源合理使用、患者和家属意愿等。终末期肿瘤患者基础代谢率减退、机体对能量及营养素的需求量下降、同时患者食欲缺乏、消化能力减退、伴有沉重的心理负担,故终末期肿瘤患者不推荐常规给予营养治疗。对于接近生命终点的终末期肿瘤患者应以保证生活质量及缓解症状为治疗原则,过度给予营养会加重其代谢负担,降低其生活质量,该类患者原则上应以保持舒适为前提,给予少量食物或糖类以减少饥饿感、防止脱水引起的精神症状。

5. **肿瘤幸存者**　肿瘤幸存者是指被治愈的肿瘤患者,其治愈后的主要目标是树立健康的生活方式、提高生存质量、防止肿瘤复发。肿瘤幸存者应坚持定期锻炼身体,以维持体重和提

升健康水平。同时,为提高生存质量和防止复发,肿瘤幸存者还应建立和维持健康的生活方式和生活习惯。

第四节　肿瘤患者的营养护理

肿瘤患者的营养护理管理应遵循护理程序的过程,即评估、诊断、计划、实施、评价。营养评价应该在所有肿瘤患者确诊时即开始,并且在每次复诊时都应再次评估,使患者有机会在营养状况恶化前开始接受营养治疗。在患者营养治疗期间,护士通过强化健康教育、促进营养治疗计划(EN 或 PN)的顺利实施,以预防患者营养状况的恶化,并促进其营养状况与机体功能的恢复,改善预后。

1. **帮助患者建立良好的饮食习惯**　良好的饮食习惯对维持患者的健康起重要作用,护士应根据患者营养状况的评价结果,结合疾病和治疗对营养素的需求情况,在充分考虑患者饮食喜好、个体耐受性和经济状况的基础上,与医师、营养师共同制定可操作的营养治疗计划,帮助患者建立良好的饮食习惯。

(1) 落实健康教育:护士运用深入浅出的语言,告知患者建立良好饮食习惯和改变不良饮食或生活方式(如大量饮酒、戒烟、不良的膳食结构等)的必要性,并鼓励和帮助患者改变不健康及不适宜的饮食习惯。

(2) 加强饮食管理:在制订饮食计划时,尽量应以患者原来的饮食习惯为框架,根据其经济状况、年龄、抗肿瘤治疗方案、喜好等设计治疗饮食,用患者易接受的食物代替限制性食物。① 宜适量食用蘑菇类、人参、鱼、海参、蛋清及新鲜蔬菜、鸡、肉、瘦猪肉、鸭等;牛乳、鸡蛋宜少用;② 禁用肥肉、奶油、蛋黄、动物油、煎炸、烟熏等食品等。

(3) 帮助和鼓励患者选择适宜的饮食类型:基本膳食包括普食、软食、半流质、流质等,应根据患者的实际情况选择适宜的饮食类型,以改善机体营养状况,促进康复。

2. **肠内营养护理**　当患者食欲下降、摄入减少时,应早期考虑给予肠内营养,以预防营养不良,并对疾病康复有一定帮助。

(1) 控制营养液输注的速度、浓度和温度:应根据患者胃肠道耐受情况由少量逐渐增至目标量。① 营养液的浓度:输注时应从低浓度开始,再根据患者胃肠道的适应程度逐步递增浓度,避免因营养液浓度和渗透压过高引起胃肠道不适、肠痉挛、腹胀和腹泻等胃肠道不耐受现象。② 营养液的输注量:宜从少量开始,从 200～250 ml/天开始,在 5～7 日内逐渐达到全量。营养液输注时交错递增量和浓度,将有利于改善患者对肠内营养液的耐受性。③ 营养液输注速度:营养液的输注速度以 20 ml/h 起,视患者适应程度逐渐加速,并维持滴速为 100～120 ml/h;以采用输注泵控制输注速度为佳。④ 营养液的温度:营养液的滴注温度以接近正常体温为宜。营养液温度过高可能灼伤胃肠道黏膜;营养液温度过低会刺激胃肠道,引起肠痉挛、腹痛或腹泻。故在肠内营养液输注过程中使用专用加温器,将营养液的温度控制在 38～40℃。

(2) 喂养途径的选择:EN 的喂养途径可根据患者的情况分为口服、鼻胃管、胃造瘘、鼻肠管、空肠造口等。按置入导管尖端位置不同,可分为幽门前置管和幽门后置管。幽门前置管主要指导管的尖端在胃内,目前临床上最常用的为鼻胃置管和胃造口置管,其优点为胃容量大,对营养液的渗透压不敏感,适合各种肠内营养制剂如要素饮食、匀浆饮食、混合奶等应用,其因符合生理状况,可采用间歇性输注方法,但易发生误吸或吸入性肺炎等并发症。幽门后置管主要是指十二指肠及空肠内置管,适用于肠道功能基本正常而胃功能受损、胃瘫或误吸风险较高的患者。鼻胃管适用于接受肠内营养时间少于 2～3 周的患者,管饲时头部抬高 30°～45° 可减少吸入性肺炎的发生。接受腹部手术且术后需要较长时间行 EN 者,建议术中放置空肠造口管。当施行近端胃肠道吻合术后者,建议通过放置吻合口远端的空肠营养管进行 EN。若需要接受大于 4 周 EN 的非腹部手术者,推荐 PEG 或管饲途径。

(3)喂养管材料的选择:首选聚氨酯的导管较多,此管比较柔软,患者耐受性较好,且导管对 pH 不敏感。聚氯乙烯的导管含增塑剂、较硬、对 pH 敏感,易出现咽炎,患者耐受性不好,使用时间短。硅胶材质的导管柔软,操作时不易置入,另外管径内粗糙,易发生堵管。

(4)肠内营养输注方式的选择:可分为一次性输注、间断性输注和连续性输注三种。采取何种输注方式取决于患者病情、配方性质、喂养管的类型与大小、尖端的位置及营养的需要量等。幽门前喂养可采用间断输注方法,仅幽门后喂养需连续输注。对需接受 2～3 周以上 EN 或血糖波动较大者,推荐使用输注泵辅助 EN 实施。对危重及重大手术后患者,开始接受 EN 时,推荐使用肠内营养泵持续输注;在肠道适应期推荐使用间歇重力滴注或推注法输注。对机械通气患者实施 EN 时,推荐采用注射器间歇管饲。

(5)管道护理:对于各种 EN 管饲管道,置管后均应妥善固定与维护,以确保导管尖端位置正确和管道通畅;对有活动能力的长期置管患者,加强对其营养管护理知识的教育,告知留置导管者下床活动或翻身时,应避免营养管受压、打折。每次输注营养液前后均应使用温开水 20～50 ml 脉冲式冲洗管道,一旦发生堵管,可用 5 ml 注射器抽取生理盐水或碳酸氢钠溶液加压冲洗;应告知患者若发现营养管固定不佳时,应及时通知护士,不能自行调整固定。

(6)肠内营养耐受性评估:喂养不耐受是肠内营养过程中最常见的不良反应,通常发生在肠内营养使用的开始阶段,一般将是否出现呕吐、腹胀、腹痛、反流、胃残余量(GRV)>1 200 ml/12 h 等视为肠内营养不耐受的观察指标。研究提示,开始肠内营养时间越晚,胃肠耐受性越差。对胃肠道有功能的重症患者,在充分复苏和血流动力学稳定时,应尽早开始肠内营养,早期给予合理的肠内营养可促进胃肠蠕动功能恢复,促进吸收并降低感染发生率。疾病严重程度、年龄、APACHE Ⅱ 评分、开始肠内营养的时间、血清白蛋白水平、高腹内压、是否鼻饲药物;危重症患者使用镇静药、止痛药和儿茶酚胺药物、正压通气尤其高水平的呼气末正压通气(PEEP)等均为导致喂养不耐受的危险因素。故医护人员应每天评估接受 EN 患者肠内营养的耐受性,一方面能积极预防和治疗肠内营养不耐受,从而避免或减少肠内营养不耐受所致的危害;另一方面能避免不合理的暂停肠内营养,保证肠内营养有效实施。此外,营养液温度过低、速度过快、剂量过大、营养液渗透浓度大于 330 mmol/L 等也易导致出现腹胀等肠道不耐受现象,故营养液开封后应在常温下使用或保存应小于 8 h,在 4℃ 下使用应小于 24 h,输液装置和营养液容器也应每 24 小时更换一次,防止因营养液被污染而引起腹泻。

3. 肠外营养护理

(1)肠外营养液输注途径:目前肠外营养液输注途径包括经外周静脉输注、经中心静脉输注和经静脉输液港输注等。对于需长期(大于 2 周)、全量且输入高渗营养液时,一般采用中心静脉途径输注营养液。临床上经中心静脉置管的常见途径有经锁骨下静脉、经颈外静脉、经颈内静脉、经股静脉和经周围静脉插入中心导管(PICC)等。

(2)肠外营养的并发症:肠外营养的并发症主要包括三类,即与静脉穿刺置管相关的并发症(包括血管损伤、导管错位或移位、血栓型浅静脉炎等)、感染并发症(包括导管性和肠源性感染,严重时可导致败血症)、代谢性并发症(包括非酮性高渗性高血糖性昏迷、低血糖性休克、高脂血症或脂肪超载综合征和再喂养综合征)。

(3)加强观察和评估:对 PN 患者的观察和评估内容包括:① 每日准确记录 24 小时液体出入量、留取 24 小时尿、测定尿氮、尿肌酐及电解质水平。② 加强血电解质、血糖、肝肾功能监测。③ 加强对营养状况指标的评估,即体重、上臂肌围、三头肌皮褶厚度(TSF)、血浆蛋白浓度、免疫功能试验等。④ 加强对神志改变及全身情况(如有否水钠潴留或脱水、低钾、低钙、低磷、发热等),通过及时评估和观察,早期识别和发现肠外营养相关的并发症(如静脉穿刺置管相关的并发症、感染并发症、代谢性并发症)。

(4)严格无菌技术:在营养液的配置和输注过程中均应严格遵守无菌操作原则,所有用具均应消毒后使用,以避免继发感染。

(5)合理输注营养液:① 合理选择肠外营养液输注速度:根据治疗计划合理选择输注速度,一般开始的输注速度为 40～60 ml/h,逐步增加速度,避免速度过快所致高血糖。② 加强观察:输注过程中严密观察有否出现营养液污染、变色、粒子形成,以及营养液混合与输注前有否出现油水分离的现象。③ 营养液与其他药物同时输注的注意事项:目前不主张在营养液中添加抗生素,也不宜在输注营养液的静脉通路中加入其他药物,严禁肠外营养液与肠外营养制剂不相容的药物同时或混合使用。

(6)穿刺置管及导管维护的护理:包括合理选择置管类型、穿刺部位、局部皮肤严格消毒、妥善固定导管、保持引流通畅、严格无菌操作、加强导管维护与相关并发症的观察等。

(吴蓓雯　田秋菊)

第十二章
肿瘤患者的心理社会支持及生活质量

肿瘤作为威胁人类健康的疾病,往往让患者从意识上将肿瘤和死亡等同起来。肿瘤及其治疗对患者的生理功能、心理状况、家庭关系、社会交往、经济状况均有着不同程度的不良影响。确诊后,患者不但要面临疾病和治疗,还对生命和死亡的意义、疾病是否会复发、是否有外形和生理功能改变、是否给家庭造成负担等进行思考并做出抉择。因此,在肿瘤护理过程中,要求护理人员严格掌握肿瘤患者及其家属的心理特征,给予所需的心理支持,将提高生活质量作为肿瘤护理的最终目标。本章主要介绍如何告知肿瘤患者疾病和病情、肿瘤患者的心理特征、心理社会支持的方法。

第一节　肿瘤患者的病情告知

在临床工作中,是否告知恶性肿瘤患者诊断,是否告知其详细疾病相关信息,以及如何更好地进行病情告知是医护人员经常面对的难题,需要医护人员在与患者及其家属交流时采用合适的沟通技巧,以达到最佳的沟通效果,为患者提供优质的服务。

一、病情告知的定义

病情告知指的是在医疗过程中,由于患者缺乏足够的医学知识,对手术、检查、疗效、价格等不甚了解,所以需要医务人员提供疾病相关的信息,如病情、诊疗方案、预后及可能出现的危害等,以便患者能在"知情"的前提下进行诊疗方案等的选择和决定。

病情告知是患者的权利,也是医务人员的义务,患者有权利知晓与自己病情相关的信息,并可以在权衡利弊后对医务人员所拟定的诊疗方案做出同意或否定的决定。虽然护士不是肿瘤患者病情告知的主要主体,但护士与患者接触时间长,对患者的身心变化最为了解,可以帮助医师确定告知的最佳时期,并观察病情告知后的反应,同时也可为患者提供护理相关的信息。

二、病情告知的现状

患者的知情同意原则已成为临床工作中的基本伦理准则之一,患者的知情同意权是法律赋予患者的合法权利。我国 2002 年通过的《医疗事故处理条例》第 11 条规定:"在医疗活动中,医疗机构及其医务人员应当将患者的病情、医疗措施、医疗风险等如实告知患者,及时解答其咨询;但是,应当避免对患者产生不利后果。"该条例明确规定了履行病情告知是医疗机构和医务人员的法定义务,知情权是法律赋予患者的权利。我国于 2010 年通过的《中华人民共和国侵权责任法》第 55 条规定:"医务人员在诊疗活动中应当向患者说明病情和医疗措施。需要实施手术、特殊检查、特殊治疗的,医务人员应当及时向患者说明医疗风险、替代医疗方案等情况,并取得其书面同意;不宜向患者说明的,应当向患者的近亲属说明,并取得其书面同意。医务人员未尽到前款义务,造成患者损害的,医疗机构应当承担赔偿责任。"该法律也将医疗关系中的知情同意权的主体界定为患者,虽然也规定"不宜向患者说明的,应当向患者的近亲属说明,并取得其书面同意",但按照患者的自主权和自我决定权的精神,这里的"不宜向患者说明"的情形应被理解为患者完全或部分失去行为能力时的情形。

但是,我国目前的医疗制度下,患者的知情权常常掌握在家属手里,医务人员常采取保护性医疗,实行"家属优先制",即医务人员常常将癌症患者的病情首先告知家属,由家属决定是否告知患者,这主要与我国强调家庭观念的文化有关,但这与我国现行的法律之间存在一定的矛盾。这种"家属优先制"的病情告知模式可能造成不良的后果。由于患者家属的决定并不能完全代表患者本人的意愿,这种做法损害了患者的知情同意权。

三、病情告知的意义

目前,病情告知的积极意义已逐渐被大众所认知。越来越多肿瘤患者希望被如实告知病情诊断、治疗方案及预后等信息,全面告知患者真实病情也成为更多医务人员的选择。研究表明,在明确肿瘤诊断后,告知患者病情和不告知患者病情,两者的心理反应和应对行为有显著差异。未被告知病情的患者存在更强烈的不确定感,心理反应重,情绪差,应对行为消极无效,对未来充满迷惑和绝望,对肿瘤的治疗和预后有很大的负性影响。如果在患者明确诊断后,医务人员能选择适宜的时机,采用适当的方式,将患者的病情、可能的治疗手段和预后等信息如实告知患者,可以充分调动患者的主观能动性,帮助患者选择适合自身病情的治疗方式,积极配合治疗,提高依从性,也可以减轻患者的不确定感,减轻心理压力,以乐观的心态面对未来,这对提高治疗效果和患者的生活质量起到重要作用。

"坏消息"(bad news)是指任何对被告知者期望的目前或将来的情况进行否定的消息,对于肿瘤患者来说,坏消息包括肿瘤的诊断、复发或转移、治疗失败、出现不可逆的治疗不良反应、没有进一步的治疗选择只能接受安宁疗护等。

从沟通层面来看,坏消息告知是医患沟通必不可少的部分,贯穿于整个医疗活动中;从法律层面来看,癌症病情告知是合法的,是医护人员需要依法进行的。西方国家的法律法规都十分重视个人自主原则,病患具有自主能力的情况之下,病患本人就是接受病情告知的唯一权利人,医师并没有义务需向家属做告知。而在中国,家庭观念占主导地位,家属在患者是否能得知自己的病情、得知多少的问题上一度起决定性作用。

告知坏消息时要遵循以下基本原则:① 私密:遵循保密的观点,在告知时不应有外人在场;② 有足够的谈话时间:如此可以避免简单生硬,把握好告知的时机;③ 告诉实情:使用非专业术语,以患者能理解的方式告知;是逐步还是全部透露坏消息,要根据患者的心理承受能力因人而异;④ 客观的态度:告知患者明确的诊断,以及关于疾病的全部信息,包括预后和治疗信息,及治疗的风险;⑤ 负责的态度:在告知的过程中以抱有希望的方式告知,鼓励患者表达自己的感受,对他们的情感给予共情和支持。

目前,国外已发展出两种坏消息告知模式,即美国的 SPIKES 模型和日本的 SHARE 模型,两者均得到了广泛推广和应用,两种模式的介绍详见第十二章第五节。

四、病情告知的原则和方法

医疗和护理质量不仅取决于医疗和护理技术,还取决于医务人员的沟通技能。告知患者疾病相关的信息,尤其是告知肿瘤的诊断、复发、转移、终止治疗等坏消息时,应注意沟通的技巧。目前在国际上应用较为广泛的病情告知模式包括:在西方国家应用较多的 SPIKES 模式(SPIKES model)和在东方国家应用较多的 SHAR 模式(SHARE model)。两者最明显的区别在于,SPIKES 模型更强调患者的自主权、告知时的顺序(六步告知,严格按照先后顺序一步一步来)以及所提供信息的详尽,而 SHARE 模型则强调告知时家属的陪伴、告知时要婉转、要给患者及家属提供情绪上的支持等,SHARE 模型更适合东方文化人群,在日本和中国台湾都取得了比较理想的效果。2016 年发布的《中国肿瘤心理治疗指南》推荐在我国使用 SHARE 模式。

(一) SPIKES 模式

SPIKES 模式由美国临床肿瘤学会(American Society of Clinical Oncology, ASCO)于 2000 年提出,该模式基于文献回顾和专家意见而产生,整个告知过程需时约 60 分钟,强调患者的自主权,告知时的顺序(即六步告知要严格按照顺序),以及所告知信息的详尽性。

1. 设置(setting)　包括:① 回顾一遍病例,认真考虑以下你准备告知信息的内容。选择一个安静而不会被打搅的房间,将通信设备调至静音。② 如果有必要,可以让患者带一个或多个家属。③ 与患者面对面坐下来,平视患者,这样可以减轻他们的“白大衣综合征”。

2. 患者认知(patient's perception)　包括:① 明确患者当前对病情和化验结果的理解程度,这样医师就能清楚患者对疾病的认知程度与实际情况间的差距。② 简单的陈述:“在我告知您结果之前,我得确定我们对病情的掌握情况是一致的。那么,请您给我讲一下您对当前病情的了解。”

3. 对信息需求(information-need)　包括:① 在这个步骤中,要避免将大量信息托盘而出。② 首先提问,“我现在能谈一下检查结果的情况吗?”当有家属在场时,这样的提问尤为重要。因为患者可能不愿意让家属知道。③ 有些患者(特别是晚期患者)可能不愿意听到详细的情况。

4. 给予信息(provide knowledge)　包括:① 最好通过下述带有共情的陈述来让患者做好心理准备:“我有一个不好的消息要告诉你。”而不至于太突兀。然后要用清楚的语言告诉患者这个消息,而且避免使用专业术语而造成误解。② 虽然医师有时会设法让一个坏消息看起来没那么糟糕,但沟通过程中需要注意,保留部分消息或将错误消息告知患者,反而可能会导致患者丧失对医师的信任感。③ 在告知时要尽量做到诚恳、共情,也可以适时握住患者的手,表达对患者的关切。④ 避免引起患者产生恐慌的陈述。

5. 情感和情绪支持(responding to emotions with empathy)　包括:① 当告知的消息很糟糕或是出乎意料时,患者往往会表现出一系列的情感和情绪反应,如惊愕、哭泣、愤怒等。② 不论患者出现什么样的情绪反应,医师都应表现出耐心和理解。如果患者痛苦不已,甚至哭泣,你可以靠上前去,递给患者纸巾。下列的陈述也会有帮助:“我知道这件事在你的意料之外……”或者“能告诉我你现在有什么想法吗?”③ 这些方法往往可以预防患者的情绪恶化,也会让患者感谢医师并感到“医师是关心我的”。④ 如果再告诉患者“情况虽然不是太好,但是我们要一起努力战胜它”,也可以再次让患者相信医师对他的关切是不会因为病情的变化而改变。

6. 策略和总结(summary)　包括:① 一个策略可以为患者指明方向,帮助其减少因为对疾病和对未来的不确定而带来的紧张情绪。② 鼓励患者带来一个家属或重要的人,这样患者因为紧张而没有记住的信息也可以得到传达。③ 应该和患者谈及这个消息对整个家庭的影响。"我不知道该怎样告诉我的孩子"是需要讨论的一个重要问题。④ 在告知坏消息后,一定要将你推荐的治疗计划告知患者。⑤ 永远都不要说"我们已经无能为力了"。

(二) 病情告知的 SHARE 模式

病情告知的 SHARE 模式由日本心理肿瘤医学学会(Japan Psycho-Oncology Society, JPOS)于 2007 年提出。日本曾于 21 世纪初引进 SPIKES 模式,但发现其不适用于东方文化和繁忙的医疗环境,后通过一系列实证研究发展出 SHARE 模式。该模式以患者喜好为中心,整个过程只需要 10~15 分钟,强调告知时家属的陪伴,告知时要使用委婉的表达方式,以及要给患者及家属提供情绪支持。该模式更适合我国繁忙的医疗环境以及家属参与决策的文化背景。

1. 支持性环境的设定(supportive environment)　包括:① 在保证隐私的场所进行(避免在病房床边或楼道里,宜使用面谈室进行)。② 设定充分的时间。③ 确保面谈不被中断(在传达坏消息时,不要接手机,事先静音,如果必须接听,须向患者和家属致歉)。④ 建议家属一同在场。

2. 坏消息的传达方式(how to deliver the bad news)　包括:① 态度诚实、清楚易懂,仔细说明病情,包括疾病的诊断、复发或转移。② 采用确定患者可以接受的说明方式。③ 避免反复使用"肿瘤"字眼。④ 用字遣词应格外谨慎,恰当地使用委婉的表达方式。例如,接下来要说的是你这几天一直担心的问题(停顿),你准备好之后,我再继续说明(停顿,面向患者,视线停在患者身上,等待患者回应)。我可以继续说吗? ⑤ 鼓励对方提问,并回答其问题。

3. 提供附加信息(additionalinformation)　包括:① 讨论今后的治疗方案。② 讨论疾病对患者个人日常生活的影响。③ 鼓励患者说出疑问或不安。④ 依照患者情况,适时提出替代治疗方案、备选意见(second opinion)或预后情形等话题。

4. 提供保证和情绪支持(reassurance and emotional support)　包括:① 表现体贴、真诚、温暖的态度。② 鼓励患者表达情感,当患者表达情感时,真诚的理解接受。③ 同时对家属与患者表达关系。④ 帮助患者维持求生意志。⑤ 对患者说"我会和你一起努力的"。

五、病情告知的注意事项

1. 处理好知情权与医疗保护　知情同意权是患者在就医过程中的一项基本权利,也是医务人员应履行的一项基本义务。医疗保护是在尊重患者知情同意权的基础上,从关心患者角度出发,尽量避免不良后果的一种要求。在医疗过程中,医务人员应该将患者的知情同意权放在比医疗保护更为重要的位置。但是,也要根据患者的接受能力、心理状态,采用循序渐进的方法告知患者,并注意采用合适的沟通技巧。

2. 保证患者知情权的医护一致性　在临床工作中,患者病情告知的主体主要是医师,尤其是关于诊断、复发、转移等病情的告知,通常由医师来进行。在医疗护理过程中,在保证信息准确真实的前提下,护理人员提供给患者的信息应该与医师提供的信息保持一致,以便就同一件事情能向患者提供一致的说法,这样可以增强患者对医护人员的信任感,使医患和护患关系更为融洽。

3. 患者知情后不同意时的对策　知情同意的伦理精神是基于对患者的自主权的尊重,患者可以对医务人员的治疗决策做出同意或否定的决定。当患者知情后做出不同意治疗方案的决定时,医务人员应充分尊重患者的自主权,但也应及时评估患者的心理状态,分析患者知情不同意的原因,对患者进行适时的心理疏导,帮助患者理性分析病情和治疗方案,做出有利于患者自身的决定,促进患者的身心健康。

（黄晓燕）

第二节　肿瘤患者的心理特征

现代研究已经表明,肿瘤属于心身疾病之一,肿瘤的发生、发展除了与生物、环境因素有关外,还与患者自身个性特征和心理社会因素明显相关。负性情绪如忧郁、悲观、忍耐、压抑、克制等造成中枢神经系统过度紧张,下丘脑-垂体-肾上腺素被激活,肾上腺皮质激素分泌增加,削弱了个体免疫功能,增加了机体对致病因素的敏感性,成为癌症的诱发因素。而乐观情绪、积极配合、善于表达和倾诉、心身处于正性积极的功能状态,可增加全身免疫功能,使疾病得以控制并向有利方向发展。应该说,肿瘤是生物、理化因素与心理、生活条件、生活习惯、自然环境、遗传因素等相互影响、综合作用所导致的疾病。

一、肿瘤疾病与人格特征

心理社会因素不仅在肿瘤发病原因中起到作用,在肿瘤的治疗和康复的不同阶段也极大地影响着治疗的效果。在各种疾病中,很少如肿瘤给人以巨大的精神压力。患者被告知肿瘤诊断时,往往会马上与死亡联系在一起。肿瘤治疗过程中往往出现一系列不良反应,造成机体免疫功能下降,身体形象改变,这些又加重了患者的焦虑、抑郁、无望、恐惧的情绪反应。

个体因素中,心理适应能力尤为重要,患者没有能力改变外部客观环境因素,同时对于不可能改变的客观环境因素又缺乏适应能力,常导致心境压抑和情绪低落,而增加个体肿瘤易患倾向,该类性格称为 C 型性格。C 型性格最突出的特点是倾向于克制或压抑自己的情绪,往往为了使别人高兴不惜牺牲自己的愿望,对自己的需要、挫折和愤怒采取忍受态度,而且做出避让,以免自己的朋友、家人或其他人不愉快。这种强烈遏制内心情感的人,患肿瘤的危险性较大。因此,C 型性格又被称为癌症性格。为此,增加患者的心理适应能力是康复和预防复发的综合性对策的关键所在。

二、肿瘤患者的心理变化期和护理要求

当患者被告知诊断后,其心理反应可分为以下六个阶段。

1. 体验期　当患者得知自己患肿瘤时,往往会感到顿时呆住了,脑子里一片空白,甚至思维麻木,即所谓"诊断休克"。该期往往比较短暂,可持续数小时或数日。此期的主要护理目标是与患者建立信任关系,提供信息和支持,向患者表达情感上的安慰和关心。往往在体验期的患者尚无力主动表达内心的感受和痛苦,对他人的帮助会表示拒绝。护士则应动员家人为患者做出具体实际的帮助,如陪伴、握住患者的手或拥抱患者,使患者有安全感,护理人员的体态语言很重要,不能在患者面前表现紧张,而应保持镇静、温和,使患者在该期受到积极的影响。

2. 怀疑期　在该期的患者对诊断结果会极力否认,四处求医,甚至以患者家属的身份找医师咨询,以便得到不同方面的信息。患者的这种否认的态度是在应激下正常的心理反应,属于保护性、防御性反应,可降低患者的恐惧程度,缓解痛苦的体验,逐渐适应打击。在该期的患者自己往往并未意识到自己在回避,因此护士不需急于让患者接受现实,尽可能使患者不至于一下子受到太大的打击。这时应采用适合该患者的策略,帮助患者逐渐了解事实真相,让患

者尽情表达内心的感受和想法,最终接受治疗方案。在说服过程中,应始终让患者感到自己是主人,并尽力维护患者自尊,满足患者在治疗、心理等方面的需要,提供能支持患者的精神力量。

3. 恐惧期　当患者确认了癌症的诊断后,会产生恐惧,包括对死亡的恐惧,对离开家人、朋友的恐惧,对疼痛和治疗反应的恐惧,对身体将发生缺损的恐惧。患者出现恐慌、哭泣、冲动行为。对该期的患者,护士通过与患者交谈,倾听患者的感受,进行有关的健康教育,纠正患者的一些错误认识,或让其他病友讲述成功应对该类恐惧情绪的经验,可使患者增加安全感。

4. 幻想期　处于幻想期的患者往往已经初步经历了患病治疗的一些体验,能够正视现实,但往往存在很多幻想,如希望能够出现奇迹,或等待新药的出现,根治自己的疾病。应该说,幻想让患者产生希望,可以支持患者与疾病抗争,增强信心、自我效能,提高应对能力,并出现良好的遵医行为。但要正确引导这类患者,预防患者一旦幻想破灭,完全丧失信心,甚至走向极端,出现自杀念头。

5. 绝望期　当各种治疗方法均不能取得良好效果时,病情进一步恶化时,出现严重并发症时,发现肿瘤复发时,出现难以忍受的疼痛时,患者都会出现绝望的情绪。这时患者听不进医护人员、家人、朋友的劝说,产生对立情绪,治疗依从性很差。此时应多给予抚慰,允许患者发泄愤怒,让患者最亲密的家人陪伴在身边。

6. 平静期　患者已经能够接受现实,情绪平稳,配合治疗,对死亡也不太恐惧。当病情发展到晚期时,患者常处于消极被动应付状态,不再考虑自己对家庭与社会的义务,专注于自己的症状,处于无望、无助的状态。在该阶段,护士应与患者密切的接触,满足其生理、心理、精神、社会交往等方面的要求,为其提供充满生活希望的信息,激发其生活的信心,与患者及家属共同制订康复计划。

应注意,不同个性特征的患者在心理变化分期方面存在很大差异,各期持续时间也不尽相同,出现顺序也有所不同,因此在护理上应因人而异,注意个体差异。

三、肿瘤患者常见的心理问题

肿瘤患者的心理变化过程往往较为复杂,且波动较大,极易受外界不良刺激的影响。癌症患者的心理反应与自身个性特征、病情严重程度以及对癌症认识程度有关。癌症患者常见的心理问题包括:

(一) 焦虑

焦虑是一种防御机制,是一种迫在眉睫而又不知所措的与危险体验有关的不愉快情绪。绝大多数癌症患者从发现不祥的症状或忍受诊断性检查开始,持续至完成治疗,一直处于十分焦虑的心理状态,面对疾病,患者充满了对治疗效果的不确定性,担心疾病的复发和转移。大多数患者还会考虑到家庭的种种负担,如孩子尚未长大、年迈的双亲将无人照顾等,因此更加忧心忡忡。焦虑的强度与患者的个性特征、文化程度、生活体验、应对能力相关。对明显焦虑的患者,护士应充分评估患者焦虑的原因,给予适当的劝慰、鼓励和耐心的解释。创造良好的治疗环境,适时进行放松训练,分散患者的注意力,缓解肿瘤带来的不适症状。焦虑患者对声、光、色调等均比较敏感,应调整环境,减轻环境对患者的不良刺激。焦虑情绪可通过语言或非语言的方式传播,所以护士应防止在言行举止中将焦虑传递给患者和家属,推荐患者与积极乐观的病友交流,促进积极信念的传播。

（二）抑郁

抑郁是由心理应激失控而产生的消极的自我意识。焦虑、恐惧情绪得不到及时缓解,持续时间过长则容易导致抑郁。癌症患者时常感到生存无望,前景一片暗淡,因此情绪抑郁,甚至对周围的一切采取冷漠的态度,不愿意和医护人员、家属、病友交流,甚至产生自杀的念头。抑郁常常导致患者食欲、睡眠障碍。抑郁反应的强度与患者个性特征有关,并与应激源的强度和持续时间有关。对癌症诊断缺乏思想准备,肿瘤恶性程度较高,病程已在晚期等均会加重患者的抑郁反应。家庭社会因素也会影响抑郁的发生和转归。另外,家庭负担过重、缺乏家人的关心、家庭经济负担过重、社会支持力度不够、缺乏交流渠道,负性情绪得不到及时宣泄,均会加重抑郁反应的程度。对抑郁的患者,则应注意:① 重视环境对患者心理的影响,房间应舒适、色彩明快或配以适当装饰如鲜花。② 加强医护患的关系,多与患者沟通和接触,如患者有特长,可向患者请教有关的知识和经验,听取患者的意见,使患者感到被尊重,感到自己的存在对别人是有帮助的。③ 鼓励患者多参与适宜的文娱、体育活动,关注患者微小的进步,及时给予肯定。④ 杜绝一切不安全的因素,转移患者周围的危险品,服药时应当场服下,做好药品的保管。

（三）恐惧

恐惧是个体对于某种明确的具有危险的刺激源所引起的消极情绪,是确诊初期患者的主要反应。就诊时医师的详细检查、关切的眼神等在患者看来预示着患肿瘤的可能。当再去取报告时,心情极度紧张、惶惶不安。一旦确诊,一想到肿瘤可怕的结局,便不寒而栗。恐惧的心理表现为烦躁、失眠、易激动、健忘、注意力集中到危险的刺激物,并有恐怖、惧怕、忧虑和不安的感受;行为表现为攻击行为、退缩行为或强迫行为,如患者会感到处处不合自己的心意,对他人百般挑剔,莫名其妙地无端发泄,有时将怒气转移到医护人员和家属身上。护士可请已经康复的病友现身说法,为患者提供信息和支持,纠正他们不正确的认识。鼓励患者参与治疗和护理的选择,积极配合医护人员的治疗和护理,尽量减轻患者的痛苦。

（四）不确定感

当个体由于缺乏足够的提示而无法判断事物的价值或无法正确预见事物的结果的情境下,不确定感就会产生。疾病不确定感指个体缺乏判定与疾病有关的事物的能力而产生的一种情绪状态。患者的疾病不确定感主要来源于以下 4 个方面:① 不明确疾病的症状;② 复杂的治疗和护理;③ 缺乏与疾病的诊断和严重程度有关的信息;④ 不可预测疾病的过程和预后。疾病不确定感是癌症患者普遍存在的负性主观体验之一,主要来源于对预后的恐惧和信息缺乏,癌症患者由于在患病过程中需要接受手术、化疗、放疗等综合治疗,而且疾病带来的生命威胁、治疗引起的副作用以及手术造成的身体特征的改变等,都会给患者带来极大的心理压力,癌症后期可能的复发或转移、癌症治疗带来的经济负担、对家庭生活原有模式的极大影响、对患者工作的影响等,都会使患者产生疾病不确定感等多种负性情绪,影响患者的依从性和术后的康复锻炼效果,从而影响患者的生命质量。

（五）矛盾

癌症患者在患病期间经常有矛盾的想法,表现为对同一个目标同时产生趋近和逃避的心态或行为,如当发现肿瘤疑似病灶需要进一步检查时,有些患者既担心确诊肿瘤又害怕因漏诊延误治疗。此外患者经常面临有关治疗或预后的抉择,可能今天患者和家属做出了一个艰难的选择,第二天他们又将这个选择否定,又或者他们对决策持保留态度,迟迟不做决定。医护人员应理解患者的矛盾心理,体谅他们的举棋不定,用患者可理解的方式提供全面的信息,与患者合作共同完成决策。

(六) 悲哀

悲哀是个体患癌后常见的情绪反应,分为两种: 由已存在的或已觉察到的丧失所引起的悲伤,称为功能障碍性悲哀;由预期发生的丧失所引起的悲伤,称为预期性悲哀。表现为放声大哭,痛不欲生或者愁眉苦脸,悲观消极甚至欲哭无泪,悲中含愤。护士应提供机会让患者表达悲哀情绪,给予心理支持和社会支持。协助患者制订每天的生活计划,尽量恢复到正常状态。鼓励他们正确地面对现实,树立起新的生活目标。

(七) 孤独感

孤独感是与分离相联系的一种消极心理反应。患者因患病和治疗,不能参加工作、学习,切断了与社会、朋友间的联系,变得情绪低落,焦虑紧张,敏感多疑,因而难以与周围人融洽相处。尤其在密集的治疗期结束后,来自各方面的关怀逐渐减少,加之痛苦较大,生活不能自理,更加剧了患者的孤独和被遗弃感。护士应关心患者的社交状况,理解其孤独寂寞的心情,耐心安慰患者,多与患者接触,谈论他们感兴趣的话题,倾听他们的心声,满足患者的心理需求。多鼓励患者走出家庭,参与病友团体的活动,让患者有归属感。

(八) 退化和依赖

癌症患者一旦认同了诊断,往往会情绪低落,专注于治疗,尤其是治疗不良反应严重时,往往会出现行为上的退化和心理上的依赖,没有精力顾及自己的家庭和社会角色,患者情感脆弱,意志衰弱,依赖家人,如希望家人夜间陪护,否则无法入睡等。护士应在认真评估后,采取积极护理措施,让患者在力所能及的情况下做一些事情,使他在自理中恢复信心,找回自尊。

以上癌症患者的心理特征,如未及时有效地缓解,必将影响他们的精神状态,导致精神崩溃、疼痛加重,甚至导致疾病进一步恶化。因此作为护理人员,有责任为患者和家属提供咨询和安慰,鼓励患者与癌症抗争。

四、肿瘤患者家属的心理特征

肿瘤作为一个威胁生命的疾病,除了给患者本人带来严重的心理压力外,对肿瘤患者的家庭来说,也是严重的负性生活事件。肿瘤从情感、认知和行为上都会影响到整个家庭,因此肿瘤是一个家庭事件。肿瘤患者家属除有与肿瘤患者相似的焦虑、抑郁、恐惧等心理特征外,还有以下表现。

(一) 悲痛

当朝夕相处的亲人突然患上肿瘤,在人们心里总认为是被宣判了死刑,想到以往美满、幸福、和睦的家庭即将毁于肿瘤,家属往往极度悲痛。尤其是当亲人在治疗过程中承受着剧烈的痛苦折磨,以及化疗、放疗后的种种反应而导致病情每况愈下时,守护在其身边的亲属更是悲痛不安,可又不能在患者面前流露出悲哀的情绪,还要强打精神安慰患者,其内心充满了痛苦。护士应针对患者家属的悲痛心理给予疏导安抚,可以告诉家属癌症是危机,也可能是转机,可能会使家庭关系增强,鼓励家属将注意力集中在照护患者上,为患者提供更好的亲情支持。护士还可平静地向患者家属说明生老病死乃自然规律,让他们具有豁达的心境。引导患者家属走出伤悲,与医护人员合作,尽力延长患者的生命。

(二) 委屈

癌症患者由于长期受疾病和治疗不良反应的折磨,心理状态在一定程度上会发生畸形变化,有时会对照护的亲属百般挑剔,发泄压抑和焦虑情绪。而家属虽然常无端受责,深感委屈,却只得了患者的病情稳定而委曲求全,忍气吞声。对此时的患者家属,护士应耐心聆听他们的诉说,体谅他们的心情。可提供一个让他们发泄的场所,任凭他们大声哭闹,释放内心的不满情绪,从而调整心态,继续做好陪护者角色。

(三)忧虑和烦恼

患者被确诊为肿瘤后,其家属一方面要长期请假照护患者,调理患者的饮食,对患者进行精神上的支持和安慰,到处寻医问药,同时还要照管子女的生活起居和学习、照护家中年迈的老人。因此家属心里充满了压力、感到极其忧虑和烦恼,却常常要以坚强乐观的状态出现在患者前面,而自己内心的压力和忧愁却没有时间和机会释缓;患者的治疗需要花费家里的积蓄,有些家属由于照顾患者而请假,收入受到影响,而患者的收入也因住院治疗而大大减少,致使家庭经济产生种种困难,进一步加重了家属的苦恼。有些家属甚至因此影响自身事业的发展,从而造成一系列难以摆脱的忧虑和烦恼。以上现象均严重危及了家属的身体健康和心理健康。护士需了解患者的家庭情况,尤其是家庭的构成和负担。适时与家属沟通,理解家属的困境,鼓励患者和家属寻求和获得社会支持,尽力解决家庭的照护难题或经济问题。

(四)矛盾

对某些肿瘤患者,家属希望医院采取"医疗保护"措施,不对患者告知真实诊断,在这种情况下,家属承担了巨大的压力,他们一方面要对患者隐瞒病情真相,另一方面又希望有人和他们一同面对这一压力,尤其在自己决定治疗方案时。对晚期肿瘤患者的病情,家属尽管非常清楚,他们在理智上明知患者已经无任何治愈的希望,但在感情上还常常到处打听新的治疗方案,不惜一切经济上的代价,盼望出现"绝处逢生"的奇迹。这一系列的矛盾心理,常常困扰着家属。护士需多与家属沟通,让其明白知情权是患者的基本权利,让患者知道患病事实不仅有利于患者的康复,而且是患者的需要。尽管患者得知病情后会有焦虑、抑郁,但可通过健康教育促进患者的适应性反应,患者了解自己的病情后可以更好地安排生活,配合治疗。另外,家属不惜一切代价给患者治疗的愿望可以理解,但要意识到过度治疗给患者带来的危害,对于无治愈希望的晚期患者提高生活质量的姑息治疗可能更适合。

上述肿瘤患者家属的种种不良心理特征,必将影响他们的身体健康、工作、生活、学习。当负性社会心理因素长期作用于人体,可导致中枢神经系统、内分泌系统、免疫系统功能的失调,这种状态又反过来极大地影响患者本人的信心和心境。所以医护人员应将患者和家属作为整体的照护对象,及时评估家属的身体和心理状况,对家属给予同样的同情、理解,提供支持和帮助,指导家属正确应对,克服种种心理障碍。

第三节　肿瘤患者的心理评估和心理支持

每位肿瘤患者应接受全面的心理评估,促进护士对患者当前心理状态的把握。对肿瘤患者的治疗应当强调整体治疗,不可忽视心理支持,同时心理支持应贯穿于疾病治疗的全过程,这对疾病的康复和预后具有重要意义。此外,护士需了解肿瘤患者可获得的心理干预方法,主要包括认知重建、应激处理和应对技巧指导、行为训练等。

一、肿瘤患者的心理评估

(一)心理评估方法

1. 观察法　护士在提供护理的过程中即可进行观察,观察内容包括患者的仪表、举止、姿势与运动、语言、人际距离、眼神、情绪反应等。观察的结果结合其他评估方法,进而推断患者的心理状态。如患者愁眉苦脸、坐立不安、双拳握紧可能反映了其紧张、焦虑的情绪。

2. 访谈法　在与患者建立良好关系的基础上,结合访谈目的及内容,通过结构式或非结构式的方式向患者提问。访谈内容可包括躯体状况、情绪状况、家庭状况、个人感受等。在访谈过程中,护士应专注地倾听,准确理解对方语言及非语言信息。

3. 测验法　即通过标准化的方法对患者进行测评,了解其心理状态。最常用的测验工具为量表及问卷,可由患者自我评价,也可由医护人员或患者家属进行评价。

(二)心理评估工具

1. 一般心理评估工具　包括简明心境量表、症状自评量表、焦虑或抑郁评定量表(如焦虑自评量表、抑郁自评量表、医院焦虑抑郁量表、状态-特质焦虑问卷等)、心理社会调试量表等。

2. 针对性心理评估工具　指针对恶性肿瘤患者的相关心理评定工具,如癌症患者心理适应问卷、癌症行为调查问卷等。

对于大多数的心理状态评估量表,项目数较多或仅仅针对焦虑或抑郁,并不适用于在肿瘤工作中的日常筛查和综合评估。美国国家综合癌症网络(NCCN)提出“心理痛苦(psychological distress)”一词,其定义为:由多重因素引起的一种不愉快的情绪体验。本质上是心理(认知、行为和情感)、社会和精神上的变化。心理痛苦是个连续体,范围包括从正常的情绪如脆弱、悲伤、害怕等到引起功能丧失的严重表现如抑郁、焦虑、恐慌、社会孤立感和精神危机等。“痛苦”一词可回避“心理问题”或“精神障碍”等易产生“病耻感”的词,容易被患者接受。

NCCN心理痛苦研究小组制定了心理痛苦筛查工具(distress management screening measure,DMSM)可用于心理痛苦程度和相关因素的筛查,分为两部分:心理痛苦温度计(distress thermometer,DT),包括0(无痛苦)～10(极度痛苦)11个尺度,使用时指导患者将近一周自己经历的痛苦水平用相应数字标记;心理痛苦相关因素调查表,含40项相关因素,包括实际问题、交往问题、情绪问题、身体问题、信仰/宗教问题5个方面。该工具可对患者及其家属进行快速筛查,已被证实有很好的信度和效度,NCCN心理痛苦管理指南推荐的分界点为4分,即当患者心理痛苦温度计分值≥4分时,需接受进一步的心理评估和治疗。

二、肿瘤患者的心理支持

(一)与患者建立治疗性互动关系

癌症患者在整个患病期间必定有一段痛苦的心路历程,可出现恐惧、绝望、无望、悲伤、内疚、愤怒等情绪,大部分患者会将这些情绪压抑着不表达出来,但压抑并不意味着它们的不存在,这种压抑只会让消极情绪在潜意识里不断增强,从而造成各种心理疾病。但只要为患者提供心理上的支持和鼓励时,这些不良情绪很容易被引导出来。

医护人员作为专业人员,通过其特殊角色可与癌症患者建立治疗性互动关系,医护人员以耐心的解释、劝慰、鼓励、理解,帮助患者疏泄郁积的情感,可有助于活跃机体免疫系统。该类治疗性互动关系的主要内容和形式包括:① 向患者提出忠告、建议。② 帮助患者说出难以启齿的问题。③ 帮助患者明白其问题所在。④ 应用团队和社会的动力影响患者心情并改变其行为。⑤ 形成安全的、被接受的互动关系。⑥ 批评、面对、帮助患者认识自己软弱的方面。⑦ 改变患者不良的思维模式。

医护人员可采取关心、理解、同情、乐于帮助的态度倾听患者倾吐,并在倾吐后进行解说、劝解、积极鼓励,与患者建立良好的治疗性合作关系,然后采取安慰、保证、教育等技巧。例如对过分担心疾病的疗效和预后的患者,护理人员在全面了解患者病情,对病情变化有充分把握的基础上,给患者以适当的保证,可明显消除其负性情绪。帮助患者正确了解疾病的原因、性质和计划、采取的治疗措施,并为患者提供成功治疗的实例,这些均可极大地振奋患者的精神,调动患者与疾病斗争的主观能动性。

(二)根据不同治疗阶段患者的心理需要给予心理支持

1. 确诊阶段　由于癌症尚未被人类彻底征服,"谈癌色变"仍然是大多数人的反应。因此,在接受一系列检查过程中,患者的心理反应复杂而强烈。癌症对患者生命的威胁是多数患者首先考虑的问题。因此主要的护理措施包括以下方面。

(1)合理选择向患者及家属告知病情的时间和方式:在患者尚未知道诊断前,护理人员应注意语言恰当,不要随意向患者和家属透露可能是癌症的言辞。医护人员不要在患者面前交头接耳,使患者怀疑是在谈论自己的病情。如果已经有了确切的诊断,则应先向家属说明情况,共同商讨向患者告知的时间和方式。长期隐瞒病情的做法不值得倡导,因为患者在治疗过程中一旦发现真实病情而又无思想准备的情况下会产生受骗的感觉,引发愤怒、恐惧、委屈、责怪等一系列消极心理反应,甚至会出现意外。

(2)做好各种检查前的健康宣教:在确诊阶段,往往需要进行各种检查,患者由于缺乏必要的知识,对检查可能存在顾虑,对检查的目的、方法、副作用、注意事项等不了解,产生猜疑、恐惧等情绪。因此护理人员应对各种检查的目的、意义、配合要求做耐心详细的解释,帮助患者尽快完成各种检查。

2. 治疗阶段

(1)详细解释治疗计划,取得患者的理解和配合:由于肿瘤治疗手段目前进展迅速,应向患者讲解治疗计划,同时给予患者治愈的希望。无论是手术治疗、化学治疗、放射治疗、生物免疫治疗还是采用其他治疗方法,都应将疗效、可能出现的不良反应和解决方法解释清楚,使患者及家属有思想准备。对于患者因知识缺乏而出现的不遵医行为,应检讨医护人员工作方面的缺陷而不应过分责怪患者。

当患者出现严重并发症时,会表现出急躁、缺乏信心,护士应及时给予患者信息和情感上的支持,同时请成功完成同样治疗方案的病友谈治疗过程中的感受,鼓励患者坚持治疗。

(2)编制有关宣传手册,以通俗易懂的方式进行健康教育:应编写有关疾病知识、治疗知识和如何配合方面的宣传材料,有利于患者的理解,了解治疗的安全性、有效性。

(3)做好围手术期的宣教工作:手术患者进行系统的术前宣教和术后访谈是非常必要的措施,可以解除患者和家属对手术的恐惧和顾虑,促进术后的恢复。对于某些根治性手术可能造成身体部分功能的缺失或机体正常功能的改变等,则应详细说明手术的必要性,用实例说服患者,只要处理得当,不会影响患者日后的生活。

3. 康复阶段　由于癌症患者治疗周期长,在治疗各阶段有间歇期,或集中治疗后进入康复阶段,更需要医护人员、家庭以及社会给予有力支持。康复阶段的患者大多在家中度过,现代医学模式下要求护士工作的范畴不但包括住院患者,还应包括在家庭、社区的患者。因此应注意从以下方面进行心理指导。

(1)做好出院指导,使患者离开医院后,仍能按照治疗计划、康复计划进行。

(2)与患者和家属制订切实可行的康复计划。

(3)鼓励患者参加社会活动,例如癌症患者自发组织的活动,成为志愿者,一起鼓励其他有类似经历的患者,往往患者能够在鼓励他人过程中稳固并强化自身信心。同时病友之间在医护人员引导下组织一些活动,一起锻炼身体,谈康复经验,相互鼓励,是一种极好的集体心理治疗的形式。

(4)向家属宣传家庭护理中的心理护理知识,从房间布置、患者情绪调理,到如何给患者心理支持,让家属充分参与到对患者心理护理的过程中。

(5)与患者保持联系,例如通过开通热线咨询、定期访谈、组织康复期患者的沙龙活动等,及时询问患者在康复阶段的情况,可增强患者的安全感和康复的信心。

4. 临终阶段　晚期肿瘤患者身体极度衰弱但神志尚清,患者已意识到死亡即将到来,一般来说,已能够平静地看待死亡,但不是没有剧烈的情感反应。这时,更需要进行安慰和疏导。应积极主动地解决患者的疼痛、躯体移动障碍、睡眠型态紊乱等问题,不能对患者厌烦、冷漠,应注意满足患者每一个细小的愿望。同时应满足患者自尊的需要,帮助患者整理个人的卫生,尊重患者的个人习惯。维护临终患者的人格尊严是该期心理支持的重要内容。

当患者的家属陪伴疲劳时,护士主动看护患者,可使患者和家属感到慰藉。应对家属做好有关患者死亡的知识教育,使家属对痛失亲人有充分的思想准备,有效地应对。由于对待死亡的态度与患者及家人的信仰有关,护士应尊重患者的信仰,满足患者临终前在信仰上的需求,使患者和家属得到精神上的满足。

(三) 根据患者的个体特征给予心理支持

1. 年龄上的差异

(1)儿童和青少年:年龄较小的幼儿由于心理活动尚比较幼稚,往往没有形成复杂的心理活动,心理问题表现得比较直观,一般不担心疾病的愈后;学龄期和青春期的小儿,当得知癌症诊断时,对癌症的严重性有所知晓,所以往往会出现很强烈的情绪反应,由于自我控制能力较低,多表现为巨大的恐惧、依赖、以自我为中心、情绪波动强烈、易受家长和外界情绪的干扰。护士应掌握该年龄期小儿的心理特征,密切观察患者的情绪变化,给予充分的关心和爱护,并教育家长如何控制消极情绪。

(2)中年人:中年人担任的社会角色较多,一旦被诊断为癌症,常产生角色冲突甚至角色紊乱、焦虑甚至抑郁情绪。他们考虑到自己的事业可能中断,家庭的负担重,而不能继续承担家庭角色,使自己陷入极度的焦虑中。因此应多予开导,帮助患者处理角色冲突,动员家属和单位多给予患者关怀和支持。

(3)老年人:由于老年人有强烈的独立感,会对住院后多方面的限制感到不适,对家属、子女是否常来探望十分敏感,担心自己被冷落,对"死亡"产生担心,对治疗缺乏信心。护理人员应充分理解老年人的个性,尽量满足其需要,对老年人患者不能直呼其名或床号,可根据不同身份给予亲切称呼,及时解除悲观情绪,开导患者按照治疗计划进行检查和治疗,动员家属子女多来看望老人。可和老年人共同分享其生活经历,帮助老年患者回忆出生命中积极的方面。

2. 不同社会和文化背景　护士应充分掌握不同社会和文化背景患者的一些共性和个性,在不同教育背景的患者面前,采用相适合的沟通形式和技巧,如文化水平低的患者,不能讲得过于复杂,应用通俗的语言,配合一定的手势、动作和图解,帮助患者理解;而对文化程度较高的患者,可提供一些健康教育和知识性材料供患者阅读。对有不同饮食、风俗习惯的患者,应充分尊重其要求,在制度允许的条件下安排患者的生活。患者之间可能因背景的各种差异出现一些矛盾,护士应做好协调工作,鼓励患者相互尊重,相互理解,相互帮助。

3. 不同人格特征 不同人格特征的患者,对疾病的反应各不相同,可分为:① 精神衰弱型:对疾病充满不安、恐惧,过于顾及病情,常常被不愉快的情绪困扰。② 疑病型:通过间接了解或看书,虽然自己的疾病没有某种症状,但经常想象自己有这种症状。③ 歇斯底里型:这类患者往往夸大病情,指责别人不关心自己,易怒,忍耐性差。④ 漠不关心型:对自己所患疾病采取无所谓的态度,对检查治疗不积极、不主动,甚至否认自己患癌的事实。因此应正确评估患者的人格特征,根据其特征进行有的放矢的心理支持。

三、肿瘤患者心理干预的方式

(一)认知重建

认知学派认为,客观事物并不直接导致情绪波动,它只是导致我们对事件产生相应的认识、评价,而主观的认知、评价才是导致相关情绪产生的原因。巴普洛夫的实验证明,语言、文字、认识、观念等抽象的信号能够刺激机体产生第二信号系统活动,第二信号系统活动可通过大脑皮质内脏系统影响内脏器官的功能。认知观念的改变也会通过这一机制影响人体。

认知重建(cognitive restructuring),首先需要了解患者担心什么,关心什么,分析患者的负性或错误思维。如肿瘤患者认为患肿瘤就意味着生命的终结;觉得自己在治疗过程中总是会出现最坏的不良反应;觉得护士脸上的焦虑表情意味着自己的病情不容乐观;认为得癌症是自己的错,因为自己长期处于高压的工作状态中。鼓励患者表达出自身感受,提供正确的信息,再根据情况给予必要的安慰和适当的保证。例如,对于担心肿瘤预后的患者,可使患者了解肿瘤的相关知识,认识到肿瘤不等于死亡,并了解手术或其他治疗的效果,了解自己疾病的发展,帮助患者产生控制感,减轻恐慌和焦虑。当患者真正认识到肿瘤治疗的目的是制止或延缓肿瘤的进一步发展,并相信科学在进步,治疗方法在发展,成功的信念是奇迹出现的前提时,就会产生对事件的控制感,会产生积极的心态,也消除了手术或其他治疗措施的担心,使患者在意识领域、认识水平上对其疾病和治疗过程有进一步的理解,使疾病的信念发生本质的飞跃,由此带来情绪和行为上的改变。

心理问题的产生不但与个体的认知偏见有关,还与患者的自身修养、文化水平、脾气性格及人生观、生死观有关。纠正不良认知,学会变换角度看问题,可改变患者的一些认知偏见。如因肿瘤的治疗导致生理功能缺如、肢体残缺甚至毁容的患者,须及时纠正其认知偏见,告诉患者,虽然抗癌治疗给躯体造成了一些损害,但换来的是长期生存,家庭还需要我们,事业还需要我们,社会还需要我们,以此来纠正患者的认知偏见,减轻情绪逆遇,克服自卑情绪,达到重塑自信的目的。

帮助肿瘤患者实现认知重建的方式包括开展防癌和抗癌知识讲座、个别指导、分发肿瘤患者资源手册和宣传手册、创建抗癌微信公众号、开通抗癌热线、建立抗癌网站等。

(二)应激处理和应对技巧指导

根据 Lazarus & Folkman 的应激和应对理论,应激(stress)是内外环境中各种刺激作用于个体后,机体所产生的非特异性反应,表现为一组特殊的症状群,出现全身适应综合征(general adaptation syndrome,GAS)和局部适应综合征(local adaptation syndrome,LAS)的表现,使机体的生物系统发生改变。肿瘤患者确诊后将面对一系列应激情形。

应对(coping)是个体对内部或外部特定的需求难以满足或远远超过个体所能够承担的范围时,个体采用的持续性的认知和行为改变来处理这一特定需求的过程。肿瘤患者面对疾病和治疗的压力时可利用的资源包括:① 精力;② 积极的信仰;③ 解决问题的能力;④ 社会性技巧,如倾诉、交流等;⑤ 社会支持;⑥ 物质资源。

个体的应对方式可包括情感式应对(affective oriented coping strategies)和解决问题式应对(problem solving oriented strategies),个体合理运用情感式和解决问题式应对对促进健康是非常重要的,见表 12-1 所示。应注意,某些应对方式为积极应对,某些属于消极应对方式。常见的积极应对策略包括目标设定法、情感疏泄(expression)、放松技术、自我激励等。肿瘤患者常见的应对方式包括:① 斗争精神:患者将肿瘤看作是对自身的挑战,采取积极的态度寻求关于疾病和治疗的信息,不断调整自己的心态,使自己能与医护人员主动配合,争取早日康复。这是一种积极的应对方式。② 否认:患者否认肿瘤的诊断,不愿接受事实,不愿承认癌症的不良愈后,害怕别人知道自己患有肿瘤。这种应对方式为消极应对。③ 宿命论:患者接受癌症的诊断,但采用听天由命、个人无能为力的态度,不去主动探索有关疾病的信息。该类应对方式为消极应对。④ 丧失希望:处于无望无助感状态的患者完全被肿瘤的诊断和可能面临的死亡压倒,精神上陷于崩溃。

表 12-1　应对方式

情 感 式 应 对	解决问题式应对
幻想,希望事情会变好	试图控制局面
祈祷	能做什么就做些什么
希望独处	寻求处理事情的其他办法
试图将问题置之脑后	让其他人来处理这件事
宿命论,认为这就是自己的命运而顺从	斗争精神
吃、吸烟、饮酒	用不同的方法解决问题,看哪种最好
变得神经质	回想以往解决问题的办法
担心	试图从事情中发现新的含义
疯狂,大喊大叫	将问题分为小块处理
埋怨他人	客观地看待问题
否认或回避	设立具体目标解决问题
向朋友或家人寻求安慰或帮助	和处于此情境中的他人讨论解决问题方法
一笑了之,认为事情可以变糟	接受事实
将注意力转移至他人或他处	主动寻求改变处境的方式
准备面对最坏的结果	从事情中学会更多的东西
不担心,每件事都会有好结果	和有类似体验并取得成功的人交流
干些体力活	
认为事情已经无望而听之任之	
沉思、冥想	
自我激励	
练瑜伽,或气功	

护理人员对常用应对策略分析和讲授,以及对成功抗癌的癌症患者应对方式的分析和传播,可帮助患者建立信心和勇气,积极应对。

在帮助患者建立积极应对方式时,首先应围绕患者存在的问题,以患者的需要为基础,建立治疗目标。一般而言,否认属于心理防御机制,是患者为使自己减轻紧张而控制自己的一种情感反应,试图通过否认现实而保持心理平衡状态。护士不必勉强纠正患者的否认,以免对患者造成突然的打击。但当患者的否认影响了治疗计划时(如拒绝治疗),或因极力否认而出现其他心理异常情形时,护士应进行干预。宿命论是一种消极应对策略,长时间处于被动状态,会使患者情绪压抑,对治疗失去信心,并使自己陷入自责的痛苦心境中。无望无助的应对策略则使患者在治疗效果不理想或面临多种并发症的折磨时产生负性心理反应。

护士要了解患者对危机的态度,为不同的患者设立具体的干预目标。在为患者进行各种护理操作时,给予患者最适宜的心理护理方法,帮助患者了解和把握自身状态,为患者提供积极的治疗信息,让患者说出自己的想法,为患者提出容易实现的近期目标,不应盲目答应患者提出的不易实现的目标,让患者抱有不切实际的幻想。如果目标不能实现,患者会陷入绝望。设立阶段性目标,可以使患者看到自己的进步,增强对治疗的信心。

患者保持积极的态度、获得及时的信息、宣泄内心的郁闷、采用放松技术、发挥自我潜能、冥想、积极展望等均为积极的应对。护士应通过交流了解患者的不正确的观点以及他在应激时所采取的不恰当的应对方式,教会患者正确的应对方式、应对技巧。

(三) 行为训练

心理干预技术中行为训练是主要方法之一,可帮助患者降低心理应激和躯体症状,控制心率、血压等,形式包括肌肉放松训练、希望疗法、叙事治疗、尊严治疗、指导性冥想、音乐疗法等。

1. 肌肉放松训练　肌肉放松训练借助一定的方法直接降低神经系统的兴奋水平,促进机体自身平衡调节。紧张时肌肉绷紧容易影响周围的神经传导和血液循环,从而引起焦虑、抑郁、疼痛等负性情绪。放松可使脑电中 α 波增加,降低交感神经的冲动,平抚情绪,有助于个体应对紧张、焦虑、不安的情绪,也可以帮助个体振作精神、恢复体力、稳定情绪。现代心理和生理学已经证明高级神经中枢通过自主神经和内分泌系统实现对内脏的调控,短时间的放松可有明显的生理效应,肌肉放松训练不仅通过肌肉(身)的放松,也通过意念的专注(心)作用以达到对器官功能的调节。肌肉放松训练的步骤如下。

(1) 肌肉放松训练的目的:通过教会患者有意识地体验肌群紧张和放松时的感觉,从而达到身心放松的目的。

(2) 患者和治疗者的准备:要求患者练习时穿着舒适、宽松,去除一切装饰品,不要戴眼镜,尤其不要戴隐形眼镜。治疗者为患者创造一个安静、舒适的环境,准备好舒适座椅或躺椅,挂掉电话、关好门窗、拉上窗帘,避免一切外来干扰。

(3) 治疗者的示范:现在,我来做些示范,您跟着我做。首先握紧右拳(保持 5~7 秒),这时您感到右手和右前臂紧张起来了,然后慢慢放松,尽量放松,您感到这两种状态的差异了吗?

(4) 步骤:现在,我们开始做放松练习,请尽可能坐得舒服些,闭上眼睛,按我的指导语紧张、放松某些肌群,并注意感受紧张和放松时的不同感觉。

1) 握拳曲腕:双手握拳,向上弯曲手腕,感觉手和前臂的紧张(保持 5 秒)。松开双拳,伸直手腕,自然放松,注意放松的感觉(停 10 秒)。

2) 屈肘耸肩:前臂向上弯曲并外旋,双肩向耳部耸起(保持 5 秒)。现在放松,体验紧张和放松间的不同感受(停 10 秒)。

3) 曲颈皱眉:头向后紧靠椅背,皱起眉头(5 秒)。舒展眉头,颈部放松,体验紧张和放松的感觉(停 10 秒)。

4) 闭眼咬牙:紧闭双眼,咬紧牙关,嘴角向后,双唇紧闭,感觉面部的紧张(5 秒)。自然放松,体验放松的感觉(10秒)。

　　5) 下巴贴胸:将下巴贴近胸部,感觉到颈前肌肉的紧张(5秒)。现在放松下来(10秒)。

　　6) 拱背挺胸:现在注意后背肌肉,拱起后背,挺起胸部和腹部,您能感觉到后背的紧张吗?(5少)。现在放松,你感到很轻松(10秒)。

　　7) 吸气缩胸:现在深吸气,憋气(5秒)。好,呼气放松,感受紧张、放松的差别(10秒)。

　　8) 收腹憋气:现在将注意力放在腹部,绷紧腹部肌肉,憋气(5秒),呼吸,放松腹部肌肉,您的腹部是否像后背和胸部那样放松(10秒)?

　　9) 提肛收臀:收缩肛门括约肌和臀部肌肉,感觉紧张(5秒)。现在放松(10秒)。

　　10) 伸腿跷趾:伸直双腿,脚趾向上跷,使脚、小腿、大腿肌肉紧张起来(5秒)。现在放松,全身放松(休息2分钟,再重新练习一遍全部肌群)。

　　(5) 评价放松训练的效果:评价包括评定放松的程度、紧张和放松状态下的感觉,练习过程中存在的问题,练习中出现的异常感觉等。

　　2. 希望疗法　对于肿瘤患者来说,生活充满希望是增强其身心健康的关键因素,采用希望疗法对他们保持和重新树立希望的信心具有积极的影响。希望疗法包括下列措施。

　　(1) 第一阶段:建立团体意识。将肿瘤患者分成若干个小组,建立一个团体。解释团体的目的,明确各个阶段的目标。护士为患者提供相应的病情、治疗、疼痛的处理和康复锻炼措施及目前新进展等信息,营造一种理解、支持和关怀的友好气氛。

　　(2) 第二、第三阶段:探索希望。护士为患者提供关怀、爱护、支持的气氛,让他们宣泄自己的无望、焦虑、抑郁、恐惧等情绪,相互倾诉个人对于肿瘤的认识,讨论希望与无望对康复的影响。护士也要参与其中,进一步引导患者明确希望对健康的价值,并鼓励患者间进行相互的学习和交流,树立坚定的乐观信念:生活不能没有希望。同时要求患者以日记或录音的形式记述自己对整个希望过程的认识,并且坚持这样的活动。

　　(3) 第四阶段:调动支持系统。家人和朋友是患者生命中不可缺少的一部分,在未和护士建立信任的护患关系之前,患者通常只会和关系密切的家人或朋友分享自己的心理感受,护理人员在这一过程中应调动一切可能的支持力量,让患者家人和朋友也参与进来,明确他们的信念与支持对癌症患者建立希望的影响,是相当重要的。护士要参与协调患者与支持系统间的关系,帮助患者一起建立抗癌同盟。

　　(4) 第五阶段:丰富生活。为患者开展积极向上的活动,如绘画、欣赏花草、听音乐、跳交谊舞、慢跑、打太极拳等,每个人因地制宜地制订自己的活动计划。与晚辈共享天伦之乐,从分享生活中的点滴乐趣,让生活充满阳光、充满希望。

　　(5) 第六、第七阶段:陶冶性情,坚定希望。在此阶段中,通过讨论性情对疾病的影响,护士帮助患者校正认知,学习理性思维的技巧,探讨与癌症做斗争的计划和谋略,其目的是帮助患者以轻松愉快的心情和对未来的美好憧憬,面对现实,减少痛苦,提高生活质量。

　　第八阶段:思考与评价。本阶段要求并鼓励患者对未来生活继续充满希望,并可进一步扩大交往团体,参加社会活动,使生活继续保持丰富多彩。

　　3. 叙事疗法　叙事疗法是在叙述理论的基础上,将个体、夫妻、家庭、小组及相关组织等一系列心理社会干预模式整合在一起的治疗方法。其关注点在于来访者带到治疗过程中的故事、观点和词汇,以及这些故事、观点和词汇对来访者本人、家庭、周围人产生的影响。对于肿瘤患者,该治疗的主要工作是围绕患者的肿瘤和治疗以及肿瘤和治疗对患者的影响。叙事治疗中交谈常用的方法包括外部交谈、回忆和局外观察者的反馈。

（1）外部交谈：治疗师请患者做自我介绍后，在一种自由的状态下让患者描述他们自己以及他们面临的挑战或困难，随后的问题包括："您怎么命名您所面临的挑战？""这个问题对您造成了什么影响？""对于这些影响，您的感受如何？""你为什么会有这样的感受？"即将患者的问题分成命名、影响、评价和解释四个步骤，让患者能够理解目前状况的复杂性，引导患者意识到与自己的生活和经历紧密相连的价值观，从而给患者带来可能使目前状况发生改变的希望。

（2）回忆：外部交谈后，患者被问及促进他形成当前价值观的重要人物是谁，并介绍这个对患者有重要影响的人。回忆旨在探索患者生活中重要的价值观与那个影响患者至今并且可能会继续影响患者的那个人之间可能存在的联系。

（3）局外观察者的反馈：外部交谈开始前，在征得患者同意后治疗师可以邀请一些局外观察者参与谈话，他们可以是患者的家人、朋友或者是治疗师的同事或学生，在旁听后观察者会被邀请谈一谈自己对患者所讲述内容的感受，但不给出建议。局外观察者做出反馈的意义在于让患者有一种感受，即有人仔细倾听他们的叙述，认为其叙述是十分重要的，并能够产生一定的共鸣，从而有助于患者进一步意识到自己的价值观，理解自己当前问题产生的原因。

4. 尊严治疗　针对晚期癌症患者，Harvey Max Chochinov 提出尊严心理治疗，以尊严的保持作为治疗目标。在尊严心理治疗中，请晚期患者在录音中讲述他们生活中最希望被人永久纪录和永远记住的多个方面。根据尊严模式对患者提出一系列问题：① 你能告诉我一点你的生活史吗？尤其是那些你记忆最深或你认为最重要的部分？② 你什么时候感到最有活力？一生中你最希望感激的人有哪些？③ 你生活中所承担的最重要角色是什么（如家庭、职业）？④ 这些角色为什么对你这么重要？你认为自己在这些角色中实现了什么？⑤ 你最重要的成就是什么？你感到最自豪的是什么？⑥ 你有一些特殊的事情想要家人知道吗？有一些特别的事情你想要他们记住吗？⑦ 你觉得有一些很特别的事情要告诉你所爱的人吗？或者你想要花时间再说一遍的事情？⑧ 对你所爱的人，你的希望和梦想是什么？⑨ 关于生活你学到了什么，你想要传授给他人的东西？⑩ 你希望把什么忠告或指导性言语传给你的儿子、女儿、丈夫、妻子、父母或其他人？为了安慰家人，你有一些话，甚至一些指示提供给家人吗？在制造这份永久纪录时，还有其他一些你想要包括进去的内容吗？上述问题的焦点是那些他们觉得最重要的事情以及最想要所爱的人记住的事情。

尊严治疗一般为 1～2 节，每节不超过 1 小时，间隔 1～3 日。最后一次会谈结束后 2～3 日内将谈话内容整理成文字记录，然后向患者确认信息并进行必要的修改。最后患者将收到一份纸质的定稿记录，患者可与他们挑选的人共同分享或赠予这份记录。通过尊严治疗能造成一种感觉：他们会留下非常宝贵的东西，或者感谢所爱的人，请求宽恕，留下重要的信息或指导，或者提供安慰的话语给家人和朋友。

5. 指导性冥想　冥想是一种心智活动，对患者调整自我情绪有着重要作用。在专业治疗师的指导下，通过视觉、声音、气味、感觉创造的想象，将痊愈的能量传送到疼痛区域，指导患者感受压力的减轻。

6. 音乐治疗　也是心理行为干预的内容，音乐疗法可减少内分泌系统、免疫系统对紧张的生理反应，降低体内类固醇激素水平，从而提高免疫力。同时音乐语言具有暗示作用，引起患者心理、精神的共鸣，激发患者对生活的向往。音乐治疗一般每次 20～30 分钟，按患者自身的喜好选择合适的音乐。

（林　岑）

第四节　肿瘤患者的自我效能

在各种能影响个体健康和行为的认知性因素中,自我效能为决定性因素。自我效能是人类行为动机、健康和个体成就的基础。提高肿瘤患者的自我效能,能有效激励患者积极面对疾病,提高治疗依从性。

一、自我效能的定义

自我效能(self-efficacy)由 Bandura 提出,从社会认知理论发展而来,是指人们对自己实现特定领域行为目标所需能力的信心或信念。Bandura 的社会学习理论认为人、行为和环境三因素是相互联系、相互影响的。环境因素可导致某种行为的产生和完成。人们一般倾向于回避那些他们认为超过其能力所及的任务和情境,而承担并执行那些认为自己能够做的事。因此在做决定的过程中,积极的自我效能培养积极的承诺,并促进胜任能力的发展。

二、自我效能的来源

自我效能受四个重要的信息来源影响。

1. 行为达标(performance accomplishment)　个人的实践经验是自我效能最重要的来源。成功的经验能够提高个人的自我效能,多次的失败则会降低之。一旦一个人有了强烈的自我效能感,一次失败没有多大影响。自我效能高的人常常将失败归咎于情境因素,比如不够努力或策略不对,而自我效能低的人常常将失败归咎于自己能力不足。

2. 替代性体验(vicarious experience)　观察他人,即角色榜样作用,是指看到与自己特征相似的人们的成就而获得的感知。看到与自己相近的人的成功能够促进自我效能的提高,增加实现同样目标的信心。当一个人无法确定自己的能力或对某一行为缺乏经验时,往往通过观察他人来对自身能力形成判断。

3. 语言劝解(verbal persuasion)　语言劝解也是自我效能常用的来源,因为它很容易使用。在直接经验或替代性经验的基础上进行劝说、鼓励,效果最大,而缺乏事实基础的言语劝告对形成自我效能的效果不大。

4. 生理信息(physiological information)　对生理和情绪状态的自我评估关于身体状态的评估也会影响一个人对自己能力的判断。紧张、焦虑、抑郁会被视为个体预估自身能力不足时的表现,疲劳、疼痛、低血糖等也被视为生理效能低下的指标。压力会对自我效能产生负面影响。患者如何看待自身疾病,以及如何解释疾病相关的症状,会影响他们应对疾病时的自我效能。

三、自我效能对促进癌症患者积极应对的作用

自我效能理论认为人的自我效能、能力信念和结果信念可促使其改变行为。能力信念和结果信念越强,行为越容易改变,从而达到期望的结果。因此,自我效能被认为是行为决策的最重要因素。自我效能决定着人们将付出多大的努力以及在遇到障碍或不愉快的经历时,将坚持多久。自我效能越强,其努力越具有力度,越能够坚持下去。自我效能不仅能直接影响行为,还能通过对其他因素的影响,从而改变行为(图 12 - 1)。

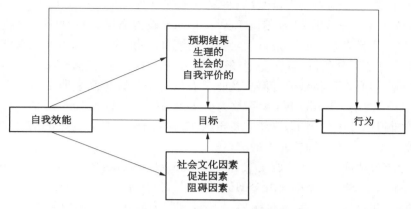

图 12 - 1　自我效能与行为的关系

自我效能在人们对个人健康习惯的直接控制上起到重要的作用,决定着他们是否改变不良行为,或发展积极的行为方式,尤其适用于慢性疾病患者,包括癌症患者。这是因为只有人们相信他们的行动能够导致预期的结果,才愿意付出行动。否则人们在面对困难时就不会有太强的动机也不愿长期坚持。自我效能涉及人们生活和健康的每个方面,影响人们看问题的态度是乐观还是悲观;在面对逆境和困难时是否有足够的动力去克服;对紧张和情绪低落等不良情绪的耐受程度以及生活的各种抉择。

个体对自己有无能力完成某行为的信心,是决定人们能否产生行为动机和产生行为的一个重要因素。自我效能可通过以下四个方面来影响行为:① 对行为的选择,即行为的促发;② 执行行为的努力程度;③ 坚持某一行为的韧性,即遇到困难时的坚韧性;④ 正性情绪反应。

癌症患者的自我效能是进行健康行为的能力信心,其自我效能可以反映在四个方面:① 患者对于自己的疾病做出什么样的选择? ② 患者面对阻力或者困境的时候,能够坚持多长的时间? ③ 患者打算付出多大的努力? ④ 患者的感受如何?

四、自我效能的测量

一般来说,自我效能是领域特定(domain specific)的概念。人们的自我效能不同,不仅体现在不同的活动领域,还体现在同一活动领域的不同方面。一个人在某一方面的自我效能较高,并不意味着其他方面的自我效能也高。但研究者也发现有一种一般性的自我效能存在,它指的是个体应付各种不同环境或面对新事物时的一种总体性的自信心。不同研究者根据不同的研究领域发展了许多相应的自我效能量表。目前用于我国癌症患者自我效能评估的量表主要包括以下几个。

1. 一般自我效能感量表(general self-efficacy scale,GSES)　该量表最早由德国柏林自由大学的著名临床和健康心理学家 Ralf Schwarzer 教授和他的同事于 1981 年编制完成,由最开始的 20 个条目改进为 10 个条目,涉及个体遇到挫折或困难时的自信心。GSES 采用 Likert四分制评分,每个项目都给予 4 个选项的回答,从"完全不正确(1 分)"到"完全正确(4 分)"。得分越高表明自我效能水平越高。GSES 目前已被翻译成数十种语言,在国际上广泛使用。中文版的 GSES 由张建新和 Schwarzer 于 1995 年在香港大学生中使用,目前中文版 GSES 已被证明具有良好的信度和效度,内部一致性系数为 0.87,重测信度为 0.84,10 个条目和总量表得分的相关系数在 0.60 和 0.77 之间。

2. 癌症自我管理效能感量表，即健康促进策略量表（strategies used by people to promote health, SUPPH）　该量表是 1996 年美国 Lev 和 Owen 教授研制的一种癌症自我管理效能感量表，该量表为自评量表，共 29 个条目，分为应对、缓解压力、决策和享受生活等四个维度。中文版 SUPPH 修订了部分条目，包含 28 个条目，采用 Likert 5 分值记分方式，1～5 分分别表示没有信心、有一点信心、有信心、很有信心及非常有信心。分数越高表明个体的自我效能感越强。中文版 SUPPH 的 Cronbach's α 系数为 0.849～0.970，Guttman 折半系数在 0.803～0.937，因子分析得出 3 个公因子，累计方差贡献率为 66.65%，具有良好的信、效度，适合中国文化背景下癌症患者自我管理效能感的测量。

3. 癌症患者应对癌症自我效能量表（assess cancer patients' self-efficacy with managing cancer experience, CPSE）　该量表由 Barlow 等编制，包括 44 个条目，采用 1～10 分评分。该量表有 4 个维度，包括采取行动应对疾病、情绪控制、人际关系协调以及配合治疗等。总分 44～440 分，分数越高表示自我效能感越高。该量表的中文修订版主要是语言理解方面进行了调整与修订，量表内容未做实质性改动。Cronbach's α 系数为 0.811～0.966，分半信度为 0.791～0.927；各因子之间及各因子与总量表的相关系数为 0.588～0.932。采用斜交旋转主成分分析法进行因子分析，提取公因子 5 个，累计贡献率为 55.92%，各因子负荷系数为 0.497～0.840，具有较好的信度和效度，适宜作为中国癌症患者自我效能的评估工具。

五、提高肿瘤患者自我效能的方法

肿瘤的诊断对肿瘤患者来说意味着疼痛、缺陷，甚至死亡。然而肿瘤治疗所导致的身体形象改变、功能的丧失，以及自尊的改变有时对患者所造成的恐惧感更强。在如何面对和处理这些压力源时，自我效能起到了决定作用，认为自己有能力解决困难的患者能够更好地运用自我调节的策略来应对压力源。自我效能是应激结局的中间变量，是一种缓冲系统，提高自我效能为提高癌症患者的生活质量提供了理论基础。

提高肿瘤患者自我效能的方法主要从提高自我效能来源的四个方面来实现。

1. 行为达标（performance accomplishment）　通过以下措施实现：① 帮助患者认识自己以往成功的应对体验、回顾其操作方法（如放松法）。② 护理人员提供积极反馈。③ 患者实践以往成功的应对行为。④ 患者记录自己的应对行为（self-monitoring），例如记录抗癌日记。

2. 替代性体验（vicarious experience）　一般指通过集体支持疗法，护理人员向患者介绍成功个案情况和经历，并请成功个案现身说法。

3. 语言劝解（verbal persuasion）　护理人员对患者积极的应对行为（如宣泄）提供明确的语言鼓励，同时不断对患者进行强化，他（她）有能力成功。可通过面谈、看录像等方式实施。

4. 生理信息（physiological information）　包括以下措施：① 护理人员向患者重新诠释其应激体验和应对体验（如祈祷）。② 护理人员对患者的症状体验进行现实的解释。③ 护理人员保持平和的态度，并影响患者的心境。

六、通过组织肿瘤患者健康促进行为，提高其自我效能

由于肿瘤患者的自我效能与其健康促进行为之间密切的相互影响，因此肿瘤科护士应积极鼓励并组织患者开展以下健康促进活动，以提高其与癌症斗争的自信心。

1. 开展积极的锻炼和康复训练　锻炼是有活动能力的肿瘤患者最简单易行的健康促进行为，可提高其自我效能。肿瘤患者身体方面的问题主要包括食欲下降、便秘、体重减轻、咳

嗽、疼痛、睡眠等。在患者身体允许的情况下,可采取的干预措施包括散步和骑自行车等增氧健身活动,进行有效的康复活动。研究结果表明,患者在治疗期间从事体育锻炼可减少疲劳、恶心、情绪沮丧,促进机体功能康复,改善生理功能,提高免疫能力。癌症患者不仅接受自我效能的强有力的影响,而且也从观察其他患者从事健康促进行为的成功经验中获得各种积极的影响。

2. 进行危机干预训练,提高适应能力　突如其来的肿瘤诊断通常令患者恐慌不安,急需得到适时适度的慰藉。支持系统不宜一味鼓励其坚强,应让患者充分发泄其负面情绪,同时消除患者对癌症的误解,将放化疗方案、实施方法、毒副作用及对策等信息介绍给患者,提高患者的自我防护能力。随着治疗的深入,癌症患者在医护人员的重视和鼓励下逐渐适应现实,以平静良好的心态配合治疗,并适当实施"自我护理",从而提高其生活质量。

3. 鼓励肿瘤患者通过表达性写作的方式积极自我反思　表达性写作(expressive writing)通过书写的方式将个体经历的创伤性事件或者应激事件表达出来,同时反思自己对这些事件的感受,可提高自我效能。写作的方式和表达的途径可多样化,如记录日记,在微博、微信中发表个人感受等。肿瘤患者是否有能力进行情绪调整是十分重要的,患者有很多心理问题,如害怕肿瘤的痛苦折磨,害怕手术,害怕化疗与放疗的恶心、呕吐反应,害怕与亲人分离,害怕孤立无援。他们也会因肿瘤造成的功能障碍、对生命的威胁、失去亲人的爱,以及手术引起的形象破坏等而有失落感,引起悲观消极的心理。反思性写作可以在很大程度上抒发患者的心情,指引患者关注自己生活中的方方面面,对于疾病和治疗的过程有一个更加完整详细的动态记录过程。患者记录自己在肿瘤治疗过程中的经历和情感波动,也为以后比较准确地描述病情和身体心理反应提供了依据,再次遇到类似境况时,通过翻看日记、博客等写作的内容,患者亦有经验可循,能指导患者运用经验更好地应对相关事件。以往的多项国内外研究均证明,鼓励患者通过表达性写作这一方式,可帮助患者反思治疗和自我应对,展现患者的心路历程,梳理自身情绪,促进创伤后成长,鼓励自己提高自我效能,促进患者采取积极的健康行为。

4. 强化肿瘤患者的社会支持网络　肿瘤患者需要获得周围人特别是家人的尊重和帮助。随着生物医学模式的转变,肿瘤患者成立肿瘤康复组,他们通常依托于医学院校、肿瘤医院或研究所,有相对固定的领导班子和活动地点。其宗旨是向社会尤其是患者普及肿瘤康复知识,并协助和指导肿瘤患者进行心理、药物和饮食等合理治疗,定期请医学专家教授有关肿瘤的科学知识和出版指导肿瘤康复的刊物。将肿瘤患者组织在一起,可相互安慰、鼓励,提供康复信息,交流抗癌经验,增进斗志,坚定信心,解除生理上的疲劳,克服生活中的各种困难,依靠集体力量,使患者由消极接受治疗变为主动参与治疗,最大限度地发挥自我效能,更好地提高肿瘤患者的生活质量。

（黄晓燕）

第五节　肿瘤患者的社会支持

癌症是一种严重影响患者生理—心理—社会平衡的应激因素,在对癌症患者进行治疗和护理的过程中,能否为患者建立有效的社会支持系统,能否为患者提供有力的社会支持活动,能否使患者感受到社会支持的正向力量,直接关系到患者的治疗效果和生活质量。

一、社会支持的概念和特征

社会支持（social support）是个体通过正式或非正式的途径与他人或群体接触，由他人提供潜在有用的信息、服务或其他事物的人际间的互动，使个体感受到被关怀、被尊重或与某人紧密相关，获得信息、安慰及保证的过程。社会支持可减轻心理应激反应、缓解精神紧张状态、提高社会适应能力。社会支持包括社会支持网络、社会支持行为、主观性的支持评价三方面。

社会支持具有以下特征。

1. **社会支持是一种主观感受**　社会支持是一种个体感受到被关怀、被尊重或与某人紧密相关的感觉，社会支持实际上是传递给个体的一种信息，这些信息至少让个体在三方面产生自信：一是相信自己被关怀、被爱；二是相信自己被尊重、得到好评；三是相信自己有许多人际网络。

并非所有的社会联系都能导致社会支持，除非这种联系被个体感知到，并能充分满足其个人的需要。如果这种支持不适合当事人，或在不恰当的时间提供，或持续时间不合适，或违背个人意愿，或非互惠性，则不能称为社会支持。而只有当这种信息或行为满足个体的需求并引起个体的相应信心时，才能成为社会支持。

2. **社会支持是一种人际间的互动**　社会支持是一种由别人提供潜在有用的信息、服务或其他事物的人际间的互动，这种社会互动使个体的基本社会需求得以满足。而满足需要的途径可以是情感上的互动（如爱、同情、喜欢等），也可以是工具性的帮助（如给予商品、服务等），还可以是信息的提供（如提供治疗进展信息，对治疗效果进行评价）等。因此社会支持不仅仅是一种单向的关怀或帮助，它在多数情形下是一种社会交换，社会支持主体提供服务、信息、金钱、货物，社会支持客体提供社会承认、社会赞同和尊敬。这种交换可以是非物质性的交换行为，属于典型的利他主义行为。

3. **社会支持包括主、客观两方面**　客观的社会支持包括物质上直接的援助和社会网络、团体关系的存在和参与；主观上的社会支持是个体所体验到的情感的支持，即个体在社会受尊重、被理解、被支持而产生的情感体验和满足程度。

4. **社会支持具有多维性**　社会支持是一个多元的结构体系，至少包括以下三个体系：社会支持网络、社会支持行为、主观性的支持评价。因此对社会支持的评价应从社会支持网络（如家庭、朋友、同事、单位等）、提供支持的行为（如倾听、表示关怀、提供金钱和物质帮助、帮助完成具体任务、提供建议和指导等）、主观感受到的社会支持（是否感知到他人的这些行为是自己所需要的）三方面进行。

二、社会支持对促进肿瘤患者康复的作用

来自社会各方面的精神或物质的帮助和支援，当被癌症患者体验和感知到后，可成为强大的社会支持力量，极大地促进患者的康复。社会支持对健康的作用主要有两种机制来解释，即应激缓冲模型和独立作用模型。

1. **应激缓冲模型（stress-buffering model）**　社会支持本身对健康无直接影响，而是通过降低个体对应激事件的不良反应起到降低疾病风险、促进疾病康复的作用。在将应激源与疾病联系起来的因果链中，社会支持可能在几个不同阶段发挥缓冲作用。① 相信他人会提供必要的社会支持，可能会降低个体对应激事件所造成伤害可能性的预估，并增强个体对自身应对能力的判断，从而降低个体在应激事件发生时所感知到的压力，防止个体将某一事件定性为强

应激事件。② 感知到的或已经得到的社会支持可以降低或消除个体对应激事件的不良认知和情绪反应。③ 感知到的或已经得到的社会支持可以抑制个体对应激事件的不良生理反应和行为反应(图 12 - 2)。

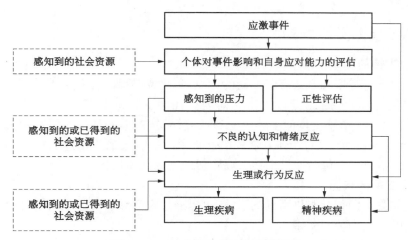

图 12 - 2　社会支持的应激缓冲模型

2. 独立作用模型(main effect model)　社会支持与健康有直接的联系。① 参与社会网络的人会受到他人的影响,得到健康相关的服务和信息,从而影响自身的健康促进行为。② 社会支持网络可以使个体产生归属感和安全感,认可自我价值,使个体产生积极的心理状态,从而使个体更有动力照顾自己。③ 积极的心理状态和良好的社会支持网络可以降低个体的神经内分泌反应,增强免疫力,从而降低疾病的危险性(图 12 - 3)。

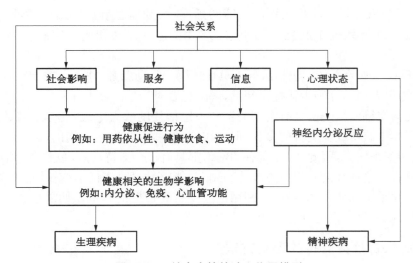

图 12 - 3　社会支持的独立作用模型

社会支持的基本目的是保证肿瘤患者在生存的各个阶段不至于因为疾病而丧失基本的生存条件,维持肿瘤患者最佳的心理和身体健康状态。应对是个体处理压力情景的认知和行为过程,社会支持是重要的应对资源。来自家庭、朋友的稳定的支持、适当地参与社会活动均是对提高患者生活质量有重要意义的因素。以往的研究表明,肿瘤患者获得的社会支持状况与其心理健康状况有密切的关系,不良的情感支持和不足的实际支持与消极的心理反应直接相关,较好的信息支持与积极的士气有关,有适当社会支持的恶性肿瘤患者症状困扰程度和不良心理反应均较轻。反之,较少的社会支持与较差的生理、心理状况有关,是影响患者生活质量的重要危险因素。

三、社会支持的类型和来源

(一) 社会支持的类型

不同的社会支持类型和方式有着不同的特点,每种支持都是根据各自在社会支持系统中承担的角色和义务,满足癌症患者的特殊需要。社会支持的类型主要包括:① 情感支持(emotional support):情感支持使个体感受到被关怀、被尊重或与某人紧密相关。② 信息支持(informational support):对个体发展和康复有用的信息可成为信息支持。③ 工具性支持(instrumental support):包括提供金钱、物品、帮助完成具体任务等。

(二) 社会支持的来源

社会支持作为人们相互提供帮助的形式,可以通过家庭和朋友这一网络自动获得,也可以依靠专业机构的介入和参与实现。

1. 来自家庭成员的支持　如配偶、父母、子女、兄弟姐妹等。家庭成员的支持是患者信念、信心、勇气、动机的来源。良好的家庭支持可直接影响患者的心理和行为,家庭成员提供照护时,可增强患者的自尊和被爱的感觉,起到相互支持、共同面对疾病的作用。家庭成员在帮助患者提高生活中各种决定的能力上、激励患者主动积极参与治疗和护理的愿望等方面均起到决定性的作用。

2. 来自社会方面的支持　如朋友、同事、病友与患者讨论内心的感受,交流应对危机的经验和自我成功的经验等。肿瘤不同于其他疾病,其治疗过程较长,患者不可能长期住院治疗,社区护理和家庭护理将作为医院功能的延伸,为肿瘤患者提供出院后的持续性服务。社区服务在社会支持系统中起到相当重要的作用,它可弥补和改善家庭保障功能的薄弱环节。

3. 来自医务人员的支持　包括医务人员在情感上鼓励患者,并提供关于疾病治疗和康复的详细信息,为患者的治疗和生活提供帮助,解除患者对治疗的顾虑和不安等。

个体的社会支持网络是由具有密切关系和一定信任度的人组成,社会支持的数量是指个体从他人或群体中获得社会支持的多少,但应该特别注意的是,在不同的情景下,这些人既能给予支持,也能带来压力,因此,并非所有的网络都具有社会支持功能,也并非都能增强积极的社会行为。只有当这种社会支持被患者感知到,并能够满足患者的需求,才能成为社会支持。社会支持利用度是个体调动社会网络,利用他人支持和帮助的程度。如果患者的社会支持利用度较好,就可以获得较多的社会支持。

四、癌症患者社会支持的评定方法

社会支持的评定包括从结构、功能以及知觉三方面的评定。社会支持的结构主要描述个人的社会支持网络;社会支持的功能主要描述提供支持和帮助的具体行动和行为;而社会支持的知觉主要描述个人对各种关系类型和质量的感知。所以对社会支持的测量既应包含量的方面,也包含质的方面。目前对于社会支持的研究和测量大都通过评定量表来完成。常用的评定量表如下。

1. 社会关系提供量表(social provision scale,SPS)　该量表由 Weiss 于 1973 年设计,用于评估个体社会关系的提供情况。社会关系的提供情况可以反映个体从与他人的关系中所获得的社会支持情况。此量表着重于各种关系间本质的研究,而不只是研究在社会网络中支持者的数量或社会相互作用的数量。这种社会联系的质的提供包括 6 个方面:① 指导(提供意见和信息)。② 值得信赖的关系(确信别人可以提供帮助)。③ 个人价值得到认可(别人认同自己的价值)。④ 抚育的机会(感到自己被需要)。⑤ 喜爱(情感上的亲近)。⑥ 社会整合感(感到属于社会群体)。每个方面都通过 4 个项目评估,其中 2 个项目评估现在的情况,2 个项目描述缺失这种供给时的情况。均采用 4 分制 Likert 量表评估,从"完全不同意(1 分)"到"完全同意(4 分)",此量表在不同人群中测试的 Cronbach's alpha 值是 0.85～0.92,有着较好的内部一致性。独立分量表的内部一致性 Cronbach's alpha 值为 0.64～0.76。

2. 社会支持评定量表(SSRS)　社会支持评定量表是肖水源于 1986 年设计的,并在 1990 年作了小规模的修改。该量表有 10 个条目,包括主观支持 4 条,客观支持 3 条,对支持的利用度 3 条。客观支持指客观的、可见的、实际的支持,包括物质上的直接援助和社会网络、社会团体关系的存在和参与,包括稳定的关系(家庭、婚姻、朋友、同事等)或不稳定的社会联系(如非正式团体、暂时性的社会交际等)。主观支持是主观的、体验到的情感上的支持,是个体在社会中受尊重、被支持、理解的情感体验和满意程度。该量表的内部一致性为 0.89～0.94,2 个月间隔的重测信度 0.92,与 SLC-90 的相关系数为 0.54。

3. DukeUNC 功能性社会支持问卷(DukeUNC functional social support questionnaire,DUFSS)　Broadhead 等于 1988 年设计了一个共 8 项的问卷来评估个体对所接受的社会支持程度的感知。它包括 2 个分量表分别测量知己、密友的支持(例如:有机会讨论问题,得到参加社会活动的邀请等)和情感性的支持(例如:爱和关心)。此量表采用 Likert 五分制评分,从1 分(比我愿意和喜欢的要少)到 5 分(与我愿意和喜欢的一样),分数越高表明感知到越好的社会支持。DUFSS 的特点是非常简洁。DUFSS 的平均重测信度为 0.66。分量表的Cronbach's alpha 值分别为 0.62 和 0.76。在初级卫生保健领域中 2 个分量表可以用来预测个体对卫生保健的利用程度。

4. 柏林社会支持量表(berlin social support scales,BSSS)　Schwarzer 和 Schulz 于 2000 年设计 BSSS 以评估社会支持的不同维度。此量表最初是根据癌症患者术后发展起来的。包括内容相平行的两份量表:① 他人所提供的社会支持(支持行为)。② 患者对这种支持的评价(感受的社会支持)。感受的社会支持可以通过向患者提问以下问题来测量:"请回想一下和你亲近的人中,如你的配偶、伙伴、孩子、朋友和其他,在上一周中,这些人对你的反应是什么?",该量表其中 6 项评估情感支持,Cronbach's alpha 值 0.85,如"当我感觉很差时,他可以安慰我";2 项评估信息支持,如"他建议我做这些运动可分散我的注意力";3 项评估工具性的支持,Cronbach's alpha 值 0.75,如"他在很多方面都很照顾我"。支持行为通过向其伴侣提问同样的问题来进行测量:"现在请回想一下患者,在过去的一周中你是怎样和他相处,相互影响的?"提供的社会支持问卷用来测量患者的伴侣,同样有 6 项评估情感支持,Cronbach's alpha 值 0.67,如"当他感觉不好时,我会安慰他";2 项评估信息支持,Cronbach's alpha 值为 0.56,如"我建议他做这些运动,这样会分散他的注意力";3 项评估工具性的支持,Cronbach's alpha 值 0.60,如"我在很多方面照顾他"。该量表的答案从"完全不同意(1 分)"到"完全同意(4 分)"。得分越高表明接收到和提供越好的社会支持。

5. 人际间支持评价表(interpersonal support evaluation list,ISEL)　Cohen 等设计的

ISEL 包含 40 个条目,评估潜在的社会支持的质量和感知到的可利用性、有效性。它分为 4 个分量表:① 评价性支持,用来评价向知己、密友倾诉困难时感知到的支持的可利用性和有效性,其 Cronbach's alpha 值为 0.70~0.82。② 归属支持,用来检测一个人可以完成事情的能力,其 Cronbach's alpha 值为 0.73~0.78。③ 实质性支持,指实际的、工具性的帮助的可利用性,其 Cronbach's alpha 值为 0.73~0.81。④ 自尊支持,指和其在一起可以感到被赞同的人的支持,其 Cronbach's alpha 值为 0.62~0.73。每个项目都给予 4 个选项的回答,从"完全正确(3 分)"到"完全错误(0 分)"。得分越高表明社会支持的水平越高。

6. 社会支持评定量表(SSRS)　社会支持评定量表是肖水源于 1986 年设计的,并在 1990 年做了小规模的修改,该量表有 10 个条目,包括主观支持 4 条,客观支持 3 条,对支持的利用度 3 条。客观支持指客观的、可见的、实际的支持,包括物质上的直接援助和社会网络、社会团体关系的存在和参与,包括稳定的关系(家庭、婚姻、朋友、同事等)或不稳定的社会联系(如非正式团体、暂时性的社会交际等)。主观支持是主观的、体验到的情感上的支持,是个体在社会中受尊重、被支持、理解的情感体验和满意程度。该量表的内部一致性为 0.89~0.94,2 个月间隔的重测信度为 0.92,与 SLC90 的相关系数为 0.54。

7. 领悟社会支持评定量表(perceived social support scale,PSSS)　由 Zimet 等编制,姜乾金修订。PSSS 强调个体自我理解和自我感受到的社会支持,该量表分别测定个体领悟到的来自各方的社会支持,如家庭、朋友和其他人的支持程度。PSSS 强调个体对社会支持的主观体验,共 12 个自评项目,包括家庭内支持、家庭外支持两个分量表,采用 Likert 7 级评分,1 分表示极不同意,7 分表示极同意。PSSS 的 12 个条目包括家庭支持、朋友支持和其他支持三类。家庭支持、朋友支持、其他支持和全量表的重测信度分别为 0.85、0.75、0.72 和 0.85。在国内,该量表可用于肿瘤、外科手术、慢性肝病等患者的心理应激研究,各条目可分为家庭内支持和家庭外支持两类。该量表较多用于肿瘤患者,量表内容见表 12-2 所示。

表 12-2　领悟社会支持评定量表

指导语:以下有 12 个句子,每一句子后面各有 7 个答案。请您根据自己的实际情况在每句后选择一个答案。例如,选择①表示您极不同意,即说明您的实际情况与这一句子极不相符;选择⑦表示您极同意,即说明您的实际情况与这一句子极相符;选择④表示中间状态。其余类推。

1. 在我遇到问题时有些人(领导、亲戚、同事)会出现在我身旁
　① 极不同意;② 很不同意;③ 稍不同意;④ 中立;⑤ 稍同意;⑥ 很同意;⑦ 极同意
2. 我能够与有些人(领导、亲戚、同事)共享快乐与忧伤
　① 极不同意;② 很不同意;③ 稍不同意;④ 中立;⑤ 稍同意;⑥ 很同意;⑦ 极同意
3. 我的家庭能够切实具体地给我帮助
　① 极不同意;② 很不同意;③ 稍不同意;④ 中立;⑤ 稍同意;⑥ 很同意;⑦ 极同意
4. 在需要时我能够从家庭获得感情上地帮助和支持
　① 极不同意;② 很不同意;③ 稍不同意;④ 中立;⑤ 稍同意;⑥ 很同意;⑦ 极同意
5. 当我有困难时有些人(领导、亲戚、同事)是安慰我的真正源泉
　① 极不同意;② 很不同意;③ 稍不同意;④ 中立;⑤ 稍同意;⑥ 很同意;⑦ 极同意
6. 我的朋友们能真正地帮助我
　① 极不同意;② 很不同意;③ 稍不同意;④ 中立;⑤ 稍同意;⑥ 很同意;⑦ 极同意
7. 在发生困难时我可以依靠我的朋友们
　① 极不同意;② 很不同意;③ 稍不同意;④ 中立;⑤ 稍同意;⑥ 很同意;⑦ 极同意
8. 我能与自己的家庭谈论我的难题
　① 极不同意;② 很不同意;③ 稍不同意;④ 中立;⑤ 稍同意;⑥ 很同意;⑦ 极同意

（续　表）

9. 我的朋友们能与我分享快乐与忧伤
　　① 极不同意；② 很不同意；③ 稍不同意；④ 中立；⑤ 稍同意；⑥ 很同意；⑦ 极同意
10. 在我的生活中有些人（领导、亲戚、同事）关心着我的感情
　　① 极不同意；② 很不同意；③ 稍不同意；④ 中立；⑤ 稍同意；⑥ 很同意；⑦ 极同意
11. 我的家庭能心甘情愿协助我做出各种决定
　　① 极不同意；② 很不同意；③ 稍不同意；④ 中立；⑤ 稍同意；⑥ 很同意；⑦ 极同意
12. 我能与朋友们讨论自己的难题
　　① 不同意；② 很不同意；③ 稍不同意；④ 中立；⑤ 稍同意；⑥ 很同意；⑦ 极同意

五、提高肿瘤患者社会支持的方式

医护人员、家属、朋友、同事等应采用各种方式为肿瘤患者提供物质、信息和情感等方面的支持，帮助患者积极应对疾病。

（一）肿瘤科护士为患者提供社会支持的方式

肿瘤科护士的重要角色是帮助癌症患者应对疾病和治疗带来的生理、心理、社会、精神等方面的困扰。诊断早期的肿瘤患者往往处于一种与社会相对隔离的状况，尽管医护人员被认为应该是癌症患者最重要的一种社会支持来源，但大多数患者更愿意从家庭成员寻求支持，而不愿将自身的困扰向家庭以外的人员吐露，也较少向家庭以外的资源寻求帮助和支持，这与中国传统的文化背景下人们沿袭的处世原则有关，以维持平和的人际关系，避免听到外人给自己贴上"肿瘤"的标签。医护人员应充分利用可能的机会帮助患者从隔离中解脱出来，持续为患者提供咨询、情感和信息支持，帮助他们充分利用各种社会支持和资源。

建立肿瘤患者社会支持网络，搭建癌症社会支持平台，是提高肿瘤患者社会支持水平的主要方式，也是肿瘤专业医护人员的职责。通过由肿瘤医护人员的直接介入，为肿瘤患者提供社会支持，可以收到很好的效果，如建立咨询热线、组织志愿者活动、组织住院患者或出院患者（包括家属）参加健康知识讲座、进行集体干预活动、小组干预活动等。组织医师、护士、心理治疗师、康复理疗师、营养师、社会工作者等多学科专业人员与肿瘤患者保持定期联系，可帮助患者充分了解疾病和治疗情况、可能的生理反应、如何应对等，可增加患者的安全感，减少对治疗和预后的畏惧。让患者有机会主动加入自身的治疗和护理的决策过程中，也是有效应对的措施之一。应该注意的是，医护人员所提供的社会支持不应是千篇一律的，应根据患者的需求、文化背景、价值观念而制订个性化的方案，为患者提供信息、倾听主诉、给予反馈，并充分强化在这一过程中患者的个人价值感。

（二）社区护士为患者提供社会支持的方式

社区护士为患者主要提供的是信息支持和情感支持。肿瘤康复期的患者常常希望回到自己熟悉舒适的居住环境中，如得不到满足，往往会产生焦虑、悲观、无助等负性情绪，影响患者的生活质量。因此在患者病情平稳或集中治疗结束后，可为患者安排出院，社区护士为患者进行家庭护理和社区康复活动，可为医院护理的连续。通过定期访视，针对患者和家人的问题进行评估，督促患者完成服药、进行相应的治疗、开展功能训练等，并为患者和家属提供咨询和指导，如对房间色调的选择、家具的安排、噪声的控制、房间的清洁和消毒的方法和原则等进行咨询和指导。社区护士还应设立肿瘤康复热线、肿瘤康复督导站，并通过组织肿瘤患者书画展、读书会、康复沙龙等活动，增强患者之间积极的互动，增强沟通，并鼓励患者走出家庭，投入社

会,适当进行力所能及的工作,可完善自我,体现自我价值,体会人生的意义。

（三）患者家属、朋友、同事等为患者提供社会支持的方式

家属、朋友、同事等为患者提供的社会支持主要是情感支持和实际支持,包括问候、陪伴、关爱、生活照护等。应该注意,来自家属、朋友、同事的同情与安慰并非所有时候都让患者感到积极的作用,在某种情景下,不恰当的同情、过多的抚慰反而让患者感到压力,自尊受伤害,即并非所有的社会联系和支持行为都能导致社会支持。因此为肿瘤患者提供社会支持前,应注意首先正确评估患者所处的情感反应阶段和当时的需求,通过恰当的方式,将社会支持的积极作用传递给患者,引发患者的信心。

总之,社会支持可减少肿瘤相关性痛苦,并使患者增强对医疗护理行为的依从性,在需要支持和提供支持之间相互配合是取得成功支持的关键。

（黄晓燕）

第六节　肿瘤患者的生活质量

生活质量(quality of life,QOL)在国内译法较多,如生命质量、生存质量等,QOL最早是在美国作为一个社会学指标来使用。随着医学科学的发展,治愈的概念不仅仅在于对疾病的治疗和延长生命,还包括对疾病的预防和控制、促进患者重要功能的恢复和维持,使患者保持一定的生活能力并尽量减轻痛苦,因此需要发展综合评价指标,故将社会学中的生活质量概念引入了医学领域。

一、生活质量的概念和特征

在医学领域,生活质量包括总体生活质量(global quality of life,GQOL)和健康相关生活质量(health-related quality of life,HRQOL)。根据世界卫生组织(WHO)对生活质量的界定,生活质量(GQOL)是个体对其社会地位、生活状况的认识和满意程度,是处于不同文化和价值体系中的个体对与他们的目标、期望、标准以及所关心的事情有关的生活状况体验,包含了个体的生理健康、心理状态、独立能力、社会关系、个人信仰和与周围环境的关系。而健康相关生活质量(HRQOL)指在疾病、意外损伤及医疗干预的影响下,与个人生活事件相联系的健康状态和主观满意度。肿瘤学科领域已普遍将生活质量作为评价肿瘤患者治疗和康复结局的终末指标。

生活质量的概念包括以下几个特征。

(1) 主观性:QOL是一个主观的感受,它不但与人的健康状况相关,还与个体自身的价值观、人生观,以及与社会、环境的适应能力密切相关,因此评价生活质量时着重于评价具有某种状态的人的行为能力,而不是临床诊断和实验室指标的测量。由于其主观性特征,癌症患者本人是评价其生活质量的最佳人选;评价生活质量多采用自评的形式,由患者本人而非医务人员或他人替代。

(2) 多维性:HRQOL具有多维性,目前普遍采用的维度包括患者的生理功能、疾病和治疗相关症状、心理功能、社会功能、精神状态等。

(3) 动态性:生活质量具有动态变化性,随疾病和治疗的进程而变化、随着生活时间和场所而发生变化。

二、生活质量在肿瘤领域的作用

以往对于肿瘤的预防和治疗效果评价多采用发病率、患病率、死亡率、生存率等衡量，但未能表达健康的全部内涵。而生活质量是一个以健康概念为基础，但范围更广的概念。生活质量在注重客观指标的同时，更强调应用主观指标，生活质量的评估应包括客观因素和主观因素两方面。事实上，人们对许多现象看法不尽相同，存在差异，而这种差异是生活质量评估中最为重要的部分。研究表明，客观因素对生活质量所造成的影响，远不如主观因素对其造成的影响大。测量主要依靠患者本身的体验而非医护人员或者他人的评价，因此，生活质量更能够全面反映健康状况，并能充分体现积极的健康观，即生活质量包括反映正向健康的指标。

（一）生活质量在肿瘤生物化学治疗上应用

将生活质量引入医学界是从肿瘤领域最先开始的，其中肿瘤化疗，尤其是进展期癌症化疗时生活质量的评价具有重要意义。化疗对癌症患者的生活质量有双重作用：一是通过治疗作用使生活质量提高，二是由于副作用使患者生活质量降低。因此对化疗的评价，应从其对生活质量正反两方面的影响和平衡上着手。以往，化疗疗效主要根据五年生存率等数量指标由医师来判断，现在已经认识到，也应从患者主观方面评价化疗的效果。对于姑息性化疗的患者，生活质量比生存期更重要。对化疗患者进行生活质量评价的目的在于：① 选择合适的治疗方案；② 选择合适的治疗和护理指标；③ 推断愈后。

（二）生活质量在肿瘤放射治疗上应用

放射治疗对癌症患者生活质量的影响如同化学生物治疗一样，具有既提高生活质量又可能降低生活质量的双重性，例如，乳腺癌术后放疗虽可减少局部复发的危险性，但是，放疗后正常组织如胸壁、肺纤维化、皮肤溃疡、硬结、变色、重复癌等问题又会损害患者的生活质量。因此放疗时以应用生活质量作为评价指标，综合考虑治疗方案的利弊，其中重要的前提是，在不引起重度障碍的前提下控制肿瘤、解除局部症状。

（三）生活质量在肿瘤外科手术治疗上应用

恶性肿瘤的治疗首先应遵循生命第一的治疗方针，因此外科治疗常常以根治性手术为主要治疗手段，但该类手术容易使患者引起新的功能障碍和畸形。近年来，随着癌症的早期发现，综合性治疗加强，外科手术在强调根治术的同时，还要求尽可能保持患者的机体功能及外貌体形，也就是说，考虑患者的生活质量，例如Ⅰ期乳腺癌进行保乳术在近年来日益受到重视。应避免那些对患者生活质量影响较大，而对延长生存期作用不太明显的侵袭性手术。

（四）生活质量在肿瘤综合治疗上应用

目前癌症治疗的基本方针就是各种疗法综合治疗，发挥各自的优点，相互取长补短。综合治疗的最终目标是生存期的延长和生活质量的提高。

医护人员及患者本人均需就患者所需进行的各种治疗措施进行必要的建议和反应，决策过程中应考虑以下四方面：① 疾病的本质、可能的治疗方案及其结果；② 治疗过程中短期及长期的生活质量问题；③ 患者的偏好及选择；④ 其他因素，如治疗费用、家庭愿望、社会影响等。因此，患者的生活质量资料影响专业人员对治疗方案的提出、执行、取消及中止。如Vicini等的研究显示，对于早期乳腺癌的患者，保乳术加上全乳放疗后低剂量组织间照射可以达到电子束或X线同样的局部控制率以及长期保持乳腺自然形态的效果，患者生活质量较好。

（五）生活质量在恶性肿瘤骨髓移植治疗上的应用

大剂量化疗合并自体骨髓移植（BMT）是临床肿瘤领域最有争议的一个课题。研究结果表明,尽管大多数患者在 BMT 后一年内躯体功能状况(体力、性、工作问题)明显恢复,但仍有近 40％的患者需经过几年后才得以康复。BMT 存活者的精神异常和社会心理问题(如焦虑、抑郁)要比非 BMT 组或正常人多,25％～33％的 BMT 患者主诉有中、重度社会心理问题。因此 HRQOL 是选择 BMT 患者的治疗方案、评价治疗效果的重要指标。

(六) 生活质量与抗癌新药的临床试验

肿瘤生物化学治疗新药、内分泌治疗、分子靶向治疗、免疫治疗等肿瘤治疗新药在不断进入临床试验,基于生活质量在肿瘤治疗和康复中的重要价值,目前全球肿瘤专业机构均达成共识,将生活质量作为肿瘤临床新药临床试验中疗效评价的重要结局指标。当新药效果并不优于母药时,进行生活质量评价有助于发现它的新的作用,从而促进新药上市;同时,生活质量的评定尚可检出未曾预料到的有利作用或毒性作用。

(七) 疼痛控制与生活质量

疼痛是癌症患者尤其是中晚期癌症患者的主要且重要症状之一,疼痛对机体的躯体(包括躯体感觉和躯体功能)、精神心理、社会人际关系方面均可能产生不同程度的影响,从而全面影响患者的生活质量。患者的躯体症状是生活质量评定的重要内容。应用 WHO 的三阶梯疗法为主要内容的药物止痛在癌症患者疼痛综合治疗中占有重要地位,可使 85％～90％的癌痛获得比较满意的缓解。但由于止痛剂的毒副作用,它们对患者生活质量的影响正如化疗药物对生活质量的影响一样具有双重作用。一般满意的疼痛控制可改善患者的生活质量,但有时止痛剂的使用却并不能改善生活质量,甚至有时反而降低生活质量,因此应对患者进行疼痛和 HRQOL 的动态评估。

(八) 生活质量在肿瘤护理及康复中的应用

生活质量在以疼痛及其他症状控制为主要内容的姑息性治疗中起着十分重要的作用。在姑息治疗过程中,追求完好的生活质量成为姑息治疗的最高准则和最终目的。所以在安宁疗护过程中询问患者的生活质量就相当于向患者询问医护人员提供的医护质量。

包括功能锻炼在内的护理措施可改善患者生活质量的许多方面,或通过影响生活质量的某一方面而对其他方面造成多米诺效应,进而全面改善患者的生活质量。因此,肿瘤专科护士应指导和督促患者进行身体康复训练和锻炼,以提高其生活质量。生活质量的评定有助于帮助肿瘤护士改进护理计划、使之个体化,进而很有可能最终为护士评价患者的需求、制定护理计划及评价护理干预效果提供一个有效的、可靠的评价工具。

生活质量的研究还广泛应用于肿瘤康复过程中,肿瘤康复意味着将疾病及其治疗带来的生理、心理、社会或精神的损伤降低到最小限度,康复包含了整体康复的概念,包括在生理、心理、性、社会关系、精神的康复。

(九) 社会心理行为因素与肿瘤防治及生活质量

肿瘤是一种身心疾患,同时又是一种生活方式疾病。对于肿瘤的预防、诊治、康复等都要从生物、社会、心理、行为因素方面加以考虑。在医学条件下,改善患者个体的先天易患素质是有一定难度的,但减少心理应激、提高应对生活困境的能力,改善生存环境质量,增加社会支持对预防疾病发生及病后的转归及康复,从而促进健康是完全有可能的。

在肿瘤临床实践中,应尽可能帮助患者采取合适的癌症应对方式,鼓励患者正视现实,激发患者战胜肿瘤的决心,采取积极向上的态度,借助东西方行之有效的干预措施谋求激发、提高患者的自身免疫力,来帮助患者在治疗期间获得较好的生活质量。应该说,自患者到医院接受治疗开始,建立以患者为中心、提高生活质量为终末目标的自知、自治式治疗和护理方案,对患者实施身体、心理、社会、精神等诸多方面的全方位、多学科、立体式综合治疗和护理是行之有效的。

三、生活质量的测量

目前对生活质量的测量有以下趋势：

（一）从单一评价患者的客观状态逐步发展到注意同时评估患者的主观感受

由于处于相同客观生活状况的个体，其主观感受可能大相径庭，而主观感受类似的个体，其客观状态可能相差甚远，因此对生活质量的评估应从客观和主观两方面同时进行。

（二）采用一般性问卷（generic measurement）加上特异性问卷（cancer-specific measurement）的形式进行评价

为克服肿瘤特异性工具和普通工具各自的缺陷，一般可用核心量表合并附加量表的方法来解决，核心量表是指具有某种群体共性维度的普通量表，而附加量表则由疾病特异性量表（如肺癌、乳腺癌）和/或治疗特异性量表（如化疗、放疗）构成。应选择能代表不同群体共性的维度作为生活质量评估的基本内涵，如目前比较公认的躯体、心理、社会功能等维度来编制综合型问卷以适合于不同群体的生活质量评定，同时对每一种特殊群体附加一个简短的特异性问卷，如 FACT - B 包括测量肿瘤患者生活质量中共性的部分的 27 个条目和 8 个条目的乳腺癌特异性的模块。

（三）从单维的评估转向多维评估

生活质量作为一个综合性评定指标，人们曾经寄希望于用一个简单的总分值来表示，以使结果简单明了，易于计算和对照。然而，许多疾病和治疗方法对患者的生活质量的不同维度的影响是不同的，若把每个维度升降不一的评分相加，则可能得出总分无变化的片面结论。因此，目前对生活质量的评价，倾向于采用多维评定而较少采用单维或总分来评估。但由于进行多维性评定，条目往往较多，常对患者造成一定的负担，应注意问卷填写的时间，一般不应超过 30 分钟。

（四）采用量性和质性研究的方法进行生活质量的评价

结合评定量表的方法和质性访谈的方式可既获得科学的评估，又能够捕获患者的深入的主观感受和生命质量动态变化的特性。

（五）注意纵向评价生活质量的变化

由于生活质量具有动态性，所以单一时间点的测量往往资料比较肤浅，需要在不同的时间点进行纵向评价，才能掌握生活质量的变化及影响因素。

（六）在应用国外量表评价生活质量时应考虑文化差异的因素

由于生活质量具有较强的文化属性，受某种文化下的习俗、信念、价值观的影响，因此对生活质量的测量和评价应考虑患者所处的文化背景。尤其是目前很多生活质量评定量表均来源于西方国家，在翻译和引进这些研究工具时应特别注重文化上的差异，并应制定我国的常模。

总之，高质量的生活质量测评研究工具应具备以下特点：① 生命质量的概念构建具有一定的理论基础；② 具有文化适应性；③ 填写问卷时不会造成患者的负担；④ 问卷的深度和广度适合；⑤ 有可接受的心理测量学属性，包括信度、效度、应答率等；⑥ 能否测量不同时间点生命质量的纵向变化。

四、常用于肿瘤患者的生活质量评定工具

1. Kannofsky 行为状态评分（Kannofsky performance scale，KPS） 1949 年 Karnofsky

首次对肿瘤患者进行身体功能测量,评价其化疗前后的行为状态的变化及疗效。KPS 量表包括 11 个条目,见表 12-3,可以作 QOL 评定的初步工具,但因没有把握 QOL 的所有内涵,而且是由医师进行评定,所以只能作为 QOL 评定的基础和参考。例如,如果卡劳夫斯基评分在 40% 以内,通常患者对于治疗反应差,也难以承受化疗反应。

表 12-3　Karnofsky 评分(performance status)

一切正常,无不适或病症	100%
能进行正常活动,有轻微病症	90%
勉强可进行正常活动,有一些症状或体征	80%
生活自理,但不能维持正常活动或积极工作	70%
生活偶需帮助,基本能生活自理	60%
需要较多的帮助和医疗护理	50%
失去活动能力,需要特别照顾和帮助	40%
严重失去活动能力,住院但暂无死亡威胁	30%
病重,住院支持治疗	20%
重危	10%
死亡	0%

2. 癌症治疗功能评价系统(the functional assessment of cancer therapy,FACT)　1993 年 Cella 等研制出癌症治疗功能评价系统 FACT,目前最新版(第 4 版)的 FACT 包括 27 个条目,包括躯体状况(7 条)、社会/家庭状况(7 条)、情感状况(6 条)、功能状况(7 条),测量癌症患者生活质量中共性的部分。该量表还包括特异性的模块,如评价乳腺癌患者生命质量的 FACT-B,包括 8 个乳腺癌相关条目。2002 年我国的万崇华教授和张冬梅博士对 165 例乳腺癌患者用 FACT-B 中文版进行了生活质量的测定,证实了该量表具有较好的信度、效度、反应度和可行性,可以作为我国乳腺癌患者生活质量的测评工具(表 12-4)。

表 12-4　癌症治疗功能评价系统-乳腺癌(FACT-B)

指导语:下面列出与您患有相同疾病的其他患者认为重要的问题,每一个问题以若干数字表示其严重程度,请在认为最能代表最近 7 天来您真实状况的数字处打钩

0=完全没有　　1=轻微　　2=有些　　3=相当多　　4=非常多

1. 我缺乏精力	0	1	2	3	4
2. 我有恶心	0	1	2	3	4
3. 因为身体条件,我不能胜任家务劳动	0	1	2	3	4
4. 我有疼痛	0	1	2	3	4
5. 我被治疗的副作用所困扰	0	1	2	3	4
6. 我感到虚弱	0	1	2	3	4
7. 我不得不卧床	0	1	2	3	4

根据以上 7 个问题,您觉得**身体状况**对您的生存质量的影响程度有多大?

完全无影响 0　1　2　3　4　5　6　7　8　9　10　影响很大

8. 我感到远离朋友	0	1	2	3	4
9. 我从家庭中得到感情支持	0	1	2	3	4

（续　表）

10. 我从朋友和邻居处获得支持	0	1	2	3	4
11. 我的家庭接受我的疾病	0	1	2	3	4
12. 与家人交流我的疾病很困难	0	1	2	3	4

如果您有伴侣，请回答以下问题 13～14。如没有，则请直接到问题 16

13. 我与我的伴侣关系融洽	0	1	2	3	4
14. 在过去的一年里，您是否有性生活，无/有。如有，请回答以下问题：我对我的性生活满意	0	1	2	3	4

根据以上 7 个问题，您觉得**社会/家庭状况**对您的生存质量的影响程度有多大？

完全无影响 0　1　2　3　4　5　6　7　8　9　10　影响很大

15. 我感到悲伤	0	1	2	3	4
16. 我很自豪我能面对疾病	0	1	2	3	4
17. 与疾病的斗争中，我渐渐感到失望	0	1	2	3	4
18. 我感到很紧张	0	1	2	3	4
19. 我害怕死亡	0	1	2	3	4
20. 我害怕自己的状况会变得更差	0	1	2	3	4

根据以上 6 个问题，您认为**情绪状况**对您的生存质量的影响程度有多大？

完全无影响 0　1　2　3　4　5　6　7　8　9　10　影响很大

21. 我能够工作（包括在家中的工作）	0	1	2	3	4
22. 我能完成我的工作（包括在家中的工作）	0	1	2	3	4
23. 我能享受生活的乐趣	0	1	2	3	4
24. 我已接受我的病情	0	1	2	3	4
25. 我睡眠很好	0	1	2	3	4
26. 我能享受我平时的嗜好	0	1	2	3	4
27. 我对目前的生存质量感到满意	0	1	2	3	4

根据以上 7 个问题，您认为**功能状况**对您的生存质量的影响程度有多大？

完全无影响 0　1　2　3　4　5　6　7　8　9　10　影响很大

28. 我有过气促	0	1	2	3	4
29. 我对自己的穿着感到不自然	0	1	2	3	4
30. 我的一侧或双侧胳臂有肿胀或疼痛	0	1	2	3	4
31. 我有性欲	0	1	2	3	4
32. 我因脱发而烦恼	0	1	2	3	4
33. 我担心家中其他人有患癌症的危险	0	1	2	3	4
34. 我害怕强调我的疾病所导致的后果	0	1	2	3	4
35. 我被体重的变化所困扰	0	1	2	3	4
36. 我仍可以感觉到自己是个女人	0	1	2	3	4

根据以上 9 个问题，您认为其他因素对您的生存质量的影响程度有多大？

完全无影响 0　1　2　3　4　5　6　7　8　9　10　影响很大

　　3. 欧洲癌症治疗研究组织生活质量核心量表（EORTC‐C30）　欧洲癌症治疗研究组织 1993 年研制出来的 EORTC‐C30 生活质量评定量表包括 30 个条目，分为身体功能、角色功能、情绪功能、认知功能、社会功能五个功能子量表,疲劳、疼痛、恶心及呕吐三个症状子量表,一个总体健康状况子量表和一些单一条目构成。该量表专门针对肿瘤患者设计,具有较好的可行性和特异性,能全面反映出生活质量的多维结构。该量表在 30 个条目的核心量表基础上,增加不同的特异性条目(模块),构成了不同病种的特异性量表,如肺癌模块。EORTC - C30 的核心模块见表 12 - 5。

表 12 - 5   欧洲癌症治疗研究组织生活质量核心量表(EORTC - C30)

我们很希望了解一些**在过去的一周中**有关您及您的健康状况的信息。请独立回答以下所有的问题,并圈出您认为对您最合适的答案。答案并没有"正确"与"错误"之分。您所提供的信息,我们将绝对保密。

在过去的一周中:	没有	有一点	有一些	非常多
1. 当您做一些费力的动作,如提沉重的购物袋或行李箱时,您是否感到困难?	1	2	3	4
2. 长距离步行时,您是否感到困难?	1	2	3	4
3. 在屋外短距离散步时,您是否感到困难?	1	2	3	4
4. 在白天,您是否必须卧床或坐在椅子上?	1	2	3	4
5. 您是否需要别人协助进食、穿衣、洗漱或上厕所?	1	2	3	4
6. 您在工作或其他日常活动中是否受到限制?	1	2	3	4
7. 您的业余爱好和休闲活动是否受到了限制?	1	2	3	4
8. 您曾经感到气短吗?	1	2	3	4
9. 您有过疼痛吗?	1	2	3	4
10. 您曾需要休息吗?	1	2	3	4
11. 您曾感觉睡眠不好吗?	1	2	3	4
12. 您曾感觉虚弱吗?	1	2	3	4
13. 您曾感觉没有胃口吗?	1	2	3	4
14. 您曾感到恶心想吐吗?	1	2	3	4
15. 您曾呕吐过吗?	1	2	3	4
16. 您曾有过便秘吗?	1	2	3	4
17. 您曾有腹泻吗?	1	2	3	4
18. 您曾感觉疲乏吗?	1	2	3	4
19. 疼痛妨碍您的日常活动吗?	1	2	3	4
20. 您是否很难集中注意力做事,例如读报或看电视	1	2	3	4
21. 您曾感到紧张吗?	1	2	3	4
22. 您曾感到担心吗?	1	2	3	4
23. 您曾感到容易动怒吗?	1	2	3	4
24. 您曾感到情绪低落吗?	1	2	3	4
25. 您曾感到记事困难吗?	1	2	3	4
26. 您的身体状况或治疗过程妨碍了您的家庭生活吗?	1	2	3	4
27. 您的身体状况或治疗过程妨碍了您的社交活动吗?	1	2	3	4
28. 您的身体状况或治疗过程造成了您的经济困难吗?	1	2	3	4

（续　表）

以下问题,数字从 1～7 代表从"很差"到"很好"的等级,请在 1～7 之间圈出您认为对您最合适的答案:

29. 您如果评定过去一周中您的整体健康状况:

  1   2   3   4   5   6   7
  很差   很好

30. 您如果评定您过去一周中您的整体生活质量:

  1   2   3   4   5   6   7
  很差   很好

4. 癌症康复评价系统-简表(cancer rehabilitation evaluation system-short form,CARES-SF)　CARES-SF 由 Schag、Ganz 和 Heinrich 于 1991 年编制,包括 59 个条目,评定癌症患者在疾病以及治疗过程中所遭遇的问题,包括生理、心理社会、与医务人员的关系、婚姻关系、性关系五个维度。各条目均为 Likert 式 5 级评分,评定癌症患者在过去的一个月内所遭遇的问题的严重程度,0=无,1=轻度,2=中度,3=偏重,4=严重,可据此计算患者生命质量五个维度的得分和生命质量总分。该量表分为两部分,第一部分为第 1～34 条,反映癌症患者疾病过程中遭遇的普遍性问题,包括生理、心理社会、与医务人员之间的关系、婚姻关系、性关系五个维度。第二部分为第 35～59 条,涉及患者的特殊治疗及特殊生活情景,例如化疗、放疗、人工肛门、重新选择职业、非婚同居等过程中出现的问题。由于该量表评定的是患者在患病过程中所遭遇的问题,因此量表得分越高,提示患者的问题越严重,其生命质量越差。该量表有良好的信度和效度,其中各维度的内部一致性在 0.67 和 0.85 之间,重测信度在 0.81 到 0.86 之间。与生命质量视觉模拟评定量表(VAS)之间的相关系数为 -0.55,与 Karnofsky 行为状态量表 KPS 的相关系数为 -0.75,与 FLIC 的相关系数为 -0.74,因此其协同信度较好。

5. 癌症生活功能指数量表(functional living index-cancer,FLIC)　1984 年 Schiper 等设计了患者自我评定的癌症患者生活功能指数量表 FLIC,包括 22 个条目,涉及躯体状况和功能、心理功能、社会功能等维度,比较全面地描述癌症患者在日常活动能力、情绪状态、症状和主观感受、角色功能、社会交往能力等方面情况,可用于所有癌症患者 QOL 的评价,也可作为鉴定特异性功能障碍的筛选工具。

6. SF-36 量表(health survey questionnaire-short form 36,SF-36)　SF-36 是由美国波士顿健康研究所研制的简明健康调查表,包括 11 项 36 个问题,分为 8 个维度(生理功能、生理职能、身体疼痛、活力、社会功能、情感职能、精神健康、总体健康)。

7. 中国癌症患者化学生物治疗生活质量量表(QOL-CCC)　由罗健、孙燕等编制,包括 35 个条目,评定进行化学生物治疗的癌症患者在生理、心理、社会维度的生活质量和总体生活质量。该量表在我国化学治疗和生物治疗的癌症患者中进行测试,其信度和效度较好。

总之,随着现代肿瘤学科的发展,生活质量成为肿瘤患者治疗、护理和康复结局的评价指标,比生存率、死亡率更能准确地反映患者的治疗效果和康复状况。治疗成功的概念应界定为在保持患者生活质量的同时,尽量延长患者的生命。

（胡　雁）

第十三章
晚期肿瘤患者的安宁疗护

安宁疗护是一种特殊的卫生保健服务,是指由多学科、多领域的专业人员组成的关怀团队,为当前医疗条件下尚无治愈希望的生命晚期肿瘤患者及其家属提供全面的舒缓疗护,以使患者缓解病痛,维护生命晚期肿瘤患者的尊严,使其得以相对舒适安宁地度过人生的最后旅程。恶性肿瘤患者在生命最后阶段除了感到身体上的痛苦,还要承受心理上的恐惧,甚至被人疏远。因此,给予他们全面的关怀与照顾,让他们相对安详、舒适、有尊严地离开人世是一项富有人道主义的重要工作,具有十分重要的意义。

本章主要介绍晚期肿瘤患者安宁疗护相关的评估、护理以及对患者、关怀人员的健康教育,目的是更好地对晚期肿瘤患者进行关怀和照顾。

第一节　安宁疗护的概念及其发展

每个人都有生老病死,死亡是人的自然回归,临终是生命结束前的必经之路。对于晚期肿瘤患者而言,尚无有效的治疗方法,疾病治愈的希望非常渺茫,此时使用侵入性治疗的方法,不仅不能给患者带来预期的希望,反而增加了患者的痛苦,降低了生存质量。安宁疗护提供了患者及其家属在患者临终前所需要的一切生理、心理、社会及精神方面的照护。

一、安宁疗护的概念

安宁疗护(hospice care)最早在我国大陆地区被翻译为"临终关怀",在我国香港地区称为"善终服务",在我国台湾地区称为"安宁疗护"。很长一段时间,我国大陆对临终关怀和安宁疗护不区别使用,后来为考虑公众的接受度,经过专家讨论达成共识,统一称为"安宁疗护"。安宁疗护是指由医疗健康照顾人员和志愿者为终末期患者提供的全方位照护,包括生理、心理、精神和社会支持,目标是帮助终末期患者舒适、平静和有尊严地离世,同时为患者家庭提供支持服务。

二、安宁疗护的发展史

安宁疗护这个词源于中世纪,是指朝圣者或旅行者中途休息补充体力的驿站,后引申为专门收容患不治之症者的场所。

(一)国外的安宁疗护现状

现代安宁疗护始于20世纪60年代。西塞莉·桑德斯(Dame Cicely Saunders)博士在长期工作中把护理学和医学、社会学等结合起来,她于1967年在英国伦敦创办了世界上第一所安宁疗护院,即著名的圣克里斯多弗安宁院(St. Christopher Hospice),这家安宁疗护机构以其优良的服务质量、完善的设施成为整个英国乃至全世界安宁疗护组织学习的典范,对世界各国开展安宁疗护运动和研究死亡医学产生了重大的影响。

英国目前有安宁疗护机构超过400家,多以居家照顾为主,有住院病房的约120家,已于1988年设立专科医师。20世纪70年代,美国建立了第一所安宁院,美国至今有超过4 000所安宁疗护机构,其中72.2%为独立的安宁疗护机构,其余的分布在各医院、居家护理机构以及养老院。法国、加拿大、澳大利亚、日本、新加坡等60多个国家和地区相继开展安宁疗护服务。

(二)国内的安宁疗护现状

我国香港九龙圣母医院于1982年首先提出"善终服务",主要为晚期的肿瘤患者提供善终服务;1986年,香港创立了善宁会,为丧亲者提供哀伤辅导;1992年成立第一个安宁疗护机构,开展了居家安宁疗护服务。我国台湾于1990年3月在台北马偕医院建立第一个安宁疗护病房;2000年通过了《安宁缓和医疗条例》地方立法;2015年通过了亚洲地区的第一部患者自主权立法案——《患者自主权利法》。1988年,上海召开了首次全国"安乐死学术研讨会",同年7月天津医科大学安宁疗护研究中心正式成立,这是中国大陆第一个安宁疗护的专门研究机构。1988年9月建立的上海南汇护理院是我国第一家安宁疗护机构。自1988年起,在李嘉诚基金会的资助下全国创立了首家宁养院,至今基金会资助了30多所医院成立宁养院,现分布于全国27个省(自治区、直辖市)。2006年,中国生命关怀协会成立。2012年上海市开展了市政府实施舒缓疗护的项目。2013年,北京生前预嘱推广协会成立,建立"选择与尊严"网站。2017年,原国家卫生和计划生育委员会正式发布了《安宁疗护中心基本标准和管理规范(试行)》和《安宁疗护实践指南(试行)》。

三、安宁疗护的对象

如果医务人员(包括专科医师或姑息照护团队)、患者及家属认为专科治疗无效,或者患者不能耐受病因治疗的不良反应,治疗的弊大于利,不再具备继续病因治疗的条件,即可进入安宁疗护服务,此时患者应满足"知晓病情、出现症状、具有安宁疗护意愿"这三个条件。

进入安宁疗护患者的要求有:① 疾病终末期,出现症状;② 拒绝原发疾病的检查、诊断和治疗;③ 接受安宁疗护的理念,具有安宁疗护的需求和意愿。

目前关于临终期的界定没有统一标准,英国将预计能存活1年以内的患者视为临终患者,而美国则是以存活时间不超过6个月为准,而中国则以3个月为期。另外,有学者认为疾病终末期患者可以预计的未来生存期是有限的,但具体到6个月或3个月、2周都没有实际意义,现有的医学手段无法准确预测生存期,只要患者有需求和意愿,都应获得适当的服务。

四、安宁疗护的多学科团队

照顾一个临终的恶性肿瘤患者是一项艰巨的任务,关怀团队需要有尊重生命尊严和人性关怀的素养、坚韧的意志、良好的沟通技巧、熟练的关怀技能,并经过科学的训练。安宁疗护由基于多功能的执业团队提供,安宁疗护主要运用医学、护理学、社会学、心理学等多学科理论与实践知识,团队成员应包括医师、护士、药剂师、营养师、物理治疗师、心理治疗师、社会工作者、志愿者、律师和其他协作者等。提供关怀教育服务和实施关怀的人可以来自不同的学科,有不同的知识构架,但需要形成一个整体,相互指导、协调好关怀工作。

在肿瘤患者安宁疗护专业人员的培训方面,医学院校、CDC等应积极开展专门研究,培养安宁疗护团队的师资力量,逐步在基层构建一支以人为本、有一定素质的安宁疗护队伍,继而推进安宁疗护事业的整体发展。

国外对从事安宁疗护的专业人员要求很高,具体为:① 自愿从事安宁疗护工作;② 具有一定的专业理论水平和操作技能,并掌握多学科的知识;③ 具有解除晚期患者及其家属躯体和精神心理痛苦的能力;④ 具有良好的沟通技巧,能够与患者及其家属建立良好的关系,采用易于居民接受的语言、图片、音像制品、现场操作等教育服务方式;⑤ 接受死亡教育,对死亡和濒死的回避和恐惧程度较低,能够与患者及其家属坦然地讨论生命和死亡的意义;⑥ 通过安宁疗护团队向晚期患者及其家属提供关怀。

五、安宁疗护的机构类型

安宁疗护机构的类型主要有独立的安宁疗护机构、附设的安宁疗护病房和居家安宁疗护等类型。

(一)独立的安宁疗护机构

这种安宁疗护机构是指不隶属于任何医疗、护理或其他医疗保健服务机构的安宁疗护服务机构。独立安宁疗护机构的规模一般都不大,所设置的床位一般为 30~50 张。现代安宁疗护创始人、英国的桑德斯博士创办的圣克里斯多弗安宁疗护院,就是一座典型的安宁疗护机构。

(二)附设的安宁疗护病房

这是指在医院中划出一个病区、一个病房或一间病室用来收治终末期患者(安宁病房、宁养病房)。可以利用医院原有的房舍、设施、专业人员和各种辅助科室及设备等资源。我国目前设立独立的安宁疗护机构比较困难,多数是采用这种附设安宁疗护病房的形式来开展安宁疗护服务。

(三)居家安宁疗护

居家安宁疗护是指终末期患者在自己的家中,就可以得到由患者家属提供的基本的日常护理。由医师、护士、康复理疗师等组成的安宁疗护团队,到患者家中为终末期患者及其家属提供指导以及所需的各种安宁疗护服务。

第二节   晚期肿瘤患者的症状管理

安宁疗护的主要内容包括为患者提供个性化的疼痛控制和症状管理、对患者进行心理抚慰和精神支持、为患者和家属提供社会支持,以及对患者家属的居丧期照护四方面。其中症状管理是安宁疗护的主要内容。

晚期肿瘤患者的症状管理主要涉及疼痛、疲乏、口腔溃疡、腹泻、便秘、皮损、睡眠障碍、认知障碍等身体症状以及抑郁、恐惧、悲哀等心理症状,症状管理的主要原则是尽量满足患者的需求,为患者提供舒适的环境、保持患者的个人卫生、提供良好的饮食护理、保持患者良好的睡眠等,以保持患者的舒适。症状管理的具体方法详见本书第九章和第十二章的相关内容。

第三节   晚期肿瘤患者的心理、社会、精神支持

晚期肿瘤患者的心理、社会和精神支持的目的在于帮助患者和家属保持平和的心态,克服

恐惧,坦然面对死亡,并最终实现患者的"善终"。

一、临终患者的临终心理理论

瑞士心理学家库伯勒·罗斯通过与200多个临终患者进行深入、系统的谈话并进行了细致的观察,最终将临终患者的心理过程概括为五个阶段。

1. 否认阶段 多数患者在开始得知自己患了不治之症时,最初的反应多为否认的态度。例如,面对诊断为癌症的CT报告等,他们会说:不,这不是我的诊断,这一切不会是真的,而是医师把诊断弄错了,在其他患者的诊断报告上写上了自己的名字。即便经过复查证明最初的诊断是对的,仍希望找到更有力的证据来否定最初的诊断。这一阶段常较短暂,随着时间的推移,他们的这种心理会逐渐地减轻,慢慢地发展到下一阶段——愤怒阶段。当然有的患者还会间断地否认,直至不再否认;只有极少数患者一直持否认态度。

2. 愤怒阶段 临终患者对死亡的否定无法保持下去,有关自身疾病的坏消息被证实时,代之而来的心理反应是气愤、暴怒和嫉妒。这一阶段的患者往往怨天尤人,想不通为什么会是自己而不是别人得这种绝症。患者所表现的气愤情绪常常迁怒于家属和医护人员,经常无缘无故地摔打东西,抱怨饭菜不好,人们对他照顾不够,挑剔不满医护人员的治疗,甚至无端地指责或辱骂别人。

3. 协议阶段 又称为讨价还价阶段。这一阶段持续时间一般很短,而且不如前两个阶段明显。所谓的"讨价还价"或"协议",可能是指临终患者与神佛、与医护人员进行"讨价还价",乞求神佛的保佑,乞求医护人员给自己用"好药"、请专家权威给自己治疗,目的在于能够延长自己的生命,使其完成未完成的事业。

4. 抑郁阶段 经历了前三个阶段之后,临终患者的身体更加虚弱,疾病更加恶化,这时他的气愤或暴怒都会被一种巨大的失落感所取代。疾病的恶化、身体功能的丧失、频繁的治疗、经济负担的加重、地位的失去、亲人的厌烦等,都会成为造成失落感的原因。

5. 接纳阶段 按照弗洛伊德的"死亡本能"学说,"接纳死亡"这一现象或多或少存在于一个人的生命过程中。经过上述四个阶段以后,患者的愤怒、讨价还价、沉闷不语等均不能发挥作用,疾病仍在恶化,身体状态每况愈下,他们失去了一切的希望与挣扎的力量,于是不得不接受死亡即将到来的现实。在这个阶段中,患者往往表现出惊人的坦然,他们不再抱怨命运,也不显示淡漠的情绪。患者通常表现为疲倦和虚弱,喜欢休息和睡眠,并希望一个人悄悄地离开这个世界。

对于库伯勒·罗斯临终心理发展理论,一些学者认为在实际上临终患者心理发展的个体差异很大,并不是所有的临终患者的心理发展都表现为上述的五个阶段,即使有些患者五种心理表现都存在,但其表现顺序也不一定是按照上述顺序进行的,前后可能有所颠倒。

二、对临终患者进行心理抚慰的原则

1. 采取缓和式临终心理关怀模式 安宁疗护的目标是为临终患者提供高质量的缓和性的照护,尽最大努力,帮助临终的亲人从疼痛和各种不适症状中解脱出来,从心理和精神的不安与痛苦中解脱出来,实现生命最终发展阶段的"健康成长"。

2. 做到无条件积极关怀 作为医护人员和家属,对任何的临终患者,都应无条件地予以积极的、人道的、全面的关心和爱护。应该尽自己的力量,使得临终的亲人最后感受到亲情的温馨。

3. 做到"四多"和"四少"

（1）多鼓励、少治疗：对一名临终患者而言，治疗已经没有多少作用和意义，主要是从精神上给予鼓励，使亲人在临终阶段仍保持一种较为饱满的情绪和精神。

（2）多倾听、少解决问题：临终患者在病重临终阶段可能会有许多躯体和心理上的不适和焦虑，会唠叨不休地讲述他们的疾病、他们的愿望、他们的需求。应耐心地倾听他们的倾诉，而不必急于表态允诺解决这些不可能解决的问题。

（3）多理解、少判断：应从总的方面理解患者的痛苦和不适，而不要作具体地判断。

（4）多同理心、少同情心：不是说对患者不需要同情，而是指要多从理性上关怀患者，而不单凭感情用事。例如，当患者已经处于药石罔效的情况下，就不必再让患者遭受因各类放、化疗等治疗而带来的痛苦。

三、临终患者心理抚慰和精神支持措施

1. 否认阶段　医护人员应做到不将病情全部揭穿，以保持患者心中一点"希望"，逐步适应现存事实。争取家属的合作，密切观察以防不幸事件发生。

2. 愤怒阶段　应提供时间和空间让患者自由表达或发泄内心之痛苦和不满，必要时适当应用镇静剂，制止和防卫患者的破坏性行为。

3. 协议阶段　对患者的种种"协议"或"乞求"，可采取适度的应对方法，做出积极治疗与护理的响应，在生活上给予更多的关心与体贴。

4. 抑郁阶段　医护人员应该多鼓励和关心患者，解决实际问题，尽量带去快乐，增加其希望感。

5. 接受阶段　提供安静、整洁、舒适的环境和气氛，和患者一同回忆过去愉快的往事，总结一生的经历，帮助患者了却未完成的心愿和事情，让家属多陪伴患者和参与护理，使患者心灵得到慰藉。

四、通过志愿者服务为临终患者提供社会支持

通过争取社会有关方面对临终患者及其家属的支持和帮助，可直接或间接地提高的服务质量，包括政府机关的财务拨款、慈善团体的物质与资金援助以及个人的捐赠等。积极培训、组织社工及志愿者为患者提供支持。

（一）志愿者服务的内容

1. 为晚期患者及其家属提供情绪支持　可在晚期患者的病房倾听其诉说，给晚期患者读书、讲故事、聊天拉家常，与晚期患者一起听音乐等；协助患者购买想要的东西，帮助其联系家人和朋友；协助家属处理后事；参与安宁疗护团队的工作，帮助完成晚期患者的愿望。

2. 为晚期患者提供生活照料　可协助患者进食、口腔清洁、翻身、拍背等工作，协助安宁疗护护士为晚期患者洗澡、洗头等清洁工作，配合安宁疗护专业人员到晚期患者家中访视。

3. 为晚期患者及家属提供支援　安宁疗护志愿者协助安宁疗护护士管理安宁疗护病房（病区），电话联络晚期患者家属，建立并维护安宁疗护志愿者的电脑资料。

4. 向社会各界宣传安宁疗护理念　安宁疗护志愿者通过网络和大众传播媒介宣传安宁疗护的理论和死亡教育观念，唤起全社会对安宁疗护的认识和对晚期患者的同情和帮助。

（二）志愿者的工作方法

（1）在与患者接触过程中注意言行，并认真记录，做一个合格的倾听者，不对其言行做评

论,了解患者对疾病和生死的真实态度和感受,对他们的倾诉做详细的记录。

(2)经常探访患者,努力与其交朋友,与患者及家属分享和分担喜悦、幸福、恐惧和忧愁。

(3)尊重晚期患者的宗教信仰,善意接纳晚期患者对宗教的信赖。替晚期患者保守秘密,坦然地同晚期患者讨论死亡和濒死。

(4)配合安宁疗护团体的工作人员为晚期患者提供照顾服务。

在招募志愿者方面,桑得斯博士提出"要选用那些曾经经历过人生挫折而能战胜命运的人,尤其是曾经面临过亲人死亡的人。他们可以用亲身的经历、确切的帮助去鼓励患者及其家属,增加其对生命的信心",这些人往往对临终患者富于同情心和责任心,具有人道主义情怀,能够较为自然贴切地贴近患者。

五、为临终患者提供精神支持

精神支持(spiritual support)主要来自晚期肿瘤患者的宗教信仰或自己的精神世界,医护人员、社会工作者、宗教人士等通过对患者的信念、信仰、价值观的关注,与其建立联系来帮助患者在生命末期寻求生命存在的意义和获得安宁舒适。精神支持是整体护理不可或缺的部分,也是护理的本质特征之一。需要注意的是精神支持不同于宗教,精神支持是指通过宗教仪式、回顾人生或其他的一些途径来寻求最终的人生意义。精神也不同于心理,心理由心理现象和心理活动部分组成,心理偏重于个人的感受、心得体会等。精神则是自我认同、内在核心及圆满人生的一部分。人有 4 项精神需求,分别为:① 追求"生命意义"需求;② 感受到谅解和宽容的需求;③ 爱的需求;④ 希望的需求。终末期患者常见的精神困扰见表 13-1。

表 13-1　终末期患者常见的精神困扰

影响的范围	患者可能的想法
个人身份的确认	"我是谁?" "我会被人们记住吗?"
痛苦和疼痛的意义	"为什么老天让我遭受如此的痛苦?" "这种事情对我真的不公平?" "为什么这种状况只对我发生?" "继续这样下去肯定不会有终点……,现在我想脱离这种状态并争取康复。"
生命的意义	"现在我正在进入濒死,生命对我的意义是什么?" "对所有这一切的终点是什么?"
价值观	"现状正使我重新思考,生命中什么是重要的?" "在一天结束后,世界是可爱的,人是最至关紧要的……"
对信仰的质疑	"我真实的信仰是什么?" "世界上真有神吗?" "神怎么能够让我遭受这样的痛苦?"
负罪的感觉	"回顾过去,我真的感觉很后悔。" "我做过许多错事,怎么样才能够去改正?" "我能够得到宽恕吗?"
死亡后的生命	"死亡后还会有生命吗?" "死亡后的生命像什么?" "我怎么样才能相信死亡后的生命?"

精神支持的措施包括意义疗法、宗教疗法、音乐疗法、生命回顾、尊严疗法以及冥想、针刺、触摸疗法和芳香疗法等。意义疗法是指专业照护者通过一对一深度访谈帮助患者重建对生命存在的意义和价值的认知,进而改善其对生活质量的感知,提高生活质量。意义疗法分三个步骤:① 认识现在,鼓励患者讲述从癌症诊断到现在的心路历程,宣泄不良情绪,认识到现在生命的意义。② 生命回顾,帮助患者回顾其生命中的伤痛或快乐,积极事件、消极事件再次被强化,使患者从中体会价值与爱,理解生命的意义。③ 面对未来,让患者表达对现在或未来的愿望和担忧,尽量安排照护者及家属满足其愿望和需求。尊严疗法是让患者在人生最后的有限时间里回顾并体验自己的一生,回忆最值得自豪、最有意义的事情;将人生智慧留给自己爱的人,使患者感到自己生命存在的目的和意义,使其感受到来自家庭、社会的爱与支持,继而激发生存意愿,有尊严地度过最后时光。有宗教信仰的晚期肿瘤患者因为病情加重、住院等原因而失去了与宗教机构的联系,这样可能会让他们觉得没有了精神寄托,护理人员和照顾者应认识到信仰和精神世界对患者心理的影响,事先了解到患者在信仰上的需求。应尊重并尽量履行患者所信仰的宗教的制度和仪式,征求患者对死后葬礼安排的意见。

六、对晚期肿瘤患者家属和照护者的关怀和支持

晚期肿瘤患者的家庭成员、照顾者和医护人员等所有为患者提供临终护理的人员可能面临一系列身体和心理上的问题,并需要得到支持和关注。

(一)照顾晚期肿瘤患者给家属和照顾者带来的挑战

1. 照护者的身心疲乏　照顾晚期肿瘤患者,特别是临终的患者会给照顾者带来很大的身心负担,如劳累、失眠、压抑、恐惧等。照顾者常常感到与日俱增的无能为力和无助感。

2. 家庭运作模式的混乱　晚期肿瘤患者的疾病使得他们失去了工作养家的能力,而家属和照顾者由于要进行照顾活动,其自身的工作、人际关系、重要活动往往会被忽略,这使得他们的收入难以维系这个家庭。同时,肿瘤的治疗往往花费也是昂贵的,药物治疗、住院费用、基本生活开支、葬礼等,收支不平衡会使得整个家庭处境很艰难。

3. 死亡给家属和照顾者所带来的心理冲击　对一些人来说,可能会花数月到数年的时间才能接受失去亲人的事实。同时,人们的反应可能受患者的死亡方式影响。例如,患者是否在孤独和疼痛中死去、是否死得很平静、是否有亲人在身边陪伴等。如果他们认为自己可以做得更多却没有做到,他们将会自责。

(二)对家属和家庭照护者关怀的措施

对患者家属和照顾者的支持形式可以是支持小组、提供咨询、志愿者服务。这种支持包括提供有效的临终护理所需的足够的资源,如提供医疗服务、药物和人员,同时还应包括情绪和精神上的支持。支持人员的陪伴、帮助,倾听家属和照顾者的诉说,允许他们发脾气、宣泄将使得他们能够坚持到陪患者离去,并开始新的生活。

第四节　晚期肿瘤患者濒死期的护理

医学上一般将死亡分为三期:濒死期、临床死亡期及生物学死亡期。濒死期是生命死亡前的一个必经的重要时期,是生命活动的最后阶段,濒死期护理是安宁疗护中非常重要的一部分。

一、濒死期的定义及照护原则

(一)定义

濒死(dying)一般是指由各种疾病或损伤而造成人体主要器官功能趋于衰竭,经积极治疗后仍无生存希望,各种迹象显示生命活动即将终结,死亡不可避免并将要发生的时候。

(二)照护原则

该阶段的主要照护目标是为患者提供身、心、社、灵全方面的照护,帮助患者维持舒适和尊严,从而维持生活质量,直到生命的终点,使患者得到"善终"。

二、濒死期患者的生理变化及护理

(一)神经系统

神经系统主要变现为意识的改变,如出现意识混乱、躁动、嗜睡、反应迟钝或无反应,甚至昏迷。

1. 躁动　濒死期患者的躁动及坐立不安常由多种因素造成,如未被控制好的疼痛、呼吸困难、全身瘙痒、尿潴留、感染、虚弱无力等,还有某些药物如阿片类药物、抗抑郁药可能会增强神经肌肉的兴奋性,除了症状及药物因素外,患者的心理情绪因素如焦虑、害怕、恐惧也会导致躁动。处理的首要原则为确认并处理可逆诱因,同时保证患者的安全,如将患者置于安全的环境、床边栏杆可使用棉被或海绵枕保护、注意病床高度,提供足够但不刺激的灯光,允许家属陪护等。

2. 意识混乱　许多肿瘤濒死期的患者会出现意识混乱。首先表现为嗜睡,随即又转入间断或持续的睡眠状态,对于时间、地点、人物混淆不清。有的患者在嗜睡之后出现木僵状态,为一种可唤醒的无意识状态,对周围事物无正确反应,答非所问,最后陷入昏迷,意识完全丧失,肌肉松弛,感觉及反射均消失。有一些濒死期的患者可以始终保持清醒状态。

医护人员应与家属保持连续沟通,告诉他们这是濒死期表现,同时指导家属参与基础护理及舒适照护,鼓励家属与患者之间的对话和接触,同时解释止痛药持续使用的必要性。也可以提供患者熟悉的物品在身旁,增加患者的安全感。

3. 谵妄　约40%的濒死患者会出现谵妄,原因包括病情变化、药物、电解质不平衡、感染等。同时患者会出现人/时/地混淆的情形,情绪起伏波动大、注意力无法集中的情况,甚至后期会出现躁动不安、产生幻觉的情形,导致患者和家属身心疲惫。

护士应做好定向力的护理,在病室内摆放钟表、日历等;安排谵妄患者在人少安静、照明充分的房间;病室中摆放患者熟悉的物品;尽可能减少护理人员的变动;用清晰简单的语言与患者沟通,一次与患者沟通一件事情;减少病室夜间干扰,促进睡眠;做好安全管理及用药护理。

(二)感觉/认知系统

濒死期患者的视力会下降、瞳孔对光反射迟钝,眼睛呈半开状,有时会出现薄膜覆盖眼球充满水状物质,看起来像透明玻璃球,临床上称为眼球结膜水肿;但此时听觉仍然存在。此时建议护理上应注意:保证患者安全,预防跌倒、坠床及因视觉改变导致的各种意外伤害;适时告知患者现在病床旁或陪伴者的情形,增加患者的安全感;鼓励家属多与患者交流,表达对患者的关爱。

(三)心血管系统

心血管系统的变化随着心脏功能的减弱而改变,从而造成脉搏增加、减弱或不规则;血压降低;心脏及肺功能不良导致远端肢体发绀;皮肤湿冷、色素沉着;全身冷汗、水肿;部分患者出现发热。护理上应注意:病房温度适宜,根据季节适当保暖;避免使用热水袋、电热宝或电热毯取暖,因为此时患者对温度的敏感度下降,避免造成烫伤;保持身体的清洁,随时帮患者擦干汗水或更换渗湿的衣物,以免着凉。

(四)呼吸系统

1. **呼吸困难**　呼吸困难的原因可能是疾病、病情进展或虚弱,患者会主诉不好呼吸或呼气费力,甚至有溺水的感觉,但呼吸频率不一定增快。因此呼吸困难主要以患者主观的感受为主,患者因为时时感到有可能吸不到下一口气,而觉得恐惧、焦虑甚至难以入睡。临终前的呼吸型态通常会浅而费力,出现呼吸暂停的频率也会增加,且可能出现陈-施呼吸型态(cheyne-strokerespirations)。护理重点如下。

(1)遵医嘱给予药物缓解症状,如吗啡针剂,可通过皮下注射或雾化吸入。

(2)氧气吸入:吸入氧气可以使患者感到舒适,但是与血氧浓度提升并无太大关系。除治疗所需的高流量面罩吸氧外,对濒死期的患者采用鼻导管吸氧要比面罩吸氧更为适当,因为面罩式吸氧会让患者有更吸不到氧气的感觉和无法与人沟通,对于需要进行口腔护理的患者而言也不适合使用面罩吸氧。

(3)适当调高床头,调整患者的舒适度。

(4)使用小风扇、开窗通风、室内空调可以让患者感觉呼吸较为轻松,并且可以依据患者的喜好调整风吹送的方向。

(5)教导患者放松及呼吸技巧,借此减少呼吸频率以减轻患者的焦虑。

(6)评估水分的摄取是否对心肺功能造成额外的负担,必要时减少输液量。

(7)当上述措施不能减轻患者的呼吸困难时,可以与患者和家属讨论临终镇静的必要性,以减轻患者的痛苦。

2. **临终喉鸣(deathrattle)**　主要是由于濒死期患者喉头肌肉松弛无力,无法将聚集在喉头部的口腔分泌物吞咽或排出,呼气的同时震颤喉部肌肉而发出"呼噜呼噜"类似痰音的噪声,这样的声音十分明显,常困扰着家属,使他们感到焦虑。护理重点如下。

(1)向家属解释清楚这类声音为患者濒死阶段的正常现象,并不会造成不适,不影响呼吸且并非痰液阻滞,吸痰并不能改善症状,反而会增加患者的痛苦。

(2)协助患者采取舒适体位,有些患者取侧卧或半坐卧位,可让音量有所减轻。

(3)遵医嘱使用一些抗胆碱能药物或激素类药物。在给药的同时,护士要随时评估症状改善的情况及药物的不良反应。

(五)泌尿系统

随着病情加重,患者的尿量会逐渐减少,主要因为肾功能减退、摄入量减少,也可能与部分药物有关。有时可能出现尿潴留或尿失禁,在最后阶段,尿量会越来越少,甚至无尿。

濒死期患者常会由于意识不清,难以说明尿潴留引起的不适,但是可能会表现为烦躁不安,因此,护士需要主动评估,查看膀胱充盈情况,必要时可给予导尿。

(六)肌肉骨骼系统

主要变现为虚弱无力、身体活动耐力降低、身体变得不灵活、关节僵硬、移动时可能会感到疼痛,有时甚至无法进行有效的吞咽动作,肠道运动功能降低,粪便堆积干结于肠道内而发生便秘。护理上应注意:协助维持日常生活的基本需求,包括翻身、身体清洁、口腔清洁等;注意安全,预防跌倒、坠床;如果已经出现吞咽困难,要告知家属切勿强迫进食或饮水,以免发生误吸;正确预防和处理便秘。

（七）其他

1. 食欲减退　很多濒死期患者会逐渐出现食欲缺乏,由于此时患者全身基础代谢率降低、身体需要量少,因此患者并不感到饥饿,但大部分家属会十分紧张,担心患者会因为未足量进食导致营养不良,甚至会要求给患者进行管饲给食或肠外营养。医护人员应理解家属这种行为都是爱的表达方式,但是需要与家属沟通并进行专业讲解,告知给予濒死期患者过多营养可能会增加其身体负担,甚至可能会加速死亡。

2. 外观改变　患者会表现出进行性消瘦,恶液质;眼睛半睁、眼神呆滞、球结膜水肿;嘴无法关闭;全身皮肤晦暗;皮肤黏膜干燥,护理上应注意提供眼部、口腔护理及身体清洁、适当的皮肤按摩,以保持眼睛、口腔、唇部及皮肤湿润,避免损伤。

三、濒死期患者的心理变化及护理

从患者得知自己患病到终末期,通常会经历恐惧、焦虑、抱怨、愤怒、沮丧、疏离感等情绪体验。当患者的生理功能渐渐退至濒死期时,患者常常会意识到身体状况的改变,在“能量已经耗尽”的情形下,心理反应也跟着退缩,焦虑恐惧感降低而沮丧感增加,患者常常会表现出“无奈”“听天由命”的情绪反应,也有些患者会觉得快要“解脱”了。

针对濒死期患者的心理护理,家属和医护团队可以先满足患者的部分,包括提供爱、关怀、情绪支持或日常生活的种种协助,提供患者一个舒适安心的生活环境。在患者承受痛苦的时候,有陪伴者(家人、朋友、医护人员和志愿者等)陪伴在患者身旁,与患者进行交流,让患者感受到被理解。必要时由心理医师对濒死期患者的心理层面进行评估及干预。

临终患者在离世之前往往最放心不下的往往是今后家庭和子女的生活,因此护士有必要去帮助患者缓解这方面的忧虑。如果患者有需要,护士应帮助患者立下遗嘱,记录下患者的嘱托,确切了解什么是患者在死后最牵挂的问题、后事的安排、遗体的处理、葬礼等。如果对患者说的话有疑问,应要求患者解释,使患者能够放心地让护士把这些信息交予家属。遗嘱设立应在患者神志仍清晰时由本人进行,濒死的患者往往会出现身体功能突然得到恢复的短暂时段,这时不可认为患者情况好转,而是抓住这个时机让患者留下遗嘱。

四、濒死期患者家属的关怀

安宁疗护是将患者及家属视为一个完整的照护单位。当患者进行生命末期阶段,家属会因为患者的渐渐离开而感到失落与孤单,甚至觉得害怕震惊、罪恶感、情绪失控、抑郁、逃避、自我封闭等情绪反应。此时,医疗团队要明确告知家属接下来患者有可能会出现的症状以及治疗护理措施,在执行各项处置前给予充分的沟通。对于家属因为持续培训患者造成的心力交瘁,护士需要提供实质性的协助。

五、死亡后的护理

当患者的脉搏、呼吸、心跳完全停止,血压消失,各种反射消失,瞳孔散大且固定,所有有意识及无意识的活动都停止时,就进入了临床死亡期。患者去世后,尸体要经过一系列的处理,包括擦洗清洁尸体、给死者穿寿衣等,过程与其他疾病死亡的患者基本一致,但需考虑不同民族、信仰人群的忌讳。在执行尸体料理时,护士应保持严肃认真、一丝不苟的态度,维持死者的尊严。另外,在尸体料理的过程中,护士要注意保护好双手,操作过程中需戴橡胶手套,避免发生职业暴露。从患者身上换下的衣物和床上用品应彻底消毒并焚烧处理。患者留下的各种遗物需采用合理的消毒方式消毒并交予家属。

患者死亡后,应做好善后工作,包括联系殡仪馆、安排丧葬仪式等,给家属充足的时间与死者诀别。

第五节　死亡教育与哀伤辅导

死亡教育,是就如何认识和对待死亡而对人进行的教育,其主旨在于使人们正确地认识和对待死亡。由于中国忌谈死亡的文化背景,死亡在很多时候都意味着不详、无法接受和沉痛,因而人们一想到死,最常有的感觉便是恐惧、阴沉和肮脏,而伴随着这些不良情绪,临终过程不论对患者还是家属来说都是痛苦的,因此,让临终患者和家属正确认识和对待死亡也是安宁疗护中的重要一环。

一、死亡教育

(一)死亡教育的目标

台湾黄天中博士根据国外学者的观点,将死亡教育目标归纳为以下三点:① 信息的分享/知识的获得(information sharing,knowledge acquiring),即介绍与死亡和濒临死亡这一主题相关的具体事实,以帮助学生获得基本知识从而有正确的观念、做决定的能力和积极的行为;② 自我意识/价值澄清(self-awareness,value clarifying),即对有关死亡、濒临死亡及居丧、死别时人的想法、情感和态度的审视和澄清,同时也包括个人对死亡方式的选择以及在面临生死抉择时的观点;③ 助人、解决问题技能/应对行为(helping skills,coping behaviors),即传播死亡教育知识,传授助己助人所需要的技巧。对象可包括有关死亡教育的专业人员,主要包括研究生死问题的学者;医护人员;疾病患者以及其亲朋好友;在校学生;一般民众。在安宁疗护的过程中主要指临终患者和其亲属。

(二)死亡教育的意义和主要内容

对临终艾滋病患者而言,良好的死亡教育能使他们正确对待死亡,力争达到无痛苦、有尊严、坦然、平静地死去。

对家属而言,死亡教育可使人们明白死亡是一种生命终结的自然、历史的过程,谁也无法避免,因而可帮助人们消除对死亡的错误看法;死亡教育还能帮助患者亲属适应患者的病情变化,尽早对患者的病情进展及预后有一个正确的了解和认识,使得家属能帮助患者完成未了的心愿,分享患者的感受,共度最后的时光,从而达到生死两无憾。

对肿瘤临终患者及家属死亡教育的内容应包括:死亡的定义、原因和阶段;死亡的意义;生命周期;葬礼仪式和选择;死别、悲痛和哀悼;尸体处理的方式;对亲人或朋友的吊唁;宗教对死亡的观点;濒死亲友的需要;死亡的准备等。

二、对家人和亲友的哀伤辅导

对大多数人而言,哀伤(bereavement)是最重大的个人生命危机之一,会对健康造成严重影响。哀伤辅导(bereavement care)是安宁疗护的一个核心元素,是协助家人在合理的时间内引发正常的悲伤情绪,让他们正常地经历悲伤并从悲伤中恢复,从而促进人们重新开始正常的生活。

（一）悲伤的发展过程

悲伤是由于失去自己心爱的人或对自己非常重要的人而造成的自我丧失而产生的心理反应，这种反应是十分自然和正常的，心理学家 Parkes 认为个人悲伤的过程可以分为 4 个不同的阶段，这 4 个阶段是循序渐进的，每个阶段间的转换是逐渐推进的，中间没有明显的界限。

1. 麻木　丧失亲友的第一个反应是麻木和震惊，特别是突然和意料之外的亲友的死亡。产生这种反应的人可能会发呆几分钟、几小时，甚至几天，不能通过正常的渠道发泄自己的悲伤。

2. 渴望　麻木之后是内心的悲痛，并常常表现为渴望见到已逝的人，真切地希望死去的人能够回来。虽然知道无法寻找死去的人，但是他们仍然反复思考死者去世前发生的事情，似乎这样做可以发现以前有什么地方出了错，现在可以纠正过来。有时丧失亲友的人会强烈感受到死者的存在，经常看到死者的影子，或听到他的声音。

3. 颓丧　悲痛的程度会随着时间的推移逐渐消减，但与此同时丧失亲友者会变得颓丧，感到人生空虚没有意义，并对周围的事物不感兴趣。

4. 复原　悲痛逐渐消减到可以被接受的程度，并开始积极探索可以面对的世界。这时居丧者往往可以意识到：只有放弃原有的自我，放弃不现实的希望，才能有新的开始，生活仍然充满着希望。

Parkes 的研究表明，居丧者经历上述 4 个阶段大体需要 1 年的时间。居丧者经历 1 年左右的发展过程，通常悲伤也不会完全终结，甚至对一些人来说，悲伤永远也不会终结。

（二）哀伤辅导的原则和意义

1. 强烈持续的悲伤需要寻求专业心理咨询的帮助　悲伤可以成为精神平衡上的重大伤害，特别在悲伤反应受到压抑时，会造成行为的明显改变、严重的情绪困扰及家庭和睦的破坏。性格温和者可因强烈的悲伤，会对特定对象表现出敌意，或对朋友或家人厌烦，或可作出危害社会的事情。对早年失去父母的居丧者，一般到成年或成家后悲伤才能渐渐消失。中年丧偶者再婚可以使他们在新生活中冲淡昔日的悲伤。老年丧子、"白发人送黑发人"是世上最令人悲伤的事情，常会导致老人丧失希望。青少年若无法妥善度过其悲伤期，常会在社会上肇事犯罪。有报告一些夫妻在自己的孩子死亡后，会因无法应对因死亡产生的情绪困扰离婚。所以，当悲伤不寻常地强烈持续很长时间的时候，则需要寻求专业心理咨询的帮助。

2. 悲伤的消除依赖于多种因素　悲伤的持续期自丧亲 1 周后开始，持续时间长短不一，与居丧者的年龄、文化背景、社会地位、心理状态及经济收入等有关。一般人要消除居丧体验带来的悲伤，恢复正常的生活，大约需要 6 个月到 1 年的时间。消除悲伤的程度和速度依赖于多种因素，不仅和个体直接有关，而且和亲人死亡时的情景、对待死亡的态度，以及与死者关系的密切程度等因素相关。

研究表明，对于悲伤的过分压抑和不承认，或者埋头于工作，会带来严重后果；悲伤的释放越延迟，造成的不良生理症状越多，对健康的危害性越大，死亡的概率越高。

3. 尽量满足家属的需要　许多调查表明丧亲是人生中最痛苦的经历，此时应尽量满足家属的要求，无法做到的要善言相劝，耐心解释，以取得他们的谅解和合作。

安宁疗护机构的工作人员应注重对居丧者进行身心照护，尽力帮助居丧者以积极的态度去面对现实、面对生活，并向他们提供必要的信息及更多的服务，对某些家属的过激言行应予容忍和谅解。

4. 鼓励亲属相互安慰　要通过观察发现居丧者中的"坚强者",鼓励他们相互安慰,给予那些极度居丧者以安慰和支持。对死者亲属要进行追踪式服务和照护,医护人员应该清楚哪一位成员最需要帮助,需要那些方面的照护,并定期访视。作为居丧者,家属也应积极配合医护人员的工作,尽快消除悲伤,顺利度过居丧期。

5. 必要时予以治疗　一些居丧者由于过度的哀痛和悲伤,可能有精神上的创伤和心理方面的障碍,甚至会诱发其他疾病,所以应予必要的治疗。一般来讲,患者死后 1 周内是居丧者悲伤的顶峰时间,强烈的悲伤会使居丧者的主观意识和判断力下降,甚至会出现暂时性意识丧失,这时期应有专人守候在身边照护,以防意外。对生活不能自理者,则照顾其起居饮食,对拒绝进食者给予补液或其他对症治疗。

(三) 哀伤辅导的内容和方法

哀伤辅导的内容和方法,大致可以分为以下五个方面。

1. 陪伴与聆听　同时此时居丧者最需要的是一位能够理解而且有同情心的听众。因此,适时地引导他们说出内心的悲伤和痛苦是非常必要的。

2. 协助办理丧事　包括协助居丧者组织、完成葬礼。包括帮助居丧者接受死者已逝的事实;给予居丧者表达内心悲痛的机会;将亲朋好友聚在一起,向哀伤者表达关怀和爱,提供支持和帮助;肯定死者在社会中的地位与影响,居丧者通常可以在办理丧事的过程中,将其内心的悲痛得到宣泄。

3. 协助把心中的悲伤用多种形式表现出来　① 协助哭出来;② 协助其表达愤怒的情绪;③ 协助其表达罪恶感。

4. 协助处理实际问题及早恢复日常作息　亲人去世后居丧者家中会有许多实际问题需要处理,应深入了解他们的实际困难,积极提供切实的支持和帮助。

5. 帮助适应新生活　① 协助独立生活;② 协助建立新的人际关系;③ 鼓励积极参与社会活动。

第六节　安宁疗护中的伦理问题

一、伦理学的决策

疾病终末期患者享有的权利包括自主权、知情同意权、隐私保密权、受尊重权、对自己医疗措施的监督权、免除部分社会责任和义务的权利、选择死亡的权利、申诉权、索赔权、上诉权和赔偿权等其他权利。在进行医疗决策的时候,必须遵循以下的伦理学的核心原则:自主权(患者自我决定),行善(做好事),减少伤害(将伤害减到最低),公平(公正地应用可获得的资源)。在进行伦理决策的时候,要权衡治疗的可能受益与潜在的风险和负担。

二、不做心肺复苏的决定

不做心肺复苏(do not resuscitate,DNR)是与心肺复苏(cardiopulmonary resuscitation,CPR)相对应的概念,就是对患者不做 CPR,但绝不能孤立片面地看待。当决定 DNR 时,不是什么都不做,而是采取更多的支持性无创性医护措施,让患者接受更多的舒适护理,避免有创性医护措施。DNR 的使用主要是针对不可治愈的终末期患者,允许医护人员在尊重其意愿的前提下,做出终止或撤除积极性治疗。签署了 DNR 的患者往往能够避免无效的检查、治疗及伤害性的抢救措施,更好地维护死亡前的尊严。

决定是否签署 DNR 的影响因素是多方面的,总结起来包括:① 病情的严重程度;② 患者的年龄;③ 家属及患者和医护人员对 DNR 的认知态度;④ 是否看到过他人死亡;⑤ 对安宁疗护的了解;⑥ 家庭经济条件;⑦ 患者意识到自己的不良预后;⑧ 医疗单位的规模;⑨ 是否有关于 DNR 讨论的伦理委员会等。其中"患者意识到自己的不良预后"和"对安宁疗护的了解"是影响签署 DNR 的主要因素,患者越接受自己的病情事实便越容易签署 DNR。

目前我国尚无 DNR 的立法,并且我国 95% 以上的 DNR 是由患者家属签署的。在我国,缺乏 DNR 实施标准和规范是阻碍 DNR 签署的主要原因。

三、预立医嘱

预立医嘱(advanced directives,AD)是指有决定能力的患者对自身将来丧失表意能力时接受医疗照顾而事先做出的一种合理、合法的安排和指示。在国内也翻译为预先指示、预先医疗指令书、预先委托等。

预立医嘱是为了建立临终患者选择何种治疗的优先权,包括生前预嘱(living will)和预立医疗代理人(durable power of attorney)。生前预嘱是一个书面计划,目的是告诉医护人员如果患者本人丧失做出医疗决策的能力时,他是否想要放弃一些治疗还是使用一切高科技手段来维持生命等。患者必须在神志清醒并且可以为自己做决定时写下自己的生前预嘱。在患者生病不能够自己做选择的时候,生前预嘱将发挥作用。预立医疗代理人是指患者预先指定的在自身将来丧失表意能力时代替自己做选择的人。其仅在患者失去选择能力时,代理患者拒绝或接受相应的治疗措施。

预立医嘱的施行可以保障患者的自主权,避免医疗纠纷的发生;实现医疗资源的分配正义,极大地减少医疗资源的浪费;同时维护患者的最佳利益,提高患者生活质量。

预立医嘱在很多国家和地区都已立法,如美国、新加坡和我国台湾地区通过单行法确立预立医嘱的合法地位,德国通过民法典保障生前预嘱的执行,澳大利亚通过持续授权代理制度建立生前预嘱。目前,预立医嘱在我国还属于初步探索阶段。但是有研究显示,虽然国内的预立医嘱的意识很低,但是对肿瘤患者和家属进行详细解释之后,他们对预立医嘱有较为积极的态度。当患者诊断为不可治愈性肿瘤时,他们愿意和医护人员谈论预立医嘱的相关内容。同时也有研究显示我国有的患者家属对预立医嘱的理解存在误区,认为签署预立医嘱就是等同于放弃一切治疗,同时担忧预立医嘱的签署可能会给患者带来心理负担,引起患者一系列不良情绪,甚至失去生活的希望,这些误区都会导致预立医嘱的推行受阻。

目前由于国内法律的限制,生前预嘱尚无法律效应。有学者建议在我国推行预立医嘱时,医护人员应尽可能充分地为患者提供相关的信息,帮助患者在充分知情的基础上做出理性的自主决定,同时考虑到在目前的情况下,考虑到患者家属的意见,建立适合我国文化和国情的预立医嘱制度。

(黄　喆　赵文娟)

2

第二篇　各　论

第十四章
头颈部肿瘤患者的护理

第一节 鼻咽癌患者的护理

一、流行病学特征及病因

（一）流行病学特征

鼻咽癌是我国常见恶性肿瘤之一，其发病有明显的地域及种族差异，并存在家族高发倾向。鼻咽癌 2018 年全球新发病例 129 079 例，占恶性肿瘤的 0.7%，死于鼻咽癌的患者数目达 72 987 例，占比 0.8%；其中男性 93 416 例，女性 35 663 例；男性患者死亡例数 54 280 例，女性患者死亡例数 18 707 例。中国鼻咽癌分别占全球鼻咽癌发病和死亡的 38.29% 和 40.14%，男性及中老年人是中国鼻咽癌高发人群，在中国南方地区，鼻咽癌排在恶性肿瘤的第 2 或第 3 位。中国鼻咽癌发病率和死亡率仍处于世界较高水平。

1. 地域集聚性　鼻咽癌在世界范围内都有发病，但呈现明显的高发地域现象，在大部分地区发病率较低，如欧美大陆一般在 1/10 万以下，但在中国和东南亚各国发病率高，其次为北非。我国鼻咽癌的发病区域呈南高北低趋势，以华南、西南地区高发，以广东省发病率最高，华北、西北地区较少。

2. 种族易感性　鼻咽癌发病有明显的人种差异，以蒙古人种高发。例如，同属蒙古人种世代居住于北极地区的因纽特人的鼻咽癌高发，男性约 10/10 万，女性约 4/10 万；又如已移民欧美大陆多年的华侨及其后代的发病率仍高于当地人群。

3. 家族高发倾向　我国广东、香港、海南、台湾等地区的流行病学调查显示还有高发家族存在。

4. 人群分布　男女发病比例为（2.4～2.8）：1。中国医学科学院肿瘤医院的相关研究资料显示，鼻咽癌发病人群年龄分布为 8～81 岁。其中以 30～60 岁多见，40～59 岁为发病高峰年龄。

（二）病因

鼻咽癌的病因目前未确定，较为肯定的致病因素为 EB 病毒（Epstein-Barr virus）感染、接触化学致癌物和遗传因素。

1. EB 病毒　1946 年 Old 等首先在鼻咽癌患者的血清中检测出 EB 病毒抗体，之后大量血清流行病学研究已证明 EB 病毒与鼻咽癌密切相关。其一，在鼻咽癌活检瘤细胞中检出 EB 病毒的 DNA 和病毒抗原；其二，鼻咽癌患者的血清中大多有 EB 病毒抗体效价升高，且其效价水平和病变转归成正相关。

2. 化学致癌因素   鼻咽癌的发病地域集聚性反映了同一地理环境和相似的生活习惯中某些化学因素致癌的可能性。调查发现,鼻咽癌高发区的大米和水中微量元素镍含量较低发区为高,镍饮食可能为鼻咽癌发病的促进因素。高发人群常吃的咸鱼、腌肉、腌菜中致癌物亚硝酸盐的含量非常高。有动物实验证明亚硝胺及其化合物与鼻咽癌发病密切相关,食用咸鱼已被证实是鼻咽癌的危险因素。

3. 遗传因素   鼻咽癌发病有种族特异性和家族高发倾向,提示鼻咽癌可能与血缘或遗传有关。有研究证实,四号染色体短臂可能存在鼻咽癌易感基因,但仅适用于部分鼻咽癌患者,到目前为止,鼻咽癌的易感基因仍在研究中。

二、鼻咽癌相关解剖

鼻咽位置较为深在,又称上咽部或咽的鼻部,咽的上 1/3,颅底与软腭之间连接鼻腔和口咽,为呼吸通道。鼻咽腔由六个壁构成:前、顶、后、底和左、右两侧壁,顶和后壁相互连接,倾斜形成圆拱形,因而称为顶后壁。

三、病理分类及临床分期

(一)病理分类

根据 WHO 分型可分为 3 型:① 角化性鳞状细胞癌:有高分化、中等分化和低分化 3 种亚型;② 非角化性癌:包括有分化型和未分化型;③ 基底样鳞状细胞癌。

(二)临床分期

主要根据鼻咽癌 UICC/AJCC 分期第 8 版/中国分期 2017 版,见表 14-1。

表 14-1   鼻咽癌 UICC/AJCC 分期第 8 版/中国分期 2017 版

分　期	T	N	M
无	Tx:原发肿瘤无法评估	Nx:无法评估区域淋巴结	M0
0 期:TisN0M0	T0:未发现肿瘤,但有 EBV 阳性且有颈转移淋巴结	N0:无区域淋巴结	M0
Ⅰ期:T1N0M0	T1:肿瘤局限于鼻咽或侵犯口咽和鼻腔,无咽旁间隙受累	N0:无区域淋巴结	M0
Ⅱ期:T0-1N1M0,T2N0-1M0	T2:肿瘤侵犯咽旁间隙和/或邻近组织受累(翼内肌、翼外肌、椎前肌)	N1:单侧颈部和/或咽后淋巴结转移(不论个数):最大径≤6 cm,且位于环状软骨下缘以上区域	M0
Ⅲ期:T0-2N2M0,T3N0-2M0	T3:肿瘤侵犯颅底骨质结构、颈椎、翼状结构和/或鼻旁窦	N2:双侧颈部和/或咽后淋巴结转移(不论个数):最大径≤6 cm,且位于环状软骨下缘以上区域	M0
ⅣA 期:T0-3N3M0 或 T4N0-3M0	T4:肿瘤侵犯颅内,有颅神经、下咽、眼眶、腮腺受累和/或有超过翼外肌外侧缘的广泛软组织侵犯	N3:颈淋巴结转移(不论个数):最大径>6 cm 和/或位于环状软骨下缘以下区域	M0
ⅣB 期:任何 T、N 和 M1	任何 T	任何 N	M1 有远处转移

注:Tis 原位癌。

四、扩散和转移

1. **局部扩散** 可侵犯咽旁间隙、颅底以及颅内。

2. **淋巴转移** 淋巴引流转移大致可分为 3 个途径：① 导入咽旁间隙的淋巴结,自此转入上颈静脉淋巴结的颈深上淋巴结;② 直接导入颈深上淋巴结;③ 有部分从鼻咽直接引流入颈后三角区副神经旁淋巴结。

3. **血行转移** 40%～60%的患者死于远处转移,以骨转移多见,其次是肺转移和肝转移。

五、临床表现

鼻咽癌发生部位隐蔽,早期可无症状或症状轻微,症状明显时往往已是晚期。

1. **血涕** 由于鼻咽腔内肿瘤血管比较脆,肿瘤外表常没有黏膜覆盖,故易有血涕或鼻出血症状,占初发症状的 23.2%。最常发生在早晨起床后,出现回吸性血涕或擤鼻后涕中带血。鼻咽癌伴大块坏死或深大溃疡时可出现大出血。

2. **鼻部症状** 鼻咽癌好发于鼻咽顶前壁,易侵犯鼻腔后部,出现不同程度的鼻塞,占初发症状的 15.9%。

3. **耳部症状** 鼻咽癌发生在鼻咽侧壁、侧窝或咽鼓管开口上唇时,肿瘤压迫咽鼓管可发生单侧性耳鸣或听力下降,占初发症状的 14.1%,有时还可发生卡他性中耳炎。

4. **头痛** 常为一侧性偏头痛,位于额部、颞部或枕部,占初发症状的 26.9%。轻者头痛无须治疗,重者需服止痛药,甚至注射止痛针。头痛的原因很多,颅底骨破坏常是头痛的原因之一,晚期鼻咽癌的头痛可能是三叉神经第 1 支末梢神经在硬脑膜处受刺激反射引起。

5. **颈淋巴结肿大** 颈淋巴结转移最常见部位为颈深上组淋巴结以及咽后淋巴结。60%～80%患者初诊时即有淋巴结转移。

6. **颅神经受侵症状** 鼻咽癌向上侵及颅内,可出现颅神经受累症状,最常受累为 Ⅲ～Ⅵ对颅神经,表现为一侧面麻、复视、眼球固定等。其他较常见的有 Ⅻ 对颅神经,表现为一侧舌肌萎缩,伸舌偏向患侧。

六、诊断

(一)体格检查
仔细检查头颈部、区域淋巴结有无肿大、脑神经有无损伤等相关的异常体征。

(二)鼻咽镜检查
1. **间接鼻咽镜检查** 间接鼻咽镜检查是一种简便、快捷、有效的常规检查方法,通过了解鼻咽黏膜有无充血、出血、浸润、溃疡、新生物等,能早期检查出鼻咽部肿瘤。

2. **鼻咽纤维镜检查** 配备摄像、电视、录像等现代装置,鼻咽纤维镜检查可以有效地提高图像分辨能力。

(三)血清学检查
EB 病毒血清学检查包括 VCAIGA、EAIGA、EBVDNA 酶 3 项,能辅助诊断鼻咽癌,对早期提示鼻咽癌有一定的帮助。

(四)影像学检查
MRI/CT 检查在鼻咽癌诊断中能准确评价肿瘤的侵犯范围、进行 TNM 分期、指导勾画放疗靶区和评价疗效、随访复发和转移。MRI 和 CT 相比,对判断软组织侵犯以及颅内海绵窦、颅神经侵犯有明显优势,故判断上述部位侵犯与否以 MRI 检查为首选。

(五)鼻咽活检

病理学检查是确诊鼻咽癌的金标准,即使临床症状、体征、CT/MRI 和血清学检查诊断提示为鼻咽癌,仍须有病理学检查明确诊断。间接鼻咽镜检查或鼻咽纤维镜检查时,如发现鼻咽部有可疑病灶或肿瘤,均须做活体组织检查。

七、治疗

(一)放射治疗

鼻咽的解剖位置特殊,周围有许多重要的器官结构,鼻咽癌呈浸润性生长,难以完全切除,且鼻咽癌对放射治疗比较敏感,因此放射治疗是鼻咽癌治疗的根本方法。

1. 束流调强放射治疗(intensity-modulated radiation therapy,IMRI) 放疗范围包括鼻咽原发灶、转移颈淋巴结、可能侵及的局部高危区以及颈淋巴引流区。

2. 近距离放射治疗 作为鼻咽癌外照射后的补充治疗手段,在临床上有一定应用价值,但须掌握其应用的适应证。

(1)腔内后装放疗:适用于浅表性的病灶,病灶的厚度不应超过 10 mm。

(2)组织间插植放射治疗:包括鼻咽旁区插植、蝶窦及筛窦插植、经鼻腔鼻咽顶壁插植、鼻咽放射性颗粒种植、颈部淋巴结插植等技术。

(二)化学治疗

我国鼻咽癌的病理类型绝大多数为未分化型非角化性癌,对化疗比较敏感。化疗对提高局部控制率及减少远处转移都有潜在的益处,目前鼻咽癌化疗的标准方案是以铂类为基础的联合化疗,包括 TP(多西他赛/紫杉醇+顺铂)、TPF(多西他赛/紫杉醇+顺铂+氟尿嘧啶)、GP(吉西他滨+顺铂)等。对于已有远处转移的鼻咽癌,化学治疗是其主要的治疗手段。因此,化放疗结合的综合治疗是局部晚期鼻咽癌的重要治疗模式。

1. 诱导化疗 又称新辅助化疗,是指放疗前使用的化疗。

2. 同期放化疗 是指在放射治疗的同时使用化疗。

3. 辅助化疗 是在放射治疗后进行的化疗。

4. 姑息化疗 用于已发生远处转移的患者。

(三)手术治疗

放射治疗是鼻咽癌最主要的治疗手段,对于部分放疗后颈部残留或复发的病灶,手术治疗为一种有效的补救措施,但应用有限。

(四)靶向生物治疗

表皮生长因子受体抑制剂(epithelial growth factor receptor,EGFR)在头颈部鳞状细胞癌中表达高达 88% 以上,鼻咽癌的 EGFR 表达低于头颈肿瘤,但其表达升高与鼻咽癌不良预后密切相关,西妥昔单抗、尼妥珠单抗等是 EGFR 的单克隆抗体,2010 年头颈部肿瘤实践指南(NCCN 中国版)已将尼妥珠单抗作为联合放疗治疗鼻咽癌的方案之一。

(五)免疫治疗

EB 病毒几乎存在于所有低分化和未分化的非角化型鼻咽癌中,与鼻咽癌相关的 EB 病毒通常是潜伏 Ⅱ 型感染模式,其肿瘤细胞主要表达 3 种潜伏膜蛋白,分别为 LMP1、LMP2A 和 LMP2B。EB 病毒所表达的病毒抗原被认为是一个潜在的免疫治疗靶点,可以利用潜在的 T 细胞识别肿瘤细胞,研究表明,在 EB 病毒感染的鼻咽癌患者中阻断 LMP1 致癌途径和细胞程序性死亡-受体 1/细胞程序性死亡-配体 1(PD-1/PD-L1)检查点,通过免疫治疗使免疫正常化可能有潜在的临床获益。

八、围放疗期护理

(一)放疗前护理

1. 心理护理　患者由于对疾病的病因、治疗方法不了解,担心疾病的预后,常会出现焦虑、恐惧、抑郁、愤怒等心理问题。因此,须了解患者的病情、心理状况以及治疗方案,有针对性地对患者进行健康教育,如向患者和家属解释放疗的原理、实施步骤,充分告知放疗的注意事项、可能出现的不良反应和应对策略,发放放疗宣教手册,使患者能保持良好的心态,更好地配合治疗和护理。

2. 营养护理　有数据表明,在治疗前已有 56% 的鼻咽癌患者体重轻 5%,61.3% 的患者存在营养风险。在入院 24 小时内分别应用营养风险筛查(nutrition risk screening 2002,NRS 2002)或患者自评主观全面评估量表(patient-generated subjective global assessment,PG-SGA)进行营养筛查,NRS 2002 评分 ≥3 分为有营养风险,需要营养支持和营养监测,详见本书第十一章。

护士应加强对患者及家属营养知识的宣教,选择含优质蛋白、丰富维生素、高热量、易消化的食物,忌食辛辣、腌制等食物。放疗前 1 小时避免进食。在食品的调配上,注意色、香、味,为患者营造清洁、舒适的进食环境。劝导患者戒烟忌酒。

3. 口腔护理

(1)注意口腔卫生,指导患者购买软毛牙刷,使用含氟牙膏刷牙,每次饭后要刷牙漱口。

(2)治疗牙周病,取下金属牙套;有龋齿则应拔除,避免引起放射性骨髓炎。

4. 告知患者放疗的注意事项　放射治疗室不能带入金属物品(因可能对射线的分布产生影响),如手表、钥匙、手机等。注意保护好自己的放疗固定装置,避免被锐器刺破、重物挤压等,查看固定装置有无变形。告知患者治疗时听从放疗技术人员的指导,配合体位摆放、面罩固定及放松情绪,保持平稳的呼吸配合放疗。保持放射野标记清晰,洗澡、出汗、衣物摩擦使放射野标记模糊不清时,要及时请医师补画。

(二)放疗中护理

1. 心理护理　鼻咽癌的放射治疗时间较长,治疗过程中出现放射性口腔黏膜炎或放射性皮炎、味觉改变、消瘦等症状时易导致患者产生负面情绪,应给予患者心理支持,使其配合治疗。

2. 放射野皮肤护理　放射线在治疗过程中不仅杀伤癌细胞,也对照射区域内的正常组织有损伤。因此须做好相关健康教育:

(1)保持放射野皮肤清洁干燥,可用温水和柔软毛巾轻轻沾洗,但禁止热水冲淋或浸浴,禁止使用肥皂、沐浴露等。

(2)避免粗糙毛巾、硬衣领、首饰与放射野皮肤的摩擦,选择宽大柔软的全棉内衣。

(3)禁用碘酒、酒精等刺激性药物,不可随意涂抹药物和护肤品。外出时,放射野的皮肤防止日光直射。

(4)经常修剪指甲、勤洗手,局部皮肤切忌用手指抓搔、剥皮。

(5)可遵医嘱使用射线防护剂或防护膜。

(6)每周对放射野皮肤进行评估,给予相应的处理。具体评估和处理方法见本书第四章

第四节"放疗患者的不良反应及护理"。Ⅰ度反应时皮肤出现轻度的红斑或干燥性脱屑,尚不须特别处理;Ⅲ度反应时皮肤出现湿性脱屑,不局限于皱纹和皱褶,由轻伤或摩擦引起的出血,须暂停放疗,有湿性脱皮时清洁换药后局部使用促进皮肤愈合的药物或敷料,如重组人表皮生长因子或水凝胶敷料,近年临床使用自黏性软硅酮薄膜敷料贴于放疗区皮肤也有良好的防护作用。

3. 急性放射性腮腺护理　部分患者第一次放疗后就出现口干或腮腺肿胀,严重时可表现为腮腺区的局部红、肿、热、痛,甚至发热,这是因为照射后腮腺导管黏膜的急性充血水肿,导致腮腺导管堵塞,引起唾液潴留。一般不须特殊的处理,嘱患者放疗1～3天内暂时不要进食任何可能刺激唾液过度分泌的酸、甜或辣的食物和饮料,如水果、果汁、辣椒、醋等。可适当增加饮水量和保持口腔卫生,1周内可完全缓解。

4. 放射性口腔黏膜炎护理

(1)由于唾液腺受到射线的作用,唾液减少,患者口干的程度逐渐加重,口腔自洁能力下降。应注意保持口腔清洁,督促患者每次饭后及睡前用软毛小头牙刷、含氟牙膏刷牙,并用牙线清洁牙缝,每日使用刮舌器清洁舌苔一次。

(2)保持口腔湿润,多饮水,可用石斛、麦冬等泡水饮用生津,每1～2小时用生理盐水漱口,每次漱口时间大于30秒。忌用市售的含酒精漱口水。有研究表明,含洗必泰的漱口水对口腔黏膜炎有效。有真菌感染时选用5%的碳酸氢钠溶液漱口。

(3)每周定期使用口腔黏膜炎评估工具(见第九章第三节)进行评估,给予相应的护理。

(4)口咽反应严重者可根据医嘱局部涂药(如西瓜霜喷剂、重组人表皮生长因子等)促进溃疡愈合或用喷雾法(庆大霉素＋地塞米松等)缓解黏膜反应,必要时静脉注射抗生素及地塞米松。

(5)做好疼痛评估,根据医嘱给予相应的止痛药。

5. 鼻咽腔护理

(1)随放疗剂量的增加,患者会出现鼻黏膜充血肿胀、鼻塞、分泌物增多,鼻咽腔冲洗可以起到清洁鼻腔和增强放射敏感性的作用。每日冲洗1～2次,冲洗时水温38～40℃,每次冲洗水量1 000 ml,从阻塞较重侧开始冲洗,水从鼻腔入,从口腔或鼻腔出。注意冲洗后是否有出血,如有出血禁止冲洗。

(2)可用生理性盐水进行鼻腔喷雾以缓解鼻腔干燥,房间内使用加湿器,保持空气的湿润,鼻黏膜水肿时以呋麻液滴鼻以缓解鼻塞。

(3)嘱患者勿用手挖鼻或用力擤鼻,预防感冒,打喷嚏时勿过于用力。避免进食会增加鼻黏膜充血风险的煎、炸、辛辣食物。

6. 营养护理

(1)每周或必要时用营养风险筛查2002(nutritional risk screening 2002,NRS 2002)等评估工具进行营养风险评估。

(2)避免吃煎、炸及过热、过硬、过酸或过甜的刺激性食物,以减少对口腔黏膜的刺激。

(3)对NRS 2002评分≥3分者给予临床营养支持:根据患者营养状况及病情,由营养师选择适宜的营养支持方式,优先选择口服肠内营养制剂;其次为鼻胃管或鼻肠管管饲肠内营养制剂;当患者无法进食或肠内营养不足时,给予部分或全部肠外营养,例如,静脉输入脂肪乳、17种氨基酸及10%葡萄糖注射液。

7. 骨髓抑制护理　放疗期间每周查血常规1次,当白细胞低于$2.0×10^9$/L、血小板低于

70×10^9/L 时,应根据医嘱暂停放疗。按医嘱给予升白细胞药物,嘱患者减少外出,减少探视,注意保暖,预防感冒,病房空气每日消毒两次。血小板低于 50×10^9/L 时予以保护性措施避免外伤,如静脉注射时止血带不宜过紧及时间过长、拔针后增加按压时间、注意通便和镇咳避免腹压升高、避免进食粗糙坚硬的食物、避免使用电动剃须刀等。

8. **出血护理**　由于肿瘤血供丰富,侵犯血管易引起鼻咽出血。侵犯毛细血管出血量较少时,可用 3% 麻黄素滴鼻或用 3% 麻黄素棉塞填塞鼻腔并暂停鼻咽冲洗,以免血痂脱落再次引起出血。

肿瘤侵犯小血管引起出血时,出血量可在短时间内达 1 000~2 000 ml,致使患者死亡,因此应注意以下护理:

(1) 立即通知医师并判断出血的量及出血部位。

(2) 有 67%~80% 患者是死于大出血引起的窒息,因此保持呼吸道通畅尤为重要,嘱患者取头低位,勿将血吞下,将血吐在面盆里并观察出血量。

(3) 迅速建立静脉通道,遵医嘱使用止血药。备齐急救物品,包括止血气囊、膨化止血海绵、凡士林纱条、后鼻孔填塞包、吸引器等,必要时备气管切开包,配合医师做好鼻腔填塞止血。

(4) 前后鼻孔填塞后将患者床头抬高 30°~60°,保持半坐卧位,密切观察患者出血情况,监测生命体征,给予口腔护理。经填塞处理后仍未止血,可行颈外动脉结扎进行止血。

(三) 放疗后护理

(1) 养成合理正确的饮食习惯:进食含优质蛋白质、丰富维生素、热量充足的食物,避免油炸、熏烤、腌制品以及辛辣刺激、燥热的食物,其他日常的食物都可食用。食物应以质软、易消化为主,如鲜乳、豆浆、鸡蛋、鱼、肉等。

(2) 保护好放射野皮肤:保持放射野皮肤的清洁、干燥,放疗结束一个月之后方能用温和的沐浴露等清洗放射野皮肤,不宜用粗毛巾和过热的水擦洗。外出时避免阳光直接照射。有脱皮时,切勿用手撕剥、抓痒。

(3) 放射性口腔黏膜炎:常在放疗结束一个月后好转,出院时嘱患者多刷牙漱口、多饮水,保持口腔清洁。

(4) 放射性面颌部皮下水肿:常发生在放疗后 1 个月之后,因受照射后淋巴引流不畅引起,半年左右自行消退。嘱患者勿紧张,无须处理。

九、康复支持

1. **心理支持**　针对不同患者的特点实施健康宣教,帮助患者尽早恢复社会角色功能。与家属沟通,对患者予以理解、支持及帮助,良好的家庭环境不仅可以使患者在身体和心理上得到好的照顾,而且可以加快患者在家庭和社会角色功能上的恢复,更早地融入正常的生活当中,提高患者的生活质量。

2. **功能锻炼**　放疗可引起头颈部和颞颌关节功能障碍,表现为颈部活动受限和张口困难。应鼓励患者做好功能康复锻炼改善咀嚼肌、舌肌的肌张力,预防肌肉萎缩、关节硬化,防止或减轻放射性张口困难及耳、鼻、眼部反应。

(1) 张口锻炼:尽量张口,可用软木塞放入上、下门齿间,使门齿间距离达到 3.5~4 cm,维持 5 分钟,休息 10 分钟,如此重复 1~2 次。

(2) 鼓腮:口唇闭合,然后鼓气,使腮部扩展至最大,停 5 秒后排出气体。鼓漱,咽津,含温盐水或金银花露少许,鼓漱结合,分次缓慢咽下。

（3）按摩颞颌关节：经常顺时针、逆时针地按摩颞颌关节。

（4）舌、齿运动：舌前伸、后缩，并向左右转动各 30 次。上、下齿相互叩击 30 次。

（5）颈部活动：头前屈、后仰及进行头部旋转运动（高血压、颈椎疾病患者不宜做此运动）。

（6）鼓膜训练：食指轻压外耳门，以改善听力，防止鼓膜粘连（如耳内有引流管则不宜做）；双手轻轻牵拉，按摩耳郭。

（7）眼部瞬目运动：眼球交替进行顺时针、逆时针转动及睁眼、闭眼、眼部按摩运动。

（8）鼻腔活动：深吸气、呼气，让气流通过鼻腔，做深呼吸运动。

3. 预防感冒　及时治疗头面部感染，因正常组织受照射损伤后可引起软组织纤维化、淋巴回流受阻，导致局部免疫力低下，如感冒、头面部感染易引起头面部蜂窝织炎。

4. 唾液腺损伤康复　放疗造成多唾液腺受损，降低了口腔的自洁功能，容易引起口腔溃疡及龋齿的发生，因此，加强口腔清洁是非常重要的。出院后 3 年内勿拔牙，防止放射性骨髓炎的发生。

5. 鼻窦和副鼻窦反应康复　鼻窦和副鼻窦因均在照射范围内，可出现充血、肿胀等炎症反应，患者常出现鼻黏膜干燥、鼻塞、鼻腔分泌物增多与黏稠，严重者可影响休息和睡眠，如合并厌氧菌感染可引起恶臭，因此放疗后须继续进行鼻腔冲洗。

6. 随访指导　放疗之后，患者要定期返院复查，第 1 年是放疗后第 1、3、6、12 个月各复查 1 次；第 2 年至第 5 年为每半年复查 1 次；5 年后可每年复查 1 次。

7. 活动运动　治疗结束后，3 个月内尽量避免体力劳动，可以参加适当的体育活动，如打太极拳、散步、慢跑、练气功等。运动以力所能及、不使自己在运动中和运动后感到过于疲劳为度。同样，工作强度亦以此为度。

8. 性生活　肿瘤不会因性生活而传染，也不会因性生活而复发、转移。只要患者体力允许，把握适度的原则，掌握好性生活的频度和强度，一般不会造成不良影响，相反可能还有一些正面的作用，如增强患者的自信心以及对生活的希望和乐趣，这对抗癌有一定的促进作用。

十、预防

在鼻咽癌高发地区开展文字、广播、电视等形式的鼻咽癌防治教育，加强防癌科普。培训基层医师，有效地进行早期诊断和早期治疗。

在鼻咽癌高发地区可定期通过询问病史和肿瘤家族史、间接鼻咽镜、颈部淋巴结触诊、EB病毒血清抗体检测、鼻咽纤维镜检查等进行早期筛查。

（孟晓燕）

第二节　喉癌患者的护理

一、流行病学特征及病因

（一）流行病学特征

喉癌（cancer of larynx）是头颈部最常见的恶性肿瘤之一，发病率仅次于鼻咽癌，占头颈部肿瘤的 7.9%～35%，占全身恶性肿瘤的 5.7%～7.6%。世界癌症报告数据（GLOBOCAN）

显示,2018 年世界范围内喉癌新增 177 422 例,年死亡人数达 94 771 例,年调整发病率(标化发病率)2.0/10 万,年调整死亡率(标化死亡率)1.0/10 万。预计至 2040 年,世界范围内喉癌新增病例可达 285 720 例,增长 61.04%;因喉癌死亡人数将达到 158 846 例,增长 67.61%。喉癌的发病地区差别很大,据 20 世纪 80 年代统计,世界喉癌发病率最高的国家分别为西班牙、法国、意大利、巴西和波兰。2018 年世界癌症报告数据显示,喉癌发病率最高的国家分别是古巴、匈牙利、土耳其、波兰和白俄罗斯,其中古巴标化发病率为 8.9/10 万。2018 年,美国喉癌标化发病率为 2.7/10 万,标化死亡率为 0.59/10 万;我国喉癌标化发病率为 1.3/10 万,标化死亡率为 0.7/10 万,我国华北和东北地区的发病率远高于华南地区。

喉癌的高发年龄为 50~70 岁,但目前临床上收治的喉癌患者年龄趋向年轻化,40 岁左右的喉癌患者显著增多。男性患病显著多于女性,男女发病率之比为(8.4∶1)~(30∶1)。虽然喉癌占全身恶性肿瘤的比例不高,但是对此病的治疗可能会导致患者残疾,如发音功能的丧失、外表的破坏和各种心理社会问题,需要医务人员高度重视。

(二)病因

喉癌的病因尚未明确,可能为多种因素综合作用所致。

1. 吸烟　吸烟与呼吸道肿瘤密切相关,研究发现 95% 以上的喉癌患者有长期大量吸烟史。喉癌的发病率与每日吸烟的量和总时间成正比,即吸烟年龄越早、持续时间越长、数量越大、吸入程度越深,则喉癌发病率越高。据估计,吸烟者患喉癌的风险是非吸烟者的 3~39 倍。长期被动吸烟也可致癌,烟草燃烧时,产生的烟草焦油中含有致癌物质苯芘,烟草可使呼吸道纤毛运动迟缓或停止、黏膜充血水肿、上皮增厚和鳞状化生,成为致癌基础。

2. 饮酒　声门上型喉癌可能与饮酒有关。研究表明,饮酒者患喉癌的危险度是不饮酒者的 1.5~4.4 倍。当吸烟和饮酒共存时,可发生协同致癌作用。

3. 环境污染　长期大量吸入各种有机化合物,如多环芳香烃、亚硝胺;化学烟雾,如氯乙烯、甲醛;生产性粉尘或工业废气,如二氧化硫、石棉、芥子气、砷、镍等,会导致喉癌发病率增高,因此,应注意职业防护。此外,喉癌发病率城市高于农村,空气污染重的城市高于污染轻的城市。

4. 病毒感染　许多研究表明,人类乳头状瘤病毒 16、18 型可引起喉乳头状瘤,后者可引发恶变。也有研究表明,喉癌的发生可能与单纯疱疹病毒感染有关。

5. 癌前病变　是指某些比正常黏膜或其他良性病变更易发生癌变的病理学变化,主要有喉白斑病、喉角化病、成人慢性肥厚性喉炎等。这是由于长期的慢性不良刺激,如上呼吸道感染、吸烟、有害气体的吸入等,导致上皮细胞的异常增生和不典型增生,最后发生癌变。

6. 性激素代谢紊乱　研究发现,喉癌患者的血清睾酮水平明显高于正常人,而雌激素水平则下降,肿瘤切除后,患者的血清睾酮水平则迅速下降。也有研究发现,睾丸结晶可刺激喉癌细胞激增。在临床实践中观察到,相同临床分期的喉癌,女性的 5 年生存率比男性高。

7. 营养和饮食因素　饮食中缺乏新鲜蔬菜、水果、维生素 A 和维生素 C,则喉癌患病的危险性增加。研究表明摄入柑橘类水果、深绿和黄色蔬菜以及大蒜等对喉癌有预防作用。经常食用咸鱼和咸肉则喉癌患病风险增加。食物中缺乏铁和锌则喉癌患病风险增加。

8. 其他　喉癌的发生可能与精神、遗传、原癌基因的激活、抑癌基因的失活、免疫功能缺乏、头颈部小剂量的放疗、胃食管反流等因素有关。最近的研究显示,一些年轻患者喉癌的发生可能与大量吸食大麻有关。

二、病理分类及临床分期

(一) 喉癌的病理分类

喉癌以鳞状细胞癌最为常见,占喉癌的 95%～98%,且多分化较好,低分化鳞癌在喉癌中少见,约占 2%。其他类型喉癌包括疣状癌、梭形细胞癌、基底细胞样鳞癌、腺癌、未分化癌等极少见。喉癌的形态学观察可分为 4 型:

1. 溃疡浸润型　肿瘤稍向黏膜表面突出,可见向深层浸润的溃疡,边缘不整齐,界限不清。肿瘤实际的侵犯范围多比肉眼所见的病变范围广。

2. 菜花型　肿瘤主要呈外突生长,边界清楚,一般不形成溃疡。

3. 结节型或包块型　肿瘤表面不规则隆起或球形隆起,多有较完整的被膜,很少形成溃疡,少数由于肿瘤体积大、基底小而下坠。

4. 混合型　兼有溃疡浸润型和菜花型的外观,表面凹凸不平,常有较深的溃疡。

(二) 喉癌的类型

喉在解剖结构上可分为声门上区、声门区和声门下区。根据肿瘤发生的部位,喉癌大致可分为 4 种类型:声门上型、声门型、声门下型和贯声门型。其中以声门型最为多见,约占 60%,一般分化较好,转移较少,晚期声门癌可发生淋巴转移;其次为声门上型,约占 30%。但我国东北地区则以声门上型多见,这可能与当地人嗜好大量饮酒有关,声门上喉癌一般分化较差,早期易发生淋巴转移,预后亦较差;声门下型最少见,约占 6%,易发生淋巴结转移,预后较差;贯声门癌是指原发于喉室的肿瘤,跨越两个解剖区域,即声门上区及声门区,癌组织在黏膜下浸润扩展,以广泛浸润声门旁间隙为特征。该型肿瘤尚有争议,UICC 组织亦尚未确认。

(三) 喉癌的扩散转移

喉癌的扩散转移与肿瘤的原发部位、肿瘤细胞的分化程度及肿瘤的大小等密切相关,有直接扩散、淋巴转移和血行转移三种形式。

1. 直接扩散　即喉癌循黏膜表面或黏膜下浸润扩散至周围组织。声门上癌可向上侵犯会厌、会厌前间隙、会厌谷、舌根、梨状窝或经黏膜和声门旁间隙而侵犯声带、前联合,晚期可破坏甲状软骨,使喉体膨大,并有颈前软组织浸润。声门型喉癌一般向前、后发展,如突破前联合则向对侧声带扩散,向上可侵犯声门上区,向下突破弹力圆锥后侵犯至声门下区,也可穿破甲状软骨使喉体增大。声门下癌向下蔓延至气管,向上侵犯声带,向前穿破环甲膜侵犯甲状腺或颈前肌,向后侵犯食管。

2. 颈部淋巴转移　有无颈部淋巴转移对喉癌患者的预后有重要影响。颈部淋巴转移发生的时间、部位与肿瘤的原发部位、肿瘤细胞的分化程度以及患者的免疫力密切相关。一般来说,肿瘤的分化程度越差、患者的免疫力越低,颈部淋巴转移发生的时间越早。声门上喉癌因其淋巴管丰富,肿瘤分化程度低,颈部淋巴转移率高,其转移部位多见于同侧颈深上组的颈总动脉分叉处的淋巴结。如果病变已超过喉腔中线,则可出现对侧或双侧淋巴转移。声门癌因其分化程度高,声门区淋巴管稀少,很少发生淋巴转移,少数患者可出现喉前、气管旁淋巴转移。声门下喉癌常先转移至气管旁淋巴结,然后至颈深淋巴结中群和下群。

3. 血行转移　指喉癌晚期癌细胞经血循环转移至肺、肝、骨、肾、脑垂体等。

(四) 临床分期

根据肿瘤的生长范围和扩散程度,喉癌的分区分期按国际抗癌协会 (Union for International Cancer Control, UICC) 公布的 TNM 标准 (2002),如表 14-2 所示。

表 14-2 喉癌的 TNM 分级和分期

临 床 分 期	T 分级	N 分级	M 分级
0 期	Tis	N0	M0
Ⅰ 期	T1	N0	M0
Ⅱ 期	T2	N0	M0
Ⅲ 期	T3	N0	M0
	T1,T2,T3	N1	M0
ⅣA 期	T4a	N0,N1	M0
	T1,T2,T3,T4a	N2	M0
ⅣB 期	任何 T	N3	M0
	T4b	任何 N	M0
ⅣC 期	任何 T	任何 N	M1

注：原发肿瘤（T）：TX——原发肿瘤不能估计，T0——无原发肿瘤证据，Tis——原位癌。
声门上型
T1 肿瘤限于声门上一个亚区，声带活动正常
T2 肿瘤侵犯声门上一个亚区以上、侵犯声门或侵犯声门上区以外（如舌根黏膜、会厌谷、梨状窝内壁黏膜），无喉固定
T3 肿瘤限于喉内，声带固定，和/或下列部位受侵：环后区、会厌前间隙、声门旁间隙、和/或伴有甲状软骨局灶破坏（如内板）
T4a 肿瘤侵透甲状软骨板和/或侵及喉外组织（如气管、颈部软组织、带状肌、甲状腺、食管等）
T4b 肿瘤侵及椎前间隙，包裹颈总动脉或侵及纵隔结构
声门型
T1 肿瘤侵犯声带（可以侵及前连合或后连合），声带活动正常。T1a 肿瘤限于一侧声带；T1b 肿瘤侵犯两侧声带
T2 肿瘤侵犯声门上或声门下，和/或声带活动受限
T3 肿瘤局限于喉内，声带固定和/或侵犯声门旁间隙，和/或伴有甲状软骨局灶破坏（如内板）
T4a 肿瘤侵透甲状软骨板或侵及喉外组织（如气管、包括舌外肌在内的颈部软组织、带状肌、甲状腺、食管）
T4b 肿瘤侵及椎前间隙，侵及纵隔结构或包裹颈总动脉
声门下型
T1 肿瘤局限于声门下
T2 肿瘤侵及声带，声带活动正常或受限
T3 肿瘤限于喉内，声带固定
T4a 肿瘤侵透环状软骨或甲状软骨板，和/或侵及喉外组织（如气管、包括舌外肌在内的颈部软组织、带状肌、甲状腺、食管）
T4b 肿瘤侵及椎前间隙，侵及纵隔结构或包裹颈总动脉

三、临床表现

1. **声门上癌（包括边缘区）** 大多原发于会厌喉面根部。早期或肿瘤已发展到相当程度时，常仅有轻微的或非特异性的症状，如痒感、异物感、吞咽不适感等而不引起患者的注意。声门上癌分化差、发展快，故常在出现颈淋巴转移时才引起警觉。咽喉痛常于肿瘤向深层浸润或出现较深溃疡时才出现。声嘶为肿瘤侵犯杓状软骨、声门旁间隙或累及喉返神经所致。呼吸困难、咽下困难、咳嗽、痰中带血或咯血等常为声门上癌的晚期症状。

2. **声门癌** 早期症状为声音改变，容易被误认为"感冒"或"喉炎"，随着肿块增大，声嘶逐渐加重。如肿瘤进一步增大，则阻塞声门，引起呼吸困难。晚期声门癌向声门上区或声门下区发展，可出现放射性耳痛、呼吸困难、咳嗽、咯血、吞咽困难、口臭、体重减轻等，且很快发生颈淋巴转移。

3. **声门下癌** 即位于声带以下，环状软骨下缘以上的肿瘤。因其位置隐蔽，早期无明显症状，不易在常规喉镜检查中发现。当肿瘤发展到相当程度时，可出现刺激性咳嗽、声嘶、咯血

和呼吸困难。

四、诊断

喉癌的早期诊断、早期治疗对提高喉癌的治愈率、保留重要器官及功能至关重要。喉癌的诊断主要依靠症状、检查和活检等。凡年龄超过 40 岁,有声嘶或其他喉部不适症状超过 3 周以上未好转者,都必须仔细检查,以防漏诊。

1. 颈部检查　仔细观察喉体大小是否正常,若喉体膨大则说明肿瘤已向喉体外侵犯。此外,注意舌骨和甲状软骨间是否饱满,如饱满,则肿瘤可能已侵及会厌前间隙。注意喉的活动度,如果将喉部对着颈椎左右移动时发现其间有软垫的感觉、喉摩擦音消失,则应高度警惕喉癌的可能。仔细触摸颈部有无淋巴结肿大,并注意其大小、数量、软硬度和活动度。

2. 间接喉镜检查　为最实用的检查方法,借此了解肿瘤的部位、形态、范围和喉的各部分情况,观察声带运动和声门大小情况等。

3. 直接喉镜或喉窥镜检查　能进一步观察肿瘤大小和基底部,必要时进行活检。

4. 纤维喉镜检查　纤维喉镜镜体柔软、纤细、可弯曲且照明度强,可接近声带进行观察,患者痛苦小。将纤维喉镜与电视摄像系统连接,可动态观察喉部病变情况,有利于早期发现肿瘤。

5. 影像学检查　常用颈侧位片了解声门下区或气管上端有无浸润。颈部和喉部增强 CT 和 MRI 能了解病变范围及颈部淋巴转移情况,协助确定手术范围。

6. 活检　是确诊喉癌的最主要依据。标本可在间接喉镜、直接喉镜、纤维喉镜下采集。临床症状可疑而活检阴性者需反复活检和密切随访。

五、治疗

(一) 治疗原则

目前喉癌的治疗原则是在彻底控制肿瘤的前提下,尽量保全喉的功能,包括发音功能、发音的质量、吞咽功能以及不保留永久性气管造口。

(二) 治疗方案的选择

喉癌的治疗方案主要包括手术、放疗、化疗、激光治疗、中医中药治疗和生物治疗等。根据病变的部位、范围、扩散情况和全身情况,选择单一治疗方案或综合治疗方案,影响喉癌治疗方案选择的因素包括:

1. 肿瘤因素　肿瘤的位置、分期、声带的活动度、喉软骨的侵犯程度直接影响治疗方案的选择,如晚期的肿瘤伴有声带固定或喉软骨侵犯不适宜放疗;而早期的声门上癌和声门癌适合放射治疗且有较高的治愈率。

2. 患者的因素　患者的年龄和总体健康状况,包括患者的营养状态、有无合并症等,对选择治疗方案有重要影响。肺功能差的患者不适合喉保全性手术;年老体弱的患者难以耐受大范围的手术切除;高龄且伴有肾功能不全的患者不适合系统的化疗和放疗。另外,选择治疗方案时还要考虑到患者的职业、文化层次、个人信仰、对治疗方案的依从性、经济状况等,尊重患者的个人选择,不要将医务人员的观点强加于患者。医务人员应起到参考、咨询和建议的作用,应向患者和家属解释治疗方式间的细微差别,鼓励患者参与制订治疗方案,以平衡生存和生活质量之间的矛盾,这对患者术后生理和心理的康复有很好的促进作用。

3. 医务人员的因素　成功的治疗结果与医师的专业知识和专业技能息息相关。如果将放射治疗作为最基本的治疗手段,那么放疗医师的专业技能则与治疗的成功密切相关,包括选择合适的放疗剂量、制订最佳的放疗方案,既达到治疗效果又能降低并发症的发生;如果选择外科手术,则外科医师对不同手术方式的专业程度则是手术是否成功的关键;如果患者需要选择综合治疗方案,则多学科领域的团队合作以及各学科的专业程度则是治疗成功的基本保证。

(三) 治疗方案简介

1. **放射治疗适应证** 小而表浅的单侧或双侧声带癌,声带运动正常;病变小于 1 cm 的声门上癌或全身情况差,不宜手术者,可采用姑息性放疗;病变范围广的,术前先行放疗,术后补充放疗。根治性放疗的总量一般为 60~70 Gy/6~7 周。术前放疗,通常在 4 周内照射放疗总量的 3/4,即 45 Gy 左右。放疗结束后 2~4 周内行手术切除。术后放疗通常在手术切口愈合后进行,放疗的剂量和疗程根据具体情况而定,如果术中肿瘤切除完整,无明显淋巴转移,术后仅做预防性照射,其总量一般为 45~50 Gy。

2. **手术治疗** 目前为治疗喉癌的主要手段。原则是在彻底切除肿瘤的前提下,尽可能保留或重建喉功能,以提高患者的生活质量。手术方式主要分为喉部分切除术及喉全切除术。喉部分切除术包括二氧化碳激光喉内显微手术、喉裂开术、垂直部分喉切除术、水平部分喉切除术、喉次全切除或近全切除术等,主要适用于较早期的喉癌。近几年国外学者开始使用达·芬奇手术机器人经口行声门上型喉癌切除术,手术模式与二氧化碳激光喉内显微手术类似。喉全切除术适用于不适宜行喉部分切除术的 T3、T4 喉癌及原发的声门下癌、喉部分切除术后或放疗后复发的患者等。对于颈淋巴转移的患者,须同时行颈部淋巴结清扫术。

3. **化学治疗** 喉癌中 90% 以上为鳞状细胞癌,因而最常选用的化疗药物有甲氨蝶呤、顺铂等。目前主张联合用药,以提高疗效、降低不良反应,常采用的化疗方法包括诱导化疗、辅助化疗和姑息化疗。

4. **生物免疫治疗** 近些年,随着分子生物学、细胞生物学、肿瘤免疫学及遗传工程学的发展,肿瘤的生物治疗方式不断发展。其主要方法包括重组细胞因子如干扰素等、免疫细胞过继转移、肿瘤分子疫苗和单克隆抗体及其偶联物,但其疗效仍在不断探索,大部分仍处于实验研究阶段。近几年,针对表皮生长因子受体(epithelial growth factor receptor,EGFR)的分子靶向治疗研究取得较大突破,已有药物进入临床使用。目前使用较为广泛的药物是西妥昔单抗。西妥昔单抗是 IgG1 单克隆抗体,EGFR 拮抗剂通过与表达 EGFR 的所有细胞,包括亚组"癌细胞"的 EGFR 胞外片段结合,抑制腺病毒结合和受体激活,由此抑制 EGFR 的下游信号转导,从而使细胞生长和复制功能受损,抑制肿瘤细胞的增殖,诱导肿瘤细胞凋亡。大量研究已经证实西妥昔单抗能够延长晚期喉癌患者 3~6 个月的寿命。但其治疗费用昂贵,目前在临床使用中受到很大限制。粉刺或痤疮样皮疹是皮肤最常见的不良反应,也可出现甲沟炎、腹泻、过敏、骨髓抑制、恶心、呕吐、发热、疲乏、便秘等不良反应。

5. **多学科团队治疗** 多学科团队治疗在喉癌治疗中的价值和重要性已在各个专业领域达成共识。多学科团队治疗的专家领域应包括:头颈外科学、放射肿瘤学、内科肿瘤学、病理学、言语和吞咽、听力学、护理学、社会服务专业、营养学、行为科学、肿瘤生物学、心理学等。最佳治疗方案的选择需要多学科评估来决定,评估内容应包括:疾病的严重程度、患者耐受化疗和放疗的可能性、合并其他疾病的控制、保健行为、综合治疗计划、随访和监控等。全面评估患者的情况,预见患者可能发生的生理和心理问题并提出解决方案,从而提高治疗的成功率和患者的满意度。

六、护理

（一）心理社会支持

喉癌的确诊会给患者和家属带来极大的精神打击,喉癌的手术治疗又将会使患者丧失发音功能以及颈部遗留永久性造口,给患者的形象和心理上造成双重恶性刺激,患者和家庭成员都需要重新适应。如果适应不良,患者易产生恐惧、抑郁、悲观、社会退缩等心理社会障碍,临床上患者因手术后无法接受现实而采取极端行为的情况也屡有发生;家庭则易产生应对能力失调等障碍。对于确诊喉癌的患者,可采用特定心理学量表[如患者健康问卷抑郁量表(patient health questionnaire,PHQ-9)]进行抑郁筛查与评估,并针对评估等级对中、高危人群采取相应的干预措施,以防意外发生。筛查结果为中度抑郁者,加强家属支持、转介心理咨询师进行心理疏导;重度抑郁者,应及时与医师和家属沟通,由家属全程陪伴,并协助医师请精神科会诊或转院。将抑郁中、高危患者警示给所有医务人员,每周复评抑郁筛查与评估量表直至患者评分恢复正常。

（二）围手术期护理

1. 术前护理

（1）心理护理:评估患者的焦虑程度,多关心患者,倾听其主诉,鼓励其表达内心的不安和担忧,对患者的心情和感觉表示理解和认可,使患者得到安慰。鼓励家属多陪伴患者,给予情感支持。帮助患者学习,耐心解答患者和家属提出的任何问题和担心,告知其疾病的相关知识、治疗方案和预后,以及术后如何保证生活质量的信息,如有哪些可替代的交流方法、在什么情况下可恢复工作等,帮助患者树立战胜疾病的信心。如果患者或家属对疾病和治疗方法有不恰当的认识而引起过度紧张或恐惧,护士应详细向患者解释疾病的性质、不同治疗方案之间细微的差别、影响、可能的预后等,使患者和家属对疾病建立正确的认识,避免不必要的焦虑和恐惧。除了面对面的讲解,还可以向患者提供书面健康教育材料或播放相关的音像材料,帮助患者了解正确的信息。必要时可请心理专家为患者疏导,使患者保持积极的心态应对手术。行喉全切除术的患者,应事先向其讲解术后替代的沟通方法,如可用写字板、图片、事先约定的简单手语等表达自己的感受和需求,增加患者的心理安全感。另外,术前应与语言治疗师进行会谈,咨询术后语音康复的方法,减轻患者的焦虑程度,提高术后康复的信心。

（2）术前评估:① 评估患者全身情况,有无合并症,如糖尿病、高血压、心脏病等,应及时请相关领域专家予以治疗,使患者处于可以耐受手术的状态;② 评估患者全身营养状况,如患者伴有明显的营养状态不佳,应根据患者病情予以调整,使其处于良好的营养状态,促进术后切口愈合及预防并发症;③ 术前患者肺功能的评估非常重要,特别是有慢性阻塞性肺疾病的患者。

（3）术前指导:教会患者所有全麻术前的准备工作,使患者能够对自己的情况进行控制,做好充分的术前准备,配合手术顺利进行;教会患者学会有效咳嗽和深呼吸;教会患者口腔的清洁和准备工作;教会患者放松技巧,如肌肉放松、缓慢的深呼吸等。

（4）预防窒息:注意观察患者的呼吸情况,防止上呼吸道感染,避免剧烈运动,限制患者的活动范围,必要时备好床旁气切包。

2. 术后护理

（1）疼痛护理:评估疼痛的部位、程度,告知患者疼痛的原因和可能持续的时间,必要时按医嘱使用止痛药或镇痛泵。抬高床头 $30°\sim45°$,减轻颈部切口张力,教会患者起床时保护头部的方法,防止剧烈咳嗽加剧切口疼痛。

(2)语言交流障碍护理:评估患者读写能力,术前教会患者简单的手语,以便术后与医护人员沟通,表达个体需要。术后也可使用写字板、笔或纸,对于不能读写的患者可用图片、主动关心患者,将呼叫器放在患者手中,以随时满足其需要。鼓励患者与医护人员交流,给予患者足够的交流时间,表示耐心和理解,告知患者切口愈合后,可以学习其他发音方式如食管发音、电子喉等。

(3)造口护理:主要目的是防止呼吸道阻塞,保持呼吸道通畅。向患者讲解新的呼吸方式,气体不从鼻进出而从颈部气管造口进出,不要遮盖或堵塞颈部造口;采取半卧位,观察患者呼吸的节律、频率和呼吸音,监测心率、血氧饱和度,及时观察患者有无缺氧症状;定时湿化吸痰,防止痰液阻塞气管;室内湿度保持在55%～65%,防止气管干燥结痂;鼓励患者翻身、深呼吸和咳嗽,排除气管分泌物,保持呼吸道通畅。行部分喉切除术的患者,手术后发生呼吸困难的可能原因为内套管或外套管阻塞、外套管脱出于气管外。行喉全切除术的患者如果发生呼吸困难,则最主要的原因除肺功能不良外,则为痰液痂皮阻塞气管,应立即行深部吸痰,痰痂被吸出或咳出后,呼吸困难可立即缓解。

(4)防止营养摄入不足:保证鼻饲量,鼓励少量多餐;注意鼻饲饮食中各种营养的供给,包括热量、蛋白质、维生素、纤维素等;患者鼻饲饮食发生不适时,如腹胀、腹泻、打嗝等,须及时处理;做好鼻饲管护理。喉部分切除的患者开始经口进食时可能会发生呛咳和误吸,医务人员应陪伴并指导患者进食和吞咽,开始时先试吃较稠厚的流质,防止呛咳,待患者逐渐适应,不出现呛咳时,再过渡到固体食物和流质。定期测量患者的体重,必要时可进行实验室检查,以确定患者有足够的营养。

(5)帮助患者适应自身形象的改变:鼓励患者倾诉自己的感受;关心、同情患者,对患者表示极大的耐心和关爱,鼓励其面对现实,照镜子观察自己的造口;现身说法;调动家庭支持系统;教会患者自我护理的方法,鼓励患者自己完成;教会患者一些遮盖缺陷的技巧如自制围巾、饰品、保持自我形象整洁等。

3. 并发症的观察和护理

(1)切口出血:注意观察患者的血压、心率变化;仔细观察出血量,包括敷料渗透情况、痰液性状、口腔有无大量血性分泌物、负压引流量及颜色;切口加压包扎;吸痰动作要轻;如有大量出血,应立即让患者平卧,快速测量生命体征,用吸引器吸出血液,防止误吸,同时建立静脉通道,根据医嘱使用止血药或重新到手术室止血,必要时准备输血。

(2)误吸:许多危险因素可能会导致患者误吸,包括咳嗽反射下降、麻醉药和止痛药的镇静作用、呼吸道改道、吞咽功能受损、鼻饲饮食、患者恶心呕吐等。因此,护士应及时评估患者有无误吸的危险因素,采取相应的护理措施。如患者有恶心呕吐,应使患者保持侧卧位,根据医嘱使用止吐药。第1次予患者鼻饲饮食前,应准确评估鼻饲管是否在胃内;患者鼻饲饮食前应注意评估其胃残余量,如残留过多,提示患者胃动力不足,及时通知医师处理;每次鼻饲前置患者半卧位,鼻饲后保持半卧位30～45分钟再躺下;患者经口进食时应使患者保持坐位,观察患者进食情况;床边吸引器随时处于备用状态,以便患者发生误吸时及时吸引。

(3)防止切口感染:注意观察体温变化;换药或吸痰注意无菌操作,及时清理造口周围的痂皮,可涂抗生素软膏;每日消毒气管筒;气管内定时滴入湿化液;气管纱布垫潮湿或受污染后应及时更换;负压引流管保持通畅有效,防止无效腔形成;做好口腔护理;1周内不做吞咽动作,嘱患者有口水要及时吐出;根据医嘱全身使用抗生素;增加营养摄入,提高自身免疫力。如果发现患者体温升高、切口引流物性状改变、有脓性分泌物、有臭味、局部红肿,则提示切口感染,应及时监测血象,进行切口分泌物培养和药敏试验,选择合适的抗生素,增加营养,提高机体抵抗力。同时注意患者的隔离,减少被感染和传播感染的机会。

(4) 咽瘘:咽瘘的形成与多种因素有关,手术缝合过紧、咽黏膜切除过多、皮瓣和咽黏膜存在无效腔、术前放疗或气管切开影响黏膜和皮肤愈合、术后饮食不当、局部感染、患者自身营养状况差等均可能导致咽瘘。因此,充分评估咽瘘的危险因素;术后应叮嘱患者1周内口腔分泌物不可咽下,均应吐出,防止刺激黏膜伤口;做好口腔护理和气管造口护理,防止局部感染;加强营养,提高机体抵抗力,促进黏膜愈合;鼻饲管拔除前,不可经口进食;一旦发现咽瘘,应勤换药,保持创面清洁,加强抗感染和支持疗法。小的咽瘘1个月左右可自行愈合;大的咽瘘,长时间无法愈合者,可进行手术修补。

(5) 肺部感染:应观察患者痰液的色、质、量以及体温、脉搏的变化情况,怀疑肺部感染者,胸部X线片和实验室检查可协助确诊;应根据患者术后体力恢复情况及早为患者采取半卧位,及时吸出痰液,保持呼吸道通畅;鼓励患者早期下床活动;对于体弱者,应加强翻身拍背,防止肺部感染。

(6) 呃逆:可通过调整鼻饲管的位置使呃逆停止。文献报道,可以通过牵拉舌体等方式治疗呃逆。

(7) 乳糜漏:乳糜漏可能为左侧颈淋巴清扫时损伤胸导管所致。如发现引流液呈乳白色,则可判断为乳糜漏,多在术后2~3日发生。一旦发现乳糜漏,应立即停止负压吸引,局部加压包扎或用沙袋局部压迫,停止鼻饲,1周后多可自愈。如果乳糜漏较多且超过一周不愈,应打开创口,结扎胸导管。

(三)放射治疗患者的护理

具体参见第四章。喉癌放疗患者的护理要点主要包括:告知患者放疗可能出现的不良反应如皮肤损害、黏膜损害等及应对方法;放疗后局部皮肤可能有发黑、红肿、糜烂,注意用温水轻轻清洁,然后涂以抗生素油膏;不要用肥皂、沐浴露等擦拭皮肤;鼓励患者树立信心,克服恶心、呕吐等不良反应,坚持完成疗程;注意观察呼吸,因放疗会引起喉部黏膜充血肿胀,使气管变窄,如患者出现呼吸困难,可先行气管切开,再行放疗。

七、康复支持

(一)自理能力

喉全切除的患者,颈部气管造瘘口将伴随其一生,部分喉切除的患者如果在住院期间未能拔除气管筒,则同样需要戴气管筒出院。因此,学会如何照料气管套管或直接暴露的气管是患者和/或其家属在日常生活中必须掌握的。出院前护士应教会患者和/或其家属这些方面的自理知识和技能,以防止或减少因自理不当而造成不必要的并发症或危险。如果患者身体状况允许,应鼓励患者尽可能早地学习和参与自我管理。

1. 清洗、消毒和更换气管内套管或全喉气管筒的方法 全喉气管筒应每日清洗、消毒和更换至少1次。气管内套管可根据患者痰量的多少和黏稠度,每日清洗和消毒1次或多次,清洗时用专用的、稍弯曲的试管刷将管腔内外刷洗干净,用专用容器消毒,家庭消毒多用煮沸消毒法煮沸20分钟,更换时注意将管腔内残留的水分甩掉,双手持气管筒两翼顺着气管的弯曲度轻轻插入,以免损伤气管黏膜,自己更换时可对着镜子操作。气管垫应每日清洗消毒和更换,气管垫的消毒可采用煮沸后晒干或清洗后直接在太阳下暴晒4~6小时。

2. 外出或沐浴时保护造瘘口 外出时可将有系带的清洁纱布系在颈部,遮住气管造口入口,防止异物吸入。盆浴时水位不可超过气管筒,淋浴时注意勿使水流入气管筒。

3. 自我观察、清洁、消毒造瘘口 用镜子观察造瘘口是否有痰液或痰痂附着,可用湿润棉签进行清洁,必要时用乙醇棉球消毒造瘘口周围皮肤,须特别注意勿使棉签头或棉球落入气管造成危险。大的痰痂可用细弯的钳子夹出,如自己无法清理,应立即到医院请医务人员协助取出。提醒患者和家属护理造口前后要洗手。

4. 湿化气管,预防痂皮 根据患者具体情况定时向气管内滴入湿化液,以稀释痰液,防止痰液干燥结痂;嘱患者多饮水,保证体内水分供给充足;室内过于干燥时注意对空气进行加湿,可用室内空气湿化器,也可用简易的家用方法。如果经常有痂皮形成,痰液不易咳出,可行雾化吸入,稀释痰液。

5. 预防上呼吸道感染 不要到人群密集的地方;注意口腔卫生和口腔护理;注意锻炼身体,增强抵抗力,防止上呼吸道感染,但要注意避免剧烈运动,不可进行水上运动,注意劳逸结合。加强营养,多吃高蛋白质、高热量、富含维生素和纤维素的食物,禁烟酒和刺激性食物,保持大便通畅。患者理发和做美容时应注意提醒理发师勿将发胶、碎头发、散粉等离造口太近,以免造成刺激和误吸,引起感染。

6. 加强恢复头颈部功能的锻炼 行颈部淋巴结清扫的患者,因胸锁乳突肌和肩胛舌骨肌被切除,颈部和肩部的活动会受影响。因此,应指导患者进行颈部、肩部和手臂功能的锻炼。

7. 术后随访和自我监测 术后需定期随访,一般出院后1个月内每2周随访1次,3个月内每月随访1次,1年内每3个月随访1次,1年后每半年随访1次。应教会患者自我检查造瘘口和触摸颈部淋巴结的方法,如发现出血、呼吸困难、造瘘口有新生物或颈部扪及肿块,应及时到医院就诊。

8. 随身携带安全卡片 卡片上写明患者的病情,万一发生紧急情况,如心跳呼吸骤停需要紧急施救,可提醒施救人员采用正确有效的方法。

(二)语音康复

喉部分切除术后,患者虽丧失一侧或两侧声带,但由瘢痕组织形成的"声带"仍然能够靠拢和产生振动,室带也可代替声带发声,因此患者用手指堵住气管筒开口或拔除气管筒后仍可发音,只是声音比较嘶哑和低沉,但可满足基本的交流。

喉全切除术后,因发声器官被完全切除,因此患者无法再发出声音。这是喉全切除术后影响患者生活质量的重要因素之一。数十年来,国内外学者一直致力于帮助无喉患者重建语音,主要方法归纳为咽食管发声、人工喉和手术发声三类。

(1)咽食管发音:基本原理为吞咽空气并使之贮留在食管上段,患者借助胸腔内压力,以打嗝的方式将空气从食管内逼出,冲击食管上端和振动咽食管部分发出声音,再配合口腔、舌、唇的动作,构成语句。这种发音方式最为经济、简便,无须借助任何人工装置,无手术损伤且音色较好,语音清晰易懂,无电子喉不悦耳的电子音,易得到患者认可。其缺点是需要长时间训练,至少需要2~3周甚至更长;需要患者有较好的体力,部分患者因而不能流畅的交流,据国内外文献报道,食管音训练的成功率为20%~90%,年老体弱、气力不足者常导致发声失败;另外,声时短、连贯性差、一句话常需停顿几次也是其不足之处。

(2)电子喉:是常用的人工喉发音方法,也是喉全切除患者常用的交流方式。分为颈型和口腔型两种,颈型最为常用。其具体方法是将电子喉装置贴于患者颏部或颈部,做说话动作时利用音频振荡器产生声音,声音经颈部组织传入咽腔,再经咽、腭、舌、齿、唇的协调作用,即可发出语音。电子喉的优点是无须经特殊训练、使用方便、语音时间长、连贯性强。其缺点是语音不易理解、不悦耳、音调平、带有电子机械音。因而电子喉常常作为应用食管音或气管食管音前的过渡,或作为患者不能应用其他发音方式的最后选择。

(3)手术发声方法:原理是在气管和食管之间形成一个通道,当呼气时气流可经此道进入食管和下咽腔,冲击食管和下咽壁产生振动发声,再经咽、腭、舌、齿、唇的协调作用形成语音,包括气管食管分流术、Amatsu法发声重建术、装置假体的发声重建术等。其中装置假体的发音重建术目前在临床上最常用,其方法是通过外科手术在气管后壁与食管前壁之间形成造瘘,植入发音钮(单向阀)。发音机制为当患者吸气后,堵住气管造口,使呼出的气体通过单向阀进入食管上端和下咽部,产生振动而发音,患者配合口腔、舌、牙齿、嘴唇的动作形成语音。该方法的优点为:方法简单,可一期也可二期完成,食管音训练失败的患者也可行此手术;并发症少;训练学习方便,训练要点主要为学习加压呼气以及在加压呼气的同时用适当的方法和力度堵住气管造瘘口,使肺内气流轻松均匀地送入下咽而发声,训练时间为2日至1周;发声质量好,清晰易懂,声时长,发音连贯;成功率高,据国内外文献报道各种发音假体的成功率为70%～100%。其缺点为:该方法有一定的适应证,不是所有的患者都适合该手术;该手术易产生误吸、吸入性肺炎、局部感染、唾液漏等并发症;须患者视力较好,手脚灵活,可自行对发音管进行正确取出、清洗和安装,文献报道发音管平均每4～6个月需更换1次,费用较高,在发达国家使用非常广泛,但在发展中国家使用较少。

(三)吞咽功能康复

喉癌不同临床治疗方法后吞咽障碍程度不同。声门上水平部分喉切除术后92.2%的患者吞咽功能恢复正常;行喉环上部分切除-环舌骨吻合术胃管留置15日后,患者均能恢复经口进食;行喉环上部分切除-环舌骨吻合术者术后呛咳比较严重;全喉术后呛咳的概率为零,但需要监控患者是否有因食管狭窄所致的吞咽困难。以喉环上部分切除-环舌骨吻合术为例,术后喉的解剖结构发生改变,气道保护的三道防线在很大程度上受到破坏,故术后新喉的吞咽生理保护功能减退;另一方面,术中可能损伤喉上神经、喉返神经、气管切开、术后喉腔黏膜肿胀、咽部感觉迟钝等因素可使新喉上抬、舌根后压幅度减少,残喉的吞咽反射及代偿机制不能正常启动或延迟启动。因此,术后极易出现呛咳甚至误吸。目前喉切除术后的吞咽康复指导方案仍在探索中,文献报道包括调整患者进食种类,如限制液体、进行相关康复训练,如空咽训练、用力吞咽、低头吞咽、声门上吞咽、反复吞咽、改变体位等。

(四)心理社会功能的康复

1. 向患者提供有关发音方法康复训练、参与社会活动,如喉癌俱乐部等信息,鼓励患者参与社会活动,以获得更多情感和信息的支持。随着计算机网络技术的发展和电脑知识的普及,利用网络建立交流平台,可以使患者和患者之间、护患之间和医患之间的交流更及时、更可及,患者和家属可以通过网络交流及时得到信息和情感的支持,而不受地域和空间的限制,这种网上俱乐部的形式有很大的发展空间,可发挥其更加强大的作用。

2. 指导家属多与患者沟通,鼓励患者参加语言康复训练,避免患者出现不耐烦的情绪,关心患者,帮助患者保持积极乐观的心态。

3. 鼓励患者尽量对自己的生活起居和造瘘口、气管筒进行自我护理,以增加患者自我控制感和自尊,避免过度依赖,导致自尊和价值感降低。

4. 指导和协助患者或家属自制一些外形美观又不影响呼吸的围脖或配饰,提高患者的自我形象和自我认同感。

5. 对于有能力工作的患者,鼓励患者重新参加工作,重返社会,增加社会归属感和自我价值感。

（席淑新　石美琴）

第三节　甲状腺癌患者的护理

一、概述

甲状腺癌(thyroid cancer)是一种起源于甲状腺滤泡上皮或滤泡旁上皮细胞的恶性肿瘤,也是头颈部最常见的恶性肿瘤。近年来,全球范围内甲状腺癌的发病率迅速增长,据全国肿瘤登记中心数据显示,我国城市女性的甲状腺癌发病率位居女性所有恶性肿瘤的第 4 位。我国甲状腺癌将以每年 20% 的速度持续增长。

根据肿瘤起源及分化差异,甲状腺癌又分为:甲状腺乳头状癌(papillary thyroid carcinoma,PTC)、滤泡状甲状腺癌(follicular thyroid carcinoma,FTC)、甲状腺髓样癌(medullary thyroid carcinoma,MTC)以及甲状腺未分化癌(anaplastic thyroid carcinoma,ATC)。其中甲状腺乳头状癌最常见,约占全部甲状腺癌的 85%～90%,而甲状腺乳头状癌和甲状腺滤泡癌合称分化型甲状腺癌(differentiated thyroid carcinoma,DTC)。不同病理类型的甲状腺癌,在其发病机制、生物学行为、组织学形态、临床表现、治疗方法及预后等方面均有明显不同。其中,经过规范化诊疗的分化型甲状腺癌预后较好,5 年总体生存率为 97.9%,甲状腺乳头状癌的 10 年生存率为 93%。在中国,2015 年估计年死亡全部甲状腺癌病例数为 6 800 例,5 年生存率为84.3%。甲状腺未分化癌的恶性程度极高,疗效最差,但临床上较少见,中位生存时间为确诊后 2～12 个月不等,仅有约 5% 的患者可以存活超过 5 年。甲状腺髓样癌的预后居于两者之间。

二、流行病学特征及病因

(一) 流行病学特征

甲状腺癌在头颈部肿瘤中发病率较高,约占头颈部恶性肿瘤的 5.1%。国外和国内甲状腺癌的发病情况统计显示,甲状腺癌的发病率呈上升趋势,而检出水平的提高成为重要辅因。美国 2002 年甲状腺癌发病率 8.7/10 万,较 1973 年 3.6/10 万上升 2.4 倍。上海市 2004 年甲状腺癌男性发病率为 3.71/10 万,女性为 10.49/10 万,较 1987 年分别上升了 3.71 倍与 3.75倍。近年来,甲状腺癌的发病率在全球范围内呈快速上升趋势。2018 年全球新发甲状腺癌病例数约 567 000 例,发病率在所有癌症中位列第 9。与其他恶性肿瘤相比,甲状腺癌发病年龄相对年轻,总发病率基本随年龄增长而升高。女性甲状腺癌发病率均高于男性,来自《A Cancer Journal for Clinicians》的最新数据显示,2012 年甲状腺癌的发病人数较 2011 年猛增了17.6%,占所有女性恶性肿瘤的 5%(2011 年占 4%),女性发病率是男性的 3 倍。其中,2012年较 2011 年,男性增加了 15.5%,女性则增加了 18.2%。我国甲状腺癌的发病率也增长明显,在部分城市,如上海、杭州等甲状腺癌已经上升为女性恶性肿瘤的第一位。但不同性质甲状腺癌的男、女性发病率也不尽相同,有资料报道,散发型 MTC 的男女性发病率无差别。流行病学调查显示,甲状腺癌发病率有地区差异,发病率较高的国家和地区有波利尼西亚、冰岛、意大利、以色列、芬兰、中国香港、加拿大、美国等,中国大陆属低发地区,发达国家发病率高于发展中国家。

（二）病因

甲状腺癌的发病机制仍不明确,但从流行病学调查、肿瘤实验性研究和临床观察来看,甲状腺癌的发生可能与下列因素有关:

1. 电离辐射　用 X 线照射实验鼠的甲状腺能促使动物发生甲状腺癌。实验证明,[131]I 能使甲状腺细胞的代谢发生变化、细胞核变形,导致甲状腺素的合成大为减少。可见,放射线一方面引起甲状腺细胞的异常分裂,导致癌变;另一方面,使甲状腺破坏,不能产生内分泌素,由此引起的促甲状腺激素（thyroid stimulating hormone,TSH）大量分泌也能促发甲状腺细胞癌变。

在临床上,很多事实说明甲状腺的发生与放射线的作用有关。1925—1955 年很多美国儿童的胸腺和头颈部接受 X 线照射,目的是治疗颈淋巴结炎、腮腺炎或预防哮喘病的发生,但由于放射筒过大以致将甲状腺亦包括在放射野内。经长期观察发现,经 X 线照射的 6 603 例儿童中 36 例患甲状腺癌,60 例患甲状腺瘤,而 12 435 例对照组中仅发现 8 例甲状腺癌。这是因为儿童和青少年的细胞增殖旺盛,放射线作为一种附加刺激,易促发其肿瘤的形成。成人接受颈部放射治疗后发生甲状腺癌的机会则不多见。

2. 缺碘与高碘　早在 20 世纪初,就有人提出缺碘可致甲状腺癌的观点。1935 年,Hellwig 以低碘饮食饲鼠,成功诱发了甲状腺癌,其后较长时期内,缺碘一直被认为与甲状腺癌的发生有关,其所诱发的甲状腺癌以滤泡样癌为主,致病原因可能是缺碘引发了甲状腺滤泡过度增生而致癌变。另有报道称,明显碘缺乏的地区未分化型甲状腺癌的发病率高,增加饮食中的碘后,这一状况明显改善,分化型甲状腺癌替代了未分化癌。另外,流行病学研究发现,富碘饮食亦是甲状腺癌高发的诱因,我国东部沿海地区是富碘饮食地区,也是我国甲状腺癌高发地区,以乳头状癌为主,这可能与 TSH 刺激甲状腺增生有关。实验证明,长期 TSH 刺激能促使甲状腺增生,形成结节和癌变。

3. 性别与女性激素　甲状腺癌发病的性别差异较大,女性明显高于男性。近年研究显示,雌激素可影响甲状腺的生长,主要是促使垂体释放 TSH 作用于甲状腺,因此当血清雌激素水平升高时,TSH 水平也升高。

4. 其他甲状腺病变　临床上有甲状腺腺瘤、慢性甲状腺炎、结节性甲状腺肿或某些毒性甲状腺肿发生癌变的报道,但这些甲状腺病变与甲状腺癌的关系尚难确定。

5. 遗传因素　5%～10%的甲状腺髓样癌有明显的家族史,这类癌的发生与染色体遗传因素有关。

三、病理分类及临床分期

（一）病理分类

(1) 甲状腺乳头状癌占 65%～80%。

(2) 滤泡状甲状腺癌占 15%左右。Hürthle 细胞癌也被称为甲状腺嗜酸性细胞癌,是滤泡性甲状腺癌的一种变异,且与滤泡状癌预后类似。

以上两种均起源于甲状腺滤泡上皮细胞,且治疗后预后很好,又合称为分化型甲状腺癌。

(3) 髓样癌起源于甲状腺滤泡旁细胞,占 5%～10%。既可以散在发生,也可以在家族中遗传。

（4）未分化癌是一种由高度未分化细胞构成的癌症,恶性程度高,是甲状腺癌中最少见的类型,在全部甲状腺癌中所占比例不足 6%,但因未分化癌的鉴别困难,这个比例不是非常精确。

（二）临床分期

甲状腺癌的分期包括根据术前评估(病史、查体、辅助检查)确立临床分期(cTNM)和根据术后病理确立病理分期(pTNM)(表 14－3)。美国肿瘤联合会(American Joint Committee on Cancer,AJCC)的分期标准如下(AJCC 第 8 版),见表 14－4。

表 14－3　甲状腺癌病理分期

分　期	标　准
甲状腺乳头状癌、滤泡状癌、低分化癌、Hürthle 细胞癌和未分化癌	
pTx	原发肿瘤不能评估
pT0	无肿瘤证据
pT1	肿瘤局限在甲状腺内,最大径≤2 cm T1a 肿瘤最大径≤1 cm T1b 肿瘤最大径>1 cm,≤2 cm
pT2	肿瘤 2～4 cm
pT3	肿瘤>4 cm,局限于甲状腺内或大体侵犯甲状腺外带状肌
pT3a	肿瘤>4 cm,局限于甲状腺内
pT3b	大体侵犯甲状腺外带状肌,无论肿瘤大小
带状肌包括：胸骨舌骨肌、胸骨甲状肌、甲状舌骨肌、肩胛舌骨肌	
pT4	大体侵犯甲状腺外带状肌外
pT4a	侵犯喉、气管、食管、喉返神经及皮下软组织
pT4b	侵犯椎前筋膜,或包裹颈动脉、纵隔血管
甲状腺髓样癌	
pTx	原发肿瘤不能评估
pT0	无肿瘤依据
pT1	肿瘤局限在甲状腺内,最大径≤2 cm T1a 肿瘤最大径≤1 cm T1b 肿瘤最大径>1 cm,≤2 cm
pT2	肿瘤 2～4 cm
pT3	肿瘤>4 cm,局限于甲状腺内或大体侵犯甲状腺外带状肌
pT3a	肿瘤>4 cm,局限于甲状腺内
pT3b	大体侵犯甲状腺外带状肌,无论肿瘤大小
带状肌包括：胸骨舌骨肌、胸骨甲状肌、甲状舌骨肌、肩胛舌骨肌	
pT4	进展期病变
pT4a	中度进展,任何大小的肿瘤,侵犯甲状腺外颈部周围器官和软组织,如喉、气管、食管、喉返神经及皮下软组织
pT4b	重度进展,任何大小的肿瘤,侵犯椎前筋膜,或包裹颈动脉、纵隔血管
区域淋巴结：适用于所有甲状腺癌	
pN0	无淋巴转移证据
pN1	区域淋巴转移
pN1a	转移至Ⅵ、Ⅶ区(包括气管旁、气管前、喉前/Delphian 或上纵隔)淋巴结,可以单侧或双侧
pN1b	单侧、双侧或对侧颈淋巴结转移(包括Ⅰ、Ⅱ、Ⅲ、Ⅳ或Ⅴ区)淋巴结或咽后淋巴结转移

表 14 - 4   乳头状或滤泡状癌(分化型)的临床分期

分　期	年龄＜55 岁	年龄≥55 岁
Ⅰ 期	任何 T,任何 N,M0	T1,N0/X,M0 T2,N0/X,M0
Ⅱ 期	任何 T,任何 N,M1	T1～2,N1,M0 T3a～3b,任何 N,M0
Ⅲ 期	不适用	T4a,任何 N,M0
ⅣA 期	不适用	T4b,任何 N,M0
ⅣB 期	不适用	任何 T,任何 N,M1

其中,乳头状甲状腺癌的分期根据 TNM 数据和年龄,分为 Ⅰ 期、Ⅱ 期、Ⅲ 期和Ⅳ 期:年龄是预后的重要影响因素,小于 55 岁的甲状腺癌患者,只要没有远处转移,都属于 Ⅰ 期;即使有远处转移,也不会高出 Ⅱ 期;小于 55 岁的患者没有 Ⅲ 期和Ⅳ 期。梅奥医学中心的观察数据表明,甲状腺癌造成的 20 年死亡率与确诊时患者的年龄有关:确诊时小于 50 岁者 20年死亡率为 0.8%,50～59 岁者为 7%,60～69 岁者为 20%,大于 70 岁者为 47%。滤泡状癌的分期和乳头状癌类似。Ⅰ 期滤泡状癌和乳头状癌一样,都有很好的预后。这两种癌的主要不同在于滤泡癌有较强的侵袭性,癌细胞容易侵袭甲状腺内的血管、进入血液,并随血液到达身体其他部位。因此,滤泡状甲状腺癌更容易发生远处转移,特别是转移到肺和骨骼。

甲状腺髓样癌的临床分期与分化型甲状腺癌不同,见表 14 - 5。

表 14 - 5   甲状腺髓样癌的临床分期

Ⅰ 期	C 细胞增生
Ⅱ 期	肿瘤小于 1 cm 并且没有淋巴转移
Ⅲ 期	肿瘤大于 1 cm 或者有淋巴转移
Ⅳ 期	有颈部以外的远处转移,或者肿瘤侵袭到甲状腺以外的组织

四、临床表现

(一) 症状

大多数甲状腺癌患者早期没有明显的临床症状。通常在体检时通过甲状腺触诊和颈部超声检查发现甲状腺肿块。合并甲状腺功能异常时可出现相应临床表现,如甲状腺功能亢进或甲状腺功能减退。晚期可出现局部肿块疼痛、压迫症状,常可压迫气管、食管,使气管、食管移位。肿瘤局部侵犯严重时,可出现声音嘶哑、吞咽困难或交感神经受压引起霍纳综合征(Horner syndrome),侵犯颈丛可出现耳、枕、肩等处疼痛。颈淋巴转移引起的颈部肿块在未分化癌者中发生较早。由于髓样癌本身可产生降钙素和 5-羟色胺,可引起腹泻、心悸、面色潮红等症状。

(二) 体征

甲状腺癌体征主要为甲状腺肿大或结节,结节形状不规则,与周围组织粘连固定,并逐渐增大,质地硬,边界不清,初期可随吞咽运动上下移动,后期多不能移动。若伴有淋巴转移,可触及颈部淋巴肿大。

（三）侵犯和转移

1. **局部侵犯**　甲状腺癌局部可侵犯喉返神经、气管、食管、环状软骨及喉,甚至可向椎前组织侵犯,向外侧可侵犯至颈鞘内的颈内静脉、迷走神经或颈总动脉。

2. **区域淋巴转移**　甲状腺乳头状癌早期易发生区域淋巴转移,大部分患者在确诊时已经存在颈部淋巴转移。甲状腺乳头状癌淋巴结转移常见于原发灶同侧、沿淋巴引流路径逐站转移,一般首先至气管旁淋巴结,然后引流至颈静脉链淋巴结（Ⅱ～Ⅳ区）和颈后区（Ⅴ区）淋巴结,或沿气管旁向下至上纵隔（Ⅶ区）。Ⅵ区为最常见的转移部位,随后依次为颈Ⅲ、Ⅳ、Ⅱ、Ⅴ区。同时,乳头状癌淋巴转移以多区转移为主,仅单区转移较少见。Ⅰ区淋巴转移少见,一般<3%,咽后或咽旁淋巴转移罕见。

3. **远处转移**　肺是甲状腺癌最常见的远处转移器官,甲状腺癌也可出现骨转移或颅内转移。分化型甲状腺癌较未分化或分化差甲状腺癌出现远处器官转移的可能性低。

（四）常见并发症

大部分甲状腺癌是分化型甲状腺癌,生长相对比较缓慢,极少引起并发症。甲状腺髓样癌因分泌降钙素和5-羟色胺,可引起顽固性腹泻,从而造成电解质紊乱。未分化癌生长迅速,可引起重度呼吸困难等并发症。

五、治疗

治疗原则:分化型甲状腺癌以外科治疗为主,辅以术后内分泌治疗、放射性核素治疗,某些情况下需要辅以放射治疗、靶向治疗。髓样癌以外科治疗为主,某些情况下须辅以放射治疗、靶向治疗。未分化癌的治疗,少数患者有手术机会,部分患者行放疗、化疗可能有一定效果,但总体来说预后很差、生存时间短。

（一）甲状腺癌的外科治疗

大多数分化型甲状腺癌患者可通过下述手术方式得到成功治疗。

1. **一侧甲状腺加峡部切除术（或半侧甲状腺切除术）**　手术范围包括切除肿瘤所在侧的甲状腺腺叶和峡部,一般适用于早期甲状腺癌患者。适应证包括:最大直径小于1cm的乳头状癌,并且没有扩散到甲状腺以外;浸润肿瘤包膜程度很轻的甲状腺滤泡状癌,并且没有扩散到甲状腺以外;未切除的腺叶没有甲状腺癌迹象;没有淋巴转移;没有遭受辐射的病史。此种手术方式,相对于甲状腺全切术,术后并发症发生率略低。特别是低血钙的发生率几乎为零。但是,此种手术方式也存在其缺点,复发风险略高,尤其在未切除侧腺叶时;给随后的放射性碘治疗带来困难;因为仍然保留有功能的甲状腺组织,使随访时应用甲状腺球蛋白水平作为肿瘤标记物的方法可信性降低。

2. **甲状腺全切（或近全切除）术**　通过手术摘除几乎全部的甲状腺组织。适应证:肿瘤大于1.5～2cm;某些侵袭性较强的甲状腺癌,包括髓样癌、未分化癌和某些特殊类型的乳头状癌(如高细胞变异型乳头状癌)等;有证据表明肿瘤扩散到甲状腺以外(淋巴或远处转移)。由于整个甲状腺组织全部切除,在手术后长期的生存时间内,复发的可能性降低。同时,有利于随后的放射性碘治疗,随访更容易检测肿瘤有无复发。但是,甲状腺全切术后必须终身服用甲状腺激素替代治疗,以保证人体对甲状腺激素的需求。手术并发症的风险会比非全切术略高,例如喉返神经损伤或低钙血症等。

3. 颈淋巴结清扫术　cN1a 应清扫患侧中央区淋巴结。如单侧病变,中央区淋巴结清扫范围包括患侧气管食管沟及气管前,喉前区淋巴结可根据术前评估做选择性清扫。cN0 的患者,如为 T3~T4 病变、多灶癌、有家族史、幼年电离辐射接触史等,可行中央区淋巴结清扫。清扫范围下界为无名动脉上缘水平,上界为舌骨水平,外侧界为颈总动脉内侧缘(包括气管前),内侧界为另一侧的气管边缘。清扫该区域内的所有淋巴脂肪组织。侧颈部淋巴结(I~V区)根据术前评估及术中冰冻证实为 N1b 时行侧颈清扫。咽旁淋巴结、上纵隔淋巴结等在影像学考虑有转移时行同期手术切除。

4. 甲状腺肿瘤消融手术　近年来消融手术,包括射频、药物热消融或酒精注射消融在一些局部有压迫症状的良性甲状腺肿瘤中应用,取得了一定的疗效。但目前权威机构发布的各种诊疗指南均不推荐将消融手术用于甲状腺癌患者的初次治疗中,其仅被推荐用于经过常规治疗后复发或转移、无法再次手术或体质较差不能耐受手术的患者。

(二) 分化型甲状腺癌的 ^{131}I 治疗

^{131}I 是 DTC 术后重要治疗手段之一,包括 ^{131}I 清甲治疗和 ^{131}I 清灶治疗。

1. ^{131}I 清甲治疗　清除术后残留的甲状腺组织,简称 ^{131}I 清甲。其意义在于去除甲状腺癌组织及剩余甲状腺组织,可促使 TSH 分泌增多,使转移灶能较好地摄 ^{131}I,为治疗转移灶做好准备。

2. ^{131}I 清灶治疗　清除手术不能切除的转移灶,简称 ^{131}I 清灶。适用于无法手术切除,但具备摄碘功能的 DTC 转移灶,包括局部淋巴转移和远处转移。治疗目的为清除病灶或部分缓解病情。

3. ^{131}I 治疗禁忌证　禁用于妊娠期或哺乳期妇女、计划 6 个月内妊娠者。

4. ^{131}I 治疗的不良反应　^{131}I 治疗不良反应的轻重取决于 ^{131}I 的给药剂量。用于成像或摄碘率测量的放射性碘剂量非常低,故不良反应很少见。用于手术后的首次清甲剂量及治疗转移和复发用的高剂量,其治疗剂量越大、间隔时间越短,不良反应就越严重。因此,须权衡不良反应和甲状腺癌病情制订治疗方案。^{131}I 治疗可能发生的不良反应包括甲状腺功能减退、恶心呕吐、唾液腺肿胀和疼痛、口干、味觉异常、结膜炎、泪腺炎、鼻泪管堵塞、甲状旁腺功能减退、声带麻痹、甲状腺部位的肿胀和疼痛、鼻疼痛、脱发、血细胞计数下降、生育问题、遗传病、流产、其他肿瘤等。发生不良反应时,对症处理。不良反应的发生概率及严重程度与甲状腺癌的严重程度相关。

(三) TSH 抑制治疗

是一种替代疗法,首选 L-T4 口服制剂。由于甲状腺片中甲状腺激素的剂量和 T3/T4 的比例不稳定,可能带来 TSH 波动,因此不建议在长期抑制治疗中作为首选。将 TSH 抑制在正常低限或低限以下,可抑制 DTC 细胞生长,在一定程度上预防肿瘤的复发。

(四) 甲状腺癌的放射治疗

甲状腺癌对放射治疗敏感性差,单纯放射治疗对甲状腺癌的治疗并无好处,外照射放疗在很小一部分患者中使用。放射治疗原则上应配合手术使用,主要为术后放射治疗。具体实施需根据手术切除情况、病理类型、病变范围、年龄等因素而定。外照射后急性并发症:1~2 度反应较常见,约在 80% 以上,包括咽炎、黏膜炎、口干、味觉改变、吞咽困难、吞咽疼痛、放射性皮炎等。3 度以上的反应较少见,咽炎的发生率最高。晚期还会出现皮肤肌肉纤维化、食管气管狭窄、咽部狭窄导致吞咽困难、颈内动脉硬化、第二原发癌等并发症。一般不宜采用。

（五）甲状腺癌的全身治疗

内科治疗对部分放射性碘治疗不敏感并出现远处转移的患者和甲状腺未分化癌有效。化疗对分化型甲状腺癌疗效差，靶向治疗更为重要；而甲状腺未分化癌主要的内科治疗是化疗。

（六）甲状腺癌的中医中药治疗

目前，中医在治疗甲状腺癌方面一是配合手术、化疗、放疗，在减轻治疗后的不良反应、提高体力、改善食欲、抑制肿瘤发展、控制病情等方面起到辅助治疗及终末期支持治疗作用；二是作为不接受手术和放化疗患者的主要治疗手段。适用人群包括围手术期、放化疗、靶向治疗期间、治疗后恢复期及晚期患者。治疗方法包括口服汤剂、中药制剂、中成药、外敷及针灸等。

（七）甲状腺癌多学科综合治疗模式和随访

（1）甲状腺癌尤其是 DTC 预后良好，死亡率较低，有较长的生存期。一般需要多学科规范化的综合诊治过程，包括外科、病理科、影像诊断科、核医学科、内分泌科、放疗科、肿瘤内科等，针对不同的患者或同一患者的不同治疗阶段实施个体化精准治疗。在甲状腺癌的治疗、随访过程中应以外科为主导，根据患者不同病情与多学科综合治疗团队共同协商制订个体化综合治疗方案。

（2）对甲状腺癌患者应实施长期随访，其目的在于对临床治愈者进行监控，以便早期发现复发和转移。对 DTC 复发或带瘤生存者，动态观察病情的进展和治疗效果，调整治疗方案；监控 TSH 抑制治疗的效果；对 DTC 的某些伴发疾病，如心血管疾病、其他恶性肿瘤等进行动态观察。

六、护理

（一）甲状腺癌手术治疗护理

1. 手术前护理

（1）甲状腺癌患者多为女性，她们一方面对被诊断为甲状腺癌感到紧张，又对手术治疗有所顾虑。医护人员应进行耐心解释，以消除其顾虑，并使之配合治疗、术前检查。具体参照外科手术前准备。

（2）手术体位训练：为了让患者在手术前能适应头低肩高位的特殊体位、提高患者对手术的耐受性、有效地降低术中和术后不良反应的发生率，在术前应指导患者进行手术体位训练。训练方法：练习时取仰卧位，肩胛部垫枕，使颈部保持过伸位，充分暴露其颈前部位后逐渐施力。体位训练应循序渐进，训练时间一般选择晨起、午餐后 2 小时及晚睡前，3 次/天，30 分钟/次，训练期间观察患者反应，无不良反应时适当延长训练时间。

2. 手术后护理

（1）密切观察患者的面色、呼吸、血压、脉搏和体温，及时发现病情变化。

（2）患者麻醉清醒后如生命体征平稳可取半卧位，有利于呼吸和切口渗液引流。

（3）甲状腺术后切口引流接负压吸引，以排出切口内积液和积气，使术后残腔迅速消失，利于切口愈合。

（4）应保持引流管通畅，注意引流液的色、质、量，并准确记录。

（二）手术后并发症的观察和护理

1. 出血

（1）主要由于术中止血不彻底或血管结扎线松脱等原因造成，常发生于术后 24 小时内，表现为颈部伤口肿胀、锁骨上窝消失、触之有波动感、伤口渗血较多、引流液色深、有沉淀或凝血带、1 小时引流量可超过 100 ml。

（2）立即通知医师，根据医嘱予以沙袋压迫止血、使用止血药物及持续负压吸引，必要时行急诊止血术。

（3）密切观察呼吸情况，如因血肿压迫气管造成患者呼吸困难或窒息，准备气管切开用物，做好抢救配合。紧急情况下，也可配合医师使用 16 号粗针头行环甲膜穿刺，建立有效气道，再行进一步处理。

2. 呼吸困难　除手术后出血外，喉头水肿、气管软化、两侧喉返神经损伤导致声带正中位麻痹均可引起呼吸道阻塞。除轻度喉头水肿可予以半卧位、吸氧和静脉注射地塞米松得以改善外，一般均需行气管切开以改善呼吸状况。术后应密切观察患者呼吸情况，保持气管通畅，发现异常及时与医师取得联系。

3. 喉上及喉返神经损伤

（1）喉上神经损伤术后患者易出现呛咳；喉上神经内支损伤后可于进流质时引起误咽；喉上神经外支损伤可造成声带松弛，发音声调下降，影响发高音。

（2）喉返神经损伤术后患者出现声音嘶哑，有时亦有呛咳或呼吸困难。一侧喉返神经损伤可无临床症状（后支损伤），绝大多数患者出现发音嘶哑（全支或前支损伤），大多数患者通过喉的代偿性旋转，一年内发声会好转。双侧喉返神经损伤会造成窒息或失声，可行预防性气管切开。

（3）患者进食呛咳时，安慰患者不要紧张，一般采用抬头进食、低头吞咽的姿势，含住食物，分 2～3 次小口慢咽，尽量干食，可缓解呛咳现象。

（4）口服一些营养神经的药物保护声带，如甲钴胺片等，少讲话多休息，一段时间后症状即可改善。

4. 甲状旁腺功能减退　术后永久性的发生率 2%～15%，多见于全甲状腺切除后。主要表现为术后低钙血症，患者出现手足发麻感、口周发麻感或手足抽搐。

（1）术中误将甲状旁腺切除、挫伤或将供应甲状旁腺的血管结扎，引起甲状旁腺功能低下，多在术后 1～4 日出现，一般数周可恢复。

（2）轻者手足麻木和僵硬感，重者手足抽搐，甚至出现呼吸肌痉挛。

（3）应急处理：抽血急查血钙、血磷，根据医嘱酌情补充钙剂，可给予 10% 葡萄糖酸钙 10～20 ml 缓慢静脉推注，或使用 10% 氯化钙 10～20 ml 加入葡萄糖液中稀释后静脉滴注，提高血钙浓度，缓解全身症状。

5. 甲状腺危象

（1）术前充分准备者，术后发生危象罕见，病因尚不清楚，可能因甲状腺大部分切除后血液中蛋白结合碘含量减少。因此认为手术后血液内甲状腺素含量减少，失去平衡，是发生危象的原因。

（2）临床表现：术后 12～36 小时内发热、脉快而弱（每分钟在 120 次以上）、烦躁、谵妄，常伴有呕吐、水泻。

（3）治疗原则：立刻使用镇静剂、碘剂、氢化可的松，并采取降温、大量静脉输注葡萄糖溶液、吸氧等措施，有心力衰竭者加用洋地黄制剂。

6. 声门水肿

（1）多发生在反复进行气管插管或插管时间过长时，尤其对于术中喉返神经损伤者。

（2）常发生在术后 24～48 小时，表现为呼吸困难并伴喉鸣音，严重者可因气管压迫造成窒息,处理不及时可产生致命性后果。护理人员在工作中不能一味地相信监护仪的数据,应多听患者主诉,有时代偿期患者的氧饱和度仍可达 100%,但患者仍然会有胸闷、呼吸困难等主诉。

(3)可据医嘱静脉滴入地塞米松 10～20 mg,或地塞米松雾化吸入,必要时行气管切开术,保证患者呼吸道通畅。

7. 乳糜漏

(1)主要发生在左颈淋巴结清扫术后,由于术中损伤胸导管、未经结扎或不完全阻断时造成乳糜液外溢。

(2)大多于术后第 2～3 日出现。外漏的液体逐渐增加,外观为白色、均匀、无臭、无絮状物。

(3)处理:一旦发现乳糜漏,应立即给予持续负压吸引,维持负压－10～－16 kPa(－75～－120 mmHg),保持有效负压,局部加压包扎或用沙袋局部压迫。在此期间给予低脂清淡饮食。如果乳糜漏量多,每日达到 600 ml 以上且超过一周不愈者,应考虑为胸导管的主干损伤,可行胸导管结扎术。

8. 甲状腺功能减退　手术中切除甲状腺组织过多引起,患者可出现疲倦乏力、少言懒语、嗜睡、健忘等症状。宜服用甲状腺素片治疗。

七、康复支持

(1)规律作息,术后机体功能恢复后可以正常工作学习。

(2)饮食指导:沿海城市患者,术后需控制含碘食物的摄入。

(3)颈淋巴结清扫术后颈肩功能锻炼:颈淋巴结清扫手术会导致不同程度的颈肩功能障碍,患者会出现患侧上肢水肿或不适感、活动受限等,且颈肩功能障碍的严重程度与颈淋巴结清扫术的手术范围成正相关。术后的颈肩功能锻炼是为了防止和减轻创口深浅组织间隙粘连的不适感。增加颈肩关节的活动度,可减少肌肉萎缩和减轻自主症状。可抬高患侧上肢,以利于淋巴回流,减轻水肿。同时指导患者进行患侧上肢的功能锻炼,如颈部前屈、后仰及左右侧弯、握拳、前臂伸屈、上臂摆动、肩关节平举、后伸、肩内收、肩内旋、肩外旋等运动。锻炼颈部、胸大肌、胸锁乳突肌、上肢及背部等肌群的力量,使上肢运动功能及早得到恢复。

(4)正确的服药指导:甲状腺手术后必须接受终身的甲状腺素治疗,一方面是纠正甲状腺功能低下,另一方面促使 TSH 受抑,减少 TSH 对残余甲状腺癌组织的刺激,抑制肿瘤的生长和复发。目前常用的 TSH 抑制药物为左甲状腺素片,主要成分为 T4 左旋体,在周围组织中脱碘形成 T3,常用剂量 50～100 $\mu g/d$。剂量过大时可出现甲状腺功能亢进症状,如多汗、心悸、神经兴奋、失眠等;反之,当剂量不足时可出现甲状腺功能减退症状。遇到以上两种情况时,可到医院检测血清 T3、T4、TSH 水平,以指导甲状腺制剂的用量。

(5)定期随访:术后每 3 个月随访 1 次。

(张洁文)

第十五章
胸部肿瘤患者的护理

第一节　肺癌患者的护理

肺癌(lung cancer)是支气管、肺的肿瘤,亦称支气管肺癌(bronchogenic carcinoma),绝大多数起源于支气管黏膜上皮或腺体,是最常见的肺部原发性恶性肿瘤。常有区域性淋巴转移和血行播散。

一、流行病学特征及病因

(一)流行病学特征

肺癌是我国及世界范围内发病率和死亡率最高的恶性肿瘤之一,严重危害人类健康。据我国国家癌症中心统计,2015 年我国肺癌的发病率和死亡率均居首位,其中新发病例约 73.33 万,死亡病例约 61.02 万。据估计,全世界每年有 100 万左右新增肺癌患者,在女性及青年人群中发病率均迅速增长,美国肺癌的增长率比其他各种恶性肿瘤迅速。近 20 年我国的肺癌发病率和死亡率均较大幅度升高。目前在我国,肺癌是增长率最快的恶性肿瘤之一,在我国许多大城市,肺癌已在恶性肿瘤的发病率中占据第一位。我国城市的肺癌死亡率均高于农村。东部、中部城市和农村的肺癌死亡率明显高于西部。国家癌症中心报告显示,2015 年男性恶性肿瘤发病率最高者为肺癌,女性肺癌发病率仅次于乳腺癌。

尽管目前肺癌的早期诊断和综合治疗有了较大进展,但其 5 年生存率仅为 16% 左右。据估计,全世界每年死于肺癌者达 92.1 万人,男、女性首位恶性肿瘤死亡原因均为肺癌。预测至 2025 年我国每年死于肺癌者可达 90 万人。WHO 报告显示,肺癌和艾滋病将是 21 世纪危害人类最严重的两个常见病。肺癌的病因尚不明确,但与年龄有关,45 岁以下人群肺癌发病率相对较低,45 岁及以上呈现明显增加趋势,在 70 岁达高峰,70 岁以后略下降。男性肺癌患者多于女性。

(二)病因

1. 吸烟　吸烟与肺癌的关系已经通过大量研究证明。据调查,约 80%～90% 的肺癌与吸烟有关,75% 肺癌患者有重度吸烟史,且其发病率和死亡率与吸烟的年限和剂量呈依赖关系。吸烟与鳞状细胞癌和小细胞癌的关系相对更为密切。肺癌发生的高峰期往往滞后于吸烟高峰期,吸烟开始年龄越小、每日吸烟量越大、持续时间越长,引起肺癌的相对危险度越大。被动吸烟也会增加肺癌的发生,烟叶中的苯丙芘等多种致癌物质和烟雾中所含的一氧化碳、烟碱、亚硝胺及微量的砷等可导致支气管上皮细胞纤毛脱落、上皮细胞增生、鳞状上皮化生、核异形变等病理改变。国外的研究结果表明,家庭及办公室内若有人吸烟,则不吸烟者每天从空气中所吸入的有害物质并不少于吸烟者,而且不吸烟者对烟草中有害物质的刺激反应大于吸烟者。

2. 环境污染　发达国家肺癌发病率比不发达国家高,城市高于农村,表明环境污染与肺癌有关。室外大环境污染主要来自汽车废气、工业废气、公路沥青等,这与空气中或物质中含有苯丙芘等致癌物质有关。女性肺癌的发病与室内小环境污染有关,如烹调时的油烟(菜油和豆油高温加热后产生的油烟凝聚物)、焦油、煤油、煤烟或其不完全燃烧物等为肺癌的危险因素。

3. 职业因素　从事接触石棉、烟尘、无机砷化合物、氯甲醚、铬、镍、氡、芥子气、氯乙烯、煤烟和沥青、大量电离辐射等工作的人员,肺癌发病率高,且与吸烟有协同致癌作用。

4. 肺癌家族史及既往肿瘤病史　在目前尚无可靠的肺癌基因筛查系统和公认方法时,更应关注患者的肺癌家族史及既往罹患肿瘤病史。基因 myc、ras、c-erbB 等已确定为与肺癌相关的基因。基因 p53、Rb 及第 3 染色体短臂基因上部分区域的缺失也可能促发肺癌的发生。

5. 年龄　在我国,45 岁以下人群肺癌发病率相对较低,45 岁及以上呈现明显增加趋势。

6. 其他　肺结核、慢性阻塞性肺疾病、尘肺等慢性肺部疾病患者的肺癌发病率高于健康人群。

二、病理分类及临床分期

肺癌的生长速度和转移扩散的情况与肿瘤的组织学类型、分化程度等生物特征有关。肺癌发病部位以右肺多见,上叶多于下叶。肿瘤可分布于主支气管到细支气管。

(一)按解剖学分类

1. 中央型肺癌　按肿瘤位置接近肺门称之为中央型肺癌,发生在段支气管以上至主支气管,约占肺癌的 3/4,多为鳞状上皮癌和小细胞未分化癌。

2. 周围型肺癌　肿瘤位于肺的周围部分者称为周围型肺癌,多发生在段支气管以下的小支气管和细支气管,以腺癌为多见。

(二)按组织病理学分类

中华医学会肺癌临床诊疗指南(2018 版)指出,临床上一般将肺癌分为两大类,即小细胞肺癌和非小细胞肺癌。

1. 非小细胞肺癌　占所有肺癌的 85% 以上,主要包括鳞状细胞癌(鳞癌)、腺癌、大细胞癌等。其中,以鳞癌为最常见,在原发性肺癌中约占 50%,男性多见,与吸烟的关系最密切,患者的年龄多在 50 岁以上,以中央型肺癌为多见。鳞癌细胞生长缓慢、转移较晚,通常先经淋巴转移,手术切除效果较好,但对放疗和化疗的效果不如小细胞癌敏感。腺癌是美国最常见的肺癌,以女性多见,也是非吸烟者中发生率最高的类型。腺癌多数起源于较小的支气管上皮,以周边型为主,易侵犯胸膜。腺癌富有血管,早期即可发生血行转移至肝、脑和骨。对化疗、放疗敏感性较差。大细胞癌较少见,恶性程度较高,多为中央型,癌细胞分化程度低,常常在发生脑转移后才被发现,预后很差。细胞呈双向分化或间变,约 80% 腺样分化,10% 鳞状分化,因此与腺癌或鳞癌难以区分。

2. 小细胞肺癌(small cell lung cancer,SCLC)　又称小细胞未分化癌,肺癌中其恶性程度最高,多见于男性,患者患病年龄较轻,对化疗、放疗较敏感。近年来,SCLC 的发病率有明显增高趋势,已占肺癌的 25%。SCLC 好发于肺门附近的主支气管,倾向于黏膜下生长,引起管腔狭窄,多为中央型;局部外侵较早,生长快,远处转移多见,以淋巴转移为主,常转移至脑、肝、肾、肾上腺等器官。早期侵犯肺门、纵隔淋巴结及血管。因此,在初次确诊时 60%~88% 的患者已出现全身转移。

3. 近年来发现肺癌细胞均来自呼吸道黏膜的干细胞,35%~60%或更多肺癌并非为单一分化的细胞,往往由两种或三种不同分化的细胞构成。

(三) 临床分期

肺癌分期对确定治疗方案和预后判断很重要。采用 2015 年国际抗癌联盟(Union for International Cancer Control,UICC)和国际肺癌研究协会(International Association for the Study of Lung Cancer,IASLC)公布的第 8 版肺癌国际 TNM 分期,见表 15 - 1。

表 15 - 1　第八版肺癌 TNM 分期(UICC & IASLC,2015)

分　期	标　　准
T 分期	
Tx	未发现原发肿瘤,或者通过痰细胞学检测或支气管灌洗发现癌细胞,但影像学及支气管镜未发现
T0	无原发肿瘤的证据
Tis	原位癌
T1	肿瘤最长径≤3 cm,周围包绕肺组织及脏层胸膜,未累及叶支气管近端以上位置
T1a	肿瘤最长径≤1 cm
T1b	1 cm<肿瘤最长径≤2 cm
T1c	2 cm<肿瘤最长径≤3 cm
T2	3 cm<肿瘤最长径≤5 cm;或肿瘤有以下任意一项:侵犯主支气管,但未侵及隆突;侵及脏层胸膜;有阻塞性肺炎或者部分肺不张
T2a	3 cm<肿瘤最长径≤4 cm
T2b	4 cm<肿瘤最长径≤5 cm
T3	5 cm<肿瘤最长径≤7 cm;直接侵犯以下任何一个器官:胸壁(包含肺上沟瘤)、膈神经、心包;全肺肺不张;同一肺叶出现孤立性癌结节。符合以上任何一个条件即归为 T3
T4	肿瘤最长径>7 cm;无论大小,侵及以下任何一个器官:纵隔、心脏、大血管、隆突、喉返神经、主气管、食管、椎体、膈肌;同侧不同肺叶内孤立癌结节
N 分期	
Nx	无法评估
N0	无区域淋巴转移
N1	同侧支气管周围和/或同侧肺门淋巴结以及肺内淋巴结有转移
N2	同侧纵隔内和/或隆突下淋巴结转移
N3	对侧纵隔、对侧肺门、同侧或对侧前斜角肌及锁骨上淋巴转移
M 分期	
Mx	无法评估
M0	无远处转移
M1	
M1a	胸腔或心包积液;对侧或双侧肺肿瘤结节;胸腔或心包结节;多种上述情况合并发生
M1b	单个器官单处转移
M1c	单个或多个器官多处转移

三、临床表现

肺癌的临床表现与肺癌的部位、大小、类型、是否压迫和侵犯邻近器官以及是否伴有转移等密切相关。多数肺癌患者在就诊时已有症状,仅 5% 无症状。早期肺癌往往没有任何症状,中晚期肺癌除了有食欲减退、肿瘤引起的恶液质之外,可出现肿瘤压迫、侵犯邻近器官、组织或远处转移的征象。咳嗽、血痰、胸痛、发热、气促为肺癌常见的五大症状,其中以咳嗽最为常见,而最有诊断意义的症状则为血痰。其常见的症状和体征如下:

1. 由原发肿瘤引起的症状和体征

(1)咳嗽:为肺癌最常见的早期症状,由于肿瘤刺激支气管黏膜而出现阵发性干咳、刺激性呛咳。部分患者往往认为咳嗽乃吸烟所致而忽视。肿瘤增大导致支气管狭窄时,咳嗽可带高音调金属音。

(2)痰血与咯血:以中央型肺癌多见。肿瘤组织本身血管丰富,常引起持续性痰中带血,侵犯血管可引起断续性少量咯血,然而大量咯血少见。

(3)喘鸣、胸闷、气促:多与肿瘤阻塞气道及并发肺炎、肺不张或胸腔积液等有关。呼吸气流通过气管受压或部分阻塞形成的狭窄处可引起喘鸣。肿瘤压迫大气道时,出现吸气性呼吸困难。弥漫性细支气管癌(腺癌)病变广泛,气促进行性加重,发绀严重。

(4)发热:多为低热,亦可发生高热,早期为肿瘤引起阻塞性肺炎所致,晚期由继发感染、肿瘤坏死所致,抗生素治疗效果多不明显。

(5)体重下降:为肺癌晚期的常见症状。由于肿瘤毒素和慢性消耗,加之感染、疼痛等所致的食欲下降,患者出现消瘦或恶液质。

2. 肺癌局部扩展引起的症状和体征

(1)胸痛:病变累及胸膜或纵隔时,患者出现持续、不规则的胸部钝痛或隐痛。肿瘤侵犯胸壁或肋骨时,呈现部位较固定和持续性的胸痛。

(2)胸腔积液:病变侵犯或转移至胸膜或心包可引起胸腔积液,常为血性。多表现为胸闷、胸痛、心动过速和心前区心音减弱,大量胸腔积液可导致患者气促。

(3)声音嘶哑:为肿瘤压迫或转移至纵隔淋巴结及主动脉弓下淋巴结,压迫喉返神经所致。

(4)上腔静脉压迫综合征:肿瘤侵犯纵隔、压迫上腔静脉时,头部和上腔静脉回流受阻,导致头面部、颈部和上肢水肿及前胸部淤血、静脉曲张,引起头痛、头晕或眩晕。

(5)Pancoast 综合征:见于肺尖部的肺癌,称为肺上沟瘤,又称 Pancoast 肿瘤,因其周围空间狭小而易侵犯臂丛下神经根、星状神经节、交感神经节和肋间神经,产生肩部、肩胛骨内侧缘、上臂甚至前臂的疼痛,往往为阵发性加重的烧灼样痛,可伴皮肤感觉异常和不同程度的肌肉萎缩。如病变侵及星状神经节、交感神经节,则可出现同侧 Horner 综合征,即同侧瞳孔缩小、眼球内陷、眼睑下垂、颜面无汗等。

(6)吞咽困难:因肿瘤或淋巴转移压迫食管、侵入纵隔所致,亦可引起支气管－食管瘘。

(7)膈肌麻痹:多见于肿瘤侵犯膈神经而致其麻痹,可表现为顽固性呃逆、胸闷、气急,还可引起膈肌升高、运动消失或反常呼吸运动(吸气时膈肌下降,呼气时膈肌反而上升)。

3. 肿瘤远处转移引起的症状和体征

(1)淋巴结和皮肤转移:最常见的部位为锁骨上淋巴转移,可皮下结节。

(2)肝转移:可表现为畏食、肝区疼痛、肝大、黄疸、和腹水等。

(3)骨转移:可有转移局部的疼痛和压痛,常转移至肋骨、脊柱骨、骨盆等。

(4)脑转移:可表现为头痛、呕吐、眩晕、复视、共济失调、偏瘫、颅内压增高等。

4. 肺癌的肺外表现   又称副肿瘤综合征,包括内分泌、神经、肌肉或代谢异常的综合征。往往出现在肺部肿瘤之前,肿瘤切除后症状可减轻或消失,肿瘤复发又可出现。

(1) 杵状指和肥大性骨关节病:多侵犯上、下肢长骨远端。

(2) 异位内分泌综合征:① 异位促肾上腺皮质激素分泌:引起库欣综合征,表现肌力减弱、浮肿、高血压、尿糖增高等症状,小细胞肺癌多见;② 异位抗利尿激素分泌:引起稀释性低钠血症,有全身水肿、嗜睡、定向障碍、水中毒症状,多见于小细胞肺癌;③ 异位甲状旁腺分泌:引起高血钙、低血磷、精神紊乱等,有多尿、烦渴、便秘、心律失常症状,见于肺鳞癌;④ 异位促性腺激素分泌:引起男性乳房发育等;⑤ 神经肌肉综合征:引起重症肌无力、小脑性运动失调、眼球震颤及精神改变等,见于小细胞肺癌。

四、诊断

(一)体格检查

肺癌早期可无阳性体征。肿瘤致部分支气管阻塞时,体检可发现单侧局限性哮鸣音和湿啰音。随着病情的进展患者可出现消瘦,应仔细检查有无气管移位、肺不张、肺炎及胸腔积液等体征。肺癌晚期压迫侵犯邻近器官,可出现声音嘶哑、前胸浅静脉怒张、锁骨上及腋下淋巴结肿大,部分患者有杵状指(趾)、库欣综合征等体征。

(二)影像学检查

1. X 线检查   是诊断肺癌最基本和常用的检查手段。中央型肺癌肺门处可见不规则的半圆形阴影,外围可有阻塞性肺炎和肺不张,并呈现横 S 型的 X 线征象。周围型肺癌显示肺野中有结节或肿块阴影,边缘不规则或毛刺,个别可见癌性空洞。若有支气管梗阻,可见肺不张。早期发现可提高治愈率,对由于职业、遗传背景或有吸烟史的高危人群,应每年进行一次 X 线检查。

2. 胸部 CT 和磁共振成像(magnetic resonance imaging,MRI)检查   胸部 CT 可发现更小和特殊部位的病灶,了解病灶对周围脏器、组织侵犯程度,显示纵隔、肺门淋巴结的肿大,有利于肺癌的临床分期。此外,低剂量 CT(low-dose computed tomography,LDCT)肺癌筛查能降低肺癌死亡率,显著提高早期肺癌检出率,从而实现肺癌筛查的早诊断、早治疗。MRI 检查能明确肿瘤与淋巴结或大血管之间的关系,但对肺内病灶的分辨率不如 CT 高。螺旋 CT 连续性扫描速度快,可更好地进行图像三维重建,显示直径小于 5 mm 的小结节,还可显示中央气管内病变和第 6～7 级支气管和小血管,明确病灶和周围气道、血管关系。通常将肺内直径≤1 cm 的局限病变称为小结节,1 cm＜直径≤3 cm 的局限病变称为结节,而直径＞3 cm 者称为肿物。正电子发射计算机断层显像(PET - CT)有助于肺癌及淋巴结与身体其他部位转移的定性诊断。

3. 放射性核素扫描、支气管或血管造影等检查   了解肿瘤的部位、大小、淋巴结肿大等情况。

4. 超声检查   常用于检查腹部重要器官有无转移,用于锁骨上窝及腋下等浅表部位淋巴结的检查;对于浅表淋巴结、邻近胸壁的肺内病变或胸壁病变,可较为安全地进行超声引导下穿刺活组织检查;超声还可用于检查有无胸膜转移、胸腔积液及心包积液,行超声定位抽取积液。

(三)内镜及其他检查

1. 肺癌组织学或细胞学检查技术   包括痰液细胞学、胸腔穿刺术、浅表淋巴结及皮下转移结节活组织检查、经胸壁肺穿刺术、纤维支气管镜检查、经支气管镜针吸活检术 (transbronchial needle aspiration, TBNA) 和超声引导下经支气管针吸活检术 (endobronchial ultrasound-guided transbronchial needle aspiration, EBUS-TBNA)，其中痰脱落细胞及胸腔积液肿瘤细胞学检查，是目前诊断肺癌简单方便的非创伤性诊断方法之一。痰脱落细胞学检查的阳性率可达70%～80%，中央型肺癌阳性率为2/3，周围型肺癌阳性率为1/3。为提高痰阳性率，必须是患者深部咳出的新鲜痰，标本送检一般应连续在3～4次以上，晨起所咳的痰或带血的痰液涂片阳性较高。

2. **支气管镜检查**　是诊断肺癌最重要的手段，可直接观察到肿瘤大小、部位及范围，如可观察位于气管和主、叶、段或亚段支气管腔、管壁的病变，并可活检或吸取分泌物进行病理诊断，同时估计手术的范围和方式，近端支气管肿瘤诊断的阳性率可达90%～93%。

3. **TBNA 和 EBUS-TBNA**　传统 TBNA 根据胸部 CT 定位操作，对术者要求较高，不作为常规推荐的检查方法。EBUS-TBNA 可在超声引导下实时进行胸内病灶的穿刺，对肺癌病灶及淋巴转移灶能够明确诊断，且更具有安全性和可靠性。当临床怀疑纵隔淋巴结是否转移影响治疗决策，而其他分期手段难以确定时，推荐采用超声支气管镜检查等有创分期手段明确纵隔淋巴结状态。

4. **其他**　淋巴结活检、经支气管细针穿刺活检、胸腔镜检查、纵隔镜检查、肿瘤标记物检查、开胸肺活检等。

五、治疗

肺癌的治疗应根据患者全身的状况、肿瘤的病理类型和侵犯范围、发展趋势，结合细胞分子生物学的改变，综合考虑，有计划地制订治疗方案，以最适当的经济费用取得最好的治疗效果，以最大限度地提高治愈率和改善生活质量。肺癌的合理治疗是采取以手术切除为基础的综合治疗方法，即包含手术、放疗或中医药物疗法。小细胞肺癌多选用化疗、放疗加手术的综合治疗方法；非小细胞肺癌（鳞癌、腺癌、大细胞癌的总称）则先手术，然后放疗和化疗。

(一)外科治疗

手术是治疗肺癌的首选方法。适应于Ⅲa期前的非小细胞肺癌。目的是彻底切除肺部原发肿瘤病灶、局部和纵隔淋巴结，尽可能保留健康的肺组织。若出现膈肌麻痹、声音嘶哑、上腔静脉阻塞综合征、对侧淋巴结（纵隔、肺门）或锁骨上淋巴转移或其他远处转移、严重心肺功能不全者则丧失了手术的机会。

1. **手术方式**　肺切除术方式的选择取决于肿瘤部位、大小和肺功能。目前我国肺癌手术切除率为85%～97%，总5年生存率为30%～40%。

(1) 肺叶切除：为肺癌的首选手术方式。病灶仅累及一叶肺或叶支气管应考虑肺叶切除术。对周围型肺癌，一般采用肺叶切除同时加淋巴结切除。

(2) 单侧全肺切除：肿瘤直接侵犯到肺叶之外，超过肺叶切除的范围时才考虑一侧全肺切除。对中央型肺癌可施行一侧全肺切除加淋巴结切除术。全肺切除对心肺功能的损伤大，术后并发症大大高于肺叶切除术，应严格掌握手术指征。

(3) 袖式肺叶除术：适用于肿瘤已侵及主支气管或中间支气管、为避免支气管切端被肿瘤累及而不能实行单纯肺叶切除术者。即为保留正常的邻近肺叶，切除病变的肺叶并环形切除一段受累及的主支气管，再吻合支气管上下切端。

(4) 肺段或肺楔形切除：是指切除范围小于一个肺叶的术式，属于局部切除术。采用肺段切除治疗肺癌的指征如下：① 心、肺功能差，病灶为周围型，小于 3 cm 者；② 对侧已行肺叶切除的肺癌患者，其新病灶为小于 4 cm 的周围型；③ 有角化的高度分化的肺癌无淋巴转移者。与肺叶切除相比，行肺段切除术的复发率高，长期年生存率减少 5%～10%。

肺癌手术治疗对肺功能的要求：最大通气量（MBC）占预计值应≥50%；时间肺活量（FEV_1/FVC）≥50%；第一秒用力呼气量（FEV_1）≥1 000 ml；动脉血氧分压（PaO_2）≥60 mmHg；动脉血二氧化碳分压（$PaCO_2$）≤50 mmHg。作全肺切除术的肺功能要求更高些：MBC 占预计值应≥70%，没有明显的阻塞性肺气肿；FEV_1 在正常范围；PaO_2≥80 mmHg；$PaCO_2$≤40 mmHg。

手术禁忌证：胸外淋巴转移、脑肾等远处转移、广泛肺门、纵隔淋巴转移、胸膜广泛转移或心包腔内转移、上腔静脉阻塞综合征、返神经麻痹等。

2. 微创外科在肺癌治疗中的应用　电视辅助胸腔镜下（video assisted thoracic operation，VATS）肺癌切除术，是近 20 年来胸外科技术的最大进步和发展之一。电视胸腔镜手术在肺癌外科中的作用越来越受重视，是肺癌外科今后发展的方向之一。美国国立综合癌症网络（National Comprehensive Cancer Network，NCCN）指南指出胸腔镜手术作为肺癌外科被选术式的前提是符合肺癌外科的原则，即在不影响手术切除完全性的同时，保证手术的安全性。

（二）放射治疗

放射治疗（放疗）是肺癌治疗的一种重要手段。主要用于手术后残留病灶的处理和联合化疗。对于不能手术的晚期肿瘤患者采用姑息性放疗对控制骨转移性疼痛、脊髓压迫、上腔静脉阻塞综合征、支气管阻塞及脑转移引起的症状有较为肯定的疗效。为提高手术切除率，通过放疗可使肿瘤缩小，从而有可能缩小手术范围，故有些患者可行术前放疗。对于部分非小细胞肺癌，有学者提出可进行术中放疗，然而一般认为术中放疗应该和术后放疗相结合。

根据治疗目的，肺癌的放疗可分为根治性放疗、姑息性放疗、术前放疗、术后放疗以及近距离放疗等。放疗对小细胞肺癌效果较好，鳞癌次之，腺癌和细支气管肺泡癌效果最差。术前放疗的标准剂量是 45～54 Gy，1.8～2 Gy/次；完全切除后的标准计量是 50～54 Gy，1.8～2 Gy/次；根治性放疗的剂量常为 60～70 Gy，2 Gy/次，一般在患者术后 1 个月左右，全身情况改善能耐受后开始放疗。

放疗的不良反应包括疲乏、食欲减退、骨髓造血功能抑制、低热、放射性肺炎、肺纤维化和放射性食管炎等。放射性肺炎可用肾上腺糖皮质激素治疗。详见第四章第四节。

（三）化学治疗

化疗是肺癌的一种全身性治疗方法，对局部肺内病灶及经血道和淋巴道的微转移病灶均有作用，可分为根治性化疗、同步化疗、姑息性化疗、新辅助化疗、辅助化疗、局部化疗和增敏化疗。小细胞癌对化疗最敏感，最佳联合化疗方案的总缓解率可达 80%～90%；鳞癌次之，腺癌效果最差。化疗不可能完全清除癌细胞，可单独用于晚期肺癌以缓解症状或与手术、放疗综合应用，以推迟手术或放疗后局部复发和远处转移的出现，提高疗效。化疗是小细胞肺癌首选的治疗方式，也可与手术治疗和放疗联合使用，防止肿瘤转移和复发。与手术、放疗并列作为非小细胞肺癌治疗的三大手段之一。

1. 一线药物治疗　含铂两药方案（EP 方案：依托泊苷＋顺铂；EC 方案：依托泊苷＋卡铂；IC 方案：伊立替康＋卡铂）是标准的一线化疗方案。在化疗基础上可以联合血管内皮抑素。对于晚期无驱动基因、非鳞 NSCLC 患者，还可在化疗基础上联合贝伐珠单抗；肺癌驱动基因阳性的患者,如 EGFR 基因突变阳性的患者,可选择表皮生长因子受体酪氨酸激酶抑制剂(EGFR-TKI)治疗,包括吉非替尼、厄洛替尼、埃克替尼或阿法替尼治疗,一线化疗给予吉非替尼治疗时还可考虑联合培美曲塞和卡铂。ALK 或 ROS1 融合基因阳性的非小细胞肺癌患者,可选择克唑替尼治疗。

二线化疗方案可选药物有托泊替康单药或联合用药,如异环磷酰胺、紫杉醇等紫杉类药物、多西他赛、吉西他滨、伊立替康、环磷酰胺、长春瑞滨、替莫唑胺、多柔比星、长春新碱、口服依托泊苷等。

2. **二线药物治疗** 二线治疗可选择的药物包括多西紫杉醇、培美曲塞、纳武单抗、EGFR-TKI 和克唑替尼。肺癌驱动基因突变阳性的患者,如果一线和维持治疗时没有应用相应的分子靶向药物,二线治疗时应优先应用分子靶向药物。一线 EGFR-TKI 治疗后耐药并且 EGFR T790M 突变阳性的患者,二线治疗时应优先使用奥希替尼。对于 ALK 阳性,一线接受克唑替尼治疗后出现耐药的患者,二线治疗时可序贯使用塞瑞替尼。对于一线接受 EGFR-TKI 或者克唑替尼治疗出现耐药,二线接受化疗治疗的患者,可根据患者的 ECOG PS 评分选择含铂双药或者单药治疗方案。对于驱动基因阴性的患者,应优先考虑化疗,对于无驱动基因且组织学类型为鳞状细胞癌的患者,可选择使用阿法替尼。对于含铂两药联合化疗或靶向治疗失败后的 NSCLC 患者可选择 PD-1 抑制剂纳武单抗。

非小细胞肺癌的化疗方案仍以铂类为基础。鳞癌可选用 GP 方案(吉西他滨+顺铂或卡铂)、DP 方案(多西他赛+顺铂或卡铂)、NP 方案(长春瑞滨+顺铂)、TP 方案(紫杉醇+顺铂或卡铂)、氮芥、氨甲蝶呤、环己亚硝脲、顺铂、足叶乙苷等;非鳞癌可选用 PP 方案(培美曲塞+顺铂或卡铂)、EP 方案(依卡泊苷+顺铂)、环磷酰胺、氨甲蝶呤、氟尿嘧啶、阿霉素等。

目前采用 2~3 个化学治疗药物的联合方案为多,每 3~4 周为一周期。应注重个体化化疗用药,用药后应观察压迫或转移症状有无减轻、病灶的影像有无缩小。大多数化疗药物在杀伤肿瘤细胞的同时,可引起正常细胞的损害,尤其是对生长旺盛的正常细胞。化疗不良反应的观察和处理详见第三章第四、五节。

(四)其他治疗方法

1. **局部治疗方法** 经支气管动脉和肋间动脉灌注加栓塞治疗、经纤维支气管镜行激光或电刀切割肿瘤治疗、经纤支镜内植入放疗源作近距离照射、经纤支镜内置气管内支架等局部治疗方法,对缓解症状有较好的效果。

2. **免疫治疗** 与化疗联合应用可以明显延长患者生存时间。卡介苗、短小棒状杆菌、干扰素、白细胞介素-1 和白细胞介素-2、胸腺素、集落刺激因子等生物制品或左旋咪唑等药物可激发和增强人体免疫功能。

3. **生物靶向治疗** 吉非替尼(又称易瑞沙)是肺癌生物靶点治疗中较为成熟的药物,是一种 EGFR-TKI。主要用于接受过化疗的晚期肿瘤或转移性非小细胞肺癌的治疗。其他靶向治疗的药物,如盐酸厄洛替尼(特罗凯)、贝伐单抗、西妥昔单抗、重组人血管内皮抑制素(恩度)等与化疗联合应用可以提高晚期肺癌患者的生存率。

4. **中医药治疗** 按患者临床症状、脉象和舌苔等辨证论治,部分患者的症状可得以缓解并延长生存期。中医药对增强机体抵抗力,减少化疗、放疗的不良反应亦有一定作用。

5. **并发症治疗**

(1)恶性胸腔积液的治疗:目的是减轻症状,提高生命质量和延长生存期。恶性胸腔积液者,可给予胸穿抽液、注入化疗药物与免疫功能调节药物或胸腔封闭治疗。但在注入药物前,应尽可能抽尽胸腔内液体。有中等量和大量积液时,为避免纵隔摆动和复张后肺水肿,应先经皮置细硅胶管,在 24 小时内缓慢放净胸腔内液体,然后注入胸腔后夹管。除博来霉素外,其他药物可 2 种联合应用,但剂量必须减少 1/3。为减少不良反应,可同时应用 5 mg 地塞米松胸腔内注射。每 1～2 小时变动体位,使药物分布均匀,24～48 小时后拔管。

(2) 颅脑转移:有颅脑转移者,如果原发灶已控制,脑内转移只是单个病灶,可考虑手术治疗后全颅放疗或全颅放疗后结合伽马刀治疗。对于多发或弥漫性转移者,可采用全颅放疗。如果脑转移合并其他部位转移或肺原发灶未控制者,可考虑全颅放疗结合化疗。

(3) 骨转移:外放疗是治疗肺癌骨转移的有效方法。推荐 EP 方案、EC 方案、IP 方案或 IC 方案化疗＋局部姑息外照射放疗和/或双膦酸盐治疗。根据影像学转移灶部位,姑息放疗可对有可能危及生命和影响生命质量的骨转移灶以及癫痫症状产生较好疗效。此外,也可以选择双磷酸盐或鲑鱼降钙素等阻止骨溶解的药物,并产生止痛效果。骨折高危患者可采取骨科固定。

(4) 其他:合并气管或主支气管阻塞者,可经支气管镜局部治疗或放置内支架后外放疗和/或后装内放疗。出现上腔静脉阻塞综合征时,可给予脱水药物、糖皮质激素、放疗和化疗,也可考虑放置上腔静脉内支架治疗。肝转移可选用介入治疗、放疗或其他局部(如酒精和射频)处理。

6. 对症治疗　包括止痛、止血和平喘等缓解症状的治疗。

六、护理

(一)心理社会支持

患者一般在肺癌未确诊前往往会有猜疑,在得知自己患肺癌后,会面临巨大的身心应激,部分患者精神濒于崩溃,充满恐惧或绝望。许多中晚期肺癌治疗效果不理想,患者生活能力衰退,情绪可转向抑郁、绝望。家庭主要成员对疾病的认识、对患者的态度、家庭经济情况,亦直接影响和加重患者的不良心理反应。心理社会支持的方法详见第十二章。

(二)围手术期护理

围手术期按照加速康复外科护理的理念落实护理措施,包括手术前、后护理,并发症的观察和预防,同时注重手术后的功能锻炼,以期改善和提高患者的生活质量。

1. 术前护理

常规术前护理基本上与一般术前护理相近,除了禁食 6 小时、禁饮 4 小时外,应指导患者腹式呼吸、有效咳嗽、咳痰、戒烟等。

(1) 戒烟:指导并劝告患者停止吸烟。因为吸烟会刺激支气管、肺,使支气管分泌物增加,阻碍纤毛的清洁功能,导致支气管上皮活动减少或丧失活力。

(2) 教会患者有效的咳嗽、咳痰、呼吸功能锻炼、翻身、坐起及在床旁活动的方法,指导患者使用深呼吸训练器,并说明这些活动对促进肺扩张和预防肺部并发症的重要意义。

(3) 指导患者练习腿部运动,防止下肢深静脉血栓的形成。指导患者进行手术侧手臂和肩膀运动练习,以便术后维持正常的关节全范围运动和正常姿势。告知患者术后 24 小时内会经常被叫醒,作深呼吸、咳痰和改变体位,要有一定的心理准备,尽量利用短暂的时间进行休息。介绍胸腔引流设备及术后留置胸腔引流管的重要性和注意事项。

2. 术后护理

(1) 一般护理:生命体征、排尿、伤口局部的护理及疼痛等情况的观察与一般术后护理要求相似。鼓励患者早期下床活动,麻醉复苏后即在床上做腿部屈伸和翻身活动,术后第 1 天下床适当活动;术后早期进食以促进胃肠功能恢复;术后早期拔尿管以降低尿路感染风险;术后采取硬膜外导管泵持续镇痛,以减轻患者不适感;术后早期活动以预防下肢血栓形成;术后早期拔引流管以降低手术切口感染风险。

(2) 术后合适的体位:肺切除术后麻醉未清醒时取平卧位,头偏向一侧,以免导致吸入性肺炎;清醒后如血压平稳,可采用半卧位(床头抬高 30°~45°),这种体位有利于膈肌下降,促进肺扩张和胸腔积液的排出;肺叶切除的患者可允许平卧或侧卧位,并可转向任一侧,但病情较重,呼吸功能较差应尽量避免健侧卧位,以免压迫正常的肺,限制其通气;肺段或楔形切除术者,应避免手术侧卧位,尽量选择健侧卧位,以促进患侧肺组织扩张;全肺切除术者,应避免过度侧卧,可采取 1/4 侧卧位(小幅度的侧卧),以避免纵隔移位和压迫健侧肺组织而导致呼吸循环功能衰竭;有明显的血痰或支气管胸膜瘘管者,应取患侧卧位。尽量避免头低足高仰卧位,以防止横膈上升而妨碍通气。每 1~2 小时定时给患者翻身一次,加强皮肤护理,预防压疮的发生,同时可避免肺不张或深静脉血栓的形成。协助患者坐起时,要从健侧扶患者手臂和头背部,并注意保护术后患者的体位和各种引流管。

(3) 术后呼吸道护理

1) 呼吸的观察:应密切观察患者呼吸情况,即呼吸频率、幅度和节律,胸廓运动是否对称,双肺呼吸音,有无气促、发绀等缺氧征象以及动脉血氧饱和度等。

2) 给氧和呼吸支持的护理:肺切除术后,按医嘱给予氧气吸入,一般给予鼻导管吸氧,流量 2~4 L/分钟,多数患者术后 2~3 天能适应肺容量的减少,缺氧症状改善后可间断吸氧。对呼吸功能不全、术后需用机械通气治疗、带气管插管者,有条件时可将这些患者安排在重症监护室。患者返回病房时,护士应密切观察导管的位置,防止气管导管的滑脱或移向一侧支气管,防止意外。

3) 协助并鼓励患者有效的咳嗽、咳痰、深呼吸:咳嗽和深呼吸是简单而有效的呼吸治疗方法,有助于清除肺内分泌物,预防肺不张,促使肺扩张,改善肺部循环,有助于胸膜腔内液体的排出。术前应充分强调其重要性,详细评估患者咳嗽咳痰的能力和有效性。术后每隔 1~2 小时一次,定时给患者叩击背部,叩击时患者取侧卧位,叩击者双手手指并拢,手背隆起,指关节微屈,从肺底由下向上、由外向内轻叩拍胸壁,促使肺叶、肺段处的分泌物松动流至支气管,边叩击边鼓励患者咳嗽。患者咳嗽时,固定胸部伤口,以减轻疼痛。术后最初几天内护士协助固定患者胸部,协助咳嗽和排痰,逐步过渡到教会患者或家属固定胸部。实施时先协助患者坐起,支持其胸背部伤口,可采用以下方法:① 护士站在患者健侧,伸开双手,双手从胸部前后紧托胸部伤口部位以固定。固定胸部时各指靠拢,压紧伤口但不限制胸部膨胀。可用指按压患者胸骨切迹上方气管刺激患者咳嗽,同时嘱患者慢慢轻咳,再深吸一口气,然后用力将痰咳出。患者咳嗽时略施压力按压胸部,有助于患者将痰咳出;② 护士站在手术侧,一手放在手术侧肩膀上并用力向下压,另一手置于伤口下支托胸部,嘱患者深呼吸数次后咳嗽。正确的固定方法不应按压胸骨及限制膈肌的正常活动。当患者咳嗽时,护士的头面部应在患者身后,可保护自己避免被患者咳出的分泌物溅到。有效咳嗽的声音为音调低、深沉且在控制下进行。有些患者作深呼吸时出现一时晕厥,这是由于深呼吸胸内压力增加、阻止静脉血流回心脏、减少心输出量、血压降低导致脑供血不足,也由于过渡换气时呼出大量二氧化碳,而使血中二氧化碳突然减少,呼吸减慢造成缺氧。一般数分钟后症状可自行缓解,护士要注意保护患者防止摔倒撞伤。

4）稀释痰液、清除呼吸道分泌物：术后呼吸道分泌物黏稠而不易咳出者，可通过超声雾化吸入或气源启动的高频射流雾化吸入，以达到稀释痰液、解痉、抗感染的目的。常用药物有糜蛋白酶、地塞米松、β_2 受体兴奋剂、抗生素等。雾化吸入稀释痰液时应鼓励患者配合深呼吸，药液量不宜过多，一般雾化时间以 10～20 分钟为宜，避免患者过度劳累。

5）机械吸痰：吸痰可帮助术后患者排出呼吸道分泌物并刺激咳嗽。护士需掌握肺部听诊，以评估患者有无吸痰的需要。应采用适时的吸痰技术和频率，即根据痰液情况决定吸痰的时机。应预防吸痰导致的低氧血症，可在吸痰前后提高吸氧浓度，充分给氧，每次吸痰时间不得超过 15 秒，两次间隔应让患者休息 1～2 分钟。吸痰后护士要评估吸痰效果并记录痰量和性质。

（4）胸腔闭式引流管的护理

肺切除后常规放置胸腔闭式引流管。胸腔闭式引流管护理是肺癌术后的重要部分，应保持有效的胸腔引流，即做到引流管的通畅、密闭和合理的固定等。术后的胸腔引流一般在手术室置管，通常放置两根引流管，分别从锁骨中线第二肋间和腋中线第六至第八肋间放入，前者引流管较细，主要以引流胸腔内气体为主；而后者引流管较粗，主要以引流胸腔内的液体和血液为主。

1）引流装置的位置：胸腔闭式引流主要靠重力引流，水封瓶应置于患者胸部水平下 60～100 cm，并应放在专门的架子上，防止被踢倒或抬高。搬运患者时，先用两把止血钳双重夹住胸腔引流管。

2）患者的体位：术后患者通常为半卧位，如果躺向置管一侧，应注意防止压迫胸腔引流管。

3）引流管的长度与固定：引流管的长度以能将引流管固定在床沿且能使其垂直降到引流瓶为宜。过长时易扭曲，还会增大无效腔，影响通气。过短时患者翻身或坐起时易牵拉到引流管。

4）维持引流系统的密闭：为避免空气进入胸膜腔，所有接头应连接紧密。目前多使用一次性的塑料引流瓶，不易打破，但注意引流伤口周围用纱布包盖严密。

5）密切观察引流管是否通畅，防止受压、扭曲、堵塞和滑脱：检查引流管是否通畅的方法是观察是否有气体排出和长管内水柱的波动。正常的水柱上下波动 4～6 cm。若波动停止，表明该系统被堵塞或肺已完全膨胀；如发现气胸或张力性气胸的早期症状，怀疑引流管被血块堵塞，应设法挤压引流管。当发现引流液较多时，可按需挤压引流管堵塞的局部，通过挤压引流管可使堵塞管子的血块移动，保持引流管通畅。挤压引流管的方法，可用一只手固定引流管，另一只手握紧引流管朝引流瓶方向滑动。由于胸腔引流术会给患者带来痛苦，尤其是挤压时产生的负压，让患者感到异常疼痛，故不可将挤压引流管作为常规操作，应通过评估，当证实存在有血块堵塞时，再进行挤压。

6）密切观察引流液色、质、量：术后第一个 24 小时内引流液约 500 ml，为正常引流量。若引流量突然增多（每小时 100～200 ml）且为血性时，应考虑出血的可能，应立即通知医师。若引流量过少，检查引流管是否通畅。

7）胸腔引流管置管期间的各项操作应遵守无菌原则，预防感染。胸腔引流瓶中的液体应装蒸馏水或生理盐水。

8）并发症的观察与预防：全肺切除术后的胸腔引流管一般呈钳闭状态，以保证术后患侧胸腔内有一定量的渗液，以减轻纵隔移位。一般酌情放出适量的气体或引流液，以维持气管、纵隔位于中间位置。每次所放液体速度宜慢,液量不宜超过 100 ml/次,以避免快速多量放液体引起纵隔突然移位,甚至导致心脏骤停。应密切观察有无皮下气肿、气管移位等并发症。

9) 胸腔引流管拔管的注意事项:肺癌手术患者的胸腔引流管一般安置 48~72 小时后,如查体及胸片证实肺已完全复张、8 小时内引流量少于 50 ml、无气体排出、患者无呼吸困难,可拔出胸腔引流管。拔管时患者应取半卧位或坐在床沿,鼓励患者咳嗽,挤压引流管后夹闭。嘱患者深吸一口气后屏住,患者屏气时拔管,拔管后立即用凡士林纱布覆盖伤口。拔管后,要观察患者有无呼吸困难、气胸和皮下气肿。检查引流口覆盖情况,是否继续渗液等。

(5) 疼痛护理

1) 术后常规给以自控式硬膜外镇痛持续止痛,并向患者详细介绍自控镇痛给药方法。

2) 观察硬膜外持续止痛管的位置及连接是否完好,嘱患者活动时动作宜缓慢,不宜过猛,防止硬膜外止痛管的滑脱。

3) 定时评估患者疼痛的部位、性质和程度,寻找疼痛原因。如腹带包扎时使胸管受压上翘紧贴患者胸壁引起疼痛、胸液引流不畅引起胸痛,往往在去除上述诱因后,患者的疼痛得到缓解。

4) 协助患者咳嗽、咳痰时应用双手固定患者伤口以减轻疼痛。

5) 如疼痛严重影响患者的休息和活动,患者因疼痛影响有效咳嗽时应给予不影响呼吸和咳嗽的止痛药或止痛贴剂。

(6) 术后的活动与锻炼

1) 鼓励患者早期下床活动,并制订合适的个体化活动方案:其目的是预防肺不张、改善呼吸循环功能、增进食欲、振奋精神。术后第 1 天,患者生命体征平稳无禁忌证,应鼓励和协助患者下床或在床旁站立移步。若带有引流管应妥善固定保护,应严密观察患者病情变化,在活动期间尤其是刚开始活动初期,若患者出现头晕、心悸、出冷汗、气促等症状时应立即停止活动。术后第 2 天起,可扶患者围绕病床在室内走动 3~5 分钟,以后根据病情可逐步增加活动量。

2) 手臂与肩关节的运动:目的是预防手术侧胸壁肌肉粘连、肩关节强直以及失用性萎缩。先进行被动运动,逐步过渡到主动运动。即患者麻醉清醒后,可协助患者进行臂部、躯干和四肢的轻微活动。术后第 1 天开始进行左肩、臂的主动运动,如抬高肩膀,肩膀向前向后运动;抬举肘部,使肘部尽量靠近耳朵,然后固定肩关节将手臂伸直;将手臂高举到肩膀高度,将手肘弯成 90°,然后旋转肩膀而将手臂向前、向后划弧线等。锻炼时患者可先躺着进行,然后可改为坐姿、站姿。可以在患者进行锻炼前,给予适当剂量的镇痛药,协助患者咳出痰液,以便患者能更好地配合,运动量以患者不感到疲乏和疼痛为宜,使患者逐步适应肺切除后余肺的呼吸容量。

(7) 术后并发症预防与护理

1) 出血:可能由手术时胸膜粘连紧密、止血不彻底或血管结扎线脱落所致,胸腔内大量毛细血管充血以及胸腔内负压等因素而导致胸腔内出血。应密切观察患者生命体征,定时检查伤口敷料以及引流管旁的渗血或出血情况,密切观察胸腔引流液的色、质、量并记录。若术后 3 小时内胸腔引流液量超过 100 ml/小时,且呈色鲜红、伴有血凝块、有失血性休克征象,疑为活动性出血,应及时报告医师,在中心静脉压监测下加快输液输血速度,遵医嘱给予止血药,同时保持胸腔引流管通畅,定时挤压胸管,必要时考虑剖胸止血。

2) 肺不张:采用保留肋骨的剖胸术,尤其是中断肋骨剖胸方法,术后 6 小时患者即能恢复有效的咳嗽，也使得肺不张的发生率大大下降。肺不张可能与手术采用全麻方式导致患者膈肌受抑制有关，术后膈肌软弱无力或胸部包扎过紧等，从而限制呼吸运动，使患者咳嗽无力。术后患者不能有效排痰，易导致分泌物潴留堵塞支气管，引起肺不张。术后肺不张应注重预防，如采用双腔气管插管防止术中呼吸道分泌物流入对侧呼吸道，手术结束拔除气管插管前充分吸痰，术后必要时协助医师行纤维支气管镜下吸痰，病情严重者可行气管切开，以保证呼吸道通畅。

3）支气管胸膜瘘：是肺切除术后严重的并发症之一。可能与下列因素有关：支气管缝合不严密、支气管残端血供不良、支气管缝合处感染或破裂、余肺的表面肺泡或小支气管撕裂、术前放射治疗等。目前肺切除术后早期支气管残端瘘已少见，多发生在术后1周内，术后2周内仍持续有大量气体从胸腔引流管排出，患者出现发热、刺激性咳嗽、痰中带血或咳血痰、呼吸音减低、呼吸困难。考虑存在支气管胸膜瘘，可用亚甲蓝注入胸膜腔，患者咳出带有亚甲蓝的痰液即可诊断。支气管胸膜瘘时，支气管分泌物流入胸腔，继发感染可引起脓胸。空气经瘘管进入胸膜腔，可造成张力性气胸、皮下气肿，大量的胸腔积液经瘘孔流入支气管内，甚至导致窒息。一旦发生窒息先兆，应及时报告医师，将患者置于患侧卧位，以防瘘出液流向健侧，并配合抢救，必要时再次剖胸修补瘘孔。

4）术后早期肺功能不全：多发生于术前肺功能不良或切除肺超过术前估计范围者。对肺功能不良的患者，应用呼吸机支持辅助呼吸，帮助患者渡过手术，一般术后第5～7天即可停用呼吸机。随着无创机械通气的广泛应用，术前先用面罩加压机械通气辅助呼吸，同时帮助患者有效的咳嗽、咳痰，有利于防止术后早期肺功能不全。

（三）化学治疗的护理

化疗的一般护理详见第三章第五节。肺癌化疗护理的特点如下：化疗作为肺癌治疗的主要综合措施之一，应根据患者全身情况、静脉情况、所用药物的不良反应和所采用的化疗途径等给予个体化疗护理。肺癌的外周静脉途径化疗的总有效率为40%左右。介入化疗如支气管动脉灌注化疗（bronchial artery infusion，BAI）、支气管动脉与肺动脉双重灌注（double arterial infusion，DAI）化疗、经皮动脉导管药盒系统（port-catheter system，PSC）途径的近期总有效率在80%以上，故为许多有适应证肺癌的化疗手段之一。

（1）铂类药物是肺癌联合化疗的基础药物，如顺铂的催吐作用强，应充分做好水化，按医嘱给予对症支持治疗。注意监测24小时尿量，观察有无耳鸣、头晕、听力下降等不良反应。

（2）肺癌化疗药物中应用紫杉醇类等抗代谢类药物者居多，该类药物血管毒性强，局部外渗易导致局部组织坏死。另外该类药物可出现过敏反应，应详细询问过敏史，密切观察患者的脉搏、呼吸、血压的变化，严格掌握剂量和用药时间，尤其在开始用药的第1个小时内应每15分钟测量一次脉搏、呼吸、血压。对有可能过敏反应者，最初30分钟内应控制滴速，若出现明显的过敏反应终止用药，配合抢救。化疗前常用的辅助药物如激素等解毒拮抗剂，注意用药的剂量、时间应准确。

（3）肺癌患者化疗次数较多，应合理选择血管。一般化疗不宜选择下肢静脉。然而对出现上腔静脉阻塞综合征的患者应避免使用患侧上肢静脉进行注射，宜选择下肢静脉化疗，因为如用上肢静脉注射化疗药物，其静脉血液回流入心脏受阻，药物在局部较长时间滞流而加重局部的刺激，此外大量液体可加重上腔静脉阻塞综合征症状。

（4）肺癌化疗结合放疗应用，可能导致两者不良反应的出现更早，不良反应的严重程度加剧，应密切观察，及时处理。

（5）对于老年肺癌患者，尤其是大于 70 岁者，化疗的争议较大。由于老年患者代谢慢、机体功能衰退、全身合并症多，化疗对机体的损伤大。根据患者的全身耐受情况，多主张单药化疗，应紧密观察其不良反应，用最小的剂量达到最大的缓解率，以提高老年患者的生活质量为治疗目的。

（四）放射治疗的护理

肺癌放射前的宣教、放疗期间和放疗后的一般护理详见第四章第四节。以放射性肺炎为例介绍肺癌患者的放疗护理。

急性放射性肺炎是肺癌放射治疗中较多见且危害较大的并发症。肺癌患者正常肺组织接受常规放疗 20 Gy 后即会产生永久性损伤，照射 30 Gy～40 Gy 3～4 周后，所照射的肺即呈现急性渗出性炎症，但多不产生症状，若伴发感染，即出现急性放射性肺炎的表现；照射后 6 个月左右出现肺纤维化改变。

放射性肺炎的形成与受照射面积的关系最大，与剂量及分割也有关，面积、剂量越大发生放射性肺炎的概率越高。放射性肺损伤发生的另一个重要因素是应用化疗，化疗可加重放疗造成的肺损伤，某些药物本身就会引起药物性肺炎及肺纤维化，更易引起肺损伤。

重症阻塞性肺气肿患者更易并发放射性肺炎。全身情况很差，伴有严重心肝肾功能不全者禁用放疗。

放射性肺炎的主要临床表现为咳嗽、咳大量黏液痰、气促、白细胞升高，可出现体温升高，严重者可出现呼吸困难，听诊可闻及干湿啰音。X 线摄片显示病变范围与照射野一致。应密切观察患者的体温变化，密切观察放疗期间和放疗后血象中白细胞的情况，观察患者呼吸情况，有无咳嗽、咳痰加重。放疗中应每周检查血象，如血白细胞明显下降，要暂停放疗。嘱患者卧床休息，给予高热量、高蛋白、易消化饮食；高热者给予物理降温或药物降温；按医嘱给予抗炎、止咳、化痰、平喘等对症处理；一旦明确急性放射性肺炎诊断，应按医嘱及时给予大剂量肾上腺皮质激素治疗，维持数周后逐渐减量停止使用激素；根据患者呼吸困难的严重程度，必要时给予氧疗。

放射性肺炎一旦发生，治疗的难度很大，故重在预防。对肺癌患者应精确设野，使正常肺组织受量减至最少，照射容积降至最低；合并应用化疗时应选择适当药物，并与放疗间隔适当时间，以利于正常肺组织恢复；有长期大量吸烟史及慢性肺部疾病者更应注意，以降低肺损伤的发生率，减轻损伤程度，减少放疗相关死亡。

（五）生物靶向治疗的护理

皮疹、腹泻、厌食、口腔溃疡等为吉非替尼和厄洛替尼常见的不良反应，因而在服用这些药物时应密切观察患者头面部和躯干的皮肤是否异常，注意保持清洁，用温水轻轻清洗皮肤，勿搔抓、勿使用刺激性清洁剂，注意防日光暴晒。应密切观察腹泻患者大便的次数、量和性状，注意保持患者肛周皮肤的清洁、完整。腹泻频繁者，必要时遵医嘱使用止泻药物并酌情减量治疗。

厄洛替尼最严重的不良反应为间质性肺炎，故用药期间应密切观察患者有无咳嗽、胸闷、气促、发绀、发热等症状。应嘱患者注意休息，适当活动，加强营养，防止受凉感冒，必要时按医嘱给药和氧疗。

（六）营养和液体平衡的护理

提供高热量、高蛋白、丰富维生素、易消化吸收、多样化、营养丰富的食物，鼓励患者进食。一般蛋白质 100～150 g/天，总热量约 5 000～6 000 kcal/天。对伴有营养不良者，经肠内或肠外途径补充营养,改善患者的营养状况。

放疗或化疗期间引起患者食欲下降,恶心、呕吐者应注重配制其喜爱的食物,以适口、清淡为原则,少量多餐。注意调整食物的色、香、味,提高患者的食欲。必要时给予静脉高营养。

肺癌术后严格掌握输液的量和速度,防止左心衰竭、水肿的发生。全肺切除术后应适当控制钠盐的摄入量,24小时补液量控制在2 000 ml以内为宜,以维持液体平衡。同时应注意营养的补充,一般患者意识恢复后且未出现恶心现象,拔除气管插管4～6小时后,如无禁忌证即可开始饮水,逐步过渡到进食流质、半流质,直至普食。术后饮食护理除应遵循提供营养丰富的食物外,还应以维持水、电解质平衡,改善负氮平衡,提高机体抵抗力,促进伤口愈合为原则。

七、康复支持

1. **肺功能康复锻炼** 早期有效咳嗽、腹式呼吸等为预防术后肺不张、防止胸膜粘连、恢复肺功能的关键措施,可参考本章"术后呼吸道管理"等内容。进一步的康复锻炼措施如下:

(1)腹式深呼吸:指导患者应用腹式深呼吸可改善与恢复肺癌术后的肺功能,同时可减轻疼痛。采用深长而缓慢的呼吸,即尽量用鼻吸气而用口呼气,每日4～6次,每次5～10分钟,患者可平卧或坐位,两手分别置于胸、腹部,膝关节屈曲,深吸气时腹部尽量隆起,然后缓慢呼气,置于腹部的手向上向后压,以帮助膈肌上移使腹部收缩。可练习吹气球或吸深呼吸训练器可促使肺充分膨胀。

(2)不同手术部位的呼吸训练:根据肺癌手术部位的不同,可采取针对性的局部训练,以提高有效咳嗽、腹式呼吸的整体效果。如为加强肺上部通气,可双手叉腰,放松肩胛骨,再进行深呼吸;为加强肺下部通气和膈肌运动,可在吸气时尽量抬高双手,使双手高于头部,呼气时手还原;为加强肺下部通气和膈肌运动,可身体曲向对侧深呼吸,吸气时尽量抬高双手,使双手高于头部,呼气时手还原。

(3)全身呼吸运动

1)站立呼吸:双手叉腰,两脚分开与肩同宽,充分放松肩胛骨,进行深呼吸。

2)单拳呼吸:单手握拳并举起,举起时深吸气,放下时缓慢呼气。

3)托天呼吸:双手握拳,有节奏地缓慢举起并放下,举起时吸气,放下时缓慢呼气。

4)蹲站呼吸:双手自然放松,做下蹲动作时吸气,站起时缓慢呼气。

2. **康复运动** 对长期卧床的患者应指导其进行抬臂、抬肩、手达到对侧肩部、举手过头或拉床带活动,可防止患侧肩关节强直,有利于血液循环,防止血栓形成。患者体力恢复时,应尽早下床活动,也有利于防止深静脉血栓形成。患者可根据自身的体质、病情、个人爱好,结合季节特点,选择适宜自己的休闲康复运动,如散步、打太极拳、钓鱼、登山等,以不过度劳累为原则,逐步恢复到正常时的活动量。

3. **其他康复指导**

(1)宣传吸烟对人体健康的危害,提倡戒烟,并注意避免被动吸烟。力争改善劳动条件和生活环境,对职业性致癌物接触者和高发地区人群,定期进行重点普查。开展防止肺癌的宣传教育,对高危人群做到早发现、早治疗。

(2)尽量少到人多或空气污染的公共场所,避免呼吸道感染。

(3)戒烟:使患者了解吸烟的危害,鼓励其坚持戒烟。

(4)饮食指导:少吃刺激性以及生痰伤肺的食物,多吃富含维生素A、维生素C以及清肺润肺的食物。

（5）对肺癌缓解期患者，教育家属帮助患者切实安排好每天的生活、休息、饮食和活动，最大程度上发挥家庭支持，以增强患者的治疗信心，维持较好的生活质量。

（6）若患者出现伤口疼痛、剧烈咳嗽及咯血等症状或存在进行性倦怠，应及时到医院复诊。

（7）定期复查：2 年内每 3 月复查 1 次，2 年至 5 年内每半年复查 1 次，5 年后每 1 年复查 1 次。

（颜美琼　彭　娅）

第二节　食管癌患者的护理

一、流行病学特征及病因

（一）流行病学特征

食管癌（esophageal cancer）是一种常见的消化道肿瘤，其发病率和死亡率各国差异很大。国外食管癌以亚洲、非洲、拉丁美洲的某些地区如印度、日本、巴西、智利等地的发病率较高，而欧洲、北美和大洋洲地区发病率很低。据世界卫生组织公布的资料显示，2012 年全世界 70.5 亿人口新发食管癌 45.6 万例，发病率为 6.47/10 万，居全部恶性肿瘤第 8 位；死亡 40 万例，死亡率 5.67/10 万，居全部恶性肿瘤第 6 位。2018 年陈万青等报道，2014 年所有恶性肿瘤中，食管癌发病例数位列第 6 位，其发病率为 18.85/10 万；而死亡例数食管癌位居第 4，其死亡率为 14.11/10 万。

中国是世界上食管癌发病分布最为集中的地理区域，全世界一半以上的食管癌都发生在中国，其疾病相关生存率仅为 20.9%。食管癌发病男多于女，发病年龄多在 50 岁以上。在我国主要高发区有：河北、河南、山西三省交界的太行山区、河南林州市（林县）和苏北地区。食管癌的发生有一定的民族差异，我国新疆哈萨克族居民的食管癌发病率最高（33.90/10 万），而以苗族为最低（1.09/10 万）。不同民族中食管癌发病率的不同，可能与其生活习惯和遗传易感因素有关。

（二）病因

关于食管癌的病因，近年来有许多深入的调查研究及实验室观察，一般认为食管癌可能由多种因素所致。

1. **亚硝胺类化合物**　亚硝胺类化合物是一种很强的致癌物，研究证实，有近 30 种亚硝胺化合物经口服或胃肠外给药，能诱发动物食管癌或伴发其他器官肿瘤。这类化合物主要包括亚硝胺和亚硝酸胺两大类。在食管癌高发区的粮食蔬菜和饮水中均可以检测到较高含量的亚硝胺及其前体，其含量与当地食管上皮增生、食管癌的发病率呈正相关。

2. **人类乳头状瘤病毒（human papilloma virus，HPV）**　HPV 是一种嗜上皮细胞的 DNA 肿瘤病毒，与食管癌关系较为密切的 HPV 主要为 6 型、16 型及 18 型。2004 年张建中的研究报道，食管癌可发生 HPV 16 型感染，食管癌发生与 p53 基因突变以及 $P21^{cip1/WAF}$ 表达减弱有关。有研究表明，HPV 16 型与食管鳞癌发生有关，HPV 18 型与食管腺癌发生有关。但不同实验对 HPV 检测的结果不一致，阳性率相差很大。尽管如此，大多数资料表明，HPV 作为一个引起食管癌的重要因素受到广泛重视和研究。近年来,发现 HPV 具有放大癌基因 C2myc 和 H2ras 作用,并能使抑癌基因 P53 突变失活。

3. 吸烟和饮酒　长期吸烟和饮酒与食管癌的发生有关。香烟的烟雾和焦油中含有多种致癌物,这些物质能直接作用于细胞蛋白质、核酸等成分,造成细胞损伤,引发癌变。2006 年刘伯齐等在对中国 103 个地区吸烟与食管癌风险的研究中认为,吸烟是食管癌重要的致病因素。饮酒与食管癌明显相关,随着饮酒年限和饮酒量的增加,患食管癌的危险性也在增加。

4. 食管损伤及炎症　长期食用粗、硬食物和进食过快、过烫,易引起食管黏膜的机械性及物理性的刺激与损伤,反复损伤可以造成黏膜上皮增生、间变,最后导致癌变。同时,食管慢性损伤为致癌物质的进入创造条件,从而促进食管癌的发生。各种原因引起的经久不愈的食管炎,可能是食管癌的前期病变,尤其是有食管黏膜上皮细胞间变或不典型增生者,癌变的危险性更大。

5. 真菌毒素　已发现有 10 多种真菌毒素,能诱发动物不同器官的肿瘤。在某些高发区的粮食中、食管癌患者的上消化道中或切除的食管癌标本上,均能分离出多种真菌。其中某些真菌有致癌作用,有些真菌能促使亚硝胺及其前体的形成,更能促进肿瘤的发生。

6. 营养和微量元素　某些微量元素的缺乏,可能与食管癌的高发有关。在食管癌高发地区的粮食、蔬菜、饮水中测得钼含量偏低。长期缺乏维生素和蛋白质以及核黄素,也是食管癌高发区的一个共同特点。

7. 遗传因素　食管癌具有比较显著的家庭聚集现象,提示遗传因素在食管癌的发生中也起一定的作用,即机体的遗传易感性是发病的内在因素。

二、病理分类及临床分期

(一) 解剖和分段

食管上接咽起于环状软骨,沿气管后缘经上纵隔、后纵隔通过膈肌的食管裂孔止于胃贲门,总长度为 25～30 cm。UICC 将食管分为:颈段,从食管入口(下咽部)到胸骨切迹(胸骨入口,距门齿 18 cm);上胸段,自胸骨入口至气管分叉(距门齿 24 cm);气管分叉至贲门入口,这一段一分为二,上 1/2(到距门齿 30～32 cm)为中胸段食管,下 1/2(到距门齿 40～45 cm 处)为下胸段食管。国内外资料显示,中段食管癌最多,占 50％左右,下胸段次之(30％),上胸段(14％)和颈段(6％)较少。

(二) 病理分类

食管癌中 95％为鳞状细胞癌,少数为腺癌或肉瘤。

1. 髓质型　以浸润性生长为主,可以沿食管周径和腔内浸润,表面常有深浅不一的溃疡,切面呈灰白色,均匀致密。

2. 蕈伞型　肿瘤组织常呈卵圆形并突向食管腔内类似蘑菇状。肿瘤的边缘界限明显隆起且外翻。肿瘤表面多有浅表溃疡,多数病例的肿瘤组织并不累及食管全周。

3. 溃疡型　其突出表现是有深溃疡形成,溃疡边缘凹凸不平,表面有炎性渗出,溃疡可穿透浆膜浸润邻近器官或引起穿孔。

4. 缩窄型　肿瘤浸润食管全周,呈环形生长,造成管腔狭窄,常较早出现梗阻。肿瘤长度一般不超过 3 cm,切面结构致密,富含结缔组织。

5. 腔内型　多伴有较宽的基底或蒂与食管相连,表面有糜烂或不规则小溃疡。

（三）临床分期

2017 年 UICC 第 8 版食管癌的临床分期如表 15 - 2。

表 15 - 2　食管癌临床分期

分　　期	标　　准
原发肿瘤(primary tumor,T)分期	
Tx	原发肿瘤不能确定
T0	无原发肿瘤证据
Tis	重度不典型增生
T1	侵犯黏膜固有层、黏膜肌层或黏膜下层
T1a	侵犯黏膜固有层或黏膜肌层
T1b	侵犯黏膜下层
T2	侵犯食管肌层
T3	侵犯食管纤维膜
T4	侵犯食管周围结构
T4a	侵犯胸膜、心包、奇静脉、膈肌或腹膜
T4b	侵犯其他邻近结构如主动脉、椎体、气管
区域淋巴结(regional lymph,N)分期	
Nx	淋巴结状态无法评估
N0	无淋巴转移
N1	有 1～2 枚区域淋巴转移
N2	有 3～6 枚区域淋巴转移
N3	≥7 枚区域淋巴转移
远处转移(distant metastasis,M)分期	
M0	无远处转移
M1	有远处转移
食管鳞癌位置(location,L)分类,位置定义以肿瘤中心为参考	
Lx	肿瘤位置不能确定
Upper	上段,颈部食管至奇静脉弓下缘
Middle	中段,奇静脉弓下缘至下肺静脉下缘
Lower	下段,下肺静脉下缘至胃,包含食管胃交界部
食管腺癌分化程度(histologic grade,G),如果对"未分化"癌组织的进一步检测为腺体组织,则分类为 G3 腺癌	
Gx	分化程度不能确定
G1	高分化癌,大于 95% 肿瘤细胞为分化较好的腺体组织
G2	中分化癌,50%～95% 肿瘤细胞为分化较好的腺体组织
G3	低分化癌,肿瘤细胞成巢状或片状,小于 50% 有腺体形成
食管鳞癌分化程度,如果对"未分化"癌组织进一步检测为鳞状细胞组分,或如果在进一步检测后仍为未分化癌,则分类为 G3 鳞癌	
Gx	分化程度不能确定
G1	高分化癌,角质化为主伴颗粒层形成和少量非角质化基底样细胞成分,肿瘤细胞排列成片状、有丝分裂少

（续　表）

分　期	标　　准
G2	中分化癌,组织学特征多变,从角化不全到低度角化。通常无颗粒形成
G3	低分化癌,通常伴有中心坏死,形成大小不一巢样分布的基底样细胞。巢主要由肿瘤细胞片状或路面样分布组成,偶可见角化不全或角质化细胞

（四）扩散及转移

1. 直接浸润　肿瘤在黏膜下向食管全周及上、下扩散,同时也向肌层浸润,并侵入邻近组织,如气管、支气管、肺门、纵隔或主动脉。

2. 淋巴转移　为食管癌转移的主要途径,食管上段癌可转移至锁骨上窝及颈部淋巴结;中段及下段肿瘤常转移至食管旁淋巴结、气管分叉处淋巴结、胸主动脉旁淋巴结及腹腔淋巴结。无论上、中、下段食管癌均可转移至锁骨上淋巴结,也可逆行转移至腹腔淋巴结。

3. 血行转移　食管癌较少通过血液循环转移至其他器官,如果发生也在晚期,以转移到肝、肺、骨、肾、大网膜、腹膜和肾上腺为多见。

三、临床表现

（一）早期症状

食管癌早期无明显临床症状,仅有轻度胸骨后不适、食管烧灼感或疼痛,偶有局部异物感,进食时偶有梗阻感,下段食管癌可引起上腹部不适、呃逆等症状。症状间歇出现,常被忽视。

（二）中晚期症状

临床上食管癌的典型症状为进行性吞咽困难,先是硬食咽下缓慢,继而只能进半流质、流质,严重者滴水不进并频繁呕吐黏液,患者明显脱水、体重下降、营养不良。

1. 梗阻　当食管癌出现较为明显的进食梗阻时,肿瘤常已侵犯食管周径 2/3 以上,长度已达 3 cm。梗阻症状随着病情发展进行性加重且呈持续性。

2. 疼痛　胸骨后或背部肩胛区持续性钝痛常提示食管癌已有外侵,引起食管周围炎、纵隔炎,但也可以是肿瘤致食管深层溃疡所致;下胸段或贲门部肿瘤引起的疼痛可以发生在上腹部,常提示有腹腔淋巴转移。

3. 出血　食管癌患者有时也会因呕血和黑便而就诊。肿瘤有穿透性溃疡者可浸润大血管,特别是浸润胸主动脉者,可造成致死性出血。

4. 声音嘶哑　常是肿瘤直接侵犯或转移淋巴结压迫喉返神经所致。

5. 体重减轻和厌食　患者在短期内体重明显减轻或出现厌食症状时,常提示肿瘤有广泛转移。

6. 其他　如恶液质、气管食管瘘及全身广泛转移的相应症状。

四、诊断

除根据病史、临床表现和体格检查外,主要有以下检查:

1. 食管 X 线钡餐检查　是食管癌常规检查方法之一,可以观察病变的部位、长度、有无外侵、外侵的范围和程度以及梗阻的情况,对选择治疗方案有重要意义。早期食管癌的 X 线表现有:① 局限性黏膜皱襞紊乱和中断;② 局限性管壁僵硬;③ 局限性小的充盈缺损;④ 小龛影。晚期食管癌的X线表现一般为充盈缺损、管腔狭窄或梗阻。

2. 食管CT及MRI检查　可以了解全食管与周围脏器的关系、肿瘤外侵程度、纵隔淋巴转移及远处器官转移情况,对于制订手术及放疗计划很有意义。

3. 食管腔内超声显像(endoscopic esophageal ultrasound,EUS)　是近年来诊断食管癌的重要方法,不但可以测定肿瘤的浸润深度,有利于术前准确分期,亦可检测肿瘤与邻近器官的关系以及区域淋巴转移情况。食管EUS的应用已逐渐广泛,国外已将此作为术前常规检查的方法之一。

4. 食管拉网细胞学检查　适用于有症状而食管造影无发现者。可用双腔带网气囊,通过食管采集脱落细胞进行检查,以确定其病理形态。病例阳性率可达90%,简便易行。

5. 食管镜检查　可直接观察肿块的形态、大小、部位,并可行多点的活检和脱落细胞学检查,为食管癌诊断提供细胞学和病理学依据。

五、治疗

目前对食管癌的治疗大致分为手术治疗、放射治疗、综合治疗(包括:术前放疗+手术或术前放化疗+手术;手术+术后放疗或术后放化疗;非手术食管癌的放化同步治疗)。食管癌早期或较早期以手术治疗为主,中、晚期食管癌须行手术与放疗、化疗等综合治疗,以进一步提高疗效,减少肿瘤的复发和转移。

(一)手术治疗

为治疗食管癌的主要根治性手段之一。食管癌手术的目的主要有两个方面:一是根治性切除肿瘤,以期使患者获得长期生存;二是恢复消化道功能,解除进食梗阻,提高生活质量。因此,只要患者全身状况尚可,除有远处转移的Ⅳ期病例外,均应争取手术治疗;对于Ⅳ期病例,如全身情况允许,为解除进食梗阻症状,也可以有选择地进行姑息性手术。常用手术切除方式有:

1. 根治性手术　Ⅱ期以内病例及部分Ⅲ期食管癌,除彻底切除肿瘤外,连同食管周围的脂肪结缔组织一并切除,并做区域淋巴结清扫。区域淋巴结清扫分为二野清扫术和三野清扫术。二野清扫术是给予纵隔和胃上部淋巴结清扫,三野清扫术包括颈部、胸部和腹部区域淋巴结清扫。近年来,三野清扫术越来越受到广泛的推荐,该手术以胃或结肠做食管重建术。

2. 不经胸食管钝性剥脱术　适用于心肺功能低下不能耐受开胸的早期食管癌患者。食管分离是经颈部切口向下游离,经腹部切口通过裂孔向上或用手指、器械钝性向上游离,将食管剥脱或内翻剥脱,然后将胃牵拉到颈部行食管胃吻合术。

3. 胸腔镜和电视胸腔镜手术　现已用于食管癌的分期和食管切除手术,不少患者因心肺原因不能耐受开胸手术而采用胸腔镜手术,与常规开胸手术相比可以减少手术并发症,尤其是呼吸道并发症。

4. 内镜下黏膜切除术(endoscopic mucosal resection,EMR)、多环黏膜套扎切除术(multi-band mucosectomy,MBM)和内镜下黏膜剥离术(endoscopic submucosal dissection,ESD)　是早期食管癌即T1aN0M0期的主要治疗方式,具有诊断和治疗的双重作用,通过对切除标本进行病理检查,确认癌灶浸润深度和判断切除是否完全。多数学者认为其适应证如下:① 病灶长度<3 cm,宽度<1/2食管周径;② 食管黏膜上皮内癌,黏膜内癌未侵及黏膜下层,不伴淋巴转移;③ 食管上皮重度不典型增生及Barrett's食管黏膜高度腺上皮不典型增生。

5. 姑息性手术　是指肿瘤已有远处转移、侵犯重要生命脏器或有广泛淋巴转移,无法全部切除肿瘤,而给予部分切除或利用机体的脏器重建消化道,缓解患者吞咽困难的外科手术方法,如各种转流手术、食管腔内置管术和胃、空肠造瘘术等。这类手术并不能延长患者的生存期,主要为了减轻吞咽困难,改善生活质量。

(二) 放射治疗

食管癌放疗适应证较宽,除食管穿孔形成食管瘘、远处转移、明显恶液质及严重心、肺、肝等疾病外,均可行放疗。

1. 放疗的形式

(1) 术前放疗:目的在于使难以手术切除的肿瘤缩小,便于手术切除,同时改善术前患者的一般状况,使其耐受手术治疗。行术前放疗患者应在放疗结束后 4～6 周内进行手术。

(2) 术后放疗:目的在于杀灭不能切除或残留的病灶,以及术后消灭亚临床病灶,防止局部复发。有报道对于术后无淋巴转移者,术后预防性放疗疗效最好,其余情况均未显示出术后放疗的优越性。

(3) 单纯根治性放射:目的在于治愈患者,最大限度地杀灭肿瘤细胞,同时又尽可能地保护正常组织,减轻放射性损伤,提高患者的生活质量。适应证为:① 适用于早期食管癌、拒绝手术者或由于内科疾病不宜手术者;② 上胸段和颈段食管癌,由于邻近器官限制及手术创面大,适于放疗;③ 中胸段食管癌的肿瘤明显外侵与降主动脉的间隙完全消失、不宜手术者;④ 全身状况中等、至少可进流质、无远处转移、无穿孔出血征象、无内科禁忌证者。

(4) 姑息性放疗:目的在于缓解症状、改善进食、延长生存期、减轻患者的痛苦,适用于晚期食管癌。

2. 放疗反应

(1) 急性放射反应:最常见的为急性放射性食管炎和气管炎,发生于常规放疗开始后 2 周左右,在 4 周达到高峰,需要对症处理。可出现食管穿孔、气管食管瘘、出血,常发生于肿瘤有深部溃疡者,一旦发生这些并发症,必须中止放射治疗,改用支持治疗、抗感染或止血等对症处理,严重者应立即手术(止血、穿孔修补或胃造瘘术)。

(2) 后期放射损伤:常见的是放射性气管狭窄,轻度导致顽固性咳嗽,严重者导致窒息死亡。另外,放射性食管狭窄也较普遍,可以通过食管扩张术或支架术解决。肺纤维化是另一常见的后期反应,多发生于近椎体的后段、肺门,为纤维条索状致密影,在放射野内多见,为不可逆的放射后遗症。放射性脊髓病偶见,严格控制脊髓受量是预防其发生的唯一办法。

(三) 化学治疗

化学治疗不仅用于治疗晚期食管癌,而且用于与手术及放疗结合的治疗方案。临床采用多种药物联合应用,其中常用药物为顺铂、氟尿嘧啶、长春瑞滨、紫杉醇等,几乎所有联合用药都是以顺铂为基础。

六、护理

(一) 手术前护理

1. 心理疏导　食管癌患者多以吞咽困难的主诉入院,往往对进行性加重的进食困难、体重下降焦虑不安,迫切希望早日手术。食管癌手术范围较大,术后并发症较多,所以患者往往表现出紧张、焦虑、恐惧等情绪,护士应加强与患者和家属的沟通,耐心地实施心理疏导,强调治愈的希望,使其积极配合治疗与护理。

2. 营养及水、电解质的补充和纠正　大多数患者因长期吞咽困难而有低蛋白血症和水、电解质失衡,术前应评估患者营养状况,指导患者进食高热量、高蛋白质、含丰富维生素的流质或半流质饮食。若有高度梗阻,进食困难者,可行静脉营养治疗,纠正水、电解质失衡,必要时输血,并纠正低蛋白血症。

3. **口腔卫生**　口腔是食管的门户,口腔的细菌可随食物或唾液进入食管,在梗阻或狭窄部位停留、繁殖,造成局部感染,影响术后吻合口愈合。口腔内细菌还能被吸入气管,引起呼吸道感染。因此,术前应积极治疗口腔慢性疾患,嘱患者早晚刷牙,餐后漱口,保持口腔的清洁卫生。

4. **呼吸道准备**

(1) 治疗与预防呼吸道感染:食管癌患者多为老年男性患者,常有长期吸烟史,往往伴有慢性支气管炎、肺气肿,肺功能较差。术前应劝其严格戒烟至少1~2周,加强排痰,并予异丙托溴铵(爱全乐)1 mg、异丙托溴铵1 mg＋布地奈德(普米克令舒)2 mg或异丙托溴铵1 mg＋氨溴索(沐舒坦)15 mg进行雾化吸入2~3次/天,必要时静脉使用抗生素控制感染。

(2) 术前呼吸训练指导:手术后患者常因伤口疼痛、虚弱无力而不愿深呼吸或咳嗽排痰,易导致呼吸道分泌物潴留和呼吸功能不全。因此,术前应训练患者有效咳嗽和深呼吸的技巧,加深体验,以利于术后主动排痰,达到预防术后肺炎、肺不张的目的。

(3) 深呼吸功能锻炼器的使用

1) 目的:帮助患者进行正确的深呼吸训练,改变不良的呼吸方式;充分扩张小气管和肺泡;增强肺功能,提高肺的顺应性;减少肺部并发症。

2) 使用方法:① 在患者入院时即开始使用,从术前至术后,坚持练习2个月以上,并做好练习记录;② 时间:每日6次以上,一次至少有10个完整的呼吸,一次的时间控制在1小时内;③ 锻炼方法:连接呼吸管与训练器,设定目标容量(根据患者情况,从小到大),正常呼气后,含住咬嘴,然后吸气。吸气目标:缓慢吸气,保持训练器的气速刻度在最佳的水平(训练器标有good、better、best,best为最佳),充分吸气,使吸气量达到最大(吸气开始,白色活塞升起,白色活塞到达的最高刻度为吸气总量);④ 用以上方法正确吸气后,实际容量达到1500 ml以上,证明肺功能恢复良好;⑤ 手术后训练时,可能有胸痛,属正常现象;⑥ 锻炼期间,根据患者情况逐步提高目标容量,以达到训练目的。

3) 特点:吸入式深呼吸训练,与国际的治疗方式接轨。手术前训练不仅可以提高手术中患者的耐受性,而且还能提高手术成功率。手术后训练可以减少由于术后肺叶未能完全扩张而出现的肺部并发症,如肺不张、肺部感染等;有量化的指标,可以正确评估患者的肺功能,增强患者术后训练的积极性。

5. **皮肤准备**　术晨应予以备皮。上起唇下,下至耻骨联合,两侧至腋后线,包括会阴,并清洁脐孔。

6. **胃肠道准备**

(1) 术前饮食:术前1周起予半流质饮食,术前1日改流质,术前1日晚灌肠后禁食、禁水。

(2) 结肠代食管手术患者:术前1日进食无渣流质,术前1日晚全肠道灌洗后禁食、禁水。

(3) 术前放置胃管或胃塑管:根据患者病情和手术方式,遵医嘱术晨置胃管或胃塑管,通过梗阻部位时不能强行进入,以免戳穿食管。可置于梗阻部位上端,待手术中直视下再置于胃中。胃管用于引流胃液和血液,胃塑管在术中置于十二指肠处,用于术后灌流质饮食。置胃管的患者,医师会在术中对患者进行空肠造瘘术,空肠造瘘管与胃塑管一样用于灌注流质饮食。

（二）手术后护理

1. **生命体征监测**　由于食管癌根治性手术较为复杂、手术创面大，并且由于开胸手术对呼吸系统和循环系统影响较大，因此，术后常规给予心电监护至少 1 日，观察并记录患者生命体征，每 15～30 分钟 1 次，平稳后可 1～2 小时 1 次。密切观察患者的神志、面色、呼吸、血压、脉搏、氧饱和度和体温，及时发现病情变化。

2. **呼吸道护理**　食管癌术后易发生呼吸困难、缺氧，并发肺不张、肺炎，甚至呼吸衰竭。主要与以下因素有关：

（1）患者原有慢性支气管炎、肺气肿病史，肺功能低下。

（2）开胸手术破坏了胸廓的完整性，肋间肌和膈肌的切开使患者肺的通气泵严重受损。

（3）手术中对肺较长时间的挤压、牵拉，造成肺挫伤。

（4）食管、胃胸部吻合术后，胃拉入胸腔，使肺受压，肺扩张受限。

（5）患者术后切口疼痛、虚弱使咳痰无力，尤其是颈、胸、腹三切口患者更为明显。

鉴于以上原因，护理措施主要包括：

（1）给予湿化吸氧 3～6 L/分钟，以维持有效的呼吸功能。

（2）密切观察患者的氧饱和度、呼吸状态、频率和节律，观察患者有无气急、发绀等缺氧征兆。

（3）术后患者麻醉未清醒时采取低半卧位（床头摇高 30°），麻醉清醒且生命体征平稳后即可改半卧位，有利于肺通气及胸腔积液的排出。术后 1～3 日内可协助患者定时翻身、活动肢体，并扶患者坐起，叩背，鼓励患者深呼吸、咳嗽、咳痰。

（4）如患者因疼痛惧怕咳嗽，可遵医嘱适当给予止痛剂。护理人员在患者咳嗽时，可按住患者术侧胸部，以减轻患者疼痛。

（5）对于痰多、咳痰无力的患者，出现呼吸浅快、发绀、呼吸音减弱或两肺痰鸣音等痰阻现象时，可行纤维支气管镜吸痰，必要时气管插管或气管切开吸痰。

（6）术后常规雾化吸入，每日 2～3 次，并加入祛痰剂和支气管扩张剂，稀释痰液和预防感染。

（7）保持胃管引流通畅和有效负压，因胸腔胃膨胀可压迫肺脏、影响肺复张、加重呼吸困难，并可能影响吻合口的愈合。

3. **胸腔闭式引流的护理**　食管癌术后常规放置胸腔闭式引流管接水封瓶和胸腔引流管接负压吸引球。胸腔闭式引流管接水封瓶从患侧腋中线第 6～8 肋间穿入，放置在患侧胸腔顶部，有侧孔，术后引流出患侧胸腔内的积气和积液。胸腔引流管接负压吸引球也是从患侧腋中线第 6～8 肋间穿入，放置于纵隔吻合口附近，用于引流。同时，因吻合口瘘的高发期为术后 5～7 日，胸腔闭式引流管接水封瓶于术后 2～3 日就拔除，而胸腔引流管接负压吸引球一般放置时间较长，至患者出院前再拔除，亦可通过观察该引流管引流液的色、质、量以判断患者是否出现吻合口瘘；并且，一旦患者出现吻合口瘘，可以通过该管路进行胸腔冲洗。

胸腔闭式引流管接水封瓶遵循密闭、无菌、通畅、妥善固定及观察记录五个原则，与肺癌相同，并注意以下几点：

（1）保持胸管引流通畅，观察引流管水柱波动，正常水柱波动为 4～6 cm，记录引流液的色、质、量。

（2）若术后 3 小时内胸腔闭式引流量＞100 ml/小时，呈鲜红色并有血凝块，患者出现烦躁不安、血压下降、脉搏增快、尿少等血容量不足的表现，应考虑有活动性出血，应立即通知医师,必要时开胸止血。

(3)若胸腔引流液中有食物残渣或引流液由血性变成黄绿色混浊液体时,提示有食管吻合口瘘的发生。

(4)若引流液量突然增多,由清亮渐转浑浊,则提示有乳糜胸,应采取相应措施,明确诊断,及时处理。

(5)拔胸管指征:术后2~3日,胸腔闭式引流管引流出的血性液逐渐变淡或转为淡黄色,量逐渐减少,24小时量小于200 ml,X线摄片显示肺膨胀良好,无气体排出,患者无呼吸困难,可拔除胸管。拔管后引流管伤口处用凡士林纱布外加纱布覆盖伤口,并注意观察患者有无胸闷、呼吸困难、切口漏气、渗液、出血和皮下气肿。如引流口渗液较多,应及时更换敷料。

4. 疼痛护理

(1)术后常规给以硬膜外止痛泵持续止痛,并向患者详细介绍自控镇痛给药方法。

(2)观察硬膜外持续止痛管的位置及连接是否完好,嘱患者活动时动作宜缓慢,不宜过猛,防止硬膜外止痛管的滑脱。

(3)定时评估患者疼痛的部位、性质和程度,寻找疼痛原因。如腹带包扎时使胸管受压上翘紧贴患者胸壁引起疼痛、胸液引流不畅引起胸痛,往往在去除上述诱因后,患者疼痛得到缓解。

(4)协助患者咳嗽、咳痰时应用双手压住固定伤口以减轻疼痛。

(5)如疼痛严重影响患者的休息和活动,患者因疼痛影响有效咳嗽,应给予止痛药或止痛贴剂。在给药后镇痛效果最佳时,安排咳嗽排痰、深呼吸运动及进行治疗护理操作,使患者感觉舒适并取得其良好配合。

5. 饮食护理

(1)由于食管癌术后患者吻合口处于充血水肿期,胃肠蠕动尚未恢复正常,因此术后常规禁食、禁水2~3日,并给予持续有效的胃肠减压。禁食期间应加强口腔护理,每日2~4次。

(2)禁食期间注意静脉补充营养。

(3)营养管的护理:① 妥善固定,注意观察营养管处刻度变化,防止导管移位、脱出;② 保持喂养管的通畅,每次输注前后均用温开水30 ml冲洗管道;③ 保持胃造口及空肠造口处敷料的清洁干燥,换药时注意缝线有无松动、皮肤有无感染及渗液等不良情况。

(4)术后2~3日,可通过胃塑管或空肠造瘘管滴注流质,按医嘱给予肠内营养。

1)营养液的温度为38~40℃,滴注方式可为持续滴注和间歇滴注。持续滴注可根据医嘱调整速度,开始时量宜少速度宜慢,60~80 ml/小时,以后根据患者情况,可逐渐增加滴入的量和速度;间歇滴注每次200~250 ml,每日5~6次。

2)观察患者滴注营养液后的反应,如有恶心、腹胀、腹泻,应减慢滴速或停止滴注。

3)营养液建议是要素饮食,如肠内营养混悬液(能全力)、肠内营养乳剂(瑞素、瑞能)、肠内营养粉剂(安素、百普素)等,不可直接加热,以免蛋白质凝固变性;若为家属自行配置的流质,应尽量保持新鲜,并注意荤素搭配,保证适量钠盐和维生素,先用纱布过滤后再使用。

4)滴注前检查营养液是否变质,连续滴注时每次用量的悬挂时间不超过8小时,开封的营养液应放入冰箱,时间不超过24小时。

5)喂食袋每次使用后清洗,一次性使用肠内营养输注器应每日更换。

6)患者的护理:① 滴入时以坐位为佳,完毕后再坐位30分钟或起身活动20分钟;② 胃内输注时,对于年老体弱、卧床的患者应取头高20°~30°卧位,减少误吸和反流的发生率;

③ 保持口腔卫生；④ 观察患者的进食情况，根据医嘱准确记录出入液量，检查液体和电解质的平衡状况。

（5）至术后第5～7日，患者如无特殊不适、无吻合口痿并发症，可根据医嘱口服流质。口服流质1～2日后，如无不适，可改为口服半流质，并逐步过渡到软食，要注意少食多餐，防止进食过多、过快，抬头吃、低头咽、食不言，体位为坐位。指导患者勿进食生、冷、硬食物，以免导致晚期吻合口痿。

（6）食管胃吻合术后的患者，可能有胸闷、进食后呼吸困难，应告知患者是由于胃已拉入胸腔，肺受压暂不能适应所致。建议患者少食多餐，1～2个月后此症状多可缓解。

（7）食管癌切除术后，可发生胃液反流至食管，患者可有反酸、呕吐等症状，平卧时加重，严重者出现误吸。因此，嘱患者饭后2小时内不要平卧，睡眠时把枕头垫高，可防止胃液反流。

6. 胃肠减压的护理

（1）向患者讲明留置胃管的目的和重要性，防止患者自行将胃管拔出。

（2）持续胃肠减压，保持胃管通畅，每日生理盐水20 ml冲洗胃管2次，防止胃管阻塞。妥善固定胃管，防止滑出。

（3）严密观察引流量、性状、颜色并准确记录。术后6～12小时内可从胃管内吸出少量血性液或咖啡色液，以后引流液颜色逐渐变淡。

（4）若胃管内引流出大量鲜血或血性液体，患者出现烦躁、血压下降、脉搏增快、尿量减少等症状，应考虑有吻合口出血的可能，应立即通知医师并配合处理。

（5）胃管滑出后应严密观察病情，不应再盲目插入，以免戳穿吻合口，造成吻合口痿。

7. 结肠代食管（食管重建）术后护理

（1）保持置入结肠襻内减压管的通畅。

（2）如从减压管内吸出大量血性液体或患者呕吐大量咖啡色液体，伴全身中毒症状，应考虑吻合口的结肠襻坏死，应立即通知医师并配合抢救。

（3）注意观察患者腹部体征，如有异常及时通知医师。

（4）结肠代食管的患者，因结肠液逆流进入口腔，患者常嗅到粪便的气味，须向患者解释原因，并指导加强口腔卫生，一般此种情况于半年后能逐步缓解。

8. 活动与功能锻炼

（1）活动：鼓励患者早期离床活动，其目的是预防肺不张、改善循环呼吸功能、增进食欲、预防下肢静脉血栓。术后第1日，生命体征平稳无禁忌证，患者即可下床活动，并进行有效咳嗽。若带有引流管应妥善固定保护，并严密观察患者病情变化，出现心动过速、头晕、气短、心悸或出汗等症状，应立即停止活动。如患者活动后无不适，鼓励患者术后第2日开始每日下床4次以上，每次下床活动45分钟左右。

（2）功能锻炼：术后功能锻炼可预防肺不张、术侧胸壁肌肉粘连、肩关节强直及失用性萎缩。患者麻醉清醒后，即可在护士帮助下行臂部、躯干和四肢的轻度活动，每次4小时。手术后第1日开始肩臂的主动运动，如术侧手臂上举，肩关节向前、向后旋转活动，使肩关节活动范围恢复至术前水平，并预防肩下垂。运动量以不引起疲倦和疼痛为度。

（三）食管癌手术并发症的观察与护理

1. 肺部并发症   食管癌以中老年患者多见，患者营养情况较差，心肺功能欠佳，特别是许多患者都有长期吸烟史，加之食管癌手术创伤大，术后肺部并发症较常见，以肺炎、肺不张和肺功能不全最常见。食管癌术后肺部并发症的发生率可达8%～45%。术后支气管分泌物潴留和排痰障碍是肺部并发症的主要原因,预防比治疗更重要。

(1) 临床表现:术后 3 日内,患者出现烦躁不安、不能平卧、心动过速、体温升高、哮喘、发绀、呼吸困难等症状,胸部 X 线片显示肺不张或炎性表现。严重者血气分析可有低氧血症、高碳酸血症。

(2) 护理:① 加强超声雾化吸入,鼓励患者咳嗽、咳痰、深呼吸;② 应立即通知医师,无力咳痰者可行支气管镜吸痰,必要时可行气管插管或气管切开以确保呼吸道通畅;③ 给予吸氧,并合理使用抗生素控制感染;④ 严重呼吸功能不全者应行气管插管或气管切开,呼吸机辅助呼吸。

2. 吻合口瘘 是食管癌手术后最严重的并发症,胸内吻合口瘘的死亡率高达 50%。近年来,由于吻合技术的改进和吻合器的应用,吻合口瘘的发生率有所下降,但总的吻合口瘘发生率仍在 3%～5%。

(1) 原因:发生吻合口瘘的原因是多方面的,食管本身的解剖特点,如无浆膜覆盖、肌纤维呈纵形走向、比较脆弱、易发生撕裂;食管血液供应呈节段性,游离太长易造成吻合口缺血;手术缝合时吻合口张力太大以及感染、营养不良、贫血、低蛋白血症等均易并发吻合口瘘。

(2) 临床表现:① 颈部吻合口瘘的主要表现是:颈部皮下感染、蜂窝织炎、局部红肿、压痛或有轻度皮下气肿,很少有全身症状。有时可见含气脓液或食物残渣从瘘口漏出;② 胸部吻合口瘘的主要表现是:术后 5～7 日,患者出现发热、心率增快、胸闷、胸痛、呼吸困难;X 线胸片示液气胸;胸管引流液混浊或见有食物残渣,口服染料(亚甲蓝)从胸管流出,则胸部吻合口瘘诊断无疑。护士如观察到有上述症状,应立即通知医师并配合处理。

(3) 预防:① 有颈部吻合口的患者避免过早取半卧位,并限制颈部活动,防止颈部吻合口过度牵拉而影响愈合;② 护士应向患者解释术后禁食、禁水的重要性,并在允许进食后指导患者正确进食,避免过早进食硬食物。术后给予良好的营养支持,防止低蛋白血症是预防吻合口瘘发生的重要手段;③ 保持持续有效的胃肠减压,充分引流胃内液体,预防吻合口水肿延缓愈合;④ 保持胸腔闭式引流通畅,彻底排除胸腔积液,防止胸腔感染;⑤ 术后遵医嘱应用抗生素预防感染。

(4) 处理:① 颈部吻合口瘘的处理:拆开切口缝线充分引流,加强局部换药。如瘘口周围皮肤发红,患者主诉疼痛,可给予氧化锌软膏涂擦,保护皮肤不受消化液的伤害,减轻疼痛。一般颈部吻合口瘘多可在 2 周至 1 个月内愈合;② 若已出现胸部吻合口瘘,行胸腔闭式引流术,并遵医嘱予生理盐水、甲硝唑或聚维酮碘溶液行胸腔冲洗,严格记录 24 小时胸腔液量,保持胸腔出入液量平衡;③ 禁食,加强抗感染治疗、静脉或肠内营养支持;④ 严密观察生命体征,若出现休克症状,积极抗休克治疗;⑤ 须行二次手术者,应积极配合医师完善术前准备。

3. 乳糜胸 乳糜胸是食管癌术后比较严重的并发症,其发生率为 0.4%～2%。由于乳糜液 95% 以上是水,并含大量脂肪、蛋白质、胆固醇、酶、抗体和电解质,如未及时治疗,可在短期内造成全身消耗、衰竭死亡。

(1) 原因:多因手术伤及胸导管所致。

(2) 临床表现:① 乳糜胸多发生在术后 2～7 日,少数病例可在 2～3 周后出现;② 术后早期由于禁食,乳糜液含脂肪甚少,胸腔闭式引流可为淡血性或淡黄色液,但量较多。恢复进食后,乳糜液漏出增多,呈乳白色混浊胸液,引流量多者可至 2 000 ml 以上;③ 患者可无症状,也可表现为胸闷、气急、心悸,甚至血压下降,严重者出现休克。

（3）护理：① 密切观察有无上述症状，若出现乳糜胸，及时告知医师。保持胸腔闭式引流通畅，及时排除胸腔内的乳糜液，使肺膨胀，防止胸腔感染；② 遵医嘱嘱患者低脂饮食；若症状严重，予禁食，静脉营养；③ 必要时应用抗生素预防感染；④ 注意患者生命体征的变化，必要时重新开胸行胸导管结扎术。

（四）出院健康教育

（1）劝导患者坚持戒烟、戒酒。

（2）注意营养和饮食的调整，避免进食过热、过硬的食物，少吃腌制、霉变、烟熏油炸及辛辣刺激的食物；少量多餐，细嚼慢咽，忌暴饮暴食；进食后 2 小时内避免平卧位，临睡前 2 小时禁食，建议睡眠时枕头垫高，以免食物反流引起误吸。

（3）加强口腔卫生，每次饭后饮水冲洗食管。

（4）进行适当的活动和锻炼，坚持锻炼呼吸功能和肩臂运动。在全部疗程结束后，可恢复轻工作以至正常工作。

（5）遵医嘱定期复查，按时服药，继续治疗。

（6）若术后 3～4 周再次出现吞咽困难，考虑吻合口狭窄，应来院就医，可行食管扩张术。

（7）肿瘤一般无传染性，不必担心传染，不必采取隔离措施。疾病可能与不良的生活习惯或遗传因素相关，请患者和家属务必注意。

（五）食管癌患者放射治疗的护理

1. 放疗前护理

（1）心理护理：讲解治疗中可能出现的不良反应及注意事项，让患者及家属配合医务人员，完成治疗方案。

（2）改善患者的一般情况及治疗各种合并症，如糖尿病、结核、冠心病等。

2. 放疗中护理

（1）放疗引起食道黏膜反应及护理：食管癌的放疗可发生放射性食管黏膜反应，患者可因放疗出现吞咽困难、进食困难、胸骨后疼痛及烧灼感，严重的可出现食管穿孔出血，护理中应注意：① 注意保持口腔清洁，防止继发感染；② 给予细、碎、软食物，避免进食粗糙刺激性食物及烟酒，避免糯米等黏性食物，食物宜清淡、微温，以半流质和流质为主。少量多餐，细嚼慢咽，吞咽动作应缓慢轻柔，每次吞下的食物量应少，避免大口快速吞咽对食管造成较大冲击。食道下段肿瘤患者照射前不要饱餐；③ 每次进食后可饮温开水冲洗食管，以减轻炎症与水肿；④ 对严重咽下困难、进食后呕吐者，应及时补液；⑤ 放疗开始后 2～3 周，密切观察患者有无进食疼痛、胸骨后疼痛或烧灼感等放射性食管炎的症状。如食管黏膜反应严重可根据医嘱进餐前口服食管合剂（5％葡萄糖＋2％利多卡因＋地塞米松），进食后采用康复新喷剂或小口吞咽康复新减轻疼痛，必要时静脉补充高营养液。评估患者疼痛的性质，有无咳嗽（呛咳）、体温、脉搏、血压等有无变化，以便及时发现食管穿孔、出血的症状；⑥ 放疗 3～4 周后，可采用半卧位，以防止胃液反流，减轻胸骨后疼痛。

（2）放疗引起肺部反应及护理：食管癌放疗可引起放射性气管炎和放射性肺损伤，临床表现为低热、咳嗽、胸闷，严重者出现高热、胸痛、呼吸困难，肺部听诊见干湿啰音。护理：① 应根据医嘱给予止咳或镇咳剂、雾化吸入、吸氧等处理。发热者给予发热患者的护理；② 嘱患者多卧床休息，既要注意保暖又要保持空气流通和清新；③ 进行腹式呼吸锻炼，缓解呼吸困难；④ 确诊为放射性肺炎者，须停止放疗，遵医嘱使用肾上腺皮质激素和扩张气管的药物,有继发感染时必须使用抗生素,慢性肺纤维化无特殊疗法,对症处理。

(3)放疗引起心血管系统反应及护理:食管癌放疗可发生心脏损伤,最常见的是:心包积液;急性期表现:发热、胸闷、心包摩擦音等;慢性期表现:缩窄性心包炎,如呼吸困难、干咳、颈静脉高压、肝脏肿大等。护理:叮嘱患者卧床休息、保持安静、注意保暖、预防感冒、少量多餐、避免过饱。保持大便通畅,避免过度用力。观察病情变化,根据医嘱给予对症支持治疗,如皮质激素、心包穿刺等。

(4)放疗的一般护理:详见第四章第四节。

(六)食管癌患者化疗的护理

详见第三章第五节。

(陈 冲 华 健)

第十六章
乳腺癌患者的护理

近年来,乳腺癌(breast cancer)的发病率逐年上升,各地肿瘤医院相继成立了乳腺专科病房,乳腺癌的专科护理应运而生。随着对乳腺癌生物学认识的不断加深,乳腺癌的治疗方式有了很大进展,多学科合作的综合治疗模式取代了传统的以手术为主,放、化疗为辅的治疗模式。随着循证医学、精准医疗的出现,治疗理念开始向人性化、个体化转变,对乳腺癌患者进行整体的照护显得尤为重要。随着诊疗水平的发展,乳腺癌的疗效不断提高,患者在延续生命的同时渴望着生活质量的提高,因而,乳腺癌患者的康复护理与肿瘤治疗宜同步进行。因此,乳腺癌的专科护理内涵包括:在乳腺癌的三级预防中实施健康教育、围手术期护理、化疗护理、放疗护理、心理支持、饮食指导、康复护理以及乳腺癌专科护理临床科研。

一、流行病学特征及病因

1. **乳腺癌发病情况**　据全球癌症状况(global cancer observatory, GCO)公布的资料显示,2018 年全球女性乳腺癌的新发病例超过 210 万,占新发病例的 24.2%,每 4 名女性中就有 1 名罹患乳腺癌,标化发病率为 46.3/10 万,标化死亡率为 13/10 万。其中发病率最高的地区为澳大利亚、新西兰、北欧、西欧、南欧和北美。由于发病率较高和预后相对较好,乳腺癌已成为当今世界上流行率最高的癌症。

从世界范围看,乳腺癌已成为全球女性首发的恶性肿瘤。然而,乳腺癌的发病率在世界各地之间存在着显著差异:北美、西欧、北欧、大洋洲和以色列犹太人居住区为高发区,东欧、南欧以及拉丁美洲位居其后,亚洲和非洲的发病率最低。移民流行病学的研究告诉我们:在美国的亚洲人与西班牙人、印度人乳腺癌的发生率明显低于白种人;而同一种族的人因为居住地的不同,乳腺癌的发病率也有明显差异。由此可见,乳腺癌发病率的地域差别在很大程度上与环境因素,尤其是妇女早期的生活环境有关。而另一个支持与环境因素有关的证据是:从 20 世纪 70 年代起,原先发病率较低的日本、新加坡及我国沿海城市发病率逐年上升,这与这些地区经济发展迅速、生活逐步西化有关。

据我国各登记处上报的 2014 年恶性肿瘤登记资料显示:全国妇女的乳腺癌标化发病率和死亡率分别为 41.82/10 万和 9.90/10 万,每年新发病例约 27.9 万,占女性全部癌症发病的 16.31%。我国是乳腺癌增长速度最快的国家,据收录在五大洲发病率中的我国 7 个地区肿瘤登记资料,我国乳腺癌增加的幅度每年高达 3%~4%。全国肿瘤登记地区女性乳腺癌从 25~29 岁年龄组开始,随着年龄增长发病率迅速上升,至 55~59 岁年龄组达发病高峰,之后随年龄增长而迅速下降。数据亦显示,我国乳腺癌发病率存在明显的城乡差异,城市女性恶性肿瘤发病第 1 位为乳腺癌,发病率为 41.82/10 万,农村女性乳腺癌发病率列第 2 位,为 33.22/10 万,城市高于农村。东部地区的发病率和死亡率均较中部和西部高。七大地区中发病率高于全国水平的依次是东北地区、华南地区和华北地区,死亡率高于全国平均水平的为东北地区。

高发地区集中在沿海城市,其中以上海为最高,每年新增病例数近 5 000 例。2014 年上海市女性乳腺癌发病率为 74.08/10 万,市区乳腺癌发病率为 90.32/10 万,女性乳腺癌患者占存活患者的 27.36%。另外,我国港澳地区也属于乳腺癌相对高发区,据香港 2000 年统计资料报道,乳腺癌的标化发病率为 34.42/10 万。

2. 乳腺癌发病年龄　从年龄发病曲线看,乳腺癌发病率在 30 岁以后开始上升,30 岁以下病例少见,20 岁以下罕见。美国白种人乳腺癌的发病率基本上是随着年龄上升,到 85 岁达到高峰。但亚洲妇女乳腺癌发病高峰年龄在 40~50 岁,而在绝经后 5~10 年亦有一小高峰。此外,乳腺癌的发病曲线在绝经期前后有一段迟滞走势,这种现象强烈提示女性体内雌激素水平在乳腺癌的病因中扮演着重要角色。

二、病因

1. 家族史与乳腺癌相关基因　Anderson 在 1974 年就报道了一级亲属患乳腺癌的美国妇女发生乳腺癌的概率比无家族史的要高 2~3 倍。上海的一项调查也显示有乳腺癌家族史的妇女患乳腺癌的相对危险度为 4.50(95% 可信区间为 2.09~9.68)。可见乳腺癌的家族史是重要的危险因素。乳腺癌可有家族集聚的特征,即同一家系有 3 个以上亲属患乳腺癌,同时有乳腺癌和卵巢癌家族史,有双侧和/或早期乳腺癌的家族史。家族集聚性的乳腺癌可分为两种形成机制:一种是由于多种基因改变,另一种是由于某单一基因突变而发生遗传性乳腺癌。已知的乳腺癌相关基因有 p53、BRCA1 和 BRCA2 等,这些基因的突变被认为与遗传性乳腺癌有关。

2. 生殖因素　妇女的乳腺在青春期受卵巢激素的作用发育成熟,而乳腺细胞受每月体内激素水平的周期性变化以及妊娠期体内激素水平的升高而发生生理性的增殖改变。这种细胞增殖分裂的形式于妇女绝经时终止。乳腺癌的发生与上述多种生殖因素密切相关。

(1)初潮年龄:初潮年龄小的妇女患乳腺癌的概率大。初潮年龄推迟 1 岁,患乳腺癌的危险度可减少 20%。

(2)停经年龄:目前已证实,停经晚是乳腺癌的危险因素之一。停经每推迟 1 年,则患乳腺癌的概率增加 3%。

(3)月经周期:月经周期较长,无论是否规则,都会降低乳腺癌的危险性。

(4)第一胎足月妊娠年龄:未育妇女患乳腺癌的危险性比生育过的妇女大,而第一胎正常妊娠年龄越小,一生中患乳腺癌的概率也越小。

(5)产次:高产次妇女患乳腺癌的概率小,而两次足月妊娠间隔时间越短,一生中患乳腺癌的危险性越小。

(6)哺乳史:未哺乳妇女易得乳腺癌,其假说亦符合乳腺的生理与乳腺癌的发生学。已有多项研究显示长时间母乳喂养在降低乳腺癌的危险性上具有统计学意义。

3. 性激素　多项研究表明性激素在乳腺癌的发生中扮演了重要的角色。

(1)内源性和外源性雌激素:前瞻性研究证实内源性雌激素与绝经前妇女乳腺癌危险性的相关性。另外,绝经后的乳腺癌患者体内总雌激素水平比同龄健康女性平均高出 15%~24%。绝经后妇女采用激素替代疗法已被证实会增加患乳腺癌的机会。

(2)雄激素:雄激素增加乳腺癌的危险性,因雄激素可以直接促进乳腺癌细胞的增殖和为间接转化为雌激素发挥作用。

(3)催乳素:大量研究提示催乳素对乳腺癌的发生有促进作用。

（4）其他激素：雌三醇和孕酮对乳腺有保护作用。血清胰岛素样生长因子 1（insulin-like growth factor 1，IGF1）及其主要的结合蛋白 IGFBP3 水平与乳腺癌的发病呈正相关。

4. 营养饮食

（1）脂肪与高热量饮食：大量流行病学研究证实体重的增加与乳腺癌有关，尤其是绝经后。上海市的一项调查显示：妇女体型逐渐变胖者乳腺癌的相对危险度增加，以 60 岁左右为甚，每增加 10 kg 体重，乳腺癌的危险性将增加 80%。近年也有资料显示少年时期高热量饮食使生长发育加速、月经提前，从而导致中年以后体重增加，最终增加乳腺癌的发生率。

（2）乙醇：Longnecker 等和 Howe 报道每日饮酒 3 次以上的妇女患乳腺癌的危险性增加 50%～70%。另有报道称每日饮酒 2 次者体内雌激素水平上升。

（3）纤维素：纤维素对乳腺癌和大肠癌的发生都有抑制作用，少食蔬菜的妇女患乳腺癌的危险性轻度增加。

（4）微量营养素：维生素 A 类物质对乳腺细胞有保护作用。国外也有报道黄豆蛋白质及其重要成分 Soilbin 有明显抑制乳腺癌发生的作用。

5. 其他环境因素

（1）电离辐射：接受过放射线治疗的妇女乳腺癌的发病率增高。暴露于放射线的年龄越小，则危险性越大。

（2）药物：某些化疗药物在治疗肿瘤的同时，本身也有致癌作用，如烷化剂可诱导多种实体瘤的发生。另外，多种治疗高血压的药物如利血平、酚噻唑、甲基多巴和三环类药物有增加催乳素分泌的作用，因而可能增加患乳腺癌的危险性。到目前为止，至少有 50 项研究表明口服避孕药几乎不增加妇女患乳腺癌的危险性。

（3）体育锻炼：40 岁以前适当运动可以减少乳腺癌的危险性。

（4）职业：许多研究显示从事美容业、药物制造等职业的妇女患乳腺癌的危险性升高。

6. 其他系统的疾病　一些疾病会增加乳腺癌的危险性，最有代表性的就是非胰岛素依赖型糖尿病。由于胰岛素是人类乳腺癌细胞的生长因子之一，因此，非胰岛素依赖型糖尿病的高胰岛素血症可直接促进乳腺癌的发生。

三、病理分类及临床分期

（一）乳腺癌的组织学分类

1. **非浸润性癌**　包括导管内癌、小叶原位癌和乳头 Paget 病（又称湿疹样癌）。

2. **早期浸润性癌**　包括导管癌早期浸润、小叶癌早期浸润。

3. **浸润性特殊型癌**　包括乳头状癌、髓样癌伴大量淋巴细胞浸润、小管癌、腺样囊性癌、黏液腺癌、鳞状细胞癌。

4. **浸润性非特殊型癌**　包括浸润性导管癌、浸润性小叶癌、硬癌、髓样癌、单纯癌、腺癌、大汗腺癌。

5. **罕见癌**　包括分泌型癌、富脂质癌、印戒细胞癌、腺纤维瘤癌变、乳头状瘤癌变、伴化生的癌等。

（二）乳腺癌的组织学分级

组织学分级与患者的预后相关。分为Ⅰ级（分化好）、Ⅱ级（中分化）、Ⅲ级（分化差）。

（三）临床分期

乳腺癌的临床分期具有十分重要的意义,其有助于准确记录、评估病情、制订治疗计划、客观评估疗效及有利于国际间信息交流,促进肿瘤研究的发展。随着循证医学的发展、临床资料的积累和治疗观念的更新,AJCC 和 UICC 对乳腺癌的分期进行了不断地再版更新。2009 年第 7 版乳腺癌 TNM 分期见表 16-1、表 16-2。

表 16-1　乳腺癌 TNM 分期

分　　期	标　　准
T——原发肿瘤(tumor)　临床和病理的原发肿瘤(T)的分级定义是相同的。测量肿瘤大小要精确到毫米。用"c"或"p"来标明 T 分期的类别,明确诊断是由临床体格检查、影像学检查或病理检查得出。一般来说,病理检查优于临床体格检查	
Tx	原发肿瘤无法评估
T0	无原发肿瘤证据
Tis	原位癌(DCIS:导管原位癌;LCIS:小叶原位癌;Paget:不伴肿瘤的乳头佩吉特病)
T1	肿瘤最大径≤20 mm
T1 mi	肿瘤最大径≤1 mm
T1a	肿瘤最大径>1 mm,且≤5 mm
T1b	肿瘤最大径>5 mm,且≤10 mm
T1c	肿瘤最大径>10 mm,且≤20 mm
T2	肿瘤最大径>20 mm,且≤50 mm
T3	肿瘤最大径>50 mm
T4	不论大小,侵及胸壁和/或皮肤
T4a	侵及胸壁,单纯的胸肌受浸润不在此列
T4b	没有达到炎性乳腺癌诊断标准的皮肤溃疡和/或卫星结节和/或水肿(包括橘皮样变)
T4c	同时有 T4a 和 T4b
T4d	炎性乳腺癌
N——区域淋巴结(node)	
Nx	区域淋巴结无法评估
N0	无区域淋巴结阳性发现
N1	可活动的同侧Ⅰ、Ⅱ水平腋窝淋巴结
N2	融合或固定的同侧Ⅰ、Ⅱ水平腋窝淋巴结,或临床发现[*]的内乳淋巴转移而没有腋窝淋巴转移的证据
N2a	同侧腋窝淋巴结融合或固定
N2b	临床发现的同侧内乳淋巴转移而没有腋窝淋巴结转移的证据
N3	同侧锁骨下淋巴(Ⅲ水平)转移,伴或不伴Ⅰ、Ⅱ水平淋巴转移;或临床发现的内乳淋巴转移;或同侧锁骨上淋巴转移,伴或不伴腋窝淋巴或内乳淋巴转移
N3a	转移至同侧锁骨下淋巴结
N3b	转移至同侧内乳淋巴结和腋窝淋巴结
N3c	转移至同侧锁骨上淋巴结

[*] 临床发现的定义为临床体格检查或影像学检查(不包括前哨淋巴结活检)高度怀疑为恶性肿瘤,或依据细针穿刺细胞学检测的病理转移

M——远处转移(metastasis)

　Mx　　　　　不能肯定有无远处转移

分　期	标　准
M0	临床和影像学检查未见转移
cM0(i+)	无转移的症状和体征，也没有转移的临床或影像学证据，但通过分子检测或镜检，在循环血、骨髓或非淋巴结区域发现≤0.2 mm 的病灶
M1	经典的临床或影像学方法能发现的远处转移灶或组织学证实＞0.2 mm 的病灶

表 16-2　组织病理学分期

分　期	T	N	M
0 期	Tis	N0	M0
ⅠA 期	T1	N0	M0
ⅠB 期	T0	N1 mi	M0
	T1	N1 mi	M0
ⅡA 期	T0	N1	M0
	T1	N1	M0
	T2	N0	M0
ⅡB 期	T2	N1	M0
	T3	N0	M0
ⅢA 期	T0	N2	M0
	T1	N2	M0
	T2	N2	M0
	T3	N1，N2	M0
ⅢB 期	T4	N0，N1，N2	M0
ⅢC 期	任何 T	N3	M0
Ⅳ期	任何 T	任何 N	M1

注：T1 包括 T1 mi。

　　T0 和 T1 期并伴有淋巴结微转移的肿瘤从 ⅡA 期中排除，归为 IB 期。

　　M0 包括 M0(i+)。

　　病理分期 M0 无效，任何 M0 必须为临床分期。

（四）乳腺癌的分子分型

随着生物医学进入分子水平时代，乳腺癌的传统形态学分类已不能完全适应乳腺癌临床诊断和治疗发展的需求。近年来，通过基因表达谱分析并结合患者的预后，对乳腺癌进行了基因层面的分子分型，为探讨肿瘤的异质性奠定了理论基础，同时也为患者的预后评估及个体化治疗方案的选择提供了重要依据。

2000 年，Perou 等首先提出了乳腺癌分子分型的概念，根据基因表达谱的异同，肿瘤可被分为两个大的分子类型：ER 阳性和 ER 阴性。ER 阳性的基因表达特征类似于乳腺管腔上皮细胞，因此被称为腔面型（luminal subtype），并可进一步分为腔面 A、B 两个亚型。ER 阴性乳腺癌不表达或低表达 ER 及相关的共表达基因，可进一步分为 HER-2 过表达型、基底样型及正常乳腺样型。不同分子亚型的乳腺癌预后存在显著差异，HER-2 过表达型和基底样型预后较差，腔面型和正常乳腺样型预后较好。

迄今为止,被公认的乳腺癌分子分型主要包括 4 型:腔面 A 型、腔面 B 型、HER - 2 过表达型和基底样型,其临床与病理学特征见表 16 - 3。

表 16 - 3　乳腺癌 4 类分子亚型的临床与病理学特征

分子分型	基因表达谱	免疫表型	治疗策略
腔面 A 型	ER 和/或 PR 基因高表达,增殖相关基因低表达,HER - 2 基因不过度表达	ER 阳性和/或 PR 阳性,HER - 2 阴性,Ki - 67 增殖指数较低	内分泌治疗
腔面 B 型	ER 和/或 PR 基因高表达,增殖相关基因高表达,部分病例 HER - 2 基因高表达	腔面 B(HER - 2 阴性):ER 阳性和/或 PR 阳性,HER - 2 阴性,Ki - 67 增殖指数较高	内分泌治疗和/或细胞毒化疗
		腔面 B(HER - 2 阳性):ER 阳性和/或 PR 阳性,HER - 2 阳性,Ki - 67 任何水平	细胞毒化疗＋内分泌治疗＋抗 HER - 2 治疗
HER - 2 过表达型	ER 和 PR 基因不过度表达,HER - 2 基因高表达	ER 阴性,PR 阴性,HER - 2 阳性	细胞毒化疗＋抗 HER - 2 治疗
基底样型	ER、PR、HER - 2 基因均不过度表达,EGFR 等基底样基因高表达	ER 阴性,PR 阴性,HER - 2 阴性,CK5/6 阳性和/或 EGFR 阳性	细胞毒化疗

四、临床表现

乳腺癌从发生到出现临床症状通常需要 2～3 年的时间。大多数的乳腺原位癌、早期浸润癌及一部分的浸润癌是没有任何症状和体征的,而是通过乳腺 X 线普查发现。

1. **乳房肿块** 90％以上的患者是无意中发现乳房肿块而就诊。典型的乳腺癌多为无痛性肿块、质地硬、表面不光滑、与周围分界不清。

2. **局部皮肤改变** 随着肿瘤的进展可出现一系列特征性的表现:如累及乳腺悬韧带(Cooper 韧带),使其短缩造成皮肤凹陷,形成"酒窝征";累及乳头使乳头变平、回缩、凹陷;累及皮下淋巴管致使淋巴回流障碍,出现真皮水肿,皮肤呈"橘皮样"改变。皮肤有卫星结节时会溃破,形成溃疡。

3. **乳头糜烂** 是乳头 Paget 病的典型症状,常伴乳头瘙痒。早期可见乳头增厚、变红、粗糙或者表现为结痂、脱屑,伴有少量分泌物,揭去痂皮可见鲜红糜烂面,经久不愈。进一步发展可侵犯乳晕形成大片糜烂,整个乳头被浸润而消失。约 2/3 患者可伴有乳晕或乳房肿块。

4. **乳头溢液** 乳腺癌伴有乳头溢液者为 5％～10％,而乳头溢液为唯一症状者为 1％。乳头溢液多为血性,也可见浆液性或水样。乳头溢液常见于起源大导管的乳腺癌。

5. **乳房疼痛** 乳腺癌不常引起疼痛,肿块大多是无痛性的。少数患者可有牵拉感或轻微的疼痛。晚期肿瘤侵犯胸壁神经可引起明显的疼痛。

6. **区域淋巴结肿大** 最常见的淋巴转移部位是同侧腋窝淋巴结。淋巴结由小到大、由少到多,从可推动到相互融合、固定。肿大的淋巴结侵犯、压迫腋静脉可使同侧上肢出现水肿。侵及臂丛神经可引起肩部酸痛。临床上以腋窝淋巴结肿大为第一症状,而临床体检或影像学检查均未发现可疑病灶的乳腺癌称为隐匿性乳腺癌。

7. **远处转移** 乳腺癌的远处转移包括淋巴转移和血行转移。75％的转移性乳腺癌发生在原发性乳腺癌的 5 年之内,但也有 25～30 年后发病的报道。常见的转移部位分别是骨(49%～60%)、肺(15%～20%)、胸膜(10%～18%)、软组织(7%～15%)和肝(5%～15%)。

70%的转移性乳腺癌患者或早或晚都会发生骨转移,脊椎、肋骨、骨盆和颅骨是常见的受累部位,通常表现为骨痛和骨质脆弱。其中约 15%的患者会发生病理性骨折而产生剧痛,失去活动能力,甚至缩短生存期。此外,脊椎转移还可引起脊髓压迫症状,甚至截瘫。

85%～95%的肺转移患者起初并无症状。当病变广泛或侵犯肺实质时,可表现为呼吸不畅和咯血。胸膜下的转移灶会发生气胸、胸腔积液等症状。胸痛常提示有胸膜受侵的可能。

乳腺癌肝转移的预后较差,中位生存期不超过 6 个月。多数患者有肝功能损害的表现。

五、诊断

(一)体格检查

临床体检包括视诊和触诊两部分。

1. 视诊　观察双侧乳腺是否对称、双侧乳头是否在同一水平,乳头有无凹陷、糜烂、回缩,乳腺皮肤有无改变。

2. 触诊　用指腹平坦地在乳房表面按象限触诊。触及肿块时注意部位、大小、边界、质地及活动度。

(二)乳腺 X 线检查

乳腺 X 线检查是目前最有效的早期发现乳腺癌的检查方法,也是普查的主要工具。由于 X 线不易穿透年轻妇女较致密的乳腺且具有辐射作用,故适合 35 岁以上的非妊娠妇女,两次检查的间隔时间不宜短于 6 个月。

(三)B 超检查

B 超检查无痛、无损伤、无放射线作用,而且简便易行,可反复探测比较和随访。乳腺超声诊断病变良、恶性的准确度在 85%～90%。在乳腺普查中适合乳腺较致密的妇女。

(四)乳管内视镜

对有乳头溢液的患者,除了溢液涂片细胞学检查外还可应用乳管内视镜检查。乳管内视镜可以更直观地观察乳腺导管内深达第 5 或第 6 级分支的病变情况,明确溢液的原因,并能对病变部位进行定位,便于手术活检。

(五)乳腺 MRI

乳腺 MRI 是近年乳腺影像学的一大进展,其利用乳腺癌血供较周围正常组织丰富为基本原理对乳腺病灶的良、恶性做出判断。乳腺 MRI 以其准确地显示病灶范围以及发现亚临床乳腺癌方面的优势,越来越多地被应用于保乳手术前的常规检查和乳腺癌高危人群的普查。

(六)实验室检查

迄今为止尚未发现敏感而又特异性高的血清肿瘤标记物以早期发现及追踪乳腺癌。

(七)病理学检查

上述的检查方法都存在假阴性和假阳性结果的可能,最终要依靠病理学诊断来明确病变的良、恶性质。病理的另一作用是明确病灶的病理类型和特征,为进一步选择治疗方案提供依据。

1. 细胞学诊断　包括脱落细胞学检查和细针吸取细胞学检查。

(1)脱落细胞学检查:乳头溢液病例做溢液涂片细胞学检查阳性率可达 50%。乳头糜烂、怀疑为乳头 Paget 病时可做糜烂部位的刮片或涂片检查,阳性率为 70%～80%。

（2）细针吸取细胞学检查：包括乳腺肿块和转移淋巴结穿刺检查两种，具有简便、快速、经济、准确等优点，主要用于确定病变的良、恶性，但不做分型，故不能代替组织学活检。

2. 活组织检查　包括切除活检和空芯针活检。

（1）切除活检：是获得组织学检查最常用的方法。术中行快速冰冻切片可使诊断和治疗在一次手术中完成，标准的石蜡切片是最终的诊断。

（2）空芯针活检：通过电子计算机立体定位引导，对乳腺可疑病灶进行空芯针穿刺活检，可提高早期乳腺癌的诊断率。对局部晚期乳腺癌患者，应用空芯针穿刺活检获取组织可以在新辅助化疗前对肿瘤进行定性、检测组织细胞中的生物学因子、评估肿瘤的生物学特性、预测肿瘤对新辅助化疗的敏感性，从而指导局部晚期乳腺癌的治疗，提高疗效和长期生存率。

六、治疗

（一）外科治疗

乳腺癌的外科治疗有着悠久的历史，至今依然是重要的治疗方式之一。近 20 年来，分子生物学研究揭示了乳腺癌的某些生物学特性，使人们认识到貌似相同的乳腺癌有不一样的转归，因而个体化的治疗更适合乳腺癌患者。目前外科手术以改良根治术、保乳术和乳房重建术为主。

1. 手术方式

（1）乳腺癌根治术：标准的乳腺癌根治术的手术范围为：① 整块切除原发灶及区域淋巴结；② 切除患侧全部乳腺组织及表面覆盖皮肤且皮瓣尽可能薄；③ 切除胸大、小肌；④ 彻底清扫腋窝淋巴结，该方式主要适用于腋窝有明显肿大淋巴结或肿瘤累及胸大肌的病例。

（2）乳腺癌改良根治术：是目前最常用的手术方式之一，用于临床Ⅰ、Ⅱ期的病例，手术范围较根治术明显缩小。分为保留胸大肌的 Patey 术及保留胸大肌和胸小肌的 Auchincloss 术，而后者更为常用。

（3）乳腺癌扩大根治术：在根治术或改良根治术的同时行内乳区淋巴结清扫。适用于Ⅱ、Ⅲ期病灶位于内侧及中央区的病例。由于术后可行放疗来代替，临床上扩大根治术逐步减少。

（4）保留乳房手术：由于乳腺癌的生物学理论研究认识到乳腺癌是全身性疾病，手术方式仅影响少数患者的预后，同时放射设备及技术的改善、患者对手术后外形和生活质量要求的提高，保留乳房手术逐步增多。欧洲癌症研究和治疗组织（European Organization for Research and Treatment of Cancer，TCEORTC）、美国国立癌症研究所（National Center Institute，NCI）、美国乳腺癌与肠癌外科辅助治疗计划（National Surgical Adjuvant Breast and Bowel Project，NSABP）的前瞻性随机试验证实了乳腺癌局部治疗方法的差异并不影响乳腺癌患者的生存率。保留乳房手术范围应尽可能切除原发病灶并保证切缘阴性，清扫腋窝淋巴结，术后进行全乳放疗。

（5）单纯乳房切除术：适合乳腺原位癌、乳腺原位癌有微小浸润、Paget 病仅限乳头、年老体弱不适合做根治术的患者。切除范围包括全部乳腺组织、腋尾部及胸大肌筋膜。

（6）乳房重建术：乳房重建术起源于 1932 年，Keinhard 将健侧乳房劈分两半，转移到患侧再造乳房。20 世纪 70 年代起有假体植入报道。根据重建的时间，乳房重建可以分为即刻重建和延期重建两大类；根据重建的组织，乳房重建可以分为自体组织重建和异体组织重建。目前，自体组织重建常用的有腹直肌肌皮瓣乳房再造、扩大背阔肌肌皮瓣乳房再造、背阔肌肌皮瓣乳房再造、臀大肌肌皮瓣乳房再造、腹壁下动脉穿支皮瓣乳房再造。异体组织重建主要包括假体植入和扩张器植入再置换假体重建。

（7）前哨淋巴结活检：乳腺癌前哨淋巴结活检的开展使乳腺专科医师有可能选择性地切除那些最有可能发生肿瘤转移的淋巴结，并根据前哨淋巴结的病理检查结果决定进一步的治疗方案，使前哨淋巴结阴性的乳腺癌患者免于行腋窝淋巴结清扫，从而缩小了乳腺癌的手术范围，同时使患者避免了腋窝淋巴结清扫术后的并发症，减少手术给患者带来的创伤，提高生活质量。前哨淋巴结活检适用于临床体检淋巴结阴性的乳腺癌患者，当原发肿瘤小于 2 cm 时，前哨淋巴结预测腋淋巴结有无转移的准确性可接近 100%。下述情况目前认为不宜行前哨淋巴结活检：① 乳腺多原发病灶；② 患侧乳腺或腋窝已接受过放疗；③ 患侧腋窝淋巴结已行活检；④ 乳腺原位癌；⑤ 妊娠哺乳期乳腺癌；⑥ 示踪剂过敏。

2. 手术常见并发症

（1）出血：在行肿块切除和根治术后均可出现此并发症，出血部位常见于乳内血管分支及侧胸壁前锯肌表面肋间血管。

（2）切口感染：患者自身体质、免疫状况、基础疾病与切口感染密切相关。术前放化疗可造成放射性细胞受损和免疫力下降，加重感染的可能。术中无菌操作不严谨也可增加切口感染的发生率。术后出血、皮下积液可以继发感染。

（3）腋窝及皮下积液：有 10%～20% 的患者会出现皮下积液，形成的原因可能是皮下积液未能彻底引流、皮下淋巴管开放、皮瓣张力过大。

（4）皮瓣坏死：是乳腺癌根治术后常见的并发症，一般在术后 24 小时即可见皮瓣缺血变白逐步发紫，3～7 日后坏死区域界限清晰，皮肤呈黑色。

（5）肩关节活动受限：乳腺癌术后瘢痕挛缩使肩关节活动受限，早期功能锻炼能促进患者肩关节功能恢复。肩关节功能在整个上肢中占据重要地位，其功能丧失将导致上肢功能丧失近 60%，因此预防肩关节活动受限对于提高乳腺癌术后生活质量具有重要意义。

（6）上肢淋巴水肿：乳腺癌根治术后，上肢的淋巴及血液回流障碍易引起上肢水肿，发生率为 5%～40%。造成水肿的原因通常为：① 腋窝淋巴结清扫不当，破坏了局部的侧支循环；② 腋窝积液、感染、局部纤维化，妨碍了腋窝淋巴结侧支循环的建立；③ 术后放疗致结缔组织增生，局部纤维化而引起水肿。

（7）疼痛：乳腺癌术后疼痛主要分为两种：一种是由于肌肉或者韧带损伤所造成的疼痛；另一种是神经损伤或者神经系统部分功能丧失所引起的神经痛。乳房切除术后疼痛综合征（post-mastectomy pain syndrome，PMPS）是最常见的术后神经痛，指乳腺切除术后发生于前胸壁、腋窝和/或上臂的持续 3 个月以上的慢性疼痛。其发生率较高，严重影响日常生活，因此缓解和治疗 PMPS 尤为重要。

（8）乳房再造术后，根据不同的手术方式会出现腹壁疝、切口裂开、脂肪液化等。

（9）胸膜穿破：在行扩大根治术清扫淋巴结时可能会穿破胸膜，造成气胸。

（10）神经损伤：手术时将臂丛神经表面的鞘膜或神经分支损伤，则会引起上肢相应部位的麻木、肌肉萎缩，多见于尺神经的损伤。

（11）下肢深静脉血栓：恶性肿瘤和外科手术均为发生深静脉血栓的危险因素，因此乳腺癌手术患者为下肢深静脉血栓发生高危人群。其发生以及可能产生的并发症会导致非常严重的后果，同时严重影响患者的生活质量。因此充分掌握下肢深静脉血栓的发病原因和起病规律，正确判断高危人群及避免危险因素对于预防、护理下肢深静脉血栓可起到有效的指导作用。

（二）化学治疗

化疗是治疗乳腺癌的重要手段之一。根据治疗目的和时间的不同，通常将乳腺癌的化疗分为术后辅助化疗和新辅助化疗。

1. 术后辅助化疗　旨在消灭亚临床的微小转移灶，以降低或推迟局部复发及减少远处转移。常用的方案有：

（1）CMF 方案（环磷酰胺＋甲氨蝶呤＋氟尿嘧啶）。

（2）含蒽环类药物方案：CA(E)F 方案（环磷酰胺＋多柔比星/表柔比星＋氟尿嘧啶）和 A(E)C（多柔比星/表柔比星＋环磷酰胺）。

（3）紫杉醇类药物与蒽环类药物的联合应用：如环磷酰胺＋表柔比星＋紫杉醇方案。

2. 新辅助化疗　又称术前化疗或诱导化疗，是术前就给予全身性、系统性的细胞毒性药物治疗，以杀灭全身微小转移灶，抑制肿瘤在手术切除后的快速增殖，同时也可测定肿瘤对化疗的敏感性。新辅助化疗可使原发病灶缩小，达到降期和提高手术切除率的目的。常用的化疗方案为 PC（紫杉醇＋卡铂）、CEF、TE（多西他赛＋表柔比星）和 NE（长春瑞滨＋表柔比星）。

（三）放射治疗

乳腺癌的放疗属于一种局部治疗的措施，随着保留乳房手术的兴起，放疗在乳腺癌综合治疗中的地位逐渐提高，在局部治疗中起着不可替代的作用。

1. 根治术或改良根治术后胸壁和区域淋巴结的预防性放疗可显著降低高危患者的局部复发率，从而在整体上提高患者的无病生存率和总生存率。

2. 早期乳腺癌保乳手术后的乳房根治性放疗是乳房保留治疗不可或缺的部分，不仅保证了保乳手术后的局部控制率，而且照射技术直接影响到长期的乳房美容效果和患者生活质量。

3. 无手术指征的局部晚期乳腺癌的单纯放疗与化疗、内分泌治疗配合，放疗可达到满意的局部疾病控制，部分患者由不可手术转为可手术，约 25% 的患者可获得长期生存。

4. 局部复发患者的放射治疗包括胸壁和淋巴引流区域的复发，是重要的补救性治疗措施，恰当的放疗可有效地控制局部疾病。

5. 转移性乳腺癌患者的姑息性放疗可有效地缓解转移灶引起的症状，改善患者带病生存期内的生活质量，并延长部分患者生存时间。

（四）内分泌治疗

乳腺癌是激素依赖性肿瘤，受雌激素及孕激素的调控。大多数肿瘤内有这两种激素受体（ER/PR）的表达。大约 50% 的乳腺癌 ER 为阳性。由于 PR 的表达也受到雌激素的调节，因而大多数 PR 阳性的乳腺癌其 ER 也同时为阳性。ER 和 PR 的表达与乳腺癌的发病年龄有关，绝经后患者的受体阳性率明显高于绝经前患者。一般来说，激素受体阳性的肿瘤分化较好，发生内脏转移的概率较低，对内分泌治疗敏感；而受体阴性的乳腺癌通常分化较差，容易发生内脏（尤其是肝脏）及脑转移，对内分泌治疗反应较差。

内分泌治疗通过改变乳腺癌生长所依赖的内分泌环境，降低雌激素水平，使肿瘤生长受到抑制，达到临床缓解，是一种全身治疗手段。这种治疗不良反应少，尽管起效慢，但疗效维持时间长，而且患者的生活质量也比较好。

1. 内分泌治疗分类

（1）手术：手术切除内分泌腺体，如双侧卵巢、肾上腺、脑垂体等，目的在于进一步降低体内雌激素水平，但是这些疗法有很多不良反应，临床上仅对 1/3 的患者有效，故目前这些手段已经被内分泌药物所取代而极少使用。

（2）内分泌药物治疗：内分泌药物种类较多，有雌激素、雄激素、孕酮类药物、肾上腺皮质激素、抗雌激素药物、芳香化酶抑制剂、促黄体激素释放激素类似物等。目前临床上应用较多的是后三类药物。抗雌激素类药物有他莫昔芬（三苯氧胺，TAM）、托瑞米芬（法乐通）、氟维司群。芳香化酶抑制剂有阿那曲唑（瑞宁得）、来曲唑、依西美坦。促黄体激素释放激素类似物有戈舍瑞林。

2. 内分泌治疗指征

（1）可手术乳腺癌的辅助内分泌治疗：手术后肿瘤组织免疫学检测结果 ER 和 PR 为阳性者，可服用内分泌药物，一般推荐持续服用 5 年。

（2）复发和转移性乳腺癌的内分泌治疗：绝经后妇女体内雌激素主要来源于外周雄激素向雌激素的转变，这种转变需要芳香化酶的作用，故应用芳香化酶抑制剂即可抑制雌激素的生成。绝经后转移性乳腺癌患者的内分泌治疗可首选芳香化酶抑制剂。

（五）生物治疗

生物治疗药物通过选择性作用于肿瘤发生和发展所必需的分子靶点而产生疗效。

癌基因 *HER2*，亦称 *neu* 基因或 *cerbB2* 基因，是乳腺癌中研究比较深入的癌基因之一，其过度表达在乳腺癌的发生、发展、转移过程中起重要作用，已成为目前为止第一个可进行针对性治疗的靶基因。曲妥珠单抗（赫赛汀，herceptin），既是第一个直接针对 HER2 受体（即人类表皮生长因子受体）的单克隆抗体，也是第一个应用于乳腺癌临床治疗并被证实有效的生物治疗药物。其能拮抗生长因子对肿瘤细胞生长的调控，同时加快过度表达的 HER2 受体的降解，并增加肿瘤细胞对常规化疗药物的敏感性。

曲妥珠单抗临床上一般用于免疫组化结果为 HER2 ++/+++ 的患者。早期乳腺癌的标准方案是初始 4 mg/kg 静脉注射，随后每周 2 mg/kg 静脉注射，时间为 1 年。由于严重的注射相关不良反应多见于在第 1 次应用曲妥珠单抗的 2 小时内，建议首剂注射后应至少观察 2 小时。曲妥珠单抗与化疗联合应用可以延缓疾病进展时间、延长无病生存期及提高总体生存期。临床常将紫杉醇与曲妥珠单抗联用。大约 40% 的患者在第 1 次应用曲妥珠单抗时会出现类似感冒的症状，如发热、寒战等，但这些症状大部分并不严重，给予普通感冒疗法即可缓解。部分患者会出现心功能不全的表现，而骨髓抑制表现比较少见。

七、护理

（一）心理社会支持

乳腺癌的治疗和康复往往需要 6 个月甚至 1 年以上，患者的心理反应随着病情和治疗的变化会有不同的表现。

大多数患者是经过手术才确诊为乳腺癌的，因而术前通常存有侥幸心理，希望自己能幸免于患上乳腺癌。而那些在手术之前经病理诊断确诊的患者，一方面迫切地希望能够通过手术治疗拯救自己的生命，另一方面又因为手术切除乳房使躯体功能的完整性受损，使其作为女性的感觉和自尊心受到威胁，因而心理上处于极其矛盾的状态，产生激烈的心理反应。手术结束后，面对既定事实，患者通常会更关注手术后的治疗及治疗效果。由于多数患者需要化疗，而化疗的不良反应如呕吐、脱发等首当其冲地使患者对化疗产生了恐惧，与此同时，患者还要担心自己的身体不能耐受连续 6 个疗程的化疗。由于部分患者尚需放疗，对疾病可能进展的恐惧再次使患者认定自己的生命受到了威胁。患者出院前除了对治疗的担心之外，还开始对自己能否重新融入社会产生怀疑，如乳房的缺失使得患者觉得自己失去女性的魅力、患肢功能障碍使患者觉得自理能力受到限制、性生活也受到前所未有的挑战、家庭和社会是否能认同自己作为癌症患者的角色、婚姻是否能够延续等。有些患者出院后不愿外出，害怕见到熟人、朋友，害怕他人会以异样的眼光看待自己，甚至部分患者宁可搬离自己熟悉的住处，离开熟悉的群体。

在整个乳腺癌的手术治疗过程中，医护人员可应用健康教育、制订专科疾病知识教育手册、请康复的病友介绍治疗和康复的经验及体会等方式，使患者正确了解疾病的性质，了解可选的治疗方法、治疗后可能带来的问题以及解决的方法等，从而取得患者积极的配合，使患者尽早康复。临床护理人员应该经常接触患者、与患者谈心、认真倾听患者的心声、使其不良情绪得到发泄、耐心地解释其病情并且鼓励术前患者去探望术后患者，鼓励患者相互交流，让她们认识到手术并不像自己所想的那么可怕。

患者出院后，家庭支持尤其是配偶的支持对于患者恢复日常生活极其重要。患者手术后由于肢体活动受限，连续的化疗使得体力不支而性欲下降，导致性生活次数减少，甚至消失。部分患者由于失去了乳房，失去了有性生活意义的一部分身体感官，感到自己作为女性的吸引力下降而回避配偶。有相当一部分患者由于不能肯定化疗期间能否进行性生活而干脆停止治疗，或者担心性生活会加速自己肿瘤的转移或复发而拒绝性生活。配偶作为家庭重要的支持成员，应该鼓励患者吐露自己的心声，经常相互分享心中的感受，同时经常陪同患者进行后续治疗，与患者共同经历治疗过程，使得相互之间的感情更加融洽、亲密。此外，应该明确的是，性生活不会导致肿瘤的转移或复发。相反，和谐的性生活能使患者压抑的心情得到有效的缓解，从而能更积极地面对生活，提高其生活质量。

乳房切除术后较长的瘢痕、不对称的胸壁使很多患者在手术后一段时间内不敢直面自己已经愈合的手术切口，无法面对自己作为女性的一部分永久丧失，心理上难以接受自己外形的改变，容易产生自我形象紊乱，导致其很难适应乳房切除后生活的变化，并把自己归入残疾人的行列之中。在此过程中，患者家庭及亲友的理解与支持对患者恢复自信心、重新接受自己的新形象起着重要的作用。配偶尤其应该给予患者心理支持，主动关心患者的心理变化，创造一个轻松愉快的家庭环境，使患者感到形体的改变并不会影响配偶和亲友对自己的关爱。而且，形体的改变可以通过假体的佩戴得以改善，患者应该积极地使自己不良的心理状态得到调整，促进机体尽快康复。

多数乳腺癌患者经过了痛苦的病程后，会比以往更加热爱生命，更珍惜身边的一切，对于医师的建议更加容易遵从，能主动地进行之后的长期随访，对今后生活的信心也更加充足。

心理社会支持的具体方法详见第十二章。

（二）围手术期护理

1. 术前护理　常规术前护理基本上与一般术前护理相近，此处不再赘述。

乳腺癌术前的专科指导有：① 告知患者手术后伤口留置引流管的重要意义以及手术后如何妥善保护，并保持其通畅，防止扭曲、脱落；② 手术前教会患者做功能锻炼操以及如何循序渐进地进行，强度不能超前和滞后，以防止过早活动影响伤口愈合、滞后锻炼影响肩关节功能的恢复；③ 告诉患者患肢抬高的意义，加强患者对患肢的保护意识。

2. 手术后护理

（1）术后患者的体位、生命体征、排尿及疼痛等情况的观察与一般术后护理无异，需要指出的是：① 建议患者患侧上臂及背部垫特制的枕头，以尽早开始预防患肢的水肿；② 高位硬膜外麻醉、手术后的加压包扎，均易引起对呼吸的压迫和影响，应加强对患者呼吸和氧饱和度的观察，必要时予以吸氧。

（2）负压引流管的护理是乳腺癌术后相对比较特殊的部分，包括：

1）乳腺癌根治术后因腋窝淋巴结清扫致大量淋巴管断离，淋巴液积聚于皮下，皮瓣剥离时的渗血亦可同时积聚在皮下，因此必须予以及时引流，即使用低负压吸引。若使用一次性负压引流瓶，为保持负压状态，不得随意打开引流瓶装置各衔接处；若发现瓶身顶端绿色观察阀呈弹起状态，提示瓶内负压已消失，应及时更换引流瓶；若使用持续性的低负压吸引，压力为 75～100 mm 汞柱（或 10～14 kPa），压力过大易引起出血，压力过小不能及时吸出积液，导致皮瓣飘浮、坏死，影响伤口愈合，应经常挤压引流管，保持引流管通畅。

2）24 小时内应每小时观察并记录一次引流液的色、质、量，同时观察引流管内有无血带形成，以便及早发现出血现象。通常手术后 24 小时内引流量为 300～400 ml，如果每小时血性引流液大于 100 ml 或呈鲜红色、质地黏稠伴血带且大于 50 ml，则提示有活动性出血，应立即通知医师，并做好手术止血的准备工作。

3）正确记录引流量。更换引流瓶时，必须用血管钳夹闭引流管，防止空气进入。

4）妥善固定引流管，预留出一定的长度，利于患者翻身。告知患者万一引流管脱出应立即反折引流管，并及时通知护士。将负压吸引器固定在病衣下缘，告诉患者负压吸引器不能高于伤口，防止引流液倒流。保持有效负压，每日更换。

（3）乳腺癌根治手术后使用胸带加压包扎，加压包扎对皮瓣的愈合至关重要，应告诉患者及家属手术后不可随意解开胸带，避免皮瓣移动。

（4）手术后应鼓励患者进行早期活动，因肿瘤患者的高凝血状态使患者易发生深静脉血栓。

（5）患肢的护理

1）手术后即给予抬高患侧上肢，并保持内收。通常用特制的枕头垫在患侧上臂，可有效预防术后早期水肿。

2）应循序渐进地进行患肢的功能锻炼：术后 24 小时开始活动腕关节，卧床期间练习伸指、握拳、屈腕、屈肘运动，3～5 日可练习手摸对侧肩和同侧耳，5～7 日可练习肩关节抬高运动，引流管拔除后进行肩关节爬墙运动，逐日递增，14 日后可指导其进行器械锻炼运动。锻炼过程中要注意双肩高度需尽量保持一致，以免影响体形。

（6）前哨淋巴结活检术后护理要点

1）告知患者及家属由于术中注射的亚甲蓝以经肾脏排泄为主，故术后尿液会呈蓝绿色，不必紧张。

2）术中使用亚甲蓝作为示踪剂，亚甲蓝注射后部分患者可能会在乳晕旁下方局部形成硬节，一周之后可恢复，不会对身体健康造成负面影响。

（7）乳房重建术后护理要点

1）体位：采用背阔肌肌皮瓣的患者应采取健侧卧位，以避免皮瓣受压，第二天可取半卧位；采取横行腹直肌肌皮瓣（transverse rectus abdominis myocutaneous flap，TRAM）和腹壁下动脉穿支皮瓣（deep inferior epigastric perforator flap，DIEP）的患者应采取抬高床头和床尾的中凹位（即床头及床尾各抬高 45°），以减轻腹部张力，有利于静脉回流，减轻局部肿胀。鼓励患者术后第二天下床活动，下床要求不能直立行走，以免腹部伤口过度牵拉，影响愈合。

2）采取 TRAM 皮瓣和 DIEP 皮瓣的患者需长时间卧床，尾骶部可垫气圈以减轻局部受压，并密切观察尾骶部皮肤状况，除此之外还要观察双下肢脚后跟皮肤受压情况，防止发生压疮。卧床期间进行下肢的被动运动和主动运动，必要时穿弹力袜，避免下肢深静脉血栓形成。

3）采取 TRAM 皮瓣和 DIEP 皮瓣的患者,术后予以留置导尿 2 天左右,做好保留导尿管护理。

4）移植皮瓣的观察:术后 24～72 小时是皮瓣出现循环危象的高峰期,应重点观察。术后 72 小时内每 1 小时观察一次,术后第 4～5 天每 3 小时观察一次,术后第 6 天根据医嘱进行观察,如有异常及时报告医师处理。观察指标包括:① 皮瓣颜色:分为苍白、淡红、红润、暗红、紫红、紫 6 个等级,颜色偏紫为静脉回流不畅,偏白为动脉供血不足;② 皮瓣张力:分为低(皮瓣瘪陷、皮肤皱纹加深)、略低、正常、略高、高(皮纹变浅或消失),皮瓣张力低为动脉供血不足,皮瓣张力高为静脉回流不畅;③ 毛细血管充盈时间:以手指或玻璃棒轻压移植物皮肤,使之苍白,然后迅速移开手指或玻璃棒,正常者皮肤颜色 1～2 秒转为红润。如果充盈时间缩短提示静脉回流不畅;如果反应迟缓,时间超过 5 秒,提示动脉栓塞的可能;④ 皮瓣温度:用半导体体温计测量移植皮瓣的皮肤温度,并与近旁健康皮肤的温度相对照。移植皮瓣 24～48 小时内温度略高于正常 1～1.5℃,48 小时后皮温正常或略低,如皮温低于正常皮肤 2～3℃,则提示可能存在血液循环障碍,皮瓣存活率低;⑤ 血管搏动情况:采用触诊方法检查动脉搏动状况,也可用多普勒超声血流探测仪测定动脉血流情况,正常情况下用多普勒超声血流探测仪可听到动脉搏动有力、声音清晰且规则,静脉搏动声音较动脉低沉。

5）供区的护理:采用背阔肌皮瓣的患者由于术后早期胸背动静脉是皮瓣唯一的血供来源,应注意避免压迫胸背动静脉,可以将患侧臀部和肩背部垫高,使供区悬空。采用 TRAM 皮瓣和 DIEP 皮瓣的患者应注意腹部的加压包扎,保持屈膝屈髋的中凹位,减少腹部张力,避免剧烈咳嗽、用力排便等增加腹压的动作,防止腹壁疝的形成。鼓励患者胸式深呼吸,有效咳嗽、咳痰,咳嗽时应用手按住腹部,必要时给予雾化吸入,告知患者多饮水,多吃蔬菜水果等纤维素含量高的食物,忌辛辣食物,避免便秘,必要时服用缓泻剂。腹部伤口加压包扎 3 个月。

6）重建乳房的护理:因皮瓣末梢循环差,擦洗时注意水温,防止烫伤或冻伤。告知患者出院后要继续佩戴乳罩,避免皮瓣因重力作用下垂和固定缝线松脱,有意识地做两侧乳房运动,将双侧乳房向上托起,切不可上下反复揉搓,以免引起乳房下垂。重建区避免加压包扎,避免皮瓣坏死、假体破裂。

7）脂肪注射患者的术后护理

A. 术后可能出现

a）渗液:第 1 晚吸脂部位会有淡红色渗出,因为绝大部分流出的液体都是手术时注射进去的局麻药物,通常 48 小时后渗出就不会很明显。术后第 1 天上午换药,观察手术区的大致情况,吸脂和脂肪注射的针眼处换上新纱布,穿上塑身弹力衣裤后即可出院。

b）疼痛:手术后吸脂部位和乳房注射部位的疼痛属于轻度,不需要止疼药,除非患者对疼痛非常敏感。

c）淤青:手术后腹部和乳房的皮肤可能会出现大片淤青,只要不是进行性的加重,都属于正常的现象,通常需要 3～4 周才能逐渐消退。

B. 术后护理

a）淋浴:手术后的第 3 天起每天进行全身淋浴,但要避免揉搓吸脂和乳房部位。

b）弹力衣的穿戴:正确穿着对于术后的效果至关重要。基本原则是要将吸脂的区域都进行均匀、有效的压迫,避免皮肤的皱褶。

C. 需要注意的问题

a）对于大腿内侧吸脂来说，弹力裤的边缘一定要穿到大腿根部，否则会在大腿内侧出现勒痕，皮肤也不平整。

b）腹部吸脂术后2周内尽可能减少坐姿，因为坐姿时腹部皮肤会松弛出现皱褶，如果在这个状态下愈合，恢复好后皮肤也会是不平整的。

c）对于任何部位的吸脂来说，一定要经常检查弹力衣是否随着活动而出现移位、皱缩，及时调整。

d）对于大腿部位的吸脂，术后由于肿胀和弹力裤较紧的原因，有可能会出现小腿和足背的水肿，可抬高下肢，2周后逐渐缓解。

e）术后2个月内尽可能24小时穿弹力衣/裤，2个月以后根据恢复情况和个人对弹力衣裤穿着的耐受程度调整、减少穿戴时间。

D. 乳房的护理：一个半月内尽量不要挤压乳房，比如趴着睡觉、穿聚拢型的胸罩，1个月内还要避免做剧烈的上肢活动，比如瑜伽等，剧烈的活动可能会增加脂肪的吸收。乳房皮肤的瘀血会在3～4周内逐渐消退。如果1～2个月内摸到乳房内有局限性硬结，请及时就诊。

E. 日常护理：胸罩的问题：手术后可以穿稍宽松，对乳房没有较大压力的胸罩，也可以不穿。大小合适的全棉运动型内衣是不错的选择，避免穿戴聚拢型、有压力的胸罩和有钢圈的胸罩，胸罩的下边缘和外侧边缘避免压到乳房上，避免引起脂肪坏死。3个月后可以正常穿胸罩。腹部吸脂请注意避免长期静坐。术后1个月左右可以恢复慢跑等日常活动。

（三）化疗的护理

作为全身性疾病的乳腺癌，化学治疗有着非常重要的意义。规范的操作对确保化学治疗的疗效、减轻不良反应等方面起着非常重要的作用。

乳腺癌化疗的实施，其特殊性在于乳腺癌患者静脉的有限性。乳腺癌患者多为中老年，静脉条件本身较差，术后患侧上肢不行静脉穿刺的护理常规亦减少了可供选择的静脉途径。因此，不管是手术前或是手术后的化疗，在进行首次化疗时，就应对患者的静脉条件、化疗方案及其预后进行评估，做出正确的抉择。

（1）对新辅助化疗（手术前化疗）的患者，应选择患乳腺癌一侧的手臂静脉进行化疗，保留健侧静脉，为后期的化疗做准备。

（2）对中晚期的乳腺癌患者，预计常规化疗后有可能需要继续进行治疗的（即高危复发的病例），在其首次进行化疗时即应考虑予以中心静脉置管（如PICC），为其保留长期的静脉通路。

（3）对于双侧乳腺癌的患者，其化疗方案应尽可能地减少输液量。在此前提下，选择手术范围小的一侧上臂静脉作为主要静脉途径，同时做好相应的保护：严格无菌操作以保护穿刺点、严格控制滴速并预防外渗。目前临床上应用的植入式静脉输液港也为双侧乳腺癌患者的后续化疗提供了一定的输液途径。

（4）转移性乳腺癌患者的再次治疗，如果外周静脉实在难以找到，而又确实需要化疗，可通过腹壁或腹股沟区静脉进行中心静脉置管。

（5）乳腺癌的化疗方案中大多数抗癌药为发疱剂，化学性静脉炎的发生率较高，静脉的保护较为重要。特别是高危复发的患者，应考虑在首次治疗时予以中心静脉置管，既保证了有效的静脉通路、避免了反复穿刺的痛苦、减少化学性静脉炎的发生和化疗药外渗所带来的危害，又保护了外周静脉，为再次治疗提供了静脉途径。目前PICC是简单易行而又可靠的方法。

（四）放疗的护理

放疗是乳腺癌的治疗手段之一,在各期乳腺癌治疗中发挥着不同的作用。随着放疗技术的提高,乳腺癌的放疗反应亦有所下降。护理人员应根据乳腺癌患者的特点,做好放疗前准备,进行保护放射野皮肤的宣教,以及出现放疗皮肤反应后的护理和放疗期间的康复指导。

1. 放疗前准备

（1）简明扼要地向患者及家属介绍放疗的知识、治疗中可能出现的不良反应以及需要配合的事项,并提供通俗易懂的放疗宣教手册。

（2）除了做些常规检查以了解患者身体状况外,应妥善处理好照射野内的切口,以免影响放疗的进行。

（3）乳腺癌放疗时需要上肢外展和上举,应告诉患者坚持进行患肢功能锻炼的必要性。

2. 保护放射野皮肤的宣教　乳腺癌放疗所产生的皮肤反应重在预防,护理要点为清洁、干燥、避免损害。

3. 放疗皮肤反应的护理　乳腺癌放疗皮肤反应的程度与射线的种类与剂量、手术范围、患者自身的敏感性有关。放疗与化疗同期进行会增加皮肤反应,增加湿性脱皮的发生。皮肤护理的具体方法详见第四章第四节。

4. 放疗后的指导

（1）乳腺癌放疗后最常见的后期反应是放疗的皮肤反应,如纤维化、毛细血管扩张等,还可能出现心肌损害、肺部损害、上肢水肿等。因此须进行定期随访以观察治疗效果,了解放疗的后期反应。

（2）仍要保护好照射野皮肤,持续时间视皮肤的情况而定。

（3）患肢经过放疗更易出现水肿,故仍应继续进行患肢的功能锻炼和保护,必要时进行向心性按摩。

（五）饮食指导

对乳腺癌患者而言,饮食和忌口是大多数患者非常关心的问题。根据中医辨证理论,饮食也可分为扶正和祛邪二类。

1. 扶正食品

（1）肉类:建议以猪肉为主,少吃羊肉、牛肉。建议吃农家散养的鸡、鸭。

（2）人参:建议可以饮用西洋参、白参,不宜服用红参。

2. 祛邪食品

（1）软坚散结:可选用芋艿、荸荠、橘核、橘络、橘皮、海参、海带、海蜇皮、海蜇头、紫菜、鲍鱼等。值得说明的是:有许多偏见认为食用海鲜和鸡会导致疾病复发,其实不然。中医治疗药物中有 10 余味药为海产品,如海藻、昆布、海带等,都有很好的软坚散结作用。而海货不能吃的观点是没有依据的,其中海参有扶正（补元气、滋阴）、祛邪（软坚散结）的作用。

（2）活血化瘀:螃蟹、黄鱼鳔、鱼脑石（黄鱼脑部）、山楂、鱼等。民间有用螃蟹治疗乳腺癌的偏方,但螃蟹性寒不宜多吃,尤其胃病患者更需注意。

（3）清热解毒:豆腐、丝瓜、丝瓜藤汁、绿豆、各种瓜果（冬瓜、黄瓜、西瓜）。豆腐有很好的清热解毒作用,手术后有热象者、患肢水肿者可经常服用。绿豆忌与中药和人参同饮的说法也应纠正,因为绿豆本身就是一味中药。另外,大豆及豆制品含有的植物雌激素与乳腺癌之间并无直接关系,在饮食方面没有禁忌。大蒜、菌菇类食物有抗癌作用,乳腺癌患者可多选用。

需要忌口的是:油腻、含致癌物质的、含有雌激素、生长激素的食物,例如蜂王浆、哈士蟆等雌激素含量高的食品。

八、康复支持

残障是肿瘤治疗过程中的重要问题,肿瘤患者的康复服务已经成为综合医疗的重要组成部分。康复工作是一个动态过程,不应该等待临床治疗结束之后再进行,而是要在预示会有功能障碍时就积极进行,即应在确诊后尽早开始。康复工作开始越早,效果也越好。乳腺癌治疗后常见的康复问题有患肢功能障碍、淋巴水肿及乳房缺失等。

(一)患肢功能障碍

作为人体内最灵活的部位,肩关节的功能在整个上肢中占有重要地位,其功能丧失将导致大部分上肢功能的丧失。乳腺癌手术后患肢功能障碍的原因是多方面的。

乳腺癌改良根治术手术范围较大,须切除胸大肌和/或胸小肌及相应神经,术后皮瓣粘连愈合于胸壁且运动肩关节的其他肌肉短期内无法代偿胸大、小肌的功能,使得术后上肢抬起有困难。

(1)手术后患肢内侧感觉障碍,放置的引流管可能引起疼痛,以及加压包扎使得患者不敢活动,也造成了一定程度的上肢活动障碍。

(2)愈合过程中肌肉和关节周围的疏松结缔组织变成致密结缔组织易致关节挛缩,加上关节囊、韧带及通过该关节的肌肉、肌腱的失用性萎缩,皮肤愈合后的瘢痕挛缩等均可造成肩关节不同程度的活动受限。

(3)手术清除腋窝淋巴组织致使上肢淋巴回流障碍,易造成淋巴水肿;若胸部伤口愈合不良,会导致皮下积液、皮瓣坏死等术后并发症,亦影响患肢功能的康复。

功能锻炼对于恢复患者肩关节功能和消除水肿至关重要。术后第1日就应该开始肩关节的被动运动,如果术后1周内不进行肩关节活动,就可能产生严重的关节功能障碍。虽然强调宜尽早开始锻炼,但必须严格遵守循序渐进的原则,不可随意提前,以免影响伤口的愈合。皮下积液较多及进行重建术的患者应适当推迟锻炼时间。需要指出的是,功能锻炼必须持之以恒,建议持续时间在半年以上。

(二)淋巴水肿

乳腺癌手术清扫了腋窝淋巴结,淋巴管被切开,使淋巴回流受阻,患者术后患肢易出现水肿,若处理不当,易引起淋巴管炎,使上肢肿胀加剧,不仅影响了患肢功能,也容易使患者出现情绪紧张、低落,严重影响其生活质量。而目前医护人员更关注于围手术期的治疗和护理以及术后的疗效,容易忽视淋巴水肿对患者身心的影响。此外,多数的淋巴水肿出现在术后3个月至3年内,患者已经出院,致使医护人员不容易评估淋巴水肿情况。而当患者因患肢肿胀明显而就医时,水肿状况已经比较严重,治疗通常比较棘手,故淋巴水肿重在预防。只要医护人员及患者从手术后就对淋巴水肿予以高度重视,多数患者的水肿能够得到有效预防。另外,术后早期发生的水肿往往可以自行消退,但术后数周至数月发生的水肿则往往为持续性或进行性发展。临床护理人员应在患者手术结束后就告知患者应经常进行向心性按摩,促进淋巴回流,降低淋巴水肿发生的可能性,而且淋巴水肿的预防宜长期坚持。预防方法如下:

(1)避免予患肢任何外界压力:如穿紧身衣或紧袖衣、患肢佩戴首饰、背较重的包、提重物、测量血压等。

(2)避免患肢长时间下垂,给予患肢支持。患者长期静态工作时应将患肢适度抬高,以增加淋巴液的回流。睡觉时尽量避免患肢受压。

（3）避免患肢受伤及皮肤破损，包括各种注射、抽血、烫伤、蚊虫叮咬等，清洗玻璃器皿、碗盘时应戴手套，避免割伤。告诫患者一旦患肢受伤，应及时用肥皂及清水清洗干净并覆盖好，立即寻求医务人员的帮助。

（4）已发生患肢水肿者，在排除肿瘤复发、感染的情况下，可以佩戴弹力手臂套以促进淋巴液的回流。参加运动如打网球、乒乓球或乘飞机的患者，也最好使用弹力手臂套，以预防水肿的发生。

（三）乳房缺失

乳房缺失是乳腺癌改良根治术后不可避免的，也是手术后患者最不愿意面对的残酷现实。切除乳房，丧失了女性的第二性征之一，患者往往会认为自己作为女性的魅力丧失，同时也丧失了性爱的能力。部分患者术后可能无法面对自己残缺的躯体，会尽量避免看到自己胸部较长的伤痕，甚至有的配偶也无法面对爱人术后的躯体，最终可能导致家庭破裂。患者首先应该学会慢慢地接纳自己，同时也要帮助丈夫及家庭接受这一事实，要认识到并不是失去了乳房就成了残废或是失去了女性魅力，要对自己的身体继续抱以欣赏的态度。因为只有先自我认同，才能获得他人的认同。要与配偶敞开心扉，互相了解各自的想法，一起寻求解决困难的途径，共同度过这一段艰难时期，从而建立真正坚实的婚姻关系。

乳房的切除不仅使患者自我形象受损，也容易导致患者躯体出现不平衡，而且因患侧对外力冲击的缓冲作用减弱甚至消失，其胸部更容易受到伤害。建议患者术后佩戴假体来弥补形体的缺陷和保持躯体的平衡，并且注意保护胸壁不受外力的直接碰撞，天冷时要注意胸部的保暖。

（四）心理状态的调整

1. 心理状况的评定　不良情绪主要集中在自尊、身体意象、焦虑和抑郁。可选用以下评定量表评估患者的心理状况：① 自尊：Rosenberg 自尊量表、自尊评定量表（body esteem scale，BES）；② 身体影像：身体意象量表（body image states scale，BISS）；③ 焦虑：状态特质焦虑问卷（state-trait anxiety inventory，STAI）、焦虑自评量表（self-rating anxiety scale，SAS）、医院焦虑抑郁量表（hospital anxiety and depression scale，HADS）；④ 抑郁：Beck 抑郁自评量表、流调用抑郁自评量表、自评抑郁量表（self-rating depression scale，SDS）、心境状态量表（profile of mood states，POMS）。

2. 心理状态调整的过程　能帮助个体面对应激事件并顺利度过的个性特征称之为"坚强"。坚强可以缓解应激对于身体的效应，可以影响个体对于应激的反应和适应能力。其作为一个自我调整的过程，可以帮助个体免于应激事件的损害，包括认知、信念和行为三个方面的调整：① 认知调整：患者面对肿瘤诊断，通过自我归因、关注疾病的诊断、治疗和康复知识，从而理性地接受患病事实；② 信念调整：以强烈的理想为中心，在强烈的责任感影响下，形成自信乐观的态度，信念调整以认知调整为基础，又可促进认知调整；③ 行为调整：患者为了战胜肿瘤，以自我承担和自我控制作为行为表现。行为调整必须以认知调整和信念调整为基础。

3. 康复期心理干预　医护人员需要了解患者心理变化特点及心理状态调整的过程，以提供必要的心理干预。医护人员可以在认知、决策、应对技能等方面提升患者的自我控制能力，指导患者合理地运用暗示、宣泄等应对技巧，以增加对于困境的忍耐力。避免给予患者过多的同情与怜悯，向患者强调常态的重要性，帮助患者尽快摆脱患者角色，积极面对生活。主要方法包括：① 提供充分信息，帮助患者理性接受患病事实：医护人员可参与患者的认知矫正，帮助其进行适当的反思,减少错误的想法,减轻患者的恐惧;② 帮助患者寻找积极的生存目的,建立生活的信息:医护人员必须及时且正确地评估患者当前的期望,包括患者与其家属之间的依赖关系,帮助患者意识到自身的价值,对家庭其他成员的重要性,以增加与疾病抗争的信心;③ 激发患者的承担意识,协助其有效地控制自我:实施以患者为中心的医疗护理模式,帮助患者充分发挥决策权,激发其自我承担意识。

(五)康复期重建和谐的家庭关系

大多数乳腺癌患者在医院的治疗仅限于围手术期,术后的后续治疗及康复都在家中进行。患者回归家庭后,由于缺少医院、社会的支持和关爱,会出现恐惧、茫然等心理。国内外各大医院已经开始关注这一问题,并且依托于医院的专业资源成立了各种康复中心或沙龙,通过信访、电子邮件等方式对出院后患者进行调查,了解术后患者不同时期的需求,从而定期开展各种活动或举办各类讲座,使患者有机会与专家面对面,直接解决自身对疾病的各种疑惑,并且给予患者、家属之间互相交流的机会,为医患、患患之间的交流提供了平台。

家庭是社会组成的单位,一个家庭的建立和维系需要每一位家庭成员的努力。乳腺癌患者出院后首先面对其家庭角色的变化,部分患者短期内可能会出现患者角色的强化,此时家庭成员宜对其倾注更多的关注,多倾听患者的各种感受,以使其尽快恢复部分家庭角色。有些患者家属认为乳腺癌患者应尽可能卧床休息,不让患者进行日常的家务处理,使得患者认为其原有的家庭角色受到威胁,产生一些不必要的家庭矛盾。乳腺癌患者家属应该鼓励患者进行力所能及的家务或其他活动,能像往常一样与患者一起分担生活中的点点滴滴,帮助患者找到自己在家庭中的地位。配偶在陪伴患者就诊的过程中也会出现一些心理变化,此时也应该与患者或其他亲友分享自己的感受,使自己压抑、沮丧的心理得到一定程度的缓解,更好地与患者一起共渡难关。已经长大成人的子女作为家庭的重要成员,应该理解父母的一些感受,尊重父母的一些选择,体贴、关心父母,常与父母进行交流,让父母也了解自己的一些心理变化,一家人同心协力战胜病魔。一个家庭的和谐才是社会和谐的关键所在。

(六)长期随访过程中的康复问题

1. 患者的生活方式指南　乳腺癌患者康复期的生活方式指南见表 16‐4。

表 16‐4　乳腺癌患者康复期生活方式指南

目　标	推　荐
达到和保持健康的体重	乳腺癌患者在治疗结束后,应尽量使体重达到正常范围(即体重指数为 $18.5\sim23.9\ kg/m^2$),或者按照《中国成人超重和肥胖症预防与控制指南》达到正常体重标准。对于已经超重和肥胖的乳腺癌患者来说,推荐降低膳食能量摄入,并接受个体化的运动减重指导。对于积极的抗癌治疗后处于营养不良或体重过轻状态的患者,进一步降低体重会降低生活质量、影响治疗实施、减缓康复或增加并发症风险,必须由专科医师和营养师进行评估,制订和实施营养改善计划。推荐此类患者进行一定的体力活动,帮助改善身体机能和增加体重,但应避免高强度剧烈运动
有规律地参加体力活动	乳腺癌患者诊断后应避免静坐的生活方式,尽快恢复诊断以前的日常体力活动;18~64岁的成年乳腺癌患者,每周坚持至少 150 分钟的中等强度运动(大致为每周 5 次,每 30 分钟)或 75 分钟的高强度有氧运动,力量性训练(大肌群抗阻运动)每周至少 2 次。锻炼时以 10 分钟为一组,最好保证每天都进行锻炼。年龄大于 65 周岁的老年乳腺癌患者应尽量按照以上推荐进行锻炼,如果合并使其行动受限的慢性疾病,则应根据医师的指导适当调整运动时间与运动强度,但应避免长时间处于不运动状态

（续　表）

目　标	推　荐
合理营养和膳食	根据《中国居民膳食指南(2016)》合理安排饮食。膳食结构和食物选择确实与乳腺癌患者的疾病进展、复发风险、总体生存率有关。富含蔬菜水果、全谷物、禽肉和鱼的膳食结构与富含精制谷物、红肉和加工肉、甜点、高脂奶类制品和油炸薯类的膳食结构相比,可以使乳腺癌患者的总体病死率降低43%。食物摄入与生活方式有协同作用,每天摄入5份蔬菜水果(每份相当于150 g)、每周6天坚持步行30分钟以上的乳腺癌患者生存率最高。富含蔬菜、水果的膳食结构能够提高肿瘤患者的总体生存率。同时也要认识到,患者诊断前多年的饮食习惯所造成的不良影响可能会抵消诊断后短时间的膳食结构改变带来的益处。除了蔬菜水果,健康的膳食结构还应包含丰富的鱼类、禽类而非红肉、加工肉类,低脂奶类而非全脂奶类,全谷物而非精制谷物,植物油而非其他油脂
谨慎使用保健品	乳腺癌患者应尽量从饮食中获取必需的营养素,在临床表现或生化指标提示营养素缺乏时,才需要考虑服用营养素补充剂。当患者无法从食物中摄取足够的营养素,摄入量仅为推荐量的2/3时,可以考虑服用营养素补充剂,此类诊断应由营养师进行
其他生活方式的建议	建议乳腺癌患者应尽量避免吸烟、被动吸烟。吸烟的乳腺癌患者应及早戒烟。乳腺癌患者应尽量避免饮酒

2. 性生活　乳腺癌患者和健康女性相比,对性生活的兴趣更少,在放松和享受性生活、性欲激起和达到高潮的过程中存在更多困难。这些问题的发生率分别是健康女性的2.7~3.1倍。乳腺癌患者常见的性功能问题有:对性生活缺乏兴趣、次数减少、性交疼痛、难以达到高潮等。

(1) 引起女性性欲望和性反应的根源:帮助女性产生性欲的性激素是雄激素。女性约一半的雄激素是由位于肾脏上方的肾上腺产生,而卵巢产生另一半的雄激素。女性只需要很少量的雄激素就能维持性欲所需要的正常水平。

(2) 如何保持良好的性生活:① 了解乳腺癌及其治疗对性生活可能产生的影响信息,解除顾虑;② 无论将采用何种治疗手段,经爱抚获得愉悦的能力不会改变;③ 试着享受其他感觉性愉悦的方式,伴侣间应该互相帮助,通过触摸和爱抚来达到性高潮;④ 与伴侣进行关于性问题的交流。沉默是性健康最大的敌人,如果永远不敢开口咨询,那么将永远不会解脱。

相关建议:改善与伴侣有关性生活方面的沟通;尝试感性的按摩;读一本性知识的好书,增加对性的知识和技巧;增加性幻想;与伴侣分享自己的性幻想;鼓励伴侣在性活动中更积极主动;告诉伴侣以自己喜欢的方法来寻求刺激。

3. 重返社会　患者半年左右的治疗结束之后,直接面对重返工作岗位、重返社会的问题。部分患者由于自己身患癌症,生怕身边的朋友、同事歧视自己,再加上自身形体的改变,对重返社会丧失信心。尽管大多数乳腺癌患者会在术后佩戴假体,而且也并不容易被他人从外形上看出为肿瘤患者,但是患者仍然会从内心认为自己有异于常人而害怕面对他人。乳腺癌患者的心理调适是一个长期的过程,患者可以通过参加医院组织的活动或沙龙获取自己所需的信息,并且多与病友联系,互相倾吐心声,交流自己对抗疾病的过程和心理变化过程,使自己能够在相互学习、交流过程中自然过渡到正常的心态中来。乳腺癌患者经历了常人所不曾经历的生命历程后,对事物、对社会的看法会有很大的改变,变得比以往豁达、更容易接受新鲜的事物,能比常人更深切地体会到生命的价值和意义。

(裘佳佳)

第十七章
腹部肿瘤患者的护理

第一节　胃癌患者的护理

一、概述

胃癌是指原发于胃的上皮源性恶性肿瘤。我国是胃癌的发病大国,胃癌发病率仅次于肺癌,居第二位,死亡率排第三位,全年新发胃癌病例占全球40%以上。在全国,早期胃癌占比很低,仅约20%,虽然近年来随着胃镜检查的普及,早期胃癌所占比例有逐年增加的趋势,但各地差异仍较大。由于进展期胃癌在我国居多,因此胃癌的总体5年生存率不足50%。胃癌治疗的总体策略是以外科为主的综合治疗。

二、流行病学特征及病因

(一)流行病学特征

胃癌(gastric carcinoma)是世界上,也是我国最常见的恶性肿瘤之一。据报道,2018年全球估计新发胃癌1 033 701例,在所有恶性肿瘤中居第6位,仅次于肺癌、乳腺癌、前列腺癌、大肠癌和非黑色素瘤皮肤癌;死亡病例782 685例,世界范围内胃癌死亡数居恶性肿瘤第2位,仅次于肺癌。2015年中国胃癌标化发病率男性为477.7/10万,女性为201.4/10万,标化死亡率男性为339.3/10万,女性为158.7/10万。

(二)病因

1. **饮食因素**　膳食在胃癌发生过程中扮演着重要角色,盐腌、烟熏食品被认为是胃癌发病的危险因素。高盐食物可破坏胃黏膜完整性,表现为黏膜变性坏死及糜烂灶形成,长期高盐饮食可使胃黏膜上皮呈现不同程度的异型增生,乃至癌变。烟熏食物中含有3,4-苯并芘,具有很强的致癌作用。新鲜蔬菜、水果则具有保护作用,蔬菜、水果中含有大量重要的维生素及香豆素类、黄酮类、异黄酮类等复合物,其抗癌具体机制并不十分明确。

2. **环境因素**　从对日本移民的研究中发现,夏威夷的日本移民第1代胃癌发病率与日本本土居民相似,第2代即有明显下降,而至第3代已接近当地的胃癌发病率,提示环境因素与胃癌发病有关。

3. **微生物因素**

(1)幽门螺杆菌:流行病学调查表明,胃癌发病率与当地胃幽门螺杆菌(helicobacter pylori,Hp)感染率呈正相关。目前认为Hp感染是胃癌的致病因素,在胃癌发病过程中发挥重要作用。Meta分析显示,Hp感染患者发生胃癌的比数比OR值为1.92。研究发现感染Hp可使胃黏膜产生急性、慢性炎症,黏膜上皮损伤,细胞增殖增加;又可使胃液中氨浓度增高,中和胃酸,便于细菌生长,并促使硝酸盐降解为亚硝酸盐及亚硝胺而致癌。因此,Hp 感染可能协同导致胃癌。

(2) 其他微生物因素:研究证实真菌所产生的毒素是强烈的致癌物,也与胃癌的发生有关。我国胃癌高发区居民常食霉变食物,在胃液中可检出杂色曲菌、黄色曲菌等真菌。此外,真菌本身也可合成亚硝胺,从而起到间接致癌作用。

(3) 遗传因素:A 型血者胃癌发病率比其他血型人群高 15％～20％,也有研究发现胃癌发病有家族聚集倾向,这均提示胃癌发病可能与遗传因素相关。

(4) 肥胖:是贲门癌的一项重要危险因素,肥胖能加剧胃食管反流,导致 Barrett's 食管——一种胃食管连接处的癌前病变。

(5) 基因改变:胃癌发生和发展是多阶段、多步骤的过程,出现了一系列基因改变,包括原癌基因激活、抑癌基因失活、细胞间黏附减弱、新生血管形成以及微卫星不稳定等。

(三) 癌前状态和癌前病变

1. 癌前状态

(1) 胃溃疡:胃溃疡虽可癌变,但恶变率不高。溃疡周围的黏膜上皮在反复炎性刺激和修复过程中,再生上皮易受致癌因素的作用而发生恶变。

(2) 胃息肉:多发性息肉的癌变率高于单发性息肉,腺瘤性息肉高于增生性息肉。息肉直径大于 2 cm、基底范围大、无蒂者,易于癌变,应积极予以手术切除。

(3) 慢性萎缩性胃炎:与胃癌发生密切相关。由于壁细胞萎缩而致胃酸分泌量减少,患者常有胃溃疡、胃酸低下或缺乏胃内亚硝胺类化合物的合成,增加了胃内致癌物的浓度。慢性萎缩性胃炎的患者胃排空时间延长,增加了胃黏膜与致癌物的接触时间。

(4) 残胃:常见于胃大部切除胃空肠吻合术后残胃黏膜发生慢性炎性病变,术后 5～10 年有残胃癌发生的可能,但以术后 20～25 年发生者最多。

2. 癌前病变

(1) 胃黏膜不典型增生:大部分良性、慢性胃病患者的胃黏膜上皮可以产生异型性增生,是主要的癌前病变,分轻、中、重三级,重度异型性增生易与分化较高的早期癌混淆。有 75％～80％重度异型性增生者可能发展成胃癌。

(2) 肠上皮化生:好发于胃窦部,并可逐渐向移行带及体部小弯侧扩展。分为完全型肠上皮化生(Ⅰ型)和不完全肠上皮化生(Ⅱ型)两种类型。完全型肠上皮化生胃黏膜变成几乎与小肠上皮一样的形态;不完全型肠上皮化生即杯状细胞间有分泌黏液的柱状细胞,但缺乏吸收细胞。有研究显示肠上皮化生发生胃癌的危险度为 6.4。

三、病理分期

(一) 胃癌的大体分型

1. 早期胃癌推荐巴黎分型

(1) 隆起型(0-Ⅰ):又可分为有蒂隆起型(0-Ⅰp)和无蒂隆起型(0-Ⅰs)。

(2) 浅表型(0-Ⅱ):又可分为表浅隆起型(0-Ⅱa)、表浅平坦型(0-Ⅱb)和表浅凹陷型(0-Ⅱc)。同时具有表浅隆起和表浅凹陷的病灶根据表浅隆起/表浅凹陷的比例分为表浅凹陷＋表浅隆起型(0-Ⅱc＋Ⅱa 型)和表浅隆起＋表浅凹陷型(0-Ⅱa＋Ⅱc)。

(3) 凹陷(溃疡)型(0-Ⅲ):凹陷和表浅凹陷结合的病灶,根据凹陷/表浅凹陷的比例分为表浅凹陷＋凹陷型(0-Ⅱc＋Ⅲ型)和凹陷＋表浅凹陷型(0-Ⅲ＋Ⅱc 型)。

2. **进展期胃癌**　是指肿瘤浸润超过黏膜下层,并可进一步浸润至浆膜层,此时肿瘤可发生直接浸润性扩散,且多伴有淋巴、腹膜和/或血行转移,故也称中、晚期胃癌。进展期胃癌的分期主要根据肿瘤在黏膜面的形态和胃壁内浸润方式确定。

(1) Borrmann Ⅰ型(结节蕈伞型/结节隆起型):肿瘤主要向腔内生长,隆起呈结节、息肉状,表面可有溃疡,溃疡较浅,切面界限较清楚。该型病变局限,浸润倾向不大,转移发生较晚。

(2) Borrmann Ⅱ型(局限溃疡型):溃疡较深,边缘隆起,肿瘤较局限,周围浸润不明显。

(3) Borrmann Ⅲ型(浸润溃疡型):溃疡基底较大,边缘呈坡状,周围及深部浸润明显,切面界限不清。

(4) Borrmann Ⅳ型(弥漫浸润型):肿瘤组织在胃壁内呈弥漫浸润性生长,主要是在黏膜下层、肌层及浆膜下浸润。临床上常称之为"革囊胃"或"皮革胃"。

(二) 组织学分型

胃癌 WHO 组织学分类主要参照 2010 版消化系统肿瘤 WHO 国际分类标准,分为腺癌、乳头状腺癌、管状腺癌、黏液腺癌、低黏附性癌(包括印戒细胞癌及其他变异型)、混合性腺癌、腺鳞癌、髓样癌、肝样腺癌、鳞状细胞癌、未分化癌、小细胞癌等。

不同的组织学类型具有不同的生物学表现,其与肿瘤的预后、发病年龄、转移方式有密切的关系,在肿瘤诊治中具有重要意义。

(三) 胃癌的浸润和转移

1. **直接浸润**　是指肿瘤细胞沿组织间隙向四周扩散。其向上可浸润至食管下段,向下可浸润至幽门下、十二指肠上段;向外可浸出浆膜,继而侵犯邻近器官,如肝、胆、胰、脾、横结肠、肠系膜、腹膜等,是肿瘤切除困难和切除不能的主要原因。

2. **淋巴道转移**　文献报道早期胃癌淋巴转移率为 3.3%~33%,进展期胃癌的淋巴转移率为 56%~77%。胃癌的远处淋巴转移有沿胸导管的锁骨上淋巴转移和少数左腋下淋巴转移,以及沿圆韧带淋巴管的脐部转移。

3. **血道转移**　胃癌最常见的血道转移部位是肝,主要通过门静脉转移,其次是肺,少数可转移到胰腺、骨、脑等部位。

4. **腹腔种植转移**　是指胃癌细胞浸润浆膜后脱落至腹膜腔,形成种植性转移。种植性病灶可以分布在腹腔的任何器官表面。腹膜转移在临床上体检时可发现腹壁增厚、变韧、紧张度增加,盆底的种植转移可通过肛指检查发现盆底的种植结节。

(四) 分期

胃癌的分期是胃癌诊治计划设计的重要基础。2016 年 10 月,UICC 及 AJCC 颁布了第 8 版胃癌 TNM 分期系统。表 17-1 为 AJCC 于 2016 年发布的第 8 版胃癌分期。

表 17-1　AJCC 第 8 版胃癌分期

T 分期	分 期 标 准	N 分期	分 期 标 准
Tx	原发肿瘤无法评估	NX	区域淋巴结无法评估
T0	无原发肿瘤证据	N0	区域淋巴无转移
Tis	原位癌:上皮内肿瘤,未侵犯黏膜固有层,高度不典型增生	N1	区域淋巴转移 1~2 个
T1	肿瘤侵犯固有层、黏膜层或黏膜下层	N2	区域淋巴转移 3~6 个

（续　表）

T 分期	分 期 标 准	N 分期	分 期 标 准
T1a	肿瘤侵犯黏膜固有层或黏膜肌层	N3	区域淋巴转移 7 个及以上
T1b	肿瘤侵犯黏膜下层	N3a	区域淋巴转移 7~15 个
T2	肿瘤侵犯固有肌层*	N3b	区域淋巴转移 16 个及以上
T3	肿瘤穿透浆膜下结缔组织,而尚未侵犯脏层腹膜或邻近结构**,***	M 分期	分期标准
T4	肿瘤侵犯浆膜层（脏层腹膜）或邻近结构**,***	M0	无远处转移
T4a	肿瘤穿透浆膜层（脏层腹膜）	M1	存在远处转移
T4b	肿瘤侵犯邻近组织结构		（远处转移包括腹腔种植、腹腔细胞学检测阳性及非持续性延伸的大网膜肿瘤）

　　＊肿瘤可以穿透固有肌层达胃肠韧带、肝胃韧带或大小网膜,但没有穿透覆盖这些结构的脏层腹膜。在这种情况下,原发肿瘤的分期为 T3。如果穿透覆盖胃韧带或网膜的脏层腹膜,则应被分为 T4 期。

　　＊＊胃的邻近结构包括脾、横结肠、肝脏、膈肌、胰腺、腹壁肾上腺、肾脏、小肠以及后腹膜。

　　＊＊＊经胃壁内扩展至十二指肠或食管的肿瘤不考虑为侵犯邻近结构,而是应用任何这些部位的最大浸润深度进行分期。

四、临床表现

1. 症状

（1）早期胃癌：患者常无特异症状,随着病情进展变化可出现类似胃炎、胃溃疡的症状,主要有：① 上腹部饱胀不适或隐痛,以饭后为重；② 食欲减退、嗳气、反酸、恶心、呕吐、黑便等。

（2）进展期胃癌：除上腹部饱胀、隐痛、食欲减退、嗳气、反酸等症状外,常出现：① 体重减轻、贫血、乏力；② 胃部疼痛：如疼痛持续加剧且向腰背部放射,则提示可能存在胰腺和腹腔神经丛受侵。胃癌一旦穿孔,可出现剧烈腹痛的胃穿孔症状；③ 恶心、呕吐：常为肿瘤引起梗阻或胃肠功能紊乱所致。贲门部癌可出现进行性加重的吞咽困难及反流症状,胃窦部癌若引起幽门梗阻则导致大量呕吐宿食；④ 出血和黑便：肿瘤侵犯血管,可引起消化道出血。小量出血时仅有大便潜血阳性,出血量大时可变为呕血及黑便；⑤ 其他症状：如腹泻（因胃酸缺乏、胃排空加快）、转移灶症状等。

（3）晚期胃癌：患者可出现严重消瘦、贫血、水肿、发热、黄疸和恶液质。

2. 体征　一般胃癌尤其是早期胃癌,常无明显体征,进展期乃至晚期胃癌患者可出现下列体征：① 上腹部深压痛,有时伴有轻度肌抵抗感,常是体检可获得的唯一体征；② 上腹部肿块,位于幽门窦或胃体的进展期胃癌,有时可扪及上腹部肿块；女性患者下腹部扪及肿块时,应考虑 Krukenberg 瘤可能；③ 胃肠梗阻：幽门梗阻时可有胃型及震水音,小肠或系膜转移使肠腔狭窄可导致部分或完全性肠梗阻；④ 腹水征：有腹膜转移时可出现血性腹水；⑤ 锁骨上淋巴结肿大；⑥ 直肠前窝肿物；⑦ 脐部肿块。其中,锁骨上淋巴结肿大、腹水征、下腹部盆腔包块、脐部肿物、直肠前窝种植结节及肠梗阻表现,均为提示胃癌晚期的重要体征。

五、诊断

(一) 病史

胃癌早期诊断困难,因此仅占胃癌住院患者的 20%左右。当出现以下表现时,须警惕胃癌诊断的可能。

(1) 原因不明的上腹部饱胀不适或隐痛。

(2) 原因不明的食欲减退、嗳气、反酸等。

(3) 原因不明的呕吐、黑便或大便隐血阳性。

(4) 有长期胃病史,近期症状加重或既往无胃病史,短期出现胃部症状。

(5) 有胃溃疡、息肉、萎缩性胃炎者,应有计划地随访。多年胃良性疾病做胃大部切除、近期出现消化道症状者。

(二) 诊断标准及内容

1. 定性诊断　采用胃镜检查进行病变部位活检及病理检查等方法,明确是否为肿瘤、肿瘤的分化程度以及特殊分子表达情况等与胃癌自身性质和生物行学特点密切相关的属性与特征。

2. 分期诊断　胃癌的严重程度可集中体现在是否存在局部浸润深度、淋巴转移程度以及远处转移 3 个方面。

(三) 影像学检查

1. X 线气钡双重对比造影　X 线检查是胃癌主要的检查方法,具有无创、价廉、高效的特点,可以获得 80%的诊断准确率,但对早期胃癌的诊断率较低,当数字胃肠 X 线检查与低张双重造影相结合时,则可以检出大多数早期胃癌病灶。

2. CT 检查　CT 检查是一种常用的胃癌检查方法,是胃癌临床分期的首选手段,我国多层螺旋 CT 广泛普及,推荐胸、腹、盆腔联合大范围扫描。不推荐 CT 作为胃癌初诊的首选诊断方法,但在胃癌临床分期诊断中推荐 CT 为首选影像方法。

3. MRI　推荐对 CT 对比剂过敏者或其他影像学检查怀疑转移者使用,尤其适用于临床疑有胃癌伴肝转移者。

4. PET-CT　可用于辅助胃癌的术前分期,但由于对分化差的胃癌敏感性不高以及检查费用较高等原因不做常规推荐。

5. 肿瘤标志物　常规推荐 CA72-4、CEA 和 CA199。CA125 对于腹膜转移、AFP 对于特殊病例类型的胃癌具有一定的诊断和预后价值。

6. 胃镜　胃镜检查是确诊胃癌的必要检查手段(重要检查方式),可确定肿瘤位置,获得组织标本以行病理检查。

7. 超声内镜(endoscopic ultrsonography,EUS)　EUS 被认为是胃肠道肿瘤局部分期最精确的方法,可动态观察肿瘤与邻近脏器的关系,推荐在医疗水平较高的医院或中心开展。

(四) 细胞和病理学检查

1. 脱落细胞学检查　胃脱落细胞学检查是一种简单、有效的定性检查方法。由于脱落细胞学检查有一定的漏诊、误诊率,在临床上多以病理活检确诊。

2. 胃黏膜活组织检查　胃黏膜的活检主要通过胃镜检查进行。胃组织活检的诊断正确率较高,误诊主要由于没活检到肿瘤组织或胃活检所取组织较小、较浅表,无法鉴别诊断。

六、治疗

(一)治疗原则

应当采取综合治疗的原则,即根据肿瘤病理分类及临床分期,结合患者一般状况和器官功能状态,采取多学科团队(multidisciplinary team,MDT)综合治疗模式(包括胃肠外科、消化内科、肿瘤内科、内镜中心、放疗科、介入科、影像科、康复科、营养科、分子生物学、生物信息学等的专家),有计划、合理地应用手术、化疗、放疗和生物靶向等治疗手段,达到根治或最大幅度控制肿瘤的目的,延长患者生存期,改善患者生活质量。

1. **早期胃癌**　早期胃癌且无淋巴转移证据,可根据肿瘤侵犯深度,考虑内镜下治疗或手术治疗,术后无须辅助放疗或化疗。

2. **进展期胃癌**　局部进展期胃癌或伴有淋巴转移的早期胃癌,应当采取以手术为主的综合治疗。根据肿瘤侵犯深度及是否伴有淋巴转移,可考虑直接行根治性手术或术前先行新辅助化疗,再考虑根治性手术。成功实施根治性手术的局部进展期胃癌,须根据术后病理分期决定辅助治疗方案(辅助化疗,必要时考虑辅助放化疗)。

3. **复发或转移性胃癌**　复发或转移性胃癌应当采取以药物治疗为主的综合治疗,在恰当的时机给予姑息性手术、放射治疗、介入治疗、射频治疗等局部治疗,同时也应积极给予止痛、支架置入、营养支持等最佳治疗方式。

(二)早期胃癌内镜治疗

早期胃癌的治疗方式包括内镜下切除和外科手术。与传统外科手术相比,内镜下切除具有创伤小、并发症少、恢复快、费用低等优点,且疗效相当,5年生存率均可超过90%。因此,国际多项指南及我国胃癌诊疗规范均推荐内镜下切除为早期胃癌的首选治疗方式。早期胃癌内镜下切除术主要包括内镜下黏膜切除术(endoscopic mucosal resection,EMR)和内镜黏膜下剥离术(endoscopic submucosal dissection,ESD)。由于内镜下治疗只是针对胃黏膜病变的局部切除,未进行胃周的淋巴结清扫,因此手术需要掌握严格的指征:① 肉眼可见黏膜内(cT1a)分化癌,必须无溃疡(瘢痕)发生;② 肉眼可见黏膜内(cT1a)分化癌,直径≤3 cm,有溃疡(瘢痕)发生,且术后需要严密随访局部复发和胃周淋巴结情况。

1. **内镜下黏膜切除术(EMR)**　EMR指内镜下将黏膜病灶整块或分块切除,用于胃肠道表浅肿瘤诊断和治疗的方法。目前尚缺乏足够的EMR治疗早期胃癌的前瞻性研究,不推荐使用EMR治疗早期胃癌。

2. **内镜黏膜下剥离术(ESD)**　目前推荐ESD作为早期胃癌内镜下治疗的标准手术方式。

(1) ESD是在EMR基础上发展起来的新技术,根据不同部位、大小、浸润深度的病变,选择使用特殊电切刀,如IT刀、Dua刀、Hook刀等,内镜下逐渐分离黏膜层与固有肌层之间的组织,最后将病变黏膜及黏膜下层完整剥离的方法。

(2)操作步骤:大致分为5步:① 病灶周围标记;② 黏膜下注射,使病灶明显抬起;③ 环形切开黏膜;④ 黏膜下剥离,使黏膜与固有肌层完全分离开,一次性完整切除病灶;⑤ 创面处理,包括创面血管处理与边缘检查。

(三)手术治疗

1. **手术治疗原则**　手术切除是胃癌的主要治疗手段,也是目前治愈胃癌的唯一方法。胃癌手术分为根治性手术与非根治性手术。根治性手术应当完整切除原发病灶,并且彻底清扫区域淋巴结,主要包括标准手术、改良手术和扩大手术;非根治性手术主要包括姑息性手术和减瘤手术。

(1) 根治性手术:① 标准手术是以根治为目的,要求必须切除 2/3 以上的胃,并且进行 D2 淋巴结清扫;② 改良手术主要针对分期较早的肿瘤,要求切除部分胃或全胃,同时进行 D1 或 D1+淋巴结清扫;③ 扩大手术包括联合脏器切除和/或 D2 以上淋巴结清扫。

(2) 非根治性手术:① 姑息性手术主要针对出现肿瘤并发症的患者(出血、梗阻等),主要的手术方式包括胃姑息性切除、胃空肠吻合短路手术和空肠营养管置入术等;② 减瘤手术主要针对存在不可切除的肝转移或者腹膜转移等非治愈因素,以及没有出现肿瘤并发症所进行的胃切除,目前不推荐开展。

2. 腹腔镜手术　腹腔镜检查及手术是向腹腔内注入 CO_2 气体,形成人工气腹后,将腹腔镜自腹壁插入腹腔内观察病变的形态、部位及与周围脏器的关系,取组织作病理检查或进行手术的诊疗方法。目前研究表明,早期胃癌选择腹腔镜手术可以获得和开腹手术一致的疗效且不增加手术的风险和并发症。进展期胃癌的腹腔镜手术与开腹手术的对照研究仍在进行中。

(四) 胃癌的化疗

分为新辅助化疗、辅助化疗、姑息化疗和转化治疗。化疗应当充分考虑患者的疾病分期、年龄、体力状况、治疗风险、生活质量及患者意愿等,避免治疗过度或治疗不足。及时评估化疗疗效,密切监测及防治不良反应,并酌情调整药物和/或剂量。按照 RECIET 疗效评价标准评价疗效。不良反应评价参照美国国立癌症研究所通用毒性标准(NCI-CTC)。

常用的系统化疗药物包括:5-氟尿嘧啶、卡培他滨、替吉奥、顺铂、奥沙利铂、紫杉醇、多西他赛、白蛋白紫杉醇、伊立替康、表阿霉素等。

化疗方案包括两药联合或三药联合,常用两药联合方案包括:5-氟尿嘧啶/LV+顺铂(FP)、卡培他滨+顺铂(XP)、替吉奥+顺铂(SP)、5-氟尿嘧啶+奥沙利铂(FOLFOX)、卡培他滨+奥沙利铂(XELOX)、替吉奥+奥沙利铂(SOX)、卡培他滨+紫杉醇、卡培他滨+多西他赛、5-氟尿嘧啶+伊立替康(FOLFIRI)等。

1. 新辅助化疗　对于无远处转移的局部进展期胃癌(T3/4,N+),推荐使用新辅助化疗,目前推荐的方案包括:表柔比星+顺铂+氟尿嘧啶(ECF)、顺铂+氟尿嘧啶(PF)、奥沙利铂+卡培他滨(XELOX)、奥沙利铂+氟尿嘧啶(FLOFOX)、顺铂+S-1(SP)、奥沙利铂+S-1(SOX)等。新辅助化疗的时限一般不超过 3 个月,应当及时评估疗效、不良反应,避免增加手术并发症。术后辅助治疗应根据患者术前分期及新辅助化疗疗效,无效者更换方案或加用靶向药物。

2. 辅助化疗　辅助化疗适用于 D2 根治术后病例分期为 Ⅱ 期及 Ⅲ 期的患者。Ⅰa 期患者不推荐辅助化疗。对于 Ⅰb 期胃癌是否需要进行术后辅助化疗,目前并无充分的循证医学证据,但淋巴结阳性患者(pT1N1M0)可考虑辅助化疗。对于 pT2N0M0 患者,年龄<40 岁,组织学为低分化、有神经束或血管、淋巴管浸润者进行辅助化疗,多采用单药,有可能减少复发。联合化疗在 6 个月内完成,单药化疗不宜超过 1 年。辅助化疗方案推荐卡培他滨联合奥沙利铂或顺铂、S-1 单药、氟尿嘧啶类药物联合铂类的两药联合方案或 MDT 讨论决定治疗方案。对于体力状况差、高龄、不耐受两药联合方案者,可考虑采用口服氟尿嘧啶类药物的单药化疗。

3. 姑息化疗　姑息化疗的目的是缓解肿瘤导致的临床症状,改善生活质量及延长生存期。适用于全身状况良好、主要脏器功能基本正常、无法切除、术后复发转移或姑息性切除术后的患者。禁用于严重器官功能障碍、合并不可控制的疾病及预计生存期不足 3 个月者。

4. 转化治疗　对于初始不可切除但不伴有远处转移的局部进展期胃癌患者,可考虑化疗或同步放化疗,争取肿瘤缩小后转化为可切除。经过转化治疗后,推荐由 MDT 再次评估根治性手术的可行性,须与患者及家属充分沟通治疗风险及获益。

（五）放射治疗

放疗是恶性肿瘤的重要治疗手段之一。对于局部晚期胃癌,美国 NCCN 指南或欧洲 ESMO 指南均推荐围手术期放化疗治疗模式,使局部晚期胃癌的治疗疗效取得了提高。随着 D2 手术的开展和广泛推广,放疗的适应证以及范围都成为探讨的研究热点。目前现有的研究证明,局部晚期胃癌患者接受术前或术后同步放化疗联合围手术期化疗的模式,有望进一步改善局部复发、局部区域复发和无病生存率的情况。

1. 放疗指征

（1）一般情况好,KPS 评分≥70 分或 ECOG 评分 0～2 分。

（2）局部晚期胃癌的术前放疗：① 对于局部可手术切除或潜在可切除的局部晚期胃癌,采用术前放疗同步化疗或联合诱导化疗可提高 R0 手术切除率以及 pCR 率,改善长期预后；② 无远处转移；③ 临床诊断：T3、T4 和/或局部区域淋巴转移。

（3）不可手术切除的胃癌：① 无远处转移；② 外科评估临床诊断：T4b。

（4）拒绝接受手术治疗或因内科疾病原因不能耐受手术治疗的胃癌。

（5）术后辅助放疗：① 无远处转移；② 非根治性切除,有肿瘤残存,切缘阳性；③ <D2 手术：术后病理提示 T3、T4 和/或淋巴转移；④ D2 手术：术后病理提示淋巴转移。

（6）局部区域复发的胃癌：如果无法再次手术且未曾接受过放疗,身体状况允许,可考虑同步放化疗,放化疗后 6～8 周评价疗效,以期争取再次手术。

（7）晚期胃癌的减症放疗：远处转移的胃癌患者,推荐通过照射原发灶或转移灶,实施减轻患者梗阻、压迫、出血或疼痛为目的的减症放疗,以提高患者的生活质量。仅照射原发灶及引起症状的转移病灶,照射剂量根据病变大小、位置及耐受程度判定给予常规剂量或高剂量。

2. 放疗技术及剂量　调强适形放疗（intensity-modulated radiation therapy,IMRT）技术包括容积旋转调强放疗（volumetric modulated are therapy,VMAT）技术及螺旋断层调强放疗（helical tomotherapy,HT）等,比三维适形放疗（3-dimensional conformal radiation therapy,3D - CRT）有更好的剂量分布适形性和均匀性,结合靶中靶或靶区内同步加量（simultaneons integrated boost,SIB）放疗剂量模式,可在不增加正常组织受照剂量的前提下,提高胃部肿瘤照射剂量。

三维适形放疗和调强放疗应用体积剂量定义模式,常规照射应用等中心剂量定义模式。同步放化疗中常规放疗总量为 45～50 Gy,单次剂量 1.8～2.0 Gy；根治性放疗剂量推荐同步或序贯加量 56～60 Gy。

（六）靶向治疗

1. 曲妥珠单抗

（1）适应证：对人表皮生长因子受体 2（HER2）过表达的晚期胃食管结合部腺癌患者,推荐在化疗基础上,联合使用曲妥珠单抗。

（2）禁忌证：既往有充血性心力衰竭病史、高危未控制心律失常、需要药物治疗的心绞痛、有临床意义的瓣膜疾病、心电图显示透壁心肌梗死和控制不佳的高血压者。

（3）治疗前评估及治疗中监测：曲妥珠单抗的不良反应主要包括心肌毒性、输液反应、血液毒性和肺毒性。因此应用前需要全面评估病史、体力状况、基线肿瘤状态、HER2 状态及心功能等。首次输注时严密监测输液反应,并在治疗期间密切监测左心室射血分数(LVEF)。LVEF相对治疗前绝对降低≥16%或者LVEF低于当地医疗机构的该参数正常值范围且相对治疗前绝对降低≥10%时,应停止曲妥珠单抗治疗。

2. 阿帕替尼

(1)适应证:甲磺酸阿帕替尼是我国自主研发的新药,是高度选择血管内皮生长因子受体-2(vascular endothelial growth factor receptor-2,VEGFR-2)抑制剂,适应证是晚期胃或胃食管结合部腺癌患者的三线及三线以上治疗,且患者接受阿帕替尼治疗时一般状况良好。

(2)禁忌证:禁用于严重器官功能障碍、不可控制的合并疾病及预计生存期不足3个月者。同时需特别注意患者出血倾向、心脑血管系统基础疾病和肾脏功能。

(3)治疗前评估及治疗中监测:阿帕替尼的不良反应包括血压升高、蛋白尿、手足综合征、出血、心脏毒性和肝脏毒性等。治疗过程中需严密监测出血风险、心电图和心脏功能、肝脏功能等。

(七)免疫治疗

在晚期胃癌的三线或二线治疗中已有前瞻性研究结果支持免疫检查点抑制剂可改善生存期。目前国内外多个新型抗程序性细胞死亡蛋白-1(programme death-1,PD-1)抗体正在申请适应证,如纳武单抗和派姆单抗,分别已在日本或美国获批适应证,分别为三线治疗以上的晚期胃腺癌,或PD-L1阳性的二线治疗及以上的胃腺癌。

(八)介入治疗

胃癌介入治疗主要包括针对胃癌、胃癌肝转移、胃癌相关出血及胃出口梗阻的微创介入治疗。

1. 胃癌的介入治疗 经导管动脉栓塞(transcatheter arterial embolization,TAE)、化疗栓塞(transcatheter arterial chemoembolization,TACE)或灌注化疗(transcatheter arterial infusion,TAI)可用于进展期胃癌和不可根治胃癌的姑息治疗或辅助治疗,其疗效尚不明确,须大样本、前瞻性研究进一步证实。

2. 胃癌肝转移的介入治疗 介入治疗可作为胃癌肝转移瘤除外科手术切除之外的局部微创治疗方案。主要包括消融治疗、TAE、TACE及TAI等。

3. 胃癌相关出血的介入治疗 介入治疗对于胃癌相关出血具有独特优势,通过选择性或超选择性动脉造影明确出血位置,并选用合适的栓塞材料进行封堵,可迅速高效地完成止血,同时缓解出血相关症状。

4. 胃出口梗阻的介入治疗 晚期胃癌患者可出现胃出口恶性梗阻相关症状,通过X线引导下支架置入等方式,达到缓解梗阻相关症状、改善患者生活质量的目的。

(九)支持治疗

胃癌支持治疗或姑息治疗的目的在于缓解症状、减轻痛苦、改善生活质量、处理治疗相关不良反应、提高抗肿瘤治疗的依从性。所有胃癌患者都应全程接受支持治疗或姑息治疗的症状筛查、评估和治疗,既包括出血、梗阻、疼痛、恶心、呕吐等常见躯体症状,也应包括睡眠障碍、焦虑、抑郁等心理问题。同时,应对癌症生存者加强相关的康复指导及随访。

1. 基本原则 医疗机构应将胃癌支持治疗或姑息治疗整合到肿瘤治疗的全过程中,所有胃癌患者都应在他们的治疗早期加入支持治疗或姑息治疗,在适当的时间或根据临床指征筛查支持治疗或姑息治疗的需求。支持治疗或姑息治疗的专家和多学科团队,包括肿瘤科医师、支持治疗或姑息治疗医师、护士、营养师、社会工作者、药剂师、精神卫生专业人员等,给予患者及家属实时的相关治疗。

2. 胃癌生存者健康行为的辅导

(1) 终身保持健康的体重。特别是在胃癌术后,应定期监测体重,鼓励少食多餐,必要时转诊至营养师或营养部门进行个体化指导,关注并积极评估处理引起体重减轻的医疗和/或心理社会因素。

(2) 重视植物来源的健康饮食,根据治疗后遗症(如倾倒综合征、肠功能障碍)按需调整。

(3) 采取健康的生活方式,适当参加体力活动。目标:尽量每日进行至少 30 分钟中等强度的活动。

(4) 限制饮酒。

(5) 建议戒烟。

七、护理

(一)胃大部切除术后围手术期护理

1. 术前护理

(1) 消除患者恐惧心理:向患者讲解肿瘤知识及治疗方法,增强其对治疗的信心,与医护密切配合。

(2) 改善营养状况:给予患者高蛋白质、高热量、高维生素、少渣软食、半流质或流质。纠正电解质紊乱。对重度营养不良、低蛋白血症及贫血者,术前静脉补充白蛋白及输血,必要时给予全肠外营养(total parenteral nutrition, TPN)。

(3) 纠正电解质紊乱。

(4) 有幽门梗阻者:术前 3 日每晚用温生理盐水洗胃,清除胃内容物,减轻胃黏膜水肿。严重幽门梗阻者术前 1~3 日进行持续胃肠减压及用生理盐水洗胃,使胃体积缩小。

(5) 术晨置胃管(根据患者基础情况及术者意愿,非常规)。

2. 术后护理

(1) 严密观察生命体征变化:预防早期出血、血容量不足引起的脉速及血压下降。

(2) 术后体位:全麻或硬膜外清醒后患者生命体征平稳应采取半卧位。注意保持半卧位的正确位置,以利呼吸和腹腔引流,减轻腹肌张力。

(3) 预防肺部并发症:鼓励患者深呼吸,给予雾化吸入,协助正确排痰,定时翻身拍背和鼓励早期活动。

(4) 保持腹腔引流管通畅:腹腔引流管接无菌负压吸引器,排气管接负压吸引器应打开活塞,以免形成腹腔无效腔,致使引流液不易流出。无菌负压吸引器应隔日更换 1 次,以防逆行感染。引流管不宜过长,妥善固定,注意观察有无扭曲、挤压、脱落等现象。严密观察引流液的色、质及量,并认真记录。一般 24 小时引流液量在 200 ml 左右,为血浆样浅红色渗出液,如手术当日在短时间内有鲜红血样液体流出,量在 300~500 ml 且患者脉速、血压下降、面色苍白,应考虑有出血倾向,须及时报告医师。

(5) 持续胃肠减压保持胃管通畅:减少胃内容物对吻合口的刺激,减轻胃张力,预防吻合口水肿及吻合口漏。每日 2 次用生理盐水冲洗胃管,每次不得超过 20 ml,并相应抽出。冲洗时避免压力过大、冲洗液过多,以免引起吻合口出血。注意胃液的色、质及量,并详细记录,如有鲜红色血性液体流出应及时报告医师,胃管要固定好,注意有无脱落或侧孔吸住胃壁,及时纠正以免影响减压效果。

（6）术后饮食：术后 3 日内禁食，静脉补液 3 000 ml 左右。待患者于拔胃管后第 1 日通过肠内置营养给予少量饮水，首次进量 20～30 ml，严密观察患者进水后反应，如无不适，隔 1～2 小时给 1 次，每次增加 5～10 ml，至 40～50 ml 为止。第 2 日给半量流质，从营养管给予肠内营养混悬液（能全力）、果汁及过滤的米汤或鸡汤、鱼汤，具体量及次数由营养师计算确定。配制好的营养物盛入 500 ml 清洁瓶中，通过输液管（剪掉前端的过滤网及头皮针部分）与营养管衔接，每次 50～80 ml。第 4 日进全量流质，每次 100～150 ml，连续 3 日。第 7 日给半流质，逐渐过渡到软食。营养液温度以 37℃ 左右为宜，开始时速度要慢，以 30～50 ml/小时为宜，以后根据肠道耐受情况逐渐增加至 120～180 ml/小时。每次注射前、后均用等渗盐水或温开水 30～50 ml 冲洗可预防营养管堵管。术后早期行全胃肠内营养（total enteral nutrition，TEN）的并发症主要是：胃肠道反应，如腹泻、腹胀、肠痉挛、便秘，以腹泻最为常见，多因患者对营养液不适应或输注速度、温度不合适。及时调整温度、速度、浓度与剂量，必要时服用庆大霉素或蒙脱石散（思密达）。

（7）鼓励患者早期活动，除年老体弱或病情较重者，术后第 1 日应坐起轻微活动，第 2 日协助患者下床，进行床边活动，第 3 日可在病室内活动。患者活动量应根据个体差异而定，早期活动可增强肠蠕动，预防术后肠粘连，减少并发症。

3. 并发症的观察和护理

（1）术后胃出血：手术后 24 小时内因术中残留或缝合创面少量渗血，可从胃管内流出少量暗红或咖啡色胃液，一般手术后 24 小时内可自行停止，属正常现象。胃内大出血是指胃肠减压中吸出大量鲜血，甚至呕血或黑便，持续不止，患者脉快、血压下降，趋向休克情况。如果仅胃肠减压有鲜血，可采取保守治疗，禁食、给予止血药物、输新鲜血等。若仍不见效，血压逐渐下降，应及时再次行手术止血。呕血时患者应平卧，头偏向一侧防止窒息。

（2）十二指肠残端破裂：多发生在术后 24～48 小时，表现胃右上腹突发剧痛和局部明显压痛、腹肌紧张等急性弥漫性腹膜炎症状，同时伴有发热、白细胞升高。应立即禁食、胃肠减压，做好急诊手术准备。术后持续胃肠减压，纠正水、电解质失衡，给予静脉营养或空肠造瘘置管补充营养，给予抗生素抗感染。

（3）胃肠吻合口破裂或胃肠吻合口瘘：少见，多发生在术后 5～7 日。组织愈合不良如缝合不够紧密，吻合处张力过大或因低蛋白血症、组织水肿等均可引起。发生较早的吻合口破裂有明显腹膜炎的症状；如发生较晚，多产生局部水肿或形成外瘘。诊断确定时，须立即手术进行修补。局部水肿或外瘘患者，除引流外，还应实施胃肠减压和积极支持疗法，促使吻合口瘘自愈；若经久不闭合，须再次行胃切除术。

（4）术后梗阻：分为输入段梗阻、吻合口梗阻和输出段梗阻三类。共同症状是大量呕吐。

1）输入段梗阻：① 急性完全性输入段梗阻：这类梗阻属急性闭襻性梗阻，容易发展至绞窄、肠段坏死和穿孔，病情极为严重。典型症状是：上腹部突发性剧烈疼痛，频繁呕吐，不含胆汁，量也少。上腹偏右有压痛，甚至扪及包块，血清淀粉酶升高，有时出现黄疸，可有休克症状。应紧急手术治疗；② 慢性不完全性输入段梗阻：表现为食后 15～30 分钟，上腹突感胀痛或绞窄，一阵恶心后，大量喷射状呕吐胆汁，呕吐物不含食物，呕吐后症状消除。具备上述典型症状者，亦称"输入段综合征"。不全梗阻者，如在数周或数月内不能缓解，亦需手术治疗。

2）吻合口梗阻：分为机械性梗阻和胃排空障碍两种。① 机械性梗阻：表现为食后上腹饱胀、呕吐，呕吐物为食物，不含胆汁，X线吞钡检查可见钡剂完全停留在胃内，须再次手术解除梗阻；② 胃吻合口排空障碍：多因自主神经功能紊乱而使残胃处于无张力状态。临床较多见于术后 7～10 日后已服流质情况良好的患者，在改进半流质或不消化食物后突然发生呕吐，经禁食后，轻者 3～4 日自愈，严重者呕吐频繁，可持续 20～30 日，处理包括禁食、胃肠减压、输液、输血和应用皮质激素治疗，有时可肌内注射新斯的明，每次 0.5～1.0 mg，每日 1～2 次，有助于胃蠕动恢复。5%高渗盐水洗胃，有助于吻合口水肿的消退。

3）输出段梗阻：表现为上腹饱胀、呕吐食物和胆汁。X线吞钡检查可确认梗阻部位。如不能自行缓解，应立即手术解除。

（5）倾倒综合征与低血糖综合征

1）倾倒综合征：表现为进甜流质饮食后 10～20 分钟，出现剑突下不适、心悸、乏力、出汗、头晕、恶心、呕吐甚至虚脱，常伴有肠鸣及腹泻，餐后平卧十几分钟，症状多可缓解。倾倒综合征的产生原因一般认为是由于胃大部切除后丧失了幽门括约肌，食物过快地大量排入空肠上段，又未经胃肠液混合稀释而呈高渗性，大量的细胞外液被吸入肠腔，以致循环血容量骤然减低。同时，也和肠腔突然膨胀，释放 5 -羟色胺，肠蠕动剧增，刺激腹腔神经丛有关。预防：应告诫患者术后早期应少量多餐，避免甜的过热流食，进餐后平卧 10～20 分钟。多数患者在半年到 1 年内能逐渐自愈。

2）低血糖综合征：多发生在进食后 2～4 小时，表现为心慌、无力、眩晕、出汗、手颤、嗜睡，也可导致虚脱。原因为食物过快进入空肠，葡萄糖过快地被吸收，血糖呈一时性增高，刺激胰腺分泌过多的胰岛素，而发生反应性低血糖所致。出现症状时稍进饮食，尤其是糖类即可缓解。少食多餐可防止其发生。

（6）胃瘫：胃大部切除后胃乏力症是指胃大部切除手术后出现的一种功能性的胃排空障碍，又称胃瘫，主要特征是胃排空延迟，是经保守治疗可以恢复的一种胃手术后并发症。维持有效的胃肠减压是治疗本病的关键，肠外营养支持一直要维持到患者能够耐受半量以上肠内营养或正常进食后才逐渐停用。如果患者超过 2 周仍未恢复，可经置鼻饲营养管于空肠输出段进行肠内营养。宜用等渗营养液，滴注速度开始为 40～50 ml/小时，12～24 小时后再逐渐增加滴速，最多不超过 120 ml/小时；同时保证营养液无菌，避免污染。鼓励、协助患者下床活动，减少肺部感染等并发症。

（二）腹腔镜胃癌根治术围手术期护理

1. 术前护理

（1）心理护理：胃肠道的恶性肿瘤早期原则上以手术治疗为主。向患者详细介绍腹腔镜手术与传统手术相比，具有痛苦小、恢复快、伤口小等特点；讲解手术过程及麻醉方式，减少患者及家属的恐惧和担心，主动配合术后的治疗和护理，以增强其信心。

（2）其他术前护理同胃癌常规的术前护理。

2. 术后护理

（1）饮食护理：手术当日禁食，待肛门排气后患者可进流食，酌情后一日改为半流质，逐渐过渡到软食、普通饮食等。若患者未排气或排气不畅，应嘱患者禁食产气食物。术后要加强营养，增加蛋白质和维生素的摄入，以促进伤口愈合并恢复体力。术后腹内气体多，影响肠蠕动，应多吃富含粗纤维的蔬菜、水果，保证大便通畅。

（2）其他术后护理同胃癌常规的术后护理。

3. 并发症的观察与护理

(1) 二氧化碳气腹：易引起高碳酸血症、皮下气肿、气体栓塞等，密切观察患者有无呼吸变浅变快、胸闷、憋气、胸腹部皮肤肿胀、肩背部酸痛等症状，及时发现并给予间断吸氧、取半卧位等处理，少量皮下气肿可自行吸收，出现大量皮下气肿时可做小切口去除。

(2) 手术时穿刺不慎易致腹内空腔脏器或实质性脏器损伤、腹膜后大血管损伤以及穿刺孔疝出所导致的戳孔疝。术后若出现胸部不适、呼吸困难，则有可能损伤了膈肌；空腔脏器损伤多表现为腹膜炎症状；若引流出的胆汁伴有脓性分泌物或伴有肠液，并同时有腹胀、疼痛及高热症状，则应高度怀疑有十二指肠的损伤。

(3) 鼓励患者早期活动，有利于防止深静脉血栓等并发症。

(4) 背部疼痛：由于 CO_2 的刺激，患者对此比较敏感。一般 3～5 天可自行消失。

4. 健康教育

(1) 保证充足睡眠：遵守作息时间，不熬夜，防疲劳，增强免疫力。

(2) 适当活动：根据患者自身有无基础疾病，量力而行地增加活动量。

(3) 患者出院前除常规宣教外，还应给予个体化指导，特别是对于盆腹腔粘连严重或手术有难度的患者。告知患者当出现异常症状，如不明原因的腹痛、腹胀、腰痛、恶心呕吐、尿量减少以及发热等时，应及时到医院就诊。

(三) 加速康复外科的管理

加速康复外科(enhanced recovery after surgery, ERAS)是指为促进患者快速康复，在围手术期整合一系列经循证医学证据证实有效的优化处理措施，减轻患者心理生理创伤应激反应，减少能量损耗，改善器官功能紊乱，减少术后并发症，促进术后早期康复，缩短住院时间，减少医疗费用。2016 年中国研究型医院学会机器人与腹腔镜外科专业委员会与《中华消化外科杂志》编辑部共同制订了《胃癌胃切除手术加速康复外科专家共识(2016 版)》，旨在推进胃癌手术 ERAS 的广泛开展。

1. 术前准备

(1) 宣传教育：通过口头或书面形式向患者及家属详细介绍手术方案，告知 ERAS 方案的目的和主要措施，获得配合。(证据质量：弱；推荐强度：强)

(2) 营养治疗：营养不良是患者发生术后并发症的独立危险因素。术前进行必要的营养支持治疗是 ERAS 的重要内容。术前营养评估时，出现下列任一种情况，就需要考虑进行≥1 周的术前营养支持治疗：① 血浆白蛋白(albumin, ALB)＜30.0 g/L；② 过去 6 个月内，体质量下降＞10％；③ BMI＜18.5 kg/m²；④ SGA 为 C 级。治疗方法首选肠内营养支持治疗。患者血红蛋白 Hb＜7.0 g/L 时，是输血治疗的指征。(证据质量：高；推荐强度：强)

(3) 肠道准备：对于合并幽门梗阻的患者建议置入鼻胃管进行温盐水洗胃以减轻胃壁组织水肿及胃潴留，对怀疑侵犯横结肠拟行联合脏器切除的患者建议术前行清洁肠道准备。(证据质量：中；推荐强度：强)

(4) 禁食、禁饮：对无胃肠动力障碍或肠梗阻患者术前 6 小时可进食固态食物，术前 2 小时可饮水。大量病例的研究结果表明：若患者术前未合并糖尿病，麻醉前 2 小时应口服 12.5％碳水化合物饮品 400 ml；术前 10 小时应口服 12.5％碳水化合物饮品 800 ml。(证据质量：高；推荐强度：强)

(5) 预防性应用抗菌药物：推荐术前 0.5～1.0 小时给予抗菌药物，若手术时间＞3.0 小时或超过所用抗菌药物半衰期的 2 倍或成年患者术中出血量＞1 500 ml，术中应追加单次剂

量。(证据质量：高；推荐强度：强)

2. 术后管理

(1) 镇痛：推荐采用多模式镇痛方案。(证据质量：高；推荐强度：强)

(2) 引流管的管理：术后不推荐常规使用鼻胃管，仅在发生胃排空障碍时选择性使用。如无特殊情况，推荐术后 1～2 天拔除导尿管。不常规推荐留置腹腔引流管，如果留置引流管建议术后早期拔除，在手术创面存在感染以及吻合口漏高风险因素等情况下，建议留置引流管。(证据质量：高；推荐强度：强)

(3) 尽快恢复经口进食：推荐术后清醒即可少量饮水，术后第 1 天开始口服液体或少量清流质食物 500～1 000 ml，以后每天逐渐增量，若口服液体量达到 2 000～2 500 ml/天的生理需要量，可以考虑停止静脉输液。一旦患者恢复通气可由流质饮食转为半流质饮食。进食量根据胃肠耐受量逐渐增加。术后康复阶段推荐口服营养制剂进行补充。对于术前营养不良的患者按原则进行肠内或肠外营养支持治疗，直至口服营养量能满足患者 60% 的能量需要。(证据质量：高；推荐强度：强)

(4) 促进胃肠功能恢复：预防术后肠麻痹的措施包括：多模式镇痛、减少阿片类药物用量、控制液体入量、微创手术、尽量减少留置鼻胃管和腹腔引流管、早期进食和下床活动等。目前缺乏高质量的证据支持使用某种特定药物可刺激胃切除手术后肠功能恢复。(证据质量：高；推荐强度：强)

(5) 早期下床活动：推荐术后清醒即取半卧位或适量床上活动，无须去枕平卧 6 小时。术后第 1 天开始下床活动，建立每日活动目标，逐日增加活动量。(证据质量：高；推荐强度：强)

(四) 化疗护理

见第三章第五节。

(五) 放疗护理

见第四章第四节。

八、康复支持

(1) 合理饮食：宣传定时、定量、细嚼慢咽的饮食卫生习惯，少吃过冷、过烫、过辣及油煎炸食物，同时应注意：① 少食多餐。胃大部切除的患者宜少食多餐，每日进餐 6～7 次，定时进餐可以使胃内不空不充，也可以逐步适宜残胃的消化功能。少食多餐应是胃癌切除术后患者的重要饮食制度；② 干稀分食。为使食物在胃内停留时间延长，进食时只吃较干食物，不喝水，可以在进餐 30 分钟以后喝水，从而避免食物被快速冲入小肠，并能缓慢通过小肠，促进食物进一步吸收；③ 限制糖类摄入，预防倾倒综合征；④ 逐步增加食量和食物种类，患者应从术后的流质、半流质逐步转为软食或普通饮食，并根据患者的饮食习惯增添花样，提高患者的食欲，有助于患者的康复。

(2) 告知患者切勿酗酒、吸烟：注意劳逸结合、行为规律的健康生活方式。加强自我情绪调整，保持乐观进取的心境。

(3) 胃癌手术后化疗患者：应注意饮食，定期门诊随访检查血象、肝功能等，并注意预防感染。

(4) 坚持治疗，定期复查，按时服药。

(唐金萍　刘　霞　徐　萍)

第二节　肝癌患者的护理

肝癌是常见的肝恶性肿瘤,包括原发性肝癌(primary carcinoma of the liver,PLC)和继发性肝癌(secondary carcinoma of the liver,SLC)。

一、流行病学特征及病因

(一) 流行病学特征

原发性肝癌简称肝癌(liver cancer),是世界上第五常见的恶性肿瘤,其死亡率居恶性肿瘤的第三位。据统计分析,2018 年全球约有 84 万例新发肝癌,每年死亡病例约 78 万,其中,我国新发肝癌占 50.5%,肝癌死亡占 51.3%,在肿瘤相关死亡中仅次于肺癌,位居第二。我国肝癌以东南沿海地区为多见,其中江苏启东和广西扶绥的发病率最高。在国外,非洲撒哈拉以南和亚洲太平洋沿岸地区的发病率明显高于其他地区,欧洲、美洲、大洋洲发病率较低。本病可发生于任何年龄,以 40~50 岁多见,男女发病率之比为(3:1)~(5:1)。

(二) 病因

肝癌真正的致病原因不明,目前认为可能与下列因素有关。

1. 肝炎病毒

(1) 乙型肝炎病毒(hepatitis B virus,HBV)感染:是发展中国家肝癌发病的主要原因之一,据统计,全球约 85% 的肝癌患者有持续 HBV 感染。

(2) 丙型肝炎病毒(hepatitis C virus,HCV)感染:是发达国家肝癌发病的主要原因之一。

2. 肝硬化　原发性肝癌合并肝硬化者占 50%~90%。病理检查发现肝癌合并肝硬化多为乙型病毒性肝炎后的大结节性肝硬化。近年发现丙型病毒性肝炎发展成肝硬化的比例并不低于乙型病毒性肝炎。在欧美国家,肝癌常发生在酒精性肝硬化的基础上。一般认为血吸虫病性肝纤维化、胆汁性和淤血性肝硬化与原发性肝癌无关。

3. 化学因素

(1) 黄曲霉素:黄曲霉素污染程度与肝癌发病率存在相关性。我国主要粮食黄曲霉素污染分布图与肝癌分布趋势基本相同。

(2) 其他致癌物质:二氧化钍、奶油黄(二甲氨基偶氮苯)、二甲基亚硝胺、六氯苯等。

4. 饮水污染　大量流行病学研究表明,饮水污染与肝癌发病有关,尤其 HBV 感染同时存在时,显示出协同的致癌和促癌作用。

5. 乙醇　在许多欧洲国家、美国及澳大利亚,饮酒是慢性肝病发病最主要的因素。乙醇有间接促癌作用。

6. 微量元素　一些研究结果显示,肝癌死亡率与环境中硒含量呈负相关。微量元素如铁、钼、锌、铜、钍、镍、砷与肝癌的发生和发展关系密切。

7. 其他危险因素　寄生虫病、性激素、遗传性疾病和自身免疫性疾病、贫血、营养不良和社会、心理、精神因素等均与肝癌发生有关。

二、病理分类及临床分期

(一) 病理分类

肝癌分原发性肝癌和继发性肝癌两种。原发性肝癌是我国一种常见的恶性肿瘤,也是最常见的肝恶性肿瘤。继发性肝癌是肝外各系统的肿瘤,特别是消化道及盆腔部位(胃、结肠、胆囊、胰腺、前列腺、子宫和卵巢等)的肿瘤,通过门静脉、肝动脉淋巴管等途径转移到肝。继发性肝癌在病理、临床症状及治疗护理方面都与原发性肝癌相似,故本节主要讨论原发性肝癌患者的护理。

(二) 病理分型

1. 大体类型

(1) 结节型:多见。结节型肝癌肿瘤结节大小和数目不一、散在分布,一般直径不超过 5 cm,结节多在肝右叶,与四周组织的分界不如块状型清楚。多数患者常有严重的肝硬化。

(2) 块状型:常为单发。肿瘤直径在 5 cm 以上,大于 10 cm 者称巨块,可呈单个、多个或融合成块,多为圆形、质硬,呈膨胀性生长,肿块边缘可有小的卫星灶。较少伴有肝硬化或硬变程度较轻微。此类肿瘤组织容易发生坏死,引起肝破裂。

(3) 弥漫型:最少见,有米粒至黄豆大小的癌结节占据全肝呈灰色点状结节,易与周围硬化结节混淆,肉眼难以和肝硬变区别,肝大不明显,甚至可缩小。患者往往因肝功能衰竭死亡。

(4) 小肝癌型:孤立的直径小于 3 cm 的癌结节或相邻两个癌结节直径之和小于 3 cm 者称为小肝癌。

2. 组织学类型

(1) 肝细胞肝癌(hepatocellular carcinoma,HCC):癌细胞由肝细胞发展而来,HCC 占我国肝癌总数的 83.9%~92.3%。癌细胞呈多角形或圆形,排列成巢或索间有丰富的血窦而无间质成分。

(2) 肝内胆管细胞癌(intrahepatic cholangiocarcinoma,ICC):癌细胞由胆管细胞发展而来,此型少见。癌细胞呈立方形或柱状,排列成腺体,纤维组织较多,血窦较少。

(3) 混合型:上述二型同时存在或呈过渡形态,此型更少见。

(三) 转移

1. 血行转移　肝内血行转移发生最早,也最常见。肝癌直接侵犯门静脉分支,癌栓经门静脉或肝静脉的分支逐渐阻塞主干,引起门静脉高压和顽固性腹水。肝外血行转移多见于肺,其次为骨、脑组织等。

2. 淋巴转移　主要累及肝门淋巴结,为最多见,其次是胰周、腹膜后、主动脉旁及锁骨上淋巴结。

3. 种植　转移较少见,从肝脱落的癌细胞可向横膈及邻近脏器直接蔓延和种植转移至腹腔、盆腔,乃至胸腔。

(四) 临床分期

临床分期是估计肝癌预后和选择治疗方法的重要参考依据。2001 年全国肝癌会议制订的肝癌临床分期为:

Ⅰa:单个肿瘤最大直径≤3 cm,无癌栓、腹腔淋巴结及远处转移;肝功能分级 Child A。

Ⅰb:单个或两个肿瘤最大直径之和≤5 cm,在半肝,无癌栓、腹腔淋巴结及远处转移;肝功能分级 Child A。

Ⅱa：单个或两个肿瘤最大直径之和≤10 cm，在半肝或两个肿瘤最大直径之和≤5 cm，在左、右两半肝，无癌栓、腹腔淋巴结及远处转移；肝功能分级 Child A。

Ⅱb：单个或两个肿瘤最大直径之和＞10 cm，在半肝或多个肿瘤最大直径之和＞5 cm，在左、右两半肝，无癌栓、腹腔淋巴结及远处转移；肝功能分级 Child A。肿瘤情况不论，有门静脉分支、肝静脉或胆管癌栓和/或肝功能分级 Child B。

Ⅲa：肿瘤情况不论，有门脉主干或下腔静脉癌栓、腹腔淋巴结或远处转移之一；肝功能分级 Child A 或 B。

Ⅲb：肿瘤情况不论，癌栓、转移情况不论；肝功能分级 Child C。

肝功能 Child-Pugh 分级标准将血清胆红素、腹水、血清白蛋白浓度、凝血酶原时间及一般状况等 5 个指标的不同程度，分为三个层次（1 分、2 分、3 分）进行计分，5 个指标的最低分为 5 分，最高分为 15 分，根据计分的多少分为 A、B、C 三级。

三、临床表现

（一）早期症状

原发性肝癌缺乏特征性的早期表现，大多数患者在普查或体检时发现。早期可无任何不适，部分患者表现为肝区不适、乏力、食欲减退和消瘦，症状明显后，病程多属晚期。

（二）典型症状和体征

1. 症状

（1）肝区疼痛：多数患者以此为首发症状，为常见和最主要症状，多呈持续性胀痛或钝痛。由于肿瘤增长快速，肝包膜不断扩展，被牵拉引起疼痛。疾病晚期时疼痛加剧，当病变侵犯膈肌，疼痛可牵涉右肩背部，可因呼吸、咳嗽而增强，有时类似胆绞痛。当肝表面的癌结节破裂，坏死的癌组织及血液流入腹腔时，可突然引起右上腹剧痛，从肝区开始迅速蔓延至全腹，产生急腹症的表现。如出血量大，则引起昏厥和休克。

（2）消化道症状：有食欲不振、营养不良、腹胀等症状，早期不明显。

（3）发热：常见持续性低热或中度不规则发热，由肿瘤细胞或肝组织坏死后产生和释放致热物质作用于体温调节中枢而引起。

（4）全身症状：有进行性消瘦、乏力等，晚期可有贫血、黄疸、腹水、下肢浮肿、皮下出血及恶液质等。少数肝癌患者由于肿瘤本身代谢异常，进而影响宿主机体而致内分泌或代谢异常，可有特殊的全身表现，称为伴癌综合征，以自发性低血糖、红细胞增多症较常见，其他罕见的有高血钙、高血脂、类癌综合征等。

2. 体征

（1）肝肿大和肝区肿块：为中、晚期肝癌最常见的体征。肝肿大呈进行性，质地坚硬、表面凹凸不平、有大小不等的结节或巨块、边缘钝而不整齐，常有不同程度的压痛。肝癌突出于右肋弓下或剑突下时，上腹可呈现局部隆起或饱满。如肿瘤位于膈面，则主要表现为膈抬高，肝浊音界上升，而肝下缘可不大。位于肋弓下的癌结节最易被触及，有时因患者自己发现而就诊。

（2）黄疸：一般在晚期出现，可因肝细胞损害而引起，或由于癌块压迫或侵犯肝门附近的胆管、癌组织和血块脱落引起胆管梗阻。

（3）肝硬化征象：肝癌伴有肝硬化门静脉高压者可有脾大、腹水、静脉侧支循环形成等表现。腹水很快增多,一般为漏出液。血性腹水多因癌侵犯肝包膜或向腹腔内破溃而引起,偶因腹膜转移癌所致。

(三)转移性症状和体征

如发生肺、骨、胸腔等处转移,可产生相应症状和体征。腹腔转移以右侧多见,可有胸水征。骨髓或脊柱转移,可有局部压痛或神经受压症状。颅内转移癌可有神经定位体征。

四、诊断

(一)实验室检查

1. 甲胎蛋白(α-fetoprotein,AFP)　现已广泛用于肝细胞肝癌的普查、诊断、判断治疗效果及预测病情复发。是目前公认的简便而确诊率高的原发性肝癌定性诊断方法。肝细胞肝癌AFP 阳性率为 70%～90%。在排除妊娠、肝炎和生殖腺胚胎瘤的基础上,AFP 检查诊断肝细胞肝癌的标准是:① AFP>500 μg/L 持续 4 周;② AFP 由低浓度逐渐升高不降;③ AFP 在200 μg/L 以上的中等水平持续 8 周。

2. 血清酶学及其他肿瘤标记物检查　肝癌患者血清中谷氨酰转肽酶、碱性磷酸酶、乳酸脱氢酶同工酶等高于正常,但缺乏特异性,属于辅助性检查。

(二)影像学检查

1. 超声显像(B 超)　B 超可显示 2～3 cm 或更小的病变,能显示肿瘤的大小、形态、所在部位以及肝静脉或门静脉有无癌栓,可反复检查,诊断正确率达 93%～95%,是目前肝癌定位检查中首选的方法。彩色多普勒血流显像(color doppler flow imaging,CDFI)可测量进出肿瘤的血液流量,判断病灶的血供情况,有助于鉴别病变的良、恶性质。

2. CT 和 MRI 检查　CT 显示肝内实质性肿物,分辨率高,可显示 1 cm 左右的肿瘤,阳性率在 90% 以上。螺旋 CT 增强可显示早期肿瘤,如结合肝动脉造影(computed tomographic hepatic arteriography,CTHA),对 1 cm 以下肿瘤的检出率可达 80% 以上。经动脉门静脉造影(computed tomographic arterial portography,CTAP)是经肝动脉注入造影剂后门静脉显影时所做的 CT 扫描,可发现仅 0.3 cm 的小肝癌。MRI 无电离辐射,无须造影剂即可三维成像,在肝癌诊断方面优于 CT。

3. 肝血管造影　选择性腹腔动脉和肝动脉造影能显示直径在 1 cm 以上的癌结节,阳性率达 87%,结合 AFP 检测的阳性结果,常用于诊断小肝癌。该检查有一定的创伤性,一般在 B超、CT 或 MRI 检查后无法明确诊断时进行,多在结合肝动脉栓塞化疗时使用。数字减影血管造影(digital subtraction angiography,DSA)可清楚显示直径大于 1.5 cm 的小肝癌。

4. 放射性核素显像　应用趋肿瘤的放射性核素[67]Ga(镓)、[169]Yb(镱)或核素标记的肝癌特异性单克隆抗体有助于肿瘤的导向诊断。单光子发射型计算机断层成像(single-photo emission computerized tomography,SPECT)扫描,易于检出小病灶。正电子发射断层成像(positron emission tomography,PET)可显示肝癌组织的代谢情况。

5. 肝穿刺活检　在超声、CT、核素、腹腔镜等技术引导下用特制活检针穿刺癌结节,吸取癌组织检查后可获病理诊断。

(三)剖腹探查

疑为肝癌的病例,经上述检查仍不能证实,如患者情况许可,应进行剖腹探查以争取早期诊断和手术治疗。

五、治疗

(一) 手术治疗

早期手术切除是目前根治原发性肝癌的最佳治疗手段。

1. 手术适应证

(1) 诊断明确,估计病变局限于一叶或半肝者,未侵及肝门区或下腔静脉。Ⅰa期、Ⅰb期和Ⅱa期肝癌是手术切除的首选适应证。

(2) 肝功能代偿良好,凝血酶原时间不低于正常的50%,无明显黄疸、下肢浮肿、腹水或远处转移者。

(3) 心、肺和肾功能良好,能耐受手术者。

2. 手术方式

(1) 肝切除术:包括根治性切除和姑息性切除。根据病变累及范围可做肝叶切除、半肝切除、三叶切除、肝部分切除、肝段叶切除等。

(2) 肝移植:肝移植的出现完全改变了肝细胞肝癌的治疗策略。同种异体肝移植术近年来成为我国治疗原发性肝癌的一种方法。

(二) 非手术治疗

1. 介入治疗 常用肝动脉化疗栓塞术(transcatheter arterial chemoembolization, TACE)。对不能手术切除的肝癌,可经股动脉插管行肝动脉灌注化疗(transhepatic artery infusion, TAI)及肝动脉栓塞化疗(transhepatic artery embolization, TAE)。此法已成为肝癌非手术疗法中的首选方法之一。此法可反复进行,创伤小且适应证相对较宽,对肝癌有很好疗效,可明显提高患者的3年生存率。常用化疗药物有氟尿嘧啶、顺铂、丝裂霉素、多柔比星等。常用的栓塞剂有碘化油、明胶海绵、不锈钢圈、微胶囊等。现常用多种抗肿瘤药物和栓塞剂混合后注入肝动脉,能发挥持久的抗肿瘤作用。

2. 消融治疗 常用经皮穿刺无水乙醇注射疗法(percutaneous ethanol injection therapy, PEI),包括使用化学药物的方法(乙醇、醋酸)和改变瘤内温度的方法(射频、微波、激光、冷冻)。PEI有极佳的肿瘤坏死效应,并具有显效快、费用低、易操作、不良反应少的优点,现已广泛运用于临床。射频消融(radiofrequency ablation, RFA)是另一项针对小细胞肝癌的经皮治疗技术,比PEI有更高的无复发生存率和总生存率,是肝癌微创治疗最具代表性的消融方式。

3. 放射治疗 原发性肝癌对放疗不甚敏感,近年由于定位方法和放射能源的改进,疗效有所提高。适用于一般情况较好,肝功能尚佳,无严重肝硬化、黄疸、腹水,亦无肝外转移,肿瘤相对局限而不能手术者。常用的放射能源为^{60}Co和直线加速器,定位技术上有局部小野放疗、适形放疗或立体放疗。

4. 生物和分子靶向治疗 国内广泛开展的有免疫治疗(细胞因子、过继性细胞免疫、单克隆抗体、肿瘤免疫)、基因治疗、内分泌治疗、干细胞治疗等。生物治疗特别是分子靶向治疗在控制肿瘤的增殖、预防和延缓复发转移及提高患者生活质量方面可能有独特的优势。

5. 中医治疗 多采用辨证施治、攻补兼施的方法,治则为活血化瘀、软坚散结、清热解毒等。中药与化疗、放疗合用时,以扶正、健脾、滋阴为主,可改善症状,调节机体免疫功能,减少不良反应,提高疗效。

6. 化疗 肝细胞肝癌通常被认为是一种对化疗抵抗的肿瘤,且肝细胞肝癌患者多伴有慢性肝病和肝功能不全,使许多化疗药物无法达到标准剂量或无法联合用药,影响了化疗的疗效。近年来,新一代细胞毒性药物奥沙利铂在我国被批准用于治疗不适合手术切除或局部治疗的局部晚期和转移性肝癌,在整体反应率、疾病控制率、总生存期方面均优于传统化疗药物,且耐受性和安全性较好。

(三) 综合治疗

肝癌治疗方法很多,治疗过程中绝非单一的治疗方法可贯彻始终,必须合理选择一种或多种治疗方法的联合或序贯应用。如对中期大肝癌进行综合治疗可使大肝癌缩小变得可以切除,或以 TACE 为基础,加上放疗和免疫治疗,肿瘤缩小后再手术治疗或长期带瘤生存。

六、护理

(一) 肝切除术患者的护理

1. 术前护理

(1) 心理护理:肝癌患者临床表现有疼痛、发热、黄疸、营养不良等,加上患者长期合并肝炎、肝硬化等,对治疗和手术的效果缺乏信心,常表现出焦虑、恐惧,甚至绝望的心理。应对患者给予关心,向其介绍治疗方法的意义和重要性。对某些患者,应根据其具体情况,适当采取保护性医疗措施,使患者树立战胜疾病的信心,配合治疗和护理。

(2) 病情观察:有些患者在手术前常出现严重的并发症如肝癌破裂出血、黄疸等,故要密切观察病情,发现问题及时报告医师。

(3) 饮食护理:肝癌患者应摄取足够的营养,宜行高蛋白质、高热量、高维生素、低脂肪饮食,禁止饮酒。若有食欲不振、恶心、呕吐现象,可在及时清理呕吐物和口腔护理或使用止吐剂后,少量多餐,并尽可能布置舒适、安静的环境以促进食欲。对无法经口进食或进食量少者,可考虑使用全胃肠道外营养(total parenteral nutrition,TPN)。

(4) 疼痛护理:肝癌患者中 80% 以上有中度至重度的疼痛,是造成患者焦虑及恐惧的主要因素之一,持续性疼痛不仅影响患者的正常生活,而且会引起严重的心理变化,甚至丧失生存的希望。应帮助患者从癌痛中解脱出来,协助患者转移注意力,遵医嘱给予止痛药或采用镇痛泵镇痛,提高患者的生活质量。

(5) 全身支持:如患者有出血倾向和低蛋白血症,术前要注意休息,并为患者加强全身支持,以改善营养不良、贫血、低蛋白血症和纠正凝血功能障碍。实行有效的保肝治疗措施,以提高患者对手术的耐受性。

(6) 术前准备:① 严密观察患者的体温变化:如为肿瘤热,可用相应药物治疗,使体温恢复正常;② 嘱患者禁烟,掌握正确的咳嗽及排痰方法,练习床上大小便;③ 根据手术切除范围大小给予备血;④ 肠道准备:口服抗生素 3 日,减少肠道细菌的数量。手术前 1 日晚进行清洁灌肠,以减少腹胀和血氨的来源,减少术后发生肝昏迷的机会;⑤ 放置胃管(按需):主要目的是预防术后肠胀气及呕吐、防止肠麻痹的发生。插入胃管时动作要轻柔,特别对食管静脉曲张者,应更注意;⑥ 预防性应用抗生素(按需):肝脏疾病患者的免疫力较低,应提前 2 日使用抗生素;⑦ 改善凝血功能(按需):为防止术中、术后渗血,术前 2~3 天肌内注射维生素 K_1。

2. 术后护理

(1) 活动和体位:术后按医嘱测血压平稳后抬高床头 30°。鼓励患者床上活动,翻身、抬臀等,以促进胃肠道蠕动。做上肢与下肢的伸展运动,以避免肺部感染及下肢深静脉血栓形成。术后 24 小时生命体征平稳后,予以半卧位,鼓励患者下床活动,从床旁坐座椅到床旁站立,再到床旁步行活动,循序渐进,逐渐过渡到走廊散步等活动。

（2）吸氧：对肝叶切除体积大、术中做肝门阻断、肝动脉结扎或栓塞、肝硬化严重者,术后均应给予氧气吸入以提高血氧浓度,增加肝细胞的供氧量,促进肝细胞代偿,以利于肝细胞的再生和修复。吸氧的浓度、时间和方式,应根据患者的具体情况及病情变化予以适当的调整。定时观察患者的动脉血氧饱和度情况,使其维持在 95% 以上。

（3）营养：术后禁食、胃肠减压,静脉输入高渗葡萄糖、适量胰岛素以及维生素 B、维生素 C、维生素 K 等,待肠蠕动恢复后逐步给予流质、半流质及普食。术后 2 周内应补充适量的白蛋白和血浆,以提高机体的抵抗力。广泛肝切除后,可使用要素饮食或静脉营养支持。

（4）引流管护理：术后一般均留置腹腔引流管,须密切观察和记录引流液的颜色、量及性状,并保持引流管的通畅。正常术后 1~3 日引流量小于 200 ml,颜色逐渐变淡,如提示术后出血,须及时通知医师给予处理,必要时再次手术。

（5）肝功能监测：术后要定期复查肝功能,并注意术后有无黄疸和肝昏迷前期的表现。

3. 并发症的观察和护理

（1）病情观察：密切观察患者生命体征、神志、全身皮肤黏膜有无出血点、有无发绀及黄疸等情况,观察切口渗血、渗液情况,监测尿量、尿糖、尿比重以及各种引流液的情况,发现异常及时报告医师以便尽早处理,并备好抢救药物,确保护理抢救到位。

（2）肝功能衰竭：是肝叶切除术后常见且最严重的并发症,是导致患者死亡的主要原因。一般发生在术后数日至 2 周内。应密切观察患者的神经系统症状、尿量、黄疸情况及肝功能的变化。清洁肠道,避免便秘。对术后 3 日仍未排便者,应给予灌肠,避免肠道内氨的吸收增多而致血氨升高。

（3）出血：腹腔内出血多发生于术后 24 小时内,观察引流液的色、质、量,同时应严密观察患者生命体征变化、伤口渗血、尿量、腹胀等情况。如果引流量大于 200 ml/小时且引流管温暖或持续 8 小时超过 400 ml 以上,应怀疑有活动性出血的可能。一旦有出血迹象,应加快输液或输血速度并及时报告医师,妥善处理,为患者赢得抢救时间。

（4）胆汁瘘：是肝切除术后常见的并发症。术后早期可有少量胆汁自肝断面渗出,随着创面愈合逐渐减少,保持引流管通畅,充分引流胆汁到体外,观察并记录引流液色、量及性质,同时观察患者有无剧烈腹痛、发热等胆汁漏、胆汁性腹膜炎症状。

（5）膈下脓肿：是肝叶切除术后的一种严重并发症。术后 1 周,患者持续高热不退,上腹部或季肋部疼痛,同时出现全身中毒症状,或伴有呃逆、黄疸、右上腹及右下胸部压痛等应考虑膈下脓肿。应密切观察体温、脉搏和全身情况的变化,注意腹部状况,保持引流管通畅,防止扭曲、受压。加强支持治疗和抗菌药的应用护理。

（二）肝移植患者的护理

1. 术前护理

（1）心理护理：肝移植患者术前普遍存在一些心理问题,如：① 希望心理：患者迫切希望通过肝移植手术得到彻底治愈;② 焦虑心理：患者既希望通过手术解除痛苦,又担心手术风险大,一旦失败可能危及生命,故大多会出现术前焦虑;③ 忧虑心理：由于手术费及术后长期服用免疫抑制剂等医疗费用数额较大,不少患者也会因经济问题而产生忧虑情绪;④ 抑郁心理：患者长期接受药物治疗,效果不明显且逐渐加重,会对医师及治疗失去信心,情绪变得消极、低沉、抑郁;⑤ 另外,患者在等待肝移植阶段,由于多方面的原因,会出现或加重一系列心身症状,如恐惧、敏感、注意力增强、情感脆弱以及自主神经功能紊乱等症状。因此医护人员要及时发现患者的心理变化,采取有效的心理干预措施,以缓解患者的负性心理状态,防止不良事件发生。同时要注意调整患者对移植的期望值,使其对移植有一个正确的认识。另外,良好的护患关系是心理护理取得成功的关键,构建良好的护患关系,患者才能积极配合医护人员的治疗,遵守医院的各项规章制度,愉快地接受、深刻地理解医护人员的健康教育内容,进而有助于患者做好术前心理准备,提高其心理承受能力。护理人员还应详细了解患者的病情,制订周密的治疗计划,这既是保证肝移植成功的必备条件,也是患者、家属与医护人员建立信任感的基础。

(2) 饮食:术前 1 周进高蛋白质、高糖类、高维生素饮食。

(3) 术前检查:配合医师做好各项检查,如抽血、咽拭子、痰培养及尿培养等。

(4) 纠正凝血机制异常:于术前 3 日开始肌内注射维生素 K_1 4 mg,每日 2 次。

(5) 肠道准备:术前 1 日进软食,术前晚饭进流质,按要求术前禁食,口服灌肠或清洁灌肠。

(6) 药物使用:注意患者有无全身或局部炎性病灶。必要时给予抗生素预防用药。术前根据麻醉师要求用药。

(7) 其他:备皮、备血、物品准备等同一般手术。

2. 术后护理

(1) 病情观察:术后 24 小时是防治休克的关键时期,要由专人护理。严密观察患者生命体征及神志、意识、瞳孔、中心静脉压变化。保持 2 个以上有效的静脉输液通路,及时给予液体和药物。如遇患者出现面色苍白、烦躁不安、呼吸急促、脉搏增快、四肢潮凉、尿量明显减少、血压下降等休克征象应及时通知医师。记录出入量并每日或隔日进行相关指标的实验室检查:肝功能、肾功能、肝酶谱、电解质、血气分析、凝血机制全套、血糖、血氨等。

(2) 引流管护理:保持胸腔引流管、胃管、胆汁引流管、腹腔引流管、导尿管等的通畅,观察引流液的色、质、量。

(3) 给药护理:患者须终生服用免疫抑制剂,提高患者服药依从性,观察免疫抑制剂不良反应,定期监测血药浓度等。

(4) 营养:给予高热量、高蛋白质、高维生素、高糖、低钠、易于消化的饮食,有利于肝脏恢复。术后患者总热量须维持在 10～14 kJ,蛋白质 80～120 g。术后早期进流质,逐渐改为半流质、少渣饮食。黄疸深者进少脂、少渣饮食;使用激素后,患者食欲增加,但消化功能差,应给予少量多餐;由于肝功能不良而出现肝昏迷前期症状的患者,要限制蛋白质的摄入。

(5) 保护性隔离:常规吸氧,超声雾化吸入,协助排痰,注意患者呼吸次数、呼吸音、有无发绀等。定期做咽部、痰液、胆汁、大小便和切口分泌物培养,观察胆汁、大小便、痰液的外观。保持病房空气新鲜,每日用紫外线照射 3 次,每次 30 分钟,病房内物品及地面用含氯消毒液(如 2 000 ppm 爱尔施溶液)擦拭,每日 2 次。医护人员进入病室前,必须穿戴经过高压消毒的衣裤、帽子、口罩及鞋子。在移植监护室或隔离室期间严禁陪护、访视。

(6) 心理护理:肝移植术后患者须进入隔离病室。隔离病室是一个相对封闭的环境,患者情感交流受阻,因此会产生孤独、失落情绪。应用免疫抑制剂后,患者可能出现精神神经症状,表现为失眠、焦虑、妄想等。患者在隔离病室远离亲人,加之手术疼痛、体内留置各种导管、持续心电监护、医护人员频繁的检查与治疗,会使患者感到不适及恐惧,故医护人员必须让患者及家属了解隔离的重要意义,及早与患者沟通。隔离期间,在病情允许的情况下可让患者通过电话与家属交谈,使患者感受到家属与医护人员的关心、支持,从而理解并配合治疗,减轻恐惧感。病情稳定后,将患者及时转出隔离病室。对患者宜采用通俗易懂、配合录像或多媒体等多种形式的健康宣教。对负性心理较重的患者可采用情绪干预,教会患者如何发泄怨气,敢于面对现实,调整自己的情绪和心态,并通过沉思冥想,放松心身,改善焦虑、抑郁等不良情绪。另外,护理人员应积极地与患者及其家属进行有效的沟通,制订康复目标,鼓励患者主动接受亲戚、朋友及社区服务的帮助,从而维持良好的心理状态。

（7）观察移植肝的功能:观察患者的意识、凝血功能、胆汁和肝功能生化指标,了解移植肝的功能恢复情况。胆汁分泌正常标志着肝脏功能的恢复,故需要重点观察 T 形胆汁引流管并记录胆汁的量和性质。结合其他指标,如有转氨酶明显增高、高血钾、意识障碍等则可能提示肝失活。

3. 并发症的观察和护理

（1）早期排异反应的观察:常出现在手术后 7～14 日,患者表现为突然出现黄疸、肝区疼痛、食欲减退、烦躁不安、体温上升、腹部胀气、精神萎靡、胆汁分泌减少、颜色变淡、黏稠度降低、血清胆红素及黄疸指数升高、谷丙转氨酶增高、超声波可见肝肿大、厚度增加。一旦发现上述情况,应及时通知医师做必要的处理。

（2）感染:体温可高达 42℃、呼吸急促、脉快、心率在 140 次/分钟、面颊潮红、精神不振、全身无力。腹腔感染可有腹痛、腹胀;肺部感染可表现为呼吸困难。

（3）出血:早期出血可能为小血管出血,渗血明显,中期和后期出血可能为肝功能不良,破坏了机体的凝血机制或因胆管梗阻致脂溶性维生素吸收发生障碍所致。因此,要求在整个肝移植前后不同阶段补充大量不同的血液制品。另外,密切观察病情变化,中心静脉压、尿量和血压的变化,每半小时挤压引流管 1 次,观察腹腔有无活动性出血,如有出血立即遵医嘱补充血浆、血小板及红细胞等,观察伤口敷料有无渗出,胃管的引流量及性质,观察大便的颜色、量、性质,判断有无消化道出血情况,如有出血立即遵医嘱进行止血治疗。

（4）胆管并发症:胆汁颜色变浅、变稀且量明显减少,腹胀、黄疸明显,血清胆红素明显升高,持续高热,精神萎靡不振、四肢无力,应疑为管道感染或胆管梗阻,及时通知医师。

（5）肝昏迷:患者疲乏无力、神志恍惚、烦躁不安、谵语、嗜睡、口腔散发出烂苹果味,皮肤、巩膜黄疸,粪便呈灰白色,血清胆红素升高,谷丙转氨酶（glutamic-pyruvic transaminase,GPT）升高,总蛋白减少,白蛋白与球蛋白比例倒置,血氨明显升高。

（三）介入治疗:肝动脉化疗栓塞治疗（TACE）的护理

1. 术前护理

（1）术前检查:肝肾功能、凝血功能、血常规及 B 超、胸片、心电图等。

（2）皮肤准备:根据不同穿刺部位做好皮肤准备。如做股动脉穿刺时,术前须进行双侧腹股沟区备皮,同时触摸股动脉及足背动脉搏动强度,标记足背动脉搏动点,以便术后进行双侧观察比较。

（3）碘过敏试验:术前做碘过敏试验,阳性者可选用非离子型造影剂。

（4）饮食:术前 4 小时不进固体或难消化食物。

（5）心理护理:患者往往对 TACE 缺乏了解,不安甚至恐惧心理明显,应做好充分的术前宣教,让患者了解 TACE 的目的、意义、过程、配合要求等。

（6）其他准备:同一般手术患者,如术中带药及用物准备等。

2. 术后护理

（1）穿刺部位护理:穿刺处伤口局部绷带加压包扎 8 小时（或沙袋加压包扎）,卧床 24 小时,观察穿刺处有无出血、渗液等情况。穿刺侧肢体避免过度屈曲,6～8 小时适当制动,指导患者在床上正确活动。

（2）给药护理:如有微量注射泵,可将导管连接于该泵上,便于持续注射抗癌药。防止导管堵塞,注药后以 2～3 ml 肝素溶液(50 U/ml)冲洗导管,保持导管内血液不凝固。

（3）预防感染：严格执行无菌操作技术,每次注药前管端消毒,注后须更换消毒纱布,覆盖并扎紧管端,防止细菌沿导管向肝内逆行感染。术后适当应用抗生素。

（4）水化作用：术后鼓励患者多饮水,积极配合补液以利水化作用。每日输液量在 1 500 ml 以上,以加速造影剂的排泄,防止肾功能受损,亦可用维生素 E、维生素 C 等抗氧化剂对抗化疗药引起的肾毒性。

（5）舒适护理：① 发热：术后第 2 日体温可达 38～39℃,甚至高达 40～41℃,一般持续 7～10 日。体温变化与肿瘤大小和坏死程度有关。可给予物理降温或解热镇痛药;② 恶心、呕吐：肝动脉栓塞化疗术后呕吐发生率高,其主要原因是抗癌药物对胃肠道的直接毒性损害,严重者可导致消化道出血,因此,术前和术后给予止吐药物。另外,须注意维持水、电解质及酸碱平衡;③ 腹痛、腹胀：肝动脉栓塞后由于肝包膜张力增加、肝脏水肿等原因可引起轻度腹痛不适,一般在术后 48 小时症状会自然减轻或消失。如疼痛剧烈 3～4 日仍持续存在,应考虑有无栓塞引起其他器官坏死的可能。必要时给予胃肠减压,改善血液循环,在病情未明确诊断前勿轻易应用止痛剂。

3. 并发症的观察与护理：① 病情观察：术后 24～48 小时密切观察生命体征变化,观察足背动脉搏动情况、造影剂不良反应的发生,并及时处理;② 局部血肿：血肿较小可继续加压包扎。如血肿较大,须检查凝血因子,用止血药,必要时可行血肿清除术;③ 假性动脉瘤：表现为搏动性肿物。可压迫静脉引起血栓性静脉炎,甚至破裂或导致动脉阻塞,应及早发现,向医师报告;④ 动脉内异物、栓子和血栓：表现为动脉搏动减弱或消失,栓塞远端皮温降低。应尽早通过 B 超引导下介入法或手术取出;⑤ 急性血栓性静脉炎：表现为患肢疼痛、肿胀、压痛等。应密切观察,及早发现,尽早采用入溶栓药物治疗,无效时可手术取出。

（四）出院宣教

（1）向患者讲解肝癌的可能病因、症状和体征,尤其是乙型肝炎肝硬化和高发区的人群应定期体格检查,做 AFP 和 B 超检查,以早发现、早诊断。

（2）指导患者适宜的饮食摄取,多吃含蛋白质的食物和新鲜蔬菜、水果。食物以清淡、易消化为宜。有腹水、水肿者,宜选择低盐饮食。

（3）保持大便通畅,为预防血氨升高,可适量服用缓泻剂。

（4）指导患者适当活动,注意休息。

（5）嘱患者及家属注意观察病情变化,如有水肿、体重减轻、出血倾向、黄疸、疲倦等症状,及时就诊。

（6）嘱患者定期复诊。

（秦　薇　宋明芳）

第三节　大肠癌患者的护理

一、流行病学特征及病因

（一）流行病学特征

结直肠癌(colorectal cancer,CRC)俗称大肠癌,是一种常见的消化系统恶性肿瘤,包括结肠癌和直肠癌。其发病有一定的地域特征,并与生活方式密切相关。

2018 年全球癌症统计数据报告,结直肠癌的发病率(10.2%)和死亡率(9.2%)位居第 3 位和第 2 位。男性的发病率(10.9%)和死亡率(9.0%)位居第 3 位和第 4 位,女性的发病率(9.5%)和死亡率(9.5%)位居第 2 位和第 3 位。

2015 年中国癌症统计数据显示,我国结直肠癌的发病率、死亡率在全部恶性肿瘤中均位居第 5 位,其中新发病例 37.6 万,死亡病例 19.1 万,我国结直肠癌的发病率和死亡率均保持上升趋势。在地域分布上以东部地区发病率最高,此外依次是中部、南部、西南、东北、北部,西北地区发病率最低。在死亡率上仍然是以东部地区最高,然后依次为西南、南部、北部、东北及西北。在城乡分布上无论是发病率还是死亡率,城市均远高于农村,分别为 69.93% 比 30.07% 和 66.25% 比 33.75%。在年龄上,发病率整体上呈现正态分布趋势,主要集中在 60~74 岁的年龄段,占总体患者数的 41.23%,而 45 岁以上发病的患者占所有结直肠癌新发病例的 93.28%。死亡率方面,结直肠癌患者因病死亡病例中 45 岁以上死亡率占 95.18%,整体表现为随着年龄增长死亡率逐渐上升的趋势,其中 60~74 岁和 75 岁以上年龄段的死亡率分别为 36.13% 和 40.10%。

与此同时,结直肠癌的肿瘤部位近年来也发生了明显改变,近端结肠癌或右半结肠癌的比例逐渐升高,而直肠癌的比例逐渐下降。

(二) 病因

大肠癌的病因复杂多样,包括遗传因素、生活方式和其他疾病等。结直肠癌的发生是一个渐变的过程,通常从正常黏膜到腺瘤、再到结直肠癌的形成需要 10~15 年的时间,其间需要肿瘤相关基因的多阶段参与,包括 APC、K-ras、DCC 以及 p53 等。结直肠癌的多种病因均通过加速上述过程中的一个或多个阶段促进癌变。

1. 生活方式和饮食因素 饮食因素中,高脂肪、高蛋白质、低纤维素饮食会增加大肠癌的患病风险。其机制可能与胆汁酸的代谢有关,胆汁酸的脱羟作用在肠道内产生了致癌物质。高脂肪、高蛋白饮食使胆汁酸在肠道内可以缓慢通过且浓度升高,而高纤维素饮食则使胆汁酸在肠道内被稀释且可以快速通过。另外,摄入过多的煎炸、腌渍食品也与结直肠癌的发生有关,煎炸过程中蛋白质过度受热而产生某些致癌物质会促进结直肠癌的发生;而腌渍食品则与产生致癌物质亚硝酸盐有关。

生活方式因素中,吸烟、饮酒、肥胖和缺乏体力活动被认为是结直肠癌发病的潜在危险因素。

2. 遗传因素 遗传引起的结直肠癌主要见于家族性腺瘤性息肉病(familial adenomatous polyposis,FAP)和林奇综合征(lynch syndrome,LS),两者均为常染色体显性遗传性疾病。FAP 约占所有结直肠癌的 1%,常于青年时期发病,3/4 的患者在 35 岁以前发生癌变,50 岁以后几乎全部发展为癌。LS 约占所有结直肠癌的 3%,此类患者发生结直肠癌的总风险为 50%~80%,平均诊断年龄为 46 岁。其他遗传性结直肠癌还包括 Gardner 综合征(Gardner's syndrome,GS)、黑斑息肉综合征(Peutz-Jeghers syndrome,PJS)、家族性结直肠癌 X 型 (familial colorectal cancer type X,FCCTX)等。

结直肠癌的遗传易感人群包含任何携带 APC、K-ras、DCC、p53 等基因突变的个体。上述基因的突变均能加快结直肠癌演变过程中的关键步骤,从而使结直肠癌发病的可能性明显增加,发病年龄明显提前。国内外研究均发现结直肠癌患者的亲属发生结直肠癌的危险性较一般人群明显增加,除生活方式类似外,遗传易感性是其中更重要的原因。

3. 疾病因素　结直肠癌的癌前病变包括结直肠息肉、腺瘤、炎症性肠病等,其中以结直肠腺瘤最为多见,约半数以上的结直肠癌由其演变而来。溃疡性结肠炎与克罗恩病可以引起肠道的多发溃疡及炎症性息肉,发病年龄越小,病变范围越广、病程越长,其癌变的可能性越大。血吸虫病和胆囊切除术后等也是结直肠癌高发的因素。

二、病理分类及临床分期

(一) 大体分型

1. 早期大肠癌　癌细胞局限于结直肠黏膜及黏膜下层者称早期结直肠癌。上皮重度异型增生且未穿透黏膜肌层者称为高级别上皮内瘤变,包括局限于黏膜层、但有固有膜浸润的黏膜内癌。

Kudo 根据内镜下所见将早期大肠癌分为 3 型:① 隆起型(Ⅰ型):多为黏膜内癌;② 表面型(Ⅱ型):多为黏膜下层癌;③ 凹陷型(Ⅲ型):均为黏膜下层癌。

2. 进展期大肠癌　可分为以下几种类型:

(1) 隆起型:凡肿瘤的主体向肠腔内突出者均属此型。肿瘤呈球形或半球形,似菜花状,四周浸润少,预后好。

(2) 溃疡型:肿瘤形成深达或贯穿肌层的溃疡者均属此型。此型肿瘤易发生出血、感染或穿透,转移较早。又分为局限溃疡型与浸润溃疡型。

(3) 浸润型:肿瘤向肠壁各层弥漫浸润,使局部肠壁增厚,但表面常无明显溃疡或隆起。累及范围广、转移早、预后差。

(4) 胶样型:少见。外形呈溃疡或伴有菜花样肿块,但外观及切面均呈半透明胶冻状。

(二) 组织学分型

(1) 腺癌:占绝大多数。又分为管状腺癌及乳头状腺癌两种,后者恶性程度较低。

(2) 黏液腺癌:此型癌组织中含有大量黏液,以细胞外黏液湖或囊腺状结构为特征。癌细胞位于大片黏液中或位于充满黏液的囊壁上,预后较腺癌差。

(3) 印戒细胞癌:是从黏液细胞癌中分出来的一种类型。其胞质内充满黏液,核偏向一侧,呈圆形或卵圆形,典型的转移方式为腹膜播散及腹腔种植转移,预后很差。

(4) 未分化癌:少见,预后最差。

(5) 其他:包括腺鳞癌、鳞癌、髓样癌、梭形细胞癌以及其他特殊类型或不能确定类型的肿瘤。

(三) 组织学分级

2010 版 WHO 标准依据结直肠腺癌(普通型)中腺样结构的百分比进行分级:① 1 级为高分化,腺样结构大于 95%;② 2 级为中分化,腺样结构为 50%~95%;③ 3 级为低分化,腺样结构为 0%~49%;④ 4 级为未分化,包括无腺样结构、黏液产生、神经内分泌、鳞状或肉瘤样分化等。

(四) 临床分期

结直肠癌分期的依据是肿瘤浸润肠壁的深度、淋巴转移的范围以及是否出现远处转移。Dukes 分期目前临床上已较少使用,目前最常用的是由 AJCC 或 UICC 制订的结直肠癌 TNM 分期系统(第 8 版),具体如表 17 - 2。

表 17－2　结直肠癌 TNM 分期

分　期	标　　准
T——原发肿瘤	
Tx	原发肿瘤无法评价
T0	无原发肿瘤证据
Tis	原位癌：黏膜内癌（侵犯固有层，未浸透黏膜肌层）
T1	肿瘤侵犯黏膜下（浸透黏膜肌层但未侵入固有肌层）
T2	肿瘤侵犯固有肌层
T3	肿瘤穿透固有肌层未穿透腹膜脏层到达结直肠旁组织
T4	肿瘤侵犯腹膜脏层或侵犯或粘连于附近器官或结构
T4a	肿瘤穿透腹膜脏层（包括大体肠管通过肿瘤穿孔和肿瘤通过炎性区域连续浸润腹膜脏层表面
T4b	肿瘤直接侵犯或粘连于其他器官或结构
N——区域淋巴转移	
Nx	区域淋巴结无法评价
N0	无区域淋巴转移
N1	有 1～3 枚区域淋巴转移（淋巴结内肿瘤≥0.2 mm），或存在任何数量的肿瘤结节并且所有可辨识的淋巴结无转移
N1a	有 1 枚区域淋巴转移
N1b	有 2～3 枚区域淋巴转移
N1c	无区域淋巴转移，但有肿瘤结节存在：浆膜下、肠系膜或无腹膜覆盖的结肠旁，或直肠旁、直肠系膜组织
N2	有 4 枚或以上区域淋巴转移
N2a	4～6 枚区域淋巴转移
N2b	7 枚或以上区域淋巴转移
M——远处转移	
M0	无远处转移
M1	转移至一个或更多远处部位或器官，或腹膜转移被证实
M1a	转移至一个部位或器官，无腹膜转移
M1b	转移至两个或更多部位或器官，无腹膜转移
M1c	仅转移至腹膜表面或伴其他部位或器官的转移

　　根据不同的原发肿瘤、区域淋巴结及远处转移状况，分别对预后进行了适当的分组（表 17－3）。

表 17－3　解剖分期/预后组别

期　别	T	N	M
0	Tis	N0	M0
Ⅰ	T1	N0	M0
	T2	N0	M0
ⅡA	T3	N0	M0
ⅡB	T4a	N0	M0

（续　表）

期　　别	T	N	M
ⅡC	T4b	N0	M0
ⅢA	T1～2	N1/N1c	M0
	T1	N2a	M0
ⅢB	T3～4a	N1/N1c	M0
	T2～3	N2a	M0
	T～2	N2b	M0
ⅢC	T4a	N2a	M0
	T～4a	N2b	M0
	T4b	N1～2	M0
ⅣA	任何 T	任何 N	M1a
ⅣB	任何 T	任何 N	M1b
ⅣC	任何 T	任何 N	M1c

三、转移

转移是结直肠癌患者的一个重要死亡原因,转移途径包括直接浸润、淋巴转移、血运转移以及种植转移等。

1. 直接浸润　癌细胞可向肠壁深层、环状及沿纵轴 3 个方向浸润扩散。直接浸润可穿透浆膜层侵蚀邻近器官,如膀胱、子宫、肾等;下段直肠癌由于缺乏浆膜层的屏障作用,易向四周浸润,侵犯输尿管、前列腺等。

2. 淋巴转移　淋巴转移是结直肠癌的重要转移途径,淋巴转移与癌细胞的浸润程度有关。左锁骨上淋巴转移为晚期表现。结直肠癌发生髂血管旁淋巴转移时,淋巴可逆流至腹股沟而发生腹股沟淋巴转移,亦属晚期表现。但肛管癌腹股沟淋巴转移时,如尚局限则仍可行腹股沟淋巴结清除,有根治的可能。

3. 血行转移　血运转移是结直肠癌远处器官转移的主要方式。由于肠道静脉血回流到门静脉系统,所以血行播散的首个部位通常是肝脏,其次是肺、骨骼及包括脑在内的许多其他部位。但是,起源于远端直肠的肿瘤可能首先转移至肺,因为直肠下静脉回流入下腔静脉而不是门静脉系统。15%～25%的结直肠癌患者在确诊时即合并肝转移,而有 15%～25%的结直肠癌患者在术后发生肝转移。约 10%的结直肠癌出现肺转移,但肺转移常伴随其他肺外器官的转移。

4. 种植转移　结直肠癌种植转移最常见的形式是腹腔种植及卵巢种植。肿瘤侵及浆膜层时癌细胞可脱落进入游离腹膜腔,种植于腹膜面,典型的腹腔种植转移可见腹膜壁层和脏层、网膜和其他器官表面粟粒样结节。直肠膀胱陷凹或直肠子宫陷凹为腹膜腔最低的部位,癌细胞易集聚种植于此。直肠指检(或直肠阴道双合诊)可触及该处有种植结节。卵巢转移可由肿瘤种植而来,也可由肿瘤直接浸润侵犯、血运转移及淋巴转移而来。来源于结直肠癌的卵巢转移癌,若病理性质为印戒细胞癌并伴有卵巢间质肉瘤样浸润,可以成为 Krukenberg 瘤。

四、临床表现

早期结直肠癌可无明显症状,病情发展到一定程度可出现下列症状。

1. 排便习惯及形状的改变 常为最早出现的症状。排便习惯改变常表现为排便次数增多、排便不畅、里急后重、腹泻、便秘或腹泻与便秘交替出现。排便性状改变则多为粪便变形变细，并有黏液样便。

2. 血便 肿瘤表面与正常黏膜不同，在与粪便摩擦后容易出血。根据出血部位、出血量和速度以及肿瘤发展程度，可有柏油样便、黏液血便、鲜红色血便、便中带血或仅表现为粪便潜血试验阳性等不同表现。结肠癌有时不一定出现血便，有时表现为间断性和隐性出血。便血是直肠癌最常见的症状，80％以上的直肠癌有便血。

3. 腹痛和腹胀 腹痛和腹胀也是大肠癌的常见症状。常见的原因包括肿瘤所致的肠道刺激、肿瘤的局部侵犯、肿瘤所致的肠梗阻、肠穿孔等。腹痛性质可分为隐痛、钝痛与绞痛。腹胀常为肿瘤引起不同程度肠梗阻的表现。60％～80％的结肠癌患者可出现不同程度的腹痛，定位不确切的持续性隐痛最为常见，排便时加重。直肠癌引起肠腔狭窄可致腹胀、腹痛、排便困难甚至肠梗阻，如肿瘤累及肛管括约肌，则有疼痛。

4. 腹部肿块 不管是良性还是恶性肿瘤，当肿瘤生长到一定体积时都可出现临床上可扪及的腹部肿块，恶性肿瘤较良性肿瘤更易表现为腹部肿块。腹部肿块约占右半结肠癌首诊患者的60％，以腹部包块就诊的左半结肠癌患者较少，占20％～40％。

5. 全身症状 随着病程进展，患者可出现慢性消耗性症状，如贫血、消瘦、乏力及发热，晚期出现恶液质。晚期病例还可出现黄疸、水肿、腹水等症状，有些可以在左锁骨上触及肿大淋巴结。

6. 肿瘤外侵转移症状 肿瘤扩散出肠壁在盆腔内有较广泛浸润或手术后腔内复发时，可引起腰骶部酸痛、胀坠感。当腹膜面广泛种植播散时可出现腹水或种植灶浸润压迫肠管而致的肠梗阻。当肿瘤浸润或压迫坐骨神经或闭孔神经根（腰骶丛）时可出现坐骨神经痛或闭孔神经痛。直肠癌晚期肿瘤可侵犯骶神经导致会阴部疼痛。肿瘤向前侵及阴道及膀胱黏膜时可出现阴道流血或血尿等。肿瘤累及输尿管时可出现肾盂积水，如双侧输尿管受累则可引起尿闭、尿毒症，为直肠癌术后盆腔复发而致死的常见原因。结肠癌如侵及与之接触、粘连的小肠形成内瘘时可出现餐后腹泻、排出尚未完全消化食物的症状。当腹膜后淋巴结广泛转移，肿大的淋巴结团块压迫下腔静脉、髂静脉时可出现两侧或一侧下肢水肿、阴囊或阴唇水肿等。

五、诊断

1. 临床检查 应进行常规体格检查，重点检查锁骨上区、腹股沟淋巴结，有无贫血、黄疸、腹部肿块、腹水、肠梗阻体征。

2. 直肠指检 直肠指检是简单而重要的检查方法，对发现早期肛管癌、直肠癌意义重大。在我国，低位直肠癌的发病率高，约有75％的直肠癌可在直肠指检时触及。直肠指检至少可扪及距肛门8 cm以内的直肠壁情况。指检时应注意确定肿瘤大小、大体形状、质地、占肠壁周径的范围、基底部活动度、肿瘤基底下缘至肛缘的距离、肿瘤向肠外浸润状况、与周围器官的关系、有无盆底种植等，同时观察指套是否染血。结肠癌患者也应通过直肠指检或直肠阴道双合诊检查了解直肠膀胱陷凹或直肠子宫陷凹有无种植灶。

3. 实验室检查

（1）大便隐血检查：大肠癌患者中50％～60％大便隐血试验阳性。大便隐血试验系非特异性诊断方法，任何情况引起消化道出血时均可导致大便隐血试验阳性。但作为一种简便、快速的方法，大便隐血试验是目前大肠癌普查和筛检最常用的方法，阴性结果不能完全排除肿瘤。

（2）癌胚抗原检查：癌胚抗原（carcino embryonic antigen，CEA）是常用的消化系统肿瘤的诊断方法,但敏感性低,对于早期大肠癌诊断价值不大,常用于术后随访和检测复发转移。

4. 内镜检查　包括直肠镜、乙状结肠镜及全结肠镜检查。目前直肠指检与纤维全结肠镜是结直肠癌最基本的检查手段。内镜能明确肿瘤的位置、大小、形态,还可钳取组织以明确病理诊断。电子结肠镜也可以用来治疗早期结肠癌,对晚期结肠癌进行姑息性治疗以缓解症状,以及解除结肠癌造成的梗阻,为进一步手术创造条件。超声内镜对诊断结肠癌的肿瘤侵犯程度和疾病分期有一定的帮助。

5. 影像学检查

(1) X线检查:推荐气钡双重X线造影作为筛查及诊断结直肠癌的方法,但不能应用于结直肠癌的分期诊断。对于疑有结肠或直肠梗阻的患者,应谨慎选择。

(2) CT:CT可以术前判断肿瘤位置、肿瘤是否穿透肠壁、邻近器官有无侵犯、有无淋巴转移以及远处转移,其针对>1 cm肝转移灶的敏感性和特异性可达90%～95%。对于结肠癌推荐行全腹＋盆腔CT(平扫＋增强)扫描,进行正确分期,为合理治疗提供依据。

(3) MRI:推荐MRI作为直肠癌的常规检查项目,用于直肠癌的术前分期。对于结肠癌主要用于评价肝转移灶、肝被膜下病灶以及骶前种植病灶等。

(4) 超声检查:推荐直肠腔内超声用于早期直肠癌分期诊断,用于了解患者有无肿瘤转移,尤其是肝转移,具有方便快捷的优势。

(5) PET－CT:不推荐常规使用,但对于病情复杂、常规检查无法明确诊断的患者可作为有效的辅助检查。对于术前检查提示为Ⅲ期以上的肿瘤患者,推荐使用。

6. 大肠癌的鉴别诊断

(1) 误诊为痔:便血是两者的共同表现,痔是大肠癌的主要误诊病种之一,在直肠癌误诊中约占1/3,在结肠癌则相对较少,约占1/6。对于30岁以上便血患者,应常规做直肠指检。

(2) 误诊为肠炎:慢性肠炎常表现为腹泻与便秘交替发作,统计表明,15%～20%大肠的临床表现为腹泻、便秘或两者交替发作。遇到此类患者应进一步检查。

六、治疗

(一) 外科治疗

外科治疗在大肠癌治疗中占据着最显著的地位,经外科治疗后大肠癌的5年生存率为50%～60%,若按照预后分期划分,Ⅰ期为90%～95%,Ⅱ期为80%～85%,Ⅲ期为60%～70%,Ⅳ期则不足20%。

1. 结肠癌　结肠癌因肿瘤生长部位不同手术方式也各不相同,同一部位的结肠癌因分期的不同,其切除的范围以及淋巴清扫范围也各不相同。结肠癌根治术切除肿瘤及距肿瘤10 cm以上的肠管、肠系膜及区域淋巴结。按肿瘤部位常分为右半结肠癌根治术(适用于盲肠、升结肠及肝曲的恶性肿瘤)、横结肠癌根治术(适用于横结肠中部癌)、左半结肠癌根治术(适用于结肠脾曲和降结肠癌)、乙状结肠癌根治术(适用于乙状结肠癌)。

早期结肠癌建议采用内镜下切除、局部切除或结肠切除术。如行内镜下切除或局部切除必须满足如下要求:① 肿瘤最大径<3 cm;② 切缘距离肿瘤>3 mm;③ 肿瘤活动,不固定;④ 仅适用于T1期肿瘤;⑤ 高-中分化;⑥ 治疗前影像学检查无淋巴转移征象。

2. 直肠癌　直肠癌手术治疗中直肠癌根治术应遵循Heald于1982年首先提出的全直肠系膜切除术(total mesorectal excision,TME)原则,即在直视下完整锐性切除直肠及直肠系膜,并保证切除标本环周切缘阴性。该法切除了盆腔筋膜脏层内的全部直肠系膜,其目的在于整块切除直肠原发肿瘤及所有的区域性播散。这一手术使术后 5 年的局部复发率降至 4%～10%，无瘤 5 年生存率为 80% 以上。

（1）腹会阴联合直肠癌根治术（Miles 术、APR 术）：适用于直肠下段及肛管癌侵犯齿线近端和无条件做保留肛门的直肠中段癌患者。

（2）经腹部直肠癌切除术（直肠低位前切除术、Dixon 手术、LAR 术）：适用于乙状结肠下段、腹膜返折以上的直肠癌。低位直肠癌浸润转移的生物学行为研究表明，低位直肠癌的远切缘距离肿瘤 2 cm 即可，这一理念使得 LAR 手术得到迅速推广。

（3）经腹直肠癌切除、结肠造口术（Hartmann 术）：适用于可经腹切除的中段直肠癌，有以下两种情况或之一者：① 年老体弱、合并有严重的心肺疾病不能耐受手术者；② 肿瘤晚期有远处转移或肿瘤系姑息性切除者。

（4）经腹直肠切除、结肠肛管吻合术（Park 术）：适用于可经腹切除但经腹吻合困难的直肠癌。

（5）经腹会阴、直肠、子宫附件及阴道后壁整块切除术（后盆腔切除术）：适用于女性腹膜返折平面以下直肠前壁肿瘤。

（6）保留盆腔自主神经（pelvic autonomic nerve preservation，PANP）的直肠癌根治术：性功能障碍是直肠癌术后常见的并发症。随着年轻直肠癌患者的增多、生存期延长以及患者对生活质量要求的提高，性功能障碍在直肠癌患者中日益受到关注。这种手术在保证肿瘤根治的前提下，辨别和保留盆腔自主神经，在预防直肠癌术后排尿障碍和性功能障碍等方面有显著作用。

（7）局部切除术：直肠癌的局部切除是指将肿瘤及其周围 1 cm 的肠壁全层切除。该手术的理论基础是，当病变局限于黏膜而未超过黏膜肌层时几乎无淋巴转移风险，但当病变侵及黏膜下层时则有近 5% 的概率发生淋巴转移，故当病变局限于黏膜或黏膜肌层时可单纯切除病变部位、无须进行区域淋巴结清扫，即可达到根治目的。局部切除患者术后存在局部复发和转移的风险，因此应严格把握适应证。

3. 肛管癌手术　肛管癌未侵犯齿线，可行局部广泛切除，亦可行放疗、化疗为主的综合治疗辅以局部切除。肛管癌已侵犯齿线则按直肠癌处理，肛周皮肤癌按皮肤癌处理。

4. 急诊手术治疗　急诊手术的大肠癌患者占全部患者手术量的 1/3。常见的术后并发症包括：

（1）梗阻：7%～29% 的大肠癌以急性肠梗阻为首发症状，是大肠癌预后不良的因素之一。急性结肠梗阻中，癌性梗阻占 78%。

（2）穿孔：大肠癌引起穿孔的发生率为 6%，穿孔常发生于盲肠和肿瘤两处部位。盲肠穿孔继发于癌性梗阻，肿瘤部位的穿孔是癌性溃疡穿透肠壁的结果。

（3）出血：大肠癌引起大出血较少见，约占下消化道大出血的 10%。手术治疗仅适用于内科治疗无效的情况，手术应力争切除出血病灶。

在患者的一般情况允许时，均可考虑急诊手术治疗。大肠癌急诊手术治疗的首要目的是解除威胁患者生命的大肠癌并发症，其次兼顾肿瘤的治疗。手术应在适当准备，如补充血容量，纠正水、电解质紊乱等后进行。近年来临床上开展了术前经结肠镜放置肠梗阻导管或肠梗阻记忆合金支架进行减压引流和必要的肠道准备，以提高根治性手术切除率和 I 期吻合率。

（二）放射治疗

直肠癌围手术期放疗可提高治愈的机会，姑息性放疗可缓解症状。结肠癌放疗效果存在争论,一般其放疗是作为联合手术、化疗等治疗手段的措施之一。

1. 术前放疗　术前放疗可缩小肿瘤体积、提高手术切除率、减少淋巴转移、减少远处转移及减少局部复发机会。多采用体外照射,放疗后手术时间随照射、剂量不同而异。

2. 术后放疗　术后放疗可减少局部复发率,提高生存率。

3. 姑息性放疗　适用于无法根治的晚期或复发患者,以缓解局部症状为目的。

4. 放疗并发症　因为肠的放射耐受性较差,放疗的急性反应主要有急性肠黏膜炎,临床表现为大便次数增加、腹痛、腹泻,严重者有血便。直肠照射时会发生膀胱刺激征,如尿频、尿急。后期的放射并发症有肠纤维化、肠粘连、肠营养吸收不良,较严重的会出现肠穿孔。

(三)化学治疗

化疗是结直肠癌重要的综合治疗手段之一,术后辅助化疗可以降低术后复发和远处转移的风险。还可作为晚期失去手术指征患者的治疗手段,减缓疾病进展以及延长生存时间。

1. 常用化疗药物

(1)氟尿嘧啶(5-FU):是最早用于结直肠癌化疗的有效药物,为时间依赖性药物,维持一定时间的血药浓度可明显加强其疗效,因此目前强调采用持续静脉滴注。

(2)亚叶酸钙(LV):是5-FU的生化调节剂,使5-FU的细胞毒作用明显加强,单药使用无抗肿瘤作用。据分析,LV+5-FU疗效比单用5-FU增加1倍,目前LV+5-FU是晚期结直肠癌的标准治疗方案。

(3)奥沙利铂(LOHP):是第3代铂类抗癌药物,LOHP的主要不良反应是蓄积性的外周感觉神经异常。停药后中位时间13周可恢复。

(4)伊立替康(CPT11):是拓扑异构酶Ⅰ抑制剂,主要不良反应是骨髓抑制和延迟性腹泻。

(5)口服氟尿嘧啶类:目前较常用的有卡培他滨(Cap),是5-FU前体,疗效高而不良反应低,主要不良反应是手足综合征。作为结直肠癌一线治疗药物之一,可以单药使用,也可与奥沙利铂联合使用。

2. 辅助化疗　结直肠癌的化疗均以5-FU为基础用药,不同的组合衍生出不同的化疗方案,以全身静脉化疗为主。在治疗期间应根据患者体力情况、药物毒性、术后T和N分期、患者意愿,酌情调整药物剂量和/或缩短化疗周期。

(1)FOLFOX方案:LOHP联合LV和5-FU,是目前结直肠癌术后辅助化疗和晚期结直肠癌姑息化疗最有效的方案之一。LOHP第1日+LV第1～2日+5-FU第1～2日静滴+5-FU第1～2日静推,每2周重复。

(2)CapOX方案:LOHP联合Cap。LOHP首日静滴,随后Cap口服2周,每3周重复。

(3)Mayo Clinic方案:LV+5-FU连用5日,每日1次,每3～4周重复。

(4)FOLFIRI方案:CPT11与5-FU和LV联用的2周用药方案。CPT11第1日+LV第1～2日+5-FU第1～2日静滴+5-FU第1～2日静推。每2周重复。

(5)口服卡培他滨:服用14日,停7日重复。加用维生素B$_6$可减少不良反应。

3. 姑息性化疗　姑息性化疗是进展期结肠癌综合治疗的重要手段,可以使部分原无手术指征的结肠癌或有转移的患者获得手术切除的机会。给药途径可分为静脉全身化疗和动脉插管区域化疗。

4. 局部化疗　包括肝脏的局部化疗和腹腔内局部化疗。常用的肝脏局部化疗方法包括肝动脉灌注化疗(hepatic arterial infusion,HAI)和肝动脉栓塞化疗(transarterial

chemoembolization,TACE）；腹腔内局部化疗方法为腹腔热灌注化疗（continuous hyperthermic peritoneal perfusion chemotherapy,CHPPC）。

（四）分子靶向治疗

分子靶向治疗是以分子生物学为基础，针对肿瘤细胞受体、关键基因或调控分子，设计分子靶向药物，特异性杀伤肿瘤细胞的治疗方法。适用于转移性结直肠癌，可显著提高其预后。分子靶向药物主要包括抗血管内皮生长因子受体单抗和贝伐珠单抗，以及抗表皮生长因子受体的单抗，如西妥昔单抗和帕尼单抗。

（五）中医综合治疗

中医综合治疗是肿瘤综合治疗的重要组成部分。在肿瘤治愈性手术后，长期中医治疗有抗转移、抗复发作用。中医药配合放化疗有增效、减毒作用。在肿瘤晚期，体能状态好者行姑息性放化疗＋中药综合治疗可增效、减毒；体能状态差者，中医综合治疗可延长其生存期，提高其生活质量。大肠癌常用的中药制剂：① 静脉点滴抗癌中药制剂，有康莱特注射液、榄香烯乳注射液、华蟾素注射液等；② 口服抗癌中成药制剂，有华蟾素片、参莲胶囊等。

（六）多学科综合治疗

大肠癌多学科综合治疗可以为患者提供全面有效的治疗和护理。一般由专科外科医师、肿瘤内科医师、放射治疗医师、病理诊断医师、内镜医师、放射诊断医师、专科护士和精神心理医师组成，使治疗大肠癌的相关医护人员共同参与患者的诊治，保证治疗的最佳质量和最好效果。

七、护理

（一）围手术期护理

1. 术前护理

（1）心理护理：肿瘤患者的心理护理详见第十二章。另外，需要行造口手术的患者因其心理状态具有特殊性，其心理护理要有针对性。担心外形发生改变以及这种改变带来的一系列问题，家人、朋友和同事的看法及社会的眼光，生活、工作上的不便以及尴尬，都将会给患者的心理上造成很大的压力。耐心倾听患者的诉说，了解其心理，排解其恐惧及焦虑，为患者建立一个疏解的渠道非常重要。有一部分患者的焦虑、紧张是由于对手术的无知所造成的。因此，可以通过观看录像、图片、实物等方法向患者介绍肠造口手术的方式、部位、功能及护理等相关知识，使其对整个治疗过程有一个大概的了解，解除其因不了解而带来的焦虑、恐惧等不良心理状态。并可请有相同经历的成功患者进行座谈，通过患者之间的交流，增强其对手术及将来生活的信心，配合手术顺利完成。同时，也要与患者家属进行良好的沟通，取得他们的配合和支持，因为患者今后的康复在很大程度上依靠家属的帮助。

（2）营养支持：术前给予足够的营养支持。能够进食的患者可给予高蛋白质、高热量、高维生素、易于消化的少渣饮食。如不能进食或因肠道准备需禁食的患者可给予静脉营养支持，以提高患者的手术耐受性。

（3）肠道准备：大肠癌手术的肠道准备是非常重要的，包括肠道清洁和减少肠道细菌两个方面。其目的是减少术中污染和术后感染的机会，有利于吻合口愈合。

1）饮食：术前 3 日进少渣半流质，术前 1 日进流质，术前 1 日晚开始禁食。

2）清洁肠道：术前 1 日给予清洁灌肠或口服灌肠（术前 1 日下午在 2 小时内口服 20％甘露醇 500 ml＋5％葡萄糖氯化钠注射液 1 000 ml 或氯化钠注射液 1 000 ml，利用甘露醇的高渗作用,吸收肠道内水分,促进肠蠕动,达到清洁肠道的作用,但对年老体弱、有梗阻症状、心肾功能不良者禁用),或术前 3 日予番泻叶 9 g 泡服。对于有肠梗阻症状的患者,其肠道准备的时间需延长,予低压灌肠,灌肠时的动作要轻柔,以防癌细胞扩散。

常用的还有快速肠道准备,即口服聚乙二醇电解质。聚乙二醇电解质中的高分子长链聚合物不被肠道吸收,增加局部的渗透压,使水分保留于结肠肠腔内,粪便被软化,含水量增加,促进肠蠕动产生导泻的效果。常用的方法:成人用量 2 包,每包以 1 000 ml 纯水稀释,2 000 ml 在 1.5 小时左右口服完。一般在 4 小时后可达到满意的肠道准备效果。

3) 药物使用:口服肠道不吸收的抗生素,减少肠道内的细菌。术前 3 日口服甲硝唑 0.4 g,每日 3 次,庆大霉素 8 万 U,每日 3 次。服用肠道杀菌剂后抑制了肠道大肠埃希菌的生长,使维生素 K 的合成和吸收减少,因此需补充维生素 K。可口服维生素 K 48 mg,每日 3 次或予维生素 K 110～20 mg 肌内注射。

(4) 造口定位:对拟行肠造口的患者应进行术前肠造口的定位,以降低术后造口并发症的发生率,减少对患者生活习惯的影响,便于患者的自我护理。术前 1 日,由造口治疗师(enterostomal therapist,ET)对患者进行术前访视并做造口定位。定位的基本要求:患者在不同体位时都能看到造口,双手能方便处理造口;坐下后,肠造口不会陷入皮肤皱褶中影响造口器具的使用;定位处皮肤应平整,无瘢痕及皮肤疾患,避开切口部位和骨突处;不影响术后工作和穿戴等。

(5) 其他术前准备:术晨予留置导尿管,排空膀胱,防止术中损伤膀胱。对于行 Miles 手术的女患者应在术前 1 日下午及术晨各进行一次阴道冲洗。

2. 术后护理

(1) 生命体征的监测:了解患者的术中情况,监测术后的体温、脉搏、心率、血压直至平稳,观察伤口引流管及各种导管的情况,引流液的色、质、量。

(2) 饮食:术后予禁食,静脉补液。术后 3 日待肠蠕动恢复之后可进流质,1 周后可予半流质。选择易消化的少渣饮食。

(3) 防止尿潴留的护理:直肠癌根治术易损伤骶神经丛或造成膀胱后倾,导致尿潴留,故术后需放置较长时间的导尿管,一般为 2 周左右。在此期间应做好导尿管护理,防止尿道感染。并在拔管前,定时夹管,进行膀胱收缩功能的锻炼。

(4) 会阴部伤口的护理:Miles 手术会阴部的创面较大,术后的渗血、渗液较多,潴留在残腔中易引起感染,须做好预防措施:① 观察伤口渗血、渗液情况,如有渗出及时更换敷料;② 保持会阴部引流管通畅,防止引流管扭曲、受压,观察引流液的色、质、量,并做好记录。

(二)化疗护理

见第三章第五节。

(三)放疗护理

见第四章第四节。

(四)肠造口护理

肠造口是指将近端肠段固定于腹壁外,粪便由此排出体外,又称人工肛门。根据造口存在时间的长短分为临时性肠造口和永久性肠造口。根据造口的形状分为单腔肠造口、双腔肠造口、袢式造口等。

1. 肠造口的一般护理

(1) 肠造口观察:术后应观察肠黏膜有无水肿、出血、缺血坏死等情况。一般术后 2～3 日可恢复肠蠕动,注意观察患者的排便排气情况。

(2)肠造口术后卧位:在造口袋粘贴牢固、无渗漏的情况下,可无卧位限制。如有造口底盘渗漏,为防止粪便污染手术切口,应取造口侧卧位,并可用透明薄膜或薄型水胶体敷料覆盖切口。

2. 造口袋的使用 肠造口患者需要暂时或永久性使用造口袋。根据不同患者的不同需求,可选用不同类型的造口袋。

(1)造口袋类型:一般可分为一件式或两件式、闭口式或开口式、透明式或不透明式。一件式是指底盘和袋子是一体的,两件式是指底盘和袋子是分开的;闭口式是指袋子上没有排放口,即不需要袋夹,开口式是指可以通过袋子上的排放口将造口袋内的排泄物倒掉,需要用袋夹将开口夹闭。透明式和不透明式是指是否可以透过袋子看到袋子内部。

(2)造口护理相关附件产品:在进行造口护理时可根据自身情况选用造口附件产品,如使用造口护肤粉或皮肤保护膜保护造口周围皮肤、使用防漏膏和造口腰带增加造口底盘粘贴性、使用防漏条解决造口周围皮肤凹陷问题、使用活性炭过滤片防止造口袋胀袋、使用造口袋清香剂去除造口袋异味等。

(3)造口袋的选择:一般应考虑以下几点:① 造口袋的材质与患者的肤质相适应。即不会发生过敏;② 适合患者造口情况。即造口袋的类型、外观、大小、形状等须满足患者的需要;③ 造口底盘的黏性好,不易渗漏;④ 方便使用。即容易佩戴及更换;⑤ 价格合理。造口袋的价位与患者的经济能力相匹配。在相同质量下应选择价廉的产品。

(4)术后不同阶段造口袋的选择

1)术后早期:应选择透明的造口袋以方便观察造口及排便情况。一般术后早期排泄物多为不成形的水样便,加上患者不方便下床活动,应选择开口式造口袋,同时不妨碍其他引流管或支架的放置,能保护造口周围皮肤,使用方便。

2)康复期:应考虑造口人士的生活方式及习惯;身体状况及造口情况,如视力、双手活动情况、造口位置、造口形态、周围皮肤情况等;心理状况,尤指患者对造口的接受程度;工作需要以及休闲、娱乐等情况。

(5)造口袋更换的一般步骤:去除旧袋→清洁造口及周围皮肤→擦干造口周围皮肤→观察造口及周围皮肤有无并发症,如有则给予相应处理→测量造口大小→裁剪造口袋底盘→适当使用造口护肤粉及其他附件用品→粘贴造口袋。具体操作如下:

1)准备用物:先准备一块质地柔软的专用小毛巾、一盆温水、柔软的卫生纸、一把剪刀、合适的造口袋、造口测量尺,如需要可准备其他造口护理用品(如造口护肤粉、防漏膏、皮肤保护膜等)。

2)去除旧袋:用一只手压住造口袋底盘上缘的皮肤,另一只手稍用力自上而下撕除底盘。

3)清洁造口及周围皮肤:先用卫生纸清除造口及其周围皮肤上的粪便,应用手抓持而不是来回擦拭,防止损伤造口黏膜。再用湿毛巾将造口及皮肤清洁干净,直至皮肤上没有粪便残渣残留。

4)擦干造口周围皮肤:用毛巾或卫生纸吸干皮肤上的水分,并晾干皮肤。

5)观察:观察造口及周围皮肤有无并发症,如有则给予相应处理。

6)测量造口大小:用造口测量尺测量造口的大小并在造口袋底盘上做相应的绘制。

7)裁剪造口袋底盘:根据绘线裁剪造口底盘,底盘内缘距造口约 2 mm 为宜。过大会降低造口底盘的粘贴性,扩大粪便与皮肤接触的面积,易导致接触性皮炎;过小则有可能损伤到肠黏膜,造成破损出血。剪裁好造口底盘后用手撸一下剪裁面以去除毛刺。

8)粘贴造口袋:撕除底盘上的粘贴纸,将底盘平顺服帖地粘在造口周围皮肤上,并从内向外压平。

应注意,造口周围皮肤一定要清洗干净并保持干燥,用清水清洗即可,避免使用消毒剂;若造口及周围皮肤存在并发症需处理好之后再使用造口袋;粘贴造口袋时要保持腹部皮肤平整无皱褶,如有体毛应予剃除,以防造口袋粘贴不牢而引起渗漏。根据造口及皮肤情况选用合适的造口附件用品。周围皮肤由于经常擦洗会比较干燥,可使用一些水油平衡型的护肤剂或润肤霜,保持皮肤滋润。

(6)造口患者的饮食护理:除了本身患有需注意饮食的疾病外,肠造口患者原则上不需忌口,只要均衡饮食即可。注意饮食卫生,平时可多喝水,多吃水果、蔬菜,避免生冷、辛辣等刺激性食物。但为了提高患者的生活质量可适当少吃或不吃某些食物。为避免造口袋胀气,尽量避免食用产气较多或产臭气的食物,如豆类、萝卜、洋葱、番薯、莴笋、鸡蛋、芝士、啤酒等;少吃会引起腹泻的食物,如绿豆、菠菜、花椒、八角、咖喱、蒜头、啤酒等。造口狭窄者避免进食木耳、菌菇、芹菜等难消化及纤维过长易成团的食物,如笋、芹菜、韭菜等。进食时应细嚼慢咽,既有利于消化又可避免吞入过多气体。

3. 肠造口并发症的观察和护理

(1)造口坏死:造口缺血坏死是造口术后早期并发症之一。正常的肠黏膜红润、有光泽。当发生缺血坏死时呈黑色或紫色,肠黏膜失去光泽。检查肠管缺血坏死程度的方法:可用玻璃试管放入造口内,在光线照射下观察肠黏膜色泽。轻度坏死可予保守治疗,用生理盐水纱布湿敷,一般创面可自行愈合。重度坏死需手术治疗。

(2)造口出血:通常发生在术后 48 小时之内。轻度出血可用 1‰肾上腺素溶液湿敷,严重的应寻找出血点予以结扎止血。晚期造口出血常见于造口护理不当引起的造口黏膜糜烂出血。护理造口时应动作轻柔,用软手纸轻轻抓持粪便,防止损伤黏膜。破损黏膜可以在清洗后涂抹造口护肤粉以促进愈合。

(3)造口水肿:术后 2~5 日可见造口黏膜水肿,一般可自行消退,不必特殊处理。如果为造口黏膜皱褶完全消失的重度水肿,呈灰白色,则应检查造口肠管血运是否充足,并用 3%高渗盐水或 50%硫酸镁浸湿纱布覆盖在造口黏膜上湿敷,2~3 次/天,20~30 分钟/次。

(4)造口狭窄:由于腹壁孔太小、未切除部分筋膜或者黏膜坏死脱落。轻度狭窄者可进行扩肛:患者示指戴指套,涂上润滑油,徐徐插入造口至第 2 指关节处,停留 5~10 分钟,每日 1~2 次。重度狭窄不能正常排便者则需进行手术治疗。

(5)造口脱垂:指肠管脱出长度超出正常情况,与腹壁薄弱、腹内压增高等因素有关。相应的健康指导有:① 选用底盘较软的一件式造口袋,在造口袋内涂上润滑油,防止脱出肠管因摩擦而出血。底盘剪裁恰当,减少换袋次数;② 宜在患者平卧且造口回纳后更换造口袋;自行回纳困难者,宜手法回纳;伴水肿时,待水肿消退后回纳。回纳后宜使用无孔腹带包扎。若脱垂伴缺血坏死或不能手法回纳,应嘱患者平卧并及时报告医师,考虑手术,重做造口;③ 安慰患者,耐心倾听患者的倾诉,告诉患者不要紧张。给予饮食指导,吃无渣、柔软的食物,预防肠梗阻。告知患者肠梗阻的症状和体征,如有腹痛、腹胀、呕吐、停止排气排便时应立即就诊。

(6)造口旁疝:是指与造口有关的腹壁切口疝,临床上不少见。小而无症状的造口旁疝首先应采取非手术治疗,可使用造口腹带或无孔腹带包扎,定时松解后排放排泄物,以减轻症状,提高生活质量。严重时需做手术修补。相应的健康指导有:① 术后 6～8 周内避免提举重物,积极治疗慢性咳嗽、前列腺增生等疾病,教育患者咳嗽时用手按压造口部位,减少腹压对造口部位的影响;② 选择适合的造口袋,如底盘较软的一件式造口袋,并加用合适的造口腹带;③ 指导患者换袋技巧,学会使用镜子,通过镜子的成像更换造口袋;④ 禁止进行造口灌洗,以免增加腹压,加重造口旁疝;⑤ 指导患者注意观察肠梗阻的症状,如出现腹胀、腹痛、呕吐、停止排气排便等症状时应立即就诊;⑥ 适当锻炼,减轻体重,正确锻炼腹肌,增加腹肌强度;⑦ 解释形成造口旁疝的原因,减轻患者焦虑、紧张的情绪。

（7）造口回缩:由于肠管长度不足、肠管外置时有张力、缝线脱落过早、支架拔除过早、术后体重猛增等原因。

1）部分回缩:肠端尚在腹腔外,一般无须手术,但须严密观察回缩进展情况。

2）重度回缩:造口处看不到结肠黏膜或已有腹膜刺激征,应立即手术。

（8）造口周围皮肤炎症

1）过敏性皮炎:由对造口袋及黏胶底板过敏而引起。

处理:详细询问患者的过敏史,如过敏严重且原因不明时可做过敏试验,剪一小块底板贴于耳后,观察 24 小时,局部红、痒、痛为阳性。指导患者选择其他类型的造口用品。局部皮肤可外用类固醇药物如地塞米松软膏,涂药 10 分钟后用清水洗净,干燥后贴造口袋。如情况无明显好转,可请皮肤科诊治。

2）粪水性皮炎:由于造口位置差、皮肤有皱褶使造口袋与皮肤粘贴困难或造口护理不当造成排泄物渗漏,腐蚀了周围皮肤。

处理:检查造口及造口袋使用情况,贴好造口底盘并去除刺激原因,促进皮肤愈合。更换袋子时先用清水清洗造口周围的皮肤,擦干,涂抹皮肤保护粉、喷上无痛型皮肤保护膜或使用防漏膏后再贴上造口袋。

4. 肠造口灌洗

（1）优点:① 养成定时排便的习惯;② 清洁方便:灌肠后 24～48 小时内无粪便排出,可不必使用造口袋;③ 减少臭味,增强自尊和社交信心;④ 减少粪便对造口周围皮肤的刺激;⑤ 节省开支,提高生活质量。

（2）适应条件:适用于肠道功能正常、身体状况好、无造口并发症的乙状结肠或降结肠永久性单腔造口患者。患者有自理能力,能接受灌洗方法,有学习能力及家庭支持,有独立卫生间并且时间充足。

（3）禁忌条件:① 年龄:婴儿,肠穿孔的机会大;儿童,不能久坐;高龄老人,可能难以保持身体或精神状况,肢体灵活度有限;② 结肠造口情况:临时性结肠造口、升结肠或横结肠造口、术前排便无规律、造口脱垂或造口旁疝、结肠持续性病变;③ 全身系统:关节炎、帕金森病、瘫痪、心脏或肾脏疾病,预后差或临终患者;④ 其他:精神不健全者、缺乏卫生设备、盆腔或腹部放射治疗期间、易引起肠穿孔、没有兴趣者。

（4）可以开始灌洗的时间:术后 1 个月左右或放、化疗后 3～6 个月后。

（5）用物准备:须备有造口灌洗用具。

（6）备温水 500～1 000 ml（39～41℃）,部分灌洗设备配有内置式温度计。调节压力:液面至肠造口的高度为 45～60 cm。去除造口用品、清洁造口及造口周围皮肤。润滑灌洗锥头并轻轻插入造口:用手轻压住灌洗圆锥头防止水逆流。打开管夹让水流入肠道内:匀速 10～

15 分钟。将所需水量灌入后,把管夹关紧,圆锥头仍需压在肠造口停 3 分钟。约 15 分钟后,大部分排泄物已经排出,灌洗者可将袖带尾端扎紧起来活动。待 30～40 分钟后粪便才能排除干净。当完全结束时,除去袖带,清洁造口并戴上造口用品,收拾好用具,适当保存。

灌洗后须留意下次排便的时间,如灌洗后 48 小时有大便排出,这就表明应该每 48 h 灌洗 1 次。造口灌洗应定时进行,每日 1 次或每 2 日 1 次,最好长期执行。

八、康复支持

造口手术是治疗疾病的一种手段,有了造口并不等于生活的完结。当然造口患者在生活习惯上会有所改变,但只要掌握了正确的护理知识就能回归社会。由国际造口协会 (international ostomy association,IOA)倡议并得到 WHO 认可,从 1993 年 10 月 2 日开始,每 3 年 10 月的第一个星期六为"世界造口日"。

生活中,造口患者要做到起居规律、劳逸结合、饮食适度。在饮食方面,只要没有其他的疾病限制一般没有特别的注意事项。但为了身体的健康和生活质量的提高,需要注意粗细粮和荤素食物的合理搭配,定时进食,不饮酒、不抽烟,少吃有异味和产气多的食物(如葱、蒜和豆类食品),注意饮食卫生。要细嚼慢咽,吃东西太快容易吸入过多气体引起腹胀。多喝水、多吃水果蔬菜可防止便秘。

在休养的同时要注意适当的活动及运动,防止由于体重的增加而导致的一些造口并发症,如造口旁疝、造口回缩与凹陷、造口脱垂等。只要不是重体力劳动和增加腹内压的剧烈运动都可以适当参加。天气变化时要注意预防感冒咳嗽,减少腹内压增加的机会。衣物应柔软、宽松,腰带处不宜过紧以免对造口产生压迫。

应告知患者,有了造口一样可以享受生活。洗澡水不会对造口产生影响,可采用淋浴的方式洗澡,使用中性的皂液。游泳时可选用小型造口袋。如果想外出旅游,须随身携带足够的造口护理用品。

正确勇敢地面对造口。有造口并不是一件可耻的事,一味地保守秘密反而会造成心理的负担,不利于身心健康,可以根据朋友的亲密程度决定是否告诉其造口的情况。多与社会接触,多与他人交流,保持心情开朗,适当参加社会活动,情况允许可重返工作岗位,这些对身体的康复都是非常有利的。

(吴　燕)

第四节　胰腺癌患者的护理

胰腺癌(pancreatic cancer)一般指胰腺外分泌组织发生的肿瘤。由于胰腺解剖位置深而隐蔽,不易早期发现且其恶性程度高,一旦发现一般多为晚期,故其切除率低、愈后差。

一、流行病学特征及病因

(一) 流行病学特征

近年来胰腺癌有逐渐增多的趋势,每 10 年约增加 15%,目前已成为较常见的消化系统肿瘤。据西方国家的统计,胰腺癌约占全身恶性肿瘤发病率的 2%,死亡率则占全身恶性肿瘤的 4%～5%,占消化道恶性肿瘤的 10%左右。西方国家胰腺癌的死亡率在过去 30 年间增加了 3

倍,2017 年美国癌症协会发布的数据显示,美国胰腺癌新发病例数位列男性恶性肿瘤发病第 11 位、女性第 8 位,居恶性肿瘤死亡率第 4 位。东方国家发病率也有明显上升,我国上海统计表明:1972 年至 2000 年,胰腺癌男性标化发病率从 4.0/10 万升至 7.3/10 万,女性从 3.1/10 万升至 4.9/10 万,发病率和死亡率分别从肿瘤顺位排序的第 10 位,升至第 8 位和第 6 位。中国国家癌症中心最新统计数据也显示,胰腺癌位列中国城市男性恶性肿瘤发病率的第 8 位,居北京市和上海市人群恶性肿瘤死亡率的第 5 位。

(二)病因

尚不完全明了,发病影响因素包括:

1. **环境因素** 包括吸烟、酗酒、高蛋白、高脂肪饮食。吸烟是唯一公认的危险因素,长期吸烟,尤其 20 年以上烟龄,是导致胰腺癌发病的高危因素。

2. **个人因素** 性别、年龄、家族遗传及基因突变等因素,男性多于女性,50 岁以上多见。胰腺癌发生可能与多种基因突变引起的遗传易感性提高有关,例如 *BRCA1/2*、*MSH2/6*、*MLH1*、*PMS*、*Pm52*、*APC*、*CFTR*、*PRSS1/2*、*CDKN2A/P16*、*STK11/LKB1*、*FA*、*ATM*、*TP53* 等基因突变能够引起体内多个胚系突变而诱发多种遗传综合征,包括遗传性乳腺癌和卵巢癌、遗传性非息肉性结肠癌、遗传性结直肠息肉病、囊性纤维性病、遗传性胰腺炎、家族性非典型性多发性黑色素瘤综合征、柏查综合征、Fanconi 贫血、毛细血管扩张性共济失调综合征及克-费综合征等遗传综合征可以增加胰腺癌发病的危险,约 10% 的胰腺癌患者具有遗传背景,易出现家族遗传倾向。

3. **病理因素** 糖尿病是胰腺癌的风险因素之一,特别是老年、低体重指数、无糖尿病家族史的患者,新发 2 型糖尿病时,应注意随访并警惕胰腺癌的可能。另外,降糖药物使用(磺脲类药物)可能与糖尿病患者罹患胰腺癌风险之间有一定的相关性,目前还不能确定。研究认为由酒精、胆石症、遗传因素等病因引起的慢性胰腺炎是胰腺癌发病的危险因素,慢性胰腺炎的导管化生是引起胰腺癌的重要原因,其分子机制可能与 *K-rays*、*PRSS1/2*、*SPINK1*、*CFTR* 等基因突变和染色体的不稳定性有关。

二、病理分类及临床分期

原发性胰腺癌可以发生在胰腺任何部位,大体上根据其发生在胰腺的部位分为胰头癌、胰体癌、胰尾癌和全胰癌。其中胰头癌占 60%～70%,胰体癌占 20%～30%,胰尾癌占 5%～10%,全胰癌占 5%。

(一)组织学分类

1. **导管腺癌** 80%～90% 为导管腺癌。肿瘤主要由不同分化程度的导管样腺体构成,伴有丰富的纤维间质。导管腺癌包括以下类型:① 乳头状腺癌;② 管状腺癌;③ 囊腺癌;④ 扁平上皮癌;⑤ 腺扁平上皮癌;⑥ 黏液癌;⑦ 其他:如筛状腺癌、黏液表皮癌、印戒细胞癌。

2. **腺泡细胞癌** 仅占胰腺癌的 1%,多发于老年人。腺泡细胞癌主要转移至局部淋巴结、肝、肺、脾。

3. **小腺体癌** 少见类型的胰腺癌。胰头癌较为多见,肿块很大。

4. **大嗜酸性颗粒性癌** 胰腺中此型肿瘤罕见,文献中仅有数例报道。肿瘤可长得很大,早期有肝转移。

5. **小细胞癌** 形态上和肺小细胞癌相似,占 1%～3%。此型预后很差,患者多在 2 个月内死亡。

(二) 临床分期

胰腺癌的病理分期目前得到广泛认可和应用的是 AJCC 2017 年发布的第 8 版 TNM 分期系统，TNM 是肿瘤学中对肿瘤的一种分期形式(T 是原发灶，N 是淋巴结，M 是远处转移)，在此基础上，用 TNM 三个指标的组合划出特定的分期，具体如表 17 - 4。

表 17 - 4　胰腺癌 TNM 分期

分　期	标　准
T——原发肿瘤	
Tx	原发肿瘤无法评估
T0	无原发肿瘤的证据
Tis	原位癌
T1	肿瘤局限于胰腺，最大直径≤2 cm
T1a	肿瘤最大径≤0.5 cm
T1b	肿瘤最大径>0.5 cm 且<1.0 cm
T1c	肿瘤最大径≥1.0 cm 且≤2.0 cm
T2	肿瘤局限于胰腺，最大直径>2 cm 且≤4.0 cm
T3	肿瘤侵犯至胰腺外，但未累及腹腔干或肠系膜上动脉肿瘤最大径>4 cm
T4	肿瘤侵犯腹腔干或肠系膜上动脉和/或肝总动脉(原发肿瘤不可切除)
N——区域淋巴转移	
Nx	区域淋巴结无法评估
N0	无区域淋巴转移
N1	(1～3)枚区域淋巴结转移
N2	4 枚及以上区域淋巴结转移
M——远处转移	
Mx	远处转移无法评估
M0	无远处转移
M1	远处转移

(三) 浸润和转移

胰腺癌的转移途径主要是淋巴转移和直接浸润，其次为血行转移、腹膜种植及沿神经鞘蔓延。胰腺癌确诊时，大约仅 10% 患者肿瘤仍限于局部，而 90% 的患者已发生转移，其中 50% 以上转移至肝脏，25% 发生肠系膜转移，20% 以上侵犯十二指肠。

1. **直接浸润**　是胰腺癌转移的主要形式之一。早期即可直接侵犯邻近的胆总管下端、门静脉、下腔静脉及肠系膜上血管。晚期通常浸润腹膜后纤维脂肪组织、小网膜囊、十二指肠、胃后壁等，肿瘤与所受累的组织广泛融合连成一团，形成较大肿块，固定于腹腔。胰体及胰尾部肿瘤侵犯腹膜、大网膜后发生广泛的种植性转移并产生血性腹水。

2. **淋巴转移**　胰腺富含淋巴组织，淋巴转移发生较早。位于胰头部的肿瘤淋巴结及肝、胆等器官转移机会最多，通常肝门部及幽门下淋巴结群转移率最高，而胰体尾部肿瘤转移则更为广泛，除发生周围淋巴转移外，常可广泛转移至肝、肺、骨髓等器官。远隔部位的淋巴转移包括纵隔及支气管淋巴结、左锁骨上淋巴结，此时疾病已相当晚期。

3. **沿神经鞘膜浸润转移**　胰腺癌向后方浸润累及腹膜后神经鞘膜及神经根，产生持续性背部疼痛。

4. 血行转移 胰腺癌可直接累及门静脉、肠系膜血管、脾静脉及下腔静脉。血道播散通常由门静脉转移至肝,再转移至肺,继而转移至肾上腺、肾、脾、脑及骨髓等组织。

5. 腹膜种植 将脱落肿瘤细胞直接种植转移至大小网膜、盆底腹膜。

三、临床表现

1. 症状

胰腺癌的早期无任何症状,且肿瘤发展到一定程度出现首发症状时又极易与胃、肠、肝、胆等相邻器官疾病相混淆。胰腺癌最常见的症状有体重减轻、腹痛、黄疸和消化道症状。有10%的患者在明确诊断之前就已发现不明原因的体重减轻,体重可下降10～20 kg。

（1）上腹部饱胀不适或上腹痛:是最早出现的症状。胰腺癌腹痛的部位较深,定位不精确,以上腹部最多见。按肿瘤的部位,胰头癌腹痛多偏于右上腹,而体尾癌则偏于左上腹。在早期,由于胆总管或胰管不完全梗阻,食后胆汁、胰液排空不畅,甚至因胰管内压力增高、小胰管破裂胰液外溢,会引起胰腺组织慢性炎症,故患者常表现为进食后上腹部饱胀不适和隐痛;当胆总管、胰管完全梗阻时,则上腹钝痛明显,饭后加重;晚期肿瘤侵及腹膜后神经组织,表现为持续性剧烈疼痛,这种疼痛与进食无关,往往向腰背部放射,有时伴有肩部牵涉痛,仰卧时疼痛加剧,坐位、前倾弯腰或侧卧时可缓解,患者往往不敢仰卧而采用俯卧或膝肘位等被动体位。

（2）黄疸:与肿瘤生长的位置有关。胰腺癌引起胆管堵塞和梗阻性黄疸的程度,由不完全堵塞发展到完全堵塞。初期时胆管内压力增高,胆管代偿性扩张,然而胆汁尚能进入肠道内,此时不出现黄疸。随着堵塞程度进一步加重,临床上可表现为不完全性梗阻性黄疸。最后胆管完全梗阻,临床上表现为完全性梗阻性黄疸。大便的颜色随黄疸加深而变淡,最终出现完全性梗阻性黄疸时,大便为陶土色,小便颜色呈浓酱油色。胆盐沉积于皮肤或胆盐使周围细胞分泌蛋白酶,均可出现全身皮肤瘙痒,但患者瘙痒程度不一。

（3）消化道症状:2/3的患者就诊时有不同程度的厌食或饮食习惯改变,尤不喜食高脂肪、高蛋白质饮食;1/2的患者有恶心、呕吐,少数患者有黑粪、便秘、腹泻。引起上述症状的原因除肿瘤本身在体内的代谢产物对机体的毒性作用外,尚有因胰功能不全、胰胆管狭窄致使胰液、胆汁不能排于肠管,造成食物尤其是脂肪及蛋白质类物质吸收障碍。

（4）发热:约1/3的患者就诊时有发热,这可能与胆管梗阻合并胆管感染有关,多为高热,时有寒战,故易和胆石症、胆管感染相混淆。

（5）消瘦、乏力:由食量减少、消化不良和肿瘤消耗所致。

2. 体征 胰腺癌在临床上可出现多种体征。这些体征和患者患病时间长短、肿瘤部位、组织细胞的种类以及年龄、抵抗力等均有密切关系。

（1）肝、胆囊肿大:胰腺癌直接压迫肝外胆管或转移淋巴结压迫、胆管粘连与屈曲等原因,造成肝内外胆管和胆囊扩张以及肝脏的胆汁淤滞性肿大,肿大的程度与病期长短以及胆管受压程度关系密切。

（2）腹部肿块:胰腺深藏于后腹壁,难以摸到,胰腺癌时如已摸到胰腺肿块,多数已属进行期或晚期。

（3）腹水:一般出现在胰腺癌的晚期,多为肿瘤的腹膜浸润、扩散所致。此外,也可由于营养不良、低蛋白血症、肿瘤或转移淋巴结压迫门静脉或门静脉、肝静脉发生血栓而引起腹水。腹水的性状可能为血性或浆液性。

四、诊断

胰腺癌的早期发现是影响治疗和愈后的决定性因素,但由于胰腺癌早期无特征性临床症状,有黄疸和肿块时许多患者已丧失根治性手术的机会,故询问病史时对 40 岁以上中老年患者主诉有食欲不振、消瘦、上腹部不适者,除考虑肝、胆、胃、肠疾病外,应想到早期胰腺癌的可能。40 岁或 40 岁以上有下列任何临床表现的患者应该怀疑有胰腺癌:① 梗阻性黄疸;② 近期出现无法解释的体重下降超过 10%;③ 近期出现不能解释的上腹或腰背部疼痛;④ 近期出现不能解释的消化不良而钡餐检查消化道正常;⑤ 突发糖尿病而又没有使之发病的因素,如家庭史或肥胖;⑥ 突发无法解释的脂肪泻;⑦ 自发性胰腺炎的发作。如果患者嗜烟应加倍怀疑。

(一)实验室诊断

1. 血清生化学检查

(1) 血清生化学检查:血清碱性磷酸酶、γ-谷氨酰转移酶、乳酸脱氢酶升高,以直接胆红素升高为主的血清胆红素进行性升高,常提示胆管部分梗阻,须进一步检查肿瘤存在的可能性。另外,血清淀粉酶及脂肪酶的一过性升高也可提示早期胰腺癌,与胰管堵塞导致继发性胰腺炎有关。血糖、尿糖升高、糖耐量试验阳性,一般表示胰腺癌已入进展期或晚期,胰岛细胞内分泌功能受到影响。

(2) 免疫学检查:血清肿瘤相关抗原中,糖链抗原(CA199)对胰腺癌的诊断较敏感,特异性好,目前临床应用较为广泛。肿瘤切除后 CA199 浓度会下降,如再上升,则有再次复发的可能,因此可作为术后随访的指标。2011 年《指南》(中国版)强调了术前作为基线的 CA199 值必须在胆管系统通畅和胆红素正常的情况下测得才具有临床意义。癌胚抗原、胰腺癌相关抗原对胰腺癌诊断有一定帮助,但在其他消化系统肿瘤中阳性率也较高,特异性差。

(3) 基因检测:目前比较实用的是 Kras 基因,该基因在胰腺癌的突变率可达 90%～100%,其中 75% 以上为第 12 位密码子突变。检测 Kras 基因对临床上胰腺癌筛选诊断有一定意义,但特异性相对较差。

2. 肿瘤标记物检查　近年来对肿瘤相关抗原的研究发展很快,其中对胰腺癌诊断敏感性较高的有 CEA、CA199 及胰胚抗原等。但至今尚无一种标志物有足够的敏感性与特异性可用于普查早期胰腺癌。

(二)影像学诊断

1. B超检查　超声显像是胰腺癌首选的无创性检查项目。可发现直径在 2 cm 以上的局限性肿瘤,并可探查胰管及胆总管是否扩张、胆囊是否肿大及肝内腹膜后是否有淋巴转移等。新近发展的内镜超声其探头可经内镜进入胃内紧贴胃后壁对胰腺做全面检查,诊断率提高至90%左右。

2. CT 检查　对胰腺癌诊断有重要作用。CT 扫描可显示胰腺肿块的位置、大小、密度以及有无主胰管中断、狭窄、管壁僵硬、病灶局部扩散、血管受侵及淋巴转移等情况,可发现直径小于 1 cm 的小肿瘤。

3. MRI 检查　能发现与 CT 相似的表现,磁共振胰胆管造影(magnetic resonance cholangiopancreatography,MRCP)则可整体、立体地显示肝内外胆管及胰头区情况,对判断病变范围及手术切除有一定帮助。可发现大于 2 cm 的胰腺肿瘤,为安全、不用造影剂的诊断方法,但 MRI 空间分辨率较差,对早期胰腺癌的诊断作用有限。

4. 内镜逆行胰胆管造影　内镜逆行胰胆管造影(endoscopic retrograde cholangiopancreatography,

ERCP)对胰腺癌诊断有较大帮助,可发现主胰管中断、狭窄,管壁僵硬、扩张、中断、移位等。ERCP 主要用于解除胆道梗阻。

5. 经皮肝胆管穿刺造影　经皮经肝胆管造影(percutaneous transhepatic cholangiography,PTC)对胰腺癌引起胆管扩张或伴有黄疸者,确定其胆管梗阻部位和性质有较高价值。经皮经肝穿刺置管引流术(percutaneous transhepatic cholangial drainage,PTCD)可作为术前减黄手段,为手术安全性做准备。

6. 血管造影　在日本已定为胰腺癌诊断常规,可判断胰腺癌的大小、周围浸润范围和程度以及有无肝转移,以便术前对手术方法和切除范围做出正确的估计。

7. PET　PET 可检出小至 0.5 cm 的病灶,可发现早期的胰腺癌和小的转移淋巴结,在区分局部肿瘤复发灶或术后改变方面优于 CT,但术前评估手术可切除性方面不及 CT。在临床上,PET 图像一定要与 CT 或 MRI 影像相结合,使灵敏的代谢改变与精确的解剖图像互补,从而提高胰腺癌的早期识别能力。

(三)细胞学检查

在 CT 或 B 超引导下的细针抽吸,对胰腺癌诊断的准确性可达 76%～90%,其特异性几乎可达 100%。在没有手术指征或患者不愿意接受手术时,FNA 无论对胰尾、胰体损害或转移病灶都可能特别有用。

(四)超声内镜

超声内镜(endoscopic ultrasonography,EUS)是在内镜技术的基础上结合了超声成像,可提高胰腺癌诊断的灵敏度和特异度,特别是 EUS 引导细针穿刺活组织检查,已成为胰腺癌定位和定性诊断最准确的方法。另外,EUS 也有助于判断肿瘤分期,诊断 T1～2 期胰腺癌的灵敏度和特异度分别为 72% 和 90%,诊断 T3～T4 期胰腺癌的灵敏度和特异度分别为 90% 和 72%。

五、治疗

(一)外科治疗

是目前治疗胰腺癌最有效的方法,也是解决患者症状、提高生活质量的有效姑息性措施。

1. 胰十二指肠切除术　胰十二指肠切除术是胰头癌首选的根治性手术。由 Whipple 首创,因而命名为 Whipple 手术。手术范围包括胰头、远端 1/2 胃、全段十二指肠、胆总管下端 Treitz 韧带以下约 15 cm 的空肠,同时清扫其间相应的脂肪及淋巴组织,并重建消化道,包括胆管空肠吻合、胰管空肠吻合及胃空肠吻合。

2. 保留幽门的胰十二指肠切除术　即保留了全胃幽门和十二指肠球部,其他的切除范围与经典的十二指肠切除术相同。但有学者认为,该术式对幽门下及肝动脉周围淋巴结清扫不充分,可能影响术后效果,因此主张仅用于较小的胰头癌或壶腹部癌、十二指肠球部和幽门部未受侵者。

3. 胰体尾切除术　适合胰体尾癌,范围包括胰腺体尾部、脾及脾动脉淋巴清扫,可包括左侧 Gerota 筋膜。

4. 全胰腺切除术　适用于胰腺多发癌、胰颈体部癌或者胰腺导管内黏液乳头瘤癌变累及全胰腺的情况。

5. 胰腺癌扩大切除术　胰腺癌多呈浸润性生长,易侵犯周围邻近脏器和血管(门静脉、肝动脉和肠系膜上动静脉),导致切除率偏低。随着近年来手术方法和技术的改进、围手术期处理的完善,对部分累及肠系膜上血管、门静脉者施行胰腺癌扩大切除手术,将肿瘤和被累及脏器一并切除,用自体血管或人造血管重建血管通路。

6. 胰腺癌微创手术　随着微创外科理念的发展,腹腔镜手术和外科手术机器人技术已经逐步应用到胰腺疾病的诊治,以尽可能保留患者脏器功能,减少对患者的创伤。

7. 姑息性治疗　胰腺癌经手术探查证实已不能根治性切除时,为了缓解症状、解除梗阻、延长患者生命,可根据病变情况施行相应手术。对黄疸患者,可行胆囊、胆总管空肠吻合术;对十二指肠梗阻患者,可行胃空肠吻合;对腹部和腰背部剧痛的患者,可行胆肠吻合,缓解胆汁淤积造成的疼痛。

(二) 化学药物治疗

胰腺癌手术切除率较低(30%),且术后 5 年生存率不高(5%～29%),就诊时患者多有全身播散,故化疗是综合治疗中重要的一环。但此类患者多存在恶液质、营养不良、黄疸,生存期较短,化疗耐受性较差。化疗策略主要包括术后辅助化疗、新辅助化疗、局部进展期不可切除或合并远处转移患者的姑息性化疗等。辅助化疗方案推荐以吉西他滨或氟尿嘧啶类药物,包括卡培他滨、替吉奥、氟尿嘧啶(5-FU)联合甲酰四氢叶酸钙(LV)为主的单药治疗。体能状态较好的患者,建议联合化疗。推荐针对具有高危因素的、可切除胰腺癌的患者开展新辅助化疗。

(三) 放射治疗

1. 体外放射治疗　可用于术前或术后,尤其是对不能切除的胰腺癌,经照射后可缓解顽固性疼痛。

2. 术中放射治疗　可用于术中切除肿瘤后杀死残留的肿瘤细胞,防止复发,提高手术疗效。

(四) 其他治疗

1. 免疫治疗　大致可分为 3 种:① 主动免疫:利用肿瘤抗原制备疫苗后注入患者内,提高宿主对癌细胞的免疫杀伤力;② 被动免疫:利用单克隆抗体治疗;③ 过继免疫:将具有免疫活性体、同种异体的免疫细胞或其产物输入患者。

2. 基因治疗　基因治疗是肿瘤治疗的研究方向,主要方法有反义寡核苷酸抑制癌基因复制、抑癌基因导入等,目前尚处于实验阶段,基因治疗应用于临床还有待时日。

(五) 介入治疗

尤其适用于中、晚期患者。介入治疗可有效抑制肿瘤生长,缓解患者症状,使其生存期延长。常用的介入治疗有以下 4 种方法:

1. 区域性动脉灌注治疗　根据胰腺的血液供应特点,采用腹腔干动脉和肠系膜上动脉灌注化疗药物,其优点是靶器官区域内达到化疗药物的高浓度分布,提高抗癌效果,减少全身化疗引起的不良反应。

2. 瘤内注射治疗　是指应用不同方法将各种抗癌药直接注射到瘤体内,通过化学或物理效应杀灭肿瘤细胞。

3. 动脉内插管栓塞治疗　于胰腺癌供血动脉内插管灌注栓塞剂,阻断肿瘤的血供使其发生缺血、坏死,临床应用证实具有一定的疗效。

4. 内支架植入术　经皮肝穿刺胆管造影及引流术与内镜胆胰管造影行内支架置入术,是解除中晚期胰腺癌所致阻塞性黄疸的重要措施之一。目前该两种技术均已标准化,成功率均在 90%以上。

（六）温热疗法

肿瘤内由于厌氧代谢，呈现酸性倾向，肿瘤细胞在酸性环境中对热的敏感性较高。胰腺癌属于对放化疗敏感性低的乏氧性肿瘤，但对热敏感性较高。温热疗法常用的温度是 44℃，近年来随着高强度聚焦超声治疗（high intensity focused ultrasound therapy，HIFU）等技术的发展，聚焦到肿瘤内部的温度可达到 100℃，直接导致癌细胞蛋白质变性，对抑制肿瘤生长，缓解胰腺癌晚期癌痛，改善患者生活质量有明显作用，但是否能延长患者生存期，目前尚无定论。

六、护理

（一）围手术期护理

1. 术前护理

（1）手术耐受性准备：入院后指导患者戒烟酒，保证充足睡眠。对于有呼吸道疾病的患者，术前指导缩唇呼吸，进行雾化吸入，并鼓励咳嗽咳痰。遵医嘱术前一天进食低脂半流质或半流质饮食，术前晚服用泻药，做肠道准备。术前遵医嘱监测患者血糖波动情况。

（2）营养状况筛查：术前用 NRS 2002 量表对患者进行营养筛查，评估患者营养状态，可有效地降低患者住院期间营养不良的发生率，以便及时给予营养支持。

（3）预防皮肤感染：胰腺癌患者常因伴随黄疸而出现皮肤瘙痒，抓挠可能会引起皮肤破损和感染。告知患者尽量穿以丝、棉为主的内衣，每日用温水擦浴 1～2 次，擦浴后涂止痒剂，瘙痒部位尽量不用肥皂等清洁剂清洁。有严重黄疸者术前静脉补充维生素 K 及其他凝血因子，以改善凝血机制。

（4）心理支持：由于胰腺癌手术范围广、手术后引流管多、并发症多，因此帮助患者理解手术治疗、护理流程，积极配合治疗，减少术后并发症尤其重要。

2. 术后护理

（1）体位：术后应平卧，待生命体征平稳后改半卧位，床头抬高不得低于 30°，以利于各种引流管的引流，避免膈下积液。保持呼吸道通畅，可进行雾化吸入每日 2～3 次，指导并鼓励患者深呼吸，主动咳嗽协助排痰。加强基础护理，预防感染及压疮。

（2）常规监测：由于胰腺癌手术范围大且复杂，术后应予以心电监护密切观察生命体征。气管插管的患者还要注意观察血气分析值的变化。

（3）营养支持：依据术前营养筛查结果和患者病情需要，一般术后 6 小时无禁忌证，可经肠内营养管缓慢滴入 5% 葡萄糖氯化钠，如无腹胀，24 小时后滴入肠内营养液，剂量为全量的 1/3～1/2，以后根据患者耐受程度，逐渐增加滴入速度，在 2～3 天内将肠内营养液增加到全量。肠内营养液的温度一般保持在 37℃ 左右。如患者出现腹痛、腹泻，应立即减慢或暂停输注，调整输注的成分、浓度和速度，检测主要营养相关指标（前白蛋白、白蛋白及血红蛋白）、生化指标（总胆红素、尿素氮、血肌酐、电解质）及免疫指标，减少消化液的分泌及胆、胰、肠瘘等并发症的发生率。

（4）引流管护理：行胰、十二指肠切除术者，术后引流管较多，包括胃肠减压管、胆汁引流管（T 管）、胰液引流管、腹腔伤口引流管等。术中、术后要妥善固定各导管，保持引流管的通畅，防止其打折、扭曲、滑脱或意外拔除。同时做好标识，以利于观察记录。严密观察各引流液的量、性状。常规每日送检负压引流液淀粉酶者。腹痛、腹胀、腹腔引流管引流出异常液体，应及时通知医师。

1）胃管：术后 6～12 小时内可以吸出少量血性或咖啡色液体，之后颜色逐渐变淡。一般术后 5～7 日排气后，停止肠内营养输注后拔除。

2）胰头、十二指肠的引流管：在术后 72 小时渗液逐渐减少，即可拔除；或先退出一部分，观察 12 小时，若仍无渗液即可完全拔除。

3）胰管空肠吻合口四周的引流管：胰液引流管留置时间应在 10 日左右，旨在使其成为一个纤维窦道，即使有胰漏亦可沿此引流管流出。

4）胆管空肠吻合口的外引流管：若渗液减少，通常在术后 48 小时即可拔除。

5）T 形管：放置 T 形管不但可以减少胆管瘘的发生，还可减少胰瘘的发生。通常在术后 2～3 周拔除。拔管前应先夹管 1～2 日，如无发热或胆管梗阻表现再予以拔除。

（5）疼痛管理：因手术范围大，患者术后疼痛剧烈，可出现内脏钝痛、放射痛、顽固性骨痛。有效缓解疼痛有利于患者充分休息和迅速恢复。可使用自控止痛泵，口服或静脉用镇痛剂，禁用吗啡，因为吗啡可引起 Oddi 括约肌痉挛。护士应进入疼痛管理的角色，全程对患者进行疼痛评估及观察药物疗效。

（6）活动和运动：鼓励患者早期下床活动，促进肠蠕动。

（7）介入手术后护理：下肢制动 24 小时，尽量在床上解尿。观察腹股沟动脉穿刺点是否有渗血渗液及肿胀，如有异常和发冷发抖现象，及时通知医师。

3. 术后并发症的观察和护理

（1）出血：是术后早期的严重并发症，包括腹腔内出血和消化道出血。早期的腹腔内出血多发生在术后 24～48 小时内，多为止血不彻底或凝血功能障碍所致，表现为伤口渗血和腹腔引流管引流出鲜血。迟发的腹腔内出血通常与腹腔内感染、胆瘘、胰瘘等造成血管糜烂有关。如出现伤口大量渗血，腹腔引流管短时间内引流出大量血性液体或伴有脉搏细速、血压下降、尿量减少等低血容量休克症状，则提示腹腔内出血，应立刻通知医师，监测和预防休克，术后应严密监测血压和 CVP。如患者出现脉搏细速、血压下降、面色苍白、尿量减少、呼吸急促、烦躁不安或意识淡漠，要警惕低血容量性休克的可能。

（2）胰瘘：通常来自胰管空肠吻合处以及胰腺的断面，开始为胰液漏出，继而形成窦道而成为瘘。患者出现发热、恶心等症状，同时胰腺附近的引流管内引流出清亮、无色的水样胰液且量逐渐增加。一旦发生胰瘘，应立即予以禁食，行胃肠减压，保持充分有效的引流，同时给予抗感染和营养支持治疗，加强瘘口皮肤护理，保持局部清洁、干燥，避免随意搔抓瘘口。

（3）胆瘘和胃肠吻合口瘘：主要表现为腹腔引管中引流液含有胆汁，伤口渗液为胆汁样液体。术后应密切观察胆汁引流量、色泽及患者黄疸消退情况，维持 T 形管引流管通畅。

（4）血糖的调控功能失常：胰腺术后的患者因胰腺手术的创伤引起机体产生强烈的应激反应，出现应激性高血糖；同时广泛的胰腺切除，胰岛细胞不足，引起血糖的调控功能失常。胰岛素是控制血糖的首选药物，术后一般每 4～6 小时监测血糖 1 次，术后一般将血糖控制在 6.8～10.0 mmol/L，根据血糖值、营养液中的葡萄糖量，随时调整胰岛素用量，但须警惕低血糖发生。

（5）胃肠功能紊乱：是胰十二指肠切除术后最常见的并发症。发生原因与长时间手术和麻醉、广泛的淋巴结清扫、保留幽门的手术方式、腹腔并发症（特别是胰瘘）等有关，表现为腹胀、恶心、呕吐、肠麻痹等。护士应行胃肠减压，保持有效引流，观察引流液的量和性状，经胃管灌注胃动力药如多潘立酮 10 mg 或西沙比利 10 mg，每日 2～3 次。

（6）腹腔感染：是胰十二指肠切除术后死亡的主要原因，其发生与胰瘘、胃肠吻合口瘘及肺部感染有关，表现为持续高热、腹胀及脓毒血症。术后尽早协助患者下床活动，促进肠蠕动恢复。

（二）出院指导

合理进食，摄入含足够能量、蛋白质、丰富维生素的饮食，起初少食多餐，从流质、半流质过渡到正常饮食；注意休息，适当的户外活动，劳逸结合，恢复体力；同时保持良好的心理状态；淋浴时注意保护局部伤口，如有红、肿、骚、痒等异常情况，及时就诊；警惕上腹部疼痛；监测血糖变化，了解有无因胰腺切除而引起糖尿病，如有异常，及时就诊；另外胰腺癌手术后短期内复发率很高，绝大多数患者在腹腔内复发，因此，应定时复查，及时了解患者有无腹痛、消瘦、黄疸、腹水等症状。

七、康复支持

近年来快速康复理念在胰腺手术中逐渐应用起来，患者住院期间应在体力耐受基础上早期下床活动，尽早地进行营养饮食，最大限度地恢复，减少住院时间，部分患者可以带着引流管出院。出院后仍需进行康复锻炼，每天可有计划地进行身体锻炼和饮食锻炼，以身体耐受为主，逐渐加长锻炼时间，直至恢复至正常或有条件应对下一次化疗。

（张　静）

第十八章
泌尿和男性生殖系统肿瘤患者的护理

第一节　肾癌患者的护理

肾肿瘤在泌尿系统肿瘤中,发病率仅次于膀胱肿瘤,占泌尿系统肿瘤的第2位。绝大多数肾肿瘤为恶性肿瘤,肾细胞癌(renal cell carcinoma,简称肾癌)是最常见的肾脏恶性肿瘤,占肾脏恶性肿瘤的80%~90%。随着对肾癌生物学行为的认识,肾癌的治疗方式有了很大的进展,多学科的综合治疗模式取代了传统以手术为主、化疗为辅的治疗模式。

一、流行病学特征及病因

(一)流行病学特征

肾癌占成人恶性肿瘤的2%~3%,各国或各地区的发病率不同,发达国家发病率高于发展中国家。我国各地区肾癌的发病率及死亡率差异也较大,据全国肿瘤登记年报统计,2005年至2009年全国34~72个登记点,共5 490万~8 547万人口,占总人口的4.2%~6.4%,肾癌的发病率分别为3.96/10万、4.44/10万、4.64/10万、5.08/10万、4.5/10万,死亡率分别为1.38/10万、1.4/10万、1.47/10万、1.52/10万、1.46/10万。男女患者发病率比例约为1.83∶1,城市地区是农村地区的4.31倍。发病可见于各年龄段,高发年龄为50~70岁。

(二)病因

肾癌的病因尚不明确。其发病与吸烟、肥胖、高血压、长期血液透析、长期服用激素或解热镇痛药物等有关,某些职业如石油、皮革、石棉等的工人患病率高,近亲中有肾癌患者也是危险因素之一。与遗传因素有关的肾癌称为遗传性肾癌或家族性肾癌,占肾癌总数的2%~4%。非遗传因素引起的肾癌称为散发性肾癌。

二、病理分类及临床分期

(一)病理分类

过去的20多年中,WHO共推出3版肾脏肿瘤分类标准。2004年WHO对1997年的第2版进行了修改,保留了原有的肾透明细胞癌、乳头状肾细胞癌(Ⅰ型和Ⅱ型)、肾嫌色细胞癌及未分类肾细胞癌4个分型,将集合管癌进一步分为Bellini集合管癌和髓样癌,此外还增加了多房囊性肾细胞癌、Xp11.2易位性肾癌、神经母细胞瘤伴发癌、黏液性管状及梭形细胞癌分型。推荐采用2004年WHO肾细胞癌病理分类标准(第3版)。

(二)临床分期

采用2010年美国癌症联合会(American Joint Committee on Cancer,AJCC)的TNM分期(表18-1)和AJCC分期组合(表18-2)。

表 18-1　2010 年 AJCC 肾癌的 TNM 分期

分　　期	标　　　准
原发肿瘤(T)	
Tx	原发肿瘤无法评估
T0	无原发肿瘤的证据
T1	肿瘤局限于肾脏,最大径≤7 cm
T1a	肿瘤最大径≤4 cm
T1b	4 cm<肿瘤最大径≤7 cm
T2	肿瘤局限于肾脏,最大径>7 cm
T2a	7 cm<肿瘤最大径≤10 cm
T2b	肿瘤局限于肾脏,最大径>10 cm
T3	肿瘤侵及大静脉或肾周围组织,但未累及同侧肾上腺,也未超过肾周围筋膜
T3a	肿瘤侵及肾静脉内或肾静脉分支的肾段静脉(含肌层的静脉)或侵犯肾周围脂肪和/或肾窦脂肪(肾盂旁脂肪),但是未超过肾周围筋膜
T3b	肿瘤侵及横膈膜下的下腔静脉
T3c	肿瘤侵及横膈膜上的下腔静脉或侵及下腔静脉壁
T4	肿瘤浸透肾周筋膜,包括侵及邻近肿瘤的同侧肾上腺
区域淋巴结(N)	
Nx	区域淋巴结无法评估
N0	没有区域淋巴转移
N1	有区域淋巴转移
远处转移(M)	
M0	无远处转移
M1	有远处转移

表 18-2　2010 年 AJCC 肾癌分期组合

分　　期	肿　瘤　情　况		
Ⅰ期	T1	N0	M0
Ⅱ期	T2	N0	M0
Ⅲ期	T3	N0 或 N1	M0
	T1,T2	N1	M0
Ⅳ期	T4	任何 N	M0
	任何 T	任何 N	M1

三、临床表现

1. 局部肿瘤引起的症状和体征

(1)血尿:无痛性血尿是肾癌较常见的症状。出现血尿多表明肾癌已侵入肾盂、肾盏等集合系统。最常见的表现为间歇性、全程性、无痛性血尿。

(2)腰痛:肾癌常见症状,发生率约为 40%,多为钝痛。原因主要是肿瘤生长导致肾被膜张力增加,另外还可因晚期肿瘤侵犯周围脏器或腰肌所致。也可导致持续性的腰部疼痛且疼痛较剧烈,此外血块经输尿管排出时,也可引起肾绞痛。

(3) 肿物:腰、腹部肿物也是肾癌常见的症状,肿物体积较大时方可被发现,质硬、无明显压痛、肿物随呼吸活动。如肿物比较固定,表明肿物已处于晚期,可能已侵犯腰肌和周围脏器。

既往经典的血尿、腰痛、腹部肿块"肾癌三联症"现临床出现率不到15%,此类患者诊断时往往已为晚期。无症状肾癌的发病率逐年升高,近10年国内文献报道其比例为13.8%～48.9%,平均为33%,国外报道高达50%。

2. 全身症状和体征

(1) 发热:肾癌患者中较常见,发生率10%～20%,常为38℃以下的低热,发热现已明确是由肾癌的致热原所致。切除肿瘤后,体温多能恢复正常。

(2) 高血压:约20%的肾癌患者有高血压,主要原因为肿瘤压迫或肿瘤内动-静脉瘘导致肾素分泌过多。但应注意鉴别,只有在肾癌发病后出现的并且在切除肾癌后恢复正常的高血压才能认为是由肾癌引起。

四、诊断

肾癌的临床诊断主要依靠影像学检查,其不仅提供最直接的诊断依据,同时还能够做出准确的肿瘤分期,从而在手术前明确病变的性质和病变的发展、侵犯情况。实验室检查作为对患者术前一般情况、肝肾功能以及预后判定的评价指标。

(一) 影像学检查

1. B超　是肾癌诊断最常用且无创、经济的检查方法。超声检查可以发现肾内1 cm以上的占位病变,尤其可以很容易地将肾囊肿、肾积水等疾病与肾癌鉴别开来。B超还可以提供肾门、腹膜后淋巴结情况和判断肝、肾上腺有无转移。彩色多普勒超声可了解肾静脉和下腔静脉内有无癌栓,对癌栓诊断的准确率为93%。

2. CT　可以发现肾内0.5 cm以上的病变,能显示肿瘤的范围及邻近器官有无受累,准确性较高,是目前最可靠的诊断肾癌的影像学方法。

3. MRI　对肾癌诊断的敏感度及准确性与CT相仿。MRI在显示周围器官受侵犯及肿瘤与周围脏器关系上明显优于CT,可以确定肾蒂淋巴转移情况。

4. 排泄性尿路造影　可以通过了解肾肿瘤对肾盂、肾盏的压迫情况来明确诊断,也可以了解双肾功能,尤其是健侧肾功能情况。

5. 逆行上尿路造影　该项检查对肾癌的诊断帮助不大,但对排泄性尿路造影不显影的肾脏,可以用来与其他上尿路病变进行鉴别。

6. 肾动脉造影　目前常用于较大的或行手术困难的肾癌,术前进行造影和动脉栓塞可以减少手术出血量;对于晚期肾癌,动脉栓塞加入化疗药物可以作为姑息疗法;保留肾单位手术前需了解肾血管分布及肿瘤血管情况者,可选择肾血管造影检查。

7. PET-CT　正电子发射断层成像(positron emission tomography,PET)主要用于发现远处转移病灶以及评定化疗或放疗的疗效,但检查费用昂贵。

8. 穿刺活检　肾肿瘤穿刺活检具有极高的特异性和敏感性,但无法准确判断其组织学分级,最终确定仍需根据术后病理结果。肾肿瘤穿刺活检主要应用于以下情况:① 小的肾脏占位,希望进行积极监测的患者;② 在进行消融治疗前明确病理诊断的患者;③ 在进行靶向治疗或放化疗前明确病理诊断的患者。

9. 除外转移灶相关检查 20%～25%肾癌患者就诊时已发生转移,因此在进行根治性肾切除术前,建议行胸部 CT、肝脏 B 超检查,除外肺部和肝转移的存在。如有骨转移和脑转移的可能,应行全身核素骨扫描和脑部 CT。

(二)实验室检查

(1)尿常规可见到肉眼血尿或镜下血尿。

(2)血沉增快。

(3)CEA 可增高＞20 ng/ml。

(三)病理学检查

包括冰冻切片活检和病理切片检查,是最终明确组织学分级的检查。

五、治疗

(一)局限性肾癌的治疗

外科手术是唯一可能治愈局限性肾癌的治疗方法。行根治性肾切除术时,不推荐加区域或扩大淋巴结清扫术。

1. 根治性肾切除手术 是目前公认可能治愈肾癌的方法之一。经典的根治性肾切除范围包括:肾周筋膜、肾周脂肪、患肾、同侧肾上腺、区域淋巴结(上起肠系膜上动脉起源处,下至肠系膜下动脉起源以上、下腔静脉及主动脉旁淋巴结)及髂血管分叉以上输尿管。近年来,对采用经典根治性肾切除术治疗肾癌的观念已经发生了部分转变,特别是在手术切除范围方面(如选择适当病例实施保留同侧肾上腺根治性肾切除术、保留肾单位手术,不推荐行区域或扩大淋巴结清扫术)已经达成共识。

2. 保留肾单位手术 按各种适应证选择实施,疗效同根治性肾切除术。

(1)适应证:肾癌发生于解剖性或功能性的孤肾患者,如先天性孤立肾、对侧肾功能不全或无功能者,以及双侧肾癌等。

(2)相对适应证:肾癌对侧肾存在某些良性疾病,如肾结石、慢性肾盂肾炎或患其他可能导致肾功能恶化的疾病(如高血压、糖尿病、肾动脉狭窄等)。

(3)适应证和相对适应证对肿瘤大小没有具体限定。

(4)可选择适应证:临床分期 T1a 期(肿瘤≤4 cm)、肿瘤位于肾脏周边、单发的无症状肾癌、对侧肾功能正常者可选择实施。

3. 微创治疗 射频消融(radio-frequency ablation, RFA)、高强度聚焦超声(high intensity focused ultrasound, HIFU)、冷冻消融(cryoablation)适用于不适合手术的小肾癌患者,应严格按适应证慎重选择。

4. 肾动脉栓塞 对于不能耐受手术治疗的患者,肾动脉栓塞可作为缓解症状的一种姑息性治疗方法。术前肾动脉栓塞可能减少术中出血、增加根治性手术机会。

5. 术后辅助治疗 局限性肾癌手术后尚无标准辅助治疗方案。pT1a 肾癌手术治疗 5 年生存率高达 90%以上,不推荐术后选用辅助治疗。pT1b～pT2 期肾癌手术后 1～2 年内 20%～30%的患者发生转移,手术后的放、化疗不能降低转移率,不推荐术后常规应用辅助性放、化疗。

(二)局部进展性肾癌的治疗

局部进展性肾癌首选治疗方法为根治性肾切除术,而对转移的淋巴结或血管瘤栓需根据病变程度选择是否切除,术后尚无标准治疗方案。

（三）转移性肾癌（临床分期Ⅳ期）的治疗

转移性肾癌尚无统一的标准治疗方案，应采用以内科为主的综合治疗。外科手术主要为转移性肾癌的辅助性治疗手段，极少数患者可通过外科手术获得长期生存。近年来，靶向药物的使用使转移性肾癌患者可以获得更长的生存时间。

1. 免疫治疗　目前将 IFN-α 和/或 IL-2 作为转移性肾癌的免疫治疗方案，有效率约为 15%，5 年生存率仅 6%。近几年以吉西他滨为主的化疗对转移性肾癌取得了一定疗效，也可作为一种治疗方案。

2. 靶向药物治疗　VEGF 抑制剂可作为转移性肾癌治疗的一线用药或 IFN-α 和/或 IL-2 治疗失败后的二线用药。

3. 放疗　对局部瘤床复发、区域或远处淋巴转移、骨骼或肺转移患者，姑息性放疗可达到缓解疼痛、改善生活质量的目的。近些年开展的立体定向放疗、三维适形放疗和调强适形放疗对复发或转移病灶能起到较好的控制作用。

六、护理

1. 术前护理

（1）病情观察：了解患者重要脏器的功能情况，肿瘤发展、转移情况。对患者全身状况的观察和必要的血、尿、粪、肝、肾功能、电解质、血糖的常规检查，是全面了解患者生理状态的必要手段，若有贫血、低蛋白血症、高血压、糖尿病等，术前应予以纠正。

（2）专科检查：完善腹部平片、同位素 GFR（肾小球滤过率）、静脉肾盂造影（intravenous pyelogram，IVP）等检查，了解对侧肾功能的情况。

（3）缓解疼痛：疼痛是晚期肿瘤患者常见症状之一。疼痛的治疗根据 WHO 的三阶梯止痛方案，配合音乐疗法、放松疗法和中医疗法等，对缓解疼痛有一定的帮助。此外，耐心倾听患者诉说，与其交谈，鼓励家属、亲友对患者关心体贴等，可以减轻患者的痛苦，提高耐受性。

（4）心理支持：近年来通过体检发现的无症状早期肾癌逐年升高（约占 50%），术后预后较好；而出现"肾癌三联症"的患者已经不到 6%～10%，这些患者诊断时往往为晚期，预后较差。患者一旦确定手术，焦虑、恐惧的情绪接踵而来，在护理过程中，必须对其不良情绪如抑郁的发生给予高度重视，努力使患者保持良好的心理状态。

2. 术后护理

（1）卧位：① 肾部分切除术患者术后绝对卧床 1 周，2 周内避免剧烈运动，翻身时腰背部保持在一条直线，不能扭曲，防止吻合口继发性出血。肾部分切除术后患者过早活动可发生肾下垂；② 肾根治切除术患者麻醉清醒、生命体征平稳后协助取半卧位，以保持腹部、四肢肌肉松弛，减少切口张力，利于引流和呼吸。术后第 1 天应鼓励患者尽早下床活动，但须遵守循序渐进、逐步增加活动量的原则，避免患者过度疲劳。

（2）保持大便通畅：防止腹内压增高引起继发性出血。鼓励患者早期进行床上和床下活动，促进肠蠕动的恢复，一旦有便意应及时排便。增加谷类、水果、蔬菜等的摄入，保证每日至少摄入液体 2 000 ml。

（3）病情观察：① 生命体征：严密观察生命体征并详细记录。对肾部分切除术后患者着重观察其血压和脉搏；② 尿量及性质：记录 24 小时尿量是术后观察肾功能的重要指标，尤其要观察第一次排尿的时间、量、性质。

（4）导管护理：① 各引流导管固定妥善，保持通畅，无扭曲、受压、滑脱，观察并记录引流液的色、质、量;② 留置导尿管患者每日 2 次清洁尿道口,尿袋固定高度低于耻骨联合下方,以防止尿液逆流。

3. 并发症的观察和预防

(1) 继发性出血:与肾脏血流量大有关,是肾部分切除术后最常见的并发症。如果每小时血性引流液大于 200 ml 或呈鲜红色、质地黏稠伴有血带,则提示有活动性出血;若患者出现烦躁不安、面色苍白、四肢冰冷、血压下降、心率增快等症状及体征,应考虑出血性休克,应立即通知医师及时治疗。

(2) 感染:术后 3 日内每日测体温 4 次,观察血白细胞变化,预防感染的发生;保证抗生素的正确使用;严格无菌操作,伤口敷料有渗出时及时更换;保持负压球引流通畅。

(3) 肾功能不全:肾部分切除术后肾功能不全的发生率为 4.2%。如果患者术后 6 小时没有排尿或者尿量减少、肌酐升高>150 μmol/L,出现四肢水肿等症状,说明可能有肾功能障碍,或因手术刺激引起一过性肾功能不全,应及时通知医师作相应处理。

(4) 深静脉血栓:与长期卧床和患者本身凝血机制有关。如果出现一侧下肢突然肿胀伴有疼痛,行走时加剧,应考虑深静脉血栓的形成。对于肾部分切除患者可指导其下床前穿弹力袜,教会家属按摩腿部,如病情许可须早日下床活动,从而起到预防作用。

(5) 坠积性肺炎:肾癌患者发病年龄为 50~70 岁,术后由于患者的抵抗力下降,尤其是老年人,因伤口疼痛导致咳痰无力,痰液阻塞气管,影响通气功能,易诱发和出现肺功能低下,导致坠积性肺炎。故在患者住院过程中,尤其是术前对其进行呼吸训练指导、排痰训练有着非常重要的意义。

(6) 压疮:与肾部分切除患者长期卧床有关。注意保持皮肤清洁干燥。摆放患者体位时,避免拖、拉、拽,防止骨隆突处受压。高风险患者可予以气垫床保护,使用皮肤屏障保护产品。

4. 出院健康教育

(1) 伤口:注意保护伤口,避免突然转身、大幅度扭腰等动作。

(2) 饮食:① 进食易消化的高蛋白、高维生素食物,注意选用优质蛋白,避免过量高蛋白饮食,以加重对侧肾脏负担。尽可能选择禽肉和鱼肉,减少豆制品摄入;② 清淡饮食,用盐<6 g/d;③ 忌吃霉变和变质的食物,不吃烧焦的食物,不吃烤肉和腌制的食物;④ 保持充足的液体摄入,饮水量每日 2 000~3 000 ml,忌浓茶、咖啡等刺激性饮料。

(3) 活动:适当活动,循序渐进。肾部分切除术患者 2 周内避免剧烈运动,以减少肾脏延迟性出血的发生。手术后半年内避免重体力劳动,注意劳逸结合,生活要有规律,戒烟、酒等不良习惯。

(4) 药物:注意保护肾脏功能,避免使用肾毒性强的药物,减少对肾脏的损伤。

(5) 随访:按医嘱定期复查 B 超、CT、血尿常规及肾功能,以利于及时发现复发和转移。

七、康复支持

肾癌如果没有远处转移,根治性肾切除术的死亡率约为 2%,局部复发率 1%~2%,五年生存率可达到 90% 左右。故康复支持重点在于术后,出院后则须严格按照医师要求定期随访。

1. 呼吸训练

(1) 体位:训练时半卧位最合适,使膝半屈,腹肌放松,舒缩自如。特别是辅助呼吸肌尽量放松,情绪要稳定,平稳呼吸。

(2)呼吸训练:用鼻呼吸,经口唇呼吸要缓慢均匀,切勿用力呼气。吸气时,腹肌放松,腹部鼓起;呼气时,腹肌收缩,腹部下陷。开始训练时,患者可将一手放在腹部,一手放在前胸,以感知胸腹部起伏。呼吸时应使胸廓保持最小的活动度,腹部可用手适当加压,以增加呼吸时膈肌的活动度。每日训练2次,每次10~15分钟。

2. 排痰训练 术后24~48小时为增加排痰效果,可在雾化吸入后,进行翻身叩背。具体方法:将五指并拢,掌指关节自然屈曲,利用腕关节力量40~50次/分钟,频率均匀,每次10~15分钟。按由下而上的顺序由外向内有节律地拍背,同时配合腹式呼吸排痰效果更佳。此时痰液已从肺泡周围进入气管,应鼓励患者深呼吸后再用力咳嗽。对老年人勿用力过大,以免造成其他损伤。

第二节 膀胱癌患者的护理

膀胱癌(bladder carcinoma)是泌尿系统肿瘤中最常见的肿瘤之一,发病年龄多在40岁以上,男性与女性发病率之比约为4:1。多数为移行上皮细胞癌,大多数膀胱癌患者确诊时处于分化良好或中等分化的非肌层浸润性膀胱癌,其中约10%的患者最终发展为肌层浸润性膀胱癌或转移性膀胱癌。

一、流行病学特征及病因

(一)流行病学特征

膀胱癌是常见肿瘤,在发达国家或地区发病率较高。世界范围内,膀胱癌发病率居恶性肿瘤的第11位,男性恶性肿瘤中排名第7位,女性恶性肿瘤中排名第10位之后。在我国,男性膀胱癌发病率位居全身恶性肿瘤的第7位,女性恶性肿瘤中排名第10位之后。膀胱癌好发年龄为51~70岁,发病高峰为65岁,30岁以前罕见。按性别统计,膀胱癌发病率男性是女性的3.3倍,而对分期相同的膀胱癌,女性的预后比男性差。近十年,不论是性别,还是地区,膀胱癌发病率均呈逐年上升的趋势。

(二)病因

80%以上的膀胱癌发病与致癌的危险因素相关。吸烟和长期职业接触芳香胺是目前明确的膀胱癌两大危险因素。

1. 吸烟 吸烟者患膀胱癌的危险性是不吸烟者的2~4倍,发病风险与吸烟数量、持续时间和吸入程度有关。欧美国家约一半的膀胱癌患者发病与吸烟有关。

2. 长期职业接触芳香胺 高危人群包括从事纺织、染料制造、橡胶化学、药物制剂和杀虫剂生产、油漆、皮革及铝、铁和钢等生产的从业人员。此外,经常使用有毒染料染发者也有可能增加膀胱癌患病的风险。

3. 色氨酸代谢异常 约50%膀胱癌患者有色氨酸代谢异常。色氨酸代谢紊乱产生的一些代谢产物,能直接影响细胞RNA和DNA的合成。

4. 膀胱黏膜局部长期遭受刺激 如长期慢性感染、膀胱结石的长期刺激以及尿路梗阻,都可能是诱发肿瘤的因素。而腺性膀胱炎、黏膜白斑被认为是癌前病变。

5. 药物 如大量服用非那西汀类药物也可致膀胱癌。

6. 寄生虫病   在严重的埃及血吸虫病患者中,膀胱癌的发生率相当高。

7. 病毒   人乳头瘤病毒的感染。

8. 种族和环境因素。

二、病理分类及临床分期

1. 病理分类   膀胱癌可分为非肌层浸润性膀胱癌(non-muscle-invasive bladder cancer,NMIBC)和肌层浸润性膀胱癌(muscle-invasive bladder cancer,MIBC)。局限于黏膜和黏膜固有层的 NMIBC(以往称为表浅性膀胱癌)占 70%~80%,MIBC 占 20%~30%。此外,20%~30%的膀胱尿路上皮癌有区域性鳞状化生、腺样化生以及微乳头样变异,是预后不良的指标。

2. 临床分期   膀胱癌按照膀胱肿瘤的浸润深度和转移程度进行临床和病理分期,是评估膀胱癌预后最重要的指标。目前采用 AJCC 2010 年 TNM 分期方法(表 18-3)。

表 18-3   膀胱癌的 AJCC 分期(2010 年,第 7 版)

分　　期	标　　准
T （原发肿瘤）	
Tx	原发肿瘤无法评估
T0	无原发肿瘤证据
Ta	非浸润性乳头状癌(黏膜层)
Tis	原位癌(carcinoma in situ,CIS)(又称"扁平癌")
T1	肿瘤侵入上皮下结缔组织
T2	肿瘤侵犯肌层
T2a	肿瘤侵犯浅肌层(内 1/2)
T2b	肿瘤侵犯深肌层(外 1/2)
T3	肿瘤侵犯膀胱周围组织
T3a	显微镜下发现肿瘤侵犯膀胱周围组织
T3b	肉眼可见肿瘤侵犯膀胱周围组织(膀胱外肿块)
T4	肿瘤侵犯以下任一器官或组织,如前列腺基质、精囊腺、子宫、阴道、盆壁、腹壁
T4a	肿瘤侵犯前列腺基质、精囊腺、子宫、阴道
T4b	肿瘤侵犯盆壁、腹壁
N （区域淋巴结）	
Nx	区域淋巴结无法评估
N0	无区域淋巴转移
N1	真骨盆区(髂内,闭孔,髂外或骶前)单个淋巴转移
N2	真骨盆区(髂内,闭孔,髂外或骶前)多个淋巴转移
N3	髂总淋巴转移
M （远处转移）	
Mx	远处转移无法评估
M0	无远处转移
M1	远处转移

三、临床表现

临床上间歇性、无痛性全程肉眼血尿被认为是膀胱肿瘤的典型症状。

1. **血尿**　无痛性肉眼血尿是最常见的症状,80% 以上的患者可出现,其中 17% 的患者血尿严重,但也有 15% 患者可能开始仅有镜下血尿。血尿多为全程、间歇性发作,也可表现为初始血尿或终末血尿,部分患者可排出血块或腐肉样组织。

2. **膀胱刺激征**　表现为尿频、尿急、尿痛,约占 10%,与广泛分布的原位癌和浸润性膀胱癌有关,尤其病变位于膀胱三角区时。故有长期不能痊愈的"膀胱炎"时应警惕膀胱癌可能,尤其是原位癌。

3. **尿流梗阻症状**　肿瘤较大、膀胱颈部位的肿瘤及血块堵塞均可引起排尿不畅甚至尿潴留。肿瘤浸润输尿管口可引起上尿路梗阻,出现腰痛、肾积水和肾功能损害。

4. **晚期肿瘤表现**　晚期肿瘤侵犯膀胱周围组织、器官或有盆腔淋巴转移时导致膀胱区疼痛、尿道阴道瘘、下肢水肿等相应症状。远处转移时也可出现转移器官功能受损、体重减轻、骨痛及恶液质等表现。

四、诊断

凡有原因不明的血尿或膀胱刺激征的患者,特别是年龄 40 岁以上者,都应考虑到膀胱癌的可能,必须进一步做详细检查。

(一) 体格检查

膀胱癌患者触及盆腔包块多是局部进展性肿瘤的证据。体检还包括经直肠、经阴道指诊和麻醉下腹部双合诊等。NMIBC 患者通常没有特别的阳性体征。

(二) 实验室检查

1. **尿常规检查**　是一种简单易行的实验室检查,尤其某些膀胱肿瘤在发病初期肉眼血尿不严重,仅为镜下血尿且间歇出现时。

2. **尿脱落细胞学检查**　方法简便、无创、特异性高,患者易于接受,是膀胱癌诊断和术后随访的主要方法。尿标本的采集一般通过自然排尿,送第二次晨尿或新鲜尿液检查,连续送检 3 天。尿脱落细胞学检查可以作为职业性膀胱癌患者的筛查方法,是接触化学致癌物人群普查的首选方法。

3. **尿液肿瘤标记物检查**　该方法是以自然排出的尿液为标本的无创性分子生物学诊断技术,对于膀胱癌的早期诊断和监测随访具有重要意义。

(三) 影像学检查

1. **B 超**　作为一种无损伤性的检查,临床上被广泛用于膀胱癌的诊断和血尿患者的筛查。83% 直径大于 1 cm 的肿瘤和 95% 直径大于 2 cm 的肿瘤可以通过 B 超发现。

2. **泌尿系统 X 线片和静脉尿路造影**　在浸润性膀胱癌或膀胱癌并发肾盂、输尿管肿瘤以及有肾积水征象时,该检查有其应用价值。目前临床上泌尿系统 X 线片和静脉尿路造影(intravenous urography,IVU)可以由 CT 尿路成像(computed tomography urography,CTU)来代替。

3. **CT**　传统 CT(平扫＋增强扫描)对诊断膀胱癌有一定价值,可发现 >1 cm 的肿瘤,还可与膀胱内血块鉴别。螺旋 CT 使分辨率大大提高,可以发现 1 cm 以下的肿瘤,但是对 <0.5 cm 的肿瘤和原位癌诊断率仍不高。CTU 是一种无创伤性检查,操作简便,图像分辨率高,具有多种成像方式、多方位观察病变、无须肠道准备和腹部加压等优点,可根据需要显示泌尿系统全程或者重建所需要的图像,并在一定程度上反映了肾脏分泌和排泄功能,对病变的显示更清晰直观,集合了传统 CT、IVU 及 B 超的优点,较其他泌尿系统检查方法更容易做出定

性诊断。

4. MRI　能够更准确地判断膀胱肿瘤的大小和浸润深度,在检测有无骨转移时,MRI的敏感性和特异性均高于核素骨扫描。

5. 核素骨扫描　一般不推荐作为常规检查,只在浸润性或转移性膀胱癌患者出现骨痛等特异性症状、怀疑骨转移时才行骨扫描协助诊断。

6. PET – CT　一般不用于常规检查。PET – CT对膀胱癌的淋巴及远处转移有一定诊断价值。

7. 胸部检查　膀胱癌诊断明确的患者应常规拍摄胸部X线片,了解有无肺部转移。对肺部转移最敏感的检查方法是胸部CT。

(四) 膀胱镜检查和活检

目前膀胱镜检查仍然是诊断膀胱癌最可靠的方法。通过膀胱镜检查可以发现膀胱内是否有肿瘤,明确肿瘤的数目、大小、形态和部位,并且可以对肿瘤和可疑病变部位进行活检以明确病理诊断。

1. 膀胱镜检查　可以初步鉴别肿瘤的良恶性,直接看到膀胱肿瘤的形态是乳头状、实性或团块状,有细蒂、宽蒂还是无蒂,根据形态可以初步估计肿瘤的分期。

2. 荧光膀胱镜检查(fluorescence cysto-scopy)　是向膀胱内灌注HAL、5 – ALA等光敏剂,这些光敏物质可在一定波长的光源激发下产生特异性红色荧光并积聚于癌细胞中,与正常膀胱黏膜的蓝色荧光形成鲜明对比,能够发现普通膀胱镜难以发现的小肿瘤、不典型增生或原位癌,从而提高膀胱癌的检出率,减少术后病灶的残余和复发,有助于在随访中早期发现肉眼无法可见的病灶。

3. 窄谱光成像(narrow band imaging,NBI)　膀胱镜是一种利用窄谱光的成像技术,较普通白光膀胱镜提高了膀胱肿瘤诊断的敏感性和准确性,而且与荧光膀胱镜检查相比,NBI不需使用光敏剂,避免了光敏剂灌注的不良反应,也不受光漂白对诊断时间的限制,具有一定优势。

五、治疗

膀胱癌基本的治疗方法仍为手术治疗,放疗、化疗和免疫治疗作为辅助。应根据患者的肿瘤分期、分级、大小、数目、复发性,既往治疗情况和全身状况等选择合适的治疗方案。

(一) 非肌层浸润性膀胱癌(NMIBC)的治疗

CIS、Ta和T1期膀胱癌都属于NMIBC。

1. 手术治疗

(1) 经尿道膀胱肿瘤切除术(transnurethral resection of bladder tumor,TURBT):切除的活体组织进行病理检验是膀胱癌的重要诊断方法,同时也是NMIBC主要的治疗手段。一次TURBT手术后仍有较高的肿瘤阳性率,近年二次电切已成为目前标准的治疗方法。二次电切一般安排在初次电切手术后的第2～6周进行,特别强调的是手术需要切除初次电切时的肿瘤创面。

(2) 根治性膀胱切除术:不是NMIBC的首选治疗方式,对膀胱灌注治疗无效的高危NMIBC(如肿瘤进展、肿瘤多次复发、CIS和T1HG肿瘤经TURBT及膀胱灌注治疗无效等)、二次电切仍发现高级别浸润性肿瘤或极高危的NMIBC患者可考虑行根治性膀胱切除术。

(3) 经尿道激光手术:术中膀胱穿孔发生率低且没有闭孔神经反射,疗效及复发率与

TURBT 相近,但术前须进行肿瘤活检以便进行病理诊断,目前适用于乳头状低级别尿路上皮癌的治疗。

（4）光动力学治疗：膀胱原位癌、膀胱肿瘤出血、肿瘤多次复发、不能耐受手术治疗等情况可以选择此疗法。

2. 术后辅助治疗

TURBT 术后有 50%～70% 的患者复发,其中 10%～30% 的患者肿瘤会向肌层进展,可能与新发肿瘤、癌细胞种植或原发肿瘤切除不彻底有关。建议所有的 NMIBC 患者术后均进行辅助性膀胱灌注治疗。

（1）膀胱灌注化疗：膀胱灌注化疗主要用于减少膀胱肿瘤的复发。灌注化疗常用药物包括塞替派、丝裂霉素、多柔比星（阿霉素）、表柔比星（表阿霉素）、吡柔比星（吡喃阿霉素）、羟喜树碱等。所有的 NMIBC 患者应在 TURBT 术后 24 小时内完成膀胱灌注化疗,推荐术后尽早灌注化疗,如能在手术室或复苏室内完成效果更佳,但术中有膀胱穿孔时不宜采用。即刻膀胱灌注化疗对单发、小体积的膀胱癌更有效。低危 NMIBC 术后即刻灌注,肿瘤复发的概率很低,因此可以不再进行后续的膀胱灌注治疗。对于中、高危的非肌层浸润性膀胱癌,术后 24 小时内即刻膀胱灌注治疗后继续行膀胱灌注化疗,每周 1 次,共 8 周,随后进行膀胱维持灌注化疗,每月 1 次,共 1～2 年。

（2）术后膀胱灌注免疫治疗：除可以减少肿瘤复发外,还可以降低膀胱癌的进展。最常用的药物是卡介苗（BCG）,其他如干扰素（IFN）、肿瘤坏死因子（TNF）和白介素-2（IL-2）等也可用于膀胱灌注治疗。

（二）肌层浸润性膀胱癌（MIBC）的治疗

以手术为主,手术方式首选根治性膀胱切除术,术后根据情况辅以化疗或放疗。化疗联合放疗的综合治疗也可作为根治性手术的替代方式,有强烈保留膀胱意愿或不适合行根治手术患者可考虑此法,但其疗效尚未证明能超过根治性手术。

1. 手术治疗

（1）根治性膀胱切除术

1）手术指征为 T2～T4a,N0～Nx,M0 的浸润性膀胱癌,其他指征还包括高危 NMIBC 如 T1HG 肿瘤、BCG 治疗无效的膀胱原位癌以及保留膀胱治疗无效和膀胱非尿路上皮癌等。

2）根治性膀胱切除术后必须行尿流改道或膀胱重建术。目前有多种方法可选,包括不可控尿流改道、可控尿流改道和膀胱重建（原位新膀胱）等：① 不可控尿流改道术式有回肠膀胱术、乙状结肠膀胱术、横结肠膀胱术和输尿管皮肤造口术等;② 可控尿流改道术式有可控贮尿囊（如回结肠贮尿囊,使用原位阑尾作输出道的回结肠贮尿囊以及去带盲升结肠贮尿囊等）和利用肛门括约肌控制尿液（如输尿管乙状结肠吻合术、输尿管结肠-结肠直肠吻合术、直肠膀胱术以及直肠膀胱-结肠腹壁造口术等）。

3）根治性膀胱切除术的方式可以分为开放手术、腹腔镜手术以及机器人辅助三种。与开放手术相比,腹腔镜及机器人辅助手术具有术中出血量少、术后疼痛轻、进食早、恢复快、住院时间短的特点。

（2）保留膀胱的手术：对于身体条件不能耐受根治性膀胱切除术或不愿接受根治性膀胱切除术的 MIBC 患者,可以考虑行保留膀胱的手术。手术方式包括 TURBT 和膀胱部分切除术。

2. 化学治疗　MIBC行根治性膀胱切除术后,高达50%的患者会出现转移。术前或术后联合化疗不仅能控制局部病变,还可以消除淋巴或远处微转移灶。

(1) 对于可行手术的T2~T4a期患者,术前可行新辅助化疗。新辅助化疗的主要目的是控制局部病变,使肿瘤降期,降低手术难度和消除微转移灶,提高术后远期生存率。

(2) 膀胱癌常用化疗药物:顺铂(CDDP)、甲氨蝶呤(MTX)、长春碱(VLB)、吉西他滨及紫杉醇。

3. 放射治疗　MIBC患者的放射治疗分为根治性治疗和辅助性或姑息性放射治疗两部分。

4. 其他治疗　晚期膀胱癌患者,由于全身情况差,无法耐受常规手术、化疗或放疗,因此对其治疗的主要目的是缓解肿瘤转移导致的疼痛、控制肿瘤引起的出血,从而提高患者生活质量。

六、护理

包括手术前、后护理,并发症的观察和预防,泌尿造口患者需注重术后的自我护理,以期改善和提高患者的生活质量。

1. 术前护理

(1) 病情观察:血尿是膀胱癌最常见的症状,但血尿的程度和肿瘤大小并不成正比,偶有大量血尿可引起急性贫血甚至休克。观察尿液颜色、性状及尿量,必要时记录24小时尿量,以防止血块堵塞尿道引起肾积水。因血块是天然的细菌培养基,嘱患者多饮水,预防尿路感染,必要时行中段尿检查。

(2) 专科检查:除各项常规检查外,完善腹部平片、IVP、泌尿系统B超、膀胱镜等检查,了解双侧上尿路有无疾病。

(3) 肠道准备:全膀胱切除患者,需要应用肠道替代膀胱做贮尿囊,为了避免术中腹腔污染,术前充分的肠道准备是手术成功与否的重要因素:① 术前1周进少渣饮食,术前3天进双份流质饮食,术前禁食12小时、禁水4小时;② 术前1天给予口服泻药,服完排出无色或水样便即可,必要时清洁灌肠;③ 术前3天口服庆大霉素及甲硝唑肠道抗菌素,以减少肠道致病菌,降低手术感染。

(4) 心理支持:为患者提供诉说焦虑感受的机会,向其说明手术的重要性。全膀胱切除患者向其和家属讲解手术的方法,介绍术后仍可正常工作、生活及一些曾经做过此手术的成功案例,让患者和家属有充分的心理准备,消除心理障碍,增加战胜疾病的信心。

(5) 术前定位:行根治性膀胱切除术的患者术前选择合理的造口位置对术后患者自我护理和重返社会都有极其重要的作用。泌尿造口术前选择位于右下腹、腹直肌内的位置,避开陈旧性瘢痕、皮肤皱褶、手术切口、髂骨等容易导致术后造口周围皮肤并发症的部位。

2. 术后护理

(1) 膀胱肿瘤电切术或部分膀胱切除术

1) 病情观察:观察患者的意识状态以及生命体征的变化,若患者出现异常,应及时通知医师对症处理。

2) 疼痛护理:与留置气囊导尿管牵引压迫、膀胱冲洗液刺激有关。如患者出现不同程度的尿液外溢、膀胱胀痛、下腹痉挛性疼痛则提示有膀胱痉挛。一般持续几秒至数分钟,反复发作,发作时引流液颜色变红,亦是导致术后出血及导尿管引流不畅的原因。可根据医嘱使用解痉药或止痛剂,同时做好心理护理,减轻患者精神压力,消除恐惧。

3)膀胱冲洗护理:保持冲洗液温度在 34～37℃,严密观察引流液颜色、量的变化,根据冲洗液的颜色变化调节冲洗速度,保持冲洗速度与引流液流出速度一致。如患者主诉膀胱有不适、胀痛感,伴有引流液的速度突然减慢或停止,可能是凝血块或电切后脱落组织堵塞尿管,可改变患者的体位或挤压导尿管,如无改善应立即通知医师及时处理。

4)导管护理:① 各引流导管妥善固定,保持通畅,无扭曲、受压、滑脱,观察并记录引流液的色、质、量;② 留置导尿管患者每日 2 次清洁尿道口,尿袋固定高度低于耻骨联合下方,以防止尿液逆流;③ 气囊导尿管牵引时间为 12～24 小时,通过导尿管气囊牵拉,压迫前列腺窝,减少前列腺窝处的出血。保持牵引侧腿部伸直,确保牵引功能,防止气囊移位或拉力的改变而诱发出血,注意保护胶布固定牵引处腿部皮肤的完整性。

5)膀胱灌注的护理:膀胱灌注时应严格无菌操作,防止逆行感染。灌注前禁水 12 小时,导尿排空尿液。化疗药物自导尿管内注入,拔除导管后改变不同体位,使药物与膀胱壁的各部分充分接触,最大限度地发挥药物的作用,保留 2 小时后自行排出药液。灌注后注意有无疼痛、出血性膀胱炎等表现,监测血、尿常规。遵医嘱定期膀胱灌注。

(2)全膀胱切除术

1)病情观察:① 生命体征:心电监护监测生命体征,予以低流量持续吸氧,观察血氧饱和度的变化,直至生命体征完全平稳;② 定时监测电解质和肾功能,准确记录 24 小时出入液量。

2)导管护理:① 各引流导管妥善固定,保持通畅,无扭曲、受压、滑脱,观察并记录引流液的色、质、量;② 全膀胱切除术后引流管较多,各管道需分别标明,粘贴管道标识。

3)输尿管支架管的护理:① 为了减少新膀胱压力,防止输尿管膀胱吻合口狭窄,促进输尿管口和新膀胱吻合口的愈合,有利于新膀胱修复愈合,防止发生尿瘘并发症。术后在两侧输尿管各放置单 J 管 1 根,主要引流双侧肾脏内的尿液;② 保持引流管通畅,记录 24 小时尿量,观察肾功能情况。

4)回肠代膀胱护理:① 准确记录 24 小时出入液量,回肠代膀胱内肛管及双侧输尿管支架分别接集尿袋,观察引流液颜色变化,分别记录引流量及 24 小时总的出量。手术后初期的2～3 天,尿液会呈微红色,之后会转为正常浅黄色;② 观察造口乳头的血运情况,观察其颜色及有无回缩等现象,如出现回缩、颜色变紫等应立即通知医师处理;③ 初期造口袋应选用二件式,方便清洁造口所排出的黏液。黏液在手术后会较多及黏稠,待输尿管支架除去后,会逐渐减少。根据医嘱口服碳酸氢钠碱化尿液;④ 术后禁用促进肠蠕动恢复的药物,如新斯的明,以防输尿管吻合口瘘。

5)原位新膀胱护理:① 回肠代膀胱内肠黏液的分泌周期规律为"增多—高峰—减少"。术后以生理盐水持续冲洗新膀胱,注意无菌操作,抽吸出肠黏液,预防导尿管堵塞,做好留置导尿管期间的尿道口护理,每日 2 次清洁尿道口;② 恢复肠功能后,嘱患者多饮水,保持一定的尿量,预防肠黏液堵塞导尿管。

3. 并发症的观察和预防

(1)膀胱肿瘤电切术或部分膀胱切除术

1)出血:与电切创面未愈合有关。术后 24 小时若冲洗液变为鲜红色,提示有活动性出血,应立即通知医师处理。

2)电切综合征:与术中长时间大量冲洗有关。患者表现为血压下降、脉搏细数、呼吸增快、神志淡漠,血钠<130 mmol/L。如患者出现上述症状应及时通知医师对症处理。

（2）全膀胱切除术

1）肠粘连或肠梗阻:患者表现为无肛门排气、排便,腹胀、恶心等不适症状。术前留置胃管,术后鼓励患者早期活动,促进肠蠕动的恢复。针对严重腹胀患者,遵医嘱给予药物注射足三里。麻痹性肠梗阻患者,可经胃管注入液状石蜡油,必要时给予胃肠动力药。

2）肠瘘:患者表现为体温升高,腹胀、腹痛等腹膜刺激征,盆腔引流液颜色发生改变,引流液中是粪渣样液体。一旦发生肠道吻合口瘘,要确保患者瘘口的有效引流,并通过静脉输注高营养液供给营养,促进肠瘘自行愈合。

3）尿瘘:尿瘘包括输尿管新膀胱吻合口瘘、新膀胱尿道吻合口瘘、新膀胱自身瘘。患者表现为盆腔引流液大量增多,颜色变淡,呈清亮色。尿瘘一般不需特殊处理,确定是否发生尿瘘,可行引流液肌酐检查确诊。护士应做好患者心理护理,保守治疗后大多数患者都能愈合。

4）尿失禁:与原位新膀胱患者手术后早期膀胱的容量相对较小、不能完全适应新的排尿方式、新膀胱感觉功能差相关。患者表现为不能自主控制排尿,平躺或活动时有尿液溢出。康复期主要以功能训练为主要治疗方式。

5）出血:严密观察患者生命体征变化,保持伤口引流管的通畅。若患者出现心率增快、血压下降,引流管突然引出大量血性液体则考虑出血可能,应立即通知医师处理。

4. 出院健康教育

（1）活动:术后休息3个月,劳逸结合,避免重体力劳动,保持心情舒畅。回肠代膀胱患者避免做腹压增加的动作,如咳嗽、便秘、提重物等,以预防造口旁疝的形成。

（2）预防感染:养成多饮水的习惯,每日饮水2 000~2 500 ml,增加尿量以达到自身冲洗预防感染的目的。回肠代膀胱患者肠道黏液分泌较多时可遵医嘱口服碳酸氢钠以碱化尿液。

（3）饮食:饮食宜清淡、营养丰富,忌食辛辣刺激性食物,防止便秘。

（4）定期随访和治疗:膀胱癌的特点是易复发,电切术后遵医嘱坚持定期膀胱灌注化疗和膀胱镜检查是预防膀胱癌复发的关键。

七、康复支持

1. 原位新膀胱

（1）拔除导尿管后指导患者进行排尿训练,教会患者收缩腹肌,用力憋气,用腹压排尿,帮助患者逐渐建立接近生理状态的排尿习惯,使大脑建立新的储尿和排尿反射。

（2）可自控排尿后拔除膀胱造瘘管,拔管后指导患者白天多喝水,定时排尿,尽量用蹲位排尿,用手压下腹部协助排尿,减少残余尿量。

（3）因膀胱全切除后,唯一有控尿作用的就只剩尿道外括约肌,所以要对患者进行控尿训练。由于手术创伤,术后患者会出现暂时性部分或完全尿失禁,指导患者进行盆底肌训练,增强尿道外括约肌收缩功能,提高新膀胱控尿能力。

2. 回肠代膀胱　施行全膀胱切除术回肠代膀胱患者,由于尿液无法再经尿道排出,需要在腹壁做永久性的泌尿造口将尿液排出体外。由于改变了正常的排尿途径及排尿形式,因而造成了患者身体外形和生理习惯的变化。患者及家属应尽早适应这种变化,学会护理新的引流系统,尽快地适应改变后的生活形态,尽早回归社会。

（1）生活调理

1）饮食:避免进食产气较多的食物如豆类等,避免过多吞入空气,如嚼口香糖、喝含气体饮料等。少吃含氯的食物如酱油、虾米、榨菜、冬菜、松花鸭蛋等。多饮水,每日大于 2 000 ml,补充碱性食物和药物,减少肠道黏液的产生。

2）穿衣：由于现代造口用品轻便、密闭性好又不显眼,一般着柔软、宽松的服装即可,要注意不穿过紧、过窄的衣服,尤其所用的腰带不宜太紧,避免造口受压。

3）洗澡和游泳：造口的外观和口腔黏膜一样,水不会从造口流入体内,中性肥皂对其也无刺激。选择淋浴时不必覆盖造口。游泳时为了卫生,最好使用造口迷你袋,游泳衣以连身式为宜。

4）社交活动：造口不是伤口,造口人可以正常地生活。只要学会正确使用造口用品,穿上舒适美观的衣着,一样可以结交朋友、参加会议和进出娱乐场所。

5）性生活和怀孕：造口对性生活多无大影响,造口患者可以怀孕。具体情况可请教医师或造口师。

6）旅行：手术后身体恢复健康,可外出旅游。须随身携带造口用品,了解旅游当地是否有造口协会和医院等有关情况,以便一旦遇上困难,可以从协会或医院处得到有效的指导和帮助。

（2）泌尿造口的自我护理

1）温水清洁造口周围皮肤,如造口周围皮肤有尿酸结晶物,可用稀释的醋酸(1∶1)溶液清洗。擦干后根据造口周围皮肤情况酌情使用造口护肤粉、防漏膏、液体敷料等辅助用品。

2）用测量板测出造口大小：造口底盘的开口大小裁剪比造口大 1～1.5 mm,过大或过小都可能造成造口或造口周围皮肤并发症。

3）在造口底盘朝皮肤的一面画出所测量造口的大小,剪出所画的口,撕去底盘粘贴面上的纸片,依造口位置将底盘紧贴于皮肤上。局部可用手覆盖于底盘上 5～10 分钟,起到局部加温的作用,使底盘粘贴更为牢固。

4）将造口袋背面的凹形胶环与底盘的凸形胶环相接,以点、线、面方式由下而上扣紧,装好后,务必再次检查是否扣合紧密。

5）底盘密合粘贴造口周围皮肤,一般 3～5 日更换 1 次,最长 7～10 日,因人而异。可使用配件腰带,围于腰部以增加造口袋固定系数,延长底盘使用寿命。

第三节　前列腺癌患者的护理

前列腺癌(prostatic cancer)是男性生殖系统中重要的肿瘤。其发病率有明显的地区差异,加勒比海及斯堪的纳维亚地区最高,中国、日本最低。目前在美国,前列腺癌的发病率已经超过肺癌,成为第 1 位危害男性健康的肿瘤。以往我国前列腺癌发病率较低,但近几年其发病率呈显著增长趋势,2010 年已位居男性恶性肿瘤的第 7 位。

一、流行病学特征及病因

（一）流行病学特征

前列腺癌患者主要是老年男性,中位年龄为 72 岁,高峰年龄为 75～79 岁。美国 70％以上的前列腺癌患者年龄都超过 65 岁,50 岁以下男性很罕见,但大于 50 岁后,发病率和死亡率呈指数级增长。

（二）病因

引起前列腺癌的危险因素尚未明确，已经明确的包括年龄、种族和遗传因素。影响前列腺癌从潜伏型发展到临床型进程的因素有很多，如饮食，富含动物脂肪饮食，其他危险因素包括维生素 E、硒、木脂素类、异黄酮的低摄入。

二、病理分类及临床分期

（一）病理分类

前列腺癌 95％以上为腺细胞癌，其余为移行细胞癌、鳞癌和肉瘤。前列腺癌常为多发病灶，单个结节只占 10％以下。在病理分级上，最常用的是 Gleason 分级系统。Gleason 评分有 5 级，采用主要分级加上次要分级，1 代表分化最好，5 代表分化最差，总分从 2 分到 10 分。

（1）1 级：结节界限清楚，由一致的单个、分开、排列紧密的腺体组成。

（2）2 级：肿瘤界限清楚，癌组织从边缘扩展至周围前列腺。腺体单个、分开、排列疏松，不如 1 级时一致。

（3）3 级：癌组织侵入前列腺，腺体大小和外形显著不同，许多腺体较 1、2 级小。分界清楚的筛状结构也分在 3 级。

（4）4 级：腺体主要由融合的腺体组成参差不齐的浸润边缘。

（5）5 级：无腺体分化，或伴有实心细胞巢、单个浸润细胞、癌巢或伴中心坏死。

（二）临床分期

前列腺癌分期可以指导选择治疗方法和评价预后。推荐 2002 年 AJCC 的 TNM 分期系统（表 18 - 4）。

表 18 - 4　前列腺癌 TNM 分期（AJCC，2002 年）

原发肿瘤（T）			
	临　　床		病理（pT）*
TX	原发肿瘤不能评价	pT2*	局限于前列腺
T0	无原发肿瘤证据	pT2a	肿瘤限于单叶的 1/2
T1	不能被扪及和影像发现的临床隐匿肿瘤	pT2b	肿瘤超过单叶的 1/2 但限于该单叶
T1a	偶发肿瘤体积＜所切除组织体积的 5％	pT2c	肿瘤侵犯两叶
T1b	偶发肿瘤体积＞所切除组织体积的 5％	pT3	突破前列腺
T1c	穿刺活检发现的肿瘤（如由于 PSA 升高）	pT3a	突破前列腺
T2	局限于前列腺内的肿瘤	pT3b	侵犯精囊
T2a	肿瘤限于单叶的 1/2（≤1/2）	pT4	侵犯膀胱和直肠
T2b	肿瘤超过单叶的 1/2，但限于该单叶		
T2c	肿瘤侵犯两叶		
T3	肿瘤突破前列腺包膜**		
T3a	肿瘤侵犯包膜（单侧或双侧）		
T3b	肿瘤侵犯精囊		
T4	肿瘤固定或侵犯除精囊外的其他邻近组织结构，如膀胱颈、尿道外括约肌、直肠、肛提肌和/或盆壁		

（续　表）

区域淋巴结(N) ***			
临　床		病　理	
NX	区域淋巴结不能评价	PNX	无区域淋巴结取材标本
N0	无区域淋巴转移	pN0	无区域淋巴转移
N1	区域淋巴转移	pN1	区域淋巴转移

远处转移(M) ****	
MX	远处转移无法评估
M0	无远处转移
M1	
M1a	有区域淋巴结以外的淋巴转移
M1b	骨转移
M1c	其他器官组织转移

分期编组				
Ⅰ期	T1a	N0	M0	G1
Ⅱ期	T1a	N0	M0	G2,3～4
	T1b	N0	M0	任何G
	T1c	N0	M0	任何G
	T1	N0	M0	任何G
	T2	N0	M0	任何G
Ⅲ期	T3	N0	M0	任何G
Ⅳ期	T4	N0	M0	任何G
	任何T	N1	M0	任何G
	任何T	任何N	M1	任何G

病理分级	
GX	病理分级不能评价
G1	分化良好(轻度异形)(Gleason 2～4 分)
G2	分化中等(中度异形)(Gleason 5～6 分)
G3-4	分化差或未分化(重度异形)(Gleason 7～10 分)

注：＊穿刺活检发现的单叶或两叶肿瘤,但临床无法扪及或影像不能发现的定为T1c。
　　＊＊侵犯前列腺尖部或前列腺包膜,但未突破包膜的定为T2,非T3。
　　＊＊＊不超过 0.2 cm 的转移定为 pN1 m。
　　＊＊＊＊当转移多于一处,为最晚的分期。

三、临床表现

（1）早期可无任何症状。

（2）当肿瘤发展,引起后尿道或膀胱颈梗阻时,可出现尿频、尿线变细、分叉及无力,逐渐出现排尿困难,甚至出现尿潴留等症状。

（3）肿瘤局部浸润或转移：骨骼的局部疼痛是最常见的肿瘤转移性症状,可表现为腰痛,骶部、髋部及坐骨神经痛，其中以骨盆和腰椎最常见，可引起病理性骨折；压迫直肠则可大便变细及排便困难；肺部转移可出现咳嗽及咯血；压迫脊髓可导致下肢瘫痪。前列腺癌致淋巴转移的发生率很高，但常难以发现，当转移淋巴结增大压迫相应器官或引起淋巴回流障碍时才表现出相应的症状。

（4）晚期病例出现食欲不振、消瘦、贫血及全身乏力等症状及体征。

四、诊断

1. 直肠指检（digital rectal examination，DRT） 大多数前列腺癌起源于前列腺的外周带，直肠指检对前列腺癌的早期诊断和分期都有重要价值。考虑到直肠指检可能影响到血清前列腺特异性抗原（prostate specific antigen，PSA）值，应在抽血检查 PSA 后进行直肠指检。50 岁以上男性每年至少做一次直肠指诊筛查前列腺癌。

2. 前列腺穿刺活检 是诊断前列腺癌的"金标准"，穿刺路径主要有经会阴和经直肠两种。前列腺穿刺活检可在直肠指诊引导和/或各种影像学检查引导下进行，推荐经直肠超声（transrectal ultrasonography，TRUS）引导下的前列腺系统穿刺。

（1）经直肠超声引导下的前列腺穿刺：此方法准确、可靠，是一种常用的方式，只要消毒严密，很少并发感染。传统的系统穿刺活检为六针穿刺法，即左、右叶各 3 针。目前多推荐在前列腺穿刺活检前先做前列腺 MRI，常规穿刺 10 针及以上，活检范围包括前列腺移行区、外周带中线、外周带尖部及两个后外侧叶。

（2）前列腺穿刺活检前患者停止使用抗凝剂 5～7 天，经直肠途径的检查前 2～4 小时清洁肠道，适当应用抗生素。重复穿刺间隔时间尚有争议，目前多为 1～3 个月。

3. 影像学检查

（1）B 超检查：可经腹部、会阴、直肠行 B 超检查，其中以经直肠最清楚，借助插入直肠的特制超声探头，可发现直肠指检未发现的结节。

（2）核素全身骨扫描：对骨转移者可早发现、早治疗。

（3）CT 及 MRI 检查：常用来诊断前列腺实质性病变，能对前列腺周围组织有无浸润以及浸润范围、盆腔内有无肿大的淋巴结等做出判断，并能观察肿瘤导致前列腺变形情况及肿瘤与前列腺密度的差别大小。

4. 实验室检查

（1）PSA：是一种敏感的前列腺癌肿瘤标记物，有很大的诊断价值。用酶免疫测定（enzyme immunoassay，EIA）法检测前列腺癌特别是有转移者，血清 PSA 明显升高（正常值上限为 4 ng/ml）。

（2）血清前列腺酸性磷酸酶（prostatic fraction of serum acid phosphatase，PAP）：可作为前列腺癌的辅助诊断，尤其是伴有骨转移时，血清 PAP 升高（正常值为<2.5 μg/L），有较高的诊断价值。

五、治疗

前列腺癌的治疗方法包括等待观察治疗、手术治疗、内分泌治疗、放射治疗及化学治疗，但必须结合患者的具体情况合理应用，根据患者的年龄、全身状况、肿瘤分期、免疫力状态等综合考虑。

1. 等待观察 指主动监测前列腺癌的进程，在出现肿瘤进展或临床症状明显时给予治疗。选择等待观察的患者必须充分知情,了解并接受肿瘤局部进展和转移的危险,并接受密切的随访。

2. **手术治疗**　前列腺根治性切除术是治疗局限性前列腺癌最有效的方法,适应证较过去有所拓展。目前认为同时满足以下 3 条的患者适合行前列腺癌根治术：① T1～2,根治术的最佳适应证。T3～4 或 N1,单纯根治术难以达到根治目的,根治术可作为多学科综合治疗的一部分;② 预期寿命超过 10 年;③ 身体状况良好,没有严重的心肺疾病,能耐受根治术。手术有三种主要术式：传统的经会阴和经耻骨后(逆行切除和顺行切除)开放手术、腹腔镜手术及机器人辅助前列腺癌根治术。

3. **内分泌治疗**　是局部晚期前列腺癌和转移性前列腺癌的主要治疗方法,可作为根治性手术或放疗前使用的新辅助治疗、根治性手术或放疗后的辅助治疗以及在治愈性治疗后局部复发或进展后的治疗。

(1) 去势治疗

1) 手术去势：双侧睾丸切除或包膜下睾丸切除,去势后血睾酮水平迅速下降至术前水平的 5%～10%,PSA 亦迅速下降。手术可在局麻下完成,并发症少。主要的不良反应是对患者的心理影响。

2) 药物去势：指采用人工合成的促黄体生成素释放激素类似物(luteinizing hormone releasing hormone analogue,LHRH - A)。

(2) 抗雄激素药物

1) 类固醇类抗雄激素药物：主要是孕激素类药物,机制为阻断前列腺雄激素受体的同时抑制垂体释放促黄体生成素(luteinizing hormone,LH),减少睾酮分泌达到去势水平。

2) 非类固醇类抗雄激素药物：① 氟他胺;② 比卡鲁胺。

(3) 全雄激素阻断：指手术或药物去势联合抗雄激素药物,最大限度地阻断睾丸和肾上腺来源的雄激素。

(4) 间歇内分泌治疗：指内分泌治疗一段时间,患者临床症状和 PSA 稳定后暂停治疗,当 PSA 再次升高后,予以新一轮内分泌治疗。间歇治疗的目的在于提高患者的生活质量,降低治疗费用,有可能延长雄激素依赖的时间。

(5) 新辅助内分泌治疗：指在根治性手术或放疗前给予一段时间的内分泌治疗,目的在于缩小前列腺体积,降低临床分期,降低手术切缘的阳性率。

(6) 辅助内分泌治疗：指在根治性手术或治愈性放疗后给予内分泌治疗,目的在于治疗前列腺切缘的残留病灶、淋巴转移以及微小转移病灶。

4. **放射治疗**　通过放射线的直接效应或间接通过产生自由基来破坏 DNA 双链。

(1) 外放射治疗：是前列腺癌重要的治疗方法之一,具有疗效好、适应证广、并发症少等优点,适用于各期前列腺癌患者。有根治性放疗、辅助性外放疗和姑息性放疗。

(2) 近距离放射治疗：通过三维治疗计划系统地准确定位,将放射性粒子植入到前列腺内,提高前列腺局部的放射剂量,而减少对直肠和膀胱的放射损伤。

5. **试验性局部治疗**　包括冷冻治疗、高强度聚焦超声和组织内肿瘤射频消融。

六、护理

包括手术前、后护理,并发症的观察和预防,重视前列腺癌患者手术前后的盆底肌和膀胱功能训练,以期改善患者的生活质量。

1. 术前护理

（1）病情观察：全面准确地评估患者情况，以明确有无影响手术的潜在危险因素。这些因素包括：心血管系统功能状况、肺功能、肾功能、营养代谢状态、肝功能、内分泌功能、血液系统状况等，有异常为高危患者，应及时对症处理。

（2）专科检查：① 完善直肠指诊、腔内 B 超、骨骼 ECT、男性盆腔 MRI 平扫＋增强等检查，以了解有无其他部位转移；② 尿流动力学检测，测定膀胱的残余尿及膀胱顺应性功能，残余尿多者应留置导尿管，持续引流尿液，改善肾功能和控制尿路感染。

（3）呼吸道准备：指导患者深呼吸和有效咳嗽，对有吸烟习惯的患者应在术前 1～2 周劝其戒烟，以减少呼吸道的刺激及分泌物的产生。

（4）心理支持：向患者解释手术的必要性、手术方式以及注意事项，鼓励患者表达自身感受。教会患者自我放松的方法，树立和增强其战胜疾病的信心，积极配合手术。

（5）功能锻炼：指导患者盆底肌训练和膀胱锻炼。膀胱锻炼包括时间单位内膀胱排空和膀胱训练，旨在增加强制或自我调整的排尿间隔。

2. 术后护理

（1）卧位：手术次日选择半卧位，以保持腹部、四肢肌肉松弛，减少切口张力，有利于引流和呼吸。

（2）早期活动：鼓励患者早期床上活动，协助患者深呼吸和有效咳嗽排痰，以促进胃肠道功能恢复、预防肺部感染和压力性损伤。指导患者进行下肢运动（踝泵运动、屈膝抬臀、直腿抬高），预防深静脉血栓的形成。

（3）病情观察：术后 24 小时持续心电监护，监测血压、脉搏、血氧饱和度和呼吸，给予低流量持续吸氧。

（4）导管护理：① 各引流导管妥善固定，保持通畅，无扭曲、受压、滑脱，观察并记录引流液的色、质、量；② 留置导尿管患者每日 2 次清洁尿道口，尿袋固定高度低于耻骨联合下方，以防止尿液逆流；③ 气囊导尿管牵引时间为 12～24 小时，通过导尿管气囊牵拉，压迫前列腺窝，减少前列腺窝处的出血。保持牵引侧腿部伸直，确保牵引功能，防止气囊移位或拉力的改变而诱发出血，注意保护胶布固定牵引处腿部皮肤的完整性。

（5）膀胱冲洗护理：① 保持冲洗液温度在 34～37℃，严密观察引流液的色、质、量，根据冲洗液的颜色变化调节冲洗速度，保持冲洗速度与引流液流出速度一致；② 患者如出现膀胱区明显胀感、尿道口急迫的排尿感、肛门坠胀感、尿道及耻骨上区阵发性疼痛、冲洗管道一过性受阻导致莫非氏滴管液面升高、导尿管周围溢液、引流液颜色加深等则提示有膀胱痉挛，应立即通知医师及时处理，遵医嘱使用镇痛解痉药。

3. 并发症的观察和预防

（1）出血：密切观察伤口敷料情况，保持伤口引流管的通畅，观察引流液的色、质、量。术后 24～48 小时内前列腺窝处易发生出血，须密切观察有无腹痛、腹胀等腹膜刺激症状，如患者出现面色苍白、脉搏细速、心率增快、血压下降、引流液颜色加深且量大，须考虑出血可能，应立即通知医师处理。

（2）尿瘘：表现为患者出现盆腔引流液大量增多、颜色变淡、呈清亮色。确定是否发生尿瘘，可行引流液肌酐检查确诊。尿瘘一般不需特殊处理，一旦发生，首先应保持引流管和膀胱冲洗的通畅；其次给予尿管牵引，以减轻吻合口的张力，利于愈合。

（3）感染：患者表现体温升高，引流液颜色变浑浊，尿液中有絮状物。保持各管道引流通畅,防止打折、受压、扭曲,注意无菌操作。鼓励患者多饮水,每天＞2 000 ml,起到自行冲洗泌尿系统的作用。每日 2 次会阴护理,预防导尿管相关性感染。

（4）下肢深静脉血栓:术后注意加强观察下肢血运、足背动脉搏动情况、远端色泽、皮温及感觉。卧床期间应做双下肢抬高及伸缩活动,可穿尺寸合适的弹力袜,以促进静脉回流,防止血液淤积导致血栓形成。如患者出现下肢疼痛、肿胀、腓肠肌深压痛伴活动受限,应制动、抬高患肢,但切忌按摩,以防血栓脱落形成其他部位栓塞。

（5）尿失禁:手术后有 90% 以上的患者会恢复正常的控尿功能,但少数患者会有严重的尿失禁,表现为不能自主控制排尿,平躺或活动时有小便溢出。手术后 2～3 日鼓励患者进行盆底肌训练,通过训练盆底肌的功能来间接地锻炼尿道外括约肌的功能,提高尿道外括约肌的收缩力。

（6）勃起功能障碍:与多种因素有关,如年龄、术前性功能情况、肿瘤侵犯程度及范围以及术中对阴茎海绵体自主神经的损伤程度。在其他条件相同的情况下,保留神经的前列腺癌根治术可使术后勃起功能障碍的发生率明显降低。

（7）吻合口狭窄:与膀胱颈部重建时缝合过紧或尿道与膀胱颈吻合时黏膜对合不良有关。一般导尿管留置时间为 7～14 日,导尿管拔除后,应告知患者注意观察尿线,若出现尿线变细或排尿困难,可行尿道扩张术。

4. 出院健康教育

（1）饮食:多饮水,每天＞2 000 ml。合理膳食,饮食清淡,少量多餐,多吃蔬菜水果,忌食辛辣、刺激性食物,忌烟酒。

（2）活动:适量活动,注意劳逸结合。3 个月内避免增加腹压的活动,如提重物、便秘、骑自行车等,保持大便通畅,以免诱发继发性出血。

（3）导尿管护理:① 多饮水,每天饮水＞2 000 ml,预防尿路感染;② 每日用温开水清洗尿道口 2 次,如果尿道口有渗出,应增加清洗频次,保持会阴部清洁;③ 保持导尿管通畅,避免打折、受压,防止膀胱过度充盈,导致吻合口瘘;④ 下床活动时,尿袋不能高于膀胱位置,防止尿液回流,导致逆行感染;⑤ 当腹压增加时(如咳嗽、打喷嚏、负重等),尿液会从导尿管外溢出,这属于正常现象。及时用温水清洗尿道口及会阴部,预防感染和湿疹。

（4）盆底肌训练:导尿管拔除后即可进行盆底肌训练,但须循序渐进。

（5）随访:遵医嘱按时服药,定期复查 PSA 的变化。术后 PSA 值是判断肿瘤复发的重要指标,一般术后第 2、4、6 周各复查 1 次,半年内每月复查一次,两年内每 3 个月复查一次,两年后每 6～12 个月复查一次。

七、康复支持

1. 性功能障碍　术后康复期间患者出现的性功能障碍,往往给患者造成较大的心理负担,应与患者及其配偶共同讨论该方面问题,向患者解释术后可能出现逆行射精、阳痿等不良症状,并向患者推荐男科专业康复师。

2. 暂时性尿失禁　暂时性尿失禁是可以康复的,家庭和自我护理相当重要。加强患者、家人及照顾者对尿失禁护理的认识,盆底肌训练可缩短尿失禁的时间,恢复膀胱功能。

（1）心理支持:尿失禁会给患者的生活带来不便,亦给家人增加很多麻烦。作为家人或照顾者,应该关心患者,给予心理支持,不断地协助患者面对失禁问题,令其感到舒适和保持尊严。

（2）饮水计划：一般尿失禁患者因害怕小便会减少饮水，但减少饮水会令小便浓度增加，膀胱黏膜受到刺激导致尿频或尿急现象，并且小便浓度增加容易引起膀胱炎症。一般来说，除非有禁忌证如肾病、心脏病、水肿等，否则应鼓励患者每日饮水 1 500～2 000 ml。

（3）避免刺激膀胱的食物：最常见影响尿失禁的食物是咖啡因，如茶、咖啡、可乐汽水、部分朱古力糖等。尿失禁患者应少吃含咖啡因的食物，有助于改善尿失禁情况，特别是睡前应禁食含咖啡因的食物，以减少夜间排尿次数。

（4）避免便秘：慢性便秘可能会造成尿失禁，故尿失禁患者要保持大便通畅，多吃蔬菜及高纤维食物，如谷、麦、豆类等，饮用适量水分。

（5）盆底肌训练：做盆底肌肉运动可使骨盆底肌肉更强壮，改善尿失禁的情况，方法为：① 收缩肛门，然后收缩尿道，产生盆底肌上提的感觉。在肛门、尿道收缩时，大腿和腹部肌肉保持放松。每次收缩维持 3 秒，然后放松，连续做 5～15 分钟，每日 2 次；② 可在站立、坐位或卧位时进行。站立时双手交叉于肩上，脚尖呈 90°；卧位时平躺，双膝弯曲；坐位时上身保持直立，双腿分开与肩同宽；③ 盆底肌肉的准确定位为假装要停止尿流而做紧缩动作。错误的方法会引起腹壁、臀部或下肢内收肌群收缩，降低盆底张力，反而加重尿失禁。

（王　莺）

第十九章
女性生殖系统肿瘤患者的护理

第一节　子宫颈癌患者的护理

一、概述

　　女性生殖系统恶性肿瘤涵盖了宫颈、子宫内膜、卵巢、外阴、阴道、输卵管和妊娠滋养细胞等7种常见肿瘤。其中子宫颈癌(cervical cancer),简称宫颈癌,是妇科最常见的恶性肿瘤。自20世纪70年代以来,虽然全国很多地区积极开展了宫颈癌的普查普治,某些地区宫颈癌的患病率出现了下降趋势,但从全国范围来看,宫颈癌的患病率仍居妇科恶性肿瘤首位。从宫颈上皮内瘤变(cervical intraepithelial neoplasia,CIN)发展到浸润癌其实是一个缓慢过程,采用常规的巴氏涂片(papanicolaou,PAP)普查无症状的患者,可使宫颈癌在能治愈的浸润前期即得到诊断。因此,应加强高危人群的定期普查,以早诊断早治疗。目前临床上治疗宫颈癌需遵循的原则是既要考虑手术的根治性以减少并发症,又要考虑保留女性的生育功能,即强调高度个体化原则,兼顾疾病治愈和保证生活质量。在护理方面应从身、心两方面对患者实行整体护理和康复支持。

二、流行病学特征及病因

(一)流行病学特征

　　1. 宫颈癌发病情况　宫颈癌是妇科最常见的恶性肿瘤之一,发病率位居女性恶性肿瘤第2位,仅次于乳腺癌。据世界范围内统计,每年约有50万的宫颈癌新发病例,占所有恶性肿瘤新发病例的5%,其中80%以上的病例发生在发展中国家。宫颈癌的发生可通过对癌前病变的检查和处理得以有效控制。西方国家的经验显示,宫颈癌的发生率在密切筛查的人群中减少了70%~90%。

　　宫颈癌发病率的高低与该地区人群的经济文化水平有密切联系。总体而言,宫颈癌的流行病学特征为经济不发达国家的发病率高于发达国家,并有明显的地区差异。在中国,主要集中在中部地区,并且农村高于城市,山区高于平原。

　　我国自20世纪50年代开展宫颈癌普查普治以来,某些地区及城市宫颈癌的发病率和死亡率均显著下降。据统计,上海市过去40年宫颈癌的年龄标准化发病率由1937年的19/10万下降至2012年的6.3/10万,下降了67%;死亡率由1937年7/10万下降至2012年的1.7/10万,下降了75%。但在世界范围内宫颈癌仍是高发恶性肿瘤之一,中国宫颈癌发病率仍居妇科生殖系统恶性肿瘤首位。

　　2. 宫颈癌发病年龄　在大多数妇女中,宫颈浸润癌的发病率在20岁前是较低的,20~50

岁增长较快,随后上升速度变缓。但少数国家有差异,如哥伦比亚宫颈癌的发病率可继续上升至 60 岁,甚至 60 岁以上。而在芬兰,50 岁前宫颈癌的发病率很低,和以色列相同,甚至低于以色列,但随后却增长至以色列发病率的 2 倍。

宫颈癌患者的平均年龄是 51.4 岁,病例数集中于两个年龄段:30~39 岁和 60~69 岁,但近年来有年轻化趋势。国外报道显示宫颈癌发病有两个趋势引人注目:一是年轻妇女发病率上升,中国医学科学院肿瘤医院资料显示,35 岁以下宫颈癌所占比例从 20 世纪 70 年代的 1.22% 上升到 80 年代的 1.42%、90 年代初的 5.01%,90 年代末上升至 9.88%;二是少见的宫颈腺癌比例上升。

(二) 病因

宫颈癌确切的病因至今尚不清楚,目前认为是多因素综合作用的结果,发病的相关因素有:性生活过早(指小于 18 岁)及早婚、早育者;性生活紊乱者,即有多个性伴侣者;生殖道患梅毒、湿疣等性传播疾病(指男女双方);丈夫有疱疹、HPV 感染及患阴茎癌、包茎等疾病;HPV 阳性(主要指 HPV 的高危型 16、18 等);宫颈糜烂、白斑;宫颈不典型增生等。近年来,分子生物学已确立了高危 HPV 基因型的持续感染与宫颈癌的因果关系。在一项全世界范围内上千例宫颈癌的研究中,宫颈癌 HPV 的感染率达到 99.7%。

三、病理分类及临床分期

(一) 病理分类

多数宫颈癌来自子宫颈鳞状上皮和柱状上皮交界处移行带的表面上皮、腺体或腺上皮。宫颈癌的发病特点是从上皮内瘤变(不典型增生)到原位癌进而发展成浸润癌的连续病理过程。通常这一个过程需要 10~20 年的时间。

1. **大体分型**　根据肿瘤生长方式和大体形态,浸润癌主要分为四型:① 糜烂型:宫颈外形可见,表面呈糜烂,有时质较硬,有触血,多见于早期;② 菜花型:外生型肿瘤呈菜花样,质脆,触血明显,可伴感染或坏死,常见于早期;③ 结节型:外生型肿瘤呈结节状,有时向内浸润,宫颈膨大,质硬,有时触血,常伴有深浅不等的溃疡或坏死;④ 溃疡型:内生型肿瘤,因肿瘤组织坏死形成溃疡或空洞,质硬,见于中晚期,常伴感染,分泌物恶臭,多见于晚期。

2. **组织病理学类型**　按照 WHO 2014 女性生殖道器官肿瘤分类标准,宫颈上皮性肿瘤归纳为四大类:① 鳞状细胞癌:角化型、非角化型、基底细胞样癌和鳞状移行细胞癌;② 腺癌:内生型宫颈腺管、黏液性癌、浆液性癌、中肾管癌、透明细胞癌、混合神经内分泌癌;③ 其他类型上皮癌:腺鳞癌、毛玻璃样细胞癌、腺样基底细胞癌、未分化癌;④ 神经内分泌癌,又分为低级别神经内分泌癌,包括类癌和非典型类癌,以及高级别神经内分泌癌,包括小细胞神经内分泌癌和大细胞神经内分泌癌。此外,宫颈非上皮性肿瘤包括腺肉瘤、癌肉瘤、恶性黑色素瘤、卵黄囊瘤、淋巴瘤、髓样瘤、转移性肿瘤。

3. **组织学分级**　Gx:无法评估等级;G1:高分化;G2:中分化;G3:低分化或未分化。分级不纳入宫颈癌分期。

(二) 临床分期

由于世界范围内大多数宫颈癌以放射治疗为主,因此宫颈癌主要依据临床分期。2014 年国际妇产科联盟(International Federation of Gynecology and Obstetrics,FIGO)分期修订版标准如表 19-1 所示。分期应在治疗前确定,治疗后分期不再改变。

表 19-1　FIGO 2014 宫颈癌临床分期

分　期*	具　体　标　准
Ⅰ期	肿瘤严格局限于宫颈（扩展至宫体可以被忽略）
ⅠA**	镜下浸润癌，间质浸润深度≤5.0 mm，水平浸润范围≤7.0 mm
ⅠA1	间质浸润深度≤3.0 mm，水平浸润范围≤7.0 mm
ⅠA2	间质浸润深度>3.0 mm，但不超过 5.0 mm，水平浸润范围≤7.0 mm
ⅠB	临床肉眼可见病灶局限于宫颈或是临床前病灶大于ⅠA期#
ⅠB1	临床肉眼可见病灶最大直径≤4 cm
ⅠB2	临床肉眼可见病灶最大直径>4 cm
Ⅱ期	肿瘤已经超出宫颈，但未达盆壁或未达阴道下 1/3
ⅡA	无宫旁组织浸润
ⅡA1	临床肉眼可见病灶最大直径≤4 cm
ⅡA2	临床肉眼可见病灶最大直径>4 cm
ⅡB	有明显宫旁组织浸润
Ⅲ期	肿瘤侵及盆壁和/或侵及阴道下 1/3 和/或导致肾盂积水或肾功能不全##
ⅢA	肿瘤侵及阴道下 1/3，未侵及盆壁
ⅢB	肿瘤侵及盆壁和/或导致肾盂积水或肾功能不全
Ⅳ期	肿瘤超出真骨盆或（活检证实）侵及膀胱或直肠黏膜。泡状水肿不能分为Ⅳ期
ⅣA	肿瘤侵及邻近器官
ⅣB	肿瘤侵及远处器官

　*　FIGO 分期不再包括 0 期。

　**　所有肉眼可见病灶，即使是浅表浸润也都定义为ⅠB期。

　#　浸润癌局限于测量到的间质浸润范围。最大深度为 5 mm，水平范围不超过 7 mm。无论从腺上皮或者表面上皮起源的病变，从上皮的基底膜测量起浸润深度不超过 5 mm。浸润深度总是用 mm 来报告，即使那些早期（微小）间质浸润（0～1 mm）。无论脉管间隙受侵，均不改变分期。

　##　直肠检查时，肿瘤与盆腔壁间无肿瘤间隙。任何不能找到原因的肾盂积水及无功能肾病都应包括在内。

四、临床表现

1. 症状

(1) CIN：包括宫颈原位癌及早期浸润癌，患者常无明显症状。

(2) 阴道出血：常为接触性出血，多见于性生活或妇科检查后。早期时流血量一般较少，晚期时病灶较大，可表现为出血量多，甚至大出血。年轻患者也有表现为经期延长、周期缩短、经量增多等。绝经后妇女表现为绝经后流血等。

(3) 白带增多：白带呈白色或血性，稀薄似水样，也有表现为黏液者，米泔状、有腥臭。晚期时伴继发感染，白带呈脓性伴恶臭。

(4) 晚期患者会出现骨盆痛、肠道和膀胱压迫症状，如排尿困难、尿少或无尿、血尿、肛门坠胀、大便秘结、里急后重、便血、下肢水肿伴疼痛等，累及输尿管时可引起输尿管梗阻、肾积水、尿毒症；当有肺、肝、骨转移时可出现咳嗽、咯血、胸痛、局部疼痛等症状。

(5) 疾病后期患者可出现消瘦、贫血、发热、全身衰竭等。

2. 体征　CIN 和宫颈早期浸润癌肉眼观局部可无明显病灶，有时呈糜烂、息肉、肥大等慢性宫颈炎的表现,随着病情发展可出现不同体征,外生型宫颈局部可表现为息肉状、菜花状赘生物,质脆易出血,常伴感染;内生型表现为宫颈肥大、质硬、颈管膨大。晚期癌组织坏死脱落形成溃疡或空洞常伴恶臭。肿瘤累及阴道壁时可见阴道穹隆消失及赘生物生长;累及宫旁组织时,三合诊检查可扪及宫颈组织增厚、缩短、结节状、质硬。

五、治疗

子宫颈癌的治疗以手术和放疗为主,辅以化疗和其他治疗方法的综合治疗。手术治疗是早期子宫颈癌的主要治疗方法,其手术适应证为0～Ⅱa期患者,年龄不限,无内外科严重合并症者。

(一) 手术治疗

1. 手术范围　宫颈癌的临床分期是以宫颈原发肿瘤病灶对宫旁主、骶韧带和阴道的侵犯而确定的,因此宫颈癌根治手术是按切除宫旁主、骶韧带和阴道的宽度来分类。宫颈癌根治性子宫切除术的手术范围包括:子宫、宫颈及骶、主韧带,部分阴道和盆腔淋巴结及选择性主动脉旁淋巴结清扫或取样等。盆腔淋巴结切除的手术范围包括:双侧髂总淋巴结、髂外和髂内淋巴结、闭孔淋巴结。如果髂总淋巴结阳性或ⅠB2期及以上病例,须进行腹主动脉旁淋巴结清扫或取样。

2. 宫颈癌子宫切除的手术类型

(1) Ⅰ型:筋膜外子宫切除术。

(2) Ⅱ型:改良根治性子宫切除术,切除1/2骶主韧带和上1/3阴道。

(3) Ⅲ型:根治性子宫切除术,靠盆壁切除骶、主韧带和上1/3阴道,长3～4 cm。

(4) Ⅳ型:扩大根治性子宫切除术,即超广泛子宫切除术,从骶韧带根部切除骶韧带,在侧脐韧带外侧切除主韧带,切除阴道3/4。

(5) Ⅴ型:盆腔脏器廓清术:包括前盆廓清术,即切除生殖道和膀胱、尿道;后盆廓清术,即切除生殖道和部分乙状结肠和直肠;全盆廓清术,即切除生殖道和膀胱、尿道、部分乙状结肠和直肠。

3. 手术治疗原则　早期病例(ⅡA及ⅡA期以前)行根治性手术,中晚期(ⅡB及ⅡB以后)可行放射治疗及同步化疗。对绝经前的早期患者(小于45岁的鳞癌患者),如卵巢正常,可保留双侧卵巢。如考虑术后需放疗者,则行卵巢侧方移位(常移位至结肠旁沟固定),并做标记(银夹),使卵巢离开放疗照射野以保留卵巢功能。估计术后不需放疗者,卵巢可固定在盆腔的生理位置,以减少移位对卵巢功能的影响。考虑到保护膀胱功能可选用保留盆腔内脏神经的术式。如果阴道切除3 cm以上,可做阴道延长术。

(二) 放射治疗

适用于ⅡB晚期、Ⅲ、Ⅳ期患者或一般身体健康情况差无法手术的患者。放疗包括近距离放疗及体外照射。近距离放疗采用后装治疗机,放射源为^{137}Cs、^{192}Ir等,体外照射多用直线加速器、^{60}Co等。

1. 术前放疗　若局部病灶较大,可先做放疗,待癌灶缩小后再手术。术前放疗多以腔内放疗为主,放射剂量一般给予全量腔内放疗和/或体外放疗剂量的1/2(30 Gy左右),但通常均低于全量放疗。手术与放疗间隔时间则以术前放疗的方式及剂量而异,一般为2～8周,若术前仅给腔内放疗的半量则2周后即可进行手术,放射剂量越高则间隔时间越长。

2. 术后放疗　术后放疗以体外照射为主,阴道残端有肿瘤者可给予腔内治疗。体外照射一般于术后半个月进行,剂量为 40~50 Gy,超过 50 Gy 者,将有 10% 左右的患者发生严重的肠道并发症。阴道腔内放疗表面剂量要视患者具体情况而定,通常为 30~50 Gy。

(三) 化学治疗

1. **新辅助化疗**　是指在手术或放疗前全身系统或动脉灌注化疗,以缩小肿瘤、提高手术切除率,从而改善预后。化疗方案的选择尚无统一的标准,多为有效单药的两、三种联合应用。常用以顺铂为基础的联合方案。

2. **同步放化疗**　同步放化疗即在放疗的同时应用以铂类为基础的化疗。应用较多的药物有顺铂(DDP)或 DDP+5-FU 等。最常用的是盆腔外照射加腔内近距离放疗,联合 DDP 周疗。

3. **姑息治疗**　不能耐受放疗的晚期或复发转移的患者建议行姑息治疗。常用联合化疗方案有顺铂+紫杉醇、卡铂+紫杉醇、顺铂+托泊替康、顺铂+吉西他滨。用药途径可采用静脉和动脉灌注化疗。

(四) 各期宫颈癌的治疗方案

1. **ⅠA1 期**　无淋巴管、脉管间隙浸润且无生育要求者可行筋膜外全子宫切除术(Ⅰ型子宫切除术)。如果患者有生育要求,可行宫颈锥切术(术后病理应注意检查切缘)。有淋巴管、脉管浸润无生育要求者建议行改良根治性子宫切除术(Ⅱ型)和盆腔淋巴结清扫术和/或腹主动脉旁淋巴结取样术,有生育要求者则建议行锥切术加腹腔镜下盆腔前哨淋巴结显影和淋巴切除。

2. **ⅠA2 期**　可行根治性子宫切除术(Ⅱ型或Ⅲ型)加盆腔淋巴结切除术。有生育要求者,则行宫颈锥切术或根治性宫颈切除和盆腔淋巴结切除术。锥切切缘阳性则重复锥切或行根治性宫颈切除术。不能手术者,则予全量放疗(同ⅠB1 期)。

3. **ⅠB1~ⅡA1 期**

(1) 手术:可行根治性子宫切除和盆腔淋巴结切除和/或腹主动脉淋巴结活检或切除。腹主动脉旁淋巴结切除术适应证:① 肿瘤≥3 cm;② 盆腔淋巴转移;③ 髂总淋巴转移;④ 影像学检查提示腹主动脉旁淋巴转移。

(2) 放疗:标准放射治疗方案是盆腔外照射加腔内近距离放疗及同步化疗。放疗治疗方案:① 盆腔前后 4 野照射(标准野中央挡铅 4 cm),每次 180~200 Gy,骨盆中平面(B 点)剂量为 45~50 Gy/4~5 周;② 腔内后装,每次 5 Gy,A 点剂量为 50 Gy(5 球 5 腔)。

(3) 术后放疗:① 全盆腔标准野外照射,如出现淋巴转移、宫旁浸润、切缘阳性(宫旁)三项危险因素中的任何一项:骨盆中平面剂量 45~50 Gy,同步静脉化疗(顺铂 30 mg/m²);② 全盆腔小野外照射,如出现肿瘤较大(>4 cm)、脉管侵犯、宫颈肌层浸润≥1/2 三项危险因素中任何一项或标准盆腔野外照射(具有上列 3 项中 2 项或以上者):骨盆中平面剂量 45 Gy。放疗的标准野与小野界定,见表 19-2。

表 19-2　宫颈癌放疗盆腔标准野和小野照射的界面

	标 准 野	小 野
前后野		
上	第 4~5 腰椎间	第 1~2 骶骨间
下	闭孔下缘	闭孔中间

（续　表）

	标　准　野	小　　野
两侧 侧野	骨盆侧缘旁开 2 cm	骨盆脊侧缘
前	耻骨联合前缘	耻骨结节后 1 cm
后	坐骨结节	骶骨前平面

4. ⅡB～ⅣA 期　可选择手术分期，也可先进行 CT、MRI、PET 等影像学评估。

（1）手术分期：是指先行腹膜外或腹腔镜下淋巴结切除术，若盆腔淋巴结阴性，可采用盆腔放疗＋含顺铂同期化疗＋阴道近距离放疗；如盆腔淋巴结阳性，可采用：① 盆腔淋巴结阳性但主动脉旁淋巴结阴性者，可行盆腔放疗＋含顺铂同期化疗＋阴道近距离放疗；② 主动脉旁淋巴结阳性者，可先行影像学检查，确定无其他远处转移时，行延伸野放疗＋含顺铂同期化疗＋阴道近距离放疗；如有远处转移，在可疑处活检，活检阴性时行延伸野放疗＋顺铂同期化疗＋阴道近距离放疗，活检阳性者行全身治疗和/或个体放化疗。

（2）影像学评估：若影像学未发现淋巴转移，可行盆腔放疗＋顺铂同期化疗＋阴道近距离放疗；影像学发现肿大淋巴结可考虑穿刺活检：① 盆腔淋巴结阳性且主动脉旁淋巴结阴性者：盆腔放疗＋阴道近距离放疗＋顺铂同期化疗±主动脉旁淋巴结放疗；② 盆腔淋巴结和主动脉旁淋巴结均阳性者：可考虑行腹膜后或腹腔镜淋巴结切除术，术后行延伸野放疗＋顺铂同期化疗＋阴道近距离放疗；影像学检查发现有远处转移者，若有临床指征可在可疑处活检证实转移，然后进行全身治疗和/或个体放化疗。

5. ⅣB 期　此期患者采用根治性放疗或根治性手术已无意义，可采用姑息、对症、支持治疗。

6. 复发宫颈癌　规范手术治疗后 1 年、放疗后 6 个月出现新的病灶为复发，短于上述时间为未控。复发诊断必须有病理诊断，影像学检查可作为参考。80％的复发发生在术后 2 年内，主要的复发部位是盆腔。

（1）局部或区域复发：无放疗史或既往放疗部位之外的复发灶，能手术切除的可行手术切除和/或辅助放化疗或放疗；部分复发患者形成膀胱瘘或直肠瘘但未侵及盆壁者，可选择：① 盆腔脏器廓清术，Ⅴ 型根治性子宫切除术；② 针对肿瘤的放疗＋同步化疗和/或近距离放疗。

（2）放疗后中心性复发：① 复发灶直径≤2 cm，局限于子宫的患者可行根治性子宫切除术或近距离放疗；② 中心性复发侵犯膀胱和/或直肠，但未达盆壁，没有腹腔内或骨盆外扩散的证据，可行盆腔脏器廓清术；③ 如出现单侧下肢水肿、坐骨神经痛和输尿管梗阻症状，则表示存在不能切除的盆壁浸润，可行肾盂造瘘术和给予姑息治疗。

（3）放疗后非中心性复发：可行肿瘤切除并对切缘邻近肿瘤或切缘阳性患者给予术中放疗、针对肿瘤局部的放疗和/或化疗或以铂类为基础的联合化疗。

（4）远处转移：① 可行手术切除者：手术切除和/或术中放疗或术后放化疗；② 针对肿瘤局部的放疗＋同步化疗；③ 多灶或无法切除者可行化疗或支持治疗。

六、护理

（一）围手术期护理

1. 术前护理

（1）心理支持：① 妇科手术涉及生殖器官的摘除和生育能力的丧失,年轻患者心理负担增多,所以护士要耐心和细致地做好心理护理,多和患者交流沟通,了解患者的心理活动,使其有心理准备迎接外科手术;② 用通俗易懂的语言向患者介绍手术的原因、名称、过程、范围及麻醉方法等情况,使患者心中有数,缓解其紧张和恐惧心理;③ 要多激励患者,鼓励其增强战胜疾病的信心,消除顾虑,用平静的心态迎接手术治疗。

（2）遵医嘱做好各项术前检查：如肝肾功能检查、血型鉴定和交叉配血试验、青霉素皮试以及心电图、B超、X线、血、尿常规检查。

（3）手术区皮肤准备：患者于术前1日沐浴、更衣、剪指甲。备皮范围：上自剑突下水平,下至耻骨联合,外阴及大腿上1/3内侧至腋中线,顺序自上而下,由内向外剃净汗毛、阴毛,并注意清洁脐孔。

（4）肠道和阴道准备：① 饮食准备：关心患者的营养状况,注意进食情况,一般嘱患者进食高热量、高蛋白质、维生素丰富的饮食。术前一日遵医嘱给予流质饮食,术前按医嘱禁食、禁水;② 肠道准备：按医嘱予聚乙二醇电解质散剂(舒泰清)3盒于术前一日14:00开始给予口服(舒泰清2A+2B加100～150 ml的水口服),并嘱患者多活动,促进肠道蠕动。肠道准备不干净者,可于术前晚加灌肠,给予110 ml开塞露灌肠1～2次,也可反复多次加灌,直至肠道清洁;③ 阴道准备：子宫颈癌根治术是妇科肿瘤中较大的手术,包括广泛性全子宫切除和盆腔淋巴结清扫,术前护理应注意子宫颈肿瘤出血或腔内放疗后子宫颈肿瘤脱落坏死造成的炎症,每日给予0.01%苯扎溴铵阴道冲洗1～2次,保持阴道清洁。

（5）术前功能指导：① 指导患者术前练习深呼吸以及有效咳嗽,学会翻身,预防术后肺部并发症;② 练习在床上使用便盆排尿,锻炼膀胱功能,以防导尿管拔除后不能自解小便,而导致膀胱麻痹或急性膀胱炎的发生;③ 训练患者床上肢体活动,预防术后血栓形成,并向其解释术后早期下床活动的意义,以利于早日康复。

（6）保证患者充足的睡眠：术前1日晚为防止患者因焦虑而影响睡眠,可遵医嘱给予患者适当的镇静剂,如艾司唑仑(舒乐安定),以保证患者充足的睡眠,有利于手术的顺利进行。

（7）术晨护理：① 更换清洁衣裤。测量体温、脉搏、呼吸,如患者有发热或月经来潮,应报告医师;② 如有假牙及贵重物品应取下,妥善保管,以防遗失;③ 给予0.01%苯扎溴铵阴道冲洗;④ 遵医嘱术前用药。

2. 术后护理

（1）接受麻醉师的交班：了解术中情况及术后注意点,根据麻醉需要采取适当的卧位,如全身麻醉患者在尚未清醒前应有人守护,注意保暖,防止意外发生;若患者有烦躁不安,应使用约束带或床栏保护,防止坠床。全麻应去枕平卧24小时,头偏向一侧,以防呕吐物、分泌物呛入气管,引起吸入性肺炎或窒息。硬膜外麻醉的患者,也需平卧6小时,术后次日晨可取半卧位,有利于深呼吸,减少肺不张,有利于腹腔血液和炎性渗出物的引流,减少对脏器的刺激,有利于腹壁肌肉放松,降低伤口的张力,解除疼痛。

（2）密切观察病情变化：测血压、脉搏、呼吸每半小时1次,至少4次,并记录,情况稳定后每8小时测体温、脉搏、呼吸1次,连续3日。

（3）疼痛护理：目前临床上术后常规给予止痛泵，以减轻和预防患者疼痛。另外也可采取安慰患者、分散患者的注意力、改变体位、促进有效通气、解除腹胀等措施以缓解疼痛。

（4）预防压力性损伤：鼓励患者床上翻身、抬臀，以促进胃肠道蠕动和预防压力性损伤。如无禁忌，一般术后第1日要求床上活动，第2日止痛泵拔出后在护士协助下进行床边坐起或床边活动，以后逐渐增加活动量。

（5）术后饮食：手术当日禁食，术后麻醉清醒后可适当喝水，术后第1天给予流质饮食，待肠蠕动恢复、肛门排气后，给予半流质并逐渐过渡到普食。特殊患者或手术切肠患者饮食遵医嘱。

（6）外阴和留置导尿管的护理：每日需清洁尿道口和外阴，JBI推荐每日以肥皂和清水清洗导尿管（A级推荐）。保持尿管通畅、清洁无血迹，要观察尿液的颜色、量，并准确记录。NICE 2012指南推荐集尿袋应经常清空，以保持尿液引流通畅，防止反流，并应在临床需要时更换。一般每5～7天更换一次，若有临床症状，如有异味或破损，应尽早更换。

3. 并发症的观察和护理

（1）预防外阴、下肢水肿：盆腔淋巴结清扫术后淋巴回流障碍，有时会造成外阴急性水肿，应及时用50%硫酸镁湿敷或金黄散外敷；若下肢浮肿，应抬高下肢，避免下肢皮肤损伤感染。

（2）预防下肢静脉血栓：术后可给予被动按摩下肢肌肉、踝关节被动运动，麻醉消失后可每小时翻身1次，腘窝处避免垫枕及过度屈髋，以免影响静脉回流。术后第1天给予半卧位，并2小时改变1次体位，使重力有所倾斜，以改善受压侧肢体血液循环，鼓励患者在床上做足趾伸屈、内旋和外展、踝关节背屈跖屈，腹四头肌的收缩和舒张等动作。术后第2天止痛泵拔除后鼓励患者尽早下床活动，遵医嘱给予低分子肝素、血栓袜、抗血栓泵，以预防血栓形成，如发生下肢静脉血栓则患肢应制动，禁止按摩，并遵医嘱积极予溶栓治疗。

（3）预防出血感染：密切观察伤口有无红、肿、热、痛，伤口有无渗血、渗液，如切口敷料外观潮湿，应及时通知医师换药，以防感染。使用腹带时松紧度要适宜（以能插入1～2指为宜）。正确连接各种引流管，注意固定，防止脱落，保持通畅并做好记录。如有异常及时通知医师，以便及时发现盆腔内出血。

（二）化学治疗护理

见第三章第五节。

（三）放射治疗护理

放射治疗是利用放射线照射肿瘤，达到杀死或破坏肿瘤细胞的一种方法，妇科放射治疗可分为腔内治疗和腔外治疗两类，一般子宫颈、子宫均能耐受放射线剂量，很少发生严重的不良反应，进行子宫颈或子宫腔内治疗时最容易引起直肠、小肠和膀胱的不良反应。

1. 体外照射护理

（1）心理准备：首先向患者介绍放射治疗的目的、作用、可能出现的不良反应、治疗中的注意事项以及治疗后可能出现的并发症，使患者对自己的放疗计划有一个完整的概念，对治疗树立信心以及做好各种配合。

（2）放射治疗前应测定白细胞、血小板和生命体征，并做好各种检查，对贫血患者应注意纠正贫血。

（3）照射野皮肤护理：① 放疗前应进行会阴部皮肤准备，剃净阴毛，保持照射野皮肤清洁干燥，防止溃疡感染；② 避免照射野皮肤机械性的刺激，以免损伤皮肤，患者的内衣宜柔软、宽大、吸湿性强,忌用肥皂和毛巾擦拭;③ 不可在放疗部位涂用含有金属的药膏和胶布;④ 由于放射皮肤变薄、萎缩、软组织纤维化,致使毛细血管扩张,皮肤会出现充血、发红等湿性反应,继而出现皮肤干燥、瘙痒难忍或烧灼感,嘱患者不能用手抓,涂擦鱼肝油软膏或氢化可的松软膏;⑤ 要始终保持照射野线条清晰,如发现不清晰,应及时请主管医师描画清楚。

2. 后装治疗护理　后装治疗是利用放射源治疗肿瘤疾病的手段。采用专门设备,通过人体腔管,将放射源直接送入体内病变部位,可以有效地杀伤病变组织,把不良反应控制在最低程度。

(1) 治疗前护理

1) 心理支持:① 患者由于对肿瘤的恐惧,对近距离后装治疗较陌生,治疗前存在着一定的心理压力。此外,后装治疗是把放射源送入患者体内,会带来一些不适,更加剧了患者的恐惧心理。因此,医护人员要以热情周到、诚恳的态度接待患者,使患者对医护人员抱有信任感和安全感,同时要详细向患者介绍后装治疗的目的、治疗特点和方法,告诉患者治疗过程将会出现的不良反应,使患者有充分的思想准备。对高度紧张的患者,为减少其恐惧心理,可以让做过后装治疗的患者现身说法,有利于消除其顾虑,配合治疗;② 放射治疗在整个治疗过程中,患者必须独自一人待在专用机房里。医师和技术人员只能通过监视器对患者进行观察和治疗,通过对讲机和患者交流,这往往会使患者感到恐惧和紧张,不知道下一步如何进行,万一发生意外该如何应对等。紧张、焦虑、恐惧会引起生理反应如肌肉痉挛,这将直接影响治疗,有时不得不中断治疗。故治疗前应向患者讲解放射治疗的原理、射线的特征、射线的作用以及射线怎样才会对人体造成伤害,使患者摆脱对射线的恐惧,有较充分的心理准备,提高心理承受能力。

2) 阴道冲洗护理:① 放疗期间应坚持每日阴道冲洗,及时清除阴道坏死组织,防止感染及粘连;② 腔内治疗当日行阴道冲洗,清除宫颈、穹隆、阴道分泌物,冲洗完毕,阴道内填塞优锁无菌纱布,如发现阴道分泌物有异常,应检查原因。

3) 后装治疗当日早晨要测量患者的体温、脉搏、呼吸,如有异常,通知医师停止照射。

4) 保持肠道和膀胱空虚,治疗前嘱患者再次排空大小便,以减少直肠、膀胱反应。

5) 治疗前做好外阴备皮,剃净阴毛。

6) 放疗前要测患者血象,如白细胞低于 $3.0 \times 10^9/L$ 者,禁止继续放疗。

(2) 治疗中护理

1) 严格掌握后装治疗机的操作方法,了解机器的基本性能,做好施源器的清洗消毒,保证机器顺利完成治疗全过程,否则患者会更加痛苦,加重其心理负担,使病情恶化,造成更大的心理打击。

2) 协助医师放置阴道宫颈施源管,并妥善固定。在插入宫颈施源管时会引起患者下腹疼痛,嘱患者深呼吸。用纱布条固定施源器时注意尽量推开膀胱后壁和直肠前壁,使这些器官尽可能远离放射源,治疗时减少辐射和直肠受量。

3) 摆好患者体位,施用器与施源管连接时要保持平行,不能弯曲、打折。嘱患者勿移动,防止其松脱、移位,影响治疗效果。告知患者如有不适可举手示意或对传呼机呼叫。

4) 通过监视器观察患者的精神状态和面部表情,患者可因体位及施源器引起腹痛、腹胀、急躁不安,可通过对讲机鼓励安慰患者,同时分散其注意力,使患者放松,顺利完成治疗。

5) 在进行宫腔管治疗时,如发现患者突然出现下腹剧痛、面色苍白、血压下降,查体有压痛、反跳痛,应考虑有子宫穿孔的可能,应立即停止后装治疗并协助医师及时处理。

6）阴道狭窄、阴道壁弹性差或肿瘤较大的患者，在行阴道球治疗时，容易碰伤阴道壁及肿瘤组织，易造成出血及疼痛，如大量出血立即压迫止血，并密切观察。

（3）治疗后护理

1）治疗结束后，取出施源器和纱布条并清点，以防纱布留置在阴道内。

2）检查阴道有无出血，如有活动性出血，应及时填塞纱布，回病房后要交班填塞纱布的数量，第 2 日冲洗时取出。

3）后装治疗后应注意患者排尿情况，如有排尿困难超过 4 小时需导尿。体温超过 38℃并伴有腹痛，可能并发盆腔炎，应及时通知医师予以处理。

3. 放疗并发症护理　宫颈癌放射治疗引起的反应为近期和远期反应，以膀胱、直肠反应最明显。放疗反应属于放疗中不可避免的，但要避免造成放射损伤。

（1）近期反应护理：近期反应是指发生在放疗中或放疗后 3 个月内的反应。

1）全身反应护理：一般放疗后 2～3 周，患者可能出现食欲不振、乏力、疲劳、头晕、头痛、恶心、甚至呕吐等，及时给予对症处理，指导其合理休息、适度活动及合理饮食。

2）直肠反应护理：多发生在放疗开始后 2 周，几乎所有患者都会有不同程度的直肠反应。主要表现为里急后重、腹泻、黏液便、大便疼痛甚至便血。可嘱患者进食高蛋白、高维生素、易消化的食物。并对患者进行适当的解释，减少其不必要的顾虑。遵医嘱给予止泻药如洛哌丁胺、双歧杆菌三联活菌散等对症治疗。严重者暂停放疗。

3）膀胱反应护理：表现为尿频、尿急，少数可能有血尿。可给予抗感染、止血等对症治疗。严重者暂停放疗。

4）内照射相关反应护理：操作过程中出现出血、疼痛，多数程度较轻，出血较多者可用止血药或纱布填塞。填塞纱布者需明确告知取出纱布时间及纱布数量，避免遗漏在阴道内。

（2）远期反应护理：患者合并糖尿病、高血压或有盆腔疾病手术史，都可能使远期并发症的发生率增加。

1）放射性直肠炎、乙状直肠炎：多发生在放疗后半年至 1 年，主要症状为腹痛、腹泻、里急后重、黏液便、便血等消化道反应，少数可出现直肠狭窄，严重者可导致直肠-阴道瘘。首先要评估反应的严重程度，观察有无黏液及脓血便，并做常规检查，做好解释工作，消除患者恐惧心理。鼓励患者进低渣、易消化的半流质，不能进食者应给予静脉补液，维持水、电解质平衡，必要时给予消炎、止泻剂等对症处理。若出现直肠狭窄、梗阻、穿孔，则需考虑手术。

2）放射性膀胱炎：多发生在放疗后 1 年，主要表现为尿频、尿急、尿血、尿痛等，严重者有膀胱-阴道瘘。以保守治疗为主，可遵医嘱给予抗炎、止血治疗及药物冲洗膀胱，严重者行手术治疗。

3）放射性小肠炎：任何原因导致腹、盆腔内小肠固定都可加重小肠的放射损伤。表现为稀便、大便次数增加、黏液便、腹痛，轻者对症处理，严重者有小肠穿孔、梗阻，需手术治疗。

4）盆腔纤维化：大剂量全盆腔照射后可能引起盆腔纤维化，严重者继发输尿管梗阻及淋巴管阻塞，导致肾积水、肾功能障碍、下肢水肿。可用活血化瘀的中药治疗，输尿管狭窄、梗阻者须手术治疗。

5）阴道狭窄：指导患者放疗后定期检查阴道情况、行阴道冲洗半年，根据患者情况坚持每日或每 2～3 天行阴道冲洗 1 次，防止阴道狭窄、粘连的发生。必要时佩戴阴道模具。嘱患者半年内创面未愈合前避免性生活。

七、康复支持

子宫颈癌康复期常见的问题主要有心理问题、营养问题、尿潴留、性功能恢复问题等。

1. **心理疏导**　妇科手术牵涉到女性生殖器官的切除，特别是一些年轻或未生育的患者，因担心女性特征的消失，影响到今后的家庭生活，会出现焦虑、消极的心理反应。需对这些患者进行心理疏导，护士应多与患者交流，多倾听患者的心声，让其不良情绪得到发泄，鼓励患者可适当进行自我心理调节，如有意识地调整自己个性中的一些不良因素（性格过于内向、情绪稳定性差、自我压抑等）；经常对自己进行心理减压，做一些合理的宣泄，例如向家人或朋友倾诉自己的压力和内心的不快；适时进行放松训练，例如肌肉神经放松练习、冥想放松训练、想象生活中美好的事物和景色、做深呼吸运动等；建立良好的生活方式，保持劳逸有度，饮食有节；经常适当锻炼身体，多亲近大自然；患者也可参加些公益活动，也可与病友联系，互相交流自己对抗疾病的心得，使自己逐渐过渡到正常的心态。

2. **饮食指导**　肿瘤患者手术、放疗、化疗等治疗期间，主张高营养、高维生素、高蛋白质、高热量、适当纤维素饮食。肿瘤患者的忌口，应因病而异、因人而异、因治疗方法而异，不能一言以蔽之，硬性地规定能吃什么，不能吃什么。如肿瘤患者毒深热盛、口渴烦躁、发热便结，宜多吃水果汁、西瓜米粥及一些清凉健胃、消渴除烦的食物，切忌过食生冷及油腻之物。放疗患者常表现为口干舌燥、干咳、身疲乏力、纳少便溏等，食谱应以清淡可口又含高蛋白质和高维生素为宜。多吃水果、蔬菜，多喝牛乳、酸奶和蛋汤、鱼汤、肉汤，如清炖甲鱼汤很适合放疗患者，有滋阴补血和刺激骨髓造血的作用。平时也可多喝些清热解毒的菊花茶、金银花茶等。总之饮食应以少盐、清淡、少辛辣为宜。

3. **预防尿潴留**　子宫颈癌根治术分离输尿管、膀胱，分离和切断宫骶韧带，故术后需留置尿管 2 周。因住院时间短，患者往往需出院后 1 周再拔管，特别是一些年纪较大、手术范围较广的患者易引起膀胱炎和膀胱麻痹。为了防止并发症的发生，在留置尿管期间可采取相应的护理措施：① 导尿管如需放置 14 日，对老年患者拔管前可进行夹管训练，用夹子夹住尿管，定时开放排尿，防止膀胱功能丧失；② 患者可多饮水，并注意会阴部卫生，防止尿道炎发生；③ 注意体温变化，如有体温持续升高，应就医查明原因，给予抗炎治疗；④ 尿管拔除后，应及时排空膀胱，如 4～6 小时内不能排尿，或 B 超测残余尿量＞100 ml 时，可考虑重新插管。

4. **治疗后性功能恢复护理指导**　虽然肿瘤的生长部位和治疗方式不同，但有 30%～90% 妇科肿瘤患者出现了性功能障碍。据回顾性研究显示，性功能障碍发生率在子宫颈癌根治性子宫切除后为 78%，放疗后为 44%～79%，甚至在宫颈锥切的患者中也会出现性功能障碍。因此，性心理和性行为的治疗和护理是提高妇科肿瘤治疗水平、改善妇科肿瘤患者生活质量的重要内容。以往治疗的患者虽然非常关心治疗后性生活问题，但很少主动提出与医护人员讨论，因此应主动告诉患者这方面的知识，提供心理帮助，使患者有心理准备，减少畏惧。另外，有部分患者担心性生活会导致肿瘤的转移和复发或担心性生活会把疾病传染给配偶而拒绝性生活，应明确告知其性生活不会导致肿瘤的复发和传染，相反，和谐的性生活能使患者压抑的心情得到有效的缓解，从而更积极地面对生活，提高其生活质量。一般妇科手术后，医师复查后确认宫颈残端已愈合即可恢复性生活，子宫颈癌放疗结束一般半年后也可恢复性生活。对性功能障碍者也可提供治疗措施，如提供患者治疗后影响性功能的信息和对策，术后予以药物（如激素）治疗、行为治疗等。

妇科手术包括切除子宫、卵巢，术后患者会提前出现围绝经期症状，一般无须治疗，只要保持乐观的心态,积极面对,养成良好的饮食和生活习惯,就能平安过渡,如果出现严重的围绝经期症状,可在医师指导下进行对症治疗或内分泌治疗。

5. 加强随访 子宫颈癌患者在首次治疗后应进行密切随访,并告知患者随访的重要性。首次治疗出院后应于1个月内随访1次,之后可每3个月随访1次至第2年,第2年开始可每半年随访1次至第5年,以后每年随访1次。随访时应常规做妇科检查,当发现阴道有充血、溃疡和新生物等改变时要进行阴道细胞学、阴道镜检查和组织活检。当患者有主观症状而病理检查阴性或怀疑有盆侧壁病变,则需要进行血清肿瘤标志物检查和影像学检查。

第二节　子宫内膜癌患者的护理

一、概述

子宫内膜癌(endometrial carcinoma)是发生于子宫内膜的一组上皮性恶性肿瘤,亦称子宫体癌,是最常见的女性生殖道恶性肿瘤之一。在发达国家中,子宫内膜癌的发病率居女性生殖道恶性肿瘤首位,死亡率居第二位。近年来年轻患者子宫内膜癌的发病率有增多趋势,子宫内膜癌因其解剖及肿瘤生物学特点,病程发展缓慢,肿瘤长期局限于子宫且早期有较明显症状,而确诊方法又较简单,多数患者确诊时多为Ⅰ期,故既往认为子宫内膜癌是一个预后较好的肿瘤,但事实上,子宫内膜癌的5年生存率仅为67%,Ⅰ期内膜癌的5年生存率也仅为70%～76%,与同期子宫颈癌相比,并无优势可言。究其原因,可能与子宫内膜癌病理类型较多有关。随着手术分期的出现和对本病认识的深入,特别是对浆液性癌的认识,发现子宫内膜癌预后与高危因素密切相关,分化好的子宫内膜腺癌病程发展缓慢,Ⅰ期的5年生存率达90%以上,而分化差的内膜癌预后很差,浆液性腺癌则不到30%。

二、流行病学特征及病因

(一)流行病学特征

1. 发病情况 近年来子宫内膜癌的发病率有逐年上升趋势,在发达国家,子宫内膜癌是最常见的妇科肿瘤,每年新发病例约320 000例,是世界范围内第六大女性常见恶性肿瘤。由于西方国家肥胖的发生率不断增高,子宫内膜癌在西方国家的发病率是发展中国家的10倍。2014年,子宫内膜癌成为美国女性第四大常见恶性肿瘤。年龄调整后其发病率为25.4/10万,其中白种人发病率26/10万,黑人发病率24.6/10万。2019年,美国预计61 880人被诊断为子宫内膜癌,其中约12 160死于该疾病。在欧盟国家,每年发病率约为16/10万,死亡率为4～5/10万,且与肥胖呈现相关性。我国虽然还缺乏大规模调查和癌症登记分析,但从医院对子宫内膜癌和子宫颈癌收治比例的变化中可以看出,子宫内膜癌的发病率在逐年上升。2015年中国癌症中心数据显示,子宫内膜癌新发病例69 000例,全国发病率为10.28/10万,其中城市发病率11.35/10万,农村8.9/10万。此外,上海市子宫内膜癌的年龄标准化发病率增加了39%(从1973年的4.9/10万上升到2012年的6.8/10万),而死亡率下降了56%(从1973年的3.2/10万下降到2012年的1.4/10万)。这可能与我国妇女平均寿命延长、进入围绝经期或老年期妇女增多以及就医条件改善和诊断技术提高有关。一般认为子宫内膜癌的发病和地域关系较大,不同地域发病率明显不同,以北美和北欧地区为高,而亚洲、中南美地区相对较低。

2. 发病年龄　子宫内膜癌的发生有年龄特征,好发于老年妇女,主要是绝经后妇女或围绝经期妇女,发病年龄在50~60岁。复旦大学附属肿瘤医院妇科在2008—2017年收治了子宫内膜癌3 307例:<45岁的有521例(占15.8%),45~54岁的有1 119例(占33.8%),55~64岁的有1 196例(占36.2%),65~74岁的有375例(占11.3%),≥75岁的有96例(占2.9%)。

(二) 病因

子宫内膜癌的病因和其他器官的肿瘤一样,目前尚未完全明了。根据子宫内膜癌的病因可将其分为两型:Ⅰ型为雌激素依赖型,Ⅱ型为非雌激素依赖型。雌激素依赖型子宫内膜癌大部分病理类型为子宫内膜样腺癌,少部分为黏液腺癌;非雌激素依赖型子宫内膜癌病理类型包括浆液性癌、黏液性癌、透明细胞癌、癌肉瘤等。

Ⅰ型子宫内膜癌的发生与无孕激素拮抗的雌激素持续刺激直接相关。缺乏孕激素对抗,子宫内膜长期处于过度增生的状态,进一步发展为子宫内膜癌。Ⅱ型子宫内膜癌的发病机制至今尚不清楚,可能与下列因素有关:① 生殖内分泌失调性疾病:如无排卵性月经异常、无排卵性不孕、多囊卵巢综合征等;② 高血压、糖尿病、肥胖,又称为子宫内膜癌三联征;③ 卵巢肿瘤:如卵巢颗粒细胞瘤、卵泡膜细胞瘤等;④ 外源性雌激素等,应用雌激素的妇女中,子宫内膜癌发生的危险性增加4~14倍,且与雌激素应用时间的长短及剂量有关;⑤ 初潮早,绝经晚;⑥ 未孕、未产、不孕;⑦ 遗传因素:约20%的子宫内膜癌患者有家族史,如患遗传性非息肉病性结肠直肠癌的女性,其终身发生子宫内膜癌的风险为70%;⑧ 三苯氧胺的诱导作用;⑨ 生活方式:目前已知有些生活方式因素与子宫内膜癌相关,包括饮食习惯、运动、饮酒、吸烟等。

三、病理分类及临床分期

(一) 大体分类

浸润性子宫内膜癌可分为局灶型和弥散型两种。

1. 局灶型　肿瘤开始为宫底或宫角部的无蒂或有蒂的肿物,其质软、脆,表面可能发生出血坏死、溃疡或感染。此型病灶虽小,但浸润肌层远比向周围扩散快。

2. 弥散型　肿瘤沿内膜层蔓延,可侵犯大部分或全部内膜,常呈不规则息肉状,浸润肌层较晚,子宫较大且较早表现,病变可沿子宫腔向下蔓延侵及子宫颈管。

(二) 病理类型

2014年WHO将子宫内膜癌分为下列几类:

(1) 子宫内膜样腺癌:是子宫内膜中最常见的组织学类型,约占全部子宫内膜癌的60%~65%。按腺癌的分化程度分为Ⅰ级:高度分化癌(G1);Ⅱ级:中度分化癌(G2);Ⅲ级:低分化癌(G3)。分级越高,恶性程度越高,预后越差。

(2) 浆液性癌:是子宫内膜癌的特殊亚型,恶性程度高,易深肌层浸润,宫外扩散及淋巴转移率高,预后差。

(3) 子宫内膜浆液性上皮内癌(serous endometrial intraepithelial carcinoma,SEIC):常直接发生于息肉表面或萎缩性子宫内膜中,但不出现子宫肌层及间质侵犯,这些异型肿瘤细胞对TP53呈强阳性表达。这种癌细胞也可脱落并发生子宫外广泛转移,SEIC并非为子宫浆液性癌的癌前病变,患者的预后取决于手术后的临床分期,临床需要按浆液性癌来处理。

(4) 透明细胞癌:多发生于绝经后妇女,其临床特征和大体形态与子宫内膜样腺癌无异,诊断时常处于晚期病变,故预后差。

（5）黏液性癌：单纯或几乎单纯黏液腺癌极为罕见,占全部内膜癌的比例不超过 1%。肿瘤分化常常较好,几乎都是Ⅰ级分化,偶尔也为Ⅱ级分化。预后与癌细胞的分化程度和肌层浸润深度相关,一般与低度恶性腺癌相似。

（6）神经内分泌癌：具有神经内分泌形态学表现的一组异质性肿瘤。分为两大组：① 低级神经内分泌肿瘤,其组织学表现为类癌；② 高级别神经内分泌癌,又分为两种类型：小细胞神经内分泌癌和大细胞神经内分泌癌,前者类似于肺小细胞癌,后者细胞大,多角形,核空泡状或深染,有丝分裂活性高,可见广泛的地图状坏死。

（7）混合细胞腺癌：是指混合含有 2 种或 2 种以上病理类型的子宫内膜癌,至少有 1 种是Ⅱ型子宫内膜癌,并且第二种成分至少要达到 5%。临床最常见的混合细胞腺癌是子宫内膜样腺癌和黏液腺癌并存的肿瘤,内膜样腺癌常占主导地位,第 2 位常见的混合类型是子宫内膜样腺癌与浆液性癌共存,两者均能占主导地位。

（8）未分化癌和去分化癌：子宫内膜未分化癌是一种没有分化方向的上皮性恶性肿瘤；去分化癌由未分化癌和 FIGO1 级或 2 级子宫内膜样癌混合构成。

（三）临床分期

现采用国际妇产科联盟（International Federation of Gynecology and Obstetrics,FIGO）2014 年修订的手术病理分期,见表 19 - 3。

表 19 - 3　子宫内膜癌手术-病理分期(FIGO,2014)

期　　别	肿　瘤　范　围
Ⅰ期[*]	肿瘤局限于宫体
Ⅰ A 期[*]	无或肿瘤浸润深度<1/2 肌层
Ⅰ B 期[*]	肿瘤浸润深度≥1/2 肌层
Ⅱ期[*]	肿瘤侵犯宫颈间质,但无宫体外蔓延[△]
Ⅲ期[*]	局部和/或区域的扩散
ⅢA 期[*]	肿瘤累及浆膜层和/或附件[#]
ⅢB 期[*]	阴道和/或宫旁受累[#]
ⅢC 期[*]	盆腔淋巴结和/或腹主动脉旁淋巴转移[#]
ⅢC1 期[*]	肿瘤转移至盆腔淋巴结
ⅢC2 期[*]	肿瘤转移至腹主动脉旁淋巴结,有/无盆腔淋巴转移
Ⅳ期[*]	肿瘤侵犯膀胱和/或直肠黏膜,或远处转移
ⅣA 期[*]	肿瘤侵犯膀胱和/或直肠黏膜
ⅣB 期[*]	远处转移,包括腹腔转移和/或腹股沟淋巴转移

注：[*]：G1、G2、G3 任何一种。

　　[△]：仅有宫颈内膜腺体受累应当认为是Ⅰ期,而不再认为是Ⅱ期。

　　[#]：细胞学检查应单独报告并没有改变分期。

四、临床表现

1. 症状

（1）阴道流血：主要表现为绝经后阴道出血,量一般不多。若出血发生在绝经前,可表现为功能失调性子宫出血如月经增多、经期延长或月经紊乱。

（2）阴道排液：少数患者以阴道排液为首发症状，可为浆液性和血性分泌物，若肿瘤坏死并有感染，则为恶臭的脓血样液体排出。

（3）UPSC 的患者可出现盆腹肿块和腹水的症状。

（4）下腹疼痛及其他：若肿瘤累及宫颈内口，可以形成宫腔积脓，出现下腹胀痛及痉挛样疼痛。肿瘤浸润周围组织或压迫神经可引起下腹及腰骶部疼痛。晚期可出现贫血、消瘦及恶液质。

2. **体征** 常见于肥胖、血压高的绝经后妇女。早期腹部检查通常无明显体征，但晚期可有子宫增大、附件肿物、贫血及远处转移的相应体征。合并宫腔积脓时可有明显触痛，宫颈管内偶有肿瘤组织脱出，触之易出血。

五、治疗

子宫内膜癌首选手术治疗，对于早期患者，NCCN 专家强调分期手术，并根据手术病理分期确定辅助治疗方案，一般预后较好。但晚期患者及具有高危因素的早期患者易发生转移及复发，预后较差。对这些患者的辅助治疗包括化疗、放疗、激素治疗及靶向治疗等。辅助治疗方案也是目前子宫内膜癌治疗中临床医师关注的热点。

1. **手术治疗** 子宫内膜癌标准的手术方式是筋膜外全子宫切除术加双附件切除术。尽管分期标准要求进行盆腔和腹主动脉旁淋巴结切除，但是否进行切除、切除范围是否一定要包括腹主动脉旁淋巴结仍存在争议。

（1）盆腔淋巴结切除术：是手术分期的一个重要步骤，但满足以下低危淋巴转移因素的患者，可以考虑不行淋巴结切除术：① 肌层浸润深度<1/2；② 肿瘤直径<2 cm；③ G1 或 G2。如有下列高危因素者需行盆腔淋巴结清扫：① 低分化子宫内膜样腺癌（G3）；② 肌层浸润深度>1/2 者；③ 淋巴脉管浸润；④ 宫颈间质受累；⑤ 非子宫内膜样腺癌的肿瘤类型；⑥ 影像学检查怀疑淋巴转移者。

（2）可疑腹主动脉旁淋巴结或髂总淋巴转移、明显的附件受累、明显盆腔淋巴转移、全肌层浸润的高级别肿瘤、透明细胞癌、浆液性乳头状癌或癌肉瘤应行腹主动脉旁淋巴结取样或切除。

2. **放射治疗** 子宫内膜癌的放疗往往与手术联合应用，两种治疗有互补作用，单纯放疗仅用于有手术禁忌证或无法手术切除的晚期内膜癌患者。术前放疗主要是为了控制、缩小癌灶，创造手术机会或缩小手术范围。术后放疗是对手术病理分期后具有高危因素的患者重要的辅助治疗，或作为手术范围不足的补充治疗。

（1）单纯放疗

1）腔内照射（后装）高剂量率：A 点及 F 点总剂量为 45～50 Gy，每周 1 次，分 6～7 次完成。

2）体外照射：40～45 Gy，6 周内完成。

（2）术前放疗

1）全剂量照射：腔内加体外照射同单纯放疗，于完成放疗后 8～10 周行单纯全子宫及附件切除术。

2）腔内照射：腔内照射 45～50 Gy，完成照射后 8～10 周手术；部分性腔内术前放疗：A 点和 F 点总剂量不低于 20 Gy，分 2～3 次完成治疗，每周 1 次，放疗后 10～14 天手术（切除子宫及双附件）。

3）术前体外照射：用于不利于腔内照射者（如子宫＞10～12 周，或有宫腔以外播散者）。盆腔外照射剂量为 20 Gy,2～3 周完成,或 A 点及 F 点 20 Gy,每周 1 次,分 3 次完成。

（3）术后放疗

1）术后全盆腔照射：总剂量 40～50 Gy,4～6 周完成。

2）腹主动脉旁扩大照射区：总剂量 30～40 Gy,3～4 周完成。若采用适形及调强技术,保护好正常组织,对主动脉淋巴转移照射剂量可达 50～60 Gy。

3）术后腔内放疗：手术范围不够、有肿瘤残存或疑有肿瘤残存、有局部复发高危因素者可于手术后 2 周行腔内放疗,总剂量 10～20 Gy,2～3 周完成。

3. 化学治疗

（1）多用于特殊病理类型、肿瘤分化差、孕激素受体（PR）和雌激素受体（ER）阴性患者,或作为晚期复发癌的辅助治疗。常用的化学药物有氟尿嘧啶、环磷酰胺、多柔比星、顺铂、紫杉醇等。

（2）联合用药的疗效优于单药化疗,目前单一用药已被联合用药取代,紫杉醇加铂类已成为一线联合化疗方案。疗程根据患者病情、全身状况和术后是否放疗等确定,一般可应用 3～6 个疗程。常用的方案有 2 个,分别是：① AP：顺铂（DDP）50 mg/m^2＋多柔比星 50 mg/m^2,静脉用药,间隔 3～4 周;② TC：紫杉醇（taxol）135 mg/m^2 和卡铂（CBP）AUC（曲线下面积）4～5 静脉用药,间隔 3～4 周。

4. 激素治疗　仅用于晚期或复发的子宫内膜癌患者。以高效药物、大剂量、长疗程为宜,4～6 周可显效。激素治疗目前仅对肿瘤分化好（G1）、孕激素受体（PR）阳性者疗效肯定,对远处复发者疗效优于盆腔复发。治疗时间尚无统一标准,但至少应用药物要 1 年以上。总有效率在 25％～30％之间,可延长患者,无进展生存期,对生存率无影响。

（1）孕激素治疗：可使子宫内膜蜕膜样变,已有 20 余年的应用历史。常用药物：① 己酸孕酮 200～500 mg,肌内注射,每周 2 次;② 醋酸甲羟孕酮（medroxyprogesterone acetate,MPA）200～800 mg,每日口服;③ 醋酸甲地孕酮（megestrol acetate,MA）160～320 mg,每日口服。

（2）抗雌激素治疗：他莫昔芬（三苯氧胺）常用剂量为每日 20～40 mg,可先用 2～3 周后再用孕激素或与孕激素同时服用,可提高孕激素治疗效果。

（3）芳香化酶抑制剂或选择性雌激素受体调节剂（selective estrogen receptor modulators,SERM）：雷洛昔芬 60 mg,每日口服。

5. 分子靶向治疗　贝伐珠单抗作为分子靶向治疗的单药治疗方案已于 2012 年进入NCCN 的推荐方案,用于既往化疗后病情进展的患者。虽然有专家认为贝伐单抗药物活性低而毒性大,在指南中归为 2B 类证据,但这标志着子宫内膜癌的分子靶向治疗已进入临床试验并引起了广泛关注。

6. 保留生育功能的治疗　2015 年 NCCN 指南新增保留生育功能的子宫内膜癌患者治疗方案,列出保留生育功能子宫内膜癌患者的标准：① 分段诊刮标本经病理学专家复核为高分化（G1 级）子宫内膜样腺癌;② MRI（首选）或阴道超声确定病灶局限于子宫内膜;③ 影像学检查未发现可疑或转移病灶;④ 无药物治疗或妊娠禁忌证;⑤ 应充分告知患者保留生育功能并非子宫内膜癌的标准治疗方案。所有标准必须都符合方可行保留生育功能治疗。对于高危患者（高级别子宫内膜样腺癌、浆液性腺癌、透明细胞癌、癌肉瘤）不建议保留生育功能。

六、护理

同子宫颈癌手术放疗及化疗的护理。

七、康复支持

子宫内膜癌的康复问题同样包括心理问题、饮食指导、性生活问题等（同子宫颈癌康复支持）。另外患者出院后需注意：

1. 改变不良的饮食习惯　宜进低脂肪、富含维生素饮食，多食蔬菜水果，慎食含雌激素类过多的食物。慎用雌激素类药物，如需用药，应在医师指导下使用。

2. 垂体功能紊乱　可能是子宫内膜癌和代谢异常的共同原因，故要积极治疗高血压及糖尿病。另外也要积极锻炼身体，尽量保持体重在正常范围内。

3. 按时随访　患者出院后应于1个月内随访1次，以后可每3个月随访1次至第2年，再以后可每半年随访1次至第5年，之后可每年随访1次。另外，如出现月经期外或绝经后阴道不规则出血，要及时就诊。

第三节　卵巢癌患者的护理

一、概述

卵巢癌（ovarian carcinoma）是女性生殖道三大恶性肿瘤之一，虽然其发病率位于子宫颈癌和子宫内膜癌之后，但其死亡率居女性生殖道恶性肿瘤的首位。究其原因：一是卵巢肿瘤深藏于盆腔，初期不易被检查出；二是卵巢癌的生长相对迅速，确诊时往往已属晚期。近二十年来，有效化疗方案的应用使卵巢恶性生殖细胞肿瘤的治疗效果有了显著提高。经过规范治疗的Ⅰ期卵巢癌患者5年生存率可达90%，但70%患者就诊时已属晚期，不仅治疗难度大、易复发，而且难以治愈，其5年生存率不足20%。因此，卵巢癌的筛查和早期诊断不仅对于提高卵巢癌患者的生存率意义重大，而且对卵巢癌患者治疗后的监测随访、及时诊断卵巢癌的复发，并针对复发性卵巢癌的特点进行治疗至关重要，也是卵巢癌诊治中的重点。

二、流行病学特征及病因

（一）流行病学特征

1. 发病情况　卵巢癌的发病率近年来不断上升，在女性生殖器肿瘤中占第3位，而在城市女性中卵巢癌发病率占妇科肿瘤的第1位。我国上海地区最新统计的卵巢癌标化发病率为7.6/10万，明显高于子宫颈癌和子宫体癌。2018年，世界范围内，新发病例295 414例，死亡病例184 799例。据调查发现，卵巢癌发病率在北欧、北美和西欧最高，而在大部分非洲地区和东亚地区发病率仅为以上地区的1/10。在发达国家，妇女一生中患卵巢癌的风险为1.48%～2%。2015年，国家癌症中心数据显示，卵巢癌新发病例52 100例，死亡例数22 500例，发病率均低于西方国家。各国间差异的原因尚不清楚，可能与环境因素或遗传因素有关。

2. 发病年龄　卵巢癌的发病年龄广泛，从婴幼儿到70岁以上的老人均可发病。卵巢癌的发生率与年龄有很大的关系，约80%以上的上皮性卵巢癌发生于绝经后妇女，发病的高峰年龄为 62 岁。近年来,Kurian 统计 10 项研究(共计 1 834 例),卵巢癌的平均发病年龄为 52 岁。交界性肿瘤患者的平均年龄为 46 岁,40 岁以前的原发性上皮性肿瘤患者中,患交界性肿瘤或浸润性肿瘤的概率约为 1/10,而 40 岁以后则上升为 1/3。卵巢生殖细胞肿瘤多发生于 30 岁以下的年轻妇女,绝经后生殖细胞肿瘤降为 6%,几乎全部为成熟性囊性畸胎瘤。

(二)病因

卵巢癌的发病原因与下列因素有关:少育、不育、初潮早、闭经晚、A 型血、性格压抑或愤怒、卵巢癌家族史、社会经济地位等。子宫内膜癌史、乳腺癌史、不育、绝经后是卵巢高危因素。除此之外,还有可能导致卵巢癌的因素如 X 线照射、病毒感染(腮腺炎、感冒)、化学致癌因素及动物脂肪摄入过多等。

三、病理分类及临床分期

(一)病理组织类型

1. 上皮性卵巢癌

(1)浆液性腺癌:占卵巢恶性肿瘤的 40%~60%。30 岁以下较少发生,10% 左右为双侧性、体积较大、半实质性,囊壁有乳头生长,囊液混浊,有时呈血性。肿瘤生长快,预后差。早期无症状,可在妇科检查时发现。主要表现为腹胀、腹部肿块及腹水。

(2)黏液性腺癌和囊腺癌:占卵巢癌的 10%~20%。肿瘤体积较大,囊壁可见乳头或实质区囊液混浊或为血性。累及双侧卵巢的机会较浆液性肿瘤少,其预后较浆液性囊腺癌好。患者多为 40~70 岁女性,主要为腹痛、腹胀,包块生长迅速,可伴有腹水,可发生不规则阴道出血或绝经后阴道出血。

(3)内膜样癌:占卵巢癌的 10%~20%。大体上为囊实性或大部为实性,约 1/3 为双侧性。囊内可有乳头状突起,但很少有表面乳头。多见于 50~60 岁妇女,多数患者无症状,部分患者可出现盆腔肿块、月经紊乱和阴道不规则出血。80% 的病例血清 CA125 水平升高。

(4)透明细胞癌:占卵巢癌的 6%。大体上为囊实性,15%~20% 主要为实性,有少量小囊。约 1/2 为单房囊伴实性壁内结节。多单侧性,双侧性少见。患者年龄在 40~70 岁,1/2~2/3 病例未生育过,临床表现多与腹部肿块有关,少数有旁分泌现象,患者可伴高钙血症。常合并子宫内膜异位症。

(5)未分化癌:约占卵巢癌的 4%。分化差,癌细胞弥漫成片,成巢状、条索状和乳头状结构。

(6)勃勒纳(Brenner)瘤:占卵巢肿瘤的 2%~3%。肿瘤体积小,大多为实质性,质地硬。

2. 性索基质肿瘤 是一类起源于卵巢性索和卵巢间质细胞或间叶细胞的肿瘤,占卵巢恶性肿瘤的 5%~8%,大多数为功能性,向卵巢型细胞分化的有颗粒细胞、卵泡膜细胞;向睾丸型细胞分化的有支持间质细胞以及两性母细胞瘤等。

(1)颗粒细胞癌:占卵巢肿瘤的 1.5%,约 3/4 的病例有雌激素分泌增加的体征。① 成人型:1/3 发生在生殖年龄妇女,其余发生在绝经后,约 5% 可发生在月经初潮之前。肿瘤体积差别较大,呈实质性或囊实性;② 幼年型:97% 的幼年型颗粒细胞瘤发生在 30 岁以前。发生在青春期前,可伴性早熟。体积较大,切面呈实性、囊实性或为单房或多房的囊性,囊内含血性液。

(2)卵泡膜瘤:占卵巢肿瘤的 1% 以下,多数肿瘤产生雌激素。主要发生于绝经后妇女,

30 岁以下年轻妇女只占其中的 10% 以下。肿瘤中等大小，光滑活动，质地为实性，可有囊性区。

3. **生殖细胞瘤**　卵巢生殖细胞肿瘤来源于卵巢原始生殖细胞，占所有卵巢良、恶性肿瘤的 20%～25%。卵巢恶性生殖细胞肿瘤主要包括无性细胞瘤、内胚窦瘤、未成熟畸胎瘤、胚胎瘤、原发性绒癌以及混合型生殖细胞肿瘤，前三者最常见。

（1）无性细胞瘤：是最常见的卵巢恶性生殖细胞肿瘤，占其中的 30%～40%，80% 的患者小于 30 岁。肿瘤常呈实质性，体积较大。多数为单侧性，右侧多见。患者多因盆腔包块、腹痛就诊。患者常无内分泌症状，但极少数肿瘤内含滋养叶细胞，HCG 阳性，可有月经异常。该肿瘤对放、化疗敏感。

（2）卵黄囊瘤（内胚窦瘤）：占卵巢恶性生殖细胞肿瘤的 20%，常见于儿童和青春期妇女，40 岁以上很少见。肿瘤体积较大，常见出血、坏死。患者可出现迅速增大的肿块，伴有腹痛、腹水、发热等。部分患者可出现肿瘤扭转和破裂等急腹症。血清 AFP 的测定可以作为卵黄囊瘤的特异性诊断方法。

（3）畸胎瘤：分成熟和未成熟两种，其中 97% 为成熟畸胎瘤，3% 为未成熟畸胎瘤。未成熟畸胎瘤为单侧性巨大肿物，好发于青少年，多数患者无症状，当肿瘤发展到一定程度时方能引起腹胀、腹痛、腹水。个别患者有血清 AFP 或 HCG 水平的升高。其转移率和复发率均较高。成熟畸胎瘤为中等大小，多数为单侧性，左、右侧发生率相近，双侧性占 8%～24%。可发生于各年龄组，但发病的高峰年龄在 30～40 岁，少数可发生在绝经后。一般无症状，当肿瘤体积增大时，有腹胀、轻度腹痛及压迫症状。

（二）临床分期

卵巢癌的 FIGO 分期是建立在手术探查和病理诊断基础上的手术分期，是全世界统一的判断病期早晚及估计预后的指标，见表 19-4。

表 19-4　卵巢恶性肿瘤分期（FIGO，2013）

期　别	病　变　情　况
Ⅰ期	肿瘤局限于卵巢或输卵管
Ⅰ A 期	肿瘤局限于一侧卵巢（包膜完整）或输卵管；卵巢或输卵管表面无肿瘤；腹水或腹腔冲洗液中未找到癌细胞
Ⅰ B 期	肿瘤局限于双侧卵巢（包膜完整）或输卵管；卵巢或输卵管表面无肿瘤；腹水或腹腔冲洗液中未找到癌细胞
Ⅰ C 期	肿瘤局限于单侧或双侧卵巢或输卵管，并伴有如下任何一项：
Ⅰ C1 期	手术导致肿瘤破裂
Ⅰ C2 期	手术前肿瘤包膜已破裂或卵巢、输卵管表面有肿瘤
Ⅰ C3 期	腹水或腹腔冲洗液发现癌细胞
Ⅱ期	肿瘤累及一侧或双侧卵巢或输卵管并有盆腔内扩散（在骨盆入口平面以下）或原发性腹膜癌
Ⅱ A 期	肿瘤蔓延或种植到子宫和/或输卵管和/或卵巢
Ⅱ B 期	肿瘤蔓延至其他盆腔内组织
Ⅲ期	肿瘤累及单侧或双侧卵巢或输卵管或原发性腹膜癌，伴有细胞学或组织学证实的盆腔外腹膜转移或证实存在腹膜后淋巴转移

（续　表）

期　别	病　变　情　况
ⅢA 期	
ⅢA1 期	仅有腹膜后淋巴结阳性(细胞学或组织学证实)
ⅢA1(i)期	淋巴转移最大直径≤10 mm
ⅢA1(ii)期	淋巴转移最大直径>10 mm
ⅢA2 期	显微镜下盆腔外腹膜受累,伴或不伴腹膜后阳性淋巴结
ⅢB 期	肉眼盆腔外腹膜转移,病灶最大直径≤2 mm,伴或不伴腹膜后阳性淋巴结
ⅢC 期	肉眼盆腔外腹膜转移,病灶最大直径>2 mm,伴或不伴腹膜后阳性淋巴结(包括肿瘤蔓延至肝包膜和脾,但未转移到脏器实质)
Ⅳ期	超出腹腔外的远处转移
ⅣA 期	胸水中发现癌细胞
ⅣB 期	腹腔外器官实质转移(包括肝实质转移和腹股沟淋巴结和腹腔外淋巴转移)

四、临床表现

1. 症状

（1）主要症状：为腹胀、腹部肿块及腹水。

（2）播散及转移症状：由于腹膜种植引起的腹水、肠道转移引起的下腹不适等消化道症状。

（3）压迫症状：肿瘤伴腹水可引起压迫症状,如横膈抬高,可引起呼吸困难、不可平卧、心悸等；由于腹内压增加,影响下肢静脉回流,可引起腹壁及下肢水肿；肿瘤压迫膀胱、直肠,可感觉排尿困难、肛门坠胀及大便改变等。

（4）急腹症症状：肿瘤破裂、扭转等所致。

（5）内分泌症状：由于某些卵巢肿瘤所分泌的雌激素、睾酮的刺激,可出现性早熟、闭经、男性化、月经紊乱及绝经后出血。

（6）晚期可出现贫血、消瘦等恶液质现象。

2. 体征　三合诊检查在阴道后穹窿及盆腔内发现硬结节,肿块多为双侧,实性或半实性,表面凹凸不平,不活动,常伴腹水。有时在腹股沟、腋下或锁骨上可触及肿大淋巴结。应强调盆腔肿块的鉴别,以下情况应注意为恶性：① 实性；② 双侧；③ 肿瘤不规则、表面有结节；④ 粘连、固定、不活动；⑤ 腹水,特别是血性腹水；⑥ 子宫直肠窝结节；⑦ 生长迅速,恶液质,晚期可有大网膜肿块、肝脾肿大及消化道梗阻表现。

五、治疗

卵巢肿瘤一经发现,应行手术。手术的目的：① 明确诊断；② 切除肿瘤；③ 恶性肿瘤进行手术病理分期。肿瘤细胞减灭术和铂类为基础的联合化疗是卵巢癌治疗的基本原则。

（一）手术治疗

1. 全面分期手术　全面探查行全子宫、双附件大网膜和阑尾切除术及盆腔和腹主动脉旁淋巴结切除术、术中腹腔细胞学检查(腹水或盆腔、结肠侧沟、横膈冲洗液)。仔细进行盆、腹腔探查及活检(粘连、可疑病变、盆腔侧壁、肠浆膜、肠系膜、横膈)。

2. 再分期手术　指首次手术未明确分期,亦未用化疗而施行的全面探查和分期手术。

3. 肿瘤细胞减灭术　满意的肿瘤细胞减灭术就是尽最大努力切除原发灶及一切转移肿瘤,使残余癌灶<1 cm。手术内容包括:① 手术需足够大的纵切口对腹膜表面进行全面诊视,可能潜在转移的腹膜组织或粘连组织都要切除或病理活检,如果没有可疑灶则需进行腹膜随机活检并至少包括双侧盆腔、双侧结肠旁沟、膈下(也可使用细胞刮片进行膈下细胞学取样和病理学检查);② 腹水或腹腔冲洗液的细胞学检查;③ 全子宫双侧附件及盆腔肿块切除,卵巢动、静脉高位结扎;④ 切除大网膜,尤其是受累的网膜必须切除,包括小网膜;⑤ 腹主动脉旁及盆腔淋巴结切除术,可疑受累或增大的淋巴结应该切除。而对于盆腔以外受累且转移灶不超过 2 cm 者,也应该进行双侧盆腔及腹主动脉淋巴结切除;⑥ 阑尾切除及肠道转移病灶切除;⑦ 为了达到满意的肿瘤细胞减灭术可以采取某些特殊的手术措施,包括肠切除、部分横膈或腹膜剥除、脾切除、部分肝切除、胆囊切除、胃部分切除、膀胱部分切除、输尿管膀胱种植、胰尾切除、根治性盆腔切除(盆腔廓清术)等。

4. 间歇性肿瘤细胞减灭术　对于某些晚期卵巢癌病例,术前评估、术中评估或腹腔镜下评估难以达到满意的肿瘤细胞减灭,则可先用 3 个疗程的化疗,再行肿瘤细胞减灭术,可以明显地提高手术质量和减少手术并发症的发生,同时降低手术难度。

5. 再次肿瘤细胞减灭术　指对残余瘤或复发瘤的手术,如果没有更有效的二线化疗药物,这种手术的价值很有限。

6. 保留生育功能的手术　希望保留生育功能的极早期患者或者低风险恶性肿瘤,如早期上皮性卵巢癌、低度恶性潜能肿瘤、生殖细胞肿瘤或恶性性索间质细胞瘤,可行保留生育功能的手术,即行单侧附件切除术,保留子宫及对侧卵巢。但须进行全面的手术分期以排除更晚期疾病。

7. 辅助性姑息手术　对接受姑息治疗的晚期卵巢癌患者,如有可能需要行以下辅助性手术:腹腔穿刺术、留置腹膜透析导管、胸腔穿刺术、胸膜融合术、胸腔镜下留置胸腔导管、放置输尿管支架、肾造瘘术、胃造瘘术、放置肠道支架或手术缓解肠梗阻。

8. 腹腔镜手术　2015 年版的 NCCN 指南指出,微创手术也可用于经选择的患者进行手术分期和减瘤术、用于评估是否能够进行满意的减灭术、评估复发病灶能否切除等。但必须由有经验的妇科肿瘤医师施行。

(二)化学治疗

大多数卵巢癌对化学药物是敏感的,约有 50% 上皮性肿瘤对化疗有良好的反应。对广泛转移、种植,特别是细小镜检癌灶,很难在手术中切除,必须用化疗杀灭。肉眼看不到的癌细胞,更需要依靠化疗才能解决。

1. 一线化疗　是指首次肿瘤细胞减灭术后的化疗。常用化疗药物有顺铂、卡铂、紫杉醇、环磷酰胺、异环磷酰胺、氟尿嘧啶、博来霉素、长春新碱、依托泊苷等。近年来多以铂类药物和紫杉醇为主要的化疗药物。

2. 二线化疗　指用于卵巢癌复发的治疗。二线化疗的用药原则:① 以往未用铂类可选用含铂类的联合化疗;② 在铂类药物化疗后 6 个月以上出现复发,用以铂类为基础的二线化疗通常有效;③ 难治性患者不应再选用以铂类为主的化疗,而应选用与铂类无交叉耐药的药物,如紫杉醇、拓扑替康、异环磷酰胺、六甲蜜胺、吉西他滨、脂质体多柔比星等。

3. 常用联合化疗方案

(1)顺铂＋环磷酰胺＋多柔比星(CAP)方案:为治疗上皮性卵巢癌最经典的一线化疗方

案,价格低廉,疗效较好。CAP方案:顺铂 25 mg/m² ,第 1~3 日静滴;多柔比星 50 mg/m² ,第 1 日静滴;环磷酰胺 250 mg/m² ,第 1~3 日静滴,间隔 3~4 周重复。

(2) 铂类+紫杉醇方案:是近年来上皮性卵巢癌的首选方案之一,治疗疗效高,不良反应少,已被全世界认可。方案:紫杉醇 135~175 mg/m² 静脉滴注 3 小时,卡铂 350~450 mg/m² 静滴,3 周重复,共 6~8 个疗程。

(3) 托泊替康在晚期复发性卵巢癌中的应用:托泊替康主要作为二线药物,治疗复发性或对铂类耐药的难治性卵巢癌,也可作为一线药物对估计预后较差的卵巢癌做首次治疗或作为大剂量化疗的首选药物。方案:托泊替康 1.0~1.5 mg/m² 静脉滴注,连续 5 日,每 3 周重复。

(4) 卵巢卵黄囊瘤及未成熟畸胎瘤的化疗,近年来有较大进展,病灶切除后化疗缓解率达 80% 左右,目前常用方案如下:

1) BEP 方案:博来霉素每日 10~15 mg 静滴,第 1~3 日;依托泊苷 100 mg/m² 静滴,第 3 日;顺铂 100 mg/m² 静滴,第 1 日,第 3~4 周重复。

2) PEI 方案:异环磷酰胺 1 500 mg/m² 静滴,第 1~4 日;依托泊苷 75 mg/m² 静滴,第 1~4 日;顺铂 25 mg/m² 静滴,第 1~4 日,每 3~4 周重复。

4. 腹腔化疗

(1) 卵巢转移主要表现为腹腔内各脏器表面的弥漫性种植,腹腔给药是较合理的途径,其实用价值为:① 可提高药物的浓度;② 可降低不良反应;③ 可克服抗药性。

(2) 腹腔化疗主要适用于以下情况:① 对微小残存病灶(显微镜下病灶或最大残存肿瘤≤5 mm)进行补充化疗,最为有效;② 对术后全身化疗获得缓解的高分化癌进行巩固性治疗;③ 配合全身化疗进行局部加强治疗,成为治疗的一个组成部分;④ 有效地控制腹水。

(3) 腹腔化疗的局限性:① 腹腔化疗常诱发化学性腹膜炎及腹膜粘连,影响药物在腹腔内的均匀分布,影响疗效,有时产生难以忍受的腹痛;② 实验证明腹腔内药物渗入肿瘤的深度仅限于 1~2 mm,因此适用于微小病灶,超过此范围,只有肿瘤对药物敏感者,经反复多次给药,才可能取得较好的效果。

(4) 常用药物:① 顺铂+多柔比星:William 对许多一线化疗失败的晚期病例予以大剂量顺铂(100~200 mg/m²)和多柔比星(20 mg/m²)腹腔灌注,有效率为 42%;② 顺铂+依托泊苷:Retchman 报道用顺铂(100 mg/m²)和依托泊苷(200 mg/m²)腹腔化疗治疗顽固或复发卵巢癌,有效率为 40%;③ 顺铂+氟尿嘧啶:顺铂 50 mg/m² +氟尿嘧啶 700 mg/m² 是目前常用的腹腔化疗方案之一,疗效较好。

(三) 放射治疗

某些肿瘤对放疗非常敏感,如无性细胞瘤,对于残余瘤或淋巴转移可行标记放疗。对于肿瘤体积较小的Ⅲ期卵巢癌患者,全腹腔放疗已经不再作为初始治疗或巩固治疗的治疗选择。

(四) 免疫治疗

靶向药物治疗是目前改善晚期卵巢癌预后的主要趋势。近几年,贝伐珠单抗在卵巢癌的一线治疗以及复发卵巢癌的治疗中都取得了较好的疗效,可提高患者的无瘤生存期。

六、护理

同子宫颈癌护理。

七、康复支持

卵巢癌的康复问题同样包括心理问题、饮食指导、性生活问题等（同子宫颈癌康复支持），另外患者出院后需注意：

1. 定期随访　由于卵巢癌复发率较高，因此患者已经按期完成治疗后，仍须进行定期的随诊和检测。建议术后1年，每月1次；术后2～5年，每3个月1次，以后每年1次。初治时CA125或其他相关肿瘤指标升高者，每次随访必复查。另外，查体包括妇科检查、血常规、生化检查以及B超等，必要时行胸、腹、盆腔的CT、MRI、PET-CT检查。如有腹痛、腹胀、阴道流血等不适或化疗后白细胞降低则要尽快返院检查和处理。

2. 心理问题　妇科肿瘤患者从出现首发症状、确诊到治疗的过程中心理和精神的适应不断变化，而机体免疫功能与情绪、精神状态有着密切的联系，情绪忧伤、精神压抑能抑制自身免疫系统的正常功能，降低机体对肿瘤的抗病能力，使肿瘤迅速发展，严重的可加速患者死亡。每个患者情绪变化的程度不同，其治疗的效果和结局也可能大不相同，故在治疗期间要帮助患者了解病情、树立信心，保持乐观的精神状态积极配合治疗，这样才能达到事半功倍的治疗效果。对于晚期卵巢癌患者，应尽量满足患者的心理需求，让患者发泄愤怒，消除孤独感，帮助其面对死亡。

第四节　外阴癌患者的护理

一、概述

外阴癌（vulvar cancer）为源于外阴部皮肤、黏膜及其附属器官和前庭大腺等的恶性肿瘤。在20世纪早期，救治的患者多为晚期患者，加之当时的外科手术技术缺乏，故外阴癌的5年生存率仅为20%～25%。而目前随着人们生活水平的提高和就医环境的改善，临床多见早期外阴癌，晚期外阴癌已不多见。自20世纪80年代以来，外阴癌的治疗取得了许多重要的进展。外阴癌的治疗必须遵循治愈疾病和最大程度保留正常组织的原则。以手术治疗为主，强调多学科综合治疗。目前临床趋于外阴癌保守性手术，并对浸润性外阴癌进行个体化治疗。通过合适的治疗，外阴癌的预后有了很大的提高，在手术患者中5年生存率已达70%。复旦大学附属肿瘤医院总结的103例外阴癌手术患者结果显示其5年生存率为85.4%。

二、流行病学特征及病因

（一）流行病学特征

1. 发病情况　外阴癌是一种少见的肿瘤，约占女性生殖道恶性肿瘤的4%，女性恶性肿瘤的1.6%。以鳞状细胞癌多见，约占80%，而黑色素瘤、腺癌、基底细胞癌和肉瘤极为少见。近20年来，外阴原位癌的发病率成倍增长，而浸润性鳞癌的发病率保持不变。

2. 发病年龄　外阴癌发病年龄较广，多见于绝经后的老年妇女。复旦大学附属肿瘤医院总结103例外阴癌患者的最小年龄24岁，最大年龄72岁，中位年龄50岁。FIGO妇癌疗效年报21期（1991年）所收集的80个协作组1982—1986年间共治疗2912例外阴癌，其年龄跨度为 20～80 岁,发病年龄高峰在 60～80 岁。

(二) 外阴癌的病因

迄今尚未确定外阴癌特殊致病因素,流行病学调查发现可能的相关因素包括:① HPV 感染,以 16、18、31 型多见;② 慢性外阴营养不良,如外阴硬化性苔藓、外阴增生性营养不良;③ 性传播疾病,如梅毒、湿疣和淋巴肉芽肿;④ 生殖道其他部位癌前病变、恶性肿瘤及外阴的上皮内瘤变;⑤ 吸烟、肥胖、高血压、糖尿病、免疫功能低下可能与外阴癌的发生有一定关系,但不是独立的预后因子。

外阴上皮内瘤变(vulvar intraepithelial neoplasia,VIN)是局限于外阴表皮内,未发生向周围间质浸润及转移的癌前病变。好发于 45 岁左右妇女,近年来趋于年轻化,可能与宫颈和阴道的类似病变相关。VIN 可分为两种:① 普通型 VIN:疣状,基底细胞样和混合型,多数病例中与 HPV 感染相关,多发生于年轻妇女,超过 30% 的病例合并下生殖道其他部位瘤变;② 分化型 VIN:主要见于年长妇女,常与硬化性苔藓和/或鳞状上皮过度增生相关。约 38% 的 VIN 可自行消退,2%～4% 进展为浸润癌。

三、病理分类及临床分期

(一) 病理分类

1. **2015 年国际外阴疾病研究协会(International Society for the Study of Vulvar Disease,ISSVD) VIN 分类**　① 外阴低级别鳞状上皮内瘤变(low-grade squamous intraepithelial lesion,LSIL),包括扁平湿疣或 HPV 感染的表现;② 外阴高级别鳞状上皮内瘤变(high-grade squamous intraepithelial lesion,HSIL),包括普通型外阴上皮内瘤变(usual-type vulvar intraepithelial neoplasia,uVIN)或 HPV 感染相关的外阴上皮内瘤变;③ 分化型外阴上皮内瘤变(differentiated-type vulvar intraepithelial neoplasia,dVIN)通常是 HPV 感染非相关性外阴上皮内瘤变所致,具有外阴癌发病的高风险因素,最终可进展为浸润性外阴癌。

2. **组织病理学类型**　鳞状细胞癌、恶性黑色素瘤、疣状癌、外阴 Paget 病、非特异性腺癌(adenocarcinoma not otherwise specified,NOS)、非特异性基底细胞癌和巴氏腺癌。

(二) 临床分期

外阴癌的分期是手术病理分期,腹股沟淋巴结状态与预后密切相关,准确分期手术后的病理报告应包括:肿瘤浸润深度、组织学类型、组织学分级、脉管间隙是否受累、转移淋巴结的数量和大小、是否有囊外扩散。目前采用 2009 年 FIGO 分期,见表 19-5。

表 19-5　外阴癌的 FIGO 分期(2009 年)

FIGO	肿瘤累及范围
Ⅰ期	肿瘤局限于外阴和/或会阴;无淋巴转移
ⅠA 期	肿瘤最大直径≤2 cm 且间质浸润≤1.0 mm
ⅠB 期	肿瘤最大直径>2 cm 或间质浸润>1.0 mm
Ⅱ期	肿瘤侵犯下列任何部位:下 1/3 尿道、下 1/3 阴道或肛门,但无淋巴转移
Ⅲ期	肿瘤有或无侵犯下列任何部位:下 1/3 尿道、下 1/3 阴道、肛门,但有腹股沟-股淋巴转移
ⅢA 期	① 1 个淋巴转移(≥5 mm);② 1～2 个淋巴转移(<5 mm)
ⅢB 期	① 2 个及 2 个以上淋巴转移(≥5 mm);② 3 个及 3 个以上淋巴转移(<5 mm)

（续　表）

FIGO	肿瘤累及范围
ⅢC期	淋巴结阳性伴淋巴结囊外扩散
Ⅳ期	肿瘤侵犯其他区域（上 2/3 尿道、上 2/3 阴道）或远处转移
ⅣA期	肿瘤侵犯下列任何部位：① 膀胱黏膜、直肠黏膜、上尿道和/或阴道黏膜或固定在骨盆壁；② 腹股沟-股淋巴结出现固定或溃疡形成
ⅣB期	任何部位的远处转移（包括盆腔淋巴结）

四、临床表现

1. 症状

（1）最多见的症状是外阴瘙痒，可持续较长时间，主要表现为不易治愈的外阴瘙痒，达 5～20 年之久。

（2）可出现疼痛、外阴结节和肿块，甚至出现红肿、溃疡、出血，病灶周围皮肤可以无变化，也可出现白斑或色素沉着，有时可见疣状物。

（3）晚期病灶可累及外阴或肛门周围的任何部位。向深部侵犯时压迫引起疼痛，压迫尿道或直肠可引起下泌尿道和肛肠等症状。

2. 体征　多数位于大阴唇，也可见于小阴唇、阴蒂和会阴等处。外阴癌早期病灶呈局部丘疹、结节或小溃疡，晚期见不规则肿块，伴破溃或呈乳头样肿物。若癌灶已转移至腹股沟淋巴结，可扪及增大、质硬、固定的淋巴结。中晚期复杂病例，由于外阴癌周边器官比较邻近，须仔细检查病灶，了解有无侵犯到周围组织。

五、治疗

外阴癌以手术治疗为主，强调个体化、多学科综合治疗。外阴癌的治疗必须遵循治愈疾病和最大程度保留正常组织的原则，按照原发病灶位置及是否侵犯邻近器官如尿道、阴道、肛门、直肠以及腹股沟淋巴结的情况，进行个体化治疗方案的设计，从而减少治疗后的并发症，提高患者生活质量。

（一）外阴营养不良（外阴白斑）

外阴营养不良有瘙痒等顽症，年久难治，这类病例可采用局部药物治疗，根据病变范围，应用氟尿嘧啶 0.25～0.5 g/次，干扰素 100 U，地塞米松 5 mg 局部皮下注射，每周 1 次为一疗程，间隔 1 周后再行第 2 个疗程，一般 5～6 个疗程。

（二）外阴 VIN 治疗

1. 外阴 LSIL 治疗　① 定期观察：大多数外阴 LSIL 可自行消退，可以定期行阴道镜检查。如无明显症状且病变未发生变化，可暂不予治疗；② 对有症状者可选择药物治疗，如氟尿嘧啶、咪喹莫特乳膏等，也可以行激光治疗。

2. 外阴 HSIL 和 dVIN 的治疗　多采用外阴表浅上皮局部切除术，切缘超过病灶外0.5～1 cm 即可。无阴蒂受累者，可保留阴蒂及其正常功能。如病变累及到小阴唇或阴蒂，则更多采用激光气化或部分切除。如病变较广泛或为多灶性，可考虑行外阴皮肤切除术。必要时植皮。

(三) 外阴浸润癌的治疗

1. 外阴癌Ⅰ期

(1) ⅠA期：可行外阴扩大局部切除术,手术切缘距肿瘤边缘 1 cm,深度至少 1 cm,须达皮下组织。

(2) ⅠB期：可行根治性局切或根治性外阴切除＋单侧腹股沟淋巴结或行前哨淋巴结活检,如位于阴蒂或小阴唇前部,行双侧腹股沟淋巴结切除。对于接近尿道口、阴道和肛门的病灶,术前可予以放疗,以减少根治性切除的范围。

(3) 对于无法耐受手术的患者可行根治性放疗。

2. 外阴癌Ⅱ期

(1) 手术治疗：① 标准的治疗方法是改良根治术或根治性外阴切除术＋单侧或双侧腹股沟淋巴结清扫术或前哨淋巴结切除;② 侵犯下尿道、阴道的病灶：根治性外阴切除＋部分尿道或阴道切除＋双侧腹股沟淋巴结切除。必要时行盆腔淋巴结切除;③ 累及肛门的病灶：分两期,先行乙状结肠造瘘术后,再行根治性外阴切除＋双侧腹股沟淋巴结切除。

(2) 放射治疗：① 术前放疗：有上述两种情况的病灶也可行术前放疗以减少根治性切除的范围,术前放疗的剂量可达 40～45 Gy/4～5 周,并可用于顺铂、氟尿嘧啶的同期放化疗;② 术后放疗：肿瘤病灶大、肿瘤切缘＜8 mm、有淋巴管和脉管浸润、肿瘤浸润深度＞5 mm者,须对外阴局部行术后辅助放疗。腹股沟有 2 个及以上淋巴转移的患者行腹股沟及盆腔放疗;③ 根治性放疗：不适于手术治疗的患者,采取单纯氟尿嘧啶或氟尿嘧啶联合顺铂的根治性放化疗,剂量 60～70 Gy(分段放疗)。分割剂量≤180 Gy 的放疗可降低晚期纤维化、营养不良、毛细血管扩张、局部坏死等并发症的发生。

3. 外阴癌Ⅲ期、Ⅳ期

(1) 手术治疗：当肿瘤累及肛门、直肠、直肠阴道隔或远端尿道时,行盆腔脏器切除术＋根治性外阴切除＋双侧腹股沟淋巴结切除。

(2) 放射治疗：① 肿瘤病灶大、肿瘤切缘＜8 mm、有淋巴管及脉管浸润、肿瘤浸润深度＞5 mm,须对外阴局部行术后辅助放疗,外阴局部予 45～50 Gy 的放疗;② 腹股沟有 2 个及以上淋巴转移的患者行腹股沟及盆腔放疗;③ 对较大的肿瘤病灶,术前予同期放化疗,剂量可达 40～45 Gy/4～5 周,可以增加根治性手术的成功率;④ 对无法耐受手术和病变部位不适于手术的患者行根治性放化疗,剂量 60～70 Gy(分段放疗)。

六、护理

1. 常规护理 同子宫颈癌。

2. 术前局部准备 多数外阴癌的病灶有破溃,为防继发感染术前应给予 1∶5 000 高锰酸钾坐浴,每日 2 次,每次 15～30 分钟,有脓性分泌物者,医师每日 2 次清创换药,全身应用抗生素,预防术后感染。

3. 饮食与肠道准备 外阴癌根治术术前必须告诫患者,在手术前 1 周内不宜照平日的方式进食,尤其不应进食多纤维素的饮食,宜进高蛋白质、低脂、低渣的食物。手术前 3 日宜进食流质,以减少肠道积粪。如果有晚期外阴癌需做 Lockhart - Mummery 联合手术或全膀胱切除、回肠代膀胱的病例,除做以上肠道准备外,术前 2 日口服卡那霉素 1 g,每日 2 次,甲硝唑 0.4 g,每日 3 次,做肠道灭菌准备。

4. 外阴癌根治术术后护理

（1）两侧腹股沟创面持续负压吸引：保持引流管通畅,观察色、质、量并记录,一般术后4～6日内保持负压吸引,使腹股沟皮片紧贴肌层,减少创面渗液,增加皮片的存活率。

（2）伤口护理：外阴癌创面较大,渗液较多,每日至少更换外阴敷料2次,平时仔细观察,发现伤口渗液多,应及时通知医师更换敷料,以保持外阴和会阴部创面敷料干燥,预防局部感染。一般术后1周左右给予1∶5 000高锰酸钾溶液冲洗外阴伤口,每日2次,每次500 ml,如大便后及时再冲洗1次,以防大便污染伤口。

（3）术后用药：为减少大便污染创面,一般手术后要求1周内患者不排便,因为外阴部创面邻近肛门,排便后容易污染创面,因此术前除减少吃富有纤维素的食物和做好清洁灌肠外,术后应服用阿片酊,每次5滴,每日3次,以控制术后1周内不解大便。

（4）尿道部分切除术后护理：每日需做外阴前庭区清洁擦洗,并用金霉素眼药膏在尿道残端以润滑和减少局部感染,须注意让导尿管保持在尿道残端的中央部位,不能偏向一侧,因为偏向一侧时间长会导致导尿管压迫尿道残端引起局部坏死。

（5）外阴癌根治术后卧位：应平卧保持髋关节伸直位,两脚略外展,以免形成无效腔影响伤口愈合。

（6）预防深静脉血栓形成：虽然不常见,但也应注意预防。外阴癌根治术后,患者卧床时间长,术后应嘱咐患者尽早做下肢的伸缩运动。

（7）注意观察：术后患者较长时间不能下地,应加强巡回,督促患者翻身活动,预防肺炎,并注意骶尾部皮肤,定时按摩,预防压疮,如发现淋巴循环障碍、下肢水肿,须抬高患肢或用理疗改善肢体循环。

七、康复支持

外阴癌广切的患者由于创面较大、会有部分脏器的切除及腹股沟淋巴结清扫,术后恢复时间较长,故手术后常见的康复问题有心理问题、饮食问题、伤口问题、并发症,如下肢皮肤急性淋巴管炎、下肢淋巴水肿及随访等问题。

1. 心理指导　患者外阴癌根治术后因手术创面较大,恢复时间较长,患者心理负担加重,应给予心理疏导,鼓励患者积极配合医师做好换药工作,如有糖尿病等内科疾病应积极治疗,按时服药,以利于伤口的早日愈合。

2. 饮食指导　外阴癌根治术手术范围较广、创面大,难以Ⅰ期愈合,往往需数月创面才能愈合,故需要注意补充营养,可多食高蛋白质、低脂肪的饮食。

3. 伤口清洁　患者出院后往往伤口还未完全愈合,创面较大者需要数月才能愈合,故仍需定时换药保持创面清洁,大小便后可用1∶5 000高锰酸钾冲洗或坐浴。如伤口发生感染须及时就医。

4. 预防术后下肢皮肤急性淋巴管炎　外阴根治术后,常因两侧腹股沟和盆腔淋巴结切除后引起两下肢淋巴回流受阻,发生不同程度的肿胀,因此常因下肢或足部某些极小的皮肤创伤,导致溶血性链球菌感染,发生下肢皮肤急性淋巴管炎,故要保持两脚清洁干燥,患者出院后,尤其是农民,不要赤脚下田劳动,平时修剪趾甲时要小心,勿伤及脚趾皮肤,如有脚癣病要及时诊治,以防术后下肢或下腹部皮肤急性淋巴管炎发生。

5. 预防慢性下肢淋巴水肿　据文献报道,腹股沟切除后下肢淋巴水肿发生率为62%。大约50%的患者淋巴水肿在3个月内发生,而85%的患者在12个月内发生。故督促患者不要长时间站立,要注意休息,如发生下肢水肿,可抬高患肢,遵医嘱给予金黄散、硫酸镁外敷或复合理疗等治疗。

6. 定期随访

(1) 全尿道切除膀胱肌瓣尿道成形术后处理:术后尿道狭窄是常见的并发症,故需定期做尿道扩张,一般拔出导尿管后 1～2 周、0.5～1 个月和 3～4 个月各扩张尿道 1 次。

(2) 全尿道切除腹壁代尿道术后处理:腹壁代尿道术后,因人工尿道穿透腹壁全层,极易因腹壁瘢痕挛缩而发生尿道狭窄,故需拔管后分别于 1、2、4、6 个月各扩张尿道 1 次。

(3) 如果伤口出现红、肿、热、痛等感染症状应随时就诊。

(4) 患者出院后应于 1 个月内随访 1 次,之后可每 3 个月随访 1 次至第 2 年,第 2 年开始可每半年随访 1 次至第 5 年,之后可每年随访 1 次。

(张　易)

第二十章
血液、淋巴系统肿瘤患者的护理

第一节 白血病患者的护理

白血病(leukemia)一直是人们非常畏惧的恶性肿瘤之一。白血病是一组起源于造血系统的恶性肿瘤,其发生可能与电离辐射、某些化学制剂、药物、病毒和遗传因素有关,某些染色体异常与白血病的发生有直接的关系。这些因素导致造血细胞恶性变,恶变的白血病细胞无限增殖并浸润骨髓以外的其他组织,最终导致正常造血细胞显著减少,出现无法控制的出血及感染。尤其是急性白血病,其起病急、病情重、病情进展快,往往以严重的贫血、出血、感染、骨髓中出现大量幼稚白血病细胞为主要临床特征,临床死亡率高。随着20世纪后叶发生的高新技术革命,现代医学治疗白血病在细胞遗传学、免疫学、分子生物学领域迅速发展,在白血病治疗、预后等方面有了全新的认识和较大的进展。积极做好白血病患者综合治疗的配合、进行有效的心理疏导、建立社会支持系统和人文关怀,对白血病患者的疾病康复尤为重要。

一、流行病学特征及病因

(一)流行病学特征

1. 发病情况　白血病约占肿瘤总发病率的5%,是儿童和青年中最常见的一种恶性肿瘤。我国白血病发病率和国外相比,明显低于欧美国家,与亚洲其他国家相近。白血病在我国的发病率约为2.76/10万,在儿童及35岁以下成人中居第1位。急性型多于慢性型,约为5.5:1。急性白血病占70%以上,其中以急性粒细胞白血病占首位,急性淋巴细胞白血病次之,急性单核细胞白血病最少。慢性白血病以慢性粒细胞白血病多见,慢性淋巴细胞白血病仅占2%。各型白血病中,男性比女性多见,约为1.81:1。各型白血病的年龄特征是:急性粒细胞白血病与急性单核细胞白血病,以40岁以上的成年人多见。急性淋巴细胞白血病,则集中于20岁以下,12岁以下的患者多见,成人患者仅约20%。慢性粒细胞白血病多见于成人,而慢性淋巴细胞白血病是一种典型的老年病,男性居多。

2. 性别、年龄与发病率　据各地区、各年代白血病的性别发病率调查,男女比为(1:1)~(1.6:1),5岁以下及15~20岁年龄段有两个发病小高峰,40岁以后随年龄增加发病率逐渐升高,高峰年龄在60岁以后。

(二)病因

人类白血病的确切病因至今未明,许多因素被认为和白血病发病有关。病毒可能是主要因素,此外尚有遗传因素、放射、化学毒物或药物等因素。

1. 病毒　动物试验证实,在鸡、小鼠、猫、牛和长臂猿等动物的自发性白血病组织中可分离出白血病病毒,该病毒为一种逆转录病毒,在电镜下大多呈C形状态。逆转录病毒是RNA

病毒,当进入细胞质,去掉被膜后释放出 RNA。人类白血病的病毒病因研究已有数十年历史,但至今只有成人 T 细胞白血病被确定是由病毒引起的。

2. 放射　电离辐射有致白血病作用,其作用与放射剂量大小和照射部位有关。一次性大剂量或多次小剂量照射均有致白血病作用。全身照射,特别是骨髓受到照射,可致骨髓抑制和免疫抑制,照射后数月仍可观察到染色体的断裂和畸变。1945 年日本广岛和长崎遭原子弹袭击后,幸存者中发生白血病数较未辐射地区分别高 30 倍和 17 倍。诊断性照射是否会致白血病尚无确切的根据,但孕妇胎内照射可增加出生后婴儿发生白血病的危险。

3. 化学物质　白血病与接触以下化学物质有关:① 苯:致白血病作用比较肯定,接触 $(1\sim10)\times10^{-6}$ 可引起染色体损害,$(124\sim200)\times10^{-6}$ 有致白血病作用。苯导致的急性白血病以急性粒细胞白血病和红白血病为主,后者占相当比例,值得引起注意,并且在出现白血病临床表现之前常有一阶段骨髓抑制期,类似骨髓增生异常综合征(myelodysplastic syndrome,MDS)。苯导致的慢性白血病主要为慢性粒细胞白血病;② 烷化剂、拓扑异构酶Ⅱ抑制剂和细胞毒性药物:该类化疗药物可致继发性白血病,尤其是前两类药物。多数继发性白血病是发生在原有淋巴系统恶性肿瘤和易产生免疫缺陷的恶性肿瘤经长期烷化剂治疗后发生,发病间隔 2~8 年。化疗引起的继发性白血病以急性非淋巴细胞白血病为主,且发病前常有一个全血细胞减少期;③ 乙双吗啉:近年来国内陆续报道乙双吗啉导致继发性白血病的病例,该药用于治疗银屑病,是一种极强的致染色体畸变物质。服乙双吗啉后常在 1~7 年(中位数 4 年)发生白血病。乙双吗啉所致白血病主要为急性髓系白血病、急性早幼粒细胞白血病。

4. 遗传因素　某些白血病发病与遗传因素有关。单卵双胎如一人患白血病,另一人患白血病的机会为 20%,家族性白血病占白血病例总数 7‰,偶见先天性白血病。某些遗传性疾病常伴较高的白血病发病率,包括 Down 综合征、Bloom 综合征、Klinefelter 综合征、Fanconi 综合征和 Wiskott‐Aldrich 综合征等,如 Down 综合征导致的急性白血病发病率比一般人群高 20 倍。上述多数遗传性疾病患者具有染色体畸变和断裂,但绝大多数白血病不是遗传性疾病。

二、病理分类及临床分期

白血病的基本分类和分型是以临床表现、细胞形态学及细胞化学为基础。此外还有免疫分型、白血病细胞的遗传学 MIC 分型、分子生物学或基因分型、WHO 关于白血病的分类。

(一) 按病程缓急及细胞分化程度

1. 急性白血病(acute leukemia,AL)　病程急,骨髓及周围血中以异常原始及早期幼稚细胞为主,原始细胞一般超过 30%。

2. 慢性白血病(chronic leukemia,CL)　病程较缓慢,骨髓及周围血中以异常的成熟细胞为主,伴有幼稚细胞,原始细胞常不超过 15%。

(二) 按细胞形态和生化特征分型(FAB 分类)

1. 1976 年法、美、英(FAB)协作组将急性白血病分成急性淋巴细胞白血病(简称急淋,acute lymphocytic leukemia,ALL)和急性非淋巴细胞白血病(简称急非淋,acute non-lymphocytic leukemia,ANLL)两类,后者又可称急性髓系白血病(acute myeloid leukemia,AML),分为若干亚型。FAB 分类自 1976 年发表以来,因方法简易实用、对白血病的治疗预后有一定价值,于 80 年代多次修订完善,已被世界各国及我国血液学家所采用。

(1) ALL:按原淋巴细胞的大小及形态学分为 L1(第 1 型)、L2(第 2 型)和 L3(第 3 型)三个亚型。

(2) ANLL：FAB 协作组将 ANLL 分成 M0～M7 八个亚型，其中：

M0：急性微分化型髓细胞白血病。

M1：急性粒细胞白血病，简称 AML，未分化型。

M2：急性粒细胞白血病，部分分化型。

M3：急性早幼粒细胞白血病，简称 APL。

M4：急性粒-单核细胞白血病，简称 AMMoL。

M5：急性单核细胞白血病，简称 AMoL。

M6：急性红白血病，简称 AEL。

M7：急性巨核细胞白血病，简称 MKL。

1996 年，我国在天津召开全国白血病分类、分型讨论会，根据 FAB 分型补充将 ANLL 分成 M1、M2a、M2b、M3a、M3b、M4a、M4b、M4c、M4EO、M5a、M5b、M6 及 M7 等亚型。

2. 慢性白血病分为慢性淋巴细胞白血病(chronic lymphocytic leukemia，CLL)、慢性粒细胞白血病(chronic myelocytic leukemia，CML)、慢性粒-单核细胞白血病(chronic myelo-monocytic leukemia，CMMoL)、慢性单核细胞白血病(chronic monoblastic and monocytic leukemia，CMoL)和慢性中性粒细胞白血病(chronic neutrophilic leukemia，CNL)等。

3. 特殊类型包括低增生性急性白血病、非霍奇金淋巴瘤白血病、浆细胞白血病、多毛细胞白血病、嗜酸性粒细胞白血病、嗜碱性粒细胞白血病、组织嗜碱性细胞(肥大细胞)白血病、成人 T 淋巴细胞白血病、幼淋巴细胞白血病、大颗粒淋巴细胞白血病、急性混合细胞白血病和全髓白血病等。

三、临床表现

各类 AL 可由于正常造血细胞生成减少，导致感染发热、出血和贫血；也可由于白血病细胞浸润导致肝、脾、淋巴结肿大及其他器官病变。症状的缓急主要取决于白血病细胞在体内的积蓄增长速率和程度。

1. 发热和感染 半数以上患者以发热起病，体温可大于 38.5℃。感染是 AL 最常见的死因。感染以咽峡炎、口腔炎最多见，肺部感染、肛周炎及肛周脓肿也常见；皮肤黏膜感染很少化脓，易形成蜂窝织炎；胃肠道感染常是脓毒血症的主要来源；泌尿系感染时尿路刺激症状不明显，当白细胞 $<0.1\times10^9$/L 时，仅 11% 的患者有脓尿。病毒感染中巨细胞病毒(cytomegalovirus，CMV)的感染常见于 AL 缓解期，尤其是儿童 ALL。

2. 出血 40%～70%患者起病时伴出血倾向。未并发弥散性血管内凝血(disseminated intravascular coagulation，DIC)者，出血发生率为 67%～75%，死于出血者占 10%～15%。并发 DIC 的患者，几乎全部有出血，其中死于 DIC 者占 20%～25%。AML 有出血倾向者 (58%)明显多于 ALL(42%)。

内脏出血多见，如消化道、泌尿道、颅内出血。最常见的类型是 DIC，AL 患者 DIC 的发生率为 7%～30%，早幼粒细胞白血病可达 33.1%。

3. 贫血 约 2/3 的 AL 患者在确诊时有中度贫血，某些 AL 患者在发病前数月甚至数年可先出现难治性贫血。

4. 淋巴结和肝脾大 初诊时 ALL 有 62.2%、AML 有 41%的患者出现淋巴结肿大，常见为浅表淋巴结肿大。淋巴结肿大以 ALL 最常见，60%～80%ALL 有纵隔淋巴结肿大，但较少引起气管、颈静脉压迫等症状。在 AML 中以 M4 发生淋巴结肿大多见。肝脾大可引起食欲减退、腹胀、乏力、消瘦等。

5. 神经系统表现   中枢神经系统白血病(central nervous system leukemia,CNL)以蛛网膜及硬脑膜的浸润最多见,分别为 82% 及 78.6%,其次为脑实质(62%)、脉络丛(42%)及脑神经(22%),可发生在白血病活动期或缓解期。约有 2% AL 初诊时有脑膜白血病,如未进行 CNL 预防处理,则 70% 的 ALL、20%~40% 儿童及 5% 成人 ANLL 可发生脑膜白血病。轻者可无症状或仅有轻微头痛,脑脊液压力增高;严重者呈典型脑膜炎表现,但不发热。临床表现类同脑血管意外,患者有头痛、轻瘫,迅速进入昏迷,常致死亡。白血病引起脊髓硬膜外压迫是极少见的,因脑膜浸润是弥漫性的,偶尔由于绿色瘤造成脊髓压迫症。

6. 口腔及皮肤   白血病细胞浸润口腔黏膜可引起齿龈肿胀或巨舌等,多见于 AMoL 及 AMMoL,白血病性齿龈炎常继发感染、出血、继发性口腔干燥症。偶见 AL 首发于皮肤。皮肤浸润的表现有白血病疹、结节、斑块和溃疡等。白血病疹呈淡紫色小丘疹,常发痒,以 AMoL 及 AMMoL 最为明显。

7. 心脏和呼吸系统   急性白血病患者的肺部可由感染、浸润及白细胞淤滞等引起肺炎表现。若发生心肌及心包浸润,表现为心肌炎、心律紊乱、心力衰竭,偶有心包炎表现。

8. 骨和关节骨痛及胸骨下端压痛   常见,尤以 ALL 多见。CML 的急性病变常有明显骨痛。成人 T 细胞白血病也常见骨病变和骨质疏松。

9. 生化代谢紊乱   AL 的生化代谢紊乱常是多因素的,化疗可使之加重,造成症状的复杂化,严重者可致死,故需及时纠正。

(1)高尿酸血症:是 AL 最常见的代谢紊乱。由于 AL 细胞的高代谢状态,尿酸可增高,尤其当诱导缓解化疗后,白血病细胞大量崩解使血浆尿酸浓度显著增高。大量尿酸由尿中排泄,可导致严重肾病,甚至肾功能衰竭。

(2)电解质紊乱:低钠血症较常见,可由原发性或化疗药物如环磷酰胺、长春新碱所引起的继发性抗利尿激素分泌过多综合征引起。高钾血症在白血病细胞大量崩解时常见,甚至可致心跳骤停;低钾血症见于 AMMoL 及 AMoL,因这类 AL 的血清溶菌酶增高,导致肾小管损害。抗生素引起的肾病和肠道功能紊乱也可引起低钾。高钙血症的出现常提示预后不佳,患者出现乏力、嗜睡、恶心、烦渴等精神症状,常伴骨痛、骨质疏松、溶骨性病变和病理性骨折。高钙血症常见于成人 T 细胞白血病,急性白血病化疗后大量白血病细胞被杀伤,细胞内容物大量入血,可引起急性肿瘤溶解综合征,出现高磷、高钾、低钙、高尿酸血症、少尿、急性肾功能衰竭,是致命的并发症。

10. 其他   约 25% 患者在确诊白血病时胃肠道已有白血病浸润,但临床表现少见,即使有症状,也与浸润程度不相称,表现为腹痛、胃肠道出血、黏膜炎症、肠梗阻等。白血病肾脏浸润率可达 52%。白血病细胞可浸润甲状腺、胰腺、下丘脑和垂体后叶,且可并发糖尿病、低血糖或尿崩症等。低血糖是外周血大量白血病细胞"窃取"血糖所致。

四、诊断

AL 的诊断一般并不困难。如白细胞显著增高,周围血液有大量白血病细胞,一般血涂片检查即可明确诊断,但对白细胞不增多性白血病则必须借助骨髓检查才能明确诊断。临床出现的贫血、出血及白血病细胞浸润各组织脏器引起的临床症状和体征是诊断白血病的主要线索。临床确诊白血病主要根据患者的骨髓细胞检查、骨髓病理学、分子细胞学及遗传学检查对白血病的诊断、分型、治疗及预后至关重要。

1. **外周血象**　几乎100%的AL有外周血象异常，外周血中出现大量的幼稚细胞提示白血病存在。但是在某些特殊情况下，白血病患者外周血象的改变非常轻微或正常，这时对白血病诊断的确立就依赖于其他检查。

2. **骨髓细胞学检查**　是白血病诊断最基本的也是最重要的方法。骨髓细胞学检查发现白血病细胞比例超过20%是诊断白血病的基本依据，但骨髓细胞学检查必须结合免疫学、细胞遗传学等其他检查才能对白血病进行更为可靠和更为详细的分型诊断。同时，骨髓细胞学检查对低增生型白血病和MDS的诊断往往比较困难，对其他骨髓增殖性疾病也难以做出正确的诊断。

3. **骨髓病理学检查**　在血液系统疾病的诊断和鉴别诊断中越来越被临床工作者所重视。对于低增生性白血病、MDS的诊断和鉴别诊断尤为重要。

4. **细胞化学检查**　是骨髓细胞学检查的重要内容之一，对于鉴别淋巴细胞白血病和中幼粒细胞白血病、粒细胞白血病和单核细胞白血病有重要价值。

5. **免疫学检查**　是白血病细胞遗传学MIC分型的基础。免疫学检查对淋巴细胞白血病的鉴别比较可靠，对髓系白血病分型的可靠性比对淋巴细胞白血病分型低得多。

6. **分子细胞遗传学检查**　由于技术难度较大往往不易普及，但对于疑诊白血病的病例如能发现有典型的分子细胞遗传学异常，即可做出明确诊断。因此，分子细胞遗传学对于特殊类型白血病的诊断具有重要意义。但是由于分子细胞遗传学检查技术复杂，失败的机会较多，受人为因素的影响较大。因此，阴性结果并不能排除白血病的诊断。

7. **影像学检查**　包括X线、超声、CT、MRI等，这些检查对白血病的诊断没有特异性，但是对白血病的临床浸润范围有一定的临床价值。

五、治疗

近20年来，随着抗白血病药物的不断问世、化疗策略的不断改进、支持治疗的不断进步以及造血干细胞移植等新治疗手段的应用，AL的治疗水平已取得了明显进步，预后已获得较大的改观。

(一)白血病治疗原则

1. **化学治疗**　随着技术的进步和新化疗药物的发明，特别是对白血病细胞动力学的认识，化学治疗的疗效得到了显著提高。儿童急性白血病治疗几乎达到100%的完全缓解率，长期无病生存率也超过了90%。但白血病的化疗目前仍存在较多的问题，例如，在成人白血病中根治白血病的概率较低、不良反应较大等。

2. **一般对症治疗**　如输血、抗感染等，是白血病化疗前的重要环节之一。研究表明，约有1/3的急性白血病患者在未获得有效治疗时死于并发症，其中大部分患者死于感染和脑出血。由此可见，通过对症治疗改善患者的一般状态是化疗等其他治疗的基础，对白血病患者的重要性不亚于化疗。

3. **造血干细胞移植治疗**　造血干细胞移植治疗在近10年内得到了飞速发展，得益于对造血干细胞生物学认识的不断提高。目前，治疗的成功率不断提高，相关死亡率随之降低，但造血干细胞移植治疗目前存在以下问题：① 细胞来源不能满足临床的需要；② 移植物抗宿主反应仍然是白血病患者移植后失败的主要原因；③ 造血干细胞移植治疗整体上费用较高。

4. 基因治疗　是白血病乃至其他肿瘤最有前途的治疗措施。理论上白血病是克隆性疾病,其发病本质是基因异常,如 APL 是由于染色体 t(15;17)突变导致 *PML-RARα* 融合基因形成,如能在基因组水平修复异常的基因如 *PML-RARα*,则可从根本上治愈 APL 等恶性肿瘤。

5. 靶向药物治疗　其基本原理是针对疾病发病基本环节中的有关分子进行治疗。靶向治疗代表了当今肿瘤治疗的发展方向,其典型范例是由上海第二医科大学(现为上海交通大学医学院)王振义教授首创的维 A 酸治疗 APL 模型,维 A 酸通过竞争 PML-RARα 受体,从而抑制了 PML-RARα 的致病作用。最近发明的酪氨酸激酶抑制剂伊马替尼(格列卫,gleevec)是治疗 CML 的有效靶向治疗药物,随着具有分子靶向肿瘤生成机制的抗癌新药不断问世,如尼罗替尼(nilotinib)和达沙替尼(dasatinib),CML 的靶向治疗又走在肿瘤靶向治疗的最前沿。

6. 中医中药治疗　中医中药利用砒霜(主要成分是三氧化二砷)治疗 APL,取得了令世界瞩目的成绩,显示了传统中医中药在现代白血病治疗上的优势。

(二) ANLL 的化学治疗

1. 诱导缓解治疗

(1) DA 3~7 方案:DNR＋Arac,为现今较为肯定的诱导缓解方案,见表 20-1。

表 20-1　成人 ANLL 诱导缓解方案

药　物	剂　量	用　法	时　间
DA 方案			
柔红霉素(DNR)	45 mg/m^2	静脉注射	第 1~3 日
阿糖胞苷(Arac)	100 mg/m^2	静脉注射	第 1~7 日
DAT 方案			
柔红霉素(DNR)	50 mg/m^2	静脉注射	第 1~3 日
阿糖胞苷(Arac)	100 mg/m^2	静脉注射	第 1~7 日
硫鸟嘌呤(6TG)	100 mg/m^2	口服	第 1~7 日
AA 方案			
多柔比星(ADM)	50 mg/m^2	静脉注射	第 1~3 日
阿糖胞苷(Arac)	100 mg/m^2	静脉注射	第 1~7 日
IA 方案			
去甲氧柔红霉素(IDA)	12 mg/m^2	静脉注射	第 1~3 日
阿糖胞苷(Arac)	120 mg/m^2	静脉注射	第 1~10 日
DAE 方案			
柔红霉素(DNR)	50 mg/m^2	静脉注射	第 1~3 日
阿糖胞苷(Arac)	100 mg/m^2	静脉注射	第 1~7 日
依托泊苷(VP16)	75 mg/m^2	静脉注射	第 1~7 日
HA 方案			
高三尖杉酯碱(H)	3~5 mg	静脉滴注	第 1~3 日
阿糖胞苷(Arac)	150 mg	静脉滴注	第 1~7 日
HOAP 方案			
高三尖杉酯碱(H)	2~5 mg	静脉滴注	第 1~5 或第 7 日
长春新碱(VCR)	2 mg	静脉注射	第 1 日

（续　表）

药　物	剂　量	用　法	时　间
阿糖胞苷（Arac）	150 mg	静脉滴注	第 1～5 或第 7 日
泼尼松（P）	40～50 mg	分次口服	第 1～5 或第 7 日

蒽环类药物中以去甲氧柔红霉素（IDA）为最佳，IDA 与 Arac 组成的 IA 方案对 50 岁以下成人 AML 疗效优于经典的 DA 方案，而且一个疗程的完全缓解（complete response，CR）更显著，去甲氧柔红霉素在脑脊液中浓度较高，心脏毒性较轻，并能抑制多药耐药的表达。米托蒽醌（MIT）和阿柔比星（阿克拉霉素，ACMA）对心脏毒性小，可分别与 Arac 组成联合化疗方案，适用于年老患者。

（2）诱导分化治疗方案

1）全反式维 A 酸（all-trans retinoic acid，ATRA）：维 A 酸（视黄酸，RA）为维生素 A 的衍生物。1986 年上海瑞金医院（现为上海交通大学医学院附属瑞金医院）首创应用全反式维 A 酸，诱导分化治疗 APL 取得成功。目前已证实 ATRA 的作用是诱导 APL 细胞分化成熟，而不是杀伤，在治疗过程中骨髓不被抑制。ATRA 的优点是疗效好、安全、一般不诱发 DIC，缺点是仅对 APL 有效且不能用于维持治疗，因此应用 ATRA 取得完全缓解后，必须加用其他联合化疗或应用 ATRA 和联合化疗交替维持巩固，否则 3～4 个月后几乎都复发。ATRA 的常用剂量为 45 mg/（m^2·d），近来国内外推荐 25 mg/（m^2·d）小剂量治疗也取得同样疗效。主要不良反应为皮肤黏膜干燥、脱屑、口干、口角皲裂、皮疹、黏膜溃疡、高甘油三酯血症、肝功能损害、骨关节肌肉疼痛等。严重的可引起维 A 酸综合征，表现为高热、水潴留、肺部阴影、呼吸困难、胸腔、心包积液、肾功能衰竭等，其机制可能和细胞因子引起的毛细血管渗漏综合征有关，必须应用大剂量地塞米松治疗。少数病例还能引起头痛、颅内压增高等不良反应。APL 伴白细胞增多者，宜将维 A 酸和小剂量的高三尖杉酯碱合用。ATRA 对 APL 诱导分化治疗的成功是急性白血病治疗上的一个突破，为恶性肿瘤治疗开辟了一条新的途径。

2）三氧化二砷（As_2O_3）：应用三氧化二砷注射液治疗 APL，方法为 0.1% 三氧化二砷注射液 10 ml 稀释于 5% 葡萄糖或生理盐水 250～500 ml 内静脉滴注 3～4 小时，每日 1 次，4 周为一疗程。三氧化二砷对 APL 有诱导分化作用，并可诱导细胞凋亡。主要适用于 ATRA、难治性或复发的 APL。必须注意砷剂的不良反应，可引起胃肠道反应、手足麻木及肝功能损害等。

3）小剂量阿糖胞苷：常用的剂量为 10～20 mg/m^2，每 12 小时给药 1 次，皮下注射，15～21 日为一疗程。小剂量阿糖胞苷适用于老年 ANLL 患者、由 MDS 转化来的急性白血病及低增生性 AML、因全血细胞显著减少不能耐受常规化疗者。小剂量阿糖胞苷被认为有诱导分化作用，但尚不能排除其细胞毒性作用。

4）小剂量高三尖杉酯碱：高三尖杉酯碱 0.25～1 mg，每日 1 次肌注或静滴治疗 ANLL，达到 CR 的总量为 13.5 mg，平均日期为 33 日。

2. **缓解后继续治疗**　比诱导缓解更重要，所采用的化疗剂量将更大。方法是设计一些与原诱导方案无交叉耐药的新方案，连同原诱导方案进行反复序贯或交替治疗。一般认为总的化疗时间以 2～3 年为宜，但必须知道目前所指的 CR 是指形态学的完全缓解，近年来已采用免疫学、细胞遗传学、分子生物学技术检测微量残留白血病细胞，目前采用聚合酶链反应检测残留白血病细胞的灵敏度较高，如未发现白血病细胞则称分子生物学完全缓解。

3. **难治性或复发性 AML 的治疗** 难治性 AML 一般只要符合下列四项标准中任何一项即可诊断：① 经两个疗程标准化疗未达 CR 者；② 第 1 次 CR 后 6 个月以内复发者；③ 第 1 次 CR 6 个月以后复发而用原诱导缓解方案治疗无效者；④ 两次以上或多次复发者。因诱导治疗不当，包括方案不合理或剂量不足、停药过久等导致两个疗程未达 CR 不应列入难治。而某些类型白血病如由 MDS 转变来的 AML、CML 急性变、治疗相关性 AML、低增生性 AML、混合细胞白血病等也可认为是难治的。所谓复发是指骨髓中原始细胞>5%，经有效抗白血病治疗一个疗程仍未达 CR 者或骨髓中原始细胞>20%者，髓外有白血病细胞浸润者称髓外复发。难治和复发的主要原因与 AML 细胞的多重耐药（multiple drug resistance，MDR）有关。

对难治性、复发性 AML 的治疗，首先应选择与原用药物无交叉耐药的药物，以组成新的治疗方案。如疾病仍未缓解，必须采用与常规药物作用机制截然不同的抗白血病新药。

总之，凡患者系青年或中年，一般情况尚好，系复发的早期病例，尽量采用较强效方案。高龄患者，临床一般情况较差，甚至已属疾病晚期，只能酌情使用较保守的治疗。

（三）急性淋巴细胞白血病的化学治疗

1. **诱导缓解治疗** 最常用的为 VP 方案，其余方案见表 20-2。

表 20-2 成人急性淋巴细胞白血病诱导缓解方案——VP 方案

药　物	剂　量	用　法	时　间
长春新碱（VCR）	1~2 mg	静脉注射	每周第 1 日
泼尼松（P）	40~60 mg	口服	每日
分次 VDP 方案			
长春新碱（VCR）	1~2 mg	静脉注射	每周第 1 日
柔红霉素（DNR）或多柔比星（ADM）		静脉滴注	每周第 1~2 日
泼尼松（P）	40~60 mg	口服	每日
VLP 方案			
长春新碱（VCR）	1~2 mg	静脉注射	每周第 1 日
门冬酰胺酶（LASP）	5 000~10 000 U	静脉滴注	每日 1 次，共 10 日
泼尼松（P）	40~60 mg	口服	每日
VDLP 方案			
长春新碱（VCR）	1~2 mg	静脉注射	每周第 1 日
柔红霉素（DNR）	45 mg	静脉滴注	第 1~3 日，每周 3 次
门冬酰胺酶（LASP）	5 000~10 000 U	静脉滴注	第 16 日开始，每日 1 次
泼尼松（P）	40~60 mg	口服	每日 1 次，共 35 日

2. **巩固强化治疗** 多数主张联合化疗，交替序贯应用，剂量要大，其中包括甲氨蝶呤、阿糖胞苷、长春新碱、泼尼松、门冬酰胺酶、环磷酰胺等 7 种药物，以不同组合、剂量及给药方式，长达 3 个月，中位缓解期 44 个月，预测 5 年后 45%患者仍可无病存活。

在巩固强化阶段，应积极进行 CNL 的防治措施，可用以下各类方案：

（1）甲氨蝶呤（或阿糖胞苷）5～10 mg/m^2 加地塞米松 5 mg 鞘内注射，每周 2 次，共 5 次。

（2）头颅放射 18～24 Gy。

（3）大或中等剂量甲氨蝶呤或阿糖胞苷静脉滴注。

预防 CNL 以化学治疗为主，若上述（1）及（3），若中枢神经系统已有病变，必须同时进行头颅照射。

3. **维持治疗**　是 ALL 化疗中的重要组成部分。维持治疗尚无统一的方案，多数主张在巩固强化治疗后采用较低剂量化疗药物维持治疗，常用药物：甲氨蝶呤 20 mg/m^2，每周 1 次口服；硫嘌呤 75 mg/m^2，每日 1 次口服。以上两药联合治疗，维持治疗时间宜 3 年左右或更长。

4. **难治或复发病例的治疗**　难治和复发标准同 AML，Ph 染色体阳性的 ALL 也属于难治性。复发病例对再诱导的反应取决于第 1 次缓解期长短，CR1 越长越好。

（1）选用新化疗药物如替尼泊苷、依托泊苷、安丫啶及阿柔比星等。联合化疗如依托泊苷 100 mg/m^2，每日静脉滴注 1 小时，加阿糖胞苷 2 g/m^2，每 12 小时给药 1 次，静脉滴注 3 小时，共 5 日，有效率可达到 33%。

（2）中或大剂量甲氨蝶呤：中剂量为 500～1 500 mg/m^2，大剂量为 1 500～2 500 mg/m^2，一般将总量的 20% 在 1 小时内滴完，其余剂量持续静滴 24 小时，同时要碱化和稀释尿液，甲氨蝶呤应用后 12 小时开始用亚叶酸钙解救，每次 12～20 mg，每 6 小时 1 次，共用 8 次。

（3）大剂量的阿糖胞苷单用疗效不如 AML。阿糖胞苷每次 2 g/m^2，每 12 小时 1 次，共 8 次；再加用米托蒽醌 12 mg/(m^2·d) 连续 3 日，CR 率达 80%。

（4）阿糖胞苷加安丫啶注射 3～5 日，复发病例的再次 CR 率为 63%～75%，而耐药者 CR 率为 27%～50%。

（5）氟达拉滨：30 mg/m^2 静滴 30 分钟，阿糖胞苷 1 g/m^2 每日静滴 2 小时，共 6 日。

六、护理

1. **心理社会支持**　一旦被确诊白血病，患者及其家属面对这突如其来的消息，一般都会不知所措、悲痛欲绝，往往在心理上难以承受。产生紧张、恐惧、焦虑、悲哀等负性情绪，常常加重心情紧张、沉重及悲观失望。情绪是机体内环境的一部分，长期情绪低沉、焦虑、抑郁等可造成内环境失衡，并导致食欲下降、失眠、免疫功能降低，反过来加重病情，对康复极为不利。作为护理人员应该及时、耐心、细致地和患者及家属进行解释沟通，现代医学在白血病治疗、预后等方面有了全新的认识和较大的进展。正确认识对待白血病，鼓励患者主动积极与医护配合，学会自我照顾（预防感染和出血），采取坚强、乐观的态度，努力争取病情稳定、好转，甚至治愈。建立社会支持网，嘱家属给予患者物质和精神的支持与鼓励或组织病友之间进行养病经验的交流。此外，一个强有力的社会支持系统可以帮助患者减轻、消除不良心态，帮助患者建立社会支持网，帮助患者建立良好生活方式。鼓励患者根据体力做些力所能及的事情，使患者感受到生命的价值，提高生存的信心。

化疗的不良反应如呕吐、脱发等会让患者对化疗产生恐惧和强烈的心理反应。医护人员可采用健康教育、制订恶性血液病专科疾病知识教育手册、请康复的病友介绍治疗和康复的经验及体会等方式，使患者正确了解疾病，配合专科医师选择恰当的治疗方法，正确面对疾病，尽早康复。

患者出院后，家庭的支持对于患者恢复日常生活能力极其重要。连续的化疗使患者体力不支、性欲下降,配偶作为家庭的重要支持成员,应该鼓励患者吐露自己的心声,经常相互分享心中的感受,同时经常陪同患者进行后续治疗,与患者共同经历治疗过程,使得彼此之间的感情更加融洽、亲密。鼓励患者积极地面对生活,创造一个轻松愉快的家庭环境,提高其生活质量。患者应该积极地使自己的不良心理状态得到调整,促进机体尽快康复。

2. 一般护理　严密观察病情变化,注意有无进行性贫血、出血、发热、感染等症状,及时记录体温、脉搏、呼吸、血压、意识等情况变化,并经常了解有关检测项目,以结合临床判断病情严重程度,随时做好各种急救准备。准确采集各类检验标本,协助做好骨髓、腰椎穿刺等检查,以了解病情变化。遵医嘱正确及时完成治疗,严格执行无菌操作,防止医源性感染,预防和观察治疗不良反应,确保医疗安全。

3. 饮食护理　供给足够的营养要素和能量,以补充白血病消耗。应确保蛋白质、矿物质及维生素 C、维生素 B_1、维生素 E 的供应。化疗期间应选用减轻化疗不良反应的食品,如西瓜、芦笋、黄瓜、绿豆、扁豆、黄豆及豆制品、海参、青鱼、鲫鱼、胡桃、猕猴桃、苹果、无花果等。抗贫血可用猪肝、芝麻、花生、蜂乳、黄鱼、海参、鲍鱼等;抗出血可用木耳、香菇、金针菜、葡萄、藕、荠菜等;发热或口腔溃疡疼痛影响吞咽时改为半流质或流质。食物烹调尽量适合个人口味,但注意宜清淡,避免辛辣、过热、过酸等。消化道出血严重者应禁食。

化疗期间,可指导患者多饮水或果汁饮料,保证液体摄入量,以利于降低血液和尿液的尿酸浓度,保护肾脏。发热汗多时丢失水分明显,护理人员应指导多进水分,防止患者虚脱。

4. 贫血的护理　限制活动,卧床休息,注意安全,补充足够营养,有心悸气促的患者可给予氧气吸入,做好输血护理。

(1) 密切观察有无贫血症状,如面色、睑结膜、口唇、甲床苍白程度,注意有无头晕眼花、耳鸣、困倦等中枢缺氧症状,注意有无心悸气促、心前区疼痛等贫血性心脏病的症状。

(2) 根据贫血程度及发生速度决定白血病患者能耐受的活动量应注意:① 严重贫血(血红蛋白<60 g/L)或贫血发展速度快者,需要卧床休息并给予生活照顾,限制活动,避免突然改变体位后发生晕厥、跌倒受伤;② 轻、中度贫血或贫血发生速度缓慢者,可下地活动。护士根据白血病患者贫血的程度、体力情况制订活动的范围与时间、休息、睡眠计划,在制订过程中让患者参与,以取得合作,以便减少患者体内耗氧量。

(3) 对于中度以上贫血、有心悸气促的白血病患者,可给予低流量、间隙吸氧,改善缺氧症状。

(4) 给予高热量、高蛋白质、高维生素类食物,如猪肝、豆类、新鲜蔬菜等,烹调时注意色、香、味,促进食欲。

(5) 输血治疗是迅速纠正白血病患者贫血的直接有效的方法,必须要认真做好输血的规范查对工作,严密观察输血反应,给重度贫血的白血病患者输血时要注意输血速度,宜缓慢滴注,以免诱发心力衰竭。

5. 出血的护理

(1) 严密观察白血病患者出血的部位、出血量,注意有无皮肤黏膜瘀点、瘀斑、牙龈出血、鼻出血、呕血、便血、血尿,女性白血病患者月经是否过多,特别要观察有无头痛、呕吐、视力模糊、意识障碍等颅内出血症状,若有重要脏器出血及有出血休克时应给予相应的急救处理。

(2) 做好白血病患者出血的心理护理,减轻紧张、焦虑情绪。

(3) 有明显出血的白血病患者应卧床休息,待出血停止后逐渐增加活动,对易出血患者要注意安全,避免活动过度及外伤。

（4）按医嘱正确给予止血药物或输血治疗。

（5）各种操作应动作轻柔,防止组织损伤引起出血。避免手术,避免或减少肌内注射,施行必要穿刺后应延长局部压迫时间或加压包扎止血。

（6）应避免刺激性食物、过敏性食物以及粗、硬食物,有消化道出血患者应禁食,出血停止后给予冷、温流质,逐渐过渡为半流质、软食、普食。

6. 预防和控制感染的护理

（1）白血病患者的病室环境,必须保持清洁卫生,定期空气消毒,限制探视,防治交叉感染,白细胞过低时进行保护性隔离。

（2）护理人员必须严格执行消毒隔离制度和无菌操作技术,防治各种医源性感染。

（3）保持患者身体清洁,防止细菌传播,做好口腔护理、会阴肛门护理,预防各种感染。保持皮肤清洁和口腔卫生,定期洗澡换衣,在进餐前后及睡前,用朵贝液、苏打水或氯己定漱口液漱口,用软毛刷刷牙。病情严重者可用棉签蘸漱口液轻拭口腔黏膜及牙齿,以预防口腔炎及呼吸道感染。便后用1∶5 000高锰酸钾溶液坐浴,预防肛周感染。女性患者经期应每日用温热流动水冲洗会阴部。

（4）观察患者有无发热、感染伴随症状及体征。注意保暖,高热时给予物理或药物降温,避免用乙醇擦浴。鼓励多饮水,警惕感染性休克。

（5）按医嘱给予抗感染治疗,合理配制抗生素,严格遵守抗生素的给药间隔时间,密切观察药物效果及不良反应。

（6）对白血病患者及家属,需要护理人员耐心仔细地做好预防感染的知识宣教工作。

7. 化学治疗的护理 详见第三章第五节。

8. 常见症状的护理 详见第六章。

9. 骨髓移植和造血干细胞移植患者的护理 详见第三章第七节。

10. 缓解期的护理 近年来随着现代医学对白血病治疗研究的不断深入、白血病综合治疗方法的进展、多样综合化疗新药的研发、积极的支持疗法,造血干细胞移植使白血病患者的生存率明显延长,护士应积极做好白血病患者缓解期的护理和健康教育。

（1）白血病患者获得完全缓解后,诱导缓解治疗的结束并不意味所有的治疗停止,在白血病的巩固强化治疗阶段,积极进行CNL的防治措施是极其重要的一环,坚持每月强化治疗是非常必要的。

（2）教育白血病患者出院后,应定期复查血象,一旦发现出血、发热、关节疼痛等及时来院就诊。

（3）保持乐观情绪,建立适宜养病的生活方式,保证休息和营养,注意个人卫生,学会自我照顾,坚持每日适当活动、散步、打太极拳,饮食起居规律,饮食要保证营养,安排娱乐时间,根据体力做些有益的事情,使白血病患者感受到生命的价值,提高生存的信心。

（徐星萍 赫 洋）

第二节 恶性淋巴瘤患者的护理

恶性淋巴瘤（malignant lymphoma）是一种起源于淋巴造血组织的实体瘤。在我国按发病数统计,占恶性肿瘤第 11～13 位,1955 年 Gall 根据组织细胞学的特点,将本病正式划分为霍奇金淋巴瘤(Hodgkin's lymphoma, HL)和非霍奇金淋巴瘤(non-Hodgkin lymphoma, NHL)。恶性淋巴瘤的临床表现变化多端,特别是结外型淋巴瘤几乎可侵犯人体各种组织和器官(包括皮肤、骨骼、骨髓、中枢神经系统以及睾丸等男女外生殖器等)。淋巴瘤的治疗以化疗为主,必要时给予放疗。因此,淋巴瘤的专科护理包括:化疗护理、放疗护理、饮食护理、康复护理和结外特殊类型淋巴瘤的相关护理。

一、流行病学特征及病因

(一)流行病学特征

1. 恶性淋巴瘤发病情况　我国恶性淋巴瘤虽然相对少见,但近年来新发病例逐年上升,每年至少超过 25 000 例,而在欧洲、美洲诸国和澳大利亚等西方国家的发病率可高达 11/10 万～18/10 万,略高于各类白血病的总和。美国每年至少发现 3 万以上新发病例。与世界其他地区相似,本病的发病率在我国是城市高于农村。以上海市为例,HL 和 NHL 的发病率无论性别均高于农村。据近 5 年统计显示,NHL 的发病率在男性为 1.3/10 万～1.5/10 万,在女性为 0.69/10 万～0.72/10 万;HL 的发病率在男性为 1.39/10 万,在女性为 0.84/10 万。本病在工业和经济发达国家的发病率高于发展中国家,但在非洲等贫穷国家,Burkitt 淋巴瘤则往往呈地区性流行趋势,发病率尤以儿童为甚。调整后美国恶性淋巴瘤的死亡率为我国的6 倍,日本为我国的 2～3 倍。

在本病的两大类型中,HL 在国外约占 1/4,而 NHL 则约占 3/4。据我国淋巴瘤病理协作组资料统计,前者仅占所有淋巴瘤的 8%～11%。

2. 发病年龄　在西方国家,HL 有两个发病年龄高峰,分别为 15～34 岁和 50 岁后。而我国和日本的年龄高峰不如西方国家明显。NHL 中位发病年龄多在 40～50 岁,发病率随年龄增加而上升。淋巴母细胞型淋巴瘤明显好发于青少年,特别是男性青少年。

(二)病因

1. 病毒感染　1964 年 Epstein 等首先从非洲儿童 Burkitt 淋巴瘤组织培养中分离得 EB 病毒,认为这种 DNA 疱疹型病毒可引起人类 B 淋巴细胞的恶变而导致 Burkitt 淋巴瘤。在80% 以上的此类患者中,其血清 EB 病毒抗体滴定度明显增高;而在同地区非 Burkitt 淋巴瘤患者血清中,其滴定度增高者仅占 14%。这些抗体滴定度增高患者日后发生 Burkitt 淋巴瘤的机会明显增多,加上本病在非洲儿童中有明显的地方性流行发病情况,因此说明 EB 病毒可能是 Burkitt 淋巴瘤的病因。

另一种病毒性疾病——传染性单核细胞增多症(infectious mononucleosis, IM)与 HL 的关系也一直受到流行病学专家和临床专家的关注。研究资料表明,患 IM 后 HL 的发病率有增加趋势。

2. 遗传因素　大多数学者认为 HL 与遗传的关系较 NHL 更为密切。在同父、同母的兄弟姐妹中,如有人患 HL,则其他同胞患本病的机会为无同样家族史者的 5～9 倍。

3. 免疫抑制淋巴的发生与免疫抑制密切相关　因器官移植需长期服药抑制免疫机制的患者,其淋巴瘤的发生率明显高于一般人群,而且原发于结外的较多,可高达 69%。此外,中枢神经受侵也远高于一般淋巴瘤患者。此外,很多原发性免疫缺损及获得性免疫缺陷综合征(acquired immunodeficiency syndrome, AIDS)患者也易发生淋巴瘤和其他肿瘤。Filopvich等报道 400 例伴有原发性免疫缺陷的肿瘤患者中,NHL 占所有恶性肿瘤的 34%,而普通人群中 NHL 只占所有恶性肿瘤的 7%。

4. 环境因素

（1）物理致癌因素：电离辐射可引起本病的发生。在日本广岛和长崎等地遭受原子弹影响的人群,淋巴细胞性和组织细胞性淋巴瘤的发病率明显高于对照组;美国放射线工作和 20 世纪 50 年代早期铀工业系统的工作人员恶性淋巴瘤的发病率明显升高。

（2）化学致癌因素：经常接触杀虫剂的人群淋巴瘤的发病率高于正常人群数倍。在美国,曾从事油漆轮船及接触氟的退役海军军人中急性淋巴瘤的发生率明显增高。20 世纪 70 年代,人们发现以色列木工恶性淋巴瘤的发病率较高,推测可能与长期接触木尘有关;应用烷化剂（例如环磷酰胺）等化疗药物的患者恶性淋巴瘤的发病率明显增高。

二、病理分类及临床分期

2014 版 Lugano 国际恶性淋巴瘤会议对 Ann Arbor 分期系统进行了修订,适用于 HL 和原发淋巴结的 NHL,而对于某些原发淋巴结外的 NHL,如慢性淋巴细胞白血病、皮肤 T 细胞淋巴瘤、原发皮肤结外鼻型 NK/T 细胞淋巴瘤和原发胃、肠道、中枢神经系统淋巴瘤等则难以适用,这些原发于特殊结外器官和部位的 NHL,通常有其专属的分期系统。

（一）病理分类

1. HL 病理分类

（1）结节型淋巴细胞为主型：小淋巴细胞、组织细胞及特征性肿瘤细胞呈结节状增生。此型较少见,约占所有 HL 的 5%,发病高峰年龄为 30～40 岁,男性多见,诊断时大多数患者的病变较局限,生存期相对较长,晚期复发较其他类型多。

（2）典型 HL：可分 4 个亚型：① 富于淋巴细胞型：约占所有 HL 的 5%。发病高峰年龄在 20～40 岁,男性多见。就诊时病变局限,大多数为 Ⅰ～ⅢA 期,较晚复发,可转化为高度恶性的 B 细胞 NHL;② 结节硬化型：是最常见的 HL 类型,占 65%～80%。青年女性多见,年龄为 15～40 岁。常有锁骨上和纵隔的病变;③ 混合细胞型：占 HL 总数的 20%～35%。好发于成年人,男女比例为 2∶1。较多累及腹膜后淋巴结,常有"B"症状;④ 淋巴细胞削减型：此型较少见,占 HL 的 5% 以下。发病的年龄较大（40～80 岁）,常有发热、盗汗。就诊时病期晚,大多数为Ⅲ期和ⅣB 期病变,有肝、脾和骨髓的侵犯,而浅表淋巴结的肿大不明显。

2. NHL 病理分类　NHL 在病理学上远比 HL 复杂。根据其恶性程度可分为：

（1）低度恶性：小淋巴细胞型（SL）、滤泡性小裂细胞为主型（FSC）、滤泡性小裂细胞和大细胞混合型（FM）。

（2）中度恶性：滤泡性大细胞为主型（FL）、弥漫性小裂细胞型（DSC）、弥漫性小裂细胞和大细胞混合型（DM）、弥漫性大细胞型（DL）。

（3）高度恶性：免疫母细胞型（IBL）、淋巴母细胞型（LBL）、小无裂细胞型（SNC）。

（4）杂类：组合型、蕈样霉菌病、组织细胞型;骨髓外浆细胞瘤等。

（二）临床分期

1. HL 的临床分期（Ann Arbor‑CotsWalds 分期）　见表 20‑3。

表 20 - 3　HL 的临床分期

分　期	描　述
Ⅰ	累及一个淋巴结区或一个淋巴组织
Ⅱ	累及横膈同侧的 2 个或 2 个以上淋巴结区。标明受累的淋巴结区数,例如Ⅱ3 表示 3 个淋巴结区受累
Ⅲ	累及横膈两侧的淋巴结区或淋巴组织
Ⅲ1	脾门、腹腔或门静脉区淋巴结受累
Ⅲ2	腹主动脉旁、髂血管或肠系膜淋巴结受累
Ⅳ	淋巴结外的器官侵犯,包括肺、肝、骨髓,但剔除原发淋巴结外的病变
根据有无症状,分为ⅣA 和ⅣB	
ⅣA	无全身症状
ⅣB	有以下 1 个或 1 个以上症状:① 不明原因的发热,38℃以上连续 3 日以上;② 盗汗;③ 不明原因的体重减轻
Ⅹ	巨大病变:肿块最大径＞10 cm;纵隔肿块的直径＞T5/6 水平胸腔横径的 1/3
E	累及结外的器官

2. NHL 的临床分期(NHL Ann Arbor 分期)　见表 20 - 4。

表 20 - 4　NHL 的临床分期

分　期	描　述
Ⅰ期	病变仅累及单一的区域淋巴结
ⅠE 期	病变仅侵犯淋巴结以外的单一器官
Ⅱ期	病变累及横膈同侧 2 个以上的区域淋巴结
ⅡE 期	病变局限侵犯淋巴结以外器官及横膈同侧 1 个以上的区域淋巴结
Ⅲ期	横膈两侧淋巴结受侵犯
ⅢE 期	病变累及淋巴结以外某一器官,加以横膈两侧淋巴结受累
Ⅳ期	病变已侵犯多处淋巴结及淋巴结以外的部位,如肺、肝及骨髓
另外根据有无症状分为 A、B	
A	无症状
B	有以下 1 个以上症状:① 不能解释的发热,38℃或以上,连续 3 日;② 盗汗;③ 半年内体重减轻 10％或以上

三、临床表现

(一) 霍奇金淋巴瘤(HL)的临床表现

HL 是一种主要累及淋巴结的疾病,可伴有全身症状。

1. 无痛性淋巴结肿大　浅表淋巴结肿大是 HL 患者就诊的主要原因。80％以上的淋巴结肿大位于膈上,累及纵隔。10％～20％患者仅有膈下病变。浅表淋巴结肿大最多见于颈部、锁骨上和腋下。而咽淋巴环、枕部、滑车上、腹股沟、纵隔以及肠系膜淋巴结较少累及。左锁骨上淋巴结肿大者往往有腹腔的病变。

2. 全身症状　约 40％的 HL 患者有全身症状。包括发热、盗汗、体重减轻,即临床分期中的"B"症状。各期 HL 都可有全身症状,但病期晚者发生率高。瘙痒不作为全身症状来评价,但严重的瘙痒也有临床意义。瘙痒在结节硬化型中多见,可早于诊断前数月到数年出现。周期性发热是 HL 的特异性症状,有些患者可有明显的乏力和虚弱。

3. 疼痛　HL 患者饮酒后可出现病变部位的淋巴结疼痛。脾肿大时可引起腹部胀痛、隐痛或不适。腹膜后淋巴结肿大可有腰痛。

4. 结外病变　可直接由病变的淋巴结向邻近器官侵犯,亦可由血道播散。HL 最常发生结外病变的器官是肺、肝、骨髓。

(二)非霍奇金淋巴瘤(NHL)的临床表现

NHL 65%～70%原发于淋巴结,30%～35%原发于结外,可累及全身所有器官和组织。晚期患者有全身症状。

1. 全身症状　NHL 的全身症状有发热、盗汗、体重减轻。早期惰性淋巴瘤很少有症状,但在疾病进展时或晚期病变可有明显"B"症状。

2. 无痛性淋巴结肿大　浅表淋巴结肿大是 NHL 最常见的主诉。NHL 的肿大淋巴结一般无疼痛、表面光滑、活动度好、质地中等、饱满。早期分散,晚期融合,可有皮肤粘连。低度恶性的 NHL 生长缓慢,高度恶性的 NHL 生长迅速,迅速增大的淋巴结可有疼痛。NHL 的播散呈跳跃式,无一定规律。初诊时约 20%有多处淋巴结肿大。

3. 结外病变的症状和体征

(1)咽淋巴环淋巴瘤:咽淋巴环包括鼻咽、软腭、扁桃体、舌根,该处淋巴结组织丰富。在我国,原发咽淋巴环的 NHL 占全部 NHL 的 30%,大多数为 B 细胞来源。男性多于女性,中位发病年龄 40～50 岁。以扁桃体 NHL 最多见。患者有吞咽不适、咽痛或因颈部淋巴结肿大而发现扁桃体肿块。肿块呈外生性,大多数表面黏膜光滑,暗紫色。约 1/4 扁桃体有溃疡坏死。其次多见的是鼻咽 NHL,偶有鼻塞,少有涕血,检查发现鼻咽腔内鼻咽顶后壁突出,黏膜常光滑。

(2)原发胃肠道的 NHL:以胃 NHL 最多见,占胃肠道 NHL 的 50%～60%,占所有 NHL 的 5%,占胃恶性肿瘤的 4%。胃 NHL 无特异性症状,有腹痛、腹胀、消化不良、恶心、消化道出血、贫血。诊断时约 80%局限在胃,20%有淋巴结累及和/或远处转移。远处转移以小肠、脾、骨髓多见。有时扪及腹部肿块,但不多见。小肠淋巴瘤发病次于胃 NHL,占胃肠道 NHL 的 22%。腹块的发生率高于胃 NHL,表现为腹痛、腹胀、大便习惯改变、肠梗阻、肠穿孔。

(3)原发肺的 NHL:80%属边缘区 B 细胞淋巴瘤 MALT 型。患者常因干咳、胸痛、气短或因体检、其他疾病检查时有肺部阴影而发现。

(4)原发皮肤的 T 细胞 NHL:主要是蕈样肉芽肿和赛塞里综合征两大类。自然病程长,临床病程分 3 个阶段。① 前期:局部或全身红斑、脱屑、湿疹样病变,一般可持续 2～5 年;② 浸润期:丘疹,结节;③ 肿瘤期:受累皮肤增厚,形成斑块、肿瘤,发展到肿瘤期时约 80%伴有淋巴结肿,浸润期和肿瘤期为 2～5 年。随着病情进展,有内脏侵犯,病程 2～3 年。

四、诊断

(一)实验室检查

应完成的实验室检查包括血常规、肝肾功能、乳酸脱氢酶(lactate dehydrogenase,LDH)、β2 微球蛋白、红细胞沉降率、乙型肝炎和丙型肝炎病毒检测以及骨髓穿刺细胞学和活检等,还应包括人类免疫缺陷病毒(human immunodeficiency virus,HIV)筛查在内的相关感染性筛查。对原发胃的黏膜相关边缘带 B 细胞淋巴瘤,应常规进行幽门螺杆菌(helicobacter pylori,Hp)染色检查;对 NK/T 细胞淋巴瘤患者,应进行外周血 EB 病毒 DNA 滴度检测;对于存在中枢神经系统受累风险的患者应进行腰穿,予以脑脊液生化、常规和细胞学等检查。

(二)影像学检查

常用的影像检查方法：CT、MRI、PET－CT、超声和内镜等。

1. CT　目前仍作为淋巴瘤分期、再分期、疗效评价和随诊最常用的影像学检查方法,对于无碘对比剂禁忌证的患者,应尽可能采用增强 CT 扫描。

2. MRI　对于中枢神经系统、骨髓和肌肉部位的病变应首选 MRI 检查;对于肝、脾、肾脏、子宫等实质器官病变可以选择或者首选 MRI 检查,尤其对于不宜行增强 CT 扫描者或者作为 CT 发现可疑病变后的进一步检查。

3. PET－CT　目前是除惰性淋巴瘤外,淋巴瘤分期与再分期、疗效评价和预后预测的最佳检查方法。对于下列情况,有条件者推荐使用 PET－CT：① PET－CT 可作为 HL 以及氟代脱氧葡萄糖(fluorodeoxyglucose,FDG)亲和性高的 NHL 亚型治疗前分期以及再分期的常规检查,并用 Deauville 五分量表评估病变缓解情况。但对于 FDG 亲和性差的淋巴瘤亚型(如惰性淋巴瘤),治疗前的分期检查仍以增强 CT 扫描为首选;② 如果有影像学的临床指征,PET－CT 可用于治疗中期的疗效评价,但仍处于临床研究阶段,故根据中期 PET－CT 结果更改治疗方案仍须慎重;③ 对于 HL 和多数弥漫性大 B 细胞淋巴瘤(diffuse large B cell lymphoma,DLBCL),如果 PET－CT 提示有明确的骨髓受累,则无须行骨髓活检;④ PET－CT 可以作为惰性淋巴瘤向侵袭性更强的病理类型转化时活检部位选择的依据;⑤ PET－CT 对于疗效和预后预测优于其他方法,可以选择性使用。

4. 超声　可用于浅表淋巴结和浅表器官(如睾丸、甲状腺、乳腺等)病变的诊断和随诊,但一般不用于淋巴瘤的分期诊断。对于浅表淋巴结和浅表器官(如睾丸、乳腺等)病变的诊断和治疗后随诊具有优势,可以常规使用;对于腹部、盆腔淋巴结检查可以选择性使用;对于肝、脾、肾、子宫等腹盆腔实质性器官的评估,可以作为 CT 和 MRI 的补充,尤其是不能行增强 CT 扫描时。在浅表淋巴结切除活检时,选取超声检测声像图异常的淋巴结,有助于提高活检的准确度。超声引导下穿刺活检也应用于深部淋巴结、肝脏、纵隔等部位的病变诊断。

5. 同位素骨扫描　淋巴瘤骨受侵患者的全身骨显像缺乏特征性改变,难以与骨转移瘤、多发性骨髓瘤、骨结核、骨纤维异常增殖症、甲状旁腺功能亢进、感染性疾病等鉴别,需要结合患者的病史、实验室检查和其他影像学检查。常规骨扫描(^{99m}Tc－MDP)对初治 HL 患者的临床评估价值有限,但骨扫描对原发骨淋巴瘤治疗后随访观察和预后评估作用优于 CT。

(三)其他针对性检查

(1)可疑胃肠道受侵的患者应行胃镜、肠镜检查。

(2)常规进行心电图检查,有心血管基础疾病、高龄或拟应用蒽环类药物者选择性进行超声心动图检查。

(3)拟用博来霉素且有肺基础病变者应进行肺功能检查。

(四)病理学检查

病理学检查是淋巴瘤诊断的主要手段。对于淋巴结病灶,应尽可能切除完整淋巴结。如果淋巴结病灶位于浅表,应尽量选择颈部、锁骨上和腋窝淋巴结。空芯针穿刺仅用于无法有效、安全地获得病变组织的患者。初次诊断时,应首选切除或切取病变组织;对于复发患者,如果无法获得切除或切取的病变组织标本,可通过空芯针穿刺获取的病变组织进行病理诊断。

淋巴瘤的病理诊断须综合应用形态学、免疫组织化学(immunohistochemistry,IHC)、遗传学、分子生物学技术以及流式细胞术等,尚无一种方法可以单独定义为"金标准"。

1. 形态学　在淋巴瘤病理诊断中非常重要,不同类型的淋巴瘤具有特征性和诊断性的形态学特点。

2. IHC　可用于鉴别淋巴瘤细胞的免疫表型,如 B 或 T/NK 细胞、肿瘤细胞的分化及成熟程度等。通过组合相关的 IHC 标记物,进行不同病理亚型的鉴别诊断。

3. 荧光原位杂交(fluorescence in situ hybridization,FISH)检测技术　可以发现特定的染色体断裂、易位或扩增等,对特定染色体异常相关淋巴瘤的辅助诊断有指导意义,如 Burkitt 淋巴瘤相关的 t(8;14)易位、滤泡性淋巴瘤相关的 t(14;18)易位、结外黏膜相关淋巴组织边缘区淋巴瘤相关的 t(11;18)易位、套细胞淋巴瘤相关的 t(11;14)易位以及双打击或三打击高级别 B 细胞淋巴瘤相关的 MYC(8q24)、BCL-2(18q21)和 BCL-6(3q27)重排等。

4. 淋巴细胞抗原受体基因重排检测技术　淋巴细胞受体基因单克隆性重排是淋巴瘤细胞的主要特征,可用于协助鉴别淋巴细胞增殖的单克隆性与多克隆性,以及无法通过 IHC 诊断的淋巴瘤,是对形态学和 IHC 检查的重要补充。

5. 其他　包括原位杂交、二代测序(next-generation sequencing,NGS)、流式细胞术等,是常规病理学诊断方法的有益补充。

随着新检测方法的出现,淋巴瘤的病理诊断也随病理研究的深入,出现了新的改变。在 2017 年修订版 WHO 淋巴瘤分类中,间变大细胞淋巴瘤(anaplastic large cell lymphoma,ALCL)分为 ALK 阳性 ALCL、ALK 阴性 ALCL 和乳房植入相关的 ALCL。ALK 阴性 ALCL 的部分患者存在融合性突变,其中存在 6p25 染色体 DUSP22 和 IRF4 重排的患者预后好,TP63 重排的患者预后差;而血管免疫母性细胞 T 细胞淋巴瘤(angioimmunoblastic T cell lymphoma,AITL)与具有滤泡辅助性 T 细胞(follicular helper T cells,TFH)表型的结内外周 T 细胞淋巴瘤(peripheral T cell lymphoma,PTCL),则被认为应归为一类。

五、治疗

作为一组临床特点不尽相同,诊断标准与治疗方式各异的恶性肿瘤,在诊断时,须明确淋巴瘤患者的病理亚型和预后不良的分子病理改变,通过相关影像诊断技术明确患者分期,综合临床表现和实验室检查,根据各自预后风险的评判标准,判断其预后;选择包括合理的内科治疗手段(化疗、靶向治疗和/或生物免疫治疗等)、放疗及必要的手术治疗等,进行综合治疗。以期最大限度地实现临床治愈或疾病长期无进展生存,最大限度地改善患者的生活质量。

(一)治疗原则

1. HL 的治疗原则

(1) ⅠA、ⅡA 期:病变位于膈上,给予次全淋巴结照射放疗。80%的患者可达到长期无病生存。放疗后复发的患者可用挽救化疗。近年来研究表明,综合治疗即化疗加较小的放射野、小剂量放疗也能取得同样的生存结果而不良反应可以减少;病变位于膈下,接受放化疗综合治疗,仅有单侧腹股沟病变者可考虑倒 Y 野放疗。

(2) ⅠB 和ⅡB 期:一般采用全淋巴结放射,也可单用联合化疗。

(3) ⅢA 期:单纯化疗的 10 年无病生存率为 80%,比单纯放疗好。

(4) ⅢB 和Ⅳ期:主要采用化疗或是放疗与化疗综合治疗。

2. NHL 的治疗原则

(1) 低度恶性:Ⅰ、Ⅱ期大多采用放疗,不一定用扩大野放疗,使用累及野放疗,放疗后用化疗;Ⅲ、Ⅳ期大多采用化疗。

(2) 中度恶性:病理分期Ⅰ期患者单用化疗,Ⅱ期以上采用多柔比星为主的化疗方案。在全身病变控制后,原大的病灶给予累及野放疗。

(3) 高度恶性:淋巴母细胞型淋巴瘤,采用白血病样治疗方案,免疫母细胞型、小无裂细胞型淋巴瘤以多柔比星为主的化疗方案。

(4) 预后指标:国际预后指数(international prognostic index,IPI)是目前国际上常用的 DLBCL 预后评分系统。此系统依据 5 个独立的不良预后因素,即年龄>60 岁、Ⅲ～Ⅳ期、结外累及部位数目>1、美国东部肿瘤协作组(Eastern Cooperative Oncology Group,ECOG)行为状态(performance status,PS)评分≥2、血清 LDH 水平>正常上限,每一个不良预后因素为 1 分。0～1 分为低危组;2 分为低中危组;3 分为高中危组;4～5 分为高危组。对于应用利妥昔单抗治疗的患者,可以采用修正的 IPI 预后指数(revised IPI,R－IPI),此系统包含与 IPI 相同的 5 个独立不良预后因素,每一个不良预后因素为 1 分。0 分为预后非常好、1～2 分为预后好、3～5 分为预后差。对于年龄≤60 岁的患者,可以采用年龄调整的 IPI 预后指数(age adjusted IPI,aaIPI),aaIPI 有 3 个不良预后因素,包括:分期Ⅲ～Ⅳ期、血清 LDH 水平>正常上限和 ECOG PS 评分≥2,其中 0 分为低危、1 分为中低危、2 分为中高危、3 分为高危。近年来在 IPI 基础上将年龄和 LDH 进一步分层形成的 NCCN－IPI 预后系统,更能准确预测患者预后。NCCN－IPI 也由上述 5 种不良预后因素构成,但年龄分为 3 个组:年龄>40 岁而≤60岁,积 1 分;年龄>60 岁而≤75 岁,积 2 分;年龄>75 岁,积 3 分;血清 LDH 水平分两组,>1 倍至≤3 倍,积 1 分;>3 倍,积 2 分。结外受累定义为骨髓、中枢神经系统、肝脏、消化道或肺的受累;ECOG 评分≥2 分;分期Ⅲ～Ⅳ期。最高积 8 分,NCCN－IPI 评分 0～1 分为低危组、评分 2～3 分为低中危组、评分 3～4 分为高中危组、评分≥6 分为高危组。

(二) 化学治疗

1. HL

(1) 治疗原则

1) NLPHL:① ⅠA/ⅡA 期(无大肿块):观察或局部放疗;② ⅠB/ⅡB 期和 ⅠA/ⅡA 期(有大肿块):局部放疗±化疗±利妥昔单抗治疗;③ Ⅲ/Ⅳ期:化疗 ± 利妥昔单抗 ± 局部放疗。一线化疗方案可选择 ABVD 方案(多柔比星＋博来霉素＋长春花碱＋达卡巴嗪)、CHOP 方案(环磷酰胺＋多柔比星＋长春新碱＋泼尼松)、CVP 方案(环磷酰胺＋长春新碱＋泼尼松)等±利妥昔单抗治疗。

2) 经典型霍奇金淋巴瘤(classical Hodgkin's lymphoma,CHL):① Ⅰ和Ⅱ期:化疗 2～6 周期＋IFRT 或 ISRT。其中预后良好的早期 HL,ABVD 方案化疗 2～3 周期,序贯 IFRT 或 ISRT 20～30 Gy,未达 CR 的患者可适当提高照射剂量;化疗后 PET－CT 评价代谢完全缓解(complete metabolic response,CMR)的患者,如不选择 ISRT,须延长化疗至 6 周期。预后不良组中不具有巨块的早期 HL,ABVD 方案化疗 4 周期后,序贯 30 Gy IFRT;如在 ABVD 方案化疗 2 周期后接受 PET－CT 复查,且评价为阳性(未达 CMR)的患者,建议序贯 BEACOPPesc 方案 2 周期及 30～36 Gy IFRT 或 INRT;具有纵隔巨块、淋巴结直径>5 cm 或存在 B 症状的早期预后不良的 HL,ABVD 方案化疗 4～6 周期,序贯 IFRT,未达 CR 的患者可适当提高照射剂量;或选择 BEACOPPesc 方案化疗 2 周期,序贯 ABVD 方案 2 周期和

IFRT；② Ⅲ和Ⅳ期：可以选择 ABVD 方案化疗 8 周期，未达 CR 或有大肿块的患者，行 IFRT；或选择 6 周期 BEACOPPesc 方案化疗，化疗后 PET-CT 评价未达 CMR 的患者，序贯 IFRT。对于＞60 岁的老年患者，可选用不含博来霉素方案（如 AVD）治疗。

初治患者的一线化疗方案包括 ABVD 方案、Stanford V 方案（多柔比星＋长春花碱＋氮芥＋长春新碱＋博来霉素＋足叶乙苷＋泼尼松，每周给药）或 BEACOPPesc 方案（足叶乙苷＋多柔比星＋环磷酰胺＋长春新碱＋博来霉素＋泼尼松＋甲基苄肼）方案。复发或难治患者接受二线治疗方案包括 DHAP 方案（地塞米松＋高剂量阿糖胞苷＋顺铂）、DICE 方案（地塞米松＋异环磷酰胺＋顺铂＋足叶乙苷）、ESHAP 方案（足叶乙苷＋甲强龙＋高剂量阿糖胞苷＋顺铂）、GDP 方案（吉西他滨＋顺铂＋地塞米松）、GVD 方案（吉西他滨＋长春瑞滨＋脂质体多柔比星）、ICE 方案（异环磷酰胺＋卡铂＋足叶乙苷）、IGEV（异环磷酰胺＋吉西他滨＋长春瑞滨）、miniBEAM 方案（卡氮芥＋足叶乙苷＋阿糖胞苷＋米尔法兰）和 MINE 方案（美司那＋异环磷酰胺＋米托蒽醌＋足叶乙苷）等。对于一般状态好的年轻患者，解救治疗缓解后，应该选择大剂量化疗联合自体造血干细胞移植（high-dose chemotherapy/autologous hematopoietic stem cell transplantation，HDC/AHSCT）作为巩固治疗，对于初治时未曾放疗的部位，也可放疗。对于复发或难治患者可以选择程序性细胞死亡蛋白 1（programmed cell death protein 1，PD-1）单抗作为解救治疗。对于 CD30 阳性的复发或难治患者，可选择 CD30 单抗（brentuximab vedotin，BV）。

（2）预后因素

1）初治早期 HL 的不良预后因素：不同研究组提出的早期 HL 的不良预后因素略有不同。

2）晚期 HL 的不良预后因素：国际预后评分（international prognostic score，IPS）：① 白蛋白＜40 g/L；② 血红蛋白＜105 g/L；③ 男性；④ 年龄≥45 岁；⑤ Ⅳ期病变；⑥ 白细胞增多，白细胞≥15×10⁹/L；⑦ 淋巴细胞减少，占白细胞比例＜8% 和/或计数＜0.6×10⁹/L。早期 PET-CT 评估结果：无论诊断时分期早晚，化疗 2～3 周期后进行 PET-CT 评估，结果为阴性的患者，预后明显优于阳性患者。

2. NHL

（1）治疗原则：DLBCL 的治疗原则是以内科治疗为主的多学科综合治疗。内科治疗包括化疗和免疫治疗。治疗策略应根据年龄、IPI 评分和分期等因素而定。对高肿瘤负荷患者，可以在正规化疗开始前给予一个小剂量的诱导治疗，药物包括泼尼松±长春新碱，以避免肿瘤溶解综合征的发生。对乙型肝炎病毒（hepatitis B virus，HBV）携带或感染患者，应密切监测外周血 HBV-DNA 滴度，并选择适当的抗病毒治疗。

1）Ⅰ期和Ⅱ期 DLBCL 的初始治疗：对Ⅰ和Ⅱ期无大肿块患者，可以选择 R-CHOP 方案化疗 3～4 周期＋放疗或 R-CHOP 方案化疗 6 周期±放疗。对Ⅰ期和Ⅱ期有大肿块患者，可以选择 R-CHOP 方案 6～8 周期±放疗。

2）Ⅲ期和Ⅳ期患者的初始治疗：可选择参加临床试验或进行 R-CHOP 方案化疗 6～8 个周期。可选择治疗开始前和治疗结束时进行 PET-CT 检查，根据其结果制订和调整治疗方案。化疗后未达 CR 的患者，针对残存病灶行 ISRT。初治患者化疗后疗效评价 CR 或未确认的完全缓解（unconfirmed complete remission，CRu），放疗 30～40 Gy，部分缓解（partial response，PR）患者，放疗 40～50 Gy。

3）年龄超过 80 岁的虚弱患者：初始治疗可以选择 R-miniCHOP 方案。左室功能不全的患者初始治疗可以选择 RCEPP 方案、RCDOP 方案、DA-EPOCH-R 方案、RCEOP 方案和

RGCVP 方案。

4）中枢神经系统（central nervous system，CNS）预防：伴有 4～6 个 CNS 受侵危险因素的患者（危险因素包括：年龄＞60 岁、LDH 升高、Ⅲ期或Ⅳ期、ECOG PS＞1、结外病变＞1、肾或肾上腺受累）、病变累及鼻旁窦和椎旁、HIV 相关淋巴瘤、原发睾丸和乳腺的 DLBCL，发生 CNS 受侵的风险可能会增加，应考虑 CNS 预防。预防的方法存在争议，可采用鞘内注射 4～8 剂的甲氨蝶呤和/或阿糖胞苷，或全身应用 $3～3.5 \, g/m^2$ 甲氨蝶呤进行预防性治疗。

5）一线巩固治疗：治疗后达到 CR 的年轻高危患者可以考虑进行 HDC/AHSCT。

6）解救治疗：对适合 HDC/AHSCT 的患者，可采用的解救化疗方案包括：DICE 方案、DHAP 方案、ESHAP 方案、GDP 方案、ICE 方案和 MINE 方案。先用解救化疗方案±利妥昔单抗进行诱导治疗，缓解后行 HDC/AHSCT。对不适合 HDC/AHSCT 的患者，可采用的解救治疗方案包括：苯达莫司汀单药、CEPP 方案、CEOP 方案、DA - EPOCH 方案、GDP 方案、GEMOX 方案，以上方案可联合利妥昔单抗，也可采用利妥昔单抗单药或姑息性放疗。部分患者仅能接受最佳支持治疗，合适的患者也可考虑行异基因造血干细胞移植治疗。

3. 特殊原发部位

（1）原发中枢神经系统 DLBCL：是指原发于脑内或眼内的 DLBCL，不包括硬脑膜淋巴瘤、血管内大 B 细胞淋巴瘤、淋巴瘤继发中枢神经系统受侵及免疫缺陷相关淋巴瘤。病理学检查仍为确诊本病所必需，可通过立体定向穿刺活检或开颅活检取得。在无法取得肿瘤组织活检时，脑脊液细胞学检查阳性也可接受，脑脊液流式细胞分析可作为辅助性诊断手段。化疗是最主要的治疗，选用药物的原则是能透过血脑屏障。首选的化疗方案为包含高剂量甲氨蝶呤的方案，可联合利妥昔单抗，能够有效延长患者生存时间。预后：本病恶性程度较高，支持治疗的中位生存时间仅为 2～3 个月，单纯手术为 3～5 个月，单纯放疗为 12～16 个月，经含高剂量甲氨蝶呤方案化疗后为 25～84 个月。最重要的预后因素为年龄和体力状况评分。

（2）原发睾丸 DLBCL：原发睾丸 DLBCL 占睾丸肿瘤的 3%～9%，占 NHL 的 1%～2%。DLBCL 是原发睾丸淋巴瘤最常见的病理类型，占 80%～90%。本病是 60 岁以上男性最常见的睾丸恶性肿瘤，中位发病年龄约 65 岁。临床表现：多表现为睾丸无痛性肿物或肿胀，少数表现为阴囊疼痛。治疗原则：原发睾丸 DLBCL 应接受包括手术、放疗和免疫化疗在内的综合治疗。患者应接受睾丸切除和高位精索结扎术，术后应行免疫化疗，并配合对侧睾丸预防性放疗和 CNS 预防性治疗。Ⅱ期患者还可接受区域淋巴结照射。预后：本病在初始治疗后 10～14 年仍可能复发。不良预后因素包括高龄、晚期、LDH 升高、B 症状、高 IPI 指数和未经手术或放疗。

4. 滤泡性淋巴瘤（follicular lymphoma，FL）　FL 是欧美地区最常见的惰性淋巴瘤，占 NHL 的 20%～30%，包括我国在内的亚洲地区发病率较低，不足 NHL 的 10%。中位发病年龄约 60 岁。

（1）早期 FL：Ⅰ、Ⅱ期 FL 的推荐治疗可选择放疗、免疫化疗±放疗、利妥昔单抗±化疗或观察等待等。具体治疗选择应根据患者年龄、一般状况和治疗意愿，结合循证医学证据作出选择。有＞7 cm 肿块的患者，应按照晚期 FL 治疗。

（2）晚期 FL：以现有的治疗手段，晚期 FL 仍被认为是一种不可治愈的疾病。多项研究结果显示，对于晚期和低肿瘤负荷的 FL 患者，诊断后即刻治疗与先观察等待、待出现治疗指征时再进行治疗比较，患者的总生存时间并无差异。

FL 的标准一线治疗方案为利妥昔单抗联合化疗，也可考虑有症状部位的姑息放疗及参加临床试验。化疗方案可有多种选择，无任一方案经证实可以显著延长患者的总生存期（overall survival，OS）。可选择的化疗方案包括 CHOP 方案、CVP 方案和 BR 方案等。对于老年和体弱的患者，还可以选择单药利妥昔单抗或单药烷化剂（如苯丁酸氮芥、环磷酰胺）±利妥昔单抗等。初治、高肿瘤负荷的患者，在诱导化疗后达到 CR 或 PR，可行利妥昔单抗维持治疗。

5. 边缘区淋巴瘤（marginal zone lymphoma，MZL） MZL 是起源于边缘区的 B 细胞淋巴瘤，属于惰性淋巴瘤。按照起源部位的不同，分为 3 种亚型：即结外 MZL〔也称为黏膜相关淋巴组织（mucosal-associated lymphoid tissue，MALT）淋巴瘤〕、淋巴结 MZL 和脾 MZL。其中 MALT 淋巴瘤最常见，也是我国最常见的惰性淋巴瘤亚型。MALT 淋巴瘤的预后优于淋巴结 MZL 和脾 MZL。

6. 慢性淋巴细胞白血病（CLL）/小淋巴细胞淋巴瘤（small lymphocytic lymphoma，SLL） CLL/SLL 属于惰性 B 细胞淋巴瘤，CLL 和 SLL 是同一种疾病的不同表现，SLL 通常无白血病样表现，CLL 则以骨髓和外周血受累为主。国际慢性淋巴细胞白血病工作组（The International Workshop on Chronic Lymphocytic Leukemia，iwCLL）对 SLL 的定义为：有淋巴结肿大和/或脾肿大、无因骨髓受侵导致的血细胞减少、外周血 B 细胞数 $<5 \times 10^9$/L。SLL 需由淋巴结活检的组织病理学确诊，而流式细胞学通常足以诊断 CLL，诊断困难时须淋巴结活检及骨髓活检。

临床表现多样，大部分患者可无症状，部分可出现乏力、自身免疫性贫血、感染、肝脾和淋巴结肿大。治疗原则是：① SLL：Ⅰ期患者采用局部放疗；Ⅱ～Ⅳ期患者，如无治疗指征可以观察等待，有治疗指征时参考 CLL 的治疗原则；② CLL：Rai 0～Ⅱ期的低危和中危患者，如无治疗指征可以观察等待；有治疗指征时按照 FISH 检测及 p53 基因突变结果、患者一般状态和合并症情况，选择相应的治疗方案；Ⅲ～Ⅳ期的高危患者如有进行性血细胞减少，按照 FISH 检测及 p53 基因突变结果、患者一般状态和合并症情况，选择相应的治疗方案。应注意 CLL 的支持治疗，如肿瘤溶解综合征、感染和自身免疫性血细胞减少的处理；③ 治疗指征：适合参加临床试验；出现明显的疾病相关症状，如严重乏力、盗汗、体重下降和非感染性发热；威胁脏器功能；持续增大的大肿块，如脾大超过左肋缘下 6 cm，淋巴结直径 >10 cm；淋巴细胞计数 $>(200～300) \times 10^9$/L 或存在白细胞淤滞症状；进行性贫血和进行性血小板下降；④ 一线治疗方案的选择：无 del(17p)/p53 基因突变，年龄 <65 岁或 ≥65 岁无严重合并疾病患者，推荐 FCR 方案、FR 方案、苯达莫司汀±利妥昔单抗、伊布替尼、大剂量甲强龙+利妥昔单抗等治疗。年龄 ≥65 岁或 <65 岁有合并疾病患者，推荐伊布替尼、苯达莫司汀±利妥昔单抗、苯丁酸氮芥+利妥昔单抗、大剂量甲强龙+利妥昔单抗、苯丁酸氮芥单药、利妥昔单抗单药等方案治疗。体弱伴严重合并疾病、不能耐受嘌呤类药物治疗的患者，可选择伊布替尼、苯丁酸氮芥+利妥昔单抗、大剂量甲强龙+利妥昔单抗、利妥昔单抗单药、单药苯丁酸氮芥治疗。预后：SLL/CLL 患者的生存期为 2～15 年。

7. 套细胞淋巴瘤（mantle cell lymphoma，MCL） MCL 占 NHL 的 5%～10%，男女比例为（2～3）∶1，中位发病年龄 65 岁左右。自然病程可以分为侵袭性和惰性。经典型 MCL 占大部分，具有侵袭性生长特点，同时对治疗的反应类似惰性淋巴瘤，属不可治愈疾病。既往多药联合化疗的生存期约为 3～5 年，近年来随着 HDC/AHSCT 及新药研究的进展，生存期得到明显延长。

经典型 MCL，Ⅰ、Ⅱ期患者采用化疗+利妥昔单抗+放疗或单纯放疗；Ⅱ期伴大肿块及Ⅲ、Ⅳ期患者采取分层治疗策略：对于年龄 60～65 岁以上或一般状况较差、不适合 HDC/

AHSCT 的患者,采用化疗＋利妥昔单抗治疗,延长生存期;对于年龄小于 60～65 岁、一般状况较好、适合 HDC/AHSCT 的患者,应选择含大剂量阿糖胞苷联合利妥昔单抗(R)的方案诱导治疗,缓解后行 HDC/AHSCT,之后 R 维持治疗可进一步获益。2016 版血液和淋巴组织肿瘤分类新增加的两个亚型如白血病性非淋巴结套细胞淋巴瘤和原位套细胞肿瘤由于病情进展缓慢且不可治愈,不需要马上开始治疗而采用观察和等待的策略,在有治疗指征如患者有症状、病情快速进展或肿瘤负荷非常大等时才需要治疗。

8. 伯基特淋巴瘤(Burkitt lymphoma,BL)　BL 属于高度侵袭性 NHL,可分为地方流行性、散发性和免疫缺陷相关性等 3 个变异型。BL 占 NHL 的 3％～5％,约占儿童 NHL 的 40％。临床特点:流行性 BL 主要发生于非洲赤道地区和巴西东北部,高峰发病年龄在 4～7 岁,男女之比为 2∶1,多累及颌骨,EBV 阳性率＞95％。散发性 BL 散布于世界各地,主要发生在儿童和青年,男女之比为 3∶1～2∶1,腹部受累多见,EBV 阳性率＜30％。免疫缺陷相关性多发生于艾滋病患者,常累及淋巴结和骨髓。BL 是细胞倍增周期最短的肿瘤,生长迅速。BL 结外受侵常见,头颈、腹部、骨髓和 CNS 等是最常受累及的部位。治疗:以化疗为主,但 CHOP 方案疗效不理想,高剂量强化治疗可提高疗效。联合利妥昔单抗可以改善患者长期生存率,特别是 60 岁以上的患者获益更大。应进行 CNS 预防性治疗,并充分预防肿瘤溶解综合征的发生。根据高危或低危,BL 可选择的化疗方案包括:CODOX - M(低危)、CODOX - M/IVAC 方案(高危)、剂量调整的 EPOCH 或 HyperCVAD/HD - MA 方案。二线化疗可采用 R - ICE、R - GDP、R - IVAC 等方案,完全缓解者可考虑 HDC/AHSCT 或异基因造血干细胞移植。

9. 淋巴母细胞淋巴瘤(lymphoblastic lymphoma,LBL)　LBL 占成人 NHL 的 3％～4％,占儿童 NHL 的 40％左右,属于高度侵袭性淋巴瘤。可以分为 T 细胞来源(T-LBL)和 B 细胞来源(B-LBL),T - LBL 占 LBL 的 80％以上,B - LBL 占 LBL 的 10％～15％。LBL 与 ALL 属于不同临床表现及不同发展阶段的同一种疾病,WHO 分型将骨髓中原始和幼稚淋巴细胞比率≥25％定义为 ALL。临床表现:T - LBL 的典型临床表现为前纵隔巨大肿块所致的咳嗽、气短,可伴有胸腔积液、骨髓及 CNS 受侵常见。B - LBL 往往表现为淋巴结肿大,以皮肤或骨受侵常见。治疗:无论是 I 期还是 IV 期患者,均应按全身性疾病治疗。LBL 患者应采用 ALL 的治疗方案,对于年轻成人患者,儿童 ALL 治疗方案的疗效优于成人方案。治疗过程包括诱导治疗、巩固强化、维持治疗等几个阶段。为预防肿瘤溶解综合征,可先采用糖皮质激素＋环磷酰胺预治疗。诱导治疗推荐采用 VDCLP 方案,也可以采用 Hyper - CVAD/HD - MA 方案。尽早开始腰椎穿刺、鞘内注射,预防 CNS 受侵。诱导治疗达到完全缓解后应继续进行巩固强化治疗,对无骨髓受侵的患者,可以考虑在巩固化疗后尽快行 HDC/AHSCT。

10. 外周 T 细胞淋巴瘤(peripheral T cell lymphoma,PTCL)　PTCL 是一组起源于胸腺后成熟 T 淋巴细胞的淋巴系统恶性肿瘤,非特指型外周 T 细胞淋巴瘤(peripheral T-cell lymphoma,not otherwise specified,PTCL - NOS)是 PTCL 中最常见的一种类型。治疗方案:预后不良的年轻患者,推荐参加临床试验。可供选择的方案包括 CHOP - 21 天方案、CHOP - 14 天方案、CHOEP 方案、DA - EPOCH 方案和 HyperCVAD/MA 方案等。对于不能耐受蒽环类药物治疗的患者,可考虑含吉西他滨等方案。对年轻患者,除 ALK 阳性的间变性大细胞淋巴瘤外,可以考虑 HDC/AHSCR 或异基因造血干细胞移植。

11. 结外鼻型 NK/T 细胞淋巴瘤(extranodal natural killer T-cell lymphoma,ENKTL)　ENKTL 是 EBV 相关淋巴瘤,90％以上患者的肿瘤组织中 EB 病毒阳性。该病在亚洲和南美

洲较常见，欧美极少见。在中国的 NHL 患者中，ENKTL 占所有 NHL 中的 9%。鼻腔是最常见原发部位，是该型淋巴瘤的原型，其次为鼻咽、扁桃体和口咽等上呼吸消化道器官，也可发生于皮肤、胃肠道、睾丸等结外器官。NK/T 细胞淋巴瘤 80%～90% 来源于 NK 细胞，10%～30% 来源于细胞毒性 T 淋巴细胞，但目前并未发现不同细胞来源疾病在临床病理特征上存在明显差异，故命名为 NK/T 细胞淋巴瘤，由于绝大部分原发于结外，因此 2001 年、2008 年和 2017 年修订版 WHO 淋巴瘤分类中，均采用 ENKTL 命名。

分期：可以采用 Lugano 分期系统对 ENKTL 患者进行分期，分为 I、II 和 IV 期，III 期病变归入 IV 期。

（1）治疗 I E 期无任何不良预后因素的患者（年龄＜60 岁，ECOG 0～1 分，LDH 正常，I 期，无原发肿瘤侵犯）：建议单纯放射治疗，放疗采用扩大受累野，根治剂量 50 Gy。

（2）I E 期伴有任何不良预后因素及 II E 患者：建议放化疗综合治疗。放疗采用扩大受累部位照射，根治剂量 50 Gy；化疗推荐含 L - ASP、培门冬酶（PEG - ASP）或吉西他滨方案。

（3）晚期（III～IV）患者，倾向于使用含有 L - ASP、PEG - ASP 或者吉西他滨方案化疗，如 SMILE 方案或 GDP 等新方案化疗。含 L - ASP 或 PEG - ASP 方案的近期疗效优于其他方案，但 III～IV 期患者预后差，即使采用新方案化疗，中位生存期仅为 8～12 个月，5 年总生存率仍然低于 30%，优先考虑临床研究。晚期化疗达 CR 和 PR 的患者，加入放疗可能改善预后。

ENKTL 不同的原发部位 CTV 和照射剂量是放疗成败的关键，与肿瘤局部区域控制率和预后密切相关。早期患者应用大野照射和 50 Gy 根治剂量的局部区域控制率达到 90% 以上，5 年生存率 70%～80%；如果使用小野低剂量（＜50 Gy）照射，局部复发率高达 50%，5 年生存率仅 40%～50%。国内外多项研究结果证明，放疗患者的局部区域控制率和 5 年无进展生存率、总生存率呈线性相关，低于 50 Gy 会导致局部区域治疗失败风险明显增高，死亡风险也相应增加。

（三）放射治疗

放射治疗是淋巴瘤综合治疗的重要组成部分，实施中如何选择放疗线束、射野和剂量，由具体病例的治疗目的和诊疗条件决定。可采用光子、电子和质子等射线束以达到对靶区的合理涵盖及正常组织的最大保护。复杂放疗技术如调强适形放疗（intensity modulated radiation therapy，IMRT）、屏气和呼吸门控、影像引导、质子治疗，可在特定情况下，特别是在以治愈为目的预期生存期较长的患者中，显著提高临床获益，予以酌情推荐。

根据放疗目的和作用，淋巴瘤放射治疗的适应证分为：① 根治性治疗；② 综合治疗的一部分；③ 化疗不能耐受或抗拒、残存病灶的挽救治疗；④ 姑息治疗。

放疗设野分为：全淋巴照射（total lymphoid irradiation，TLI）和次全淋巴照射（sub-total lymphoid irradiation，STLI）。TLI 通常包括斗篷野＋锄形野＋盆腔野（在未行脾切除的病例中还需要进行脾照射），STLI 可以省略部分受照区域，目前已不再用于 HL 综合治疗中。受累野照射（involved field radiotherapy，IFRT）仅照射化疗前受累淋巴结的整个淋巴结区域，受累野范围包括所有已知肿瘤的部位和邻近区域；随着影像诊断和适形放疗技术的发展，IFRT 在 HL 和侵袭性淋巴瘤中，被更精准的累及淋巴结（involved-node radiotherapy，INRT）或累及部位照射（involved-site radiotherapy，ISRT）所替代。

（四）中医治疗

目前中医治疗淋巴瘤的目的主要在于减轻内科治疗和放疗后的不良反应，改善食欲、体力及免疫低下等方面发挥辅助治疗的作用,对于终末期患者起支持治疗的作用。

（1）适应人群：内科治疗及放疗期间、治疗后恢复期及晚期患者。

（2）治疗方法：口服汤药、中成药、中成药制剂及外敷、针灸等其他中医疗法。

（五）造血干细胞移植（hematopoietic stem cell transplantation,HSCT）

主要针对复发、侵袭性、难治性等恶性淋巴瘤的治疗。

（六）合并症的临床表现及处理

1. 高尿酸血症　如病变广泛呈巨块型,经大剂量放疗后,肿瘤细胞被迅速破坏,核酸分解代谢增加,并发高尿酸血症。当 pH 值为 5 时,尿酸盐成为非溶性结晶,沉积于远端肾小管,很快发生氮质血症及尿毒症,高血磷可引起磷酸钙沉积,高血钾可致心律紊乱等并发症。

处理：开始治疗时给予别嘌呤酸,每日 300～500 mg,以抑制次黄嘌呤氧化酶,从而减少尿酸的形成。鼓励患者多饮水,保持每日尿量在 2 000 ml 以上,防止尿中尿酸的饱和,或口服碳酸氢钠使尿显碱性,减少尿酸性肾病的发生。

2. 感染　恶性淋巴瘤是与免疫功能异常有关的肿瘤,长期应用化疗、放疗和肾上腺皮质激素加重了免疫抑制。由于治疗引起白细胞减少,特别是中性粒细胞减少,患者易并发细菌感染。淋巴瘤患者的感染发展迅速,因此当出现感染时,应立即应用广谱抗生素。在长期接受抗感染治疗的恶性淋巴瘤患者中,霉菌感染发病率升高,最常见的是念珠菌和曲菌。念珠菌感染的形式为发热、食管炎、肺部感染。带状疱疹发生率在 HL 中占 17%,在 NHL 中占 9%。

处理：抗感染治疗,常采用广谱抗生素。

3. 心肺损害　大多数 HL 接受斗篷野放疗后 6 个月至 1 年内有 10%～15% 的患者出现心包摩擦音、急性心包炎。化疗药多柔比星可引起心肌损伤,表现为心肌纤维减少和空泡样变性。

当斗篷野照射 35 Gy 时,有近 5 Gy 达全肺,一般患者有肺功能改变,表现呼吸困难等症状。博来霉素可产生肺毒性,如与放疗合用,则肺毒性明显增加。

处理：少量应用糖皮质激素,对症处理。

4. 泌尿、生殖系统损害　由于肾损害得到重视,放射线肾炎较罕见,加用盆腔野放疗后,如不加特殊保护,男性当剂量达 1 Gy 时,100% 患者产生暂时性无精子,1 年后恢复；剂量达 2 Gy 时,无精子持续 2 年以上；当剂量达 3 Gy 时,则需 4 年睾丸才能恢复产生精子的功能。女性 35 岁以下患者剂量 2.5 Gy 可引起不育；10～30 Gy 时,不论年龄大小,均产生永久性不育,可采取有效的防护措施。

六、护理

1. 一般护理

（1）心理支持：详见第八章。

（2）预防感染：患者经放、化疗后,免疫功能受到抑制,机体正常防御功能低下,护理人员应严格执行各项无菌操作。保持病室空气新鲜,减少家属探视。密切观察病情变化,有感染存在时与医师联系,及时对症处理。

（3）鼓励患者进行适当的活动：在放、化疗间隙期,鼓励患者做适合自身体力的体育活动,以恢复体力和增进食欲。免疫功能减退易发生并发症的患者应卧床休息。

2. 化学治疗期间的护理　见第三章。

3. 放射治疗期间的护理　见第四章。

4. 特殊临床症状和并发症的护理

（1）对有发热、消瘦、盗汗等老年或晚期患者，护理人员应密切观察病情变化，按医嘱给予抗生素和降温药，加强皮肤护理、预防感染。

（2）对伴有神经系统症状的患者，必须卧床休息，躯体尽可能伸直，防止椎体挛缩，对存在大、小便失禁或尿潴留的患者，加强基础护理，预防压疮的发生。

（3）对伴有肾毒症状的患者，按医嘱保持水化和尿碱性化，每日入水量保持在 5 000 ml 以上，尿量 3 000 ml 以上，准确记录出、入液量，如入量已足、尿量减少，给予利尿剂以加速体内潴留液体的排出。

（4）对有出血倾向的患者，因血小板、凝血因子缺乏，护理人员应保护患者免于任何可能造成瘀斑或出血的危险。移动患者时尽可能动作轻柔、避免跌倒，把床、桌、椅等陈设的尖角包裹起来。

5. 胃肠恶性淋巴瘤的护理　胃肠恶性淋巴瘤的治疗，通常采取手术切除，胃大部切除Ⅱ式吻合、胃次全切除是胃恶性淋巴瘤常用的手术方式。左半或右半结肠切除是肠道恶性淋巴瘤的手术方式。

围手术期护理详见第十二章第一节、第三节。其中胃肠恶性淋巴瘤患者的术前指导包括：① 告诉患者胃大部切除、半结肠切除后，须加用放疗和化疗，在手术切缘用银圈做标记，增加放射定位的精准性；② 术晨须置胃管，术后胃肠减压、结肠切除、腹腔引流管，教会患者如何妥善固定，防止导管扭曲、脱出等；③ 如为术前放疗的患者，告知其术后务必增加营养的摄入，以防吻合瘘的发生。

6. 饮食调理　良好的饮食护理可帮助化疗患者减轻胃肠道不适反应，有利于化疗计划的顺利完成。合理安排化疗期患者的饮食，既要因人而异，又要考虑营养价值。在化疗前，应进高蛋白质饮食，按患者消化能力，选用蛋类、乳类、瘦肉、禽类及豆制品等食物。化疗期应多食含维生素及糖类的食物，如西红柿、胡萝卜、绿黄色蔬菜水果。铂类化疗药可损害患者味觉，并可出现口中金属味，此时可指导患者进食能缓和口中苦味和金属味的滋味浓厚食物，如鱼、海藻类食品，特别是海藻类食物还可调节血液的酸碱度，有一定防癌抗癌作用。饮食色、味、形的要求在个体上有很大差异，应尊重患者的主观感觉，通过深入咨询、充分倾听及仔细观察，尽量满足患者的个体需要。

化疗药物会造成暂时性味觉改变，而产生厌食现象。对于厌食者，以刺激食欲为目的，除注意色、香、味的调配以增加患者的食欲外，应同时鼓励患者用餐前做适量活动或食用少许开胃食物、饮料（如酸梅汤、果汁等）。对于恶心呕吐者，建议在接受化疗前 2 小时内避免进食，在治疗后以少量多餐方式，提供患者温和无刺激的食物，避免浓厚的调味品及煎炸、油腻的食品，防止患者热量摄入不足。还应注意进食时的环境，稳定其情绪，创造良好的进食条件，尽量给予特别照顾。进食前不要与患者谈论病情及其他不愉快的事情，应调节好患者情绪，增加其舒适感。避免同时摄食冷、热的食物，否则易刺激呕吐。腹痛、腹泻者，应食含钠、钾的食物，如香蕉、去脂肉汤，少食产气食物，如豆类。口腔溃疡是肿瘤患者化疗后 7～14 日最常见的并发症，多在机体免疫力降低时产生。该类患者应避免食用太热、酸性强或粗糙生硬、刺激性的食物与饮料，如咖啡、辣椒等。肿瘤晚期患者，由于身体软弱无力，以致活动减少，加之某些抗癌药物有神经毒性，使肠蠕动变慢从而导致便秘。改善方法是多食用富含维生素 A、维生素 C、维生素 E 的新鲜蔬菜水果及含有粗纤维的糙米、豆类等；应多饮水，多食萝卜、蒜苗、果酱、生黄瓜等产气食物以增加肠蠕动；养成良好的排便习惯。

七、康复支持

恶性淋巴瘤的规范综合治疗后，根据不同类型、不同病期，患者的预后、生存期也各不相同。康复是一个动态过程，需要定期随访，发现疑问及时治疗的长期过程。恶性淋巴瘤常见的康复问题有疲乏、脱发、放射性脏器炎。相关处理方法详见第六章。

（赫　洋）

第三节　多发性骨髓瘤患者的护理

多发性骨髓瘤（multiple myeloma，MM）是一种克隆浆细胞异常增殖性恶性肿瘤，占血液系统恶性肿瘤的第二位，多见于老年男性，目前仍无法治愈。MM 是克隆浆细胞（骨髓瘤细胞）在骨髓内呈肿瘤性增生，产生大量单克隆免疫球蛋白（M 蛋白）并导致多发性溶骨性病变的一种最常见的恶性浆细胞病。以骨质破坏、高血钙、骨痛、骨折、贫血、出血、肾功能损害、免疫功能异常、易发感染为主要临床表现。多数 MM 患者起病缓慢，可长期无症状，有时不慎外伤撞击，做病理检测得以发现。因此，加强对 MM 患者专科护理和宣教，正确防范由于多发性溶骨性病变的损伤，有效地预防感染是非常重要的环节。

一、流行病学特征及病因

（一）流行病学特征

1. 发病情况　MM 在我国并不少见，约占所有恶性肿瘤的 1%，占血液系统肿瘤的 10% 左右。近年来发病率有上升趋势。

2. 性别、年龄与发病率　本病多见于中老年，诊断时的中位年龄为 55 岁（西方国家为 65 岁），40 岁以下发病很罕见（<2%）。男性略多于女性，男女之比约为 2∶1。

（二）病因

MM 的病因还不确定。电离辐射或化学毒物的接触、慢性炎症、自身免疫性疾病、遗传和病毒（HHV8）感染等均与发病有关，但尚缺乏足够的证据。骨髓瘤细胞是由较早期的 B 淋巴细胞恶变而来，具有与浆细胞相似的形态。免疫球蛋白重链和轻链基因重排证实这些细胞为单克隆性。白介素 4（IL-4）和白介素 5（IL-5）能促进 B 细胞增殖，白介素 6（IL-6）诱导其向浆细胞分化。动物实验已证实 IL-6 失调可引起异常的浆细胞增殖。因此，IL-6 是最重要的骨髓瘤细胞生长因子和生存因子，在 MM 进展期 IL-6 水平增高。

二、病理分类及临床分期

（一）根据所分泌的 M 蛋白类型分型

1. IgG 型　约占 MM 的 55%，易发生感染。

2. IgA 型　约占 MM 的 20%，高钙和高黏滞血症较多见。

3. 轻链型　约占 MM 的 20%，溶骨性病损、肾功能不全、高钙及淀粉样变发生率高，预后差。

4. IgD 型　约占 MM 的 2%，轻链蛋白尿严重，肾功能衰竭、贫血、高钙血症、淀粉样变、转变为浆细胞白血病和髓外浆细胞瘤较常见，生存期短。

5. 无分泌型　约 MM 的 1%，血清及尿内不能检出 M 蛋白。M 蛋白仅存在于浆细胞内，为不分泌型。极少数患者浆细胞内亦不能测得 M 蛋白，为不合成型。

6. IgE 型　仅有数例报道，极为罕见。

（二）MM 的变异型

1. 冒烟型骨髓瘤　血清 M 蛋白>30 g/L，骨髓涂片浆细胞>10%，一般均<20%，缺乏贫血、肾功能损害或骨骼病变等临床征象。一般不必急于治疗，病情可稳定多年而无进展。

2. 浆细胞白血病　患者周围血内浆细胞>20%，绝对计数>$2.0×10^9$/L。本病中约 60% 为原发性，40% 由 MM 转化而来称之为继发性浆细胞白血病，为 MM 终末期表现，常急骤恶化。原发性少见，患者较年轻。起病急，肝、脾、淋巴结肿大发生率高，而骨骼病变罕见，血清 M 蛋白量低，治疗反应差。

3. 骨硬化骨髓瘤（POEMS 综合征）　以多发性神经病变（polyneuropathy，P）、器官肥大（organomegaly，O）、内分泌异常（endocrinopathy，E）、M 蛋白（monoclonal protein，M）和皮肤病变（skin changes，S）为特征。诊断尚须依据骨硬化病灶活检中有单克隆浆细胞存在。POEMS 综合征也见于其他浆细胞病。

4. 骨孤立性浆细胞瘤　组织学上证实骨内孤立的瘤体内含单克隆浆细胞，而其他骨骼 X 线摄片、MRI 检查均无 MM 证据。骨髓穿刺示浆细胞<5%，仅出现少量 M 蛋白，随孤立病灶的治疗常可消失。部分患者可发展为 MM 或出现新的病灶，亦有无症状生存达 10 年以上者。

5. 髓外浆细胞瘤　浆细胞瘤原发于骨髓以外的部位，常见于上呼吸道，例如鼻腔、鼻窦、鼻咽和喉部。骨髓象、X 线骨骼摄片和血、尿检查均无 MM 证据。预后良好，亦有 40% 发展为 MM。

三、临床表现

多数 MM 患者起病缓慢，可长期无症状。所谓"骨髓瘤前期"可长达数年，甚至 20 年以上。MM 主要的病理生理变化有两方面：① 骨髓瘤细胞的增殖和浸润；② 骨髓瘤细胞产生大量的 M 蛋白，引起相应的临床症状和体征。

1. 骨骼病变　骨髓瘤细胞浸润并分泌破骨细胞激活因子，导致溶骨性损害。2/3 以上患者以骨痛为主要的首发症状，常见于胸部及腰背部，随活动而加重。由于脊柱病变，身高可降低。受累的骨骼局部可隆起，按之有弹性或声响。易发生病理性骨折，引起神经根或脊髓压迫。

2. 高血钙　广泛的溶骨性病变引起血钙和尿钙增高，表现为厌食、恶心、多尿、烦渴、烦躁、心律失常甚至昏迷。

3. 肾脏损害　由于大量单克隆免疫球蛋白轻链从肾小球滤过沉积于肾小管内，同时因高黏滞血症、淀粉样变性、骨髓瘤细胞浸润以及合并肾盂肾炎等因素，50% 患者在诊断时已存在"骨髓瘤肾病"，可出现蛋白尿等肾病综合征表现，常不伴高血压。骨髓瘤肾病和高血钙是造成肾功能损害和尿毒症的主要原因。脱水可加剧肾功能损害。

4. 贫血和出血骨　髓内骨髓瘤细胞增殖，正常造血功能被抑制，导致全血细胞减少。由于肾功能不全、促红细胞生成素减少、继发感染、M蛋白引起高黏滞血症等多种因素,几乎所有患者均有不同程度的贫血。血小板生成M蛋白对血小板与凝血系统功能的干扰、血管壁淀粉样变等均可能是出血的重要原因。患者多表现为黏膜和皮下出血,晚期可有内脏和颅内出血。

5. 感染　M蛋白不具有正常的免疫活性,正常免疫球蛋白及中性粒细胞生成减少,患者易发生感染。常见普通荚膜菌(如肺炎球菌)及其他化脓性感染,晚期革兰阴性杆菌感染也较常见。呼吸道、尿路感染和败血症常较顽固而不易控制。

6. 高黏滞血症状　由M蛋白引起血液黏滞度增高、微循环障碍、血流缓慢、毛细血管通透性增高。视网膜、脑、肾最易受累,可表现为头昏、视力障碍、手足麻木、肾和脑功能不全,严重者可发生昏迷。

7. 淀粉样变　约10%患者有淀粉样变,表现为心脏扩大和心功能不全,肾病、周围神经炎及肝、脾、淋巴结肿大和巨舌等。直肠组织活检刚果红染色阳性可证实诊断。

8. 其他　局部肿块多为骨骼病变如颅骨、肋骨的浸润扩展,侵及邻近组织而成,部分为髓外浆细胞瘤。部分患者有轻度肝、脾肿大。少数患者M蛋白属冷球蛋白,可有雷诺现象和循环障碍。

四、诊断

1. 明确诊断所需要完成的检查　必须检查项目:血常规、外周血涂片、肝肾功能、电解质、肌酐清除率、尿酸、乳酸脱氢酶(LDH)、$\beta2$-微球蛋白($\beta2$-MG)、免疫球蛋白定量、蛋白电泳、血清免疫固定电泳、24小时尿蛋白定量、尿蛋白电泳、尿蛋白免疫固定电泳、血清游离轻链、全身骨骼低剂量CT检查、骨髓穿刺及活检(活检标本的免疫组化和/或骨髓流式细胞学检查)、分裂相的细胞染色体检查、FISH检查,包括del13、del17p13、t(4;14)、t(11;14)、t(14;16)、t(14;20)和1q21。

可选检查项目:MRI检查或PET-CT扫描、组织活检(孤立性病灶或髓外浆细胞瘤)、浆细胞增殖试验、血清黏滞度、HLA配型、心脏彩超和轻链淀粉样沉积评估。外周血涂片是2018年NCCN指南新增加的检查项目,国内所有行骨髓检查的患者,外周血涂片是常规检查项目。关于骨髓活检,根据诊断标准,建议骨髓穿刺+骨髓活检同时进行。骨髓流式细胞学为非必须做的项目,而骨髓活检的免疫组化是必须做的项目。

2. 诊断标准　诊断冒烟型骨髓瘤时,当骨骼低剂量CT检查阴性时,须行全身MRI或PET-CT检查。具体诊断标准如下:

(1) 冒烟型骨髓瘤:① 血清单克隆蛋白≥3 g/dl或本周蛋白≥500 mg/24小时和/或骨髓单克隆浆细胞为10%～60%;② 无骨髓瘤相关临床表现或淀粉样变性(骨骼低剂量CT检查阴性时,须行全身MRI或PET-CT检查排除有无潜在病变)。

(2) 症状性骨髓瘤:骨髓单克隆浆细胞为≥10%或骨髓活检证实为髓外浆细胞瘤,且存在以下1项以上的骨髓瘤相关事件,也是国内指南里提到的高钙血症、肾功能不全:① 肌酐>2 mg/dl(>117 μmol/L)或肌酐清除率<40 ml/min;② 贫血;③ 骨质破坏:骨骼X线、CT或PET-CT检查提示1处或多处病变;④ 骨髓单克隆浆细胞为≥60%;⑤ 不正常的轻链比值≥100(累及κ链)或≤0.01(累及λ链);⑥ 骨骼:MRI检查发现1个以上≥5 mm病灶。

3. 临床分期　见表20-5。

表 20 - 5　骨髓瘤的临床分期

分　期	ISS	RISS
Ⅰ	血清 β2 - MG＜3.5 g/dl,血清白蛋白≥3.5 g/dl	ISS 分期为Ⅰ期且 FISH 评估是标危组,且血清 LDH 正常
Ⅱ	非Ⅰ期或Ⅲ期	非Ⅰ期或Ⅲ期
Ⅲ	血清 β2 - MG≥5.5 g/dl	ISS 分期为Ⅲ期且 FISH 评估是高危组[del17p13,t(4;14),t(14;16)]或血清 LDH 高于正常

五、治疗

1. 冒烟型骨髓瘤　一般不推荐立即治疗,动态观察患者病情变化,每 3～6 个月进行评估。

2. 孤立性浆细胞瘤(骨骼或骨骼外)　诊断依据组织病理学活检结果,且无骨髓侵犯和高钙血症、肾功能不全、贫血、骨质病变症状。建议局部放疗或手术切除。

3. 浆细胞白血病　预后非常差,平均生存期约 1 年,暂无标准的治疗方案,建议采用多药联合的化疗方案。

4. 症状性骨髓瘤　NCCN 指南中对于症状性骨髓瘤的初始治疗主要包括 3 个方面:初始治疗、双膦酸盐预防事件的治疗以及支持对症治疗。为突出骨事件预防的重要性,NCCN 指南将其从支持对症治疗中独立出来,而 ESMO 指南和中国指南仍然将骨事件预防归类于支持对症治疗。

5. 初始治疗　根据患者年龄及后续能否采用自体造血干细胞移植分成两组,每组包括诱导治疗、巩固治疗和维持治疗,具体如下:

(1) 适合自体造血干细胞移植者:一般指非高龄患者,年龄≤65 岁或体能状态好的患者。诱导治疗方案推荐三药联合,ESMO 指南推荐以下 4 个方案:硼替佐米/环磷酰胺/地塞米松(VCD)和来那度胺/硼替佐米/地塞米松(RVD);其次推荐:硼替佐米/阿霉素/地塞米松(PAD)和卡非佐米/来那度胺/地塞米松、硼替佐米/沙利度胺/地塞米松(VTD)。结合我国药品的可选择性及患者经济承受能力差异,国内指南推荐的众多方案均可选择,除了 ESMO 指南的 4 个方案之外,还有以下方案:硼替佐米/地塞米松(VD)、来那度胺/地塞米松(RD)、沙利度胺/阿霉素/地塞米松(TAD)、沙利度胺/地塞米松(TD)、环磷酰胺/沙利度胺/地塞米松(CTD)、长春新碱/阿霉素/地塞米松(VAD)。具体诱导化疗的疗程数量,目前推荐采集干细胞前可进行 4～6 个周期的化疗。硼替佐米联合方案治疗 MM,硼替佐米是一种已应用于临床治疗 MM 的蛋白酶体抑制剂,通过抑制泛素蛋白酶体途径减少与 NF - κB 结合的 I - κB 的降解下调转录因子 NF - κB 的活性,稳定细胞周期调节蛋白,从而抑制 MM 细胞黏附、增殖,促进其凋亡。给予 MM 伴骨疾病的患者 1 mg/m² 的硼替佐米,分别在第 1、第 4、第 8、第 11 日给予治疗,3 周一疗程。1 个疗程后检测到碱性磷酸酶升高,且发现经过硼替佐米治疗,得到缓解的患者其体内碱性磷酸酶水平与无效的患者有很大差异,并伴有甲状旁腺素的升高,从而抑制破骨细胞的活动,增强成骨细胞的功能,促进骨的形成,改善骨的受损情况。

(2) 不适合自体造血干细胞移植治疗者:一般指高龄患者,年龄＞65 岁或体能状态不好的患者。ESMO 指南优先推荐 VMP(硼替佐米/马法兰/泼尼松)、RVD 和 RD;其次推荐

MPT(马法兰/泼尼松/沙利度胺)或 VCD,其他如 TCD、MP、苯达莫司汀和泼尼松均可考虑。

(3)巩固治疗:国内指南建议对于自体造血干细胞移植后未获得 CR 以上疗效者,可采用原诱导方案短期巩固治疗 2～4 个疗程。不适合自体造血干细胞移植治疗者,只要患者情况允许,应持续治疗到 CR,缓解后采用原方案巩固治疗 2～3 个疗程,随后进行维持治疗。

(4)维持治疗:目前推荐的主要是来那度胺或硼替佐米,来那度胺是Ⅰ类证据,而国内因费用原因,部分患者可以考虑采用沙利度胺、激素或中药(中成药、中药饮片和中药针剂)等维持治疗,但目前尚无维持治疗持续时间的相关数据,建议长期应用。ESMO 指南也提到维持治疗 2 年以上,可以在总生存(overall survival,OS)上获益。故在患者可以耐受情况下,建议维持治疗持续 2 年以上。

6. 复发难治性 MM 的治疗　目前主要建议参加临床试验,早期复发患者类似于难治性 MM,部分患者可考虑进行嵌合抗原受体 T 细胞免疫疗法(chimeric antigen receptor T-cell immunotherapy,CAR - T)。

7. 骨病的预防和治疗　NCCN 指南提到所有新诊治的 MM 患者均应使用抑制骨破坏的药物如静脉使用双膦酸盐,双膦酸盐药物是治疗 MM 骨病的一组内源性焦磷酸盐类似物,可以抑制破骨细胞诱导骨的重吸收,减轻 MM 细胞产生的高钙血症以及骨质疏松,可使 MM 所致的骨质疏松性骨折降低 50%～60%。目前中国临床上常用的双膦酸盐药物有帕米膦酸盐、氯膦酸盐、唑来膦酸盐、伊班膦酸盐等。建议在 MM 诊断后前 2 年每月 1 次、2 年之后每 3 个月 1 次持续使用,口服双膦酸盐可以长期使用。建议根据患者具体情况、口腔科评估牙齿的基础状况及全身骨骼情况,综合评估后再确定患者结束双膦酸盐治疗的时间。对于骨痛或骨折患者可考虑放疗或手术治疗,但对于拟进行造血干细胞移植患者尽量避免采集干细胞前进行放疗。

8. 支持对症治疗

(1)贫血:建议使用促红细胞生成素(erythropoietin,EPO)改善贫血。

(2)感染:对反复发生感染或出现威胁生命的感染患者,建议使用免疫球蛋白和肺炎球菌疫苗;对大剂量使用地塞米松的患者,建议预防肺孢子菌肺炎和真菌感染的发生;对于所有接受蛋白酶体抑制剂或抗 CD38 单抗治疗患者,建议预防性使用抗带状疱疹病毒的药物;对于接受造血干细胞移植(包括自体和异基因造血干细胞移植)的患者是否应该预防性使用抗病毒药物,尚无定论,原因是抗病毒药物对造血干细胞具有不良反应;对 HBV 携带者,应预防性使用抑制病毒复制的药物,并注意监测病毒载量。

(3)肾功能不全:主要推荐采用硼替佐米为基础的化疗方案;减少肾脏毒性药物使用如非甾体类抗炎药或造影剂;加强水化和碱化;治疗过程中避免肿瘤溶解综合征的发生;监测肾功能等,其他药物也可选择应用,如包醛氧淀粉和褐藻多糖硫酸酯。保护肾功能是 MM 治疗的一个重要方面,患者应多饮水保持尿量>1 500 ml/d,高钙血症静脉补液应补足水分,泼尼松口服 40～60 mg/d,并用利尿剂促进钙的排出。双膦酸盐类药物可抑制破骨细胞活性,减少骨质破坏,减轻骨痛。有本周蛋白尿者化疗期间应保持尿量在 2.5～3L/d,高尿酸血症可用别嘌醇 0.1 g 口服,1 日 3 次。已有肾功能不全者可用利尿剂保持尿量,亦可进行透析治疗,甚至可以在骨髓瘤病情控制下进行肾移植。静脉肾盂造影可加重肾损害,应视为禁忌。

(4)凝血或血栓:对接受以沙利度胺或来那度胺为基础治疗方案的患者,建议接受预防性抗凝治疗。MM 患者在晚期贫血常较严重,可输注红细胞维持血红蛋白在 70～80 g/L。EPO 亦有效,特别是治疗前血液内 EPO 水平降低者。MM 患者易发生感染,尤其在化疗期间。可用肺炎球菌及接种流感疫苗预防感染,一旦发热或有感染迹象,应及早选用广谱抗生素给予足量治疗。对感染难以控制者,可静注丙种球蛋白。

（5）高黏滞血症：建议采用血浆置换缓解症状。

（6）对症及支持治疗：患者应尽可能地多活动,但要避免损伤。骨骼损害者应给予镇痛、局部固定或骨科手术。产生脊髓压迫症状时应立即进行 CT 检查,及时行椎管造影。如为硬膜外浆细胞瘤压迫,则应加大化疗及肾上腺皮质激素治疗,还可采用局部放射治疗。如为椎骨破坏引起,应及早进行椎板切开减压手术。

MM 是一种进展性疾病。由于治疗方法的改进,MM 的症状可获改善,缓解率有所提高,但本病尚不可治愈,中位生存期为 3 年左右。本病的预后与体内肿瘤细胞的负荷量有关,与肿瘤细胞的生物学特性也有关。目前临床上对预后判断有价值的指标包括：$\beta2 - MG$、浆细胞标记指数和 C 反应蛋白（可间接反映 IL - 6 的量）。三项测定值均低者（$\beta2 - MG < 4$ pg/ml、标记指数 $< 3\%$）,一般预后好,生存期长。三项指标均增高,临床上有肾功能不全和严重贫血者预后差。

六、护理

1. **心理社会支持** 由于 MM 尚无根治的方法,患者易产生紧张恐惧、焦虑的情绪,MM 患者的心理社会支持尤为重要,作为护理人员应该及时、耐心、细致地对患者及家属进行解释沟通、提供人文关怀,最大限度地减轻 MM 患者的各种痛苦,使患者正确了解疾病,配合专科医师选择恰当的治疗方法,耐心细致地做好有关病情必要的解释工作,尽量使患者保持积极乐观的心情,配合治疗,正确面对,稳定病情。

2. **一般护理**

（1）患者一般可进行适当的活动,但绝不可剧烈活动。当患者因久病消耗,机体免疫功能降低,易发生合并症时应卧床休息,减少活动。有骨质破坏者应绝对卧床,以防引起病理性骨折。为防止骨折,患者均应睡硬板床,忌用弹性床。卧床休息时,应注意加强床边护理。保持患者有舒适的卧位,避免受伤,特别是坠床受伤。

（2）由于多发性骨髓瘤在目前仍然为不能治愈的疾病,故应注意患者的心理护理。严格执行保护性医疗制度。

（3）保持病室清洁、空气新鲜、温湿度适宜,避免受凉,做好口腔及皮肤护理,预防感染。

（4）对行动不便的卧床患者应定时协助翻身,动作要轻柔,以免造成骨折。受压处皮肤应给予温热毛巾按摩或理疗。保持床铺干燥平整,防止压疮发生。

（5）密切观察病情变化,注意患者是否有骨折及其受损部位,与医师联系及时对症处理。

3. **饮食护理** 加强营养,给予高热量、高蛋白质、富含维生素、易消化的饮食。鼓励患者多饮水,减轻或避免发生高钙血症和高尿酸血症。选用高蛋白质、高热量、富含维生素的食品,同时注意多选用能抑制骨髓过度增生又有抗血栓、补血、壮骨和减轻脾肿大的食品,如海带、紫菜、裙带菜、蛤类、杏仁、桃仁、李子、韭菜、山楂、海蜇、鳖肉、牡蛎、核桃、蟹、虾、猪肝、蜂乳、芝麻、花生、泥鳅、海鳗、鲛鱼、蚶。患者如果伴有肾功能受损,宜低蛋白低盐饮食,如果尿多可不必限制盐的摄入。若患者伴发真性红细胞增多症及原发性血小板增多症,应禁食花生、葡萄等增加凝血功能的食品。患者有高钙血症时尿量增多,护理人员要指导患者多饮水,防脱水。

4. 特殊临床症状和并发症的护理

（1）对有骨痛患者，护理人员必须认真做好疼痛的部位、性质、程度的评估，应根据癌痛三阶梯给药方法，按医嘱给予适当的镇静止痛药，并通过语言沟通，观察患者的面色、体态以及生命体征等客观指标判断疼痛缓解的程度。

（2）注意观察是否发生病理性骨折，病理性骨折多发于肋骨、下胸椎和上腰椎，可采用护腰围托进行保护。

（3）对于有神经性疼痛的患者，应给予相应局部封闭或理疗。

（4）对合并肾功能不全的患者，应注意尿量等，有变化时及时通知医师。

（5）对有高黏滞血症的患者，血浆中 M 蛋白增多，使血液黏滞、血流缓慢、组织缺氧，可引起头晕、眼花、耳鸣、意识障碍等缺氧症状、肢端麻木以及心悸，甚至心前区疼痛等冠状动脉供血不足的表现。护理人员应注意观察有无视力障碍或心脑功能障碍的情况。骨髓瘤压迫或直接浸润而出现截瘫、偏瘫、神经根痛、感觉异常等症状时，应给予相应的护理干预。

（6）MM 患者伴有高钙血症时，因骨质破坏使血钙升高，肾功能受损影响钙的排泄，可进一步加重高钙血症，引起患者厌食、恶心、呕吐、多尿、剧咳、脱水，乃至意识障碍。应做好相应的对症处理。

（7）有出血倾向的患者，是血小板减少、M 蛋白与多种凝血因子相互作用造成凝血机制和血小板功能障碍所致，多表现为皮肤黏膜出血。护理措施参见本章第一节白血病患者出血的护理。

（8）有感染的患者，是因球蛋白生成异常导致体液免疫缺陷、中性粒细胞减少等，易患肺部及泌尿系统感染，甚至发生败血症。护理措施参见本章第一节白血病患者预防和控制感染的护理。

5. 骨髓移植和造血干细胞移植患者的护理　见第三章第七节。

6. 特殊药物治疗的护理

（1）血管生成抑制剂沙利度胺治疗时，应注意观察该药的不良反应，如嗜睡、便秘、乏力和皮肤瘙痒，大多数患者在用药 28 日后症状可逐渐减轻或消失。要教育患者多食用高纤维的食物和蔬菜，服药期间不宜驾驶和高空作业，不要抓伤皮肤引发感染。

（2）干扰素多用于维持治疗，用后患者常出现发热、衰弱、食欲减退等症状，部分患者可有肝功能受损，应在用前做好解释工作。必要时使用干扰素前半小时可口服阿司匹林以减轻注射后的发热反应。

（3）硼替佐米用药时须注意抽吸剂量必须准确，应快速静脉推注并密切观察患者的周围神经病变、低血压及心、肺、肝等病变。

7. 缓解期的健康教育

（1）针对 MM 患者的治疗，除 I 期无症状的患者可暂不化疗外，化疗是其他患者首选的治疗方法。应告知患者，采用各种方案的化疗，均需要连续应用 1 年。护理人员应积极教育患者及家属坚持每月强化治疗的必要性。

（2）指导患者通过情绪宣泄、精神放松、局部热敷等方法来增加舒适感，以缓解疼痛及精神紧张。

（3）帮助患者制订合理的活动制度，如散步、打太极拳等，避免剧烈运动。

（4）让患者及家属了解多次饮水的好处，鼓励患者多饮水。

（5）指导患者睡硬板床，长期卧床者定时翻身。

（6）保持良好的个人习惯。

（7）定期复诊,适时随访。

（徐星萍　赫　洋）

第四节　造血干细胞移植患者的护理

一、概述

造血干细胞是各种血细胞的原始细胞,具有自我更新和多系分化潜能,经过增殖和定向分化为红细胞、粒细胞、血小板、单核巨噬细胞和淋巴细胞等各系成熟血细胞,以保证机体对这些细胞的生理需要和应激状态时对血细胞的大量需求。造血干细胞移植（hematopoietic stem cell transplantation,HSCT）是经过预处理清除原发病,通过输入移植物挽救预处理毒性,重建造血系统和免疫系统,产生移植物抗肿瘤作用而达到疾病治愈的过程。HSCT 是当今恶性血液病治疗的主要手段,也是治愈的有效手段之一。根据干细胞来源的不同,可分为自体造血干细胞移植（autologous hematopoietic stem cell transplantation,Auto - HSCT）、异基因造血干细胞移植（allogeneic hematopoietic stem cell transplantation,Allo - HSCT）和脐带血干细胞移植。

二、干细胞移植来源

① 外周血;② 骨髓;③ 脐带血。

三、造血干细胞采集和预处理

1. 外周血干细胞（peripheral blood stem cell,PBSC）动员和采集　移植 5 天前进行动员,采用粒细胞集落刺激因子（granulocyte colony-stimulating factor,G - CSF）动员,皮下注射,连续 5 天。采用血细胞分离机（Baxter CS 3 000 plus）采集 PBSC,采集 1～3 次,每次 10～12 L,单个核细胞（mononuclear cell,MNC）计数（2.6～12.8）×10^8/kg。

2. 骨髓采集　穿刺部位常选髂后上棘。患者取俯卧位,下腹部垫一小枕,使患者的臀部抬高 20 cm 左右,双上肢向头两侧曲肘伸平,充分暴露双髂后部位。患者行全身或硬膜外麻醉。器械护士以注射器抽取保养液传递给手术者,保养液和骨髓之比为 1∶3。手术者穿刺成功后应从不同的方向、不同的深度抽吸,尽可能避免周围血液稀释。完成后采用 Thomas 技术用不锈钢网两次过滤,装袋,封袋。采集骨髓量:有核细胞不少于 5×10^8/kg,以保证移植后的造血和免疫功能重建。在采集过程中应密切检测供者的生命体征,每采集 500 ml 应不少于 30 分钟。

3. 造血干细胞移植的预处理

（1）概念:移植前,患者须接受一个疗程的超大剂量化疗,有时再加上大剂量放疗,这种治疗称预处理。

（2）目的:清除体内残存的恶性细胞或骨髓中的异常细胞群,抑制或摧毁体内的免疫系统使输入的骨髓不易被排斥,为骨髓干细胞的植入形成必要的"空间"。

（3）方案:理想的预处理方案应能充分消灭体内残存的肿瘤细胞,对正常组织又无致命性不良反应,经典方案:环磷酰胺 60 mg/(kg·d)×2 日,休息 2 日给予放疗。

四、移植前护理

1. 患者准备

(1) 清除潜在的感染灶:要特别注意口腔和肛周部位的感染灶。

(2) 了解主要脏器的功能:心、肝、肾等功能。

(3) 中心静脉导管的植入:采用双腔导管,以便于同时给予两路补液。

(4) 清洁护理:① 清洁牙龈:口腔护理每日 1～2 次(前 1 周);② 肠道清洁消毒:甲硝唑或氟康唑口服(前 3 日);③ 躯体清洁:剃光全身各部位毛发,修剪指甲,清洁淋浴。消毒液擦浴连续 3 日,每日 1 次;进层流室当日,用 1:2 000 氯己定消毒擦浴后给患者换上无菌隔离衣,戴上无菌帽,送至层流室。

2. 心理支持 骨髓移植的患者病程长,往往缺乏信心,治疗前非常忧虑,故应建立护患之间的感情和信任,注意个体化护理。护理人员应以诚恳、关爱的态度对待患者,必要时动员家属和亲友配合,给予支持和鼓励。注意改善环境,调节患者情绪;帮助患者和家属理解保护性隔离措施的必要性;美化病室,房间内应置备消毒的书报、收录机、电视机,以丰富单调的治疗环境,消除患者治疗中的焦虑感、孤独感,增强患者的信心和勇气。护理人员应事先介绍层流室的环境、在层流室内的注意事项,并介绍治疗的过程及可能出现的问题以及应对方法,介绍成功病例。

在患者入住层流室后,应鼓励家属按规定时间隔窗探视,进行网络视频交流,每天有特定时间允许关键的家属与患者会面,缩短与亲人之间的空间距离,消除孤独感。

3. 层流净化室准备 一般层流室分五区四室。

(1) 一区为半清洁区,包括厕所。

(2) 二区(一室)为清洁区,包括大厅、准备室、通道、消毒间。

(3) 三区(二室)为初步洁净区(空气层流),包括办公室、浴室、护士站等。

(4) 四区(三室)为千级层流洁净区,包括治疗室、过渡病房等。

(5) 五区(四室)为百级层流洁净区,为患者进行移植时居住的病室。该病室应在 16～18 m²,并设有约 8 m² 的隔离室,墙壁和门用透明玻璃,其中靠病床一侧的墙壁中部为活动窗户,最下层为空气排出口,便于医护人员操作。室内装有高效空气过滤器,可将过滤器装于病床头侧墙壁的水平层流或装于屋顶的垂直层流。在开机状态下,室温要求在 24～26℃,相对湿度 70%,噪声小于 55 dB。四室内应放置病床、床头柜、饭桌、椅子、血压计、听诊器、电话、电视监护系统等。

患者入住前 3 日层流净化室消毒的方法:用消毒液擦洗各室,备齐所有用品放入室内指定位置。用福尔马林、高锰酸钾熏蒸,房间密闭 24 小时后通风,紫外线照射 1 小时。各室各物做细菌培养阴性后方可启用层流净化室。

4. 层流室的管理要求

(1) 造血干细胞移植应有专医、专护、医护联合交接班。

(2) 护理人员的素质:具有高度的责任心,较强的心理、业务、身体素质,熟悉和了解骨髓移植的理论和护理要求,严格执行无菌和消毒技术。

(3) 保护无菌环境:严格执行各项规章制度。工作人员按无菌要求进出层流室,进入四室(患者居住间)应加穿无菌隔离衣,戴无菌帽和口罩,戴手套,换鞋,并尽量减少工作人员在四室内滞留的时间,控制入室人数。耐高压蒸汽消毒的物品须经过附加双层包布,经过高压蒸汽灭菌后,进入三、四室,依次揭去外层包布;不耐高压消毒的物品,则应依次进行消毒液浸泡,由上传递窗传递到室内。而污染物品应分别放入布袋或塑料袋内,由下传递窗递出。病室应每日用1∶2 500的氯己定常规擦洗3次(包括层顶、四周墙壁、门、床、床头柜、饭桌、椅子、血压计、听诊器、电话、电视、地板等处)。

(4)病区的细菌监测:定期(每周1次)对各种物品及空气进行生物监测,监测患者体内外的消毒效果。不定期对各项规章制度执行情况进行监测。每周更换消毒液,更换前测定消毒液浓度。

五、移植护理

1. 常规护理

(1)移植患者应每日定期进行眼、耳、鼻护理:用氯霉素眼药水滴眼、滴鼻,用1∶2 500的氯己定清洁外耳道,每日3~4次。

(2)加强口腔护理,常规进行生理盐水和口泰含漱液漱口;对有口腔黏膜炎者应按口腔黏膜炎的护理方案进行每日口腔黏膜的评估和护理,详见第六章第五节。

(3)躯体每日用1∶2 500的氯己定消毒液擦洗1次。

(4)饮食护理:饮食原则为新鲜、卫生、双蒸、清淡、少渣、易消化和少刺激性。应进高蛋白、高维生素饮食,如瘦猪肉、牛肉,鱼要除刺、排骨要剔骨,以防刺伤口腔黏膜,进入层流室后的饮食均用微波炉消毒。患者所有饮食必须煮熟后再放入微波炉专用餐具中消毒。每餐饭菜送入层流室后,稍凉即食。所剩食物一律退出,不得留用,不得隔夜,患者的饮用水必须要二次烧开,以保证灭菌效果。

2. 全身放疗的护理　向患者解释治疗目的,消除紧张情绪;前1日晚酌情给予镇静剂;每次照射前督促患者排尿;记特别记录单;每日4次测体温、脉搏、呼吸、血压;注意保暖及保护性隔离。每次照射前将塑料袋放在适当的地方,呕吐物直接吐入塑料袋中。

3. 大剂量化疗护理　严格按医嘱均衡输液,碱化尿液;准确记录出入液量,测量每次尿液的pH值,并通知医师;严密观察患者的不良反应,有先兆及时处理。

4. 中心静脉导管护理　穿刺部位每日消毒并更换敷料1次;保持导管通畅,每日冲管1次,勤巡视观察,发现堵塞及时处理;每日更换输液器并妥善固定;注意观察插管部位有无渗血、渗液,一旦发现,及时处理;插管周围皮肤每周进行细菌培养1次。

5. 骨髓输注护理

(1)外周血造血干细胞输注:采集的造血干细胞回输前须解冻快速复温,即在40℃水浴中经快速解冻后直接回输,以减少细胞损失。为尽可能保持细胞活力、减少回输及大量输入二甲基亚砜引起的不良反应,以不超过复苏后5~10分钟回输最佳。采用中心静脉导管快速输注或静脉推注。

(2)骨髓输注:骨髓输注的时间应在预处理后72小时内进行,采用静脉输注途径,同一般密闭式输血,但不要过滤,以免干细胞被过滤掉。每袋骨髓输注前倒挂30分钟,输注前先输生理盐水,输完后用再输入少量生理盐水冲洗输液管,以免骨髓丢失。深低温保存的骨髓应快速输注,一般每袋骨髓60~80 ml,输注时间不超过10分钟,以尽量减少骨髓防冻液中二甲基亚砜对造血干细胞的损伤。输注过程中应密切监测患者的生命体征,倾听患者主诉,患者的呼吸中可能会有大蒜味,为二甲基亚砜的气味,嘱患者不要紧张,张口呼吸,尽量排出。为预防过敏,输前给予抗过敏药物。在层流室内进行移植物的输注时,护理人员要严密监视整个过程,注意患者生命体征的变化;每袋骨髓剩最后 5ml 应弃去,防止脂肪颗粒引起肺栓塞;输注要先快后慢。

6. 并发症的护理

(1) 移植物抗宿主病(graft versus host disease,GVHD):GVHD 是异基因骨髓移植最严重的并发症,主要是由于供髓中免疫活性 T 细胞对受者体内存在抗原引起的各种脏器损伤,以及因肺泡与胃肠上皮损伤所继发的各种感染。

1) 临床表现:包括急性、慢性两种。① 急性:多在移植后 10 日出现。主要临床表现有皮肤红疹、斑丘疹、水疱,甚至剥脱性皮炎、腹痛、腹泻等,患者出现高胆红素血症。重度 GVHD 多死于感染,其死亡率为 10%～30%;② 慢性:多在移植后 3 个月左右发生,由急性的延续或开始即呈慢性发作。临床表现有颈部、额部红斑,逐渐发展为色素沉着、局部色素缺失或呈硬皮样改变,严重者四肢和颈部发硬、挛缩,体重下降,口腔溃疡,肝功能异常。局限型预后较好,但广泛型预后较差。

2) 预防和治疗:预防至关重要,一般在出现症状前给予预防性治疗,可用药物甲氨蝶呤、环胞素 A、环磷酰胺等。但一旦出现 GVHD,再使用糖皮质激素治疗。

(2) 免疫缺陷性感染:患者骨髓移植前接受超大剂量的化疗与全身放疗,造血及免疫功能极度低下,易合并各种感染。移植后,白细胞急剧下降,极易发生细菌、真菌、病毒感染。主要表现为细菌、真菌病毒感染时的全身和局部表现。严重时可发生败血症。

防治:运用广谱而单一的抗生素,如头孢他啶、亚胺培南-西司他丁钠(泰能)等,联合使用干扰素等制剂。

(3) 化疗、放疗的不良反应:患者在预处理时接受大剂量化疗、放疗可引起各种脏器的损害,尤其是骨髓、胃肠道、心脏、泌尿道、肝脏等。主要表现为口腔感染、呕吐、腹泻、出血性膀胱炎,最严重的为肝损伤,临床称肝静脉闭塞症。表现为肝肿大、黄疸、腹水等。

防治:对症处理。华法林或小剂量肝素可预防肝静脉闭塞症。

(4) 间质性肺炎:是骨髓移植后肺部主要的并发症,发生率仅次于感染。主要表现为不同程度的咳嗽、突发性的呼吸困难、心动过速、发绀,胸部 X 线示双肺弥漫的间质性水肿。

防治:尚缺乏有效的治疗措施,运用巨细胞病毒高度免疫球蛋白防治是唯一有效的方法。

（赫　洋）

第五节　脐血移植患者的护理

一、概述

人类脐血含有大量的造血干细胞/祖细胞(hemopoietic stem cell/hematopoietic progenitor cell,HSC/PC),并且富含与骨髓间质干细胞相同的多向分化潜能干细胞,即脐血间质干细胞,可在一定条件下分化为多种间质来源细胞,作为骨髓(bone marrow,BM)的替代物。20 世纪 80 年代初 Boyse 等提出脐血移植(cord blood transplantation,CBT)代替骨髓移植的可能性。1989 年 Gluckman 和 Bromeyer 等为首的美法专家共同协作,首次用脐血干细胞移植治疗范可尼贫血获得成功。脐血干细胞已应用于血液系统恶性肿瘤、再生障碍性贫血、部分遗传性疾病等的治疗。CBT在临床上的应用主要依赖于对脐血造血细胞的基础研究工作,包括脐血的生物学活性、采集、保存和输注等。非血缘脐血干细胞移植(unrelated cord blood transplantation,UCBT)是指利用新生婴儿脐带在被结扎后存留在脐带和胎盘中的脐带血干细胞来进行的移植。抗原不全相合非血缘供者移植(mismatched unrelated donor transplantation,MMUDT)则是指供体与受者有1~2个人类白细胞抗原(human leukocyte antigen,HLA)Ⅰ类位点(A/B/C)和Ⅱ类位点(DR,DQ)不合的造血干细胞移植。

二、脐血的优点

脐血材料来源丰富,较骨髓移植更易找到HLA相合的无关供者,含有高浓度的造血干细胞,造血细胞抗原表达弱,淋巴细胞的细胞毒性低,收集方法简单,可做到完全无菌,耐冰冻,可长期保存。其优点:① 脐血不仅富含HSC/HPC,且其增殖与分化能力、体外集落形成能力、刺激后由静止期进入细胞周期的速度以及自泌生长因子的能力均强于BM及外周血(peripheral blood,PB)HSC/HPC,因此移植后的成功率会更高;② 脐血HSC/HPC的端粒及端粒酶活性均长于和高于BM及PB HSC/HPC,并且低表达或不表达细胞凋亡分子CDR/F弱;③ 脐血HSC/HPC有各种造血生长因子。因此移植后脐血HSC/HPC将会有更长的生命力。

三、脐血的采集

采集时间为新生儿娩出后即刻采血,即在胎盘尚未娩出时,采血完毕时间不超过分娩后5分钟。采集方法为在距新生儿脐部5~7 cm处,用两把血管钳夹住脐带,在两钳中间断脐。包扎处理新生儿脐带后,采血袋针穿刺胎盘侧脐带较粗脐静脉,脐血随产妇子宫收缩,直接流入采血袋中,轻轻摇匀,在胎盘剥离前轻压宫底,胎盘娩出后轻轻挤压胎盘及脐带,以使残存血液流入袋内,以增加采集血,直至脐血不流为止。每只胎盘的脐血作为一个包装单位,血量一般为100~200 ml。

四、脐血的保存

经4℃保存24小时,脐血细胞活力变化不大;液氮(−196℃)保存1~9个月,复温后脐血细胞仍有较高活力。采血袋中脐血4℃保存备用,脐血粒-单系造血祖细胞(colony forming unit-granulocyte macrophage,CFU-GM)、红系祖细胞(colony forming unit-erythroid,CFU-E)和人骨髓多能造血祖细胞(colony forming unit-granulocyte,erythrocyte,monocyte and megakaryocyte,CFU-GEMM)至少3天内保持活性,但在37℃可较快丧失活性,脐血血库冷藏10年仍有效。

五、成人脐血移植

1. 单份脐血造血干细胞移植　脐血造血干细胞移植在儿童血液系统疾病治疗中获得巨大成功,然而成人患者单份脐血移植最初阶段的疗效并不十分乐观,约40%的患者在移植后100天内死亡。此后,通过加强对移植患者的选择、改善支持治疗以及增加输注的脐血细胞数量,成人单份脐血移植疗效获得一定程度的改观。1项纳入514例成人单份脐血移植患者的多中心临床研究结果显示,患者1年总体生存率为37%,年龄及移植前疾病状态是预后相关危险因素。另外,有研究发现成人单份脐血移植在骨髓增生异常综合征患者中疗效理想,2年

DFS 为 30%；此外，单份脐血移植在成人血液系统恶性肿瘤早期患者中也取得了令人鼓舞的疗效，5 年 DFS 为 46%。日本研究者报道，成人单份脐血移植后 5 年无事件生存率达到 63%，这些研究结果确定了成人单份脐血造血干细胞移植的可行性和安全性。

2. 双份脐血造血干细胞移植　在成人脐血移植过程中，众多研究发现输注的脐血细胞数量与患者脐血的成功植入以及总生存率密切相关。由于单份脐血有核细胞以及 CD34＋细胞的数量有限，成人体表面积偏大，单份脐血无法达到移植所需有核细胞的数量，这就催生了双份脐血移植的发展。2005 年明尼苏达大学移植中心首次进行了比较研究，如脐血有核细胞数＞3.5×10^7/kg，患者接受单份脐血移植，如果脐血有核细胞数＜3.5×10^7/kg，则给患者输注双份脐血，结果显示，接受双份脐血的患者植入率比单份脐血高。此后，很多移植中心相继开展成人双份脐血移植，均取得了显著的临床疗效，DFS 为 30%～50%。Barker 等回顾性研究发现，和单份脐血相比，双份脐血能够明显提高成人及高体质量儿童移植植入率并降低移植相关死亡率。双份脐血移植后最终只有 1 份优势脐植入成功，但是很难预测双份脐血中哪一份会成为优势脐血。目前只有 1 项研究提示 CD3＋细胞比例及复苏后 CD34＋细胞活力与脐血优势植入有关。有学者认为，双份脐血植入率高是因为双份中至少有 1 份会植入，因此植入成功的概率增加；而另有学者认为，双份脐血中其中 1 份为另 1 份提供了造血微环境。但迄今为止，双份脐血植入的潜在机制尚不明确。因此，单份脐血可能最适合儿童患者的移植，而成人单份脐血及双份脐血移植疗效优劣尚需进一步研究。

3. 脐血造血干细胞移植预处理方案　包括环磷酰胺 50 mg/kg、氟达拉滨 150 mg/m^2、噻替哌 10 mg/kg 和 400 cGy TBI，环孢菌素和吗替麦考酚酯预防 GVHD。英国指南推荐有较好合并症评分的老年患者用此方案取代传统减低强度的预处理方案，并且作为年轻患者清髓方案的一种替代方案。

六、脐血移植护理

1. 患者准备

(1) 预处理：患者入住 100 级无菌空气层流洁净病房(laminar air flow room，LAFR)，行锁骨下静脉插管，使用强化疗药物。护理上注意预防感染，患者进无菌饮食、口服肠道消毒剂及加强皮肤的清洁消毒。观察化疗药物的不良反应，有计划地进行输液。

(2) 脐血输注的时间：患者经过预处理后，在使用最后 1 次化疗后 48～72 小时行脐血输注。须保持中心静脉导管通畅，以保证准时输入脐血。输注脐血当天须减少输液量，准确记录患者的出入量，避免加重心脏负担。

(3) 工作人员准备：脐血输注时需护士 3 名，1 名护士在 100 级层流洁净室内负责观察患者的情况，1 名护士在 1 000 级层流洁净室内负责脐血输注的工作，另 1 名护士负责脐血的复温、监测及传递工作。原则上同常规输血，故 CBT 也称脐血输注。交叉配血，输注前每单位脐血中加入地塞米松 2 mg，避免输血反应。每次输注 1 单位，每周 1～2 次，重症患者每周 2～3 次，连续或间断输 5～13 次为 1 个疗程。

(4) 物品准备：准备复温用的无菌盆、38～40℃的无菌温开水、水温计、消毒用的碘伏、酒精、棉签、酒精方纱、与脐血袋相配套的输液器 1 套、专用输液泵、各种药物，如苯海拉明、地塞米松、速尿等。

(5) 脐血的复温：脐血采集后分装入冷冻袋内，每个冷冻袋的容量(包括脐血、保养液)不超过 70 ml，然后置液氮罐(－196℃)中保存。输注前将脐血放在 38～40℃无菌温水中复温并不断震荡,2～3 分钟脐血溶解,即通过静脉快速输注。

2. 脐血输注时的护理

(1) 监测:患者平卧于无菌层流洁净室的床上,每小时测血压、心率、呼吸、体温 1 次,以免短时间内输入大量胶体溶液,引起血压升高、尿少、心衰等,连续观察 4 小时。

(2) 脐血输注的方法:取生理盐水 250 毫升,常规消毒后插上输液器排气,然后连接患者的锁骨下静脉导管,确保导管通畅及患者情况良好后,护士立即将复温后脐血袋常规消毒,接上生理盐水瓶的输液器进行脐血输注。每袋脐血输完时均用生理盐水 10～20 ml 冲洗脐血袋,输注完脐血后须用生理盐水冲洗输液器,保证脐血造血干细胞全部输注入患者体内。脐血输注过程要求护士运用熟练,严格无菌操作,防止脐血外漏。

(3) 脐血输注的速度:观察有无过敏反应,10 分钟后调整滴速,脐血输注速度要快,每袋脐血复温后尽快在 15 分钟内输完,以免降低脐血的活性,影响移植效果。

(4) 脐血输注后并发症的观察及护理

1) 体温、心率的改变:由于在短时间内输注入复温的脐血,会引起体温下降、心率减慢的现象。护士须密切观察患者的体温、心率变化。如体温下降予保暖、饮用温开水、使用药物后约 3 小时体温渐升至正常。

2) 溶血反应:复温后的脐血含有大量被破坏的红细胞,所以脐血输注后必然出现溶血反应。密切观察患者的面色、尿色、尿液等变化,遵医嘱予利尿、碱化尿液、水化治疗,使溶血反应得到控制。表现为排出暗红色或鲜红色肉眼血尿,2～6 小时尿色渐清。

3) 呼吸时的蒜臭味:脐血保存时需加入二甲基亚砜、人血蛋白、RDMI 1640 三种保养液,其中二甲基亚砜经肺部排泄,所以输注保存脐血后患者的呼吸会出现特殊的蒜臭味。护士应密切观察患者的呼吸、气味情况,保持呼吸道通畅,防止二甲基亚砜在体内储留损害肝、肾功能。

4) 水肿:脐血输注后胶体渗透压升高及大量水化后血容量扩张,易引起水肿。护士须密切观察患者神志、血压、心率的变化,详记出入量,及时使用脱水、利尿剂治疗。

5) 超急性移植物抗宿主病:因 HLA 配型的不合,脐血输注 7 天内易发生超急性移植物抗宿主病。护士须密切观察患者皮肤、肠道、肝功能的变化,以便及早发现、及时治疗。

(5) 移植前对患者的心理支持:脐血移植的患者治疗前非常焦虑,故应建立护患之间的感情和信任,注意个体化护理。护理人员应以诚恳、关爱的态度对待患者,必要时动员家属和亲友配合,给予支持和鼓励。注意改善环境,调节患者情绪;帮助患者和家属理解保护性隔离措施的必要性;美化病室,房间内应置备消毒的书报、收录机、电视机,以丰富单调的治疗环境,消除患者治疗中的焦虑感、孤独感,增强患者的信心和勇气;护理人员应事先介绍层流室的环境、在层流室内的注意事项,并介绍治疗的过程、可能出现的问题以及应对方法,向患者介绍成功病例。

患者入住层流室后,应鼓励家属按规定时间隔窗探视,进行电话交流、书信交流,必要时可允许关键的家属采取严格的消毒隔离措施后进入三室与患者会面,缩短与亲人之间的空间距离,消除孤独感。

3. 层流净化室准备 一般层流室分五区四室。

(1) 一区为半清洁区,包括厕所。

(2) 二区(一室)为清洁区,包括大厅、准备室、通道、消毒间。

(3) 三区(二室)为初步洁净区(空气层流),包括办公室、浴室、护士站等。

（4）四区（三室）为千级层流洁净区，包括治疗室、过渡病房等。

（5）五区（四室）为百级层流洁净区，为患者进行移植时居住的病室。该病室应在 16～18 m^2，并设有约 8 m^2 的隔离室，墙壁和门用透明玻璃，其中靠病床一侧的墙壁中部为活动窗户，最下层为空气排出口，便于医护人员操作。室内装有高效空气过滤器，可将过滤器装于病床头侧墙壁的水平层流或装于屋顶的垂直层流。在开机状态下，要求室温在 24～26℃，相对湿度 70％，噪声小于 55 dB。四室内应放置病床、床头柜、饭桌、椅子、血压计、听诊器、电话、电视监护系统等。

患者入住前 3 日层流净化室消毒的方法：用消毒液擦洗各室，备齐所有用品放入室内指定位置。用福尔马林、高锰酸钾熏蒸，房间密闭 24 小时后通风，紫外线照射 1 小时，各室各物做细菌培养阴性后方可启用层流净化室。

4. 层流室的管理要求

（1）护理人员的素质：具有高度的责任心，较强的心理、业务、身体素质，熟悉脐血移植的理论和护理要求，严格执行无菌和消毒技术。

（2）保护无菌环境：严格执行各项规章制度。工作人员按无菌要求进出层流室，进入四室（患者居住间）应加穿无菌隔离衣，戴无菌帽和口罩，戴手套，换鞋，并尽量减少工作人员在四室内滞留的时间，控制入室人数。耐高压蒸汽消毒的物品须经过附加双层包布经过高压蒸汽灭菌后，进入三、四室，依次揭去外层包布；不耐高压消毒的物品，则应依次进行消毒液浸泡，由上传递窗传递到室内。污染物品分别放入布袋或塑料袋内，由下传递窗递出。病室应每日用 1∶2 500 的氯己定常规擦洗 3 次（包括层顶、四周墙壁、门、床、床头柜、饭桌、椅子、血压计、听诊器、电话、电视、地板等处）。

（3）病区的细菌监测：定期（每周 1 次）对各种物品及空气进行生物监测，监测患者体内外的消毒效果，不定期对各项规章制度执行情况进行监测。每周更换消毒液，更换前测定消毒液浓度。

（赫　洋）

第二十一章
骨肿瘤、软组织肿瘤患者的护理

第一节　骨肿瘤患者的护理

　　骨肿瘤(bone tumour)从病理上分为骨的恶性肿瘤、肿瘤样病损及良性肿瘤。大部分骨肿瘤病理分级明确,某些特殊肿瘤如骨巨细胞瘤,可以有不同的病理分级。骨肿瘤从来源上可分为原发性肿瘤和转移性肿瘤。从治疗和护理角度来讲,肿瘤样病损和良性肿瘤较为简单,其措施完全被恶性肿瘤的处理措施所涵盖,而转移性肿瘤的处理另有特点。因此本节主要讨论原发性恶性骨肿瘤——骨肉瘤的护理,对转移性肿瘤根据其特点只作简要介绍。

一、流行病学特征及病因

(一) 流行病学特征

　　骨肉瘤是来源于人体骨组织的恶性肿瘤。准确的骨肿瘤发病率非常难以统计,因为大部分的统计学资料是根据死亡病例得到的,并不能够完全地代表全部肿瘤。来源于骨与软骨的肿瘤占全身恶性肿瘤的 $0.5\% \sim 1\%$ 。

　　2003 年,美国肿瘤协会对骨和软组织肉瘤发病率统计显示,美国一年新发 8 300 例,占所有新发肿瘤人数不到 1% 。对于患有局限性病变的患者,其 5 年生存率为 90% ,对于已经做出肿瘤转移诊断的患者,其 5 年生存率为 $10\% \sim 15\%$ 。在男性和女性之间,大多数骨肉瘤的诊出率都是相同的,但是从年龄阶段方面来看,发病年龄有 2 个高峰,第一个高峰为儿童和青少年期<24 岁,发病率为 4.4/100 万人年;第二个高峰为>59 岁,发病率为 4.2/100 万人年。除了尤因肉瘤外,男性比女性的发病率略高,无种族差异。尤因肉瘤在非洲裔美国人中较少见。

(二) 病因

　　总的来说,原发骨肿瘤的病因尚未完全明确。然而,在长期的临床实践中,已明确了一些危险因素,这些危险因素对于骨肉瘤发展可能起作用,其中主要包括:① 既往的肿瘤治疗,包括高剂量的辐射;② 在烷化剂(如美法仑、丙卡巴肼、亚硝基脲类、苯丁酸氮芥)和化学物质(如氯化乙烯气体、砷和二噁英)下暴露;③ 具有骨肿瘤的家族史,如骨肉瘤及软骨肉瘤。尤因肉瘤与 EWS 基因及一种 ETS 转录因子基因的异常有关; c - kit 基因的异常已经被确认与骨肉瘤的发生有关;④ 原有的骨病(与恶性骨肿瘤有关):患有 Paget 病的人群有 0.8% 的机会发展为骨肉瘤与其他罕见的肿瘤。大多数 40 岁以上发生的骨肉瘤与 Paget 病有关;⑤ 肿瘤抑制基因。表 21-1 列出了一些较常见的骨肉瘤及其流行病学特征和病因。

表 21－1　常见骨组织肉瘤的流行病学特征和病因

类 型	流 行 病 学 特 征	病 因
骨肉瘤	(1) 是最常见的骨肿瘤 (2) 占骨肿瘤的 34％ (3) 发病存在青少年和老年期两个高峰期，主要与骨骼生长方式有关 (4) 13 岁以上的男性发病率翻倍，13 岁以下的儿童中，男性与女性发病相同率 (5) 主要位于膝关节周围、股骨远端或胫骨近端	(1) 病因未明 (2) 与 Paget 病有较高的相关性
软骨肉瘤	(1) 是第二常见的骨肿瘤 (2) 占恶性骨肿瘤的 20％ (3) 发病高峰为 30～60 岁 (4) 男性多见 (5) 常位于骨盆或股骨近端	(1) 软骨肉瘤的发展与骨骼发育不良综合征有关 (2) 与 Ollier 病(一种良性软骨肿瘤)有较高关相性
尤因肉瘤	(1) 占恶性骨肿瘤的 5％，占所有儿童期肿瘤的 1％ (2) 80％的患者在 30 岁以下被诊断，是儿童和青少年第二常见的骨肿瘤 (3) 66％为男性 (4) 高加索人尤因肉瘤的诊断为非洲裔美国人的 6 倍 (5) 男性的预后较女性差 (6) 好发于长骨骨干部位	无特定的致病因素,但在分子生物学水平存在特异性基因改变

二、病理分类及临床分期

在临床上，对骨肿瘤进行分期应结合许多方面，其中包括体格检查、实验室检查、活检组织的显微镜下诊断和分级等内容。病理分期还涉及对切除的原发肿瘤、局部淋巴结以及可疑转移灶的检查。

(一) 病理分类

1. 骨肿瘤的发生和生长　发生于骨组织的肿瘤，生物学行为和生长过程不同于其他恶性病变，有其独特的表现形式，这些表现形式是进行分期和制订现代治疗方案的基础。

骨肿瘤的组织细胞学特点是具有潜在的穿透能力，可穿破假包膜形成肿瘤的卫星灶，这是区别良性间质肿瘤和恶性间质肿瘤的特征。

骨肿瘤的生长和蔓延机制有 3 种：① 对正常组织的压迫；② 由反应性破骨细胞引起的骨质吸收；③ 对正常组织的直接破坏。良性骨肿瘤的生长和扩张是由前两项机制造成，而恶性骨肿瘤的特征是直接的组织破坏。

依据肿瘤的生物学特征和自然病程，将骨肿瘤分为 5 种类型：隐匿性良性肿瘤、活动性良性肿瘤、侵袭性良性肿瘤、低度恶性肿瘤和高度恶性肿瘤。

2. 转移　骨肿瘤与其他肿瘤不同，由于骨骼缺乏淋巴组织，血液播散几乎是其唯一的转移途径。但是也有报道发现罕见的早期局部淋巴转移。在早期，血液转移主要发生于肺部，其次转移至骨。随着辅助化疗的应用，骨骼系统已成为更常见的初始复发部位。恶性骨肿瘤患者中 60％以上出现远处转移，骨肉瘤患者中超过 70％出现转移。出现转移性骨肿瘤的患者中超过 50% 找不到原发肿瘤。患者除了主诉厌食、恶心、呕吐、乏力、全身不适、体重下降外,局部疼痛和放射痛是最常见的症状。一开始疼痛显隐匿性,从轻微的间歇痛到持续性的活动性痛,夜间静息痛是转移性恶性肿瘤的典型表现。疼痛对于口服止痛剂的反应也不一致。患者疼痛突然加重可能出现病理性骨折,骨转移的第二症状是肿胀、出现巨大肿块、转移灶从骨破坏发展到软组织,转移到脊柱的肿瘤压迫硬膜囊出现神经症状。

骨肿瘤转移最多见的部位是脊柱、骨盆、肋骨和四肢长骨近端,很少转移到肘膝以外。

临床上怀疑骨转移时除了血液生化中血沉、碱性磷酸酶值出现改变外,X 线片上也可以发现骨的破坏灶,同位素全身骨扫描可确认转移灶的多寡,MRI 对转移灶的评估有极高的敏感性和特异性,穿刺活检是确诊骨转移的诊断步骤。

3. 跳跃性转移灶 跳跃性转移是指与原发肿瘤位于同一骨骼里的肿瘤结节,但并不与原发肿瘤相连续。跨关节跳跃转移发生于邻近原发肿瘤的关节内。高度恶性骨肉瘤最常发生跳跃性转移。跳跃性转移对局部复发和转移有重要的影响,伴有跳跃性转移的患者与无跳跃性转移的患者相比,局部复发率分别为 30% 和 10%,转移率分别为 95% 和 50%。跳跃性转移患者的预后及发病率均与年龄无关,其总体发生率为 6%。

4. 局部复发 在所有局部复发的病例中,95% 的患者复发都发生在手术失败的 2 年之内。高度恶性肉瘤的局部复发可降低患者预期生存率,在已接受过治疗的患者,如发生局部复发,其预后则更差。

5. 关节受累 关节软骨是肿瘤直接侵蚀关节的自然屏障。关节侵蚀的发生机制包括以下 3 个方面:关节囊周围蔓延、沿关节内结构直接蔓延、通过关节软骨蔓延。病理性骨折可造成受肿瘤累及的骨直接与关节相通,这可能是第 4 种机制。

6. 骨骺侵蚀 骺板对骨肿瘤侵蚀所起的屏障作用相对较差。随着保肢技术的发展,准确识别肿瘤在干骺端骨骺区内的累及范围显得更为重要,MRI 检查对这方面的评估十分有效。

（二）临床分期

目前,应用于原发恶性骨肿瘤的分期系统有 2 个:美国骨与软组织肿瘤协会(Musculoskeletal Tumor Society,MSTS)分期系统和 AJCC 分期系统。

MSTS 分期系统采纳的是 1980 年 Ennecking 等阐述的骨肉瘤外科 GTM 分期方法(见表 21-2),即根据肿瘤的组织学分级(G)、肿瘤范围(T)和有无转移(M)3 个方面进行分期。目前,Ennecking 分期系统在临床应用较广。

表 21-2 原发恶性骨肿瘤的 Ennecking 分期系统

分 期	肿瘤分级(G)	原发肿瘤(T)	远处转移(M)
ⅠA	G1	T1	M0
ⅠB	G1	T2	M0
ⅡA	G2	T1	M0
ⅡB	G2	T2	M0
ⅢA	G1～G2	T1～T2	M1
ⅢB	G1～G2	T1～T2	M1

注:G1=低度恶性;G2=高度恶性。
　　T1=间室内;T2=间室外。
　　M0=无局部或远处转移;M1=局部或远处转移。

AJCC 于 1983 年制订了骨肉瘤的分期系统,即 GTNM 系统(表 21 - 3)。此分期系统与 Ennecking 分期较相似,虽将骨肉瘤分为 4 期,但没有定义Ⅲ期肿瘤。

表 21 - 3　原发恶性骨肿瘤的 AJCC 分期

分　期	肿瘤分级(G)	原发肿瘤(T)	区域淋巴结(N)	远处转移(M)
Ⅰ A	G1～G2	T1	N0	M0
Ⅰ B	G1～G2	T2	N0	M0
Ⅱ A	G3～G4	T1	N0	M0
Ⅱ B	G3～G4	T2	N0	M0
Ⅲ(未定义)				
Ⅳ A	任何 G	任何 T	N1	M0
Ⅳ B	任何 G	任何 T	任何 N	M1

注:G1=分化良好;G2=中度分化;G3=分化较差;G4=未分化。
　　尤因肉瘤和恶性淋巴瘤归为 G4。
　　T1=局限于骨皮质内的肿瘤;T2=超出骨皮质范围的肿瘤。
　　N0=无局部淋巴转移;N1=局部淋巴转移。
　　M0=无远处转移;M1=远处转移。

2002 年出版的 AJCC 分期系统对第 1 版 AJCC 进行修订并于 2003 年开始应用于临床,新 AJCC 分期系统作出了以下修改:① 补充了Ⅲ期肿瘤,将出现"跳跃灶"但无局部淋巴转移和远处转移的病例归为Ⅲ期,此处"跳跃灶"定义为同一骨内与骨肿瘤原发灶不相连续的瘤灶;② 肿瘤的侵犯范围由其最大径来替代解剖间室内、外,即肿瘤最大径以 8 cm 为界,最大径≤8 cm 为 T1 期,最大径>8 cm 为 T2 期;③ 远处转移(M1 期)再细分为肺内转移(M1a 期)和肺外其他远处部位的转移(M1b 期)。此分期适用于骨肉瘤、尤因肉瘤,但不适用于骨的原发性恶性淋巴瘤和多发性骨髓瘤。

三、诊断

1. 症状与体征　骨肉瘤具有相同的症状和体征。主要的表现为:① 疼痛,且夜间疼痛呈进行性加重,疼痛由间歇性逐渐发展为持续性;② 出现有压痛的肿块,晚期则出现浅表血管怒张;③ 病变部位的水肿;④ 功能障碍,患肢因疼痛而出现跛行,晚期则被迫卧床休息;⑤ 病理性骨折。另外,肿瘤本身原因或者治疗可能造成骨髓抑制而产生贫血。尤因肉瘤患者可有发热、持续的剧痛和关节僵硬。在病变部位较常见皮肤温度升高。

2. 辅助检查

(1) X 线摄片检查:X 线摄片在骨肉瘤的诊断方面十分有价值。其特征性的表现为:① 骨皮质破坏;② 肿瘤向软组织延伸;③ 垂直方向的骨膜新生骨形,伴有"Codman 三角"或"日光放射征"。

在 X 线片上,软骨肉瘤表现为叶状病损,可有钙化,钙化多为圆形或半圆形。长骨的中央型软骨肉瘤,会因为水肿而显示出皮质增厚;边缘型软骨肉瘤,可有一个巨大的、高密度斑片状显影,还可有不透光的不规则条纹从病变中心向外伸展。尤因肉瘤在 X 线片上主要表现为包括边界不清的片状、筛孔状或虫蚀样溶骨性骨质破坏,同时可出现不同程度的骨膜增厚。

(2) CT:可以准确地显示骨肿瘤在骨内和骨外的范围,可在横断面上准确地显示出肿瘤及其周围关系。利用不同的窗口,来检查皮质骨、髓内腔隙、邻近的肌肉和骨外软组织受累范围。CT 检查时,应包括整块骨和邻近的关节。动脉造影 CT 扫描具有高度的敏感性。对于骨肉瘤肺转移的影像学检查,以胸部薄层 CT 为佳。

（3）MRI：与其他检查方式相比,具有清晰的对比度。可以在任何平面成像,并能发现肿瘤及肿瘤的骨外部分,在骨肉瘤髓内侵袭范围诊断方面优势明显,已成为判断肿瘤浸润范围以确定截骨平面的主要方法。

（4）同位素骨扫描：同位素有助于确定多骨骼受累、转移灶以及肿瘤在骨内的范围。采用骨扫描鉴别骨肿瘤在骨内的蔓延范围,对于制订手术计划来说是非常重要的。

（5）血管造影：随着保肢技术的发展,在肿瘤切除之前,必须进行血管造影以确定某些相关血管的形态。这对于胫骨近端肿瘤尤其重要,因该处常见变异。从观察血管解剖和变异的角度来看,血管造影是最可靠的方法。

（6）血清学和细胞学检查：骨肉瘤患者血清检查可发现低血红蛋白和低血细胞比容,这是因为肿瘤生长在骨髓这一造血器官中,引起红细胞生成不足；由于骨破坏,血清中钙升高；血清碱性磷酸酶升高,则提示成骨细胞活跃,一旦肿瘤被去除,血清碱性磷酸酶水平下降,然而一旦发生复发或转移则其浓度会再次上升。

软骨肉瘤患者,血清检查也可以发现低血红蛋白和低血细胞比容,提示存在因为肿瘤而引起的红细胞生成不足。另外,软骨肉瘤的患者会出现软骨细胞的细胞学改变,其表现为肥胖核或块状染色质。

尤因肉瘤患者,血清检查可以发现低血红蛋白和低血细胞比容,血沉加快,有时有白细胞增多。一般认为这些改变与炎症有关,并与骨髓炎类似。

骨纤维肉瘤患者,血清检查的表现有：① 组织学改变：恶性纤维母细胞分化程度、细胞形态、所产生的胶原数量可有不同表现；② 细胞学改变：中等程度的间变及细胞变形提示纤维肉瘤；③ 低血红蛋白和低血细胞比容,是肿瘤侵犯骨髓所致。

（7）组织活检：是目前确诊骨肿瘤的金标准。从时机上来讲,一旦怀疑有骨肿瘤就应当尽早进行活检。活检主要分为穿刺活检和切开活检两种,其基本要求就是要在合适的病变区域获取足够的组织,具体方法可以灵活选择。一般来说,准备采取保肢手术时尽量采用穿刺活检,因为该方法造成的局部污染种植较少。

在活检时,建议对所有的活检标本进行冰冻切片分析。初步冰冻切片的目的,就是证实在已获得的标本中是否含有足够的肿瘤组织,以满足石蜡切片观察诊断的需要。否则,就应另外再采取标本。此外,临床穿刺活检或切开活检应在所有影像学检查完成之后进行,否则可能引起穿刺后水肿和出血而影响诊断。

四、治疗

目前,骨肉瘤治疗手段包括：新辅助化疗＋手术切除＋化疗、放射介入治疗和热消融治疗。另有其他治疗方法,如细胞免疫治疗、基因治疗、干细胞靶向治疗等效果尚待进一步研究确认。

（一）手术治疗

是否选择手术治疗,选择何种手术治疗方式,需要通过肿瘤大小、位置、范围及组织学分级来决定。目前,骨肉瘤患者结合化疗的保肢手术率已达 90%。虽然从理论上讲,保肢手术可能增加骨肉瘤局部复发率,但国内外研究显示截肢与保肢手术患者之间的局部复发率无差异。

1. 保肢手术

(1) 保肢手术包括肿瘤切除和功能重建两个步骤。即完整、彻底地切除肿瘤及重建因切除肿瘤所造成的股骨肌肉系统功能病损。重建方法包括骨重建与软组织重建,骨重建即重建支撑及关节功能,软组织重建则修复动力、提供良好覆盖。

目前临床上可供选择的重建方法有:① 人工假体:包括旋转铰链式假体、可调节假体、可延长假体、定制节段式假体等。其中可延长假体尤其适用于儿童,解决骨骼生长过程中肢体不等长的问题,可以提供足够的稳定性和强度,允许早期负重行走。目前,3D 打印技术已应用于人工假体制作中,通过术前准确评估肿瘤边界、精确显示假体范围,进行个性化定做。但人工假体最主要的问题仍然是松动、假体感染和机械性损坏;② 异体骨关节移植:其最大优点是可以提供关节表面、韧带和肌腱附着,但缺点是感染、骨折等在内的并发症发生率高;③ 异体骨-人工关节复合体(allograft-prosthesis composite, APC),一般认为可以结合人工假体和异体骨两者的特点,肢体功能恢复快,但同样也结合了两种重建方式的缺点;④ 游离的带血管蒂腓骨或髂骨移植;⑤ 瘤段灭活再植术:包括体外灭活和体内原位灭活再植。灭活方法包括煮沸、液氮冷冻、射线照射、乙醇固定、巴氏消毒等。灭活再植术具有经济方便、手术操作简单的特性,尤其适用于生存期长的年轻患者,但术后易发生病理性骨折、感染、关节退变等并发症;⑥ 旋转成形术:即利用功能良好的自身小腿,上移旋转 180°融合代替切除的股骨下端病灶。该术式可以保留患者的膝关节功能,适用于儿童患者,但肢体重建后外观明显改变,导致患者心理障碍,目前已很少使用。

(2) 适应证和技术原则:如果肿瘤未累及主要的血管神经,又无其他明显禁忌,均可采用保肢手术以改善患者生活质量。如果选择得当,保肢手术是一种安全可靠的手术方式。这项技术可以运用于所有的梭形细胞肉瘤,而不管其组织来源如何。

(3) 禁忌证:① 主要神经血管受累,肿瘤组织切除与神经组织保留难以两全;② 有病理性骨折,肿瘤细胞可能随血肿转移至肿瘤界线外;③ 不恰当的活检造成正常组织平面和间隙污染;④ 感染;⑤ 骨发育不成熟,难以预测下肢长短的最终差异;⑥ 广泛的肌肉组织受累,手术切除后无足够的肌肉组织来维持下肢功能。

(4) 技术原则:① 广泛地切除受累骨骼及肿瘤周围部分正常的肌肉组织;② 大块切除所有以前活检的部位及所有可能污染的组织;③ 根据 CT 或 MRI 及骨扫描的检查结果,切除肿瘤范围超过异常部位 3～4 cm;④ 切除邻近的关节及关节囊;⑤ 利用局部肌肉移位进行适当的动力重建;⑥ 保证足够的软组织覆盖。

总的来说,只有认真地进行分期和活检诊断,手术操作仔细,结合手术前后的化疗或放疗,才能保证局限性骨肉瘤和其他肉瘤治疗的成功。

2. 截肢手术　一旦保肢手术不能实施,截肢手术将是最终的外科治疗方法。因肿瘤而行截肢术,倾向于在较高的解剖平面截肢,技术操作上困难更大,由于患者更趋于年轻化,外观上巨大的缺陷往往在肢体功能丧失之外导致其心理上巨大的打击。在所有截肢患者中,骨肉瘤占第 3 位。

(二) 化学治疗

1. 新辅助化疗　新辅助化疗的概念由 Rosen 提出,即术前化疗—外科治疗—术后化疗,术前临床影像评估,术后调整化疗方案。现已成为骨肉瘤的首选治疗方案,使得骨肉瘤 5 年生存率从之前的小于 20%提高至 60%～70%。

新辅助化疗的意义:① 可以早期进行全身治疗,尽早消灭微小转移灶;② 术前化疗使得肿瘤周围形成良好的连续性假膜或使假膜增厚，肿瘤边界得以清晰可辨，显著改善了手术的可操作性，伴随大部分的肿瘤细胞坏死，术中肿瘤细胞的扩散及接种的机会得以减少；③ 根据术前化疗后肿瘤坏死率的情况评估疗效，及时指导术后化疗方案的调整；④ 术前化疗可缩小肿瘤水肿带的范围，加速肿瘤边缘钙化，利于保肢；⑤ 术前化疗的进行，为患者赢得了设计保肢方案的时间，有利于假体的制作；⑥ 降低病理性骨折和患者的病死率，降低其肢体重建后复发的风险。

2. 动脉灌注化疗　为了增加肿瘤血管系统的药物浓度，可以直接通过肿瘤的动脉血供进行术前化疗，特别是可通过缓慢的动脉输入将化疗药物送至肢体。药物动力学显示，动脉灌注化疗可造成局部高浓度药物聚集，使原发肿瘤中的药物浓度增高，对肿瘤的作用增大，因此有利于实施保肢手术，最大限度地增加了适于行保肢手术患者的数量。

3. 化疗药物　用于治疗转移的化学物质主要有甲氨蝶呤（MTX）、多柔比星（ADM）、顺铂（DDP）、异环磷酰胺（IFO）和长春新碱（VCR），其他有表柔比星（EPI）、环磷酰胺（CTX）、依托泊苷（VP-16）等，这些药物通过不同的方式联合应用。其中 MTX 属于抗代谢化疗药，被认为是单药提高骨肉瘤患者生存率最有效的药物，是否采用 MTX 治疗可作为评估预后的独立危险因素。在 4～6 小时内静脉滴注 MTX 完成后，用甲酰四氢叶酸钙解救。DDP 属于细胞周期非特异性药物，是目前骨肉瘤动脉内给药的首选药物。

4. 常见的不良反应　上述每个化疗药物的不良反应有类似之处。骨肉瘤化疗中常见的不良反应包括：① 粒细胞减少和血小板减少：一般在化疗后 7～14 日出现。目前，临床上较常用的是使用集落刺激因子（GSF）刺激骨髓释放白细胞；② 黏膜炎、咽炎和腹泻：由胃肠道上皮细胞的破坏所致；③ 恶心和呕吐：十分常见，可预防性给予止吐剂；④ 肾毒性：异环磷酰胺的一个危险因素是肾毒性，临床上 IFO 常与美司钠同步应用以预防出血性膀胱炎的发生；⑤ 心脏毒性：如果多柔比星的累积剂量不超过 550 mg/m²，心脏毒性发生率较低；⑥ 使用异环磷酰胺会出现神经毒性，如共济失调、错觉、兴奋、嗜睡，限制药物的剂量情况下，这种毒性常常是完全可逆的。

（三）放射治疗

骨肉瘤是一种对放疗不敏感的肿瘤。放疗的作用主要是辅助性治疗或姑息性治疗。对于在骨盆、颅底、头颈部和脊柱等部位不能手术切除的病变或切除时切缘有肿瘤残留，或肿瘤对化疗反应差、有病理性骨折，局部放疗有一定的作用。

1. 放疗计划　要对骨组织肿瘤进行理想的放疗，就必须仔细地制订放疗计划。首先应对肿瘤进行定位，确定肿瘤的临床分期和放疗的范围，以及确定可能存在隐性病灶的所有组织区域，还需要准确的三维定位。利用这些综合方法，可以测定肿瘤的最大范围。为了保证手术伤口的愈合，延迟手术后放疗有一定的必需性，但考虑到复发的危险，应尽可能缩短手术和术后放疗衔接时间（2～4 周）。

2. 放射剂量和范围　肿瘤的整个临床影像学范围，再加上隐性或亚临床病变延伸区的边缘部，需要大剂量放疗。对于有沿髓腔蔓延趋势的肿瘤（淋巴瘤、尤因肉瘤），标准的照射范围应包括整个骨，并增加对大块肿瘤区域的照射量。由于儿童小圆细胞性骨肿瘤对化疗敏感，放疗局限于受累部位即可。

由于恶性骨组织肿瘤的治疗往往需要大剂量放疗，所以推荐使用缩野技术，该技术允许对大面积的亚临床肿瘤受累区域给予中等剂量放疗，而对肿瘤主体区域则使用较大灭活剂量放疗。

另外一些原则包括使用能调整放疗区数量和形态的装置,以此来设定合适的放疗区,使其与患者的肿瘤形态大小和解剖部位相匹配。可采用多个放疗区,以保证充分利用放射剂量。对所有的放疗区每日都须给予放疗。放疗要避免同时使用对正常组织有放射敏感增强作用的药物,如多柔比星、放线菌素 D 等。

3. 放疗的并发症　放疗的剂量和体积与放疗的并发症直接相关。在治疗早期出现的一些反应是可逆的,多不严重,如红斑、干性皮肤剥脱和脱发。局部血肿、水肿和疼痛是常见的不良反应。放疗期间比较大的危险在于手术切口的再次开裂。后期反应往往较严重,包括纤维化、挛缩、生长阻滞、继发性骨折以及由于放射引起的肉瘤。在放疗过程中,进行理疗可使纤维化和挛缩程度降到最低,甚至可避免。应尽量避免对关节部位及未闭合的骨骺部位照射。若骨骼在放疗后招致广泛破坏,又不能重建和修复,很容易继发骨折。对于负重部位骨的肿瘤,在未骨化以前,只能部分负重或应用支具保护。骨盆放疗时,内脏器官的保护非常重要。年轻女性需要接受骨盆放疗时,应尽可能地考虑将卵巢移位;其他患者也可采用骨盆内容物移位技术来避免整个膀胱受到照射。

(四) 靶向治疗

靶向治疗为将药物通过特定的载体,在特定的导向机制作用下选择性浓集,定位于靶器官、靶组织、靶细胞或细胞内特定结构。外科手术联合化疗为骨肉瘤目前主要的治疗方式,但化疗为全身治疗,作用于人体大部分组织和器官,导致非肿瘤器官的不良反应(恶心呕吐、骨髓抑制等)增强,而靶向治疗的特异性给药方式克服了化疗给药的缺陷,使药物多集中于瘤变部位,减轻了对正常组织的危害。靶向治疗呈现出比传统治疗方式更优越的特点,在骨肉瘤的治疗中展现出良好的前景。研究显示,利用携带药物的亲骨性物质作为载体,靶向定位于骨组织可以达到治疗的目的。骨基质的主要成分是羟基磷灰石,所以亲羟基磷灰石的物质可以作为骨靶向药物的载体。亲羟基磷灰石类药物和化疗药物结合对骨肉瘤的抑制具有重要作用。

(五) 免疫治疗

骨肉瘤的肿瘤细胞可凭借复杂的逃逸机制免除机体免疫杀伤,以患者正常细胞与恶性细胞间的抗原差异为基本理论导向,针对该肿瘤细胞的免疫机制,研究其特有的免疫治疗方法,也称生物疗法,一直被认为是肿瘤患者一种特定和有效的方法,特别为晚期、转移性及复发性骨肉瘤提供了新的、有效的治疗方法。目前,肿瘤学的免疫治疗根据作用机制可以分为 3 类:过继性免疫治疗、主动特异性免疫治疗和非特异性免疫治疗。20 世纪 70 年代,应用干扰素治疗骨肉瘤的临床试验已开展,已有大量实验证实干扰素对骨肉瘤的抑制作用。

五、护理

(一) 手术护理

1. 保肢手术的护理

(1) 一般护理:主要包括:① 抬高患肢,促进静脉回流,减轻肿胀;② 保持负压引流通畅,同时观察并准确记录引流液的颜色和量;③ 患者麻醉清醒后或持续硬膜外麻醉肢体感觉、运动功能恢复后,行肢体被动活动、跖屈、足背伸、踝关节旋转活动,以尽快恢复患肢血液循环,牵拉挛缩组织避免粘连。通过与主管医师交流,了解患者术后康复锻炼需求,必要时调整康复训练计划。如果骨折固定可靠,关节的非负重活动尽早进行。患肢的负重需要在术后 6～8 周后,进行 X 线检查显示骨愈合后进行。

(2) 人工假体置换术后护理:上肢人工肩关节置换术后应注意体位护理和功能锻炼。

1) 体位：麻醉清醒前，给予去枕仰卧位，保持术侧屈肘 90°于胸前。麻醉清醒后可采取半卧位或健侧卧位，半卧位时，术侧肩关节以臂托悬吊保护固定于中立位，上臂下垂，屈 90°，前臂自然放于胸前；健侧卧位时，术侧屈肘 90°，以臂托悬吊固定于健侧，保持肩关节中立位，以患者感到舒适为度。绝对禁止术侧卧位，以避免置换关节受压，导致置换关节向前脱位。

2) 功能锻炼：① 患者在术后当天麻醉清醒后即可做术肢握、松拳运动，以促进血液循环和手指功能恢复；② 术后第 1 天始做术侧手腕关节主动屈伸活动，以促使术肢远端肌力、手腕关节功能的尽早恢复，每次 5～10 分钟，每日 3～5 次，以后逐渐增加至 6～8 次/天；③ 术后使用外展支架固定 3 周，解除固定后健侧肢体协助做患肘关节的伸屈运动，每次 5～10 分钟，每日 3 次；并可在保持术侧肩关节功能状况下，由健肢协助做轻度外、内收运动；根据患者锻炼及恢复情况，逐步增加活动强度和时间；④ 术后 4 周患者术肢做主动活动锻炼。

（3）下肢人工髋关节、股骨头、膝关节置换术后的护理

1) 体位：① 髋关节和股骨头置换术后（20°～30°），在双大腿之间安放枕头保持两腿分开，绝对避免患髋内收，穿抗外旋鞋或皮牵引，避免髋关节过度屈曲；如因肿瘤巨大，周围肌肉切除过多，术后应持续皮牵引 3 周以上，防止髋关节脱位；② 膝关节置换术后，患肢抬高 20°～30°，保持伸膝，足高髋低位。

2) 功能锻炼：① 术后即可进行肌肉的等长收缩运动，包括大腿肌肉和小腿肌肉的等长收缩；② 卧床患者适当进行腹肌和腰肌的训练，做收腹和挺腰动作。锻炼强度以不增加患者疼痛和疲劳为宜；③ 术后第 3 日开始，以关节功能锻炼为主，主要包括关节的主动和被动活动训练。可用关节持续被动活动装置（continuous passive motion instruments，CPM）进行辅助锻炼，膝关节屈曲从 0°～90°逐渐增加。在伸屈关节肌力初步恢复后，开始抗阻练习，以利于基本肌力的恢复，来承受日常生活中的应力需要。术后根据假体的稳定性，在医师指导和陪护人员的协助下，指导患者扶拐下地，进行非负重、部分负重直至完全负重行走。

2. 截肢手术护理

（1）术前护理：术前做好患者的心理护理，争取得到家属的配合，让患者有充分的思想准备，避免手术对患者精神的打击。教会患者使用拐杖，进行手臂拉力锻炼，为术后扶拐下地活动做准备。术前常规备皮。

（2）术后护理

1) 严格床头交接班，观察残端伤口情况。床边备止血带 1 根，髋关节离断术后的患者，应在床边备足沙袋，以备大出血时及时止血。观察残端有无肿胀、渗液、皮肤坏死及并发症感染。在残端可用棉垫和弹力绷带加压包扎，但包扎时不要在近侧过度加压，以免引起远端水肿。术后伤口愈合后残端不可用油剂或冷霜涂擦，以免造成残端皮肤破损、糜烂，可用温水或中性肥皂轻轻地擦洗。

2) 体位：截肢后由于肌肉力量不平衡，下肢截肢部位以上的关节常易发生屈曲外展畸形，将严重影响以后安装假肢。因此术后固定或包扎患肢时，应维持截肢残端于伸展位，保持残端固定于功能位，残端邻近关节下不垫枕。

3) 术后残肢疼痛：幻肢痛是截肢患者特有的体征，让患者接受残端事实尤为重要。教会其与残端对话，直视残端，用手抚摸、轻拍打残端，4 次/天，10～15 分钟/次；内心告诉自己肢体只到此位置，并通过拍打让残端神经末梢适应截肢平面，以减轻疼痛和增加患者残端存在感，让幻肢痛逐渐消失，并联合应用镇痛、镇静剂，解除患者痛苦。对顽固性患肢疼痛的患者，可行普鲁卡因封闭、交感神经阻滞或交感神经切断术。

4) 避免关节挛缩：大腿截肢者容易发生髋关节屈曲、外展挛缩，小腿截肢者容易发生膝关节屈曲挛缩，术后不要长时间将关节维持在某一位置，要积极进行残肢邻近关节的全范围被动活动，小腿截肢者要注意保持髋内收、膝伸直。

5) 术后活动：上肢截肢后1～2日可离床活动，做广播操；下肢截肢后1～4日练习床上转移、扶拐站立、轮椅活动；术后2周内在床上进行残肢关节的主动、被动活动及肌肉的抗阻运动；2周后可不负重扶拐下床活动，让患者练习站立平衡、屈膝平衡及扶椅进行单足跳。指导患者使用拐杖或其他助行器具，并强化行走的技巧。早期锻炼时要有人陪护以免意外损伤。术后2～3个月，残肢水肿消退后，就可以穿戴假肢。

3. **脊柱肿瘤手术的护理**　脊柱肿瘤常合并截瘫，因此，应做好截瘫的预防及护理。

(1) 术前护理：① 留置导尿；② 术前排空肠道，可用缓泻剂或灌肠；③ 了解截瘫平面和程度，以便与术后对照。

(2) 术后护理：① 术后平卧，颈椎术后颈两侧置沙袋，保持颈部中立位，胸腰椎术后翻身时要保持脊椎同时转动，不能扭曲，颈椎患者起床时应佩戴颈围，固定颈椎；② 颈椎术后要密切观察呼吸情况，保持呼吸道通畅，防止因血块堵塞气管而引起窒息；③ 观察伤口渗血情况，及时配合医师换药；④ 观察截瘫恢复情况，观察患者的肌力、感觉、反射以及排尿、排便情况。

（二）放疗护理

(1) 通过摄片精确地确定肿瘤位置、范围、与正常组织器官的关系，制订护理计划。

(2) 放疗时应当选择让患者舒适的体位，尽量保持功能位。妥善处理好伤口，促进其愈合，如有感染应控制好后再行放疗。

(3) 皮肤护理：放疗数日后皮肤即变红，之后呈棕色、毛发脱落、脱屑。重者可有溃疡和皮下组织坏死。晚期可产生皮肤和皮下组织硬化、溃疡、皮肤或软组织恶性肿瘤。在照射中应避免刺激及摩擦，保持干燥，防止感染，可用冷敷、乙醇擦拭或涂敷刺激性小的消炎软膏等。穿宽松的衣服，保护皮肤免受日晒。温水洗浴，尽量缩短洗浴时间，不可使用含香精的保湿类洗浴用品。

(4) 放疗后还可出现胃肠反应、骨髓抑制、脱发等，其护理详见第四章第四节。

（三）化疗护理

化疗给药大多是按体重计算的，化疗前应准确测量体重。嘱患者在清晨、空腹、排空尿、粪便后，只穿贴身衣裤，不穿鞋称量体重。配置化疗药物应严格执行无菌操作，严格按医嘱剂量给药，执行"三查七对"。同时应熟悉各类药物的性能和特点，顺铂应在生理盐水或葡萄糖盐水中溶解；环磷酰胺不能加温促使溶解；多柔比星、柔红霉素、甲氨蝶呤，注射时需避光，应在瓶外用黑布遮盖。对化疗患者的护理详见第三章第四节。

（四）转移性骨肿瘤患者的护理

1. **症状管理**　转移性骨肿瘤患者的主要症状为疼痛。治疗目的是为了让患者舒适、无痛苦，并且能够生活自理。缓解疼痛、保持骨稳定性是最常用的方法。采用放疗和化疗能够缓解症状，取得满意疗效。骨转移瘤的患者如果不伴有骨折，大都不需要手术治疗。如果伴有骨折，最好进行手术内固定。尽管非内固定方法也可能得到骨折愈合，但因为治疗期较长，而骨转移瘤患者预期寿命有限，不利于生活质量的改善。外科治疗的目的是使患者尽早负重，应当根据手术治疗所需时间与预期寿命进行权衡。

某些骨转移患者发生高钙血症，患者出现疲乏、食欲不振、便秘、恶心、多尿，症状与流感相像,脱水和肾功能不全会加重这些症状,使病情很快恶化。对骨肿瘤转移的患者,控制疼痛、保持肢体功能和行走能力是治疗的第一原则。

对未行固定手术或未出现病理骨折的患者,在护理过程中辅助其翻身时,患者体位改变可能会发生病理骨折,因此护理操作中应注意。手术后的患者应尽快活动,目的是减少患者术后并发症,护理人员在康复师指导下对加强内固定或假体置换后的患者早期进行主动和被动的活动锻炼。

2. 心理社会支持 转移性骨肿瘤患者极度痛苦、恐惧、绝望。护士要对患者的心理反应进行评估,根据不同的心理反应制订相应的护理计划。从心理上,患者可分为积极面对型、怨天尤人型、恐惧躲避型等多种类型。首先要采用逐步暴露的方法,适时地、逐步地让患者了解病情诊断结果,使患者缓慢进入角色,以免突然面对事实造成严重心理异常。对于恐惧躲避型,要开导患者接受现实,以追求最好的生活质量。对于怨天尤人型,要有同情心,理解安慰患者,使患者感到被关心。在转移性骨肿瘤的晚期,患者往往出现恶液质和全身衰竭,更要加强护理。

3. 疼痛护理 转移性骨肿瘤主要的症状是剧烈、顽固的疼痛,为提高患者的生活质量,应及时有效地控制疼痛:① 定期评估疼痛的严重程度,以及疼痛对睡眠的影响;② 分散患者的注意力,如亲人的陪伴、交谈一些患者喜欢的话题、听音乐等;③ 采用放松疗法、舒适的体位、按摩、局部热敷、适当理疗;④ 按医嘱予以止痛剂。止痛剂的应用原则是:尽可能口服给药,便于长期给药,减少精神依赖和生理依赖,有规律地按时给药、按阶梯给药,用药个体化,以缓解疼痛为目的,不应对药量限制过严。

4. 并发症的预防

(1)保持床单清洁干燥,勤翻身,加强皮肤护理防止压疮。

(2)如病情允许可鼓励半卧位,协助患者加强深呼吸及咳嗽咳痰,必要时给予雾化吸入,预防肺部感染。

(3)多饮水,协助患者床上活动,防止泌尿系统感染和结石。

(4)患肢位于功能位,鼓励健侧肢体做力所能及的活动,协助患者提高生活自理能力,防止失用性萎缩。

六、康复支持

(1)根据患者接受的治疗制订出院计划。护士要耐心地做好解释工作,增强患者自信心,积极配合治疗,建议家属尽量满足患者各种合理需要。

(2)指导患者在家中自我护理的方法,例如衣着改变、感染征象的监测、残肢护理。

(3)教会患者进行疼痛监测和必要的初步处理,合理进行幻肢疼痛的初步处理,告知患者与医师联系的方法。

(4)指导患者制订活动计划,锻炼生活自理能力,活动时量力而行,防止病理性骨折。

(5)向患者介绍要应用的药物,获得患者的理解,并保证患者用药的依从性,告知药物可能存在的不良反应和初步的处理方法。

(6)评估心理社会、社会经济因素对患者的影响以及骨肉瘤的诊断与治疗对患者目前生活方式的影响。告知患者必须避免引起骨不适的某些休闲活动,如篮球和慢跑。

(7)鼓励患者合理利用社区资源。嘱定期复诊、拍片,了解肿瘤切除部位骨修复情况。

第二节　软组织肿瘤患者的护理

软组织肿瘤包括软组织肉瘤(soft tissue sarcomas)、脂肪肉瘤、透明细胞肉瘤、卡波西肉瘤等,可以分为良性肿瘤、交界性肿瘤及恶性肿瘤。良、恶性软组织肿瘤的比例大约为100∶1。相对于骨肿瘤,软组织肿瘤的组织学表现、解剖部位以及生物学行为变化多端,但是也存在一定的共性。软组织肉瘤的护理与骨肉瘤的护理有一定的相似之处。本节着重探讨软组织肉瘤的临床特点及护理。

一、流行病学特征及病因

(一) 流行病学特征

软组织肉瘤是来源于结缔组织的肿瘤。软组织肉瘤来源于骨组织以外人体的结缔组织,软组织连接、支持或者包绕着人体其他结构与器官。软组织肉瘤与骨肿瘤的发病率之比为3∶1。美国每年新诊断的软组织肉瘤患者为 12 390 例,死亡患者为 4 990 例。国内统计软组织肉瘤的发病率约为 2.4/10 万。

(二) 病因

对于原发性软组织肿瘤的病因还知之甚少,只对一些危险因素有所了解。对软组织肉瘤发展可能起作用的危险因素包括:① 先前的肿瘤治疗,包括高剂量的辐射;② 暴露于烷化剂(如美法仑、丙卡巴肼、亚硝基脲类、苯丁酸氮芥)和化学物质(如氯化乙烯气体、砷和二噁英);③ 长期接受免疫抑制的患者,如接受器官移植患者和艾滋病患者都是患软组织肉瘤的高危人群。表 21 - 4 列出了一些较常见的软组织肿瘤及其流行病学特征和病因。

表 21 - 4　常见软组织肿瘤的流行病学特征和病因

类　型	流 行 病 学 特 征	病　因
软组织肉瘤	50%以上发生在四肢,其余也发生在头、颈部及腹膜后区域	(1) 暴露于除草剂和其他化学物质 (2) 先前的肿瘤放疗 (3) 神经纤维瘤病可导致软组织肉瘤
脂肪肉瘤	(1) 是最常诊断的软组织肉瘤 (2) 肿瘤通常来源于大腿、膝后部、腹股沟、臀部或腹膜腔后部的深部脂肪组织 (3) 脂肪肉瘤通常发生于 30～60 岁 (4) 男性较女性略多见 (5) 很少发生转移(低于 10%),并且通常表现为实质性肿块,侵袭周围组织很快	(1) 暴露于除草剂和其他化学物质 (2) 先前的肿瘤放疗 (3) 神经纤维瘤病可导致软组织肉瘤
透明细胞肉瘤	(1) 目前被认为是一种恶性的黑素瘤,但发病率相当低 (2) 发生于 40 岁以下的成人 (3) 表现为肌腱鞘和远端肢体腱膜处无痛性圆形生长的实质性肿块 (4) 5 年生存率大约为 50%	暴露于除草剂或其他环境致癌物

（续 表）

类 型	流行病学特征	病 因
艾滋病相关的卡波西肉瘤	（1）常见于同性恋或双性恋男性 （2）HIV 感染人群的发病率为普通人群的 2 万倍 （3）全身可见病变和结节	（1）HIV 感染 （2）长时间的免疫抑制 （3）非洲、犹太人或地中海地区的后裔可能有基因遗传

同骨组织肉瘤一样，软组织肉瘤的临床分期应结合体格检查、实验室检查和用于显微诊断及分级的肉瘤活检等；软组织肉瘤的病理分期应结合对原发肿瘤、局部淋巴结以及可疑的转移灶的检查。软组织肉瘤类型及其组织来源见表 21-5。

表 21-5 软组织肉瘤的类型和组织来源

类 型	组 织 来 源
透明细胞肉瘤	骨髓
脂肪肉瘤	脂肪
卡波西肉瘤	内皮细胞
纤维肉瘤	纤维软组织（如肌腱、韧带）
血管肉瘤	血管
淋巴管肉瘤	淋巴管
滑膜肉瘤	滑膜
平滑肌肉瘤	平滑肌
横纹肌肉瘤	横纹肌/骨骼肌

二、临床表现

因为软组织相对有弹性，在肉瘤被感觉到或引起症状前可能无法被察觉，故软组织肉瘤早期可无症状。在软组织肉瘤后期，会出现无痛性肿块、周围神经痛、瘫痪、局部缺血、肠梗阻、体重下降、发热、全身不适和间歇性低血糖等症状和体征。

脂肪肉瘤：在成人通常表现为起源于下肢近端软组织的肿块（臀部、股部、腹股沟区、腹膜后）。

横纹肌肉瘤：通常表现为无痛性肿块，发生在儿童头及颈部的肌肉组织。

滑膜肉瘤：表现为关节的疼痛与肿胀，随之发展为肿块。

卡波西肉瘤：表现为红黑色或紫色皮肤与皮下结节，可以发生在全身各部位。相对好发于感染巨细胞病毒（cytomegalovirus，CMV）或 HIV 的人群，或非洲、犹太、地中海家系的人群。

三、诊断

1. 影像学及其他检查 X 线或 CT 扫描能明确肿瘤大小及位置，特别是当恶性肿瘤侵犯胸、腹或骨盆时相当有帮助。MRI 能明确肿瘤大小及位置，能用于诊断四肢软组织肉瘤；骨扫描用来找寻软组织肉瘤是否有骨侵犯；动脉造影则能显示因为肿瘤压迫血管引起的动脉功能不全;开放式或闭式组织活检能明确特定组织学形态。

2. **血清检查**　只适用于卡波西肉瘤。AIDS 相关的卡波西肉瘤可出现异常的血清学检查结果,这可能与感染 HIV 有关,包括血沉加快、中度贫血、白细胞减少、24 肽促皮质素刺激减退、血清转氨酶水平升高、血小板计数降低等。

四、治疗

手术是软组织肉瘤的一线治疗方式。对于表浅或深部的小病灶(肿瘤直径<5 cm),如果能够广泛切除(切缘距离肿瘤边缘>1 cm)或者存在筋膜屏障的完整切除,这些都是单纯手术的指征。如果肿瘤直径大、有局部复发的危险因素、病理类型对放化疗敏感,则应联合术前或术后放疗和/或化疗。

1. **手术治疗**　治疗所有肢体和躯干软组织肉瘤的主要方法是外科切除。截肢是最广泛的切除。但现在,罕有软组织肿瘤行截肢术。因为至少有 95% 的患者可以行保肢手术,通过10 年以上随访,保肢手术加放疗者与截肢者相比,局部复发率较高,但总的来说,生存率没有差别。

2. **辅助化疗**

(1) 术前化疗:对儿童小细胞肉瘤或骨肉瘤综合治疗的成功,促使人们在成人软组织肉瘤的治疗中采用相似的方法。由于理论和实践方面的原因,目前推荐应用术前全身化疗。化疗对潜伏的微转移灶有效,可使肿瘤细胞减少,使手术范围比原来预计的缩小,还可限制肿瘤的术中扩散。研究发现,术前化疗可阻止术后微小转移灶的爆发性生长。可切除病例的术前化疗可以起到降期、降低肿瘤复发风险的作用,但是目前术前化疗是否可以提高生存率并不明确。

(2) 动脉内化疗:动脉内化疗已用于治疗局限性肉瘤。动脉内给药方式包括动脉输注和肢体或器官的隔离灌注,后者系将动脉和静脉与体外循环系统连接,将灌注器官从体循环中独立出来。该方法已较多用于治疗较大的原发性和复发性肉瘤,其治疗目的是尽量行保肢手术而避免截肢。最常用于动脉内输注的药物为多柔比星,多柔比星可单独或联合其他药物作为动脉内或静脉内用药。顺铂可单独用于动脉化疗,也可结合多柔比星动脉内或静脉内应用。另外,动脉内化疗也可与放疗联合应用。在接受灌注化疗的患者中,可观察到临床和病理方面的变化。部分患者可避免截肢。

3. **放射治疗**　放射治疗通常是结合手术的辅助治疗措施。常用方法包括术后外部远距离放射疗法、辅助近距离放射治疗、术前放射治疗等。目前,近距离治疗已成为放射治疗的重要组成部分。相较于外照射治疗,近距离治疗可能存在以下优势:术中近距离治疗可以在可视条件下对瘤床及高危区域进行照射,剂量坡度更陡,从而在提高放疗剂量的同时尽可能减少危及器官受量,术后近距离照射开始的时间更早,且治疗周期短,花费少。但并不是所有的病灶都适合采用近距离治疗。单纯近距离治疗在周围组织受量上存在优势,但是受限于受照射体积。对于一些肿瘤体积较大或需要进行高危区域预防性照射的患者,以及可以应用标准射野的病灶而言,应用外照射治疗更好。在某些情况下,可将两种治疗方式相结合,例如先进行大野的外照射治疗,之后对于特定区域利用近距离治疗来局部推量。放疗也可以在手术前进行,但术前放疗可能影响患者手术伤口的愈合,因此,放疗后应间隔 3~6 周再进行手术治疗。少数情况下,对手术不能切除的肿瘤或由于身体原因不宜手术的患者,可单独应用放射疗法。

4. **靶向治疗**　研究发现,某些蛋白激酶在软组织肉瘤细胞中表达异常,靶向药物可通过抑制这些蛋白激酶而阻滞细胞增殖,在个体化治疗和提高患者生活质量等方面具有突出优势,为不宜接受常规化疗和手术的晚期软组织肉瘤患者提供了新的治疗手段。靶向药物既可用于软组织肉瘤患者手术前后的辅助治疗,也可用于不宜接受常规化疗和手术的晚期软组织肉瘤患者,既可单药应用,也可与化疗药物联合应用。软组织肉瘤的靶向治疗药物可分为小分子化合物和单克隆抗体两大类。2012 年 4 月,美国 FDA 批准帕唑帕尼为首个治疗晚期软组织肉瘤(非脂肪肉瘤)的靶向药物。安罗替尼是我国自主研发的多靶点小分子酪氨酸激酶抑制剂,Ⅱ期临床研究结果提示其在晚期软组织肉瘤中的疗效令人满意,其大样本的临床研究结果值得期待。

五、护理

软组织肉瘤的护理措施与骨肉瘤类似,请参阅骨组织肉瘤中相关内容。本节将补充讨论软组织肉瘤特有的护理内容。

1. 介入术后护理 动脉内化学治疗前先进行局部皮肤准备,并告知患者介入术后的注意事项。介入术后患肢制动 24 小时,局部沙袋压迫防止伤口渗血,护士要加强床边交接班和加强巡视,密切观察患肢足背动脉的搏动,如患者发生恶心呕吐,应平卧头偏向一侧,防止因呕吐而引起窒息,并按医嘱及时使用止吐剂。

2. 功能锻炼 保肢手术加放疗的主要目的是获得比截肢更好的肢体功能,但正确评价手术后的肢体功能也很重要。护士要全面收集患者生理、心理及社会家庭的各项资料,认真分析评估,制订护理计划并实施。将来的软组织肉瘤治疗策略应重视提高疗效,更应在生活质量、患肢功能及经济因素等方面获得理想的结果。

功能锻炼应循序渐进,患肢逐步负重,早期以被动锻炼为主,2 个月后将主动锻炼和抗阻运动相结合,并可扶拐下地非负重行走。

3. 局部复发的护理 评估患者对再次复发的心理反应以及对睡眠的影响程度。告诉患者多数软组织肉瘤的原发灶可得到控制,以减轻患者的焦虑。和医师一起讨论,权衡利弊选择最佳的治疗方案。告知患者及家属术后放疗的重要性,希望得到配合。

六、康复支持

(1) 积极鼓励患者保持开朗、平和的心态面对以后的治疗、生活。

(2) 保持均衡饮食,鼓励患者增加优质高蛋白质、丰富维生素、高钙的食物,少量多餐,并注意色、香、味以增进食欲。

(3) 经常随访胸片,如患者出现胸闷、咳嗽、咳痰,并有血丝痰或发热,应及时就诊,排除肺部转移的可能。

(4) 患肢不宜过度负重,行走时注意安全,防止跌倒。

(周 瑾 钱会娟)

第二十二章
中枢神经系统肿瘤患者的护理

第一节　颅内肿瘤患者的护理

中枢神经系统肿瘤包括起源于颅内及椎管内各组织的原发性肿瘤，以及由身体他处转移到神经系统的继发性肿瘤。

颅腔在大脑镰、小脑幕分隔，小脑幕以上简称为幕上部分，发生在该部位的占位病变称为幕上占位病变。幕上肿瘤是常见的幕上占位病变，发病率约为幕下肿瘤的 2 倍，多见于成年人，好发于额叶和颞叶。肿瘤以脑膜瘤、神经上皮性肿瘤、颅咽管瘤等多见。幕下结构包括小脑、脑干以及第 V ～ Ⅻ 对脑神经。幕下肿瘤依解剖部位可分为桥小脑角区肿瘤、斜坡肿瘤、颈静脉孔区肿瘤和枕大孔区肿瘤。颅底肿瘤可来源于颅底结构如骨组织、脑膜、神经和血管组织，也可起源于颅内组织或颜面、五官组织。颅底肿瘤可仅侵及颅内或颅外结构，也可同时侵及颅内外结构，后者称颅内外沟通肿瘤。

一、流行病学特征及病因

（一）流行病学特征

原发颅内肿瘤年发病率（4～10）/10 万。近来在美国，美国脑肿瘤注册中心（the central brain tumor registry of the United States，CBTRUS）统计显示，1998—2002 年发病率约 14.80/10 万，神经胶质肿瘤的年发病率是 6.42/10 万，男性高于女性。我国尚无全国确切的统计数据，根据上海近 30 年以医院为基数统计的发病率为（7～8）/10 万，居十大常见人体肿瘤的第 8 位。

根据对上海华山医院 63 年（1951—2013 年）71 844 例神经病理统计，神经上皮性肿瘤为第 1 位，占总数的 27％，其后依次为脑膜瘤（22％）、垂体瘤（19％）、神经鞘瘤（10％）等。

中枢神经系统肿瘤可发生于任何年龄。各年龄段肿瘤发病率和病理类型各异。总的原发脑肿瘤平均发病年龄是 54 岁，多形性胶质母细胞瘤（glioblastoma multiforme，GBM）和脑膜瘤为 62 岁，少枝胶质瘤为 16 岁。低级别胶质瘤，如星形细胞瘤，在年轻人中更常见；高级别胶质瘤，如 GBM，在老年人中更常见。脑肿瘤发生率因地理位置也有明显差异，最发达国家报道的原发脑肿瘤发生率高于中等发达国家。

原发恶性脑肿瘤患者 2 年和 5 年生存期分别为 36.2％和 27.6％。年龄和肿瘤病理类型是非常重要的预后因素。例如，毛细胞型星形细胞瘤（一种常见儿童肿瘤）患者 5 年生存期是 87.2％，而 GBM 患者为 3.2％。其他预后因素包括病情、手术切除程度和肿瘤位置等。

（二）病因

中枢神经系统肿瘤同其他肿瘤一样，是由于基因组发生遗传改变而引起，大多数发生在体细胞基因组,而非生殖细胞基因组,故一般不会遗传。脑瘤的发生发展涉及多基因的相互作用,是多阶段、多步骤的过程,对中枢神经系统肿瘤发生起重要作用的危险因素尚未明确(表22-1)。

表 22-1　神经上皮、脑膜及淋巴细胞来源原发脑肿瘤的危险因素

明确的危险因素
1. 电离辐射
2. 遗传性综合征
3. 脑肿瘤的家族史
4. 免疫抑制

可能的危险因素
1. 肿瘤史
2. 病原体或免疫反应:病毒、弓形虫
3. 头部外伤
4. 癫痫、惊厥或搐搦
5. 饮食:食用含亚硝胺/硝酸盐/亚硝酸盐的食物
6. 暴露于烟草、烟雾(妇女)
7. 职业和工业:合成橡胶生产、氯乙烯、石油精炼/生产工作、专业杀虫剂应用者、农业工作及其他
8. 左利手(左利手的人较少患胶质瘤)
9. 社会人口状况(低级别胶质瘤在富人中多见,高级别胶质瘤在较低的社会经济阶层中多见)

此外,临床上常见的遗传性肿瘤综合征的患者,其生下来就带有一个或多个结构上有缺陷的基因,其发生某些肿瘤的概率要比一般人高。常见的遗传性肿瘤综合征包括神经纤维瘤病1型和2型,结节性硬化症(tuberous sclerosis,TS),视网膜母细胞瘤,Sturge-Weber综合征,von Hippel-Lindau(VHL)综合征及 Li-Fraumeni 综合征等。

二、病理分类及临床分期

以 Bailey、Cushing 的胚胎学说和 Kernohan 的间变学说为框架,1979 年 WHO 首次公布了《中枢神经系统肿瘤的组织学分型》。1999 年 WHO 确定了中枢神经系统肿瘤从良性到恶性Ⅰ~Ⅳ级的分级。历经 1993 年、2000 年和 2006 年多次修订,于 2007 年颁布了第四版《WHO 中枢神经系统肿瘤分类》,将脑肿瘤分为 7 类:神经上皮组织肿瘤、颅神经和脊旁神经肿瘤、脑(脊)膜肿瘤、淋巴瘤和造血系统肿瘤、生殖细胞肿瘤、鞍区肿瘤及转移性肿瘤。随着个体化医疗的发展,分子病理诊断已越来越多地应用于临床。分子标志物对肿瘤分类、预后判断和进展预测都有重要意义。2016 年 WHO 对第四版分类进行了更新,引入了组织学与分子病理学联合的分类方法,对肿瘤的命名、分类、分级以及报告模式等诸多方面进行了系统修订,对于指导中枢神经系统肿瘤精准诊疗具有重要意义。

三、临床表现

颅内肿瘤的临床表现可归纳为颅内压增高症状与局灶症状两大类,两者可先后或同时出现,或仅有其一。

(一)颅内压增高

症状约在90%的颅内肿瘤病例中出现,主要表现为头痛、呕吐与视乳头水肿"三主征"。

1. **头痛** 开始为阵发性头痛渐进性加重,后期为持续性头痛阵发性加重。头痛主要发生在夜间及清晨,部位多位于额部、枕后及双颞。后颅窝肿瘤常引起枕颈部痛,并放射至眼眶部。咳嗽、用力、低头、屏气等活动时均可使头痛加剧。小儿因颅缝未闭,颅高压时颅缝分开,故可没有头痛,只有头昏。

2. **呕吐** 常呈喷射性,多在头痛剧烈时出现。严重者不能进食,食后即吐。幕下肿瘤出现呕吐要比幕上肿瘤早且频繁。这是由于延髓呕吐中枢、前庭和迷走等神经受到刺激的结果。儿童呕吐较成人常见。

3. **视神经乳头水肿** 是颅高压的重要客观体征。视乳头水肿早期没有视觉障碍,视野检查仅可见生理盲点扩大。当视乳头水肿持续存在数周或数月以上,视力开始减退。这时即使手术解除了颅高压,视力仍可能进行性减退,甚至发展到失明。

颅内压增高除以上三主征外,还可引起复视、智力减退、情绪淡漠、大小便失禁、意识障碍等。

(二) 局灶症状

1. **额叶肿瘤** 额叶损害的症状主要为随意运动、语言表达及精神活动三方面障碍。位于前额的肿瘤主要影响智能、注意力与判断力等。患者丧失分析问题、解决问题的能力,并对周围环境淡漠,无意志力且有时喜怒无常,在两侧病变时尤为明显。额叶内侧面病变可引起大小便失禁、感觉障碍及对侧下肢瘫痪,以足部为重。额叶底部肿瘤可引起病侧嗅觉丧失、视神经萎缩和对侧视乳头水肿。

2. **顶叶肿瘤** 主要引起中枢性感觉障碍。

3. **颞叶肿瘤** 颞叶病变所产生的症状较多样。可产生颞叶癫痫、视幻觉、视野缺损,主侧半球者出现感觉性失语。部分患者出现精神自动症,如反复不自主的咀嚼、吞咽、舔舌、外出游逛等,醒后对发作情况毫不自知。

4. **枕叶肿瘤** 单侧破坏性病变产生对侧同向偏盲,象限性偏盲;双侧病变可产生全盲、水平性上方或下方视野缺损,但光反应存在。

5. **岛叶肿瘤** 岛叶位于外侧裂的深部,被额、顶、颞叶岛所覆盖。临床资料提示该区为自主神经功能的代表区。此处病变主要表现为内脏方面的神经系统症状。

6. **基底节肿瘤** 主要表现为运动减少、表情僵硬、眼睑退缩、肢体强直与震颤、共济失调、前冲步态及眼球震颤。20%可出现以失神发作为主的癫痫。25%的病例有痴呆、记忆力减退等。肿瘤如侵及邻近内囊可有对侧的偏瘫或感觉障碍。

7. **间脑肿瘤** 间脑位于中脑和大脑半球之间,是大脑皮质与各低级部位连接的重要结构,主要包括丘脑、底丘脑、下丘脑和第三脑室周围结构。丘脑肿瘤局灶症状少,可出现记忆力减退、反应迟钝、痴呆和嗜睡。随损害部位、范围的不同可出现各种感觉症状,如感觉减退或感觉异常。

8. **胼胝体肿瘤** 胼胝体前部肿瘤表现为进行性痴呆、失用症、人格改变,可能与肿瘤侵入额叶有关。胼胝体中部的肿瘤会导致双侧运动及感觉障碍。胼胝体后部肿瘤可压迫四叠体引起松果体区肿瘤的症状。由于脑导水管容易被堵,脑积水及颅内高压症状可较早出现。

9. **松果体区肿瘤** 可出现:① 四叠体综合征(Parinaud 综合征),出现双眼上视不能;② 动眼神经核麻痹;③ 瞳孔反射的改变;④ 其他,如下丘脑后半部或中脑前半部受损出现嗜睡,四叠体下丘受压出现听觉障碍等。此外,尚可有内分泌症状与脑积水导致的颅内高压征。

10. **脑干肿瘤**　包括中脑、脑桥、延脑。一侧脑干受损的共同特点为交叉性麻痹，即病侧的脑神经麻痹和对侧的肢体偏瘫。脑桥肿瘤多见，自发性水平或垂直性眼球震颤，肿瘤涉及三叉中脑束则可有病侧面部感觉减退、角膜反射迟钝或消失、咀嚼无力等。延脑肿瘤以呕吐与呃逆为突出表现，后组脑神经麻痹症状明显。

11. **小脑肿瘤**　小脑半球肿瘤主要表现为患侧肢体协调动作障碍，出现辨距不良、肌反跳、动作不稳、指鼻试验及跟-膝-胫试验不稳等，并可有吟诗样语言、眼球震颤、肌张力降低等。小脑蚓部肿瘤表现为躯干性共济失调、宽基步态，逐渐发展为行走不能。此处肿瘤易阻塞第四脑室，早期出现脑积水。

12. **脑桥小脑角肿瘤**　主要表现为眩晕、患侧耳鸣、进行性听力减退、患侧三叉神经及面神经部分麻痹、眼球震颤及患侧小脑体征。晚期可有后组脑神经麻痹、对侧轻偏瘫与颅内高压症状。

13. **鞍区肿瘤**　典型表现为内分泌失调伴视力视野改变。女性以月经紊乱、泌乳、不育、肥胖为主，男性以性功能减退、毛发脱落、皮下脂肪增多为主。肿瘤位于视交叉前方者，常有双颞侧视野缺损，而视交叉为前置者，视野可无改变而只有视力减退。

14. **鞍旁（海绵窦）肿瘤**　主要影响Ⅲ、Ⅳ、Ⅴ、Ⅵ对脑神经功能，出现眼球运动障碍、睑下垂、面部麻木及咀嚼肌萎缩。部分可出现眼球突出、眼结合膜充血水肿。

15. **斜坡肿瘤**　早期症状为单侧脑神经麻痹，尤以第Ⅵ对及第Ⅴ对脑神经受损多见，表现为复视、患侧眼球内转及面部感觉减退。

16. **颈静脉孔区肿瘤**　主要影响后组脑神经，出现后组脑神经麻痹表现。患者声音嘶哑、饮水呛咳、吞咽困难。

17. **第三脑室肿瘤**　症状常不明显，主要表现为间歇性的颅内压增高症状。头部处于某一位置时可以引起症状的突然发作。表现为剧烈头痛、大量呕吐、意识迟钝甚至昏迷，并常伴有颜面潮红、出汗等自主神经症状，有时可导致呼吸停止而猝死。常双下肢突然失去肌张力而跌倒，但意识清醒，改变体位可使症状自动缓解。肿瘤侵及第三脑室底部者可有嗜睡、尿崩、肥胖、生殖功能减退等症状，个别患者可有性早熟现象。

18. **侧脑室肿瘤**　常无特殊症状，以颅内压增高表现为主。

19. **第四脑室肿瘤**　肿瘤小时症状可不明显，呕吐是唯一较早出现的症状。当肿瘤引起第四脑室出口堵塞时，可出现脑积水表现。个别患者可有强迫头位、Bruns 综合征（体位改变综合征）。

脑肿瘤部位、症状和体征见图 22-1。

四、诊断

中枢神经系统肿瘤的诊断应包括定位与定性两部分。患者的临床症状与体征是定位与定性诊断的主要依据，能初步确定病变的部位。根据病史、病程特点，可初步明确病变是否为肿瘤及肿瘤类型。结合辅助性检查的结果，来确定神经系统肿瘤的性质。

（一）病史与临床检查

需要详细了解发病时间。首发症状和以后症状出现的次序，这些对定位诊断具有重要意义。发病年龄、病程缓急、病程长短、有无一般感染、周身肿瘤、结核、寄生虫，这些方面与脑瘤的定位与定性相关。

临床检查包括全身与神经系统等方面。神经系统检查患者意识、精神状态、颅神经、运动、

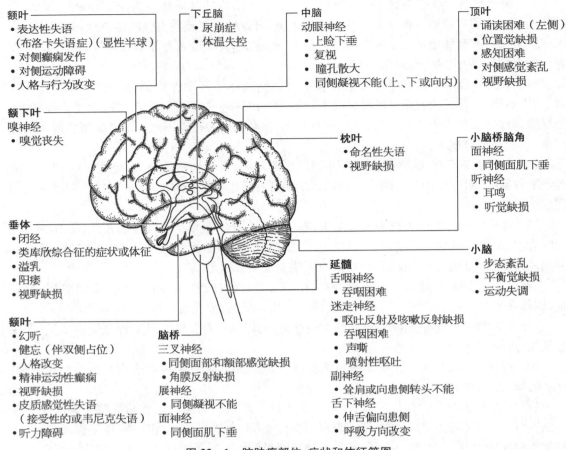

额叶
- 表达性失语
  （布洛卡失语症）（显性半球）
- 对侧癫痫发作
- 对侧运动障碍
- 人格与行为改变

额下叶
嗅神经
- 嗅觉丧失

垂体
- 闭经
- 类库欣综合征的症状或体征
- 溢乳
- 阳痿
- 视野缺损

额叶
- 幻听
- 健忘（伴双侧占位）
- 人格改变
- 精神运动性癫痫
- 视野缺损
- 皮质感觉性失语
  （接受性的或韦尼克失语）
- 听力障碍

下丘脑
- 尿崩症
- 体温失控

脑桥
三叉神经
- 同侧面部和额部感觉缺损
- 角膜反射缺损
展神经
- 同侧凝视不能
面神经
- 同侧面肌下垂

中脑
动眼神经
- 上睑下垂
- 复视
- 瞳孔散大
- 同侧凝视不能(上、下或向内)

枕叶
- 命名性失语
- 视野缺损

延髓
舌咽神经
- 吞咽困难
迷走神经
- 呕吐反射及咳嗽反射缺损
- 吞咽困难
- 声嘶
- 喷射性呕吐
副神经
- 耸肩或向患侧转头不能
舌下神经
- 伸舌偏向患侧
- 呼吸方向改变

顶叶
- 诵读困难（左侧）
- 位置觉缺损
- 感知困难
- 对侧感觉紊乱
- 视野缺损

小脑桥脑角
面神经
- 同侧面肌下垂
听神经
- 耳鸣
- 听觉缺损

小脑
- 步态紊乱
- 平衡觉缺损
- 运动失调

图 22 - 1　脑肿瘤部位、症状和体征简图

感觉和反射的改变。须常规检查眼底,怀疑后颅凹肿瘤者,须作前庭功能与听力检查。

全身检查按常规进行,除血、尿常规检查外,根据需要进行内分泌功能检查、血生化检查。

（二）辅助检查

1. CT 扫描　为目前应用最广的微损伤脑成像技术。近年发展起来的螺旋 CT 不仅成像速度增快、X 线剂量降低,而且分辨力大大提高,可做 CT 血管造影、CT 灌注成像、CT 三维重建成像等。

2. MRI　MRI 优于 CT,因为 MRI 能在三维空间(3D)上看清楚整个颅腔内容物,能提供清晰的解剖图像,并能获取较多的组织切面,如冠状、矢状、轴位等,也可免于患者暴露于射线及含碘造影剂引起的过敏反应。

3. PET　成像时间敏感性高,但空间定位较差,与 CT 和 MRI 结合可弥补此不足,目前 PET - CT 或 PET - MRI 可诊断和区分低级别和高级别病灶,区别肿瘤复发和放射性坏死,能发现在 MRI 成像上怀疑为低级别病变而实际上是活跃的或高级别的病灶。

五、治疗

中枢神经系统脑瘤的治疗包括主要治疗如手术、放疗或放射外科及化疗,辅助治疗如免疫治疗、基因治疗、光动力学治疗、热疗和肿瘤电场疗法等以及对症治疗、康复治疗等。

（一）手术治疗

手术是脑肿瘤治疗中最重要的手段。手术治疗的目的为切除肿瘤、降低颅内压并明确诊断。凡生长于可以通过手术摘除部位的肿瘤，均应首先考虑手术治疗，并尽可能做到肿瘤的全切除。对出现意识障碍、脑疝症状的病例，手术应作为紧急措施。肿瘤全切除者预后明显优于部分或次全切除肿瘤者。但肿瘤的切除不应引起严重的病残或增加术后并发症及死亡率。对部位深或侵及重要神经结构的肿瘤，可采用肿瘤部分切除加减压术，以达到缓解颅内压的目的；或在 CT 或 MRI 指导下立体定向穿刺活检，以明确病理诊断，并为放射治疗、化学治疗等其他治疗措施创造条件。

一些新型手术辅助技术，如神经影像导航、功能神经影像导航、术中神经电生理监测技术、术中 MRI 实时影像神经导航、多模态神经导航联合术中皮质及皮质下定位，可进一步提高手术安全性，保护神经功能，有利于最大范围安全地切除肿瘤。对功能区脑肿瘤患者手术时可采用术中唤醒配合术中脑功能定位，在提高肿瘤切除范围及切除程度的同时，可有效避免患者出现术后永久性功能障碍。

（二）放射治疗

放疗是恶性胶质瘤的有效辅助治疗措施。放疗可治愈某些肿瘤，如生殖细胞瘤。现代放射肿瘤医师的目标是以精确的方式对肿瘤发送射线，标准的分次外照射治疗是将 60 Gy 的最高剂量，在 6 周时间里分次进行，即 1.8～2.0 Gy/d。分次照射的生物学基础是分次照射的剂量不损害正常组织，因为正常细胞的亚致死损害在分次照射期间得到了修复，而肿瘤细胞没有修复。三维适形（3D-CRT）或适形调强技术（IMRT），可提高靶区剂量的覆盖率、适形度及对正常组织的保护，缩小不必要的照射体积，降低晚期并发症发生率。

（三）放射外科治疗

包括 γ 刀、X 刀、射波刀、质子刀和带电重粒子束刀等，是利用立体定向技术，把高能量的放射线聚集于一点，宛如一把"刀"，摧毁靶灶。适用于良恶性脑瘤、复发性脑瘤，可单独或与外科手术、放疗、化疗结合应用。

（四）化学治疗

神经肿瘤化疗是通过药物来治疗神经系统肿瘤，其在颅内胶质瘤、原发性淋巴瘤、髓母细胞瘤、生殖细胞肿瘤等治疗中具有非常重要的作用。化学治疗应尽量建立在对肿瘤切除后有病理诊断的基础上。常用药物有烷化剂，代表药物替莫唑胺、丙卡巴肼；亚硝脲类，代表药物洛莫司汀、卡莫司汀及尼莫司汀；长春碱类药物，代表药物长春新碱和长春碱；鬼臼毒类药物，代表药物替尼泊苷和依托泊苷；铂类抗肿瘤药物，代表药物顺铂及卡铂。

根据 2018 年版国家卫生健康委员会脑胶质瘤诊疗规范，目前高级别脑胶质瘤的经典化疗方案如下：

1. Stupp 方案　在放疗期间口服替莫唑胺（TMZ）75 mg/（m^2·d），连服 42 天，间隔 4 周，进入辅助化疗阶段，口服替莫唑胺 150～200 mg/（m^2·d），连用 5 天，每 28 天重复，共用 6 个周期。

2. PCV 方案　甲基苄肼（PCB）60 mg/m^2，第 8～21 天服用，洛莫司汀（CCNU）110 mg/m^2，第 1 天服用，长春新碱（VCR）1.4 mg/m^2，第 8 天、第 29 天静脉滴注，8 周为一周期。

（五）肿瘤治疗电场

肿瘤电场治疗（tumor-treating fields，TTFields）是一种通过抑制肿瘤细胞有丝分裂发挥抗肿瘤作用的治疗方法，用于脑胶质瘤的电场治疗系统，是一种便携式设备，通过贴敷于头皮的转换片产生中频低场强肿瘤治疗磁场。目前研究显示电场治疗安全且有效,用于新发的胶质母细胞瘤和复发高级别脑胶质瘤的治疗。

(六)康复支持

早期康复支持,不仅可利于神经障碍的恢复,而且可调动患者的主观能动性,增强其信心,从而改善患者全身状况和免疫功能。

总之,中枢神经系统肿瘤患者的预后取决于脑瘤的性质、发生的部位、治疗是否及时和彻底以及患者的年龄和身体状态。良性肿瘤如能摘除彻底可获得根治,如不能彻底切除则其预后将与该部位的恶性肿瘤相似。颅内肿瘤如不治疗,最后均将导致颅内压增高、昏迷、突发脑疝而死亡。多数患者在肿瘤还未威胁生命之前,都因继发性视神经萎缩而双目失明。已有继发性视神经萎缩的病例,虽经手术摘除肿瘤,但术后视力仍可继续恶化。肿瘤引起的神经功能障碍如偏瘫、失语等在肿瘤彻底摘除后多数可有不同程度的恢复。近年来开展的显微神经外科技术、手术中的导航技术,使手术的安全性与疗效均有所提高。肿瘤的综合性治疗、化疗的合理方案、免疫学方面的进展、放射治疗技术上的改进、立体定向放射外科的应用以及肿瘤治疗电场等技术的应用均丰富了脑肿瘤的综合治疗。

六、多学科诊疗模式

多学科协作团队(multidisciplinary team,MDT)是指由多个相关学科的专家组成相对固定的专家组,针对某种疾病进行定期定时的临床讨论,从而提出诊疗意见的诊疗模式,有利于提高复杂疾病或交叉学科疾病的诊疗服务质量。MDT 源于上世纪 90 年代,美国率先提出了这个概念。英国国立卫生和临床优化研究所(The National Institute for Health and Care Excellence,NICE)自 1996 年发表了一系列以循证医学为基础的指南,旨在建立肿瘤治疗的国家标准,MDT 被纳入其中,并建立了 MDT 质量标准。在欧美国家 MDT 已成常态,每一例肿瘤患者均需经过 MDT 综合诊疗。我国的 MDT 起步相对较晚,2018 年中国医师协会神经外科医师分会脑胶质瘤专业委员会发布了《胶质瘤多学科诊治(MDT)中国专家共识》,以规范胶质瘤 MDT 模式,推动 MDT 在我国胶质瘤诊疗中的运用。中国垂体腺瘤协作组综合国内外垂体腺瘤诊治经验,也提出将 MDT 应用到垂体腺瘤的诊治中并在全国加以推广。

七、护理

(一)术前护理

1. 心理护理　肿瘤压迫脑部引起局部症状与颅内压升高所致的症状除使患者感到焦虑、恐惧之外,疾病的诊断、手术对患者生命的威胁、高额的治疗费用、后续治疗、肿瘤复发等均会给患者带来极大的压力。护士应耐心细致地与患者沟通,帮助患者以正确的态度面对疾病,使患者安心接受手术,积极配合做好充分准备。

2. 术前评估　评估患者意识状态、神经系统的症状及体征、复发患者的既往治疗情况,了解辅助检查结果。

3. 饮食　给予营养丰富、易消化的食物。对于存在营养不良、脱水、贫血、低蛋白血症等情况的患者,遵医嘱适当输液、输血。对于不能进食或因后组颅神经麻痹有呛咳者,应遵医嘱予以鼻饲流质、输液。纠正水、电解质紊乱,改善全身营养状况。

4. 体位　颅内压增高的患者,在病情许可的条件下,抬高床头 15°～30°,有利于静脉回流,降低颅内压。

5. 呼吸道准备　术前 2 周戒烟、酒,以减少对呼吸道的刺激。

6. 术前病情观察　术前严密观察病情变化,观察有无生命体征和意识状态的改变、颅内高压的症状、神经功能障碍、内分泌系统的症状等。嘱患者勿剧烈咳嗽、用力排便,防止颅内压增高。

7. 安全管理　肢体无力或偏瘫者需加强生活照料,防止跌倒或坠床;语言、视力、听力障碍的患者,需加强生活护理;颅内压增高引起头晕、复视、意识模糊、一过性黑矇、神智淡漠或躁动、癫痫发作等,护士要针对不同情况采取相应措施,防止意外发生。

8. 对于计划进行唤醒手术的患者,由于唤醒手术特殊性,需要患者术前有足够的心理预期及极高的配合度。《唤醒状态下切除脑功能区胶质瘤手术技术指南(2014 版)》中指出,良好、充分的术前沟通,是保证患者术中配合的重要因素之一。具体措施包括入院时以图文资料加讲解的形式向患者介绍唤醒手术概况,术前观看唤醒手术视频及配合要点的视频教程,告知术中可能出现的不适,解答患者疑虑,并对患者进行图片命名、语言、计算等方面的训练等。

9. 皮肤准备　开颅术患者术前一周每日洗发,保持头部清洁。术日晨剃头,检查头部皮肤有无损伤。局部剃发患者,术前连续 3 天使用含抗生素的洗发液清洗头发,在手术室用医用电动备皮器剃除手术切口周围 3 cm 毛发。

10. 术前准备　术前禁食禁饮 8 小时。遵医嘱配血或自体采血,以备术中用血;遵医嘱准备术中药物;测量生命体征,如有异常或患者发生其他情况,及时与医师联系;准备患者病历、CT 及 MRI 等影像资料,以便带入手术室;责任护士与手术室工作人员共同核查患者姓名、住院号等信息及交接药物、影像资料等,并护送患者入手术室。

11. 术前访视

(1) 麻醉科医师:详细了解患者病史、各项术前常规检查结果、告知患者及家属麻醉方法,使患者安全度过围手术期。

(2) 手术室护士:了解患者的基本病情,告知患者术中体位的配合方法,取得患者合作。

(3) 监护室护士:告知患者及家属入监护室的注意事项及配合方法,消除患者紧张情绪,积极配合治疗。

(二) 术后护理

1. 体位　无特殊禁忌证患者,术后抬高床头 15°～30°,以利于颅内静脉回流,降低颅内压。幕上肿瘤患者术后第 1～3 日以半卧位为主,适当增加床上活动;3 日后可在他人搀扶下适当屋内活动。幕下肿瘤患者注意保持头、枕、肩在同一水平线上,避免颈部扭曲,活动循序渐进。躁动不安者给予保护性约束,并加以床栏。

2. 饮食与营养　术后 6 小时内禁食禁饮,6 小时后酌情给予流质,以后逐渐改为半流质、普食。采用均衡饮食,保证营养摄入。对于术后昏迷、吞咽困难、进食呛咳的患者,遵医嘱给予鼻饲饮食或肠内营养。对于术后病程较长的患者应定时测体重,因为体重的变化是反映身体营养状况的一个重要指标。

3. 术后病情观察

(1) 密切观察病情变化:定时监测意识、瞳孔、血压、脉搏、呼吸、格拉斯哥昏迷评分(Glasgow coma scale,GCS)并记录,必要时还要监测中心静脉压和颅内压。若患者出现意识由清醒转入昏迷、双侧瞳孔大小不等、对侧肢体瘫痪、血压升高、脉搏和呼吸减慢等,提示有发生血肿或水肿的危险,应立即通知医师,并做好抢救准备。

(2) 肿瘤切除手术后,特别是肿瘤在小脑、延髓等部位时,由于肿瘤切除时的牵拉以及术后的水肿、缺血等对呼吸中枢的影响,会导致呼吸功能紊乱,主要表现为呼吸频率和节律变化,或突然出现呼吸停止,故应密切观察,及时处理。

(3) 监测体温的变化:高热患者及时降温处理,注意水、维生素的补充,维持电解质代谢和酸碱平衡。如术后 3～5 天出现体温升高,注意切口、肺部及泌尿系统有无感染,以区别中枢性高热和感染性高热,有利于对症处理。

4. 疼痛护理　术后患者若主诉头痛,应了解和分析头痛的原因、性质和程度,遵医嘱给予镇痛、脱水药物或非药物治疗。提供患者安静舒适的环境。

5. 呼吸道护理　保持呼吸道通畅,及时清除分泌物。观察患者是否有呼吸困难、烦躁不安等呼吸道梗阻的情况,定时协助患者翻身、拍背,必要时按医嘱给予雾化吸入。呕吐时头转向健侧以免误吸,防止肺部感染。

6. 伤口护理　术后应密切观察切口渗血、渗液情况,保持伤口外敷料清洁干燥,发现潮湿污染及时通知医师更换。

7. 引流管护理　术后患者可留置创腔引流管、脑室外引流管、氧气管、导尿管、中心静脉导管、气管插管等。应严格无菌操作,保持各种管道的通畅,防止外源性感染的发生。

(1) 创腔引流管:一般为负压引流管,引流手术创面的血性液体和气体,减少局部积液。遵医嘱给予适当负压。严密观察引流液的颜色、性质、量并每日准确记录,若引流液为鲜红、黏稠,要怀疑活动性出血,应及时通知医师。若引流液为粉红色呈水样液,则怀疑为脑脊液,及时通知医师,遵医嘱调节负压引流的压力。头部导管妥善固定,导管无折叠、扭曲和受压,活动度不受限。

(2) 脑室外引流:是指经颅骨钻孔穿刺侧脑室,放置引流管将脑脊液引流出体外的医疗措施,通过脑室外引流可达到降低颅内压的目的。

1) 患者取平卧位,保持安静。对意识不清、躁动不安、有精神症状和小儿患者,应予约束,防止患者自行拔除引流管而发生意外。

2) 引流装置应距侧脑室前角水平约 15 cm 或遵医嘱。脑室引流早期要特别注意引流速度,切忌引流过快、过多。因患者原处于颅内高压状态,骤然减压会使脑室塌陷,导致硬脑膜下血肿;对于颅后窝占位性病变者,幕下压力本已偏高,幕上压力骤然降低,小脑中央叶可向上疝入小脑膜裂孔,发生小脑膜裂孔上疝等严重并发症。

3) 严格保持整个引流装置及管道的清洁和无菌,各接头处应用无菌敷料包裹。

4) 保持头部创口或穿刺点敷料干燥,如发现敷料潮湿,应通知医师及时更换。

5) 正常脑脊液无色、透明。术后 1～2 天脑脊液可略带血性,以后转为橙黄色。若术后脑脊液中有大量鲜血或术后血性脑脊液的颜色逐渐加深,常提示有脑室内出血,应及时通知医师处理。

6) 定时巡回观察引流管是否通畅。引流管不可受压、扭曲、成角、折叠。如发现堵塞,应及时通知医师处理。

7) 配合医师行脑脊液细菌培养。

8) 拔管前一日,可试行抬高引流袋或夹闭引流管,以便了解脑脊液循环是否通畅,颅内压是否有再次升高的情况。夹管后初期应密切观察,如患者出现头痛、呕吐等颅内压增高症状,应立即开放关闭的引流管,并通知医师。拔管后应观察伤口有无脑脊液漏,伤口敷料有无渗血、渗液。如有异常,及时通知医师。

8. 术后并发症的观察和护理

(1) 颅内出血:颅内出血是颅脑手术后最危险的并发症,多发生在术后 24～48 小时内。患者往往有意识的改变,表现为意识清醒后又逐渐嗜睡、反应迟钝甚至昏迷。大脑半球肿瘤手术后出血常有幕上血肿或出现小脑幕切迹下疝征象;后颅窝肿瘤手术后具有幕下血肿的特点,常有呼吸抑制甚至枕骨大孔疝表现。应密切观察意识、瞳孔、GCS、生命体征、肢体活动的变化,如有异常及时通知医师,做好行急诊CT及手术的准备。

(2) 脑水肿:一般在术后5小时出现,48至72小时达到高峰,维持5~7天,逐渐消退,20~30天可恢复正常,也可能进行性加重,继发脑疝,危及生命。患者术后可出现头痛、呕吐等颅高压症状,出现不同程度的意识改变,术后清醒。术后1~2天出现意识状态进行性下降,如烦躁、淡漠、迟钝、嗜睡甚至昏迷及发生术后癫痫等。术后应密切观察患者病情变化,避免增高颅内压的因素。抬高头部30°~45°,保持颅内静脉通畅和良好的脑血供。保持呼吸道通畅,遵医嘱给予可甘露醇、呋塞米、白蛋白等脱水药物脱水治疗。

(3) 中枢性尿崩:见于丘脑部位肿瘤,为下视丘-垂体轴。患者出现多尿、口渴,尿量>250 ml/小时或尿量>4 000 ml/d,尿渗透压50~150 mmol/L或尿比重在1.001~1.005之间。术后应详细正确地记录患者每小时及24小时出入液量。遵医嘱给予垂体后叶素、去氨加压素、鞣酸加压素(长效尿崩停)等药物治疗,用药期间注意观察尿量的变化、药物的疗效及不良反应。按医嘱定时检测尿比重、血清电解质等生化指标,并根据生化检测结果,给予患者相应的饮食指导,如低钾的患者,可指导其进食香蕉、橙子等含钾丰富的食物。

(4) 术后癫痫:术后应观察有无癫痫发生,有癫痫病史的患者禁止测口腔体温,应测腋下体温。避免各种诱发癫痫的刺激。注意患者的安全,按医嘱定时给予抗癫痫药物。

(5) 中枢性高热:见于丘脑部位肿瘤,主要由于手术损伤造成下丘脑体温调节中枢引起,患者表现体温骤然升高,可达40℃以上,持续数小时甚至数天,无寒战,全身无汗,躯干温度高,四肢温度低。化学降温效果不佳时,须使用物理降温的方法,如冰袋、酒精擦浴、降温毯等。使用后注意检测体温变化,观察降温效果。降温过程中应注意防止冻伤、低温寒战和血管痉挛。

(6) 消化道出血:主要由于丘脑下部及脑干受损及术后激素的使用,可引起应激性胃黏膜糜烂、溃疡、出血。表现为患者呕吐血性或咖啡色胃内容物、呃逆、腹胀、解柏油样便等。出血量多者可出现脉搏细速、血压下降等休克迹象。术后按医嘱应用胃黏膜保护剂,并密切观察患者口腔与呼吸道分泌物及呕吐物的颜色、性状和量并准确记录。一旦发现消化道出血,首先应禁食,置胃管,予胃肠减压,以吸出胃内容物,减少其对胃黏膜的刺激。密切观察出血情况、血压、脉搏及腹部体征。按医嘱局部或全身应用止血药物,注意观察药物疗效及不良反应。

(7) 深静脉血栓形成(deep venous thrombosis,DVT):多见于下肢,上肢较少见。神经外科手术患者因手术时间长、激素、卧床时间长、恶性肿瘤、脱水治疗和脑内致血栓形成物质释放等因素可增加静脉血栓发生的机会。DVT可表现为患肢疼痛、肿胀,患者可有发热、血白细胞升高等表现。一旦血栓脱落,发生肺及脑栓塞,死亡率极高。以往防止DVT的物理方法有:早期活动、肢体抬高、弹力袜,但研究发现上述方法对DVT无预防作用。在神经外科手术患者中使用梯度充气压力袜(sequential pneumatic compression stockings,SPCS),主张对于高危患者,术前就开始使用,持续至术后完全自主活动,能增加75%静脉回流量,并使深静脉血栓发生率自20%降至10%。

(8) 伤口并发症:对于长期使用激素,放、化疗及再次手术的患者,易出现伤口不愈。应注意观察伤口情况,保持伤口敷料清洁干燥,如有异常,及时通知医师。

(9) 术后精神症状:额叶前部受损表现为精神、情感、人格、行为和智能障碍。颞叶受损引起人格改变,同时伴有记忆障碍,如精神运动性癫痫、突然发作的行为异常等,患者可出现眩晕、幻视、幻听、幻嗅、不适的内脏感觉、不能控制的深呼吸、预感可怕的事情即将发生、枕叶病变出现视幻觉、四脑室及小脑蚓部术后常引起缄默。应为患者创造安静、舒适、光线适宜的治疗环境及良好的精神环境,在精神状况恢复前给予保护性约束。遵医嘱给予药物治疗,注意观察药物疗效及不良反应。

9. **心理支持**　术后患者多安置于 ICU 内。陌生环境、各种监护仪器及呼吸机的噪声、气氛紧张以及无亲人陪伴等容易造成患者焦虑、恐惧,从而影响患者术后的恢复。患者进入监护室后,护士就应立即将"手术完成、已转入监护室"的信息传递给患者。对于一些未拔除插管的患者,可采用看图片等形式与患者交流,沟通。对于清醒的患者可运用暗示、鼓励、安慰、解释等支持性心理治疗的方法。

八、康复指导

1. **按时随访**　遵医嘱按时随访。建议低级别胶质瘤应每 3～6 个月随访一次,持续 5 年,以后每年至少随访 1 次。高级别胶质瘤在放疗结束后 2～6 周应随访一次,以后每 1～3 个月随访一次,持续 2～3 年,再以后随访间隔可适当延长。

2. **康复治疗**　中枢神经系统肿瘤所致中枢神经受损引起的功能障碍包括昏迷、疼痛、癫痫、运动功能障碍、感觉功能障碍、抑郁、焦虑、言语和吞咽功能障碍、认知障碍、视力障碍、精神障碍、二便障碍、日常生活活动能力减退、社会参与能力减退和生活满意度低下等。康复治疗可有效改善患者的功能和生活质量,方法以个体化方案的综合治疗为主,包括物理治疗、作业治疗、言语治疗、认知障碍治疗、抗痉挛治疗、康复护理、营养支持、娱乐治疗、镇痛、心理治疗和中医治疗,并可配合相关的药物治疗。

3. **放射治疗的护理**　遵医嘱及时放化疗,以获得最佳治疗效果。

(1) 放疗后常见并发症:放射治疗的急性毒性反应主要是颅内水肿,通常经过一段时间的放疗,脱水剂和皮质激素的应用可获得缓解。放射性皮炎主要表现为皮肤红肿、色素沉着、脱皮、脱发等,放射性骨髓抑制反应出现疲劳、乏力、嗜睡等。放疗结束后 4～12 周可出现亚急性毒性反应,表现为乏力嗜睡、头痛、恶心、呕吐或有神经系统局部症状加重,应及时行影像学检查,以判断是病变进展早期还是假性进展。后期的放射损伤主要是放射性的脑坏死和神经功能的减退,可发生于放疗后 6 个月至数年内(2～3 年时为高峰值),表现感觉、行动障碍、视神经炎、垂体功能低下等。严重时呈现器质性神经精神病,表现为认知功能的障碍或减退。

(2) 护理措施:在放疗期间严密观察病情变化,注意颅高压症状。为防止脑水肿,遵医嘱给予甘露醇及皮质激素治疗,观察药物疗效及不良反应。放疗期间注意保护照射野皮肤,保持局部清洁干燥,保护患者头发。观察术区切口是否有红肿、变黑、坏死等情况。监测白细胞及血小板计数,密切观察有无口腔黏膜、皮下出血等倾向。指导患者进食富含维生素、矿物质、高蛋白食物。定期随访,特别是放射治疗后的半年内需要密切随访。

4. **化学治疗的护理**　详见第三章第五节。

第二节　椎管内肿瘤患者的护理

一、流行病学特征及病因

1. **流行病学特征**　椎管内肿瘤也称为脊髓肿瘤(spinal cord tumor),包括发生于椎管内的各种组织如神经根、硬脊膜、血管、脊柱及脂肪组织的原发性和继发性肿瘤。脊髓肿瘤的年发生率为 0.9～1.2/10 万,原发性椎管内肿瘤较原发性的脑瘤发病率低 3～12 倍。男性多于女性,约为 1.6∶1。

2. 病因　尚不明确,目前认为可能与中枢性多发性神经纤维瘤有关。

二、病理分类及临床分期

(一)病理分类

按解剖部位分为高颈段、颈膨大段、胸段、腰段。以胸段及颈段较多。

根据肿瘤生长的部位及与脊髓的关系,可将原发性脊髓肿瘤分为髓外肿瘤及髓内肿瘤。髓外肿瘤又可分为硬脊膜下肿瘤和硬脊膜外肿瘤。

1. 硬脊膜外肿瘤　约占椎管内肿瘤的 25.2%,多为恶性肿瘤,如肉瘤和转移癌。此外还有脂肪瘤、血管瘤、软骨瘤、骨瘤、神经鞘瘤、脊膜瘤等。有时肿瘤可骑跨脊髓内外或硬脊膜内外,称为哑铃形肿瘤,多见骑跨硬脊膜内外的哑铃形神经鞘瘤。

2. 髓外硬膜下肿瘤　此类肿瘤最常见,约占 51%。主要是神经鞘瘤和脊膜瘤,少数为先天性肿瘤。绝大部分为良性肿瘤,手术切除效果良好。

3. 脊髓髓内肿瘤　占椎管内肿瘤的 20% 左右,原发的胶质瘤比例约占 80%,最常见的是室管膜细胞瘤和星形细胞瘤,血管母细胞瘤占 3%～8%,神经鞘瘤、脂肪瘤、先天性肿瘤约占 8%,转移瘤近年来比例有逐步增加的趋势。

(二)病理生理

脊髓肿瘤对脊髓的压迫是造成一系列病理生理变化的基本原因。脊髓受压后的变化与受压部位、肿瘤性质和生长速度有关系。脊髓和神经根受压,神经根受牵拉,脊髓移位,继而脊髓被压扁、变形直至变形坏死,从而引起该部位的神经功能障碍。肿瘤压迫邻近的根动脉和小动脉,使之发生狭窄和闭塞,该区脊髓供血不足、缺氧和营养障碍,导致脊髓缺血性坏死。随着肿瘤的增大,还能阻塞脊髓蛛网膜下腔。

根据病程发展可分为 3 期:① 刺激期,患者表现为神经根痛;② 脊髓部分受压期,出现脊髓半横断综合征;③ 脊髓完全受压期,出现脊髓横贯性损伤。

三、临床表现

脊髓肿瘤的病程长,进展缓慢,主要表现为进行性的脊髓压迫,包括病变节段以下的感觉障碍、运动障碍、自主神经系统症状及括约肌功能障碍。髓内、髓外肿瘤的不同临床表现见表 22-2。

表 22-2　髓内髓外肿瘤的不同临床表现

	髓 内 肿 瘤	髓 外 肿 瘤
好发部位	颈段,胸段	颈段,腰段
肿瘤性质	恶性多见	良性多见
首发症状	神经根性痛少见	神经根性痛多见
感觉障碍	自上而下(下行麻痹)	自下而上(上行麻痹)
括约肌障碍	出现早	出现晚

1．**高颈段**　C1～4。主要表现为枕颈区放射性痛、四肢痉挛性瘫痪、感觉障碍和呼吸障碍。

2．**颈膨大段**　C5～T1。主要表现为肩及上肢放射性痛、上肢弛缓性瘫痪、下肢痉挛性瘫痪、病灶以下感觉障碍，霍纳综合征阳性。

3．**胸髓段**　T2～12。主要表现为胸腹部放射痛和束带感，上肢正常，下肢痉挛性瘫痪合并感觉障碍。

4．**腰膨大段**　L1～S2。主要表现为下肢放射痛、弛缓性瘫痪及感觉障碍、会阴部感觉障碍、明显的括约肌功能障碍。

四、诊断

应详细询问患者病史及行全身及神经系统检查，并予必要的辅助检查，尽早做出定位诊断和定性诊断。良性肿瘤病程一般较缓慢，转移性肿瘤病程多在半年以内，如肿瘤发生囊变或出血，症状可急剧恶化。髓内肿瘤少有神经根痛，症状、体征自上而下发展，而髓外肿瘤则相反，常有神经根痛，症状、体征自下而上发展。

1．**MRI**　是最具诊断价值的方法，并对指导手术切除肿瘤有积极意义。

2．**脊髓血管造影**　可显示肿瘤病理性血管及其供血动脉和引流静脉情况，对手术有指导意义。

3．**CT检查**　增强后某些肿瘤可得到较清晰的显示，如血管网状细胞瘤。

4．**脊柱X线平片**　部分肿瘤可引起相应节段椎骨骨质改变，以椎间孔和椎弓根改变常见。

五、治疗

无症状的椎管内肿瘤及可疑低级别肿瘤可选择继续观察或手术。一旦出现症状，应立即手术，尽管手术效果与手术切除平面有关，仍然推荐最大范围切除肿瘤。

1．**脊髓髓内肿瘤**

（1）外科治疗：早在1911年，就有成功切除脊髓髓内肿瘤的报道，但早期的手术主要局限于肿瘤活检和姑息性椎板切除减压术。20世纪60年代后，显微手术与超声吸引器的应用，20世纪70年代后激光与激光显微手术的应用，使手术治疗脊髓髓内肿瘤取得了很大进展。近20年来，由于MRI的应用和显微手术的飞速发展，使脊髓髓内肿瘤的定位、定性诊断更准确，手术效果明显提高。目前认为，对脊髓髓内肿瘤宜采取积极手术治疗。

对于低恶性胶质瘤、血管母细胞瘤和神经鞘瘤等良性髓内肿瘤，应力争行全肿瘤切除；对于脂肪瘤，宜行次全或大部分切除；对于高度恶性胶质瘤，手术目的以减轻脊髓受压和改善脊髓功能为主。

（2）放射治疗：不建议脊髓髓内肿瘤在术后常规进行放疗，建议患者术后定期复查MRI，监测肿瘤的复发时间和生长特点，首先评估是否进行二次手术，再辅以放疗，可行小剂量分割照射，放射总剂量在40～50 Gy，但目前放射剂量和治疗反应之间的量效关系尚无可靠证据，应谨慎控制放疗指征。对于髓内高级别胶质瘤，过多的手术切除不能延长患者的生存期，反而降低生活质量，手术的主要目的是减压和诊断，推荐这类患者行放疗延缓肿瘤生长，提高生存期。

（3）化学治疗：对于脊髓髓内胶质瘤，特别是间变性胶质瘤或胶质母细胞瘤，目前没有有效的化疗方案,推荐应用替莫唑胺,使用剂量和疗程同颅内胶质瘤的化疗方案。

（4）预后：脊髓髓内肿瘤的预后取决于：① 肿瘤的性质与部位；② 术前神经系统的功能状态；③ 治疗方法的选择；④ 患者的一般情况；⑤ 术后护理与康复措施等。

2. 脊髓髓外肿瘤　原则上采取肿瘤与其载瘤神经一并切除以防止复发。

3. 脊膜瘤　以手术为主。

六、护理

（一）椎管内肿瘤患者术前观察与护理

1. 心理护理　向患者简单介绍整个手术流程,减轻其心理压力,更好地配合手术。

2. 术前观察　评估患者意识、感觉运动功能。监测呼吸功能,尤其是上段脊髓受累者。尿潴留者留置导尿管。

3. 疼痛护理　患者通常有数月甚至数年的疼痛史,夜间痛是髓内肿瘤的典型症状。评估患者的疼痛情况,遵医嘱使用止痛药物,观察药物疗效及不良反应。

4. 安全护理　由于患者部分肢体冷、热、痛感觉迟钝或消失,护士及家属应防止患者烫伤、压伤、冻伤,禁用热水袋。对行走不稳、无力者,要有专人陪护防止跌倒、坠床等意外发生。

5. 皮肤准备　术前一日沐浴,勿抓伤皮肤。

（二）椎管内肿瘤患者术后观察与护理

1. 病情观察　全麻术后观察意识、瞳孔、肌力、血压、脉搏、呼吸,必要时测氧饱和度。肌力观察主要依据0~5级分级标准。严密观察呼吸频率、呼吸方式,发现呼吸频率、方式改变或呼吸无力时,及时汇报医师。在观察过程中,发现感觉障碍平面上升或四肢肌力减退,应考虑脊髓出血或水肿,必须立即通知医师采取措施。颈位手术：麻醉清醒后观察四肢肌力活动,严密观察呼吸变化。术后可能会出现颈交感神经节综合征(霍纳综合征：患侧瞳孔缩小,眼睑下垂,眼球凹陷)一般不需处理。胸椎手术：上肢肌力不受影响,术后观察下肢肌力。如术后出现腹胀、排泄困难,可肌肉注射新斯的明0.5 mg或肛管排气。腰椎部手术：观察下肢肌力和肛周皮肤感觉有无异常。

2. 移动　搬动患者时要保持脊髓水平位置,尤其是在搬运高颈位手术患者时,更应注意颈部不能过伸、过屈。最好能佩戴颈托,避免搬动造成脊髓损伤。搬运时应采取三人平托法：三位搬运员同时位于患者外侧,分别托起患者头颈、躯干、下肢,保持患者身体轴线平直、不扭曲,将患者轻轻放置在病床上(图22-2)。

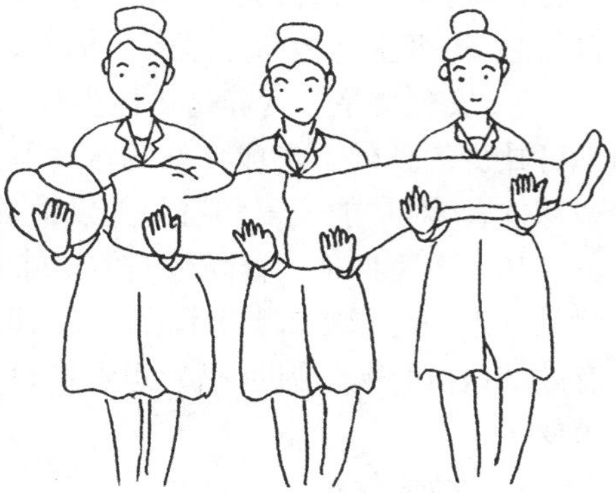

3. 体位　术后宜取侧卧位。术后以睡木板床或硬垫床为佳。

图22-2　三人平托法

4. 引流管护理　保持伤口引流管的通畅,观察引流液的色、质、量,翻身时避免引流管脱出,一般引流管在手术后2~3天拔除。术后不能自行解尿者应给予留置导尿,保持导尿管通畅,观察尿液的颜色、性质及尿量,定时夹放引流管,以训练膀胱功能。鼓励患者多饮水,预防泌尿道感染。

5. 伤口护理　下颈上胸段术后患者,禁止做拥抱等用力动作,以免伤口崩裂。注意术后伤口感染征象,保持敷料的干燥,尤其骶尾部,污染衣裤及时更换。伤口感染常在术后3~7天出现,表现为局部搏动性疼痛,皮肤潮红、肿胀、皮温升高,压痛明显,并伴有体温升高,应及时通知医师,检查伤口情况。

6. 疼痛护理　少数患者术后会出现较持久的肢体或躯干剧烈疼痛,产生的原因不明,可能与感觉传导束受刺激有关。应做好疼痛评估,及时通知医师给予适当的止痛剂并配合心理治疗,减轻患者痛苦。

术后可能出现因神经麻痹,各种温、痛感觉消失或减退,应禁用热水袋,避免烫伤。

7. 并发症护理

(1)呼吸道感染:保持室内空气清新,定时开窗通风。对于高位截瘫者要按时翻身、拍背,每次拍背时用空掌从患者背部肺底部由下向上、由外向内,拍击到肺尖部,帮助患者咳嗽排痰,增强后背部血液循环。指导患者做深呼吸及扩胸运动,有利于肺复张。床旁备吸引器,必要时备呼吸机。

(2)泌尿系感染:对于长期留置导尿管者,应鼓励患者多饮水,稀释尿液,借助排尿冲洗膀胱、尿道,减少细菌滋生,预防泌尿系感染。每日尿量应保持在1 500～2 000 ml。保持会阴部清洁,按时做好尿道口护理。定时夹放导尿管,白天2～3小时、夜间4～5小时一次,使膀胱保持节律性充盈和排空,防止膀胱痉挛和缩小。每次排尿时做正常排尿的动作,同时叩击耻骨上区,亦可做间歇插管,每3～6小时插管导尿一次,使膀胱周期性排空,减少感染,促进功能恢复。

(3)压力性损伤:卧床患者避免软组织长期受压,按时翻身、拍背,使用气垫床,每天用温水擦浴,保持皮肤清洁,保持床单平整、干燥,保证全身营养摄入,防止发生压力性损伤。

(4)关节挛缩:指导患者及时进行功能锻炼,保持肢体的功能位。卧位姿势不得压迫患肢体,下肢瘫痪者防止关节畸形。

(5)下肢静脉血栓形成:做好下肢被动运动,保持肌肉柔韧性,防止血栓形成。必要时适当抬高患肢。

8. 心理指导　脊髓功能的恢复是一个缓慢的过程,部分患者常常会因效果不明显而失去耐心,在情绪上常有伤感、易激动的表现。医护人员要告诉患者脊髓恢复的程序,增强患者的自信心,积极主动地参与康复目标制订的全过程。

9. 饮食指导　营养是机体生长、组织修复和维持正常生理功能的物质基础,是患者康复不可缺少的条件。形成良好的饮食习惯,多进高蛋白、高维生素、高纤维素、易消化食物,避免辛辣饮食,对功能恢复和避免并发症的发生都有积极的意义。

10. 康复指导　脊髓肿瘤的切除是一种较复杂的手术,手术可能对呼吸中枢、肢体运动与感觉带来一定影响,患者术后出现暂时或永久的劳动力丧失、感觉功能障碍,需要长时间、正确有效的锻炼,因此帮助、指导患者进行早期的康复运动,对于功能的恢复、自我形象的重建十分重要。

11. 功能锻炼

(1)按摩:对瘫痪的肌肉用柔软、缓慢的中等力度进行按摩、揉捏。对拮抗肌给予按摩,使其放松。

(2)被动运动:鼓励患者尽量用健侧肢体带动患肢做被动运动,或由家属帮助运动患肢,完成关节全幅活动。

(3)主动运动

1)本体促进法训练:在主动运动恢复之前,利用各种本体反射(如浅伸反射、屈曲反射)

进行训练,以诱发主动运动。

2)瘫痪肌肉先做假想运动,然后再做助力运动。

3)患肢主动运动,保持肌力,防止萎缩。

4)坐起锻炼:先将床头摇起 30°~60°,1 周内可以坐起,最初由他人辅助,以后患者可借助绳带坐起,进而双腿下垂坐在床边,最后下地坐椅。

5)理疗:瘫痪肢体理疗可改善患肢血液循环,促进功能恢复,延缓和防止肌萎缩。

（郎黎薇　张　铮）

第二十三章
儿童肿瘤及护理

随着现今医学的发展，儿童肿瘤的治疗效果得到大幅度的提高和改善。最近30多年来，儿童肿瘤的治疗已提出了"治愈"的治疗效果。即便如此，儿童肿瘤依然是威胁生命的疾病，其治疗方案复杂、治疗周期长、治疗并发症严重、复发率高、治疗费用昂贵，并且可能会对儿童生长发育产生远期影响。因此，对于护理专业来说，儿童肿瘤护理无论是在临床实践，还是管理、教育和科研等方面，始终具有很高的挑战性。在整个治疗过程中，提供患儿及家庭生理和社会心理上的护理照顾和支持，协助患儿及父母适应疾病过程是非常重要。

本章将着重阐述几种常见儿童肿瘤的流行病学特征、病理分期、临床表现、诊断方法、治疗进展及护理过程。围绕肿瘤患儿及家庭提供疾病治疗和护理，提供发育性照护和家庭为中心的护理，突出对肿瘤患儿及家庭进行整体照护，包括并发症的控制、创伤性操作的准备、疼痛控制、健康促进、家庭指导及停药后护理等。

第一节　儿童常见肿瘤及临床特点

一、概述

儿童恶性肿瘤已成为1～14岁儿童第2位致死原因。不同类型儿童肿瘤发病率不尽相同。我国肿瘤登记中心数据显示，我国2010年儿童恶性肿瘤（0～14岁）发病率为11.51/10万，其中白血病、脑瘤和淋巴瘤位居前三。男女比例通常为1.2∶1。目前常见儿童恶性肿瘤的5年无病生存率大多超过75%，预后改善显著的包括急性白血病、淋巴瘤、肾母细胞瘤、横纹肌肉瘤、骨肉瘤和尤因肉瘤。

二、儿童白血病

1. **定义及其流行病学特征**　白血病即骨髓内的一系造血细胞出现克隆扩增而不受控制地增生，破坏正常造血系统，并由血液输送到身体各器官及组织，因而引起各种症状。白血病是最常见的儿童恶性肿瘤，大多数为急性（占95%），其中75%～85%为急性淋巴细胞白血病（ALL）。慢性白血病在儿童中较罕见（约占5%）。1岁以后发病率男孩大于女孩，发病高峰年龄为2～6岁。随着更准确的诊断和更有效的治疗，儿童白血病的治愈率正不断提高。国内外报道ALL的5年以上无病生存率均达70%～80%，而根据我国多中心儿童白血病随机对照临床试验CCCG-ALL 2015方案阶段性报告，我国儿童ALL的5年无病生存率已接近90%。

2. **分型**　白血病分型相当复杂而又必需，因其能指导治疗和判断预后。主要根据细胞形态学、细胞免疫学、细胞遗传学和分子遗传学（MICM）分型。

（1）细胞形态学分型（FAB 分型）：ALL 分为 L1、L2 和 L3,其中 L1 占 84％。AML 分为 M1、M2、M3、M4、M5、M6、M7。（详见第二十章第一节）

（2）细胞免疫学分型：应用特异性淋巴细胞分化抗原的单克隆抗体可将 ALL 分为 B 系的早前 B、前 B 和成熟 B,以及 T 系白血病。大多数白血病为 B 系（＞80％）,其中又以早前 B 为多见。通常细胞表面有人普通急性淋巴细胞白血病抗原（common acute lymphocytic leukaemia antigen,CALLA）表达的白血病预后较好。对于 AML,由于细胞分化抗原特异性不强,故多以形态学分型为主。

（3）细胞遗传学分型：包括：① 染色体数量异常：染色体小于 46 条的亚二倍体和大于 46 的超二倍体,其中小于 44 的预后较差,大于 50 的预后较好;② 染色体位置异常：例如 t(1;19)(12;21);将近 5％ALL 表现为 t(9;22)(q34;q11),预后差。

（4）分子遗传学分型：应用聚合酶链反应（PCR）和荧光原位杂交（FISH）监测染色体断裂、融合、易位等情况,尤其重要的是可以追踪微量残留病（minimal residual disease,MRD）。

3. 病理特点　白血病是由于机体造血系统内的未成熟白细胞异常、不加控制地恶性增殖造成。因而其病理主要为白血病细胞异常增生和对组织和器官的浸润。最终,幼稚细胞堆积在骨髓腔内、外周血循环以及一些特定的组织器官内,例如脾、肝和淋巴结。

4. 临床表现

（1）骨髓功能异常：所有类型白血病的异常增殖细胞通过竞争和掠夺正常细胞代谢所必需的营养来抑制骨髓正常血细胞的增殖,因而表现出：① 因红细胞减少造成的贫血症状：早期即出现进行性苍白,以皮肤和口唇黏膜较明显,随着贫血的加重可出现活动后气促、虚弱无力等症状;② 因中性粒细胞减少造成的感染症状：半数以上患儿有发热,任何皮肤破损就有可能引起感染;③ 因血小板减少的出血症状：约半数患儿有鼻衄、牙龈出血、黏膜出血、瘀斑、瘀点或皮肤紫癜。同时白细胞浸润骨髓会导致骨折,浸润骨膜和关节时会导致骨和关节的严重疼痛。

（2）器官浸润和破坏：脾、肝和淋巴结表现为浸润、增大或坏死。另一个重要累及的器官是中枢神经系统。白血病细胞浸润脑组织表现为颅内压增高症状,导致头痛、呕吐、视神经乳头水肿、激惹、嗜睡,甚至昏迷,还会引起颈背部疼痛和强直。白血病细胞也会浸润脑神经,主要为第Ⅷ对脑神经、面神经以及脊髓神经（特别是腰骶丛、丘脑下部和小脑）,并表现出相应症状。另外一些白血病细胞浸润的器官包括肾脏、睾丸、前列腺、卵巢、胃肠道和肺部。

白血病起病症状不典型,很多患儿最初可能表现为类感冒症状,有些白血病是在出现风湿性关节炎和单核细胞增多症后诊断,甚至只是在体检或受伤后发现。

5. 诊断　从病史、临床表现、外周血出现原始和幼稚白细胞并通常伴随血细胞计数下降可怀疑白血病,确诊白血病需要行骨髓穿刺或活检,原始和幼稚细胞占 30％以上即可诊断。一旦确诊就需要做腰椎穿刺以确定中枢神经系统是否受累,同时通过 X 线等辅助检查来确认其他脏器受累情况。

6. 治疗原则　白血病治疗的目的在于去除未成熟淋巴细胞,恢复骨髓内正常细胞的增殖。治疗首选化疗,根据需要联合局部（脑部、睾丸等）放疗或骨髓移植（BMT）。化疗原则为早期、强烈、联合和坚持长期治疗,并辅助支持治疗。治疗方案根据预后、白血病类型、患儿情况等有所不同,同时整个治疗过程中注意早期预防中枢神经系统白血病（即庇护所治疗）。化疗可分为四部分：① 诱导缓解治疗：到达完全缓解;② 巩固治疗：进一步减少肿瘤负荷;③ 庇护所治疗：预防白血病细胞浸润中枢神经系统;④ 维持治疗：维持长期缓解阶段。

如果出现骨髓复发,则必须采用更为强烈的治疗方案。对于 ALL 第 1 次复发则采用再次诱导缓解的化疗,骨髓移植一般在复发后再次达到缓解后进行。但对于预后较差的 AML,骨髓移植通常建议在第 1 次缓解后 3~6 个月进行。

7. 预后 随着联合化疗方案的使用,更多 ALL 患儿可达到长期生存,以往认为不好的预后因素也随着较强化疗而消失。目前较多研究接受的预后好的影响因素包括:① 初始白细胞计数<$50×10^9$/L;② 年龄在 2~10 岁;③ 高 DNA 指数(DI)>1.16;④ 早期化疗反应好。

对于 AML,预后差的因素包括单 7 染色体,初始白细胞计数>$100×10^9$/L,继发于脊髓发育不良综合征的 AML,M1 中奥氏小体(Auer rods)缺失。

三、恶性淋巴瘤

1. 定义及流行病学特征 恶性淋巴瘤是淋巴系统和造血系统的恶性肿瘤,分为霍奇金淋巴病(hodgkin lymphomas,HL)和非霍奇金淋巴瘤(non-hodgkin lymphomas,NHL)。2002—2005 年上海市肿瘤登记系统结果表明,上海市 0~14 岁组儿童淋巴瘤年发病率为 9.9/100 万,仅次于白血病和颅内肿瘤,居儿童肿瘤第三位。对于 10 岁以下儿童,NHL 比 HL 更常见,但 HL 的相对发病率在大于 10 岁的儿童中迅速上升。5 岁以下的儿童很少患 HL,而 15~19 岁儿童 HL 的发病率几乎是 NHL 的 2 倍。

2. 病理特点

(1) HL:主要由淋巴细胞和单核巨噬细胞系统的细胞恶性增殖引起,病理组织中有正常的淋巴细胞、浆细胞、嗜酸性粒细胞、组织细胞反应性浸润,伴有细胞形态异常的 R-S 细胞(Reed-Sternberg cell)。HL 有四种组织分型:① 淋巴细胞占优型;② 结节硬化型;③ 混合细胞型;④ 淋巴细胞减少型。前两者是儿童 HL 常见类型。淋巴细胞占优型的预后最好,淋巴细胞减少型预后最差。HL 的转移较慢,首先扩散的部位是毗邻的淋巴结,然后沿淋巴管扩散,晚期会发生肺、肝、骨髓和纵隔的转移。

(2) NHL:是所有未归类于霍奇金病、源于免疫系统器官和细胞的一系列疾病的总称。儿童 NHL 特点表现为弥漫性、未分化或分化差、早期快速广泛地扩散,以及纵隔和脑膜的累及。根据组织学可分为淋巴母细胞型、未分化型(又分 Burkitt 淋巴瘤和非 Burkitt 淋巴瘤)和大细胞型,大细胞型恶性程度高;根据免疫学分类,也可以分为 T 细胞、B 细胞、非 T 非 B 细胞表现型。

3. 临床分期 临床分期和治疗方案、预后密切相关。分期是依据临床检查发现淋巴结受累的范围、淋巴结以外的累及和病史。常用的 NHL 分期标准为 Stjude 分期系统,见表 23-1。

表 23-1 Stjude NHL 分期系统

分　期	标　　准
Ⅰ期	单个淋巴结外肿块或单个淋巴结解剖区受累,除外纵隔及腹部起源
Ⅱ期	横膈同一侧的病变,大于等于单个淋巴结或淋巴结外肿块,伴有区域淋巴结浸润胃肠道原发(常为回盲部),伴或不伴系膜淋巴结浸润,基本完全切除
Ⅲ期	横膈两侧有病变所有 原发于胸腔的病变 所有广泛的未完全切除的腹腔病变 所有脊椎旁或硬膜外肿瘤
Ⅳ期	有中枢浸润或骨髓浸润

4. 临床表现

（1）淋巴结肿大：最常见表现是渐进性无痛性淋巴结肿大，通常在颈部三角区，其次为腋下和腹股沟。深部淋巴结肿大，临床表现根据受累部位和范围不同而出现不同压迫症状，纵隔淋巴结肿大可引起持续干咳，呼吸困难；后腹膜淋巴结肿大可引起不明原因腹痛，甚至出现中枢神经系统受累导致的脑神经瘫痪或脊髓瘫痪。NHL 中的 Burkitt 淋巴瘤有其特殊的临床表现：下颌、腹部或眼眶迅速增大的肿块，全身均可被累及。

（2）全身症状：低热或周期性发热（Pel-Ebstein disease）、食欲不振、恶心、体重减轻、盗汗等症状。出现这些症状通常提示淋巴瘤晚期。

5. 诊断　淋巴结或受累组织活检是恶性淋巴瘤组织学诊断的重要依据：HL 有其特征性的 R-S 细胞，而免疫组织化学可将 NHL 分为 T 细胞性和 B 细胞性。影像学检查可探查受累或转移部位以帮助做进一步的分期，包括 CT 扫描、胸部 X 线摄片、腹部 B 超检查等，必要时行骨扫描。同时骨髓穿刺和腰椎穿刺也能帮助检查是否有骨髓或中枢转移。

6. 治疗原则　根据分期制订治疗方案，并须考虑和平衡治疗给患儿带来的预后与同时产生的远期并发症：以化疗为主，少数患儿配合放疗、手术。HL 化疗目前多采用 ABVD（多柔比星、博来霉素、长春地辛、柔红霉素）联合用药方案，目前暂无确切资料证明有其他方案确实优于 ABVD。治疗过程中应注意蒽环类药物的累计剂量，以免导致心脏的远期不良反应。NHL 的治疗方案类似于白血病，包括诱导治疗、巩固治疗和维持治疗，必要时行鞘内注射化疗药物，淋巴母型和非淋巴母型用药有所区别。

7. 预后　HL 预后的主要因素是有无全身症状、有无反复复发的广泛病变。病灶局限的 HL 预后非常好，10 年以上生存率达到 90%，即便有远处转移的患儿也有超过一半可以长期缓解。远期死亡者多死于治疗相关并发症，而非疾病本身。NHL 预后的主要因素是初诊时肿瘤的负荷、治疗早期反应差。病灶局限的 NHL 大多能治愈，75%~90% 有远处转移的 NHL 也能治愈。

四、中枢神经系统肿瘤

1. 定义及其流行病学特征　中枢神经系统肿瘤占儿童肿瘤第 2 位，15 岁以下儿童年发病率为 35/100 万，近年有报道儿童中枢神经系统肿瘤有上升趋势。男女发病比例相近，但髓母细胞瘤和管膜瘤以男性较多。在出生后 2 年，幕上肿瘤较多。生存率与年龄有密切关系：<1 岁儿童 5 年生存率约为 45%，1~4 岁为 59%，5~9 岁为 64%，10~14 岁为 70%，15~19 岁为 77%。

2. 病理分类　中枢神经系统肿瘤包括多种不同肿瘤，病理分类颇为复杂，预后差异亦甚大，由治愈率高的颅后窝星形细胞瘤，到预后差的脑桥胶质瘤。有一半的肿瘤位于幕下（颅后 1/3），主要是在小脑或脑干，可以引起颅内压增高；另一些肿瘤在幕上（颅脑的前 2/3），主要在大脑，也与颅内压升高的症状有关，但以偏瘫和复杂部分性癫痫等局灶性神经体征为主，如颞叶肿瘤。

恶性细胞可起源于脑任何部位的细胞，包括胶质细胞、神经细胞、神经上皮细胞、脑神经、血管、松果腺和脑垂体。这些部位的肿瘤可找到特异性细胞以利于组织学分型，主要有低分化或高分化型细胞瘤、成神经管细胞瘤、小脑星形细胞瘤、脑干神经胶质瘤、室管膜细胞瘤。

3. 临床表现　脑瘤的临床表现与肿瘤的解剖位置、大小、与周边组织关系、是否堵塞脑脊液流通而导致脑积水或者颅内压升高等因素有关。患儿发病年龄与发育程度也影响脑瘤的临床表现，例如骨缝未关闭的婴儿，不易早期发现症状，直到脑脊液回流受阻使头围明显增大时才被怀疑。

（1）颅内压增高症状：肿瘤向四周生长，侵入正常组织而产生压力，也可能压迫导水管引起脑积水。颅内压增高症状包括头痛、呕吐、视神经盘水肿，而婴幼儿因年龄小难以述说头痛，表现为阵发性哭闹或以手打头、厌食、发育迟缓。若压力增高较长时间，可显示头颅增大、前囟增宽。

（2）肿瘤定位体征：特定部位的肿瘤会导致特定体征。幕上肿瘤较多体现为肿瘤压迫症状，症状与肿瘤位置有关，如肿瘤影响视神经会引起视觉障碍、不同形式的视野或瞳孔大小转变。幕下肿瘤大多在小脑或脑干，主要表现为共济失调、手震颤、眼球震颤、走路不稳等。其他如第Ⅴ、Ⅲ、Ⅶ对脑神经受损可引起面瘫等症状。肿瘤若转移至椎管可出现背痛、大小便失禁、下肢瘫痪等。

4. 诊断　CT 和 MRI 检查不仅是常规脑瘤诊断方法，还能做后续的治疗和随访评估。CT 较快安排、费用低，可以在发病早期进行初步检查，但正常 CT 影像不能排除脑肿瘤。MRI 能准确分辨正常脑组织和肿瘤，清晰勾画其范围，有利于手术全切除肿瘤。骨髓穿刺等可查看肿瘤的颅外转移。手术中组织的活检能确诊脑瘤类型。

5. 治疗原则　根据肿瘤的类型、部位及范围，可以选择手术、放疗和化疗等。最大限度地切除肿瘤而没有神经损伤使患儿获得最好的预后。大多数脑瘤手术前需放疗联合化疗以缩小肿瘤。但这三种治疗方法均可导致严重的远期并发症，手术可能会导致脑重要部位损伤，放疗会导致嗜睡综合征（somnolence syndrome）、脑坏死、内分泌功能障碍以及行为或智力改变等，故应尽可能推迟对小年龄患儿的放疗。

6. 预后　低分化或高分化型细胞瘤、成神经管细胞瘤和小脑星形细胞瘤的 5 年无病生存率均可超过 70%，室管膜细胞瘤为 45% 左右，脑干神经胶质瘤因肿瘤细胞对治疗耐受，故预后较差。

五、胚胎发育相关的儿童肿瘤

（一）神经母细胞瘤

1. 定义及其流行病学特征　神经母细胞瘤是一种起源于神经嵴细胞的儿童"小圆细胞"肿瘤，是最常见的儿童颅外实体肿瘤，一半发生在 2 岁以下儿童，1/4 发生在 4 岁以下儿童，男孩发生率略高于女孩。

2. 病理特点　神经母细胞瘤起源于可形成肾上腺髓质和交感神经系统的胚胎神经嵴细胞，因而常见原发部位与正常交感神经的分布有关，最常见部位包括脊柱两侧的交感神经节和肾上腺，但也可以发生在颈部、胸部、腹部以及盆腔的神经组织。神经母细胞瘤具有分化低、早期转移的特点。神经母细胞瘤、神经节母细胞瘤、神经节细胞瘤体现了其成熟和分化的过程。其中神经节细胞瘤是完全分化的良性肿瘤，而神经节母细胞瘤是一组异质性的肿瘤，同时存在神经母细胞瘤和神经节细胞瘤的特征。

3. 临床分期　多采用国际神经母细胞瘤分期系统（international neuroblastoma staging system，INSS），见表 23－2。

表 23-2　国际神经母细胞瘤分级系统(INSS)

分级	标准
1 期	局灶肿瘤肉眼完全切除,伴或不伴显微镜下残留病灶;典型的同侧淋巴结显微镜下未见肿瘤细胞
2A 期	局灶肿瘤肉眼未完全切除,典型的同侧非黏附淋巴结显微镜下未见肿瘤细胞
2B 期	局灶肿瘤肉眼完全切除,伴有同侧非黏附淋巴结显微镜下可见肿瘤细胞,对侧淋巴结阴性
3 期	不可切除的单侧肿瘤,跨越中线浸润,有或没有局部的淋巴结受累;或单侧肿瘤,对侧局部淋巴结的受累;或正中线肿瘤伴有双侧的浸润或淋巴结受累
4 期	任何肿瘤转移到远处淋巴结、骨、骨髓、肝、皮肤和/或其他器官(除去 4S 期)
4S 期	局部原发肿瘤为 1 期、2A/B 期,但存在仅限于皮肤、肝和/或骨髓的转移;年龄<365 天

4. 临床表现　神经母细胞瘤临床表现取决于肿瘤部位、占位效应、是否转移及转移部位。大部分肿瘤原发在腹部(65%),而婴儿原发于胸部和颈部较大龄儿童多。腹部肿瘤触诊为固定、质硬、不规则的肿块且越过腹中线,可出现腹痛或便秘,压迫肾、输尿管或膀胱可以出现尿频或尿潴留。胸部肿瘤可引起呼吸困难,如压迫上腔静脉,可以出现头面部水肿。高位胸部或颈部肿块可引起霍纳综合征,表现为单侧上睑下垂、瞳孔缩小和无汗。压迫脊髓可出现不同程度疼痛和麻痹。少数患儿会出现儿茶酚胺代谢产物增多的症状。

神经母细胞瘤主要通过淋巴和血行方式转移。远处转移通常侵犯眼球后软组织,可能有眶上瘀斑、眶上水肿和突眼,颈部和锁骨上淋巴结肿大也是较早出现的转移症状,肝转移可有肝肿大和黄疸。其他全身症状包括苍白、虚弱、食欲下降和体重减轻等。

5. 诊断　组织病理学诊断是最可靠的诊断手段,其他确诊指标包括:① 影像学有身体中轴两侧钙化性肿块特征;② 尿液中香草扁桃酸(vanilmandelic acid,VMA)和高香草酸(homovanillic acid,HVA)等儿茶酚胺代谢产物升高;③ 骨髓涂片见有成堆的或称为菊花团样分布的肿瘤细胞。检测肿瘤范围和转移病变需要做颈、胸、腹部等摄片、骨扫描、CT 扫描、B型超声波、骨髓穿刺和骨髓活检等。

6. 治疗原则　神经母细胞瘤的主要治疗方法有手术、化疗和放疗,各种治疗的方式需在完成每个患儿的评估后才能确定,需要同时考虑患儿的分期、年龄、肿瘤的病理学及生物学特点。Ⅰ期和Ⅱ期肿瘤主要做手术切除,如果肿瘤大,则手术取肿块活检,行病理诊断,术后联合化疗后行再次切除。Ⅲ期和Ⅳ期,术前联合化疗待肿瘤缩小后再行肿瘤切除术,术后再行化疗;如果肿瘤不能切除,手术只做活检。化疗是大范围肿瘤或有播散病变时的主要方法,放疗可用在巨大肿瘤压迫脊髓时或做骨、肺、肝、脑转移时的姑息治疗。对疗效差的患儿,可在强化疗后行骨髓自体造血干细胞移植。

7. 预后　神经母细胞瘤 1 岁以内可能自然消散或转为良性,生存率为 75%,Ⅰ期患儿将近 90%能治愈,2 岁以上Ⅲ期和Ⅳ期患儿生存率是 10%~20%。

(二) 肾母细胞瘤

1. 定义及其流行病学特征　肾母细胞瘤(wilms tumor)是儿童第二位常见的腹部恶性肿瘤。98%的病例发生于 10 岁以下,最多见于 3 岁以下的儿童,3 岁以后发病率显著降低,5 岁以后少见,成人中罕见,约有 3%发生在成人,被称为成人肾母细胞瘤。成人肾母细胞瘤中20%发生在 15~20 岁,80%发生在 30~70 岁。男女发病率无明显差异,多数为一侧发病,3%~10%为双侧,患者双侧同时或相继发生。

肾母细胞瘤的确切病因尚不清楚,可能与 11 号染色体上(位于 11p13 的)WT-1 基因的丢失或突变有关,也可能是由于间叶的胚基细胞向后肾组织分化障碍,并且持续增殖所致。

2. 病理特点　根据组织学特点分为:① 预后不良型:Ⅱ、Ⅲ 期未分化型,肾脏透明细胞肉瘤型、肾脏横纹肌肿瘤型;② 预后良好型:肿瘤内有明显肾小管分化者。

3. 临床分期　目前应用较广泛的是 NWTSG 分期,在术后化疗前进行判断,见表 23-3。

表 23-3　肾母细胞瘤的 NWTSG 分期

分级	标准
Ⅰ 期	肿瘤局限于肾包膜内,肾包膜未受侵犯,完整手术切除,切除边缘无肿瘤残留依据 肾窦血管未受累或未做活检,切除前或切除中无包膜破裂
Ⅱ 期	肿瘤超出肾脏范围,但能完整切除,切除边缘无肿瘤残存依据 肿瘤有局部扩散,如穿透包膜、侵犯肾窦或超出肾门的肾血管内 有肿瘤活检史,局限于侧后腹膜的术前、术中破溃
Ⅲ 期	局限于腹部的非血行转移性肿瘤,有术后肿瘤残留依据,可以是以下任何一种情况: ① 腹部或盆腔的淋巴结侵犯 ② 肿瘤穿透腹膜表面 ③ 腹膜种植 ④ 术后镜下发现切除边缘肿瘤存在 ⑤ 因肿瘤浸润重要组织未能完全切除 ⑥ 超出侧后腹膜的术前、术中破溃
Ⅳ 期	血行转移(肺、肝、骨骼、脑等),腹部或盆腔以外的淋巴转移
Ⅴ 期	双侧肾肿瘤。在活检之前应该对每侧根据以上标准分级

4. 临床表现　最常见症状是腹部无痛性肿块和肿胀,肿块固定、质硬、深至腰窝,局限于一侧,并且不会随呼吸而活动。父母通常是给患儿沐浴或换衣服时发现有肿块。有些患儿以血尿、腹痛或发热就诊,另外会发生肿瘤压迫、继发肿瘤或转移的代谢改变。肿瘤内出血时会引起贫血。少数患儿因肿瘤分泌过多血管紧张肽原酶导致高血压。出现肺部转移可出现呼吸困难、咳嗽、胸痛等。部分患儿合并先天畸形,如虹膜缺损、马蹄肾、多囊肾、泌尿生殖系统急性、精神发育迟缓、半身肥大等。

5. 诊断　诊断与鉴别主要根据临床表现、实验室检查和最重要的病理诊断。如果怀疑肾母细胞瘤,应特别注意先天性畸形、肿瘤家族史和恶性疾病体征等病史和体格检查。而明确诊断必须根据病理形态学特征,完整的诊断应包括病理分型诊断、分期诊断和浸润部位诊断。特殊的检查包括影像学检查(腹部 B 超、CT、MRI)、血液学检查、生物化学检查和尿分析。对比患侧和对侧肾功能很必要。如果肿瘤比较大,应做静脉肾盂造影。

6. 治疗原则　肾母细胞瘤治疗手段及计划与病理分型、分期相关,原则上需要联合手术、化疗和放疗。手术应切除肿瘤、受累肾脏和任何组织。双侧肾脏受累时,术前即给予放疗或化疗,手术应尽可能保留一侧的部分肾脏,如果有供体,行肾脏移植。术后任何分期的肿瘤均需化疗,巨大肿瘤、预后不良型、原发部位有残余灶、转移或复发则行放疗。

7. 预后　肾母细胞瘤是儿童肿瘤中生存率最高的肿瘤之一,肿瘤局限(Ⅰ 期和 Ⅱ 期)的患儿生存率为 90%。正确分型分期的前提下合理采用手术、放疗、化疗等综合治疗手段是获得良好疗效的关键。

（三）肝母细胞瘤

1. **定义及其流行病学特征** 肝母细胞瘤是最常见的儿童肝肿瘤。大多数肝母细胞瘤发生于婴儿期，而进入儿童后发病率较低。美国儿童肿瘤协作组对肝母细胞瘤的分析显示，男女比例为（1.4～2）：1，即男性较常见，仅5％的病例发生于4岁以上的儿童。

2. **病理特点** 肝母细胞瘤起源于成熟干细胞的前体细胞，与正常的胎儿肝细胞无法区分。美国儿童肿瘤协作组的回顾性研究显示，仅5％病例为小细胞性未分化型，79％为纯粹分化良好的胎肝型，其余则是不同上皮细胞分化良好并具明显有丝分裂活性的胎肝细胞的混合细胞型。

3. **临床分期** 美国儿童肿瘤协作组分期系统见表23-4。

表 23-4 美国儿童肿瘤协作组对肝母细胞瘤的分期

分　期	标　　　准
Ⅰ期（预后良好的组织学）	肿瘤可完全切除，呈典型的纯胎儿性组织学变化影像，有丝分裂指数低
Ⅰ期（其他组织学类型）	肿瘤可完全切除
Ⅱ期	肿瘤可大体切除，但伴显微镜下残留灶，其预后与Ⅰ期肿瘤相同，切除肿瘤伴术前肿瘤破裂者
Ⅲ期	（未能切除的肿瘤）包括肿瘤部分切除伴肉眼残留，但不包括大体肿瘤切除伴显微镜下切缘残留或术前/术时切除的肿瘤有破裂者，淋巴转移应考虑为Ⅲ期，在先用4个疗程化疗后，须做第二次剖腹探查，以评估疗效
Ⅳ期	有肺及其他器官的远程转移

4. **临床表现** 多数肝母细胞瘤由父母或儿科医师触摸到一无症状性腹部肿块，可存在腹痛、体重减轻、食欲缺乏、恶心和呕吐。

5. **诊断** 术前评估常从腹部X线平片或B超开始，再做CT扫描和增强MRI以明确疾病程度。肺部是最常见的转移部位，因此必须做胸部CT。90％以上的肝母细胞瘤存在甲胎蛋白升高，因此监测甲胎蛋白极为重要，对诊断、疗效判断及检测复发均提供重要信息。

6. **治疗原则** 手术是肝母细胞瘤最重要的治疗方法。若肿瘤能手术完全切除，生存率较高，因此应尽量切除原发肿瘤及转移肿瘤。辅助化疗对术后的肝母细胞瘤有良好作用，常用化疗药物包括长春新碱、多柔比星、环磷酰胺、顺铂。除此之外，肝移植已成为治疗肝母细胞瘤可行且成功的选择之一。

7. **预后** 最重要的预后因素是肿瘤是否能完全切除，但大多数肝母细胞瘤患儿不能完全切除肿瘤。单纯胎儿组织学预后良好。而对于不能手术切除、接受化疗的患儿中，化疗后的甲胎蛋白水平下降速度与预后相关。

（四）视网膜母细胞瘤

1. **定义及其流行病学特征** 视网膜母细胞瘤是儿童最常见的眼内恶性肿瘤，主要影响年幼儿童。近80％的病例为3～4岁，中位诊断年龄为2岁，6岁以上较罕见。美国第三次肿瘤发病率统计显示，本病在＜5岁的儿童中年发病率为11/100万，无种族及性别差异。双侧病例的诊断较单侧早，而散发性双侧视网膜母细胞瘤与双亲年龄高有关。

2. **病理及遗传特点** 视网膜母细胞瘤是由于调控细胞增殖周期的重要蛋白质的基因突变所致，可以是散发性或遗传性。该病是了解儿童肿瘤遗传学的模板，最早在1926年由美国眼科协会报道，其特征性组织病理学、超微结构、免疫组化及分子学表现支持其起源于多能祖细胞,该祖细胞能发展为几乎视网膜内外任何类型的细胞。

所有患儿中,约60%为非遗传性、单侧性;约15%为遗传性、单侧性;而25%为遗传性、双侧性。其中遗传性视网膜母细胞瘤以常染色体显性特征传递,具有高而不完全的外显率。因此所有由家族史的儿童均应在出生后由有资格的眼科专家做筛查,以早期发现并增加眼球及视力抢救的机会。

3. 临床分期　临床常采用Reese－Ellsworth分类系统评估视网膜母细胞瘤的预后、比较治疗效果,见表23－5。

表23－5　Reese－Ellsworth分类系统

分　　期	标　　准
Ⅰ期	预后(指抢救患眼的机会,而非全身预后,下同)极好
a	孤立性肿瘤小于4个视盘,位于中纬线或中纬线后
b	多发性肿瘤,均小于4个视盘,均位于中纬线或中纬线后
Ⅱ期	预后良好
a	孤立性肿瘤4~10个视盘直径,在中纬线或中纬线后
b	多发性肿瘤4~10个视盘直径,在中纬线或中纬线后
Ⅲ期	可疑
a	任何中央线前的病变
b	孤立性肿瘤大于10个视盘直径,在中纬线后
Ⅳ期	预后不佳
a	多发性肿瘤,有大于10个视盘直径
b	任何向前伸展到锯齿状缘的病变
Ⅴ期	预后极不佳
a	累及1/2以上视网膜的巨大肿块
b	玻璃体扩散

4. 临床表现　在发达国家,多数视网膜母细胞瘤患儿确诊时肿瘤尚在眼内,并无局部侵袭或远处转移;而在发展中国家,常出现眼球肿胀或明显眼眶肿物才确诊,常存在局部侵袭。眼内肿瘤的临床表现取决于肿瘤大小及部位,最常见的体征包括瞳孔泛白(即白瞳症,肿瘤很大导致通过瞳孔可看到晶状体后肿块)和斜视(黄斑区肿瘤导致中心视力丧失、反射障碍及患眼漂移)。其他眼科学特征包括异色症(每个虹膜颜色不同)、虹膜发红等。

5. 诊断　最常引起家长注意的是眼部异常,因而就医。现代基础用检眼镜观察白瞳症,可见突出到玻璃体的乳粉红色或雪样白色肿块,可提示视网膜母细胞瘤。诊断可以根据眼底镜检查、放射影像学检查及超声表现。

6. 治疗原则　视网膜母细胞瘤的治疗是综合性的,需要儿童肿瘤专家、眼科专家及放射学家联合小组共同工作。治疗最重要的目的是挽救患儿生命,其次是拯救患眼及视力。治疗方案根据每个患儿的具体情况而定,包括眼球摘除术、外集束放疗、斑块放疗、激光光凝冷冻治疗、温热治疗及对可能转移及眼眶扩散的肿瘤进行全身化疗。眼外视网膜母细胞瘤需要放疗、化疗联合应用。

7. 预后　21世纪以来视网膜母细胞瘤的生存率已有了明显改善,许多中心报道5年生存率达 90％，主要原因是转移前诊断视网膜母细胞瘤的能力明显提高、治疗方法有所改进。转移性疾病预后仍不佳，其中最重要的预后指标是在手术切口处筛板层后的视神经是否存在肿瘤及巩膜外肿瘤是否扩展到眼内。

第二节　肿瘤患儿的护理

一、护理评估

早诊断是早治疗、争取较好预后的关键，而儿童肿瘤往往不容易确认，因而评估一些持续出现的异常症状非常关键。以下是一些对儿童肿瘤有意义的症状和体征：

1. 疼痛　可以是肿瘤的早期或晚期症状，因而需要仔细询问疼痛的发生、性质、部位、强度以及缓解方式。疼痛可以是全身的，也可以在一些特殊部位，例如将近 20％ 的白血病儿童有骨痛，而学龄期儿童脑瘤可呈现频率及严重度逐渐增加的头痛。

2. 发热　在儿童中经常发生，有许多疾病可以引起发热，包括肿瘤。肿瘤儿童的发热大多继发于肿瘤的感染。

3. 皮肤异常　详细的皮肤评估可以发现血小板减少的症状和体征。当血小板低于 $20×10^9/L$ 时，通常会在儿童的四肢发现瘀斑和瘀点，并且会有鼻出血发生。

4. 贫血　当恶性肿瘤细胞侵犯骨髓时患儿通常会出现苍白、乏力、体重下降以及全身不适，这些症状可能是恶性肿瘤细胞侵占骨髓正常细胞引起贫血所致。

5. 腹部肿块　肾母细胞瘤和神经母细胞瘤的典型症状是有腹部肿块，儿童腹部肿块应评估其是不是恶性肿瘤。

6. 淋巴结肿大　也在儿童中常见，增大、固定的淋巴结伴发热超过一周，近期体重下降或者有异常的胸部摄片可能提示严重的疾病，须进一步评估。

7. 其他头部肿瘤的症状和体征　根据肿瘤在脑部定位的不同，有其不同的临床表现；白视是视网膜母细胞瘤的典型症状，而斜视或水肿也能提示其他眼部肿瘤。

二、护理诊断

根据完整清晰的评估可以对肿瘤患儿及其家庭做出相应的护理诊断，主要包括：① 有受伤的危险（与恶性疾病过程、治疗有关）；② 有感染的危险（与机体防御能力抑制有关）；③ 有受伤的危险；④ 出血、出血性膀胱炎（与细胞增生受干扰有关）；⑤ 有体液不足的危险（与恶心、呕吐有关）；⑥ 口腔黏膜受损（与化学治疗药物有关）；⑦ 营养失调：低于机体需要量（与食欲下降有关）；⑧ 皮肤完整性受损（与化学治疗药物、放射治疗、制动有关）；⑨ 躯体移动障碍（与神经肌肉受损有关）；⑩ 躯体形象紊乱（与脱发、满月脸、衰弱有关）；⑪ 急性疼痛（与诊断、治疗、肿瘤生理影响有关）；⑫ 恐惧（与诊断性检查、操作、治疗及预后有关）；⑬ 娱乐性活动缺失（与环境限制有关）；⑭ 家庭运作障碍（与身患重症的孩子、患儿经历治疗有关）；⑮ 预期性悲哀（与预想失去孩子有关）。

三、护理计划

护理肿瘤患儿及其家庭的目标为：

（1）患儿能接受到合适的基本健康照护。

（2）患儿及家庭对诊断和治疗操作做好了准备。

（3）患儿经历最小的治疗并发症。

（4）放疗的不良反应和化疗的药物细胞毒性得到控制。

（5）患儿及家庭能接受到足够的支持和教育。

四、护理干预

（一）控制治疗并发症

儿童肿瘤的治疗失败主要是 2 个原因：一是疾病本身因素，而另一个是治疗相关并发症而导致的死亡。肿瘤治疗在杀伤肿瘤细胞的同时也影响了正常细胞的功能，再加上肿瘤患儿的免疫功能缺陷、屏障防御功能破坏、肿瘤本身消耗等因素，儿童肿瘤的诊断和治疗过程中都会出现各类并发症。因此，护士需要对相应的并发症进行管理和控制，包括对并发症的预防和干预。继发于儿童肿瘤治疗的并发症主要是感染、出血和贫血。

1. 感染　肿瘤患儿合并感染的临床症状和体征有时不典型，极大部分患儿有发热，较易发生感染性休克等严重的全身症状，如中毒面容、四肢凉、血压下降等。因此护士在照护发热患儿时必须注意感染性休克的症状和体征。尤其是当发热的患儿中性粒细胞绝对计数小于 0.5×10^9/L 时（即发热性中性粒细胞缺乏症），可能发生严重感染、脱水以及高温惊厥（尤其是婴幼儿）。

发热患儿应评估其潜在的感染灶，例如导管或引流管、穿刺部位、黏膜溃疡、组织或皮肤破损等。由于肿瘤患儿的机体未必会对感染产生足够的炎性反应，因此通常只表现出部分的感染症状或没有感染症状，所以需要频繁地监测体温。为了确认感染源，需要做血、尿、粪以及鼻咽部等分泌物的培养，并且进行胸部摄片。若培养发现以下微生物应提高警惕，密切观察：① 病毒，尤其是水痘、带状疱疹、单纯疱疹、麻疹、风疹、腮腺炎和脊髓灰质炎病毒；② 卡氏肺囊虫；③ 霉菌，尤其是白念珠菌；④ 革兰阴性菌；⑤ 革兰阳性菌。

发热性中性粒细胞缺乏症应作为急症处理，以免发展成感染性休克。发热时应在抗生素使用之前抽取血标本做血培养及药敏试验，并在发热 30 分钟内使用抗生素及其他降温措施。护士需严密监测患儿病情变化、给药后效果，记录生命体征。如果发现患儿血压下降、体温持续不退或继续升高，应立即通知医师。

一旦怀疑感染，在确认微生物的培养结果出来前就需要早期通过静脉使用广谱抗生素治疗，时间可持续 7～10 日。为了预防卡氏肺囊虫病，须常规使用复方磺胺甲噁唑。护士需要注意长期使用抗生素的不良反应。治疗过程中常使用抗感染药物，包括抗生素、抗真菌药物、抗病毒药物或者这三种药物的联合使用。

护士应指导患儿及家属预防和控制感染的方法，强调戴口罩、洗手的重要性，做好口腔、肛周及皮肤护理。使用清洁新鲜食物，避免食用剩菜，不食用生食。保持环境清洁，让患儿远离灰尘、霉菌，尤其是浴室和厨房。不要在房间内摆放鲜花、植物，避免接触动物。当患儿的中性粒细胞绝对计数小于 0.5×10^9/L 时，应避免去拥挤的公共场所，例如购物中心、地铁等。任何时候，家庭成员都应保持良好的洗手习惯，以防止病原体被带入家中。

2. 出血　疾病和治疗均会引起血小板减少，而出血是血小板减少症最重要的并发症。血小板减少与出血风险密切相关。一般认为，血小板计数<50×10^9/L 者有出血的风险，<20×10^9/L 者有自发性出血的风险。血小板减少症的症状包括瘀点瘀斑、鼻出血、牙龈出血、血尿、

血便等,其中青春期女性患儿可能表现为月经过多或者延长。

因为感染会增加出血的倾向性,而且出血部位也更容易被感染,因而血小板低时应尽可能避免皮肤穿刺。当进行手指采血、静脉穿刺、肌内注射、骨髓穿刺和腰椎穿刺时,须严格无菌操作,同时持续观察局部出血情况。因为牙龈出血通常会导致口腔溃疡,所以需要提供仔细的口腔护理。同时,由于肛周会因不同的药物作用而发生溃疡,因而肛周清洁也是必需的,血小板低时应避免使用肛表或其他肛门栓剂。

血小板减少的主要处理方式是输注血小板,尤其是对于血小板计数<[(10~20)×10⁹/L]的患儿或者虽然血小板计数>20×10⁹/L,但需要进行中心静脉置管、手术或侵入性操作的患儿。推荐的输注血小板剂量为每 10 kg 体重 0.5~1 个 U。护士需要预估血小板减少的时间,监测患儿血小板计数和可能的出血症状,准确完成输血并监控输血反应。多次血小板输注的两个主要问题是发热反应和血小板代谢周期缩短。由于血小板含有特殊的抗体使得输注血小板的患儿可能对其产生过敏反应,因而输注前血小板应尽可能做交叉配型试验。输注的血小板通常在体内存活 1~3 日。输注后 2 小时达到高峰,24 小时后减少一半。因而输注血小板后护士应观察和记录效果,包括出血部位、止血的时间。延迟的止血效果说明了血小板已遭到破坏,对长期治疗的患儿,反复血小板输注会逐渐失效。

为了避免出血,护士应提供安全环境和用物、尽量减少侵入性操作(如静脉穿刺或肌内注射)、所有穿刺后按压至少 5 分钟、预防便秘(可使用软化粪便的药物)。对于患儿和家长,护士应帮助其了解血小板减少的症状,避免剧烈或冲撞性活动(如足球、摔跤),使用软毛牙刷。鼻咽部和牙龈出血是最常见的活动性出血,护士应指导患儿和家长控制鼻出血的方法。若有无法控制的鼻出血或其他严重出血症状,应立即就诊。

在出血期间,患儿和父母需要情感的支持。目睹出血会影响人的情绪,通常父母会要求输注血小板,而没有意识到首先应进行局部止血,护士应通过解释延缓血小板输注的原因,帮助缓解其焦虑情绪。由于相融的供体能减少受体抗体的形成,所以护士应鼓励父母作为输血的供体。对于血小板减少的出院患儿,应指导其避免进行可能会造成受伤和出血的活动,例如骑自行车、滑板、溜冰、爬树和足球等。一旦血小板计数上升,就可以取消限制。同时,不要使用阿司匹林以及含阿司匹林的药物,对轻度疼痛或有明显体温升高的患儿可使用对乙酰氨基酚。

3. 贫血　血液系统疾病、抗肿瘤治疗及其他因素(如失血、基础慢性疾病或者感染)会导致血液循环中红细胞数量或质量减少。肿瘤患儿初诊期间的贫血可能是由于骨髓造血细胞受到肿瘤细胞的侵犯,而放化疗导致的骨髓抑制也会造成贫血。其典型症状包括苍白(面色、手掌、黏膜和结膜)、疲乏、心动过速、头痛、呼吸困难、难以完成日常生活活动等。若不及时纠正,慢性严重贫血会导致心脏器质性改变,甚至心脏衰竭。

针对贫血的主要治疗是输血(全血或各类红细胞悬液),尤其是对于血红蛋白<(6~7) g/dL 的患儿或虽然血红蛋白>7 g/L 但存在明显贫血症状的患儿。护士需要评估患儿贫血风险及发生时间,监测患儿贫血症状及血红蛋白计数,实施输血时应监测输血相关并发症。

对于患儿和家长,护士应鼓励患儿根据贫血分级和个体耐受性合理安排休息和活动,必要时静卧吸氧。摄入清淡、高营养、易消化的饮食。

4. 恶心和呕吐　是最常见和最痛苦的治疗相关不良反应。若不控制,恶心呕吐会导致脱水、电解质紊乱、体重减轻、食管撕裂、拒绝化疗、生活质量下降,还可能导致婴幼儿误吸甚至窒息。婴幼儿很难表达出恶心,但一些征象与恶心相关,如食欲不振、频繁反胃、易激惹或难以安抚。年长儿可以判断并说出恶心。

　　止吐治疗的目标在于缓解症状,改善生活质量。常见的止吐药物包括 5-羟色胺受体拮抗剂(如昂丹司琼、格拉司琼)、神经激肽-1 受体拮抗剂(如阿瑞吡坦)等,常与激素(如地塞米松)联用。控制呕吐最有效的方法是在化疗前 30 分钟或 1 小时使用止吐剂,并且每 2 小时、4 小时或 6 小时按时使用止吐剂,至少持续到化疗后 24 小时。有证据显示在化疗前至少 24 小时开始止吐治疗能够增加其疗效,预防预感综合征(在接受化学治疗药物前即产生条件反射性的恶心、呕吐)的发生。非药物措施,如指压、催眠、放松疗法、芳香疗法等,也有成功用于控制恶心、呕吐的相关报道。其他非药物性措施对控制治疗后和预期性恶心、呕吐也是有帮助的。

　　护士应获取患儿恶心、呕吐相关病史,定期评估患儿恶心、呕吐及分级,提供非药物性干预措施,监测患儿出入量,遵医嘱给予止吐药物,指导患儿及家长少量多餐,选择容易咀嚼、吞咽和消化的食物。

　　5. 营养不良　　营养不良是临床上常见的难题,会降低患儿对治疗的耐受性、改变化学治疗药物的代谢、延长中性粒细胞减少时间、增加感染危险,导致复发率增高、生存率降低等不良预后。

　　护士在营养筛查、干预及教育等营养支持服务方面发挥着重要的作用。在整个治疗过程中必须持续评估患儿的营养状况,常用的儿童营养筛查表包括儿童版主观全面评定法(subjective global assessment,SGA)、儿童营养不良评估筛查工具(screening tool for the assessment of malnutrition in pediatrics,STAMP)、肿瘤患儿主观全面评定法(pediatric subjective global assessment,PEDSGA)等。为了记录患儿常规的摄入评估情况,在患儿每次住院或门诊就诊时必须常规测量患儿的身高、体重和头围(小于 3 岁)。如果可行,还要通过测量皮下脂肪厚度(包括中上臂围、三角肌皮褶厚度)评估能量储备情况。除此之外,生化试验也可以用来评价肿瘤患儿的营养状况,包括血清前蛋白、转铁蛋白、血清蛋白。

　　为患儿提供合理、全面而有效的营养支持,需要建立一个包括医师、护士、营养师、临床药师在内的营养支持团队。支持性营养方法包括肠内营养和肠外营养。一个基本原则即当肠道有功能时,首选肠内营养;只有存在肠道功能障碍或需要肠道休息时才考虑选用肠外营养支持。肠内营养主要途径包括口服、鼻胃管、鼻肠管、胃造瘘、空肠造瘘等;而肠外营养主要通过外周或中心静脉途径为机体提供营养物质。主治医师、护士及营养师进行沟通,进行进一步营养评估,确定患儿每日能量及各类营养素的需要量,并给予肠外营养相关医嘱。

　　在营养筛查、营养评估、营养支持的基础上,护士应对有营养不良风险的患儿和家属进行个体化饮食指导。例如,若患儿可经口进食,推荐高蛋白质、高热量饮食。增加热量方法有用奶油替代牛乳、多食用豆腐、进食全脂酸奶而非低脂饮食、多食用奶酪、在谷类食品中放糖或进食高热量的点心,例如花生酱等。对肠内或肠外营养支持的患儿正确实施营养支持,持续监测营养状况的变化和各类营养支持的疗效,并将相应复评结果提供给医师和营养师,为后续营养支持提供依据。

　　其中需要注意的是,一些患儿无论怎样都不进食,可能与下列因素有关:① 和肿瘤相关的非特异性生理影响;② 因治疗期间恶心、呕吐引起的条件性厌食;③ 对环境压力的反应;④ 抑郁;⑤ 对父母表达愤怒。当食欲不振和体重下降持续发生,护士应该观察家庭情况,并考虑是否是这些因素导致了问题。

　　6. 黏膜溃疡　　黏膜溃疡常由化疗、放疗和中性粒细胞减少引起,在常规化疗患儿中发生率为 30%～40%,而在造血干细胞移植患儿中发生率高达 76%。其症状包括口腔黏膜、牙龈及舌头红肿、破损、溃疡,伴随症状包括味觉改变、声音嘶哑、咽痛、嘴唇干裂、唾液稠厚、吞咽困难,而同样的损伤也会延伸至食管或发生在直肠、肛周区域。黏膜炎常于化疗第2～5天开始,第7～14天呈现溃疡或炎症症状,其缓解常与中性粒细胞的恢复同时发生。目前欧洲肿瘤内科学会、癌症支持疗法多国学会和国际口腔肿瘤学会均推荐日常基础口腔护理,以降低黏膜炎发生率。日常基础口腔护理包括日常评估(使用 NCI‐CTCAE 评价表或 WHO 化疗相关性口腔炎分级)、使用温和漱口水(如1％碳酸氢钠、生理盐水,避免含酒精的漱口水)、刷牙(只要患儿无明显的牙龈出血且能耐受)、温和饮食(避免酸性、热烫、粗糙、带刺或添加刺激性调味品的食物),若已出现黏膜炎,应提高口腔护理频率。已有报道但需进一步验证效果的处理措施包括冷疗、低能量激光和角质化细胞生长因子。针对黏膜炎引起的疼痛,可使用含利多卡因的漱口水漱口及患者自控镇痛泵。但不建议对小患儿使用利多卡因,因为如果利多卡因接触到咽部,可能会抑制呕吐反射而增加吸入的风险。抽筋也和口腔使用利多卡因相关,主要是由于其通过口腔破损处被迅速吸收到血液中。

　　护士应每天评估患儿黏膜炎的存在及分级,使用与年龄相适应的评估表评估患儿黏膜炎相关疼痛、口服摄入量及营养评分,指导日常基础口腔护理,进食前给予利多卡因漱口水或患者自控镇痛泵。必要时采集患儿黏膜或假膜进行培养,以确认有无继发感染。其中对婴幼儿进行口腔护理特别有难度,有效清洁牙龈的方法是用一块纱布包裹一个手指,在生理盐水或白开水中蘸湿,然后用其擦拭牙龈、上颚和颊部内侧表面。最好用生理盐水或白开水进行漱口,因为患儿不会含漱或吐出多余的液体。餐前、餐后应常规进行口腔护理,并且尽可能每间隔2～4小时进行1次,以去除食物残渣,以免口腔成为细菌和霉菌的生长环境。另外,如果患儿带牙套(即牙齿矫正器),牙齿清洁会变得很困难,且矫正器本身也会损伤牙龈,因而在化疗期间应去除牙套。

　　进食困难是口腔炎主要的伴随症状,并且持续进食困难导致的营养不良可能会延长住院时间。患儿通常会选择最能耐受的食物,多数会选择清淡、温凉液体或软食,避免刺激性食物或饮料。鼓励患儿用吸管喝饮料,以避免饮料接触溃疡部位。患儿口服摄入量显著减少时,应咨询营养师,讨论是否实施肠内或肠外营养。由于口腔溃疡是暂时性的,一旦溃疡愈合,患儿就能恢复好的饮食习惯。但严重的口腔溃疡需要减少或延缓治疗直到其完全恢复,通常需要1周时间。

　　如果发生了肛周溃疡,应进行便后温水坐浴以及溃疡处涂抹药膏。使用大便软化剂能预防进一步的不适。应建议父母记录大便情况,防止患儿故意不排便造成疼痛。在肛周溃疡或中性粒细胞低下期间,应避免使用肛门测温以及使用肛栓,因其会进一步损伤溃疡部位,或者刺激局部黏膜引起溃疡。

　　7. 神经性问题　长春新碱等会造成不同的神经毒性作用,最常见的是自主神经功能降低(肠蠕动减慢)造成的严重便秘。另外,使用阿片类止痛剂也会使便秘恶化。护士应建议父母记录排便活动,并在患儿排便习惯改变时报告医护人员。适当运动和大便软化剂对预防便秘是有帮助的,刺激排便则需要应用轻泻剂或者灌肠。饮食改变,例如增加纤维素的摄入对产生机械性刺激,改善该类小儿便秘的效果不明显。

　　周围神经问题(包括足下垂、四肢的虚弱和麻木)会造成行走或手部活动困难。护士应该警觉并提醒父母这些并发症,同时告知一旦停药,这些并发症是可逆的。如果患儿持续卧床休息,需要使用足部夹板以保持正确的足部功能位置。如果患儿居家或上学时有虚弱、疲乏症状,则可能需要暂时降低活动度,应避免不切实际的过度活动而导致的安全问题。

　　神经性综合征(放射后嗜睡症)可能会在中枢神经系统放射治疗后5～8周发生,并可能持续 4~15 日。其主要表现为嗜睡,伴或不伴发热、厌食,并有恶心、呕吐。应提醒父母出现该症状的可能性,并鼓励其寻求医疗评估,因为嗜睡可能是中枢神经系统放射治疗后远期后遗症的早期指征。

8. **出血性膀胱炎** 无菌性出血性膀胱炎是化学治疗或放射治疗后对膀胱的化学刺激所致。临床表现为膀胱刺激症状(尿频、尿急、尿痛)并伴随血尿,严重时出现血块,可以堵塞尿道。早期出血性膀胱炎会造成疼痛、失血、液体平衡失调;晚期会引起膀胱纤维化、肾积水、膀胱破裂等。可以通过以下方法进行预防:① 足够的经口或肠道外液体摄入,至少是平时每日液体建议需求量[2L/(m² · d)]的 1.5 倍;② 有尿意时及时排空,包括上床前和起床后的及时排空(可能包括夜间的一次排空),用药后至少每 2 小时排空 1 次,持续 12 小时;③ 尽早用药以保证足够液体摄入和频繁的排空;④ 使用美司钠以阻断环磷酰胺以及异环磷酰胺的尿道不良反应。

护理措施包括:① 遵医嘱使用水化、解毒药物,必要时留置 Foley 导尿管进行膀胱灌洗,密切观察出入量,尤其是尿量、尿色变化,关注尿液镜检与培养结果;② 遵医嘱使用止痛药物并监测药物的作用及不良反应;③ 如果出现膀胱炎症状,例如排尿时有烧灼感,则需要进一步评估;④ 某些口服补液有困难的患儿在给药前、中、后均应通过静脉补充液体。如果是通过口服补充液体,需要特别指导父母实际必需摄入的液体量。

9. **脱发** 是一些化疗药物和头颅放射治疗的一种并发症,不是所有患儿在治疗过程中都会脱发。脱发本身不会引起机体过多不适,但会影响患儿的身体意象。护士需要提醒患儿和父母这个并发症是暂时性的。为了减少患儿和父母看见床单或衣服上大量头发而造成的心理伤感,建议在脱发最严重的时期戴一次性的外科帽子,以收集掉发;或建议患儿将头发剪短,平时戴帽子。可以建议让女性患儿戴假发,并且告知患儿和家长头发会在 3~6 个月后又长出来,长出的头发会比以前更黑、更厚。在掉发前就鼓励患儿选择和自己头发式样和颜色接近的假发,可以帮助患儿后期更快适应脱发。如果患儿选择不带假发,注意戴帽子等以遮盖头部,特别是在寒冷或是有太阳时。头皮卫生也很重要,在清洗身体其他部位的时候应该常规清洗头皮。

10. **激素不良反应** 短期使用激素不会产生急性不良反应,而会产生两大正向作用,即食欲增加和健康感觉。然而激素治疗会产生身体意象的改变,其即便没有明显的临床意义,但却会使年长患儿心理上感到极其悲伤。身体意象改变之一就是满月脸,不像脱发,几乎很少有措施可以帮助减少这个改变,即便非常小心地避免进食含盐食物以帮助减少液体潴留,常常会因被人取笑而使患儿感到伤感。因而护士需要确定地告知患儿停药后脸部轮廓会恢复正常。相反,父母会对圆脸外观表示满意,因为这使患儿看上去像营养良好、健康的孩子。因为父母自身的需要,因而他们可能不能理解患儿因身体意象改变而产生的痛苦。护士应鼓励父母和患儿公开讨论彼此的感受,以促进双方的理解。如果患儿在治疗早期就回到学校,身体意象改变可能会引起同伴的注意,宽松的衣服能帮助掩饰体重的改变。

接受激素治疗的患儿只是看上去健康。满月脸、红脸颊、锁骨上肥垫、凸肚以及液体潴留提示体重增加,但只是皮下脂肪的增厚,肌肉并未增加。因而在患儿接受激素治疗期间,护士应该通过观察四肢、测量皮褶厚度和臂围来评估其体重增加。

激素治疗后不久,患儿可能经历一些情绪的改变,从感觉良好和欣快到抑郁和激惹。如果父母没有意识到这些药物导致的改变会过度焦虑,因而护士应该提醒父母这些反应,并鼓励他们和患儿讨论这些行为改变。

（二）诊断性和治疗性操作的护理

肿瘤患儿在经历各种诊断或治疗性操作时,特别需要做好充分的准备和及时的护理,这些操作包括手术、静脉穿刺、骨髓穿刺和腰椎穿刺。最初为了确诊而进行的诊断性操作,以及重复进行的监测治疗效果的操作,这些往往是患儿和家人压力的来源,即便是非侵入性操作,例如影像学检查和放射检查,也会对年幼患儿产生威胁。许多检查需要将患儿置于一个封闭的、少有沟通的空间,因而婴幼儿往往需要镇静,年长患儿则需要向他们解释会发生什么以及提醒他们在检查中需要静躺多久。经历重复检查的患儿需要额外的准备和情感支持,以减少其压力。

骨髓穿刺和腰椎穿刺对许多类型的肿瘤患儿来说是非常常见的操作,因而在准备时需要特别关注。由于两个检查都是在患儿视野范围外操作,所以都会使患儿感到害怕。建议首次操作时给予患儿镇静,并在操作后使用药物和非药物的方法给予合适的支持。大多数镇静方案是使用阿片类麻醉剂结合抗焦虑和镇静的苯二氮䓬类药物,镇静可用氯胺酮、布洛芬和美索必妥诱导。为了降低侵入性操作的疼痛,可以使用表面麻醉剂和局部皮内麻醉。其中EMLA药膏及复方利多卡因乳膏,是一类能充分渗透入皮肤的表面麻醉剂,可用于侵入性操作包括静脉穿刺、静脉输液港插管、腰椎穿刺、刺激因子或其他药物皮下或肌内注射等之前的局部表面麻醉。而局部皮内麻醉通常用于腰椎穿刺和骨髓穿刺,为了减少利多卡因的刺痛感可混合碳酸氢钠行局部皮内麻醉。加入了缓冲剂的利多卡因对肌肉和骨膜更深地渗透,可进一步减少长骨抽吸和活检针头入骨造成的疼痛。

对于骨髓穿刺、腰椎穿刺以及其他的操作,学龄前以上的患儿需要对其做事先的宣教和解释。如果不能事先准备,则护士应在操作过程中向患儿解释每个操作步骤,强调将要做什么以及会有什么感觉。操作中每一步的解释及下一步的提醒可以分散患儿注意力。

骨髓穿刺后穿刺点给予无菌敷贴并按压至少5分钟。腰椎穿刺后,穿刺点给予无菌敷贴覆盖即可。骨髓穿刺后可建议患儿静卧一会儿,而后没有必要限制活动度。腰椎穿刺后建议患儿去枕躺卧4小时。如果同时实施了鞘内注射,则让患儿轻微抬高臀部躺卧,以促进药物在脊椎内的循环。

（三）疼痛管理

护士应该具有基本的癌性疼痛病理生理知识和治疗相关并发症的知识。WHO的三阶梯止痛法应该整合至肿瘤患儿的疼痛管理中,护士必须掌握用于儿童疼痛管理的非阿片类和阿片类止痛剂的知识。多学科联合疼痛管理团队也应用于儿童肿瘤,护士作为团队的协调者,在儿童癌性疼痛管理中起着关键的作用。

疼痛已被认为是第五项生命体征。由于疼痛是一种主观感觉和情绪经历,因而可以综合应用多种评估策略以提供质性和量性的疼痛信息。儿童疼痛管理方法之一就是使用QUESTT法,即提问患儿(question the child)、使用疼痛量表(using pain rating scales)、评估行为和生理改变(evaluate behavior and physiologic changes)、确保家长参与(secure parents' involvement)、考虑疼痛原因(take cause of pain into account)、采取措施并评价效果(take action and evaluate results)。

疼痛控制分为非药物性控制和药物性控制。药物控制应遵循三阶梯止痛原则,做到"四个正确":正确的药物、正确的剂量、正确的途径和正确的时间。疾病相关疼痛的药物控制包括不同的方法,应考虑尝试多种类型的药物以找到最合适的方案,同时也应考虑给药途径,通常应首先考虑口服途径。非甾体类抗炎药物(NSAID)、对乙酰氨基酚结合可待因、吗啡都是常用的控制疾病相关疼痛的方案。这些药物都可口服,吗啡和 NSAID 也可经静脉给药。正确的剂量非常重要,剂量应以滴定的方法增加,以达到最佳止痛效果和最小不良反应。

（四）健康促进

肿瘤患儿需要和其他儿童同样的健康监护。有时候对于肿瘤过多的关注使家庭需求超负荷,导致了家庭和医务人员对患儿日常健康需求的忽略。生长、生理和认知发育都是在日常评估中需要特别关注的,其他重要的还有与治疗不良反应有关的牙齿照护、与减毒活疫苗接种和免疫抑制有关的免疫接种。

头部和颈部的放射治疗会造成一定的远期并发症,有些是不可逆的,例如面部不对称,但对牙齿和牙龈的影响可以通过良好的口腔卫生加以纠正,包括常规使用含氟牙膏刷牙。有些证据显示根据不同的年龄,患儿恒齿发育会延迟或缺失,这会成为患儿的心理压力来源,尤其是对学龄期患儿,"掉牙"是一种象征。因而应提醒患儿这些并发症的可能性,并需要向同伴解释原因。

当中性粒细胞绝对计数（absolute neutrophil count，ANC）大于 $0.5 \times 10^9/L$、血小板大于 $40 \times 10^9/L$ 时,患儿可每日常规使用含氟牙膏和含氟漱口液刷牙。当患儿血细胞计数小于这些参数时,口腔清洁措施仅限于漱口和用湿润的纱布海绵擦拭牙齿。

接种脊髓灰质炎、麻疹、风疹和腮腺炎等减毒活疫苗会对免疫抑制的患儿造成严重的不良后果,因而接受化疗的肿瘤患儿不宜接种活的减毒疫苗。对骨髓抑制患儿,还应建议延迟接种灭活疫苗。患儿的同胞姐妹及其他成员可以接种活的麻疹-腮腺炎-风疹三联疫苗（measles-mumps-rubella，MMR）,对肿瘤患儿没有威胁。值得注意的是,在化学治疗前 2 周或化学治疗过程中的患儿都被认为是没有免疫力的,因而需要在停药后 3 个月补种。

对肿瘤患儿一个非常重要的隔离指征是发生儿童流行性疾病,特别是水痘。学校的护士应和医院的医护人员合作以决定肿瘤患儿复校的时间。如果患儿接触其他水痘病毒患儿,则应在 72 小时内给予水痘带状疱疹免疫球蛋白（varicella zoster immune globulin，VZIG）或大剂量丙种球蛋白,或在患儿发生水痘时给予抗病毒药物,在症状出现的最初 3 日内给予抗病毒药物,能有效地预防严重疾病的发生。如果不治疗,大约 7% 感染水痘的患儿会死于肺炎,其他严重的但不致命的并发症包括肝炎、胰腺炎、脑膜炎和细菌性皮肤感染。

（五）支持性照护

肿瘤患儿诊断、治疗周期长,因而为了照顾生病住院的孩子,家庭成员的分工会发生变化,尤其遇到住院频繁、周期长、疾病威胁儿童生命的情况。对家庭而言这种经历可能是一次重大危机,固有的家庭文化、信仰、经济、沟通方式等因素会综合影响其对于危机的应对策略、医患关系与疾病康复。护士作为支持者和促进者,应帮助家庭理解不同的治疗方案,预防或控制预期的并发症和不良反应,以及对治疗远期并发症的观察。由于肿瘤诊断带来的焦虑,有些家庭可能会寻求未经证实的治疗,这些非正式的方法可能会对患儿产生伤害,即便是良性的,也会因影响了正规方法的治疗而对患儿产生不良影响。在许多情况下,这会造成经济负担以及家庭成员间的情感冲突。

护士应该意识到影响家庭寻求非正规治疗方式的因素,包括社会压力、悲伤、无助和无望的情绪,应就诊断、治疗方法与家人沟通,并在治疗过程中尽可能提供支持和确认。护理必须有足够的证据证实现有的治疗方案。目前国际上一些专业机构能为患儿和家人提供支持、教育和咨询,例如美国儿童肿瘤协作组（Children's Oncology Group，COG）、国际儿童肿瘤协会（Childhood Cancer International，CCI）等。

居家照护期间的健康指导应包括药物指导、并发症或不良反应观察、预防和控制突发事件方法，以及特殊导管的日常护理（例如中央静脉导管）。由于不能遵医嘱服药会导致复发，所以服药依从性也是非常重要的问题，护士必须要确保家人理解并依从治疗。

（六）停药

患儿结束治疗并不意味着照护的停止。随着长期生存者日益增多，肿瘤患儿的生活质量逐渐受到关注，据报道50%长期生存者的生活质量会有一定程度的影响。护士在评估患儿这类问题中起了很重要的作用，例如生长延迟、继发肿瘤以及身体各系统的损伤。许多治疗相关的不良反应与接受治疗时患儿的年龄明显相关，不良反应发生的时间与所选用的治疗方案也明显相关。例如放疗即刻的不良反应较轻微，但很长时间后会出现放疗相关的不良反应；相对而言，化疗不良反应出现较早、持续时间较短，且儿童患儿一般较成人具有较强的化疗耐受性，急性不良反应的发生率较低，但因为儿童处于生长期，其远期不良反应对生长、生殖和神经心理功能的影响往往较大。

对这类患儿需要进行常规的随访和管理，家属也应该理解对患儿长期健康监护的重要性。各治疗相关的晚期不良反应发生时间相差悬殊，应根据具体情况选择一定的随访时间。最初停止治疗时可数月随访一次，以后可半年、1年甚至几年随访一次。另外，应将患儿的病史告知其他相关的健康照护专业人士，例如学校护士、牙医、家庭医师等。当患儿成年后，对一些有遗传倾向的肿瘤可进行基因咨询。如果有生育的可能，可建议青少年男性存储治疗前的精子，以便在其成年后对家庭计划有更多选择。

五、护理效果评价

护理措施的有效性建立在以下效果观察的基础上：

（1）基本健康状况巡视次数和建议监测时间表的比较。

（2）生长发育以及其他常规评估、口腔卫生、免疫接种记录以及灭活疫苗接种。

（3）与患儿及家人讨论其诊断性检查和治疗，获得其理解。

（4）疼痛管理的效果。

（5）生理状况的仔细观察，包括生命体征、感染、出血、口腔和肛周溃疡、膀胱炎、神经性病变、出入量的观察和记录。

（6）与患儿及家长讨论患儿的治疗并发症，并观察其导致的行为改变。

（7）与患儿及家长讨论患儿对疾病治疗和护理措施的反应，观察其行为改变。

（沈南平　何梦雪）

附 录
相关参考文献

肿瘤治疗/护理专著

[1] Yarbro CH, Wujcik D, Gobel BH. Cancer Nursing: Principle and Practice[M]. 8th ed. Burlinton: Johns & Bartlett Learning, 2018.

[2] Ioachim HL, Medeiros LJ. Ioachim's Lymph Node Pathology[M]. 4th ed. Philadelphia: Lippincott Williams & Wilkins, 2008.

[3] Jaffe ES, Harris NL, Vardiman JW, et al. Hematopathology. Philadelphia: Elsevier Saunders, 2010.

[4] Beutler KL, Prchal KS. 威廉姆斯血液学[M].陈竺,陈赛娟,译.8 版.北京:人民卫生出版社,2011.

[5] Kinzbrunner BM, Policzer JS. 生命末期关怀和治疗护理实用指导[M].孙静平,杨兴生,秦速励,译.2 版.北京:人民卫生出版社,2017.

[6] Margaret O, Susan L, Sanchia A. Palliative Care Nursing, A Guide to Practice[M]. 3rd ed. Melbourne, Victoria: Ausmed Publications Pty Ltd, 2012.

[7] Margaret O'Conner Susan L, Sanchia A. Palliative Care Nursing: a guide to practice [M]. 3rd ed. 2012.

[8] Hockenberry MJ, Wilson D. Wong's nursing care of infants and children[M]. 10th ed. St. Louis, Missouri: Elsevier Mosby, 2015.

[9] Lichtman MA. 威廉姆斯血液学手册[M]. 蒋新知,张战强,崔文静,译.8 版.北京:人民军医出版社, 2015.

[10] PAXMAN. Orbis 1 scalp cooler. Instructions for use. Issue 3[M]. Huddersfield: 2013.

[11] Philip A. Pizzo, David G. Poplack. Principles and Practice of Pediatric Oncology[M]. 7th ed. Lippincott Williams & Wilkins, 2016.

[12] Polovich M, Olsen M, Le Febvre K. Chemotherapy and biotherapy guidelines and recommendations for practice[M]. 4th ed. Pittsburgh, Pennsylvania: Oncology Nursing Society, 2014.

[13] Robert T, Andrew W. 引领姑息关怀——导航安宁疗护[M].李金祥,译.5 版.北京:人民卫生出版社, 2017.

[14] Swerdlow S, Campo E, Harris NL, et al. WHO Classification of Tumours of Haematopoietic and Lymphoid Tissue[M]. 4 th ed. Lyon: IARC Press, 2008.

[15] Watson M, Kissane DW. 癌症患者心理治疗手册[M]. 唐丽丽,译. 北京:北京大学医学出版社,2016.

[16] Polovich M, Whitford JM, Dlsen M. 化学治疗与生物治疗实践指南及建议[M].丁玥,徐波,译.3 版.北京:北京大学医学出版社,2013:182-196.

[17] 曹伟新.临床营养新概念与新技术[M].北京:人民军医出版社,2002.

[18] 曾益新.肿瘤学[M].4 版.北京:人民卫生出版社,2014.

[19] 查锡良.生物化学与分子生物学[M].8 版.北京:人民卫生出版社,2013.

[20] 马丁,沈铿,崔恒.常见妇科恶性肿瘤诊治指南[M].5 版.北京:人民卫生出版社,2016:28-80.

[21] 沈铿,马丁.妇产科学[M].8 版.北京:人民卫生出版社,2015:310-332.

[22] 沈雁英.肿瘤心理学[M].北京:人民卫生出版社,2010:21-26.

[23] 沈志祥. 血液病学新进展[M]. 北京：人民卫生出版社,2006.

[24] 陈孝平,汪建平,赵继宗. 外科学[M]. 9 版. 北京：人民卫生出版社,2018.

[25] 崔炎. 儿科护理学[M]. 6 版. 北京：人民卫生出版社,2018.

[26] 翟博. 肝脏肿瘤局部消融治疗学[M]. 上海：第二军医大学出版社,2017.

[27] 丁炎明. 造口护理学[M]. 北京：人民卫生出版社,2017.

[28] 丁玥,徐波. 化学治疗与生物治疗实践指南及建议[M]. 3 版. 北京：北京大学医学出版社,2013.

[29] 窦祖林. 吞咽障碍评估与治疗[M]. 2 版. 北京：人民卫生出版社,2017.

[30] 范卫君,叶欣. 肿瘤微波消融治疗学[M]. 北京：人民卫生出版社,2012.

[31] 高春芳. 消化系统肿瘤学[M]. 北京：人民军医出版社,2012.

[32] 高芳,骆秋芳. 血液及造血系统疾病患者的护理[M]. 北京：中国协和医科大学出版社,2005.

[33] 高黎,徐国镇. 鼻咽癌[M]. 北京：北京大学医学出版社,2007.

[34] 高明,葛明华. 甲状腺肿瘤学[M]. 北京：人民卫生出版社,2018：161-165,403-404.

[35] 高明. 头颈肿瘤学[M]. 3 版. 北京：科学技术文献出版社,2014.

[36] 谷铣之. 肿瘤放射治疗学[M]. 4 版. 北京：中国协和医科大学出版社,2008.

[37] Menendez LK. 骨科新进展：骨与软组织肿瘤诊断与治疗[M]. 郭卫,译. 天津：天津科技翻译出版公司,2007：186.

[38] 郭卫. 中华骨科学骨肿瘤卷[M]. 北京：人民卫生出版社,2010.

[39] 赫捷,陈万青. 2017 中国肿瘤登记年报[M]. 北京：人民卫生出版社,2018.

[40] 胡爱玲,郑美春,李伟娟. 现代伤口与肠造口临床护理实践[M]. 2 版. 北京：中国协和医科大学出版社,2017.

[41] 胡雁,陆箴琦. 实用肿瘤护理[M]. 2 版. 上海：上海科学技术出版社,2013.

[42] 胡翊群,赵涵芳. 血液系统[M]. 上海：上海交通大学出版社,2012.

[43] 黄先青. 职业病监测和职业健康风险评估理论与实践[M]. 北京：人民卫生出版社,2017：102-106.

[44] 黄晓军. 实用造血干细胞移植[M]. 北京：人民卫生出版社,2014.

[45] 焦晓栋,臧远胜. 肿瘤排查一本通[M]. 上海：上海科学技术出版社,2017：1-180.

[46] 孔维佳,周梁. 耳鼻咽喉头颈外科学[M]. 3 版. 北京：人民卫生出版社,2015.

[47] 郎黎薇. 神经外科亚专科护理[M]. 上海：复旦大学出版社,2016.

[48] 李乐之,路潜. 外科护理学[M]. 5 版. 北京：人民卫生出版社,2012.

[49] 李麟荪,徐阳,林汉英. 介入护理学[M]. 北京：人民卫生出版社,2015.

[50] 李秋萍,林毅. 肿瘤全程关怀[M]. 北京：科学出版社,2016：86-91.

[51] 梁延波. 加速康复外科理论与实践[M]. 北京：人民卫生出版社,2018.

[52] 林果为,王吉耀,葛均波. 实用内科学[M]. 15 版. 北京：人民卫生出版社,2017.

[53] 刘会兰,孙自敏,耿良权等. 非血缘脐血移植治疗成人恶性血液病患者的临床研究[J]. 中华血液学杂志,2010,31(8)：519-522.

[54] 刘鲁明,于尔辛. 肿瘤科特色治疗技术[M]. 北京：科学技术文献出版社,2010.

[55] 刘宁飞. 淋巴水肿诊断与治疗[M]. 北京：科学出版社,2014.

[56] 陆宇晗,陈钒. 肿瘤姑息护理实践指导[M]. 北京：北京大学医学出版社,2017.

[57] 毛燕君,许秀芳,杨继金. 介入治疗护理学[M]. 北京：人民军医出版社,2007.

[58] 缪景霞. 肿瘤生物与分子靶向治疗的应用及护理[M]. 广东：广东科技出版社,2011：50-100.

[59] 强万敏,姜永亲. 肿瘤护理学[M]. 天津：天津科技翻译出版公司,2016.

[60] 乔爱珍. 安全输液百问百答[M]. 北京：科学普及出版社,2013.

[61] 邵志敏,沈镇宙,徐兵河. 乳腺肿瘤学[M]. 上海：复旦大学出版社,2013.

[62] 邵志敏,沈镇宙,郭小毛. 肿瘤医学[M]. 上海：复旦大学出版社,2019.

[63] 宋岳涛,刘运湖.临终关怀与舒缓治疗[M].北京:中国协和医科大学出版社,2014.

[64] 石远凯,孙燕.临床肿瘤学[M].6版.北京:人民军医出版社,2020.

[65] 汤静燕,李志光.儿童肿瘤诊断治疗学[M].北京:人民军医出版社,2011.

[66] 汤钊猷.现代肿瘤学[M].3版.上海:复旦大学出版社,2011.

[67] 唐丽丽,王建平.心理社会肿瘤学[M].北京:北京大学医学出版社,2012.

[68] 万得森.临床肿瘤学[M].4版.北京:科学出版社,2019.

[69] Clifford Chao KS,Perez CA,Brady LW.肿瘤放射治疗决策[M].王俊杰,高献书,朱广迎,译.北京:科学出版社,2012.

[70] 王学锋,许小平,蒋慧.临床血液疾病经典问答1000问[M].北京:人民卫生出版社,2016.

[71] 魏于全,赫捷.肿瘤学[M].2版.北京:人民卫生出版社,2015.

[72] 邬堂春,牛侨,周志俊.职业卫生与职业医学[M].8版.北京:人民卫生出版社,2017:267-283.

[73] 吴蓓雯.肿瘤专科护理[M].北京:人民卫生出版社,2012.

[74] 吴欣娟.外科护理学[M].6版.北京:人民卫生出版社,2017.

[75] 吴肇汉,秦新裕,丁强.实用外科学[M].4版.北京:人民卫生出版社,2018.

[76] 徐波,陆宇晗.肿瘤专科护理[M].北京:人民卫生出版社,2018.

[77] 徐波,陆箴琦.癌症疼痛护理指导[M].北京:人民卫生出版社,2017.

[78] 徐波.化学治疗所致恶心呕吐的护理指导[M].北京:人民卫生出版社,2015.

[79] 徐星萍.血液科护理基本知识与技能820问[M].北京:科学出版社,2010.

[80] 许礼安,黄裕雯,高碧月.安宁缓和疗护[M].2版.台北:华杏出版股份有限公司,2018.

[81] 许秀芳,李晓蓉,刘玉金.肿瘤介入护理学[M].北京:科学出版社,2011.

[82] 杨树源,张建宁.神经外科学[M].2版.北京:人民卫生出版社,2015.

[83] 于雁,苏君.肿瘤患者饮食营养之宜忌[M].北京:人民卫生出版社,2009:41-58.

[84] Malawer MM,Sugarbaker PH.骨与软组织肿瘤外科学[M].张春林,董扬,译.1版.上海:科学技术出版社,2010:13-14.

[85] 张琳琪,王天有.实用儿科护理学[M].北京:人民卫生出版社,2018.

[86] 张雅丽.实用中医护理[M].上海:上海科学技术出版社,2015:7-13.

[87] 张延龄,吴肇汉.实用外科学[M].4版.北京:人民卫生出版社,2017:722-734.

[88] 张元芳.现代泌尿外科和男科学[M].上海:复旦大学出版社,2003.

[89] 张之南.血液病学[M].2版.北京:人民卫生出版社,2011.

[90] 张志毅.妇科肿瘤手术学[M].上海:上海科学技术出版社,2009:158-171.

[91] 赵慧华,徐筱萍.临床护士职业防护[M].2版.上海:上海科学技术出版社,2018:95-114.

[92] 周良辅.现代神经外科学[M].2版.上海:复旦大学出版社,2015.

[93] 中华医学会.临床技术操作规范(核医学分册)[M].北京:人民军医出版社,2004.

肿瘤治疗/护理相关指南/共识/规范

[94] Arends J,Bachmann P,Baracos V,et al. ESPEN guidelines on nutrition in cancer patients[J]. Clinical nutrition,2016,36(1):11-48.

[95] CI Ripamonti,D Santini,E Maranzano,et al. Management of Cancer Pain:ESMO Clinical Practice Guidelines[J]. Annals of Oncology,2012,23(Supplement 7):vii139-vii154.

[96] Arber DA,Borowitz MJ,Cessna M,et al. Initial Diagnostic Workup of Acute Leukemia:Guideline From the College of American Pathologists and the American Society of Hematology[J]. Archives of Pathology & Laboratory Medicine,2017,141(10):1342-1393.

[97] Hesketh PJ,Kris MG,Basch E,et al. Antiemetics:American Society of Clinical Oncology Clinical

Practice Guideline Update[J]. Journal of Clinical Oncology, 2017, 35(28): 3240 - 3261.

[98] Infusion Nurses Society. Infusion Therapy Standards of 2016: Policies and procedures for infusion therapy[S]. Norwood, MA: Infusion Nurses Society, 2016.

[99] Andreyev J, Ross P, Donnellan C, et al. Guidance on the management of diarrhoea during cancer chemotherapy[J]. Lancet Oncol ogy, 2014, 15(10): e447 - e460.

[100] Kharfan-Dabaja MA, Kumar A, Hamadani M, et al. Clinical Practice Recommendations for Use of Allogeneic Hematopoietic Cell Transplantation in Chronic Lymphocytic Leukemia on Behalf of the Guidelines Committee of the American Society for Blood and Marrow Transplantation[J]. Biology of Blood Marrow Transplantation, 2016, 22(12): 2117 - 2125.

[101] Lehrnbecher T, Robinson P, Fisher B, et al. Guideline for the Management of Fever and Neutropenia in Children With Cancer and/or Undergoing Hematopoietic Stem-Cell Transplantation[J]. Journal of Clinical Oncology, 2017, 35(18): 2082 - 2094.

[102] Lindberg G, Hamid SS, Malfertheiner P, et al. World Gastroenterology Organization. World Gastroenterology Organization global guideline: Constipation-a global perspective [J]. Journal of Clinical Gastroenterology, 2011, 45(6): 483 - 487.

[103] National Comprehensive Cancer Network. (NCCN) Clinical Practice Guidelines in Oncology. Management of Immunotherapy-Related ToxICIsties[EB/OL]. (2018 - 09 - 14)[2019 - 03 - 13]. https://www. nccn. org/professionals/physICIsan_gls/default. aspx♯immunotherapy.

[104] National Comprehensive Cancer Network. Breast cancer. V1[EB/OL]. [2014 - 4 - 01]. http://www. nccn. org/professionals/physician_gls/PDF/breast. pdf.

[105] National Comprehensive Cancer Network. NCCN clinical practice guidelines in Oncology. Survivorshiop. Antiemesis, V1. 2019. http://www. nccn. org/professionals/physician_gls/f_guidelines. asp♯survivorship.

[106] National Comprehensive Cancer Network. NCCN guidelines version 1. 2019 cancer of Nasopharynx[EB/OL]. [2019/3/28]. https://www. nccn. org/professionals/physician_gls/pdf/head-and-neck_blocks. pdf.

[107] Swarm RA, Paice JA, Anghelescn DL, et al. Adult Cancer Pain, Version 3. 2019, NCCN Clinical Practice Guidelines in Oncology. Journal of the Nation Comprehensive Cancer Network, 2019, 17(8): 977 - 1007.

[108] National Comprehensive Cancer Network. NCCN Clinical Practice Guidelines in Oncology-Cancer-Related Fatigue, 2013. Version 1[EB/OL]. Available at http://www. nccn. org/professionals/physician_gls/pdf/fatigue. pdf.

[109] National Institute for Health and Clinical Excellence. Infection: prevention and control of healthcare-associated infections in primary and community care[EB/OL]. [2012 - 03 - 08]. https://www. nice. org. uk/guidance/cg139/evidence/control-full-guideline-pdf-185186701.

[110] National Comprehensive Cancer Network. NCCN clinical practice guidelines in oncology gastric cancer [J]. 2018.

[111] NCCN. Clinical Practice Guidelines in Oncology - Antiemesis(Version 1. 2017) [DB/OL]. [2017 - 2 - 22]. http://www. nccn. org.

[112] NCCN. NCCN guidelines Myeloid Growth Factors (Version 1. 2018)[DB/OL]. [2018 - 03 - 02]. http://www. nccn. org.

[113] Baden LR, Swaminathan S, Angarone M, et al. Prevention and treatment of cancer-related infections, Version 2. 2016, NCCN Clinical Practice Guideline in Oncology. Journal of the National Comprehensive Cancer Network, 2016, 14(7): 882 - 913.

[114] Oncology CAON. Standards and competencies for Cancer Chemotherapy Nursing Practice[EB/OL].

[2017 - 09 - 01]. http://www.cano-acio.ca/page/NSCA.

[115] Oncology Nurses Society. Access Device Standards of Practice for Oncology Nursing of 2017[S]. Dawn Camp-Sorrell, Laurl Matey. MA: Oncology Nurses Society, 2017.

[116] Pastor M, Lopez PA, Del BE, et al. SEOM clinical guideline in nasopharynx cancer (2017)[J]. Clinical & Translational Oncology, 2018, 20(1): 84 - 88.

[117] Perez FJ, Garcia FL, Cervantes A, et al. Management of chemotherapy extravasation: ESMO-EONS Clinical Practice Guidelines[J]. Annals of Oncology, 2012, 23(7): vii167 - vii173.

[118] Pinto C, Barone CA, Girolomoni G, et al. Management of Skin Reactions During Cetuximab Treatment in Association with Chemotherapy or Radiotherapy: Update of the Italian Expert Recommendations. American Journal of Clinical Oncology, 2016, 39(4): 407 - 415.

[119] Polovich M, Whitford JM, Olsen MKM. Chemotherapy and biotherapy guidelines and recommendations for practice[M]. 4th ed. Pittsburgh, Pennsylvania: Oncology Nursing Society, 2014.

[120] Hershman DL, Lacchetti C, Dworkin RH, et al. Prevention and Management of Chemotherapy-Induced Peripheral Neuropathy in Survivors of Adult Cancers: American Society of Clinical Oncology Clinical Practice Guideline[J]. Journal of Clinical Oncology, 2014, 32(18): 1941 - 1967.

[121] Rice TW, Ishwaran H, Ferguson MK, et al. Cancer of the esophagus and esophagogastric junction: an eighth edition staging primer[J]. Journal of Thoracic Oncology, 2017, 12(1): 36 - 42.

[122] Rieger CT, Liss B, Mellinghoff S, et al. Anti-infective vaccination strategies in patients with hematologic malignancies or solid tumors — Guideline of the Infectious Diseases Working Party (AGIHO) of the German Society for Hematology and Medical Oncology (DGHO)[J]. Annals of Oncology, 2018, 29(6): 1354 - 1365.

[123] Runowicz CD, Leach CR, Henry NL, et al. American Cancer Society/American Society of Clinical Oncology Breast Cancer Survivorship Care Guideline[J]. A cancer Journal for Clinicians, 2016, 66(1): 43 - 73.

[124] Symptom Management Guidelines: Radiation dermatitis. http://www.bccancer.bc.ca.

[125] The American Cancer Society medical and editorial content team. ACS Guidelines for Nutrition and Physical Activity. [EB/OL]. [2017 - 4 - 13]. https://www.cancer.org/healthy/eat-healthy-get-active/acs-guidelines-nutrition-physical-activity-cancer-prevention/guidelines.html.

[126]《中国枢神经系统胶质瘤诊断与治疗指南》编写组.中国枢神经系统胶质瘤诊断与治疗指南(2015)[J].中华医学杂志,2016,96(7): 485 - 509.

[127] 国家中医药局办公室,国家卫生健康委办公厅.癌症疼痛诊疗规范(2018 版)[J].全科医学临床与教育,2019,17(1): 4 - 8.

[128] 杜奕奇,蔡全才,廖专,等.中国早期胃癌筛查流程专家共识意见(草案)(2017 年,上海)[J].胃肠病学,2018(2): 8 - 14.

[129] 高明,葛明华,嵇庆海,等.甲状腺微小乳头状癌诊断与治疗中国专家共识(2016 版)[J].中国肿瘤临床,2016,43(10): 405 - 411.

[130] 郭卫,牛晓辉,肖建如,等.骨肉瘤临床循证诊疗指南[J].中华骨与关节外科杂志,2018,11(4): 288 - 201.

[131] 国家卫生健康委员会医政医管局.脑胶质瘤诊疗规范(2018 年版)[J].中华神经外科杂志,2019,35(3): 217 - 239.

[132] 李雪,郑淑梅,屈梅香.影像科碘对比剂输注安全专家共识[J].介入放射学杂志,2018,27(8): 707 - 712.

[133] 马丹,杨帆,廖专,等.中国早期食管癌筛查及内镜诊治专家共识意见(2014 年,北京)[J].中国实用内科杂志,2015,35(4): 320 - 337.

[134] 中国鼻咽癌临床分期工作委员会. 中国鼻咽癌分期 2017 版(2008 鼻咽癌分期修订专家共识)[J]. 2017,
    26(10)：1119 - 1124.

[135] 王洁,张力,周彩存,等. 表皮生长因子受体抑制剂(EGFRIs)相关皮肤不良反应中国临床治疗指导原则
    (第三稿)[C]. 中国肿瘤内科大会,2008.

[136] 《胃癌 HER 检测指南(2016 版)》专家组. 胃癌 HER2 检测指南(2016 版)[J]. 中华病理学杂志,2016,45
    (8)：528 - 532.

[137] 复旦大学附属肿瘤医院妇瘤科. 复旦大学附属肿瘤医院常见妇科恶性肿瘤诊治规范[M]. 上海：上海科
    学技术出版社,2011：2 - 14.

[138] 于世贞,印季良,秦叙逵,等. 肿瘤治疗相关呕吐防治指南(2014 版). 临床肿瘤学杂志,2014,19(3)：
    263 - 273.

[139] 徐波,耿翠芝. 肿瘤治疗血管通道安全指南[M]. 北京：中国协和医科大学出版社,2015.

[140] 叶定伟,郭军,施国海等. 中国晚期肾癌靶向治疗不良反应管理专家共识(2015 年版)[J]. 中国癌症杂
    志,2015,25(8)：561 - 565.

[141] 中国鼻咽癌临床分期工作委员会. 2010 鼻咽癌调强放疗靶区及剂量设计指引专家共识[J]. 中华放射肿
    瘤学杂志,2011,20(4)：267 - 269.

[142] 中国抗癌协会,中国抗癌协会肿瘤营养与支持治疗专业委员会,中国抗癌协会肿瘤康复与姑息治疗专
    业委员会,等. 鼻咽癌营养治疗专家共识[J]. 肿瘤代谢与营养电子杂志,2018,5(1)：30 - 32.

[143] 李金高,陈晓钟,林少俊,等. 鼻咽癌复发、转移诊断专家共识[J]. 中华放射肿瘤学杂志,2018,27(1)：
    7 - 15.

[144] 中国抗癌协会临床肿瘤学协作专业委员会. 肿瘤化疗所致血小板减少症诊疗中国专家共识(2014 版)
    [J]. 中国肿瘤杂志,2014,36(11)：876 - 879.

[145] 中国抗癌协会乳腺癌专业委员会. 中国抗癌协会乳腺癌诊治指南与规范(2017 版)[J]. 中国癌症杂志,
    2017,27(9)：695 - 759.

[146] 高明,葛明华. 甲状腺外科 ERAS 中国专家共识(2018 版)[J]. 中国肿瘤,2019,28(1)：26 - 38.

[147] 虞先濬,刘亮,徐华祥,等. 胰腺癌综合诊治指南(2018 版)[J]. 临床肝胆病杂志,2018,34(10),2109 -
    2120.

[148] 中国抗癌协会肿瘤心理学专业委员会. 中国肿瘤心理治疗指南[M]. 北京：人民卫生出版社,2016：
    55 - 64.

[149] 中国临床肿瘤学会. 结直肠癌诊疗指南(2017 版)[EB/OL]. [2017 - 06 - 13]. http://guide. medlive. cn/
    guideline/13494.

[150] 中国脑胶质瘤协作组,中国医师协会脑胶质瘤专业委员会. 唤醒状态下切除脑功能区胶质瘤手术技术
    指南(2018 版)[J]. 中国微侵袭神经外科,2018,23(8)：385 - 388.

[151] 中国脑胶质瘤协作组. 唤醒状态下切除脑功能区胶质瘤手术技术指南(2014 版)[J]. 中国微侵袭神经外
    科杂志,2014,19(10)：478 - 485.

[152] 中国研究型医院学会机器人与腹腔镜外科专业委员会. 胃癌胃切除手术加速康复外科专家共识(2016
    版)[J]. 中华消化外科杂志,2017,16(1)：14 - 18.

[153] 中国医师协会神经外科医师分会脑胶质瘤专业委员会. 胶质瘤多学科诊治(MDT)中国专家共识[J]. 中
    华神经外科杂志,2018,34(2)：113 - 118.

[154] 中华人民共和国国家卫生和计划生育委员会. 中华人民共和国卫生行业标准-静脉治疗护理技术操作
    规范 WS/T433[S]. 2013.

[155] 国家卫生健康委员会. 甲状腺癌诊疗规范(2018 版)[J]. 中华普通外科学文献(电子版),2019,13(1)：
    1 - 15.

[156] 国家卫生部卫生健康委员会. 胃癌诊疗规范(2018 年版)[J]. 中华消化病与影像杂志(电子版),2019,9
    (3)：118 - 144.

[157] 中华医学会,中华医学会肿瘤学分会,中华医学会杂志社等.中华医学会肺癌临床诊疗指南(2018版)[J].肿瘤研究与临床,2018,30(12):793-824.

[158] 中华医学会呼吸病分会肺癌学组,中国肺癌防治联盟专家组.肺结节诊治中国专家共识(2018版)[J].中华呼吸和结核杂志,2018,41(10):763-771.

[159] 中华医学会神经病学分会睡眠障碍学组.中国成人失眠诊断与治疗指南[J].中华神经科杂志,2012,45(7):534-540.

[160] 中华人民共和国国家卫生和计划生育委员会医改医管局,中华医学会肿瘤学分会.中国结直肠癌诊疗规范(2017年版)[J].中国实用外科杂志,2018,38(10):1089-1103.

[161] 陈万青,崔高强,樊春笋,等.中国肝癌一级预防专家共识(2018)[J].临床肝胆病杂志,2018,34(10):2090-2097.

肿瘤相关流行病学报告

[162] Best Practice. Endometrial cancer:Epidemiology[EB/OL]. [2019-05-07]. https://bestpractice.bmj. com/topics/en-gb/266/epidemiology#referencePop24.

[163] Bray F, Ferlay J, Soerjomataram I, et al. Global cancer statistics 2018:GLOBOCAN estimates of incidence and mortality worldwide for 36 cancers in 185 countries[J]. CA:A Cancer Journal for Clinicians, 2018, 68(6):394-424.

[164] Chen W, Zheng R, Baade P D, et al. Cancer statistics in China, 2015[J]. CA:A Cancer Journal for Clinicians, 2016, 66(2):115-132.

[165] Chen W, Sun K, Zheng R, et al. Cancer incidence and mortality in China, 2014[J]. Chinese Journal of Cancer Research, 2018, 30(1):1-12.

[166] Bray F, Ferlay J, Soerjomataram I, et al. Global cancer statistics 2018:GLOBOCAN estimates of incidence and mortality worldwide for 36 cancers in 185 Countries[J]. CA:A Cancer Journal for Clinicians, 2018, 68(6):394-424.

[167] Allemani C, Matsuda T, Di Carlo V, et al. Global surveillance of trends in cancer survival 2000-14 (CONCORD-3):analysis of individual records for 37 513 025 patients diagnosed with one of 18 cancers from 322 population-based registries in 71 countries[J]. The Lancet, 2018, 391(10125):1023-1075.

[168] GLOBOCAN 2012:Estimated Cancer Incidence, Mortality and Prevalence Worldwide in 2012 [EB/OL]. [2014-03-27] http://globocan. iarc. fr/Pages/fact_ sheets_ cancer. aspx.

[169] Huang J, Yu N, Wang X, et al. Incidence of lower limb lymphedema after vulvar cancer:A systematic review and meta-analysis[J]. Medicine, 2017, 96(46):e8722.

[170] Mcguire S. World Cancer Report 2014. Geneva, Switzerland:World Health Organization, International Agency for Research on Cancer, WHO Press, 2015[J]. Advances in Nutrition, 2016, 7(2):418-419.

[171] Miller KD, Siegel RL, Lin CC, et al. Cancer treatment and survivorship statistics, 2016[J]. CA:A Cancer Journal for Clinicians, 2016, 66(4):271-289.

[172] Ribero Pereira ACP, Koifman RJ, Bergmann A. Incidence and risk factors of lymphedema after breast cancer treatment:10 years of follow-up[J]. Breast, 2017, 36:67-73.

[173] Siegel RL, Miller KD, Jemal A. Cancer statistics, 2019 [J]. CA A Cancer Journal for Clinicians. 2019, 69(1):7-34.

[174] Siegel RL, Miller KD, Jemal A. Cancer Statistics, 2018[J]. CA A Cancer Journal for Clinicians, 2018, 68(1):7-30.

[175] Tian L, Lin L, Li HL, et al. Prevalence and Associated Factors of Cancer-Related Fatigue Among

Cancer Patients in Eastern China[J]. Oncologist, 2016, 21(11): 1349-1354.

[176] Torre LA, Bray F, Siegel RL, et al. Global cancer statistics, 2012[J]. CA: A Cancer Journal for Clinicians, 2015, 65(2): 87-108.

[177] Van Arsdale A, Rosenbaum D, Kaur G, et al. Prevalence and factors associated with cognitive deficit in women with gynecologic malignancies[J]. Gynecologic Oncology, 2016, 141(2): 323-328.

[178] WHO, GLOBOCAN 2018. Estimates Cancer Incidence Mortality and Prevalence Worldwide in 2018 [EB/OL]. http://gco.iarc.fr/.

[179] Huang ZZ, Ying Z, Wen WQ, et al. Incidence and mortality of gynecological cancers: secular trends in urban Shanghai, China over forty years [J]. European Journal of Cancer, 2016, 63: 1-10.

[180] 鲍萍萍,龚杨明,彭鹏,等.2014年上海市恶性肿瘤发病和死亡特征分析[J].中国癌症杂志,2018,28(3):161-176.

[181] 鲍萍萍,吴春晓,张敏璐,等.2015年上海市恶性肿瘤流行特征分析[J].中国癌症杂志,2019,29(2):81-99.

[182] 陈万青,李贺,孙可欣,等.2014年中国恶性肿瘤发病和死亡分析[J].中华肿瘤杂志,2018,40(1):5-13.

[183] 付振涛,郭晓雷,张思维,等.2014年中国鼻咽癌发病与死亡分析[J].中华肿瘤杂志,2018,40(8):566-571.

[184] 蒋朱明,陈伟,朱赛楠,等.中国东、中、西部大城市三甲医院营养不良(不足)、营养风险发生率及营养支持应用状况调查[J].中国临床营养杂志,2008,16(6):335-337.

[185] 林恒娜,顾秀瑛,张思维,等.全球恶性肿瘤发病年龄分析[J].中华肿瘤杂志,2018,40(7):543-549.

[186] 刘晓雪,张志将,宇传华.中国居民1987—2015年鼻咽癌死亡趋势[J].中南大学学报(医学版),2018,43(7):760-766.

[187] 孙可欣,郑荣寿,张思维,等.2015年中国分地区恶性肿瘤发病和死亡分析[J].中国肿瘤,2019,28(1):1-11.

[188] 王锡山.中美结直肠癌流行病学特征及防诊治策略的对比分析[J].中华结直肠疾病电子杂志,2017,6(6):447-453.

[189] 吴泽华,邓艳红.结直肠癌流行病学东西方差异对肿瘤部位的影响[J].中国癌症防治杂志,2017,9(5):356-360.

[190] 郑荣寿,孙可欣,张思维,等.2015年中国恶性肿瘤流行情况分析[J].中华肿瘤杂志,2019,41(1):19-28.

[191] 中华人民共和国国家统计局.中国统计年-2018.北京.中华人民共和国国家统计局,2018. http://www.stats.gov.cn/tjsj/ndsj/2018/indexch.htm.

肿瘤治疗/护理相关研究

[192] Ahles TA, Root JC, Ryan EL. Cancer- and cancer treatment-associated cognitive change: An update on the state of the science[J]. Journal of Clinical Oncology, 2012, 30(30): 3675-3686.

[193] Bandura A. On the Functional Properties of Perceived Self-Efficacy Revisited [J]. Journal of Management, 2012, 38(1): 9-44.

[194] Stein A, Voigt W, Jordan K. Chemotherapy-induced diarrhea: pathophysiology, frequency and guideline-based management[J]. Therapeutic Advances in Medical Oncology, 2010, 2 (1): 51-63.

[195] Alfaro E, Dhruva A, Langford DJ, et al. Associations between cytokine gene variations and self-reported sleep disturbance in women following breast cancer surgery[J]. European Journal of Oncology Nursing, 2014, 18(1): 85-93.

[196] Argyrion AA, Kyritsis AP, Makatsoris T, et al. Chemotherapy-induced peripheral neuropathy in adults: a comprehensive update of the literature[J]. Cancer Management and Research, 2014, 6: 135 – 137.

[197] Annette D, Mareike A, Florian S, et al. The hand-foot-syndrome associated with medical tumor therapy-classification and management. [J]. Journal of the German Society of Dermatology, 2010, 8 (9): 652 – 661.

[198] Anninga JK, Gelderblom H, Fiocco M, et al. Chemotherapeutic adjuvant treatment for sarcoma: Where do we stand? [J]. European Journal of Cancer, 2011, 47(16): 2431 – 2445.

[199] Anup K. Chemotherapy: Insomnia Management. Recommended Practices [EB/OB]. The Joanna Briggs Institute EBP Database. JBI 2071. (2013 – 12 – 01) [2016 – 04 – 09]. http://ovidsp. tx. ovid. com/sp-3. 19. 0a/ovidweb. cgi.

[200] Argyriou AA, Bruna J, Marmiroli P, et al. Chemotherapy-induced peripheral neurotoxicity (CIPN): an update[J]. Critical Reviews in Oncology/Hematology, 2012, 82(1): 51 – 77.

[201] Caraceni A, Hanks G, Kaasa S, et al. Use of opioid analgesics in the treatment of cancer pain: evidence-based recommendations from the EAPC[J]. The Lancet Oncology, 2012, 13(2): e58 – e68.

[202] Auvinen PK, Mahonen, UA, Soininen KM, et al. The effectiveness of a scalp cooling cap in preventing chemotherapy-induced alopecia[J]. Tumori Journal, 2010, 96(2): 271 – 275.

[203] Avery S, Shi W, Lubin M, et al. Influence of infused cell dose and HLA match on engraftment after double-unit cord blood allografts[J]. Blood, 2011, 117(12): 3277 – 3285.

[204] Healy B, Frantzis J, Murry R, et al. Development of a dosimetry inter-comparison for IMRT as part of site credentialing for a TROG multi-centre clinical trial for prostate cancer[J]. Australasian Physical & Engineering Sciences in Medicine, 2011, 34(2): 195 – 202.

[205] Badger T, Segrin C, Meek P, et al. A case study of telephone interpersonal counseling for women with breast cancer and their partners[J]. Oncology Nursing Forum, 2004, 31(5): 997 – 1003.

[206] Ballen KK, Gluckman E, Broxmeyer HE. Umbilical cord blood transplantation: the first 25 years and beyond[J]. Blood, 2013, 122 (4): 491 – 498.

[207] Barker JN, Weisdorf DJ, Defor TE, et al. Transplantation of 2 partially HLA-matched umbilical cord blood units to enhance engraftment in adults with hematologic malignancy[J]. Blood, 2005, 105(3): 1343 – 1347.

[208] Barker JN, Weisdorf DJ, Wagner JE. Creation of a double chimera after the transplantation of umbilical-cord blood from two partially matched unrelated donors[J]. The New England Journal of Medicine, 2001, 344(24): 1870 – 1871.

[209] Bender CM, Merriman JD, Gentry AL, et al. Patterns of change in cognitive function with anastrozole therapy[J]. Cancer, 2015, 121(15): 2627 – 2636.

[210] Benson AB, Ajani JA, Catalano R B, et al. Recommended guidelines for the treatment of cancer treatment-induced diarrhea[J]. Journal of Clinical Oncology, 2004, 22(14): 2918 – 2926.

[211] Betticher DC, Delmore G, Breitein U, et al. Efficacy and tolerability of two scalp cooling systems for the prevention of alopecia associated with docetaxel treatment[J]. Support Care Cancer, 2013, 21(9): 2565 – 2573.

[212] Burgdorf WH, Gilmore WA, Ganick RG. Peculiar acral erythema secondary to high-dose chemotherapy for acute myelogenous leukemia [J]. Annals of Internal Medicine, 1982, 97(1): 61 – 62.

[213] Lauby-Secretan B, Vilahur N, Bianchini F, et al. The IARC Perspective on Colorectal Cancer Screening [J]. New England Journal of Medicine, 2018, 378(18): 1734 – 1740.

[214] Cai Y, Xue M, Chen W, et al. Expenditure of hospital care on cancer in China, from 2011 to 2015[J].

Chinese Journal of Cancer Research, 2017, 29(3): 253 - 262.

[215] Li XJ, Zhang Y, Wan S, et al. A comparative study between limb-salvage and amputation for treat ion osteosarcoma[J]. Journal of Bone Oncology, 2016, 5(1): 15 - 21.

[216] Viele CS. Overview of chemotherapy induced diarrhea[J]. Seminars in Oncology Nursing, 2003, 19(4 suppl 3): 2 - 5.

[217] Chaudhry HM, Bruce AJ, Wolf RC, et al. The Incidence and Severity of Oral Mucositis among Allogeneic Hematopoietic Stem Cell Transplantation Patients: A Systematic Review[J]. Biology of Blood and Marrow Transplant, 2016, 22(4), 605 - 616.

[218] Chemotherapy: Thrombocytopenia Management. The Joanna BriggsInstitute, 2016.

[219] Cigler T, Isseroff D, Fiederlein B, et al. Efficacy of Scalp Cooling in Preventing Chemotherapy-Induced Alopecia in Breast Cancer Patients Receiving Adjuvant Docetaxel and Cyclophosphamide Chemotherapy [J]. Clinical Breast Cancer, 2015, 15(5): 332 - 334.

[220] Crom DB, Hinds PS, Gattuso JS, et al. Creating the basis for a breast health program for the female survivors of Hodgkin disease using a participatory research approach[J]. Oncology Nursing Forum, 2005, 32(6): 1131 - 1141.

[221] Debra K, Zelda S. Issues of cancer survivorship: an interdisciplinary team approach to care[M]. Philadelphia: Wolters Kluwer, 2016: 103 - 106.

[222] Devoogdt N, Van Kampen M, Geraerts I, et al. Lymphoedema Functioning, Disability and Health questionnaire (Lymph-ICF): reliability and validity[J]. Physical Therapy, 2011, 91(6): 944 - 957.

[223] Dewys WD, Begg C, Lavin PT, et al. Prognostic effect of weight loss prior to chemotherapy in cancer patients, Eastern Cooperative Oncology Group[J]. The American Journal of Medicine, 1980, 69(4): 491 - 497.

[224] Dignitana. Summary of clinical evidence concerning the Dignicap system[M]. Lund, Sweden: 2010.

[225] Disipio T, Rye S, Newman B, et al. Incidence of unilateral arm lymphoedema after breast cancer: a systematic review and meta-analysis[J]. The Lancet Oncology, 2013, 14(6): 500 - 515.

[226] Dobbelstein M, Moll U. Targeting tumour-supportive cellular machineries in anticancer drug development[J]. Nature Reviews Drug Discovery, 2014, 13(3): 179 - 196.

[227] Keefe DM, Elting LS, Nguyen HT, et al. Risk and outcomes of chemotherapy induced diarrhea (CID) among patients with colorectal cancer receiving multi-cycle chemotherapy[J]. Cancer Chemother Pharmacol. 2014, 74(4): 675 - 680.

[228] Kyawt Kyawt Swe. Evidence Summary. Gastrointestinal Cancer: Nutrition Assessment and Management. The Joanna Briggs Institute EBP Database, 2017: 8320.

[229] Eder J, Sedrani R, Wiesmann C. The discovery of first-in-class drugs: origins and evolution[J]. Nature Reviews Drug Discovery, 2014, 13(8): 577 - 587.

[230] Iwamoto RR, Haas ML, Gosselin TK. Manual for Radiation Oncology nursing practice and education [M]. 4th ed. USA: Oncology Nursing Society, 2011.

[231] Lenz ER, Shortridge-Baggett LM. Self efficacy in nursing: Research and measurement perspectives [M]. New York: Springer Pub, 2002: 9 - 15.

[232] Fang W, Zhang J, Hong S, et al. EBV-driven LMP1 and IFN - γ up-regulate PD - L1 in nasopharyngeal carcinoma: Implications for oncotargeted therapy[J]. Oncotarget, 2014, 5(23): 12189 - 12202.

[233] Fernandes J, Kumar S. Effect of lower limb closed kinematic chain exercises on balance in patients with chemotherapy-induced peripheral neuropathy: a pilot study[J]. International Journal of Rehabilitation Research, 2016, 39(4): 368 - 371.

[234] Franconi G, Manni L, Schröder S, et al. A Systematic Review of Experimental and Clinical Acupuncture in Chemotherapy-Induced Peripheral Neuropathy[J]. Evidence-Based Complementary and Alternative Medicine, 2013, 2013: 516916.

[235] Ganz PA, Petersen L, Castellon SA, et al. Cognitive function after the initiation of adjuvant endocrine therapy in early-stage breast cancer: An observational cohort study[J]. Journal of Clinical Oncology, 2014, 32(31): 3559 - 3567.

[236] Gazdar AF. Activating and resistance mutations of EGFR in non-small-cell lung cancer: role in clinical response to EGFR tyrosine kinase inhibitors[J]. Oncogene, 2009, 28 Suppl 1 (Suppl 1): S24 - S31.

[237] Mangili G, Petrone M, Gentile C, et al. Prevention strategies in palmar-plantar erythrodysesthesia onset: the role of regional cooling [J]. Gynecologic Oncology, 2008, 108(2): 332 - 335.

[238] Ghoreishi Z, Keshavarz S, Asghari J M, et al. Risk factors for paclitaxel-induced peripheral neuropathy in patients with breast cancer[J]. BMC Cancer, 2018, 18(1): 958.

[239] Gibson F, Auld EM, Bryan G, et al. A systematic review of oral assessment instruments: what can we recommend to practitioners in children's and young people's cancer care? [J]. Cancer Nursing, 2010, 33(4): E1 - E19.

[240] Grada AA, Phillips TJ. Lymphedema: Pathophysiology and clinical manifestations[J]. Journal of the American Academy of Dermatology, 2017, 77(6): 1009 - 1020.

[241] Grevelman EG, Breed WP. Prevention of chemotherapy-induced hair loss by scalp cooling[J]. Annals of Oncology, 2005, 16(3): 352 - 358.

[242] Bornemann-Cimenti H, Kobald SK, Szilagyi IS, et al. Topical pain therapy in oral mucositis. A systematic review[J]. Schmerz, 2013, 27(3): 253 - 262.

[243] Helyer LK, Varnic M, Le LW, et al. Obesity is a risk factor for developing postoperative lymphedema in breast cancer patients[J]. the Breast Journal, 2010, 16(1): 48 - 54.

[244] Henry DH, Viswanathan HN, Elkin EP, et al. Symptoms and treatment burden associated with cancer treatment: results from a cross-sectional national survey in the U. S. [J]. Supportive Carein Cancer, 2008, 16(7): 791 - 801.

[245] Herberger K, Blome C, Heyer K, et al. Quality of life in patients with primary and secondary lymphedema in the community[J]. Wound Repair and Regeneration, 2017, 25(3): 466 - 473.

[246] Herst PM, Bennett NC, Sutherland AE, et al. Prophylactic use of Mepitel Film prevents radiation-induced moist desquamation in an intra-patient randomised controlled clinical trial of 78 breast cancer patients[J]. Radiotherapy and Oncology, 2014, 110(1): 137 - 143.

[247] Hofman M, Ryan JL, Figueroa-Moseley CD, et al. Cancer-related fatigue: the scale of the problem[J]. Oncologist, 2007, 12 (Suppl 1): 4 - 10.

[248] Hu FB, Rimm EB, Stampfer MJ, et al. Prospective study of major dietary patterns and risk of coronary heart disease in men[J]. American Journal of Clinical Nutrition, 2000, 72(4): 912 - 921.

[249] Janelsins MC, Heckler CE, Peppone LJ, et al. Cognitive complaints in survivors of breast cancer after chemotherapy compared with age-matched controls: An analysis from a nationwide, multicenter, prospective longitudinal study[J]. Journal of Clinical Oncology, 2017, 35(5): 506 - 514.

[250] Joanna Briggs Institute. Targeted therapy: radiation with adjuvant Epidermal Growth FactorReceptor Inhibitor (EGFRI) associated dermatitis: evidence summary[EB/OL]. [2016 - 09 - 15]. http://connect. jbiconnectplus. org/Search. aspx.

[251] Kanda K, Fujimoto K, Kyota A. Emotional Responses to Persistent Chemotherapy-induced Peripheral Neuropathy Experienced by Patients with Colorectal Cancer in Japan[J]. A Sia-Pacific Journal of Oncology Nursing, 2017, 4(3): 233 - 240.

[252] Knoerl R, Lee D, Yang J, et al. Examining the Impact of a Web-Based Intervention to Promote Patient Activation in Chemotherapy-Induced Peripheral Neuropathy Assessment and Management. [J]. Journal of Cancer Education, 2018, 33(5): 1027 - 1035.

[253] Kreidieh F Y, Moukadem H A, El Saghir NS. Overview, prevention and management of chemotherapy extravasation[J]. World Journal of Clinical Oncology, 2016, 7(1): 87 - 97.

[254] Kus T, Aktas G, Alpak G, et al. Efficacy of venlafaxine for the relief of taxane and oxaliplatin-induced acute neurotoxicity: a single-center retrospective case-control study[J]. Supportive Carein Cancer, 2016, 24(5): 2085 - 2091.

[255] Lacouture M, Wu S, Robert C, et al. Evolving strategies for the management of hand-foot skin reaction associated with the multitargeted kinase inhibitors sorafenib and sunitinib[J]. Oncologist, 2008, 13 (9): 1001 - 1011.

[256] Leal AD, Qin R, Atherton PJ, et al. North Central Cancer Treatment Group/Alliance trial N08CA-the use of glutathione for prevention of paclitaxel/carboplatin-induced peripheral neuropathy: a phase 3 randomized, double-blind, placebo-controlled study[J]. Cancer, 2014, 120(12): 1890 - 1897.

[257] Lokich JJ, Moore C. Chemotherapy-associated palmar-plantar erythrodysesthesia syndrome [J]. Annals of Internal Medicine, 1984, 101(6): 798 - 800.

[258] Longstreth GF, Thompson WG, Chey WD, et al. Functional bowel disorders [J]. Gastroenterology, 2006, 130(5): 1480-1491.

[259] Loprinzi CL, Qin R, Dakhil SR, et al. Phase III randomized, placebo-controlled, double-blind study of intravenous calcium and magnesium to prevent oxaliplatin-induced sensory neurotoxicity (N08CB/ Alliance)[J]. Journal of Clinical Oncology, 2014, 32(10): 997 - 1005.

[260] Lortet-Tieulent J, Ferlay J, Bray F, et al. International Patterns and Trends in Endometrial Cancer Incidence, 1978—2013 [J]. Journal of the National Cancer Institute, 2018, 110(4): 354 - 361.

[261] Lange M, Joly F. How to Identify and Manage Cognitive Dysfunction After Breast Cancer Treatment. Journal of Oncology Practice, 2017, 13(12): 784 - 790.

[262] Marlana GA, Henderson ER, Johnson DA, et al. Orehopedic surgery options for the treatment of prim osteosarcoma [J]. Cancer Control. 2008, 15(1): 13 - 20.

[263] Massey CS. A multicentre study to determine the efficacy and patient acceptability of the Paxman Scalp Cooler to prevent hair loss in patients receiving chemotherapy[J]. European Journal of Oncology Nursing, 2004, 8(2): 121 - 130.

[264] McGuire DB, Fulton JS, Park J, et al. Systematic review of basic oral care for the management of oral mucositis in cancer patients[J]. Supportive Carein Cancer, 2013, 21(11): 3165 - 3177.

[265] McMillan SC, Williams FA. Validity and reliability of the Constipation Assessment Scale [J]. Cancer Nursing 1989, 12(3): 183 - 188.

[266] Merriman JD, Sereika SM, Brufsky AM, et al. Trajectories of self-reported cognitive function in postmenopausal women during adjuvant systemic therapy for breast cancer[J]. Psychooncology, 2017, 26(1): 44 - 52.

[267] Mesía R, Rivera F, Kawecki A, et al. Quality of life of patients receiving platinum-based chemotherapy plus cetuximab first line for recurrent and/or metastatic squamous cell carcinoma of the head and neck [J]. Annals of Oncology, 2010, 21(10): 1967 - 1973.

[268] Janelsins MC, Heckler CE, Peppone LJ, et al. Longitudinal Trajectory and Characterization of Cancer Related Cognitive Impairment in a Nationwide Cohort Study[J]. Journal of Clinical Oncology, 2018, 36 (32): 3231 - 3244.

[269] Milano G, Etienne-Grimaldi MC, Mari M, et al. Candidate mechanisms for capecitabine-related hand-

foot syndrome [J]. British Journal of Clinical Pharmacology, 2008, 66(1): 88 - 95.

[270] Mishra SI, Scherer RW, Snyder C, et al. Exercise interventions on health-related quality of life for people with cancer during active treatment[J]. The Cochrane Database of Systematic Review, 2012, (8): CD008465.

[271] Moore SC, Lee IM, Weiderpass E, et al. Association of Leisure-Time Physical Activity With Risk of 26 Types of Cancer in 1. 44 Million Adults[J]. JAMA Internal Medicine, 2016, 176(6): 816 - 825.

[272] Münstedt K, Momm F, Hübner J. Honey in the management of side effects of radiotherapy- or radio/chemotherapy-induced oral mucositis. A Systematic review[J]. Complementary Therapies in Clinical Practice, 2019, 34: 145 - 152.

[273] Oshima Y, Watanabe T, Nakagawa S, et al. [A questionnaire survey about hair loss after chemotherapy for breast cancer] [J]. Gan To Kagaku Ryoho, 2012, 39(9): 1375 - 1378.

[274] Ostby PL, Armer JM. Complexities of Adherence and Post-Cancer Lymphedema Management[J]. Journal of Personalized Medicine, 2015, 5(4): 370 - 388.

[275] Ozturk CN, Ozturk C, Glasgow M, et al. Free vascularized lymph node transfer for treatment of lymphedema: A systematic evidence based review[J]. Journal of Plastic, Reconstructive & Aesthetic Surgery, 2016, 69(9): 1234 - 1247.

[276] Sellakumar P, Arun C, Sanjay SS, et al. Comparison of monitor units calculated by radiotherapy treatment planning system and an independent monitor unit verification software[J]. Physica Medica, 2010, 27(1): 21 - 29.

[277] Palesh OG, Roscoe JA, Mustian KM, et al. Prevalence, demographics, and psychological associations of sleep disruption in patients with cancer: University of Rochester Cancer Center — Community Clinical Oncology Program[J]. Journal of clinical oncology, 2010, 28(2): 292 - 298.

[278] Panchik D, Masco S, Zinnikas P, et al. Effect of Exercise on Breast Cancer-Related Lymphedema: What the Lymphatic Surgeon Needs to Know[J]. Journal of Reconstructive Microsurgery, 2019, 35 (1): 37 - 45.

[279] Paxman PSC-2 broschure. Paxman Coolers Ltd[EB/OL]. [2012 - 09 - 09]. http://ebookbrowse. com/psc2-manual-pdf-d234169346.

[280] Peng H, Duan Z, Pan D, et al. UGT1A1 Gene Polymorphism Predicts Irinotecan-Induced Severe Neutropenia and Diarrhea in Chinese Cancer Patients[J]. Clinical Laboratory, 2017, 63(9): 1339 - 1346.

[281] Peterson DE, Ohrn K, Bowen J, et al. Systematic review of oral cryotherapy for management of oral mucositis caused by cancer therapy[J]. Supportive Care in Cancer, 2013, 21(1): 327 - 332.

[282] Prinsloo S, Novy D, Driver L, et al. Randomized controlled trial of neurofeedback on chemotherapy-induced peripheral neuropathy: A pilot study[J]. Cancer, 2017, 123(11): 1989 - 1997.

[283] Qiao J, Fang H. Hand-foot syndrome related to chemotherapy[J]. Canadian Medical Association Journal, 2012, 184(15): E818.

[284] Raber-Durlacher JE, Bültzingslöwen IV, Logan RM, et al. Systematic review of cytokines and growth factors for the management of oral mucositis in cancer patients[J]. Supportive Carein Cancer, 2013, 21 (1): 343 - 355.

[285] Radina ME, Armer JM, Stewart BR. Making self-care a priority for women at risk of breast cancer-related lymphedema[J]. Journal of Family Nursing, 2014, 20(2): 226 - 249.

[286] Rahman M. Chemotherapy: Diarrhea Management. Evidence Summary [EB/OL]. The Joanna Briggs Institute EBP Database. JBI 965. (2014 - 08 - 05)[2016 - 04 - 09]. http://ovidsp. tx. ovid. com/sp-3. 19. 0a/ovidweb. cgi.

[287] Robertson J, Raizer J, Hodges JS, et al. Risk factors for the development of paclitaxel-induced neuropathy in breast cancer patients[J]. Journal of the Peripheral Nervous System, 2018, 23(2): 129-133.

[288] Ross J S. Targeted therapy for cancer[J]. American Journal of Cancer, 2004, 3(4): 205-214.

[289] Schilder CM, Seynaeve C, Beex LV, et al. Effects of tamoxifen and exemestane on cognitive functioning of postmenopausal patients with breast cancer: results from the neuropsychological side study of the tamoxifen and exemestane adjuvant multinational trial[J]. Journal of Clinical Oncology, 2010, 28(8): 1294-1300.

[290] Schmitz KH, Ahmed RL, Troxel AB, et al. Weight lifting for women at risk for breast cancer-related lymphedema: a randomized trial[J]. JAMA, 2010, 304(24): 2699-2705.

[291] Sequist LV, Martins RG, Spigel D, et al. First-line gefitinib in patients with advanced non-small-cell lung cancer harboring somatic EGFR mutations[J]. Journal of Clinical Oncology, 2008, 26(15): 2442-2449.

[292] Sharma R, Tobin P, Clarke S. Management of chemotherapy-induced nausea, vomiting, oral mucositis, and diarrhea[J]. The Lancet. Oncology, 2005, 6(2): 93-102.

[293] Smith EM, Beck SL, Cohen J. The Total Neuropathy Score: A Tool for Measuring Chemotherapy-Induced Peripheral Neuropathy[J]. Oncology Nursing Forum, 2008, 35(1): 96-102.

[294] Song C, Cao J, Zhang F, et al. Nutritional Risk Assessment by Scored Patient-Generated Subjective Global Assessment Associated with Demographic Characteristics in 23, 904 Common Malignant Tumors Patients[J]. Nutrition and Cancer, 2019, 71(1): 50-60.

[295] Sonis ST. Oral mucositis[J]. Anticancer Drugs, 2011, 22(7): 607-612.

[296] Stephenson M. Evidence Summary. Cancer chemotherapy: pre-treatment patient assessment. Joanna Briggs Institute Database of EBP. 2018; JBI 19557.

[297] Susan C, et al. Cancer control[J], May/June 2004, Vol. 11, No. 3 Supplement 1: 3-9.

[298] Tandon AK, Clark GM, Chamness GC, et al. HER-2/neu oncogene protein and prognosis in breast cancer[J]. Journal of Clinical Oncology, 1989, 7(8): 1120-1128.

[299] The American College of obstetricians and Gynecologists. Cervical Cancer Screening and Prevention[J]. ObstetGynecol, 2016, 127(1): 1-20.

[300] Gilligan T, Coyle N, Frankel RM, et al. Patient-Clinician Communication: American Society of Clinical Oncology Consensus Guideline[J]. Journal of Clinical Oncology, 2017, 35(31): 3618-3632.

[301] Tofthagen C, Kip KE, Passmore D, et al. Usability and Acceptability of a Web-Based Program for Chemotherapy-Induced Peripheral Neuropathy[J]. Computers Informatics, Nursing, 2016, 34(7): 322-329.

[302] Van Cutsem E, de Haas S, Kang YK, et al. Bevacizumab in Combination With Chemotherapy As First-Line Therapy in Advanced Gastric Cancer: A Biomarker Evaluation From the AVAGAST Randomized Phase III Trial[J]. Journal of Clinical Oncology, 2012, 30(17): 2119-2127.

[303] Wanchai A, Armer JM. Effects of weight-lifting or resistance exercise on breast cancer-related lymphedema: A systematic review[J]. International Journal of Nursing Sciences, 2018, 6(1): 92-98.

[304] West Midlands Expert Advisory Group for Systemic Anti-Cancer Therapy(SACT)[EB/OL]. [2018-09-10]. https://www.england.nhs.uk/mids-east/wp-content/uploads/sites/7/2018/04/management-extravasation-of-a-systemic-anti-cancer-therapy-including-cytotoxic-agents.pdf.

[305] Wood JM, Chapman K, Eilers J. Tools for assessing nausea, vomiting, and retching[J]. Cancer Nursing, 2011, 34(1): E14-E24.

[306] Yost KJ, Cheville AL, Al-Hilli MM, et al. Lymphedema after surgery for endometrial cancer:

prevalence, risk factors, and quality of life[J]. Obstetrics and Gynecology, 2014, 124(2 Pt 1): 307 - 315.

[307] Yusof AS, Isa ZM, Shah SA. Dietary patterns and risk of colorectal cancer: a systematic review of cohort studies(2000—2011)[J]. Asian Pacific Journal of Cancer Prevention, 2012, 13(9): 4713 - 4717.

[308] Mccary JM, Goldstein D, Boyle F, et al. Optimal clinical assessment strategies for chemotherapy-induced peripheral neuropathy (CIPN): a systematic review and Delphisurvey[J]. Supportive Care in Cancer, 2017, 25(11): 3485 - 3493.

[309] Zhao Y, Ding Y, Lu Y, et al. Incidence and Self-Management of Hand-Foot Syndrome in Patients With Colorectal Cancer [J]. Clinical Journal of Oncology Nursing, 2013, 17(4): 434 - 437.

[310] Zimmer P, Trebing S, Timmers-Trebing U, et al. Eight-week, multimodal exercise counteracts a progress of chemotherapy-induced peripheral neuropathy and improves balance and strength in metastasized colorectal cancer patients: a randomized controlled trial[J]. Supportive Care in Cancer, 2018, 26(2): 615 - 624.

[311] Zuehlke RL. Erythematous Eruption of the Palms and Soles Associated with Mitotane Therapy [J]. Dermatologica, 1974, 148(2): 90 - 92.

[312] 马月,吴蓓雯. 癌症患者营养管理指南解读[J]. 上海护理,2017,17(2): 10 - 15.

[313] 蔡宁,刘振球,索晨,等. 食管癌遗传易感基因多态性的研究进展[J]. 癌症进展,2018,16(11): 1331 - 1334+1351.

[314] 曾益新,张晓实,刘强. 肿瘤个体化精准治疗:肿瘤治疗的发展方向[J]. 中国研究型医院,2015,2(5): 26 - 29.

[315] 陈彩云,张继东. 中医情志理论在肿瘤护理中的应用[J]. 中医临床研究,2014,6(20): 138 - 139.

[316] 陈海英,罗莲. 下肢恶性肿瘤截肢术患者的护理[J]. 实用中西医结合临床,2018,10(1): 78 - 80.

[317] 陈萍,李健君. 早期颈肩功能锻炼对预防甲状腺癌功能性颈淋巴结清扫术后颈肩综合征的影响[J]. 现代实用医学,2015,27(10): 1388 - 1389.

[318] 陈玉珍. 围手术期护理方法对腹腔镜肾癌根治术患者的效果观察[J]. 当代护士(下旬刊),2015(11): 70 - 71.

[319] 陈振东,程怀东. 肿瘤患者的认知障碍分析[J]. 肿瘤学杂志,2011,17(8): 583 - 585.

[320] 仇园园,宋炜,刘金林,等. 中医"治未病"思想对肿瘤患者康复的指导作用探析[J]. 中华肿瘤防治杂志,2018,25(S1): 181+183.

[321] 丛明华,王杰军,方玉,等. 肿瘤内科住院患者膳食认知行为横断面多中心研究[J]. 肿瘤代谢与营养电子杂志,2017,4(1): 39 - 44.

[322] 丁彩艳,陆箴琦. 化疗致外周神经疾病的评估及测评工具的研究进展[J]. 上海护理,2014,14(1): 59 - 62.

[323] 丁彩艳,薛嵋,吴洪斌,等. 奥沙利铂致外周神经毒性症状特性及变化趋势的纵向研究[J]. 护理学杂志,2014,29(17): 1 - 6.

[324] 董丽珍. 人工关节置换术治疗恶性骨肿瘤患者的护理[J]. 当代医学,2016,22(10): 86 - 87.

[325] 董雪. 维生素 K 乳剂对结直肠癌患者应用西妥昔单抗所致皮肤毒性反应的临床研究[D]. 北京:北京协和医学院,2014.

[326] 赵春娟,张永梅,马春梅,等. 前列腺癌的围手术期的护理[J]. 河北联合大学学报(医学版),2011,13(2): 233 - 234.

[327] 范中意,方俊凯,张立力. 癌症坏消息告知喜好研究进展[J]. 医学与哲学(B),2018,39(5): 61 - 64.

[328] 冯周莲,康玉闻,吴素莲,等. 2例恶性骨肿瘤行半骨盆截肢术患者的护理[J]. 护理学报,2018,25(2): 64 - 66.

［329］傅亮,卢洪洲,胡雁.基因组护理学:现代护理学发展的动力[J].护理学杂志,2014,29(5):81-83.

［330］傅深.精准医学时代的重离子技术临床应用[J].医学新知杂志,2017,27(1):1-5,9.

［331］高振华,陈应明,孟悛非,等.骨肉瘤影像学诊断及分期的回顾[J].影响诊断与介入放射学,2011,20(2):140-144.

［332］顾艳荭,龚丽俐,胡雁.口腔黏膜炎每日自评问卷的汉化及信效度评价[J].中华护理杂志,2014,49(1):108-112.

［333］顾艳荭,胡雁,桑燕等.癌症放化疗患者口腔黏膜炎护理循证实践方案的构建[J].中华现代护理杂志,2014,20(29):3665-3672.

［334］顾艳荭,桑燕,朱健华.癌症患者口腔黏膜炎评估的最佳实践[J].护士进修杂志,2015,30(11):1010-1014.

［335］郭旭飞,陈日新,朱州.纳武单抗致神经性耳鸣2例及机理分析[J].临床医药文献电子杂志,2018,5(49):165,167.

［336］韩婧,康骅.甲状腺癌的发病现状和影响因素[J].实用预防医学,2018,25(7):894-897.

［337］李汉忠,张玉石,郑国洋.肿瘤免疫治疗:回顾与展望[J].协和医学杂志,2018,9(4):289-294.

［338］杭渤,束永前,刘平,等.肿瘤的精准医疗:概念、技术和展望[J].科技导报,2015,33(15):14-21.

［339］何嫚.灵性照护在晚期肿瘤患者中的研究进展[J].护理学杂志,2017,32(13):102-105.

［340］胡夕春,王杰军,常建华,等.癌症疼痛诊疗上海专家共识(2017年版)[J].中国癌症杂志,2017,27(4):312-319.

［341］胡雁.对肿瘤护理发展趋势的思考[J].上海护理,2017,17(1):5-8.

［342］胡燕,赵慧华,郑业伟,等.胰腺癌根治性切除手术的围手术期护理[J].护士进修杂志,2014,29(14):1306-1308.

［343］黄乐富,邸岩,徐小寒,等.PD-1/PD-L1阻断剂免疫治疗不良反应及其处理原则[J].中国药物应用与监测,2017,44(3):221-223.

［344］黄涛.新辅助化疗治疗骨肉瘤最新进展[J].临床军医杂志,2016,44(3):221-223.

［345］黄晓赤,罗克枢.恶性肿瘤的分子靶向检测与靶向治疗[J].现代临床医学,2009,35(2):151-153.

［346］黄志鹏,宋科官.骨肉瘤的诊断及治疗进展[J].国际骨科学杂志,2018,39(3):150-153.

［347］贾杰.规范乳腺癌术后上肢淋巴水肿的诊治流程[J].中国康复医学杂志,2018,33(4):375-378.

［348］江泽飞.乳腺癌治疗决策:从个体化治疗到精准医学[J].中国实用外科杂志,2015,35(7):697-700.

［349］姜姗,李忠,路桂军,等.安宁疗护与缓和医疗:相关概念辨析、关键要素及实践应用[J].医学与哲学,2019,40(2):37-42.

［350］蒋聪,杨浩,陈伟,等.住院病人的营养不良风险筛查[J].肠外与肠内营养,2016,23(3):158-161.

［351］蒋国梁.质子重离子放疗在中国[J].中国放射医学与防护杂志,2016,36(8):561-563.

［352］蒋慧芬.肝癌介入治疗的并发症及其护理对策[J].中外医学研究,2013,11(20):130.

［353］蒋雪薇,鲍鹰,徐菊玲,等.加速康复外科在肺癌切除术围手术期护理中的应用进展[J].护士进修杂志,2018,33(3):225-228.

［354］金亮.胸腔镜下肺段切除术在肺癌治疗中的现状[J].中国微创外科杂志,2018,18(8):749-752.

［355］孔丹,陈雪梅,马霭,等.护理管理在临床药物试验研究中的作用[J].护理管理杂志,2011,11(3):211-212.

［356］孔令泉,李浩,厉红元,等.关注乳腺癌伴随疾病的诊治[J].中华内分泌外科杂志,2018,12(5):353-357.

［357］雷兵团,张雅琳,白秋江.FDA批准的首个PD-1/PD-L1抑制药阿特珠单抗[J].中国药业,2018,27(22):76-78.

［358］雷蕾,张慧兰,董鹤,等.生命关怀理念下癌症告知的现状分析与思考[J].护理学杂志,2017,32(14):

　　　　110-113.

[359] 黎慧瑜,张骞文.快速康复理念在肺切除围手术期应用疗效的 meta 分析[J].当代护士(下旬刊),2018,
　　　　25(15):90-95.

[360] 李呈,孟爱凤,程芳,等.抗阻运动对乳腺癌术后患者上肢淋巴水肿和肌肉力量影响的系统评价[J].护
　　　　理学杂志,2018,33(9):97-101.

[361] 李惠萍,杨娅娟,苏丹,等.不同预防行为对乳腺癌术后淋巴水肿的预防效果 Meta 分析[J].现代预防医
　　　　学,2018,45(5):949-960.

[362] 李建荣.便秘病人的护理[J].护理研究,2005,19(14):1227-1228.

[363] 李洁,高蔚,孙丽美,等.中文版癌症治疗功能评估——认知功能量表应用于乳腺癌患者的信效度检验
　　　　[J].中国实用护理杂志,2015,31(33):2554-2556.

[364] 李琼,周昌兰,周璞,等.司肤泰克超薄透明膜预防鼻咽癌患者急性放射性皮炎的研究[J].中华医院感
　　　　染学杂志,2015,25(19):4502-4504.

[365] 李文聪.两种膀胱冲洗液温度对经尿道前列腺电切除术后出血和膀胱痉挛的影响[J].中外医学研究,
　　　　2014,12(6):111-112.

[366] 李文姬,李晓瑾,周春兰.标准化综合消肿疗法对乳腺癌术后淋巴水肿有效性的系统评价[J].护理学
　　　　报,2019,26(12):51-56.

[367] 李文佳,王若雨,吕金燕,等.乳腺癌化疗相关认知障碍的研究现状与进展[J].医学与哲学,2016,37
　　　　(4):75-80.

[368] 李雪梅,郑霁,陈志文,等.51 例行膀胱全切原位回肠代膀胱术老年患者的围手术期护理[J].中华护理
　　　　杂志,2010,45(11):974-975.

[369] 李燕巍,谢广茹.鼻咽癌的生物靶向治疗进展[J].临床耳鼻咽喉头颈外科杂志,2015,29(7):671-673.

[370] 李振武,李天云,解非,等.尤文肉瘤的影像学诊断[J].现代肿瘤医学,2015,23(23):3474-3477.

[371] 林春生,曾清芳.异环磷酰胺联合卡铂方案治疗复发性卵巢癌的临床分析[J].临床军医杂志,2015,43
　　　　(10):1074-1076.

[372] 林岩松.分化型甲状腺癌的碘-131 治疗现状和进展[J].中华耳鼻咽喉头颈外科杂志,2019,54(1):
　　　　62-68.

[373] 刘春琳,陈海辉.两种晚期胃癌二线化疗方案的疗效及安全性研究[J].齐齐哈尔医学院学报,2016,37
　　　　(2):146-148.

[374] 刘梦婕,朱京慈."不再心肺复苏"在 ICU 的应用进展[J].中华护理杂志,2016,51(5):613-617.

[375] 刘清华,林丽珠.肿瘤分子靶向药物的药理与临床[J].临床药物治疗杂志,2008,6(5):50-54.

[376] 刘巍,王龙,刘端祺.靶向药物不良反应的认识与思考[J].医学与哲学,2011,32(4):19-21+24.

[377] 刘晓艳.肱骨近端恶性骨肿瘤行人工肩关节置换的护理[C].//中华护理学会.第 13 届全国骨科护理学
　　　　术交流会议暨全国社区护理学术交流会议论文集,2011:179-181.

[378] 刘雅雯.肺癌化疗患者睡眠障碍的影响因素研究[D].江西:南昌大学,2012.

[379] 刘迎春,齐红.癌症患者对预先指示认知状况的调查研究[J].新乡医学院学报,2014,31(9):763-765.

[380] 卢芳,倪元红,彭南海.NRS2002 评估胃肠肿瘤病人术前营养状况及分析[J].护理研究,2010,24(33):
　　　　3027-3028.

[381] 卢秀波,顾玲,刘征.甲状腺手术术后出血原因及处理[J].中国实用外科杂志,2018,38(6):605-607.

[382] 陆殷昊,郑莹.国际癌症研究所出版《空气污染与癌症》报告[J].环境与职业医学,2014,31(8):
　　　　648-650.

[383] 陆宇晗.我国安宁疗护的现状及发展方向[J].中华护理杂志,2017,52(6):648-650.

[384] 骆华春,傅志超,程惠华,等.不同鼻腔冲洗方式对鼻咽癌的远期生存、鼻窦炎及生存质量影响[J].临床
　　　　肿瘤学杂志,2014,19(3):249-254.

[385] 蒙美好.肿瘤病人应用止痛药物期间便秘的预见性护理[J].中国癌症防治杂志,2010,2(2):139.

[386] 孟海超,高晓斌,王立坤,等.快速康复外科理念对胰腺癌术后患者营养状况和免疫功能的影响[J].疑难病杂志,2015,14(8):838-841.

[387] 莫淼,柳光宇,吕力琅,等.乳腺癌筛查研究进展[J].肿瘤,2012,32(9):748-754.

[388] 缪云仙,杨晓娟."三步式"体位管理预防甲状腺术后体位综合征的效果观察[J].当代护士(上旬刊),2018,25(8):84-86.

[389] 聂立华,孙保勇.软组织肉瘤靶向治疗药物的研究进展[J].山东医药,2018,58(16):104-107.

[390] 宁红建,韦宗萍.早期肠内免疫营养支持对胰腺癌术后营养不良患者免疫及胃肠功能改善效果观察[J].中国临床医生杂志,2018,46(11):1336-1339.

[391] 逢妍,齐虹.食疗在肿瘤中医护理中的应用[J].实用中医内科杂志,2011,25(7):107-108.

[392] 彭智,袁家佳,王正航,等.ASCO/NCCN 免疫治疗毒性管理指南解读[J].肿瘤综合治疗电子杂志,2018,4(12):38-47.

[393] 钱会娟,袁长蓉.中文版癌症自我管理效能感量表的信效度测评[J].中华护理杂志,2011,46(1):87-89.

[394] 任汉云,张耀臣,黄晓军,等.无血缘关系脐血移植治疗血液系统恶性疾病的临床研究[J].中华血液学杂志,2003,24(2):82-85.

[395] 任继平,刘宾.便秘的药物治疗[J].中国医院用药评价与分析,2004,4(6):371-373.

[396] 任琳,郎黎薇,殷志雯,等.专项干预降低唤醒麻醉下颅脑手术患者焦虑及疾病不确定感[J].护理学杂志,2017,32(20):84-87.

[397] 上海市抗癌协会癌症康复与姑息专业委员会.化疗所致恶心呕吐全程管理上海专家共识(2018 年版)[J].中国癌症杂志,2018,28(11):946-953.

[398] 佘秋云,董盈盈,邓云华.《2016 英国成人 Stevens-Johnson 综合征/中毒性表皮坏死松解症管理指南》解读[J].中国医学文摘-皮肤科学,2017,34(3):273-278.

[399] 石汉平,赵青川,王昆华,等.营养不良的三级诊断[J].中国癌症防治杂志,2015,7(5):313-319.

[400] 石汉平,贾平平.我国肿瘤营养事业的发展与挑战[J].首都医科大学学报,2019,40(2):159-162.

[401] 石汉平.营养治疗是肿瘤的一线治疗[J].临床药物治疗杂志,2019,17(4):20-25.

[402] 石远凯,郑博.软组织肉瘤治疗进展[J].中国肿瘤临床,2014,41(24):1556-1560.

[403] 宋玉磊,林征,林琳等.中文版便秘患者症状自评量表的信度与效度研究[J].护理学杂志,2012,27(7):73-76.

[404] 宋真.腹腔镜前列腺癌根治术的围手术期护理进展[J].现代泌尿生殖肿瘤杂志,2014,6(1):46-47.

[405] 孙进莲,朱英.鼻咽癌患者放射治疗期间的护理[J].解放军护理杂志,2017,34(15):47-48,66.

[406] 孙团起,吴毅.甲状腺手术乳糜漏发生原因及处理[J].中国实用外科杂志,2012,32(5):372-374.

[407] 孙团起.甲状腺手术后颈部乳糜漏的预防及处理[J].中国实用外科杂志,2018,38(6):628-630.

[408] 孙燕.中国骨肉瘤事业的传承和发展[J].中国骨与关节杂志,2012,1(1):1-3.

[409] 唐代茸.临床常用肿瘤分子靶向药物使用及毒副反应的护理[J].世界最新医学信息文摘,2015,15(74):185-187.

[410] 田玮,陈雷华.高强度聚焦超声治疗原发性肝癌的护理配合[J].上海护理,2016,16(1):38-40.

[411] 汪和美,张颖,楼妍,等.中文版癌症自我效能评估量表信效度的测量[J].中华护理杂志,2012,47(4):337-338.

[412] 汪龙,王慕华,张莉,等.治疗 B 细胞淋巴瘤的抗 CD19CAR-T 细胞药物:axicabtagene ciloleucel[J].中国新药与临床杂志,2018,37(10):544-548.

[413] 王海军.垂体腺瘤的研究现状及诊疗概述[J].中国微侵袭神经外科杂志,2018,23(7):289-290.

[414] 王继伟,陈学芬,宫宵欢,等.晚期癌症患者姑息治疗的现状与建议[J].中华医学杂志,2014,94(7):485-487.

[415] 王丽英,胡雁,陆箴琦,等.晚期肿瘤患者及家属对生命支持治疗"预先委托"接受度的调查分析[J].中

华护理杂志,2012,47(3)：197-200.

[416] 王泠.2014 版国际《压疮预防和治疗：临床实践指南》解读[J].中国护理管理,2016,16(5)：577-580.

[417] 王勐,王长利.非小细胞肺癌的分子靶向治疗进展[J].中国肿瘤临床,2011,38(15)：927-930.

[418] 王梦莹,王宪.国内外安宁疗护的发展现状及建议[J].护理管理杂志,2018,18(12)：878-882.

[419] 王晴,严晓玲,邱五七,等.日本癌症预防控制体系概况及对我国的启示[J].公共卫生与预防医学,2018,29(5)：29-32.

[420] 王伟兰,朱曼,郭代红,等.伊立替康临床应用的安全性研究[J].中国药业,2011,20(3)：41-42.

[421] 王文剑,于秀淳,韩加,等.1593 例骨肉瘤流行病及治疗的回顾性分析[J].中华骨科杂志,2018,38(18)：1097-1107.

[422] 王雅杰,王宁.肿瘤分子靶向药物分类及作用机制[J].中国实用外科杂志,2010,30(7)：526-529.

[423] 王艺璇,李惠萍,江笑笑,等.乳腺癌术后淋巴水肿防治相关系统评价的再评价[J].中华肿瘤防治杂志,2019,26(8)：588-594.

[424] 王铮元,许诚,胡赟宏,等.乳腺癌患者术后化学治疗相关认知障碍与炎性细胞因子白细胞介素 1、6 和肿瘤坏死因子-α 的相关性[J].上海医学,2017,40(9)：548-551.

[425] 温越.早期食管癌的内镜下治疗进展[J].中国微创外科杂志,2018,18(9)：839-841.

[426] 吴珊,王林娟.射线防护剂在放疗鼻咽癌患者皮肤护理中的应用效果[J].检验医学与临床,2016,13(1)：104-106.

[427] 吴蓓雯.恶性肿瘤患者营养不良诊断与治疗策略的研究进展[J].上海护理,2017,17(2)：5-9.

[428] 吴毕力,袁响林.氟尿嘧啶诱导黏膜损伤及腹泻的分子机制和药物防治研究[J].中国临床药理学杂志,2018,34(22)：2650-2653.

[429] 吴满庭.肝癌氩氦刀术后并发症的观察及护理[J].护士进修杂志,2013,28(1)：85-86.

[430] 吴秋婵,胡晓桦.化疗所致认知障碍机制的研究进展[J].中华肿瘤防治杂志,2014,21(24)：2012-2016.

[431] 张作记.行为医学量表手册[J].中国行为医学科学,2001,10：131-132.

[432] 吴岩,贺宇彤.食管癌病因学[J].食管外科电子杂志,2014,2(3)：114-120.

[433] 伍穗姗,汤平,谢克基.膀胱功能训练对降低前列腺癌根治术后轻度认知障碍患者尿失禁的痴呆观察[J].现代临床护理,2015,14(2)：29-32.

[434] 夏蓓南,孙仁娟.营养支持对鼻咽癌放疗病人营养学指标及生活质量的影响[J].循证护理,2018,4(9)：841-845.

[435] 辛磊,柏愚,李兆申.结直肠癌危险因素研究进展[J].中国实用内科杂志,2014,34(12)：1214-1218.

[436] 徐圣杰,王亚男,王士玉,等.肿瘤免疫治疗研究现状及发展趋势[J].现代生物医学进展,2018,18(15)：547-550.

[437] 许红霞,林欣,王佳佳,等.重庆市某医院常见恶性肿瘤住院患者营养状况调查[J].肿瘤代谢与营养电子杂志,2017,4(1)：45-50.

[438] 薛凤霞,林仲秋.妇科肿瘤诊治指南解读病案分析[M].2 版.北京：人民卫生出版社,2016.

[439] 阳聪聪,钟竹青,罗优梅,等.难治型多发性骨髓瘤患者 2 次 CAR-T 细胞治疗的护理[J].护理学杂志,2019,34(4)：34-36.

[440] 杨剑,蒋朱明,于康,等.GLIM 营养不良评定(诊断)标准共识(2018)的探讨和分析[J].中华临床营养杂志,2019,27(1)：1-5.

[441] 杨雷,王宁.甲状腺癌流行病学研究进展[J].中华预防医学杂志,2014,48(8)：744-748.

[442] 杨平,李娟.全程康复护理对恶性骨肿瘤患者保肢治疗后下肢功能的影响分析[J].2017,2(24)：168-169.

[443] 杨之润,曾红梅,郑荣寿,等.大气污染与主要癌症相关性研究进展[J].中华流行病学杂志,2018,39(4)：532-535.

[444] 于金明,滕菲菲. 放疗与免疫治疗联合应用的相关机制及研究进展[J]. 中国肿瘤临床,2014,41(9)：547-550.

[445] 于康,周晓容,郭亚芳. 恶性肿瘤住院患者营养风险和营养不足发生率及营养支持应用状况调查[J]. 肿瘤学杂,2011,17(6)：408-411.

[446] 原清涛,邓宇斌. 脐血移植的研究进展[J]. 国际内科学杂志,2002,29(9)：398-402.

[447] 原振龑,闫涵,李琴,等. UGT1A1*28 基因多态性与伊立替康相关不良反应的 Meta 分析[J]. 中华临床医师杂志(电子版),2013(19)：8791-8798.

[448] 张程亮,高静,沈倩. 预防和治疗伊立替康所致腹泻的研究进展[J]. 中国药学志,2010,45(22)：1704-1707.

[449] 张德绸,王廷帆,葛建华,等. 骨肉瘤最新治疗和研究进展[J]. 西南医科大学学报,2018,41(5)：85-88.

[450] 张佳思,阮潜瑛,符刚,等. 急性白血病患者 CAR-T 治疗的护理[J]. 护理学杂志,2018,33(1)：28-30.

[451] 张君孝,王晨亮等. UGT1A1 基因多态性与转移性结直肠癌伊立替康化疗毒性及疗效的关系[J]. 中国病理生理杂志,2012,28(5)：823-828.

[452] 张频,沈丹. 胰腺癌合并糖尿病患者术后血糖的控制及护理[J]. 中国实用护理杂志,2012,28(6)：38-39.

[453] 张婷,贾迪. 骨肉瘤的生物学治疗进展[J]. 实用肿瘤学杂志,2018,32(3)：254-257.

[454] 张晓芳,邵冰峰,田思源. 胰腺癌术后早期肠内营养的效果观察及护理[J]. 护理实践与研究,2012,9(22)：62-63.

[455] 张扬,罗艳华,陆妃妃,等. 妇科癌症患者认知功能损害及影响因素研究[J]. 现代肿瘤医学,2018,26(9)：1396-1399.

[456] 张玉明. 脐血移植新技术进度[J]. 南方医科大学学报,2013,33(12)：1839-1843.

[457] 张钰,杜鲁巴,孙浩然,等. 肿瘤分子靶向治疗的研究进展[J]. 复旦学报(医学版),2016,43(1)：115-121.

[458] 赵翠云,张巧凤,刘凡平. 经 PICC 与外周静脉输注奥沙利铂的神经毒性反应观察及护理[J]. 中西医结合护理(中英文),2017,3(8)：127-129.

[459] 赵贞贞,林征,林琳,等. 中文版患者便秘状况评估量表在应用评价中的信效度研究[J]. 中华护理杂志,2010,45(12)：1124-1126.

[460] 赵子涵,李国宏. 胰腺癌患者围术期快速康复外科干预进展[J]. 护理学报,2015,22(9)：30-33.

[461] 郑燕梅,罗斌. 乳腺癌化疗相关认知功能障碍研究进展[J]. 中华临床医师杂志(电子版),2015,9(1)：105-110.

[462] 郑莹,周昌明. 综合防治,抗击癌症的必由之路——美国癌症数据的启示[J]. 中华结直肠疾病电子杂志,2018,7(2)：102-108.

[463] 郑莹. 人群监测与群体筛查是重要的癌症控制项目[J]. 上海预防医学,2018,30(7)：566-568.

[464] 中华预防医学会妇女保健分会乳腺学组. 中国乳腺癌患者生活方式指南[J]. 中华外科杂志,2017,55(2)：81-85.

[465] 钟志明. 环状软骨上喉部分切除术后吞咽功能评估与康复的初步研究[D]. 广州：南方医科大学,2015.

[466] 周慧峰. 尤文肉瘤的诊断和治疗进展[J]. 国际儿科学杂志,2017,44(3)：196-199.

[467] 周礼鲲,胡珊珊,乔磊,等. 钙镁合剂预防奥沙利铂所致神经毒性的系统评价和 Meta 分析[J]. 中国肿瘤临床,2012(23)：1921-1925.

[468] 朱明炜,韦军民,陈伟,等. 恶性肿瘤患者住院期间营养风险变化的动态调查[J]. 中华医学杂志,2018,98(14)：1093-1098.

[469] 朱文超,张宗旺. 化疗引起周围神经病变的研究进展[J]. 国际麻醉学与复苏杂志,2017,38(5)：456-460.

[470] 朱晓东,黄明主. 胃癌的分子靶向治疗现状[J]. 内科理论与实践,2015,10(5)：339-344.

［471］朱意.肿瘤免疫治疗的挑战及新进展［J］.肿瘤学杂志,2018,24(11)：1043－1045.

［472］朱英娥,赵慧华.癌症自我效能量表和影响因素的研究进展［J］.中国临床医学,2018,25(3)：492－497.

其他

［473］National Cancer Institute. Common terminology criteria for adverse events v5. 0［EB/OL］.［2017－09－27］. https：//ctep. cancer. gov/protocolDevelopment/electronic_applications/ctc. htm♯ctc_50.

［474］Soldatos CR，Dikeos DG，Paparrigopoulos TJ. Athens Insomnia Scale：validation of an instrument based on ICD－10 criteria［J］. Journal of Psychosomatic Research，2000，48(6)：555－560.

［475］曾钊,刘娟.中共中央、国务院印发《"健康中国 2030"规划纲要》［J］.中华人民共和国国务院公报,2016(32)：5－20.

［476］国家中医药管理局医政司.护理人员中医技术使用手册［M］.北京：国家中医药管理局医改局,2016.